4nd Edition

Theory & Practice of **THERAPEUTIC MASSAGE**

이론과 실무 치료 마사지

Mark F. Beck

김명철 / 김형동 / 배준호 / 양영애 / 오명화 / 이해정 / 홍용근
김 경 / 김성중 / 김순희 / 김영란 / 김은희 / 김정기 / 문옥곤
박소연 / 이경희 / 이용덕 / 정민예 / 허태원

메디시언 MEDICEAN

CENGAGE Learning™

Australia, Brazil, Japan, Korea, Mexico, Singapore, Spain, United Kingdom, United States

CENGAGE Learning™

Theory and Practice of Therapeutic Massage, 4th Edition

Mark F. Beck

This edition first published in 2008 jointly by Cengage Learning Korea Limited and Jigu Publishing Co.

ISBN: 978-1-4018-8030-9.

ISBN-13: 978-89-930330-3-X (Therapeutic Massage)

Cengage Learning Korea Ltd.
Suite 1801 Seokyo Tower Building
353-1 Seokyo-Dong Mapo-Ku
Seoul 121-837 Korea
Tel: (82) 2 322 4926
Fax: (82) 2 322 4927

Cengage Learning products are represented in Canada by Nelson Education, Ltd.

For product information, visit cengageasia.com

Printed in Korea
1 2 3 4 11 10 09 08

역자 서문 PREFACE

현대 사회에서 건강을 위한 마사지는 가장 기본적이며 누구나 쉽게 접근할 수 있는 치료의 한 기법입니다. 아기부터 나이든 노인까지, 운동선수는 물론, 환자까지 모든 사람이 정도의 차이는 있겠으나 마사지를 생활화하고 있습니다.

그러나 고객을 만족시키기 위해서는 단순히 마사지를 하는 행위로만 그쳐서는 안 됩니다.

마사지는 현대 치료기법에서 결여되어 있는 환자와의 공감대를 형성하고 정감있는 관계로 만드는 데 큰 가치가 있기 때문입니다. 따라서 마사지에 대한 전문적인 지식과 숙련된 기술에 더해서 안정감을 주는 피부접촉이 필요한 것입니다.

마사지의 이론 및 실기에 관한 지도서가 국내에서도 많이 보급되어 있으며 번역서도 종종 눈에 띕니다만, 본 교재는 마사지 기법뿐만 아니라 마사지에 대한 세세한 부분까지 이해하기 쉽고 상세하게 지식을 전달해 주고 있으므로 마사지를 배우고자 하는 사람들은 물론, 마사지를 가르치고자 하시는 교수님들을 위한 지침서로서 손색이 없다고 사료됩니다.

끝으로 이 책이 나오기까지 번역에 수고해 주신 여러 교수님과 이렇게 좋은 교재를 소개해 주시고 물심양면으로 도와주신 지구문화사/메디시언의 주병오 대표이사님과 임직원 여러분께 진심으로 감사의 말씀을 드립니다.

아무쪼록 마사지를 배우는 학생이나 환자를 치료하기 위해, 또는 운동 선수들의 근육과 긴장을 풀어주는데, 그밖에 마사지를 적용하는 모든 분야에서 조금이나마 이 책이 도움이 되기를 기대하는 바이다.

2008년 8월

역자 대표

* 여기서는 우리가 흔히 말하는 '마사지사'를 내용에 따라서 '치료 마사지사' 또는 '테라피스트'(Therapist)라고 병기했음을 일러둡니다.

머리말

새로운 내용의 「치료 마사지 – 이론과 실무」 (제4판)이 햇볕을 보게 되어 대단히 기쁩니다. 이번에 새롭게 개정된 이 책에는 이전 (제1~3판)에 출간되었던 책들의 핵심부분들이 모두 담겨져 있음은 물론, 그에 더해서 현재 마사지를 공부하는 데 필요한 새로운 정보들을 광범위하게 수록하고 있어서 치료 마사지를 이해하는 데 좋은 길잡이가 될 것입니다.

이 책은 500~1200 시간의 마사지 프로그램을 연수하는 학생들과 지도자들을 위한 최초의 교재가 될 것이며, 또한 마사지 치료사들의 전문적인 지식을 넓혀주고 새로운 치료기술을 개발해 가는 데 중요한 참고 도서로 사용되기를 희망합니다.

이번에 새롭게 출간된 이 책은 마사지 치료사가 되기 위한 학생들에게는 아주 중요한 교재가 될 것입니다. 또한 마사지 전문가들이 경력을 쌓기 위해 자신만이 지닐 수 있는 핵심 정보와 노하우가 될 귀중한 자료로 마사지 치료사들이 쉽게 이해할 수 있는 형태로 만들어진 가장 기본적이고 중요한 마사지 교재라고 생각합니다.

현재 마사지에 대한 제도적 규제는 조금씩 강화되고 있는 실정인데, 마사지 교육은 지금보다 좀 더 표준화되고 구체화될 것이며, 이와 함께 국가자격시험에서 요구하는 자격요건 중 신체 전반에 관한 지식습득은 더욱 더 요구될 것입니다.

따라서 현재 대부분의 마사지 실습 기관들이 사설 마사지 학원의 형태로 운영되고 있지만, 앞으로는 더 많은 전문대학이나 대학에서도 마사지 프로그램이 개설될 전망입니다. 이러한 때에 「치료 마사지 – 이론과 실무」는 이와 연계된 적절한 프로그램과 조화를 이루어 지도자나 학생들에게 성공적인 마사지 실습을 위한 기본적인 지식 습득을 보다 쉽게 접근할 수 있도록 도와줄 것입니다.

현재 미국의 전문 마사지 교육은 대부분 6개월에서 1년 과정 즉, 500~1000 시간의 프로그램 과정으로 되어 있습니다. 이러한 프로그램 과정에는 해부학, 생리학, 역학, 윤리학, 공중위생학, 경영 실무, 마사지 기술의 적용(임상 실무) 등이 포함되어 있으며, 대부분의 학교에서 그들만의 특별한 전문 기술들은 가르치고 있습니다.

이러한 프로그램들은 마사지 전문가가 되기 위한 필수 과정이며, 이러한 관점에서 「치료 마사지 – 이론과 실무」는 마사지 프로그램에서 활용되는 중요한 정보들을 대부분 담고 있는 훌륭한 교재라고 생각됩니다.

마사지 학교를 졸업하는 것은 성공적인 마사지 전문가가 되기 위한 첫 번째 관문이며, 졸업 후 지속적인 교육과 자기 계발, 그리고 마사지 실무를 통해 획득된 경험과 다른 치료사들과의 상호 교류를 통해 새로운 전문가의 탄생하게 됩니다.

마사지 전문가는 많은 경로와 폭넓고 다양한 기술들을 가지고 있습니다. 「치료 마사지 – 이론과 실무」는 학생들에게 마사지 전문 치료사가 되기 위한 필요한 기초를 제공함과 동시에 마사지 전문가들에게도 다양한 영역들을 소개하고 있습니다. 예를 들어 스파 마사지(spa massage), 스포츠 마사지(sports massage), 마사지 의학(massage in medicine) 등이 그것입니다.

치료 방법에서도 그 범위를 확대하여 림프 마사지(lymphatic massage), 발통점 치료(trigger-point therapies), 근 에너지 기법(muscle energy technique), 자세 이완(position release), 동양 수기(접촉) 치료(oriental touch therapies), 반사학(reflexology), 의자 마사지(chair massage) 등을 소개하고 있습니다. 따라서 이 책을 통해 많은 학생들이 마사지의 전문 분야에 대해 좀 더 흥미를 갖고 접근할 수 있을 것으로 기대됩니다.

「치료 마사지 – 이론과 실무」의 역사

Frank Nichols는 1984년 인체 마사지의 이론과 실무를 집필한 저자입니다.

「치료 마사지 – 이론과 실무」는 1984년 Nichols 책을 개정하면서 첫 출판을 하게 되었는데, 그 당시 소규모의 독립 출판사였던 Milady 출판사의 Bobbi Ray Madry의 감독하에 몇 명의 편집자들이 모여서 공동으로 출간하게 되었습니다.

1988년 드디어 이 책은 미국 시장에서 종합적인 마사지 교재로 소개되기 시작하였고, 그 후 개정 4판이 출간되기까지 빠르게 성장하는 전문 마사지 영역의 요구와 성향을 충족시키기 위한 필독서로 자리 잡았습니다.

제1판은 마사지 교육을 위한 교재가 절실했던 기업(학원)에게 주로 제공되었고, 제2판은 마시지 전문가가 되기 위한 학생들을 위해 중요한 지식이나 개념을 첨부시킨 개정판을 출간하게 되었으며, 제3판은 중요한 그림들을 첨부시켜 마사지 지도자가 학생들이 전문가가 되기 위한 기본적인 기술이나 지식을 충분히 가르칠 수 있도록 개정하였습니다. 제4판에서 강화된 내용은 주로 윤리학과 마사지의 치료적 적용, 그리고 학생들이 마사지 전문가로 나아갈 수 있는 여러 가지 경로들을 선택할 수 있게 도움을 줄 수 있는 내용들이 첨부되었습니다.

이 책의 구성

「치료 마사지 – 이론과 실무」 개정 제4판

개정 4판은 이전에 출간된(제1~3판) 책들의 내용을 근거로 보다 쉽게 접할 수 있도록 만들어졌습니다. 윤리학에 대한 내용을 수용하였고, 적응증(indication)과 금기증(contraindication)에 따른 질환별 치료부분에서 해부학적 영역을 포함시켰습니다.

서양식과 스웨덴식 마사지의 기본 정보를 포함해서 건강관리를 위한 기술과 이완(완화) 마사지 등을 새롭게 첨부시켰습니다. 치료적 절차를 다룬 새로운 장(chapter)에서는 사정과 계획, 그리고 연부조직 기능장애에 대한 치료를 강조하였으며, 전문 영역의 최근 경향을 조사한 부분도 새롭게 삽입되었습니다.

스파 마사지를 소개한 새로운 장은 현재 급격히 성장하는 스파 산업(spa industry)에 종사하는 마사지 치료사(테라피스트)를 위한 지식의 요구와 기대에 맞게 새로운 내용들을 첨부시켰습니다.

또 새롭게 정리된 '의학적 마사지' 장은 의학 분야에서 종사하는 전문 테라피스트의 과거와 현재의 관점들을 설명하였고, '체육과 스포츠 마사지' 에 관한 장에서는 최근 실무 절차에 대해 강조하였습니다.

그밖에 산전 마사지(prenatal massage), 림프 마사지, 발통점 치료, 근 에너지 기법, 자세 이완 등에 관한 내용도 자세히 기술하였으며, 마지막으로 중요한 부록으로 삽입한 '기본 약리학' 은 국가자격시험에 대비한 새로운 전문 지식의 요구도를 충족시켜 줄 것입니다.

구성 (Organization)

이 책은 각 영역별로 나누어져 있으며, 순차적으로 또는 동시에 공부할 수 있도록 구성되어 있습니다.

PART I(제1~5장)은 치료적 마사지의 일반적인 개요를 설명하고 있습니다. 선사시대 부터 시작된 마사지의 역사와 특히 마사지 실무에서 요구되는 교육과 법률, 치료적 마사지의 실무에서 요구되는 윤리적인 측면을 포괄적으로 다루고 있으며, 마사지 전문가로써 갖추어야 하는 표준화된 규율에 대해서도 설명하고 있습니다.

제1장은 마사지의 역사, 2장은 마사지의 적응증과 금기증에 대해 다루고 있으며, 3~5장은 마사지 치료를 위한 준비물과 제품, 위생관리법, 상담을 위한 사전 준비, 대화 방법, 기본적 건강 관리를 위한 기록 방법 등에 대해 다루고 있습니다.

PART Ⅱ(제6~12장)에서는 기본적인 마사지 동작과 마사지 기법의 실행방법과 마사지 절차 등에 대해 설명하고 있습니다. 마사지의 움직임에 대한 정의와 마사지 기술의 적용과 일반적인 인체 이완 마사지 기법의 절차를 설명하였습니다. 또한 고객지원과 고객의 위치를 정하는 법, 고객과 접촉하고 그 접촉을 유지하는 법 등의 실제 업무에 필요한 여러 내용을 담았습니다.

또한 체육과 스포츠 마사지에서 요구하는 기초 지식과 특별하고 다양한 마사지 적용기술에 대한 내용을 담았습니다. 그밖에 의학적 마사지 분야에서 사용되는 치료적 마사지에 대한 내용과 산전 마사지, 림프 마사지, 동양 마사지, 의자 마사지 등 다양한 수기 치료 방법들에 대해 간단히 소개하고 있습니다.

PART Ⅲ(제13~14장)에서는 새로운 현대적 시설과 접목을 위한 '물과 수치료' 에 적용되는 마사지에 대한 설명과 '스파 마사지' 에 대한 기대와 요구에 대한 내용을 소개하고 있습니다.

부록에서는 '마사지 치료사들을 위한 기초 약리학' 을 다루고 있습니다. 이 부분에서는 약리학에 대한 기본 설명과 근골격계, 호흡기계, 심혈관계, 비뇨기계 등의 각 기관에 이용되는 약과 진통제, 진정제, 수면제, 항정신제 등 여러 가지 약물을 알기 쉽게 설명하고 있습니다.

차례

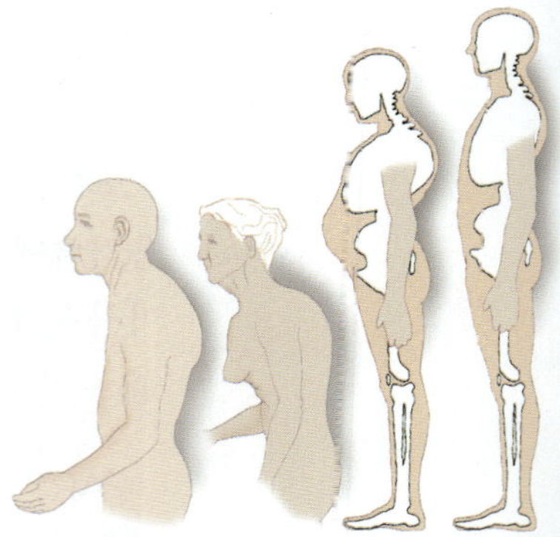

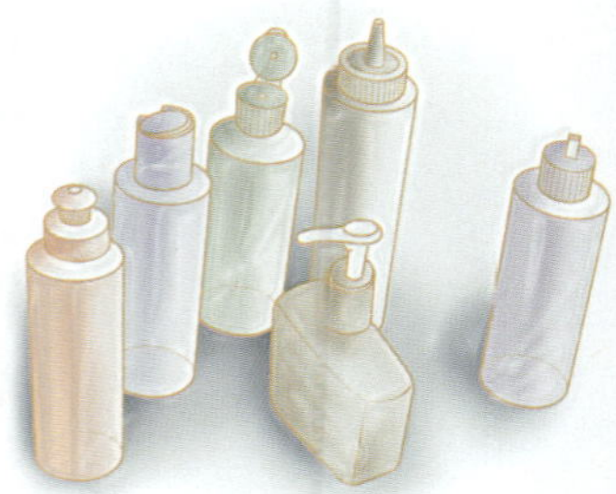

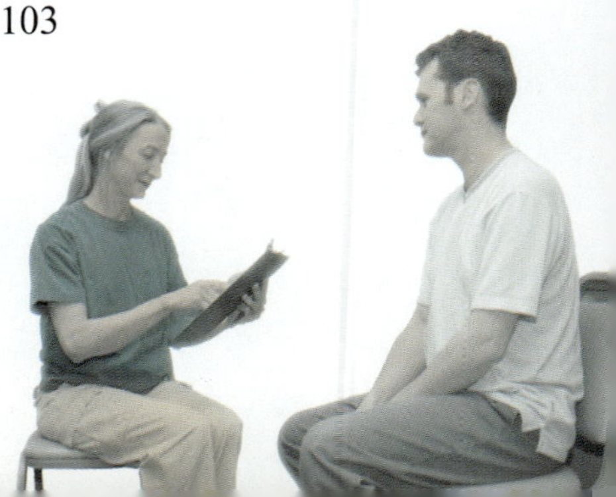

contents

PART II 마사지 실습

차례

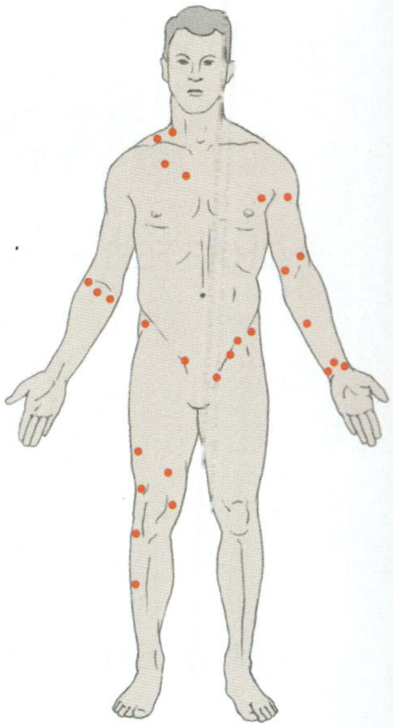

PART III 설비 치료마사지

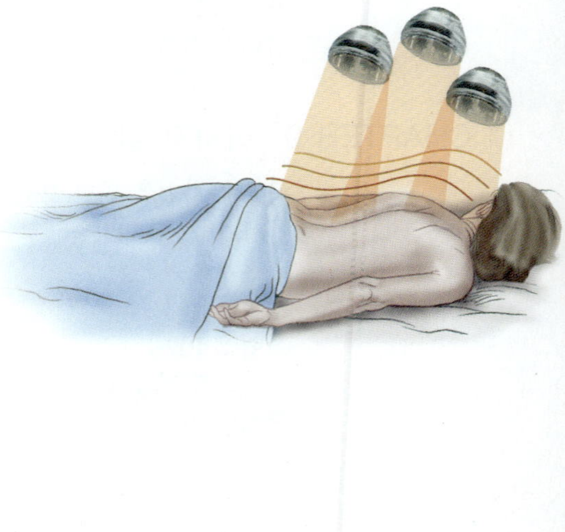

contents

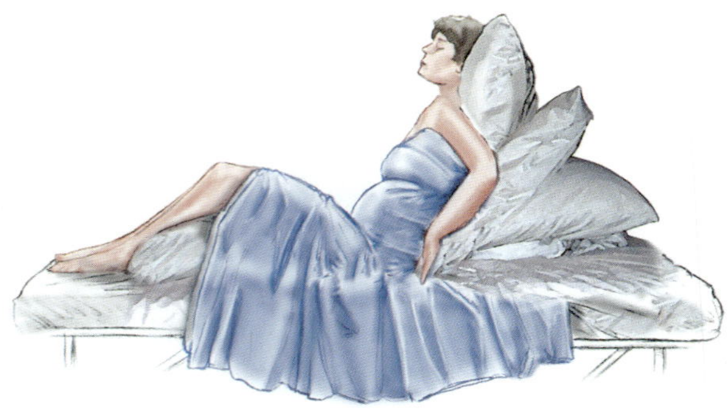

Theory & Practice of THERAPEUTIC MASSAGE

PART I
마사지 관리

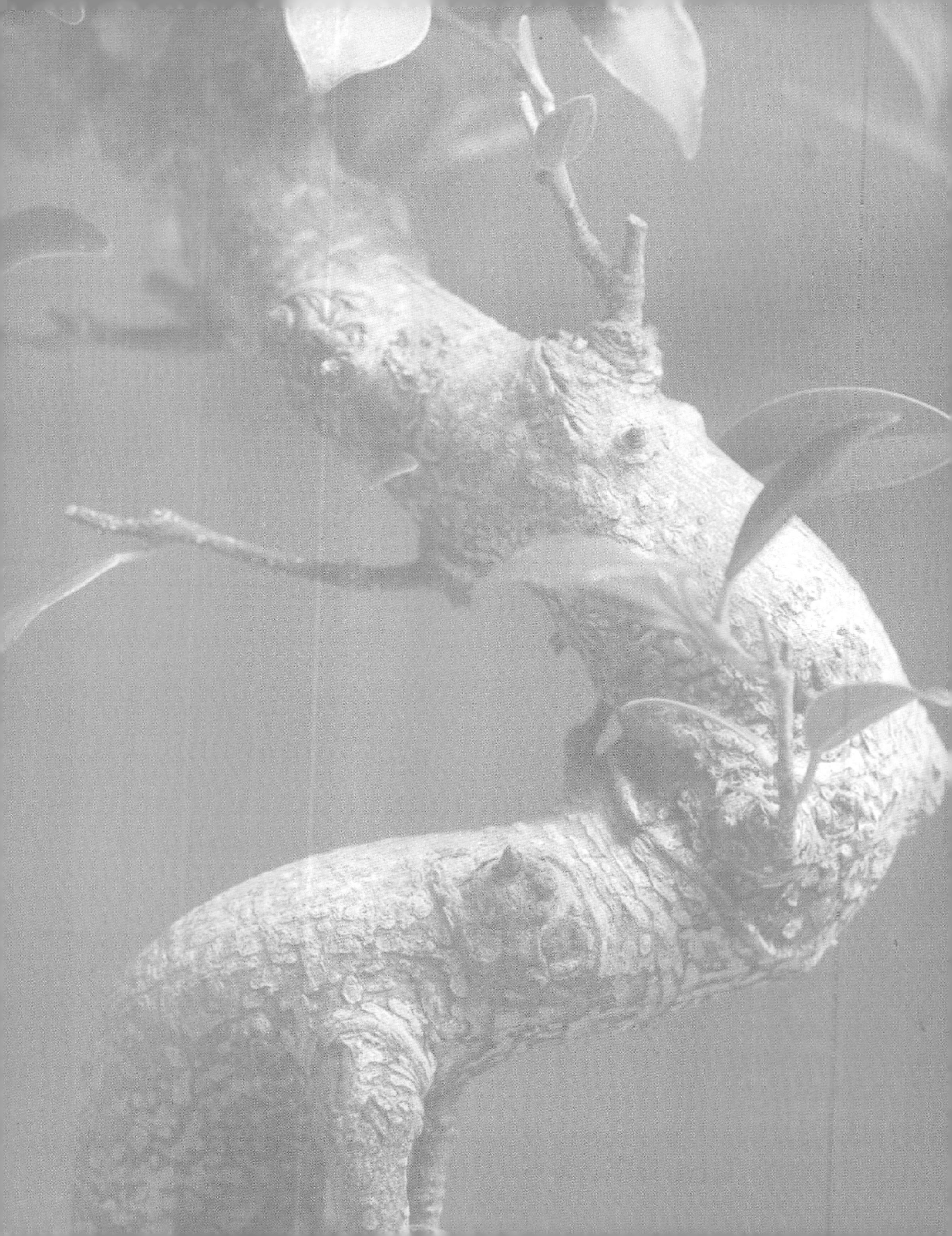

마사지의 역사
Historical Overview of Massage

CHAPTER
1

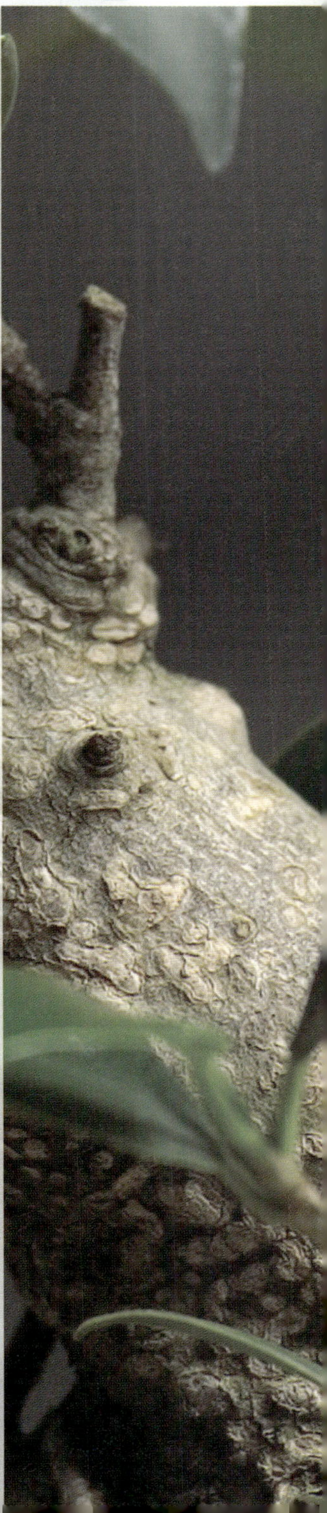

학습 목표(Learning Objectives)

1. 예로부터 마사지가 통증을 완화시켜 주는 치료방법으로 사용된 이유를 설명할 수 있다.
2. 마사지가 어떤 질병이나 손상을 치료하기 위하여 자연 치료법으로 사용된 이유를 설명할 수 있다.
3. 고대에서 현대에 이르기까지 마사지가 생리학적 · 심리학적 안정을 주기 위해 사용된 이유를 설명할 수 있다.
4. 마사지 체계의 기본적인 차이점을 설명할 수 있다.
5. 테라피스트(마사지 치료사)들이 마사지 역사를 이해하는 것이 왜 중요한지를 설명할 수 있다.

들어가기

마사지 massage[muh-SAHZH]는 문지르기(rubbing), 주무르기(kneading), 누르기(pressing), 돌리기(rolling), 손바닥으로 두드리기(slapping), 손끝으로 두드리기(tapping) 등을 사용하여 혈액과 림프의 흐름을 개선하고 통증을 완화하며 대사균형(metabolic balance)을 증진하고, 이외에도 신체적 · 정신적으로 도움을 주기 위해 실시하는 체계적인 '도수치료' 라고 정의할 수 있다.

마사지라는 말의 기원은 다음과 같다.

- 그리스어인 masso 혹은 massein과 라틴어의 massa에서 유래한 것으로, '부드럽게 만지는 것(touch)' 이라는 의미도 있지만, 주무르기(knead)를 의미하기도 한다.
- 현대적인 의미의 연부 조직에 적용하는 도수치료는 비교적 현대에 와서 사용하기 시작하였으며, 미국과 유럽에서는 1875년부터 사용되었다.

고대의 마사지

마사지는 고대부터 통증을 완화하고 손상을 치유하기 위해 자연스럽게 사용하기 시작한 치료방법 중 하나이다. 신체의 일부에 염증이나 근육통이 발생했을 때, 배가 아플 때, 멍이 생겼을 때 등의 경우에 우리는 본능적으로 문지르거나 누르는 방법을 적용해 왔다.

선사시대부터 마사지를 적용할 때, 허브나 오일 외에도 다양한 치료제 등을 사용했다는 증거도 계속해서 발견되고 있다. 고대 문명인들은 통증을 완화시키기 위한 목적 뿐만 아니라 건강을 증진시키고 외모를 가꾸기 위해서도 치료적 마사지를 실시하였다.

마사지는 약 5천년 동안 의학에서 중요한 부분으로 다루어져 왔으며, 서양의학에서도 약 3천년 동안 사용해 온 방법이다. 마사지는 마사지치료사에 의해 실시되고 발전되었으며, 교육된 최초의 의료기법이라고 말할 수 있다.

중국 안마(Chines Anmo Techinques)

대영박물관에는 중국에서 B.C. 3000년경부터 마사지가 시행되었다는 기록이 남아 있다. 「The Cong Fou of Tao-Tse」는 병의 치료와 건강을 유지하기 위해 필요한 약초, 운동, 마사지 체계를 서술한 고대의 책 중 하나이다. 중국인들은 마사지를 계속 발전시킴으로써 안마(Anmo)라는 것을 만들어 냈다.

이 마사지 테크닉은 효율적으로 우리 몸을 문지르거나 누르고 압박할 수 있는 혈을 찾아냈다. 오늘날 마사지는 중국에서 없어서는 안 되는 의료 시스템 중의 하나로, 의원이나 병원에서 사용되고 있다. 중국 마사지의 현대적인 용어인 추나(tui-na)는 밀고 당긴다는 의미이다.

일본 지압(Japanese Tsubo and Shiatsu)

중국의 안마(anmo)는 6세기경 일본에 전해졌다. 혈점을 자극하는 것은 중국과 비슷하나 Tsubo라고 불린다. 혈류나 기의 흐름을 원활히 하기 위해 손가락의 압박으로 신경을 자극하는 기술을 '지압'(Shiatsu)이라고 한다. 이러한 방법은 최근에 유행하는 것 중 하나다.

〈The San-Tsai-Tou-Hoei〉는 16세기 일본에서 출간된 책으로, 수동적(passive)·능동적(active) 마사지법이 모두 실려 있다.

인도와 힌두 치료(Indian and Hindu Practicas)

인도에서는 3000년 동안 마사지가 행해졌다. 중국에서 마사지와 관련된 지식이 전해졌으며, 힌두의 중요한 전통으로 발전되었다. B.C. 1800년경 힌두교 성경인 〈The Ayur-Veda (Art of Life)〉에는 건강을 유지하기 위한 방법으로 마사지를 소개하였다.

B.C. 300년에는 〈The Laws of Manu or The Laws of Man〉에서 일상생활에서 지켜야 할 덕목으로 식사, 운동, 목욕, Tschanpua(목욕 시의 마사지) 를 기술하였다. Tschanpua는 향유를 바르고 사지를 주무르고(kneading) 두드리며(tapotment) 마찰하는(frictioning) 마사지를 의미한다.

그리스 마사지와 체조

마사지는 아시아에서 유럽으로 전해졌으며, B.C. 300년 전에 유럽에서 번창하였다. 그리스는 체조를 만들었으며 마사지는 건강증진을 위한 의식의 하나로 사용하였다. B.C. 9세기에 일리아드와 오디세이를 저술한 호머(Homer)는 전쟁영웅들의 건강을 증진시키는 방편의 하나로 영양가 있는 음식 · 운동 · 마사지에 대해 이야기하기도 하였다.

그리스의 사제이자 의사인 아이스쿨라피우스(Aesculapius)는 B.C. 700년경에 운동과 마사지를 혼합해서 체조를 만들었으며, 질병과 건강을 증진시키기 위해 처음으로 체육관을 세웠다. 체육관과 목욕탕은 운동과 사상을 나누는 중요한 장소가 되었으며, 젊은 사람과 군인들이 교육을 받고, 아픈 사람이 치료를 받는 곳이기도 하였다.

그리스 여자는 체조(gymnastics)와 댄스(dancing)에 참여하였으며, 마사지를 건강과 아름다움을 증진시키는 데 사용하였다. 그리스인들은 운동을 극기(ascesis)로 연관지었으며, 고행자(ascete)는 자기의 몸과 마음을 수련하는 사람이라고 생각하였다. 이는 몸과 마음을 계발하는 오늘날의 전체적인 건강개념과 상통한다.

B.C. 5세기에 리스의 의사인 헤로디쿠스(Herodicus)는 약초와 향유를 사용하였으며, 식이요법, 운동, 마사지를 병행하여 많은 환자의 생명을 연장하였다. 그리스의 역사가인 헤로도토스(Herodotos)는 마사지의 장점에 관해 서술하였다. 헤로디쿠스(Herodicus)와 아이스쿨라피우스(Aesculapius)의 학파를 이어받은 히포크라테스(Hippocrates, B.C. 460～380)는 '의학의 아버지'라고 알려지게 되었다.

그는 마사지의 장점에 대해 관절 등의 부위를 강하게 문지르면 느슨한 관절의 탈구를 예방할 수 있으며, 적당한 강도로 문지르면 근육의 능력을 향상시킬 수 있다고 저술하였다.

히포크라테스는 'anatripsis'라는 단어를 사용하였으며, 이는 '해당 부위를 위로 문지르라'는 의미로 탈구된 어깨관절을 되돌린(reduction) 후에 어깨부위를 문질러 주어야 한다고 기술했다. 히포크라테스의 치료법은 오늘날까지 현대 의학자들에게 중요한 영향을 끼치고 있다. 또한 그는 모든 의사들이 환자를 치료하기 위한 마사지를 할 줄 알아야 한다고 생각했다.

로마의 마사지와 치료를 위한 목욕법

로마는 마사지와 치료를 위한 목욕법을 그리스로부터 배웠다. 로마인들은 부유하거나 가난한 사람들이 모두 이용할 수 있는 공중목욕탕을 건설하였다. 이 당시에 마사지는 병약한 사람과 병든 사람을 치료하고 근육을 풀어 주는 치료법으로 사용되었다.

그리스에서와 같이 로마에서도 체조의 일부로 마사지를 사용하였다.

세시우스(Ceisus)는 〈De Medicina〉라는 책에서 머리를 문지르는 것은 두통을 낫게 해주며, 사지를 문지르면 근력을 증진시키고 마비를 낫게 할 수 있다고 기술하였다. 또한 마사지는 혈액순환을 좋게 하고 부종을 감소시킨다고도 하였다.

비록 그 당시 혈류의 흐름을 완전히 이해하지는 못했지만, 의사들은 히포크라테스의 가르침대로 위 방향(근위부)으로 문지르는 것이 아래 방향(원위부)으로 문지르는 것보다 효과적이라고 믿었다.

그리스의 의사인 갈렌(Galen A.D. 130~200)은 건강과 운동, 마사지에 관하여 저술한 책에서 다양한 신체 질환에 대해 적용할 수 있는 운동방법과 마사지법에 대해 기술하였다. 그 밖에도 키케로(Cicero), 플리니우스(Pliny), 플루타르크(Plutarch), 플라톤(Plato) 등 그리스 · 로마의 철학자와 정치가들은 건강한 몸과 정신을 유지하기 위한 마사지와 수동 · 능동 운동의 중요성을 강조하였다.

로마의 장군이자 황제였던 줄리어스 가이우스 시저(Julius Gaius Caesar, B.L. 100~44)도 신경통을 완화하고 간질 발작을 예방하기 위해서 마사지를 받았다고 전해지며, 성경과 코란(Koran)에도 피부를 매끄럽게 하기 위하여 오일이나 향료를 바르거나 연고를 사용하는 것에 대해 언급한 내용이 있다.

서구에서 마사지의 쇠퇴

로마 제국의 쇠퇴와 더불어서 마사지와 목욕에 대한 관심도 줄어들었다. 로마 황제인 콘스탄티누스(Constantine, A.D. 228~339)는 성적 쾌락의 만연을 이유로 목욕탕과 체육관을 없앴다.

암흑시대라 불리던 중세시대는 서로마 제국의 멸망기(B.C. 476~14)로 수많은 전쟁을 치루면서 많은 문헌들이 소실되어 기록이 거의 남아 있지 않았으며, 전쟁과 미신적 행위라는 이유로 마사지를 실시하지 않게 되었다. 또한 중세에는 많은 의료기관들이 다른 치료법을 선호하게 되면서 마사지를 사용하지 않았고, 민간요법가나 산파 등에 의해 명맥이 유지되었다.

아랍제국과 이슬람의 등장

7세기 북아프리카, 소아시아, 메소포타미아, 페르시아 등에 걸쳐져 있던 이슬람 세력의 확장은 그리스 · 로마 문화를 보존하는 데 기여하였다. 중세에 그리스 · 로마 문화는 쇠퇴했으나 철학자와 의사들의 가르침은 페르시아에 의해 계승되었다.

페르시아의 철학자이자 의사였던 레이즈(Rhaze, Razi)는 히포크라테스와 갈렌의 추종자였다. 그는 건강유지와 질병의 치료에 관한 운동, 식이요법, 마사지를 주제로 백과사전을 저술하였다.

또한 아비세나(Avicenna A.D. 980~1037)는 〈Canon of Medicine〉을 저술하여 마사지, 운동, 목욕에 관한 수많은 참고문헌을 기술하였다. 결과적으로 이와 같은 문헌이 무역과 전리품으로 서구에 전해짐으로써 르네상스 시대에 다시 관심을 가지게 되었다.

르네상스는 건강에 관한 관심을 증폭시켰다.

사람들은 르네상스(부활, 1450~1600)를 통하여 예술, 과학에 관심을 가지게 되었다. 그동안 등한히 했던 그리스 → 로마 → 페르시아의 학문을 근간으로 새로운 학문이 발전했다. 또한 건강과 외모를 향상시키는 데 다시 관심을 가지기 시작했다. 15세기 중반 출판기술의 발전은 건강과 관련한 여러 가지 간행물에 대한 관심을 증폭시켰다.

마사지가 치료의 보조도구로 발전 · 인정된 시기

16세기경 의료종사자들은 마사지를 치료의 일부로 사용하기 시작하였다. 프랑스의 외과의사인 앙보르 빠리(Ambroise Pare, 1517~1590)는 마사지를 실시하면 회복과정에서 긍정적인 효과를 보인다고 저술하였다. 그는 마사지 방법을 강도에 따라 부드러운 · 중간 · 강한 강도의 마찰 방법으로 분류하였으며, 관절의 운동을 굽힘(flexion)과 폄(extension) 및 회전(ciraumduction)으로 나누었다.

이러한 개념들은 물리치료의 중요성을 인식하고 있던 프랑스의 의사들에게 계승되었다. 그는 심신을 통합한 치료방법을 고안하였으며, 체조와 마사지의 장점을 저술한 〈De Arte Gymnastics〉를 출간하기도 하였다.

16~18세기는 마찰 · 목욕 · 운동 등이 의학적으로 중요한 치료방법으로 인식되기 시작한 시기로, 이러한 치료법을 공부하는 의사 및 마사지치료사들은 해부학 · 생리학 · 병리학도 함께 배우기 시작했다.

역사를 통해서 볼 때, 마사지에 관한 지식은 주로 민간요법을 다루는 사람들에 의해 시행되었으며, 그로 인해 지식이 제대로 정립되지 못하고 사라지곤 하였다.

현대 마사지 기술의 발전

19세기 초에 영국의 유명한 외과의사이자 Chirugy(손으로 치료하는 방법) 마사지치료사인 존 그로스베너(John Grosvener, 1742~1823)는 뻣뻣한 관절, 통풍, 류마티스 관절염의 치료 등에 마찰법(friction)이 중요하다고 강조하였다.

스웨덴 생리학자이자 '물리치료학의 아버지'로 알려진 퍼 헨릭 링(Per Henrik Ling, 1776~1839)은 신체를 증진시키는 데 도움이 되는 운동법을 발전시키고 체계화하였다. 또한 이 운동법을 '의학적인 체조(medical gymnastics)'라고 불렀으며, 생리학을 기초로 하여 발전시켰다.

링(Ling) 운동법은 능동(active), 복제(duplicated), 수동(passive)운동으로 구성되었으며, 질병의 치료를 목적으로 실시했다. **능동운동**이란 환자가 스스로 실시하는 운동법이며, **복제운동**이란 환자와 마사지치료사가 함께 실시하는 운동으로 현재의 저항(resistive)운동이나 보조(assistive)운동에 해당한다고 볼 수 있다.

수동운동은 마사지치료사가 환자에게 실시하는 관절가동범위 운동 또는 마사지를 의미한다. 1813년 링은 왕립중앙체조연구소를 설립하였고, 그 후 링 시스템(Ling System) 혹은 스웨덴 운동(Swedish Movement)은 유럽과 러시아로 퍼져 나갔다.

링의 제자인 마티아스 로스(Mathias Roth)는 1851년에 링의 스웨덴 운동(Swedish Movement)에 책을 영국에서 펴냈으며, 영국에 스웨덴운동체조연구소를 설립하였다. 뉴욕의 의사인 찰스 파에트 테일러는 1858년에 링의 시스템을 미국에 소개하였고, 조지 헨리(George Henry)와 함께 스웨덴 운동(Swedish Movement)을 근간으로 한 정형치료(Orthopedic Practice)를 미국에 정착시켰다.

현대 마사지 용어

현대 마사지의 용어는 네덜란드의 요한 메즈 박사(Johann Mezger, 1839~1909)에 의해 정립되었다. 그는 현대 마사지의 창시자로 알려져 있으며, 그로 인해 마사지가 물리치료에 있어서 기초적인 재활방법이라는 인식이 확산되었다. 오늘날의 마사지 용어인 effleurage, petrissage, tapotement 등은 프랑스어의 영향을 받았다.

19세기 초 독일과 스칸디나비아에서는 의대 교육과정 중에 마사지를 포함했다.

앨버트 호프(Albert J. Hoffa)는 1900년에 'Technik Der Massage'를 출판하였다.

이 책은 스웨덴 마사지의 테크닉을 기술하고 있으며, 마사지 분야에서 가장 기본이 되는 책 중에 하나이다.

독일 · 덴마크 · 노르웨이와 스웨덴에서도 치료적 운동과 마사지 및 목욕 등이 건강의 회복과 증진, 노폐물 제거, 류마티스의 치료를 목적으로 사용되었다.

20세기, 마사지의 쇠퇴

20세기에 들어서면서 마사지가 과학적 · 의학적인 목적으로 사용되는 경우가 감소하기 시작했다. 이러한 현상의 이유로는 자격을 갖추지 않은 수많은 마사지치료사(Massage Therapist)들이 배출된 점을 들 수 있다.

1894년 영국의학협회(British Medical Association)의 조사에 의하면 마사지 치료의 남용 사례가 발견되었고, 제대로 자격을 갖추지 못한 마사지치료사들의 치료 행위가 행해지고 있다는 사실이 밝혀졌다.

이 조사 결과는 마사지 분야에 큰 타격을 주었다. 또한 기술의 발전으로 전기 마사지 기구 등이 발명되면서 마사지는 점차 이용빈도가 줄었다.

마사지는 약물치료, 수술처치 등 현대의학의 새로운 치료법에 자리를 내어주게 되었으며, 의대의 교과 과정에서도 제외되었다.

현대 마사지의 발전

20세기 중반에 접어들면서 오스트리아 사람인 에밀 번더(Emil Vodderr)는 림프 부종(lymphedema) 환자에게 부드럽고 리드미컬한 방법으로 마사지를 하는 림프 계통과 정맥류 질환의 치유방법을 개발하였다. 이 방법을 '에밀 번더 박사의 도수 림프 배액 마사지(Dr. Vodder's Marual Lymph Drrainage)' 라고 부른다.

1940년대 독일인인 엘리자베스 딕(Eilzabeth Dicke)은 영국에서 마리아 에브너(Maria Ebner)에 의해 유명해진 연부조직 마사지(Bindegewebs-massage 또는 Connective Tissue Massage)를 개발하였다.

연부조직 마사지는 피하 연부조직을 자극하는 것으로 순환기나 다양한 내장질환 환자를 대상으로 실시하면 혈관과 내장 반사에 영향을 미친다고 알려져 있다.

영국인 정형외과 의사인 제임스 시리악(James H. Cyriax)은 'Deep Tranverse Friction Massage'로 명성을 얻었다. 이 방법은 근육 · 힘줄 · 인대의 섬유조직을 신장시켜서 섬유조직의 유착을 제거하여 수동 · 능동운동으로는 해결하지 못하는 근육의 정상적인 움직임을 유도하는 치료법이다.

오늘날에도 이 치료방법은 물리치료와 마사지 분야에서 널리 사용되고 있다.

물리치료사인 거투르드 비어드(Gertrude Beard)와 프랜시스 타폰(Francis Tappan)은 미국 마사지 발전에 크게 기여하였다. 타폰의 마사지 책인 'Healing Massage Techniques' 과 비어드의 Beard's Massage는 마사지계에서 기준으로 여겨진다.

마사지는 1차 대전 후, 부상당한 환자를 재활시키는 데 중요한 역할을 하였다. 또한 2차 대전에서도 군병원에서 실시한 치료방법의 하나로 중요한 역할을 담당하였다. 하지만 2차 대전 후 마사지는 기계적 · 전기적 자극을 이용한 다양한 형태의 재활치료법이 발명됨으로써 물리치료 분야의 2차적인 역할로 남아 있게 되었다.

그 후 마사지는 재활치료 분야보다는 신체의 피로를 제거하기 위한 목적으로 체육시설이나 YMCA 같은 곳에서 신체의 피로를 제어하기 위한 목적으로 사용하게 되었다.

미국의 마사지 부흥기

1960년경에 미국에서는 마사지의 르네상스가 시작되었고 그것은 지금까지 계속되고 있다. 현대의학에서는 마사지를 치료방법으로 사용하는 빈도는 줄었지만, 일반 대중과 비주류 의학 분야에서 일하는 사람들 사이에서는 마사지에 대한 관심이 증가되었다. 이러한 것은 신체적 · 정신적인 건강의 중요성과 의료비의 상승에 기인한다.

마사지에 대한 인기는 1980년대까지 이어졌으며, 현재에도 많은 사람들이 개인의 건강증진을 위하여, 혹은 마사지 치료사가 되기 위해 마사지를 배우고 있다.

현재 미국에서 마사지치료사가 되기 위해서는 해부학 · 생리학 · 병리학 · 마사지 관련 기술을 습득해야 하며, 일정 과정의 교육을 마친 후에 주에서 실시하는 면허 시험에 합격해야 마사지 치료사로 일할 수 있다. 현재 미국에는 1000여 개 이상의 사립 마사지 학교가 있다.

토론 과 복습을 위한 질문

1. 마사지를 정의하라.
2. 고대 문명이 마사지와 운동을 사회적 · 개인적 혹은 종교적인 목적으로 사용했음을 어떻게 알 수 있는가?
3. 중국인들은 고대 마사지를 무엇이라고 불렀는가?
4. 어떤 이유로 그리스와 로마인들은 운동과 마사지에 관심이 많았는가?
5. 의학의 아버지라고 불리는 그리스인은 누구인가?
6. 어떤 이유로 1, 2차 대전 기간 동안에 마사지와 치료적 운동에 대한 관심이 커졌는가?
7. 어떤 이유로 2차 대전 후에 도수치료가 보조치료로 인식되었는가?
8. 현대 마사지의 발전에 대하여 간략히 기술하라.

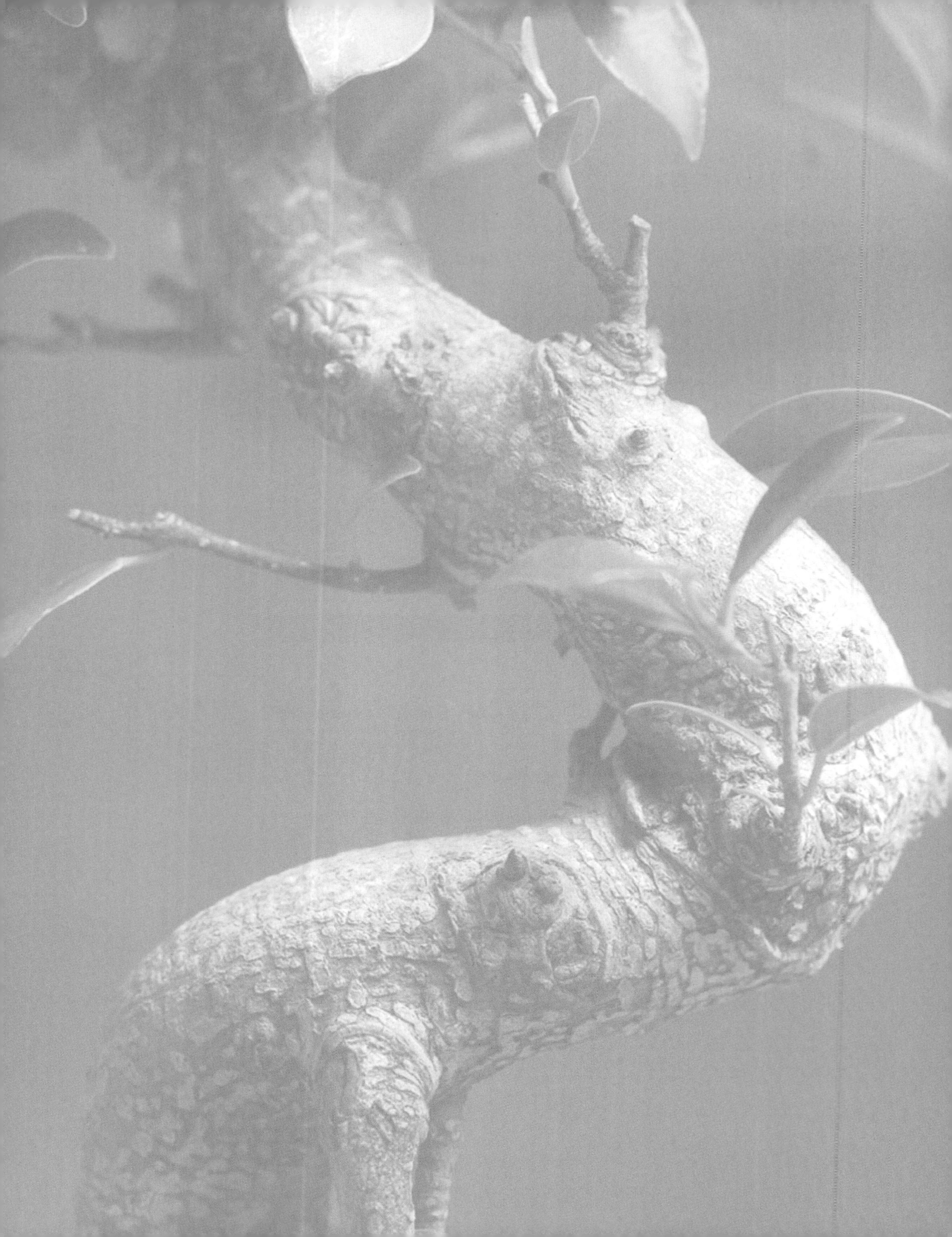

마사지의 효과와 이점 및 적응증과 금기증

Effects, Benefits, Indications, and Contraindications of Massage

CHAPTER

2

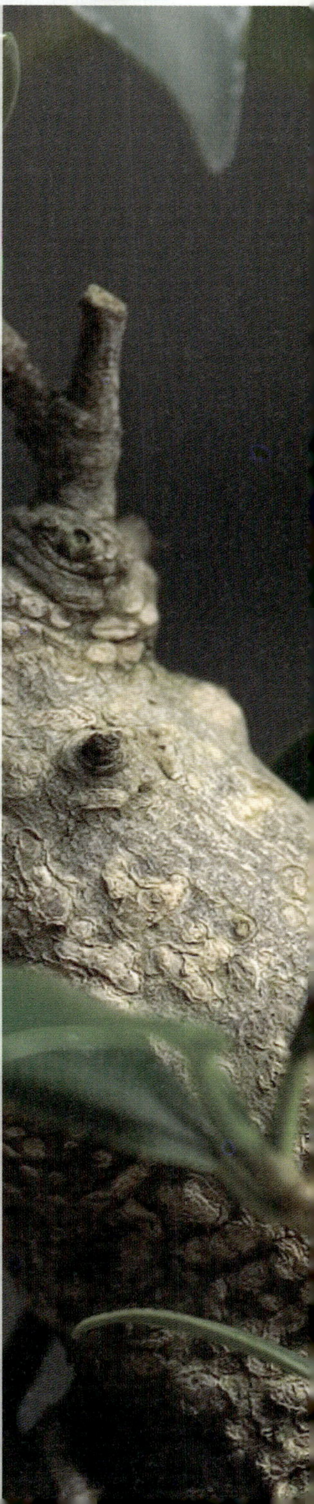

학습 목표(Learning Objectives)

1. 마사지의 생리적 효과와 이점을 설명할 수 있다.
2. 마사지의 심리적 효과와 이점을 설명할 수 있다.
3. 신체의 순환계와 근육계, 그리고 신경계에 미치는 마사지의 효과를 설명할 수 있다.
4. 피부에 대한 마사지의 효과를 설명할 수 있다.
5. 마사지의 주요 금기사항을 설명할 수 있다.

서론(Introduction)

마사지가 통증을 완화하고 건강한 신체기능을 회복하기 위한 초기의 치료행위 중 하나였다는 사실을 나타내는 역사적인 증거들은 많다. 마사지는 신경의 긴장과 피로를 덜어 줌으로써 작은 통증들을 사라지게 할 수 있는 자연적이고 원초적인 방법이다.

마사지라는 용어는 다양한 치료행위에도 적용되지만, 이 책에서는 전통적인 서구의, 즉 일반적으로 스웨덴식 마사지라고 불리는 기법들을 살펴볼 것이다. 마사지의 효과는 개인의 필요와 마사지를 시행하는 목적과 의도에 따라 환자마다 다르다. 이것이 사람마다 마사지 효과가 다른 결과를 가져올 수 있는 이유이다.

고객은 마사지 치료를 통해서 얻는 육체적인 효과뿐만 아니라 정신적이고 감성적인 반응도 경험할 수 있다. 건강한 사람들도 자주 마사지를 받으면 육체적으로나 정신적으로, 그리고 감정적으로 균형잡힌 상태를 유지할 수 있다고 믿고 있다. 치료적 마사지에서 얻는 편안함, 상쾌함, 활력감을 즐기는 것이다.

마사지가 신비로운 만병통치약은 아니지만 특정의 금기사항을 제외하고는 유아

> **금기증**
> 환자가 가질 수 있는 어떤 신체적 · 정신적 혹은 감정적 상태가 특정 중재나 치료 시에 유해하거나 위험하게 하는 원인이 될 수도 있다.

로부터 노인에 이르기까지 모든 사람에게 안전하고 이롭다. 금기사항은 특정 마사지 요법이 환자의 행복에 불안과 해를 끼칠 수 있는 육체적 · 감정적 · 정신적 조건을 말한다.

마사지 치료사의 입장에서 마사지를 실시할 것인지 아니면 특별한 스트레칭을 권할 것인지에 대한 판단이 서지 않을 때에는 환자가 1차 건강검진기관에 문의해서 서면으로 된 의사의 추천서를 받아야 한다. 만약 환자를 검진할 수 있는 의사가 없을 경우, 테라피스트는 마사지 치료에 대해 잘 이해하고 있는 건강검진 전문가에게 문의할 수도 있다.

마사지의 효과와 이점

마사지는 심리적 · 생리적으로 뚜렷한 이점을 가지고 있다. 생리적으로는 신진대사 촉진, 치유 촉진, 근이완과 재생, 림프계의 기능 증진 등의 효과가 있다. 또 근경련(cramp)과 경축(spasms)을 예방하거나 경감시키고, 혈액과 림프의 순환을 증진시켜서 세포에 산소와 영양소의 운반을 촉진하여 대사산물의 제거를 향상시킨다.

혈액은 피부에 영양소를 운반하기 때문에 마사지를 통하여 정상적이고 건강한 방법으로 피부의 기능을 유지하는 데 유익하다. 마사지 치료는 관절염, 신경염, 신경통, 분만과 출산, 편타증, 근육의 병변, 좌골신경통, 두통, 근경련과 그 밖에 통증치료에도 효과적이다.

심리학적으로 마사지는 피로 경감, 긴장과 불안의 감소, 신경계의 진정, 그리고 이완과 원기회복의 효과가 있다.

마사지는 대부분 유익하게 적용된다. 그러나 손상이나 질환이 있는 경우, 마사지를 실시하기 전에 상담을 받아야 한다. 마사지는 다양한 질병이나 손상으로부터 환자들의 회복을 돕는 데 매우 유익하다. 특별한 경우에는 의사들이 열, 빛, 냉, 물(수), 그리고 전기 등의 사용을 추천하기도 한다. 또 생리적 · 심리적인 효능을 위해 마사지를 추천하기도 한다.

마사지의 생리학적 효과

숙련된 마사지는 신체의 구조와 기능에 영향을 미치는 효과적인 수단이다. 어떤 마사지는 특정 효과를 위하여 환자의 상태에 따라 치료기법을 선택하기도 한다. 접촉하는 유형과 방법에 따라 마사지의 편안한 이완감과 자극 또는 상쾌함을 느낄 것이다. 반면에 마사지를 너무 강하게 시행하면 환자가 지치게 되거나 멍들고 조직이 손상될 수도 있다.

마사지의 생리적 효과에는 직접적 효과와 반사적 효과가 있는데, 한 가지 효과만, 혹은 함께 일어날 수 있다. 직접적 효과는 접촉하는 조직에 대한 직접적인 마사지 기법의 생리적 효과이다. 마사지의 반사적 효과는 신체의 신경계나 에너지 시스템을 통해 신체기능과 조직에 영향을 미치는 간접적인 반응들이다.

피부 감각신경말단의 자극이나 표면 쓰다듬기는 국소적으로 혹은 신체의 전부분에 반사적 효과를 가져온다. 근육을 비롯하여 혈관과 림프관 혹은 내부 구조에 압박이 가해졌을 때는 간접적인 반사적 효과와 직접적인 역학적 효과 모두를 경험할 수 있다. 반사점과 발통점(trigger point), 그리고 다른 압박점에 대한 압박은 실제 접촉된 점에서 멀리 떨어진 기능 혹은 신체 부위에 반사적으로 영향을 미친다.

마사지의 즉각적인 효과는 피부에서 두드러진다. 마찰(friction)과 쓰다듬기(stroking)는 피부의 혈액순환을 강화하고 한선(sweat glands)과 지선(oil glands)의 활동을 증가시킨다. 증가된 혈류의 흐름과 함께 피부는 약한 발적과 따뜻함을 느끼며, 영양공급이 증가한다. 마사지 치료는 오랜 기간 동안 피부에 건강한 빛깔을 띠게 하며 피부를 부드럽고 더욱 유연해지며 맑아지게 해 준다.

마사지의 생리학적 효과는 피부에 국한되지 않는다. 근골격계와 선(glandular)의 자극, 그리고 혈관의 활발한 움직임으로 몸 전체에 유익하다. 신체 대부분의 기관들은 임상 마사지 치료로 좋은 영향을 받는다.

근골격계에 대한 마사지의 효과

마사지는 근골격계의 혈액순환, 신경공급, 세포의 활동을 자극함으로써 근골격계의 영양과 발달을 촉진한다. 규칙적이고 체계적인 마사지는 근육을 더욱 튼튼하고 유연하게 한다. 또한 마사지는 긴장된 근육과 근경축을 이완하는 데 효과적인 방법이다.

근육으로의 혈액공급은 근육의 활동에 비례한다. 혈액은 근육이 쉬고 있을 때보다 마사지가 이루어졌을 때 혈액이 3배 더 빨리 흐르게 한다고 추측된다.

유날법(petrissage) 혹은 주무르기(kneading)와 압박(compression)운동은 정맥혈관과 림프의 흐름을 촉진하고 근육에 신선한 혈액을 공급하는 펌프 활동을 유발한다. 마사지는 대사성 노폐산물을 제거하고 조직의 영양공급을 돕는다.

마사지는 근육의 강직과 통증을 예방하고 경감시킨다. 활동이나 운동에 의한 근의 피로는 같은 시간의 수동적인 휴식보다 마사지에 의해 더욱 빨리 회복될 수 있다.

손상된 근조직에 치료적 마사지를 규칙적으로 시행하면 결합조직의 형성과 반흔이 더 적어지면서 치유가 더욱 빨라진다. 마사지는 근막제한을 이완할 수 있고 결합조직이 두꺼워지는 것(증식)을 감소시키며, 유연하고 통증이 없는 움직임과 자세의 향상을 가져온다. 마찰법이 적절하게 적용될 때는 외상에 따른 유착과 과도한 반흔의 생성을 예방하거나 줄여준다.

마사지는 조직의 손상 · 감염, 근의 긴장 또는 좌상으로 인해 가동범위에 제한이 있는 사지의 관절가동범위에 긍정적인 효과를 끼친다. 환자들은 아마도 불편함이나 통증으로 사지의 사용에 제한이 오거나 사용을 멈추어야 했던 경험이 있을 것이다. 사지는 가동범위 전체에 수동적으로, 그리고 주의 깊게 가동범위를 얻도록 해야 하고 범위를 점차적으로 증가시켜야 한다.

수동운동은 저항이나 근활동의 보조 없이 관절 가동범위가 처음부터 끝까지 관절이 외부의 힘에 의해 움직여지는 방법이다. 수동 마사지 운동은 혈액과 림프 순환, 피부 영양공급, 이완, 근육의 신장, 신경안정, 그리고 관절을 부드럽게 하는 데 유익하다.

마사지에서 능동관절 운동은 환자에 의해 수의근이 수축되고 테라피스트에 의해 저항이 가해지거나 힘이 보조되는 운동으로 간주한다. 따라서 운동과 유사한 이로운 효과가 있으며, 뿐만 아니라 근육을 단단하고 강하게 되도록 돕고 순환을 증진시키며 관련된 내장기관의 기능을 촉진한다.

신경계에 대한 마사지의 효과

신경계는 중추신경계(뇌와 척수)와 말초신경계로 이루어져 있다. 말초신경계는 자율신경계와 뇌신경, 그리고 척수신경을 포함한다. 뇌신경과 척수신경은 체성신경과 감각신경으로 이루어져 있다. 그리고 자율신경계는 교감신경과 부교감신경으로 구성되어 있다.

감각신경과 관련된 신경수용기들은 우리 몸과 주위 환경에서 일어나고 있는 일에 대한 정보를 중추신경계에 전달한다. 이들 신경은 마사지에 영향을 받는다. 감각신경에서 입력된 정보는 중추신경계에서 처리되고 적절한 반응들이 항상성을 유지하기 위해 다양한 신경전달물질과 체성신경 그리고 자율신경계를 통해 밖으로 보내진다.

신경계

신경, 척수, 뇌를 포함한 모든 신체 시스템을 조절하고 통합한다.

중추신경계

뇌와 척수로 구성된다.

말초신경계

중추신경계에서 신체의 나머지 부분으로 연결되는 모든 신경으로 구성된다.

교감신경계

분비샘, 내장기관의 불수의 근, 그리고 신경과 혈관의 벽에 공급한다.

부교감신경계

에너지 보존 기능과 교감계에 반대되는 활동을 한다.

신경계에 대한 마사지의 효과들은 직접적 반응과 신경자극의 반사적 반응에 의존한다. 신경계는 적용되는 마사지의 유형에 따라 자극을 받거나 진정될 수 있다.

말초신경 수용기의 자극은 자율신경계, 뇌에 있는 신경전달물질과 통증 지각 혹은 마사지가 이루어지는 부위의 관절과 근육 아래에서 영향을 미치는 반사 반응들이다.

① 자극 마사지 기법의 종류

- **마찰법**(Friction : 가볍게 문지르기, 구르기, 그리고 비틀기)은 신경을 자극한다.
- **타진법**(Percussion : 가볍게 두드리기와 때리기)은 신경흥분성을 증가시킨다. 짧은 시간의 강한 타진은 직접적으로 신경중추를 자극한다. 긴 시간의 타진은 국소 신경감각을 마비시키기 쉽다.
- **진동법**(Vibration : 흔들기와 떨기)은 말초신경과 신경간(nerve trunk)이 연결되는 모든 신경중추를 자극한다.

② 마사지 기법의 진정효과

- 가벼운 쓰다듬기는 안정과 진정 효과를 가져온다.
- 가벼운 마찰과 주무르기는 현저한 진정효과를 가져온다.
- 예민한 발통점(trigger point) 위에 일시적인 압박(허혈성 압박)을 가하면 발통점을 탈감각화하고 관련된 근육의 과긴장을 유지하는 병리학적 반사 사이클을 이완하는 데 도움을 준다.

자율신경계에 대한 마사지의 효과

자율신경계에 대한 마사지의 효과는 주로 반사적이다. 자율신경계는 교감신경계와 부교감신경계로 나뉘어진다. 교감신경계는 응급상황에 대한 반응으로 에너지 소모를 위한 신체를 준비시키는 책임이 있으며, 교감신경계의 활동은 스트레스, 현실, 지각 등과 관련이 있다.

심박수의 증가와 혈액순환을 일으키는 교감신경의 자극은 근육으로 전환되고 배설물과 소화작용의 억제 및 **에피네피린/아드레날린**과 노르에피네프린의 분비가 증가된다. 그리고 한선이 활성화되며 신체를 더욱 깨어 있고 집중하게 한다.

부교감신경계는 교감신경계의 효과와는 반대적으로 작용하고 깨어 있지 않은 상태의 기능을 정상화하고, 회복시킨다. 그뿐만 아니라 부교감신경계의 자극은

> **에피네프린**
> 응급상황에 대한 반응으로 신체를 준비시키는 "fight" or "fight" 호르몬

> **노르에피네프린**
> 응급상황에 대한 반응으로 신체를 준비시키는 "fight" or "fight" 호르몬

> **항상성**
> 신체의 재적 균형

심박수를 줄이고, 소화와 배설을 촉진하며, 내부장기로의 순환을 증진시킨다. 항상성의 유지를 위해 교감신경계와 부교감신경계는 함께 일한다.

마사지는 우선, 교감신경계를 깨운다. 짧고 기운을 돋우는 마사지, 즉 운동 전 마사지나 15분 정도의 의자에서 행하는 마사지는 신체를 자극하고 우리 신체를 더욱 깨어 있게 하거나 활기를 북돋워 주는 데 도움이 된다.

하지만 긴 시간의 이완 마사지는 교감신경계의 진정과 부교감신경계의 자극을 통해 자율신경계에 영향을 미친다. 그 결과, 에피네피린의 혈액농도와 노르에피네피린이 감소하고 심박수와 혈압이 감소하며 이완반응이 증가한다.

신경전달물질에 대한 마사지의 효과

플로리다 마이애미의 Touch Research 연구소의 티파니 필즈(Tiffany Fields) 등은 마사지가 이완을 촉진하고 스트레스를 줄여 준다는 흥미로운 증거를 제시하였다. 일주일에 두 번씩 15분 정도 마사지를 받은 사람에게 뇌파검사(EEG)를 했을 때, β-파는 감소하고 δ-파는 증가됨을 증명하였다.

마사지를 실시한 후에 수학 검사에서 보다 나은 성취도를 보였으며, 더 짧은 시간에 더 적은 실수로 검사를 마쳤다. 직무관련 스트레스와 불안, 그리고 코티손(스트레스 호르몬) 혈중 농도도 감소되었다. 마사지 치료는 불안을 감소시키고, 경각심과 수학 계산의 EEG 패턴을 강화시킨다.

연구 결과에 의하면, 마사지가 다양한 생리적 기능과 관계되거나 그것을 조절하는 많은 신경화학물질이나 요소의 농도에 영향을 미친다는 사실을 보여 주었다. 앞서 언급한 바와 같이 마사지는 스트레스 관련 부신호르몬인 에피네프린과 노르에피네프린의 혈중농도를 완화시키며, 기분을 상승시키고, 통증 조절과 관계가 있는 세로토닌 · 도파민 · 엔돌핀 · 엔케팔린 · 신경화학물질 등을 증가시킨다고 밝혀져 있다.

에피네프린/아드레날린과 노르에피네프린/노르아드레날린은 부신수질에서 생성되고, 교감신경계의 자극에 반응해서 혈류로 분비되는데, 이들은 두려움에 대한 반응이나 fight-or-flight(응급방위) 반응을 위한 준비로 경각심과 주의력을 자극하는 신경전달물질이다.

정신적 · 감정적 스트레스는 아드레날린/에피네프린의 농도 증가와 직접적으로 관계가 있다. 에피네프린과 노르에피네프린의 낮은 농도는 졸음, 저 에너지, 피로, 굼뜬 동작 등을 유발한다.

짧은 시간의 기운을 돋우는 마사지는 에피네프린과 노르에피네프린의 생성을 자극하는 경향이 있다. 그 반면에 이완하는 한 시간의 리드미컬한 마사지는 에피네프린과 노르에피네프린 농도를 감소시키고 이완을 촉진한다.

도파민(Dopamine) : 도파민은 섬세한 운동 조절과 감정반응 그리고 기쁨과 통증을 경험하는 능력과 같은 뇌기능에 영향을 미치는 신경전달물질이다. 도파민 레벨의 증가는 쾌감과 흥분감, 기분의 상승, 경각심 그리고 성적 충동을 초래한다.
뇌에서의 도파민 감소는 인지, 그리고 운동문제와 관련된다. 신체가 무능력해지는 파킨슨 질환은 도파민의 감소가 원인이다.

> **도파민**
> 섬세한 움직임과 감정적 반응, 그리고 기쁨과 고통을 경험하는 능력을 조절하는 신경전달물질

세로토닌(Serotonin) : 세로토닌은 뇌에서 합성되는 신경전달물질로 뇌의 혈류 그리고 장벽에서 발견된다. 세로토닌의 영향력은 기분 · 행동 · 식욕 · 혈압 · 온도조절 · 기억력, 그리고 학습능력까지 그 범위가 매우 커서 다소 노르에피네프린의 효과를 상쇄하여 행동을 바꾸어 주는 역할, 즉 자극 · 스트레스 · 불안에 대한 반응으로 노르에피네프린이 분비될 때에 세로토닌은 평온하고 행복한 느낌을 조장하기도 하고, 기분을 차분하고 편안하게 조절해 준다고 추측된다.
또한 식욕이나 성욕을 떨어뜨리는 과민반응 상태와 격한 감정을 가라앉혀 준다. 그리고 저수준의 세로토닌은 우울증, 식욕장애, 성격장애, 수면장애, 그리고 정신분열증과 관련 있다.

> **세로토닌**
> 신경충동 조절을 돕고, 기분 · 행동 · 식욕 · 혈압 · 체온 · 학습능력에 영향을 미치는 신경전달물질

마사지는 유효한 세로토닌과 도파민의 레벨을 증가시키므로 스트레스와 우울증을 감소시키고 기분을 돋우는 데 필요하다. 마사지는 중추신경계에서 엔돌핀(endorphine)과 엔케팔린의 분비를 증가시키는데 이 성분들은 기분을 돋우는 승강기이고 자연진통제이다.
엔돌핀은 모르핀(morphin), 코데인(codein)과 매우 유사한 방법으로 뇌에서 통증수용체와 상호작용한다. 또한 통각을 줄여 주고, 엔케팔린과 엔돌핀은 도취감(euphoria)과 식욕조절 및 면역계의 증진과 관계가 있다.

통증에 대한 마사지의 효과

마사지는 많은 신경학적 과정과 상태 때문에 통증을 감소시키는 데 효과적이다. 이완 마사지의 긍정적 효과는 관문조절설로 알려져 있는 다른 피부 수용기를 자극함으로써 침범된 유해감수기로부터 중추신경계로 들어가는 통각의 전달을 차단하는 것이다.

관문 조절설

이완 마사지의 긍정적 효과는 다른 피부수용의 자극에 의해 중추신경계로 들어오는 침범된 유해수용기의 통각 전달을 방해하는 것이다.

관문조절설에 의하면, 통증은 작고 큰 지름의 신경섬유를 따라 유해수용기에서 척수와 뇌로 전달된다. 문지르기나 마사지하기나 얼리기나 다른 수단에 의한 온도감각이나 기계적 수용기의 자극은 큰 섬유를 따라 전달되고, 그 섬유가 척주로 들어가는 관문에서 통각을 억제한다.

이 이론의 증거는 통증의 강도를 완화하기 위해서 물체를 부딪치거나 두드려서 신체의 일부를 세차게 문지르는 본능적인 실행에서 입증된다.

앞에서와 같이 마사지는 중추신경계와 혈류에서 엔돌핀과 엔케팔린, 그리고 다른 통증감소 신경화학물질의 농도를 증가시킴으로써 통각을 감소시킨다. 또 마사지는 과민한 발통점을 경감시키고 과긴장의 근조직에 대한 순환을 회복시킴으로써 연관 근막 통증을 완화시키며, 국소빈혈과 관련된 통증을 감소시킬 수 있다.

어떤 마사지 방법은 근방추수용기와 골지건의 고유수용기 기전에 영향을 미친다. 압박 · 자세 취하기 · 스트레칭 · 압력 같은 테크닉은 피드백 회로를 변경해서 근육 길이와 기능을 위한 새로운 무통 가능성을 허락한다.

순환계에 대한 마사지의 효과

임상 마사지는 순환계를 통한 혈액 흐름의 양과 질에 영향을 미친다. 마사지 부위로 증가된 혈류는 세포의 영양공급과 배설을 촉진한다. 심장의 일은 표면 순환의 증가로 줄게 된다. 혈압과 심박수는 수축기 일회박출량의 증가와 모세혈관상의 팽창, 그리고 투과성이 좋아짐과 동시에 일시적으로 감소한다.

마사지의 영향 아래 조혈과정이 촉진되고, 그 결과로 백혈구와 적혈구의 수가 증가한다. 1992년에 Touch 연구소의 연구에서 HIV환자가 마사지를 받은 다음에 혈류 내에서 T4세포의 수와 활동이 증가하고 마사지가 면역계를 강화시켰음을 보고하였다.

스웨덴 마사지에서 기억해야 할 중요한 원리는 언제나 심장의 방향으로 마사지하는 것이다. 마사지는 사지를 따라서 그 위에 직접 그리고 신체 아래 부분을 머리로부터 아래 방향으로 시행해야 하고, 이로 인해 정맥의 흐름과 림프를 심장과 다른 배설기관으로 되돌리는 것을 촉진한다.

마사지는 혈관벽에 대한 직접적이고 기계적인 작용이나 혈관운동 신경을 통한 반사적 작용을 통해 혈액과 림프관에 영향을 미친다. 그리고 혈관에 대한 압력은 혈관벽의 긴장뿐만 아니라 혈액의 움직임도 촉진한다. 혈관의 이완과 수축에 의해 혈관운동 신경은 마사지가 진행된 곳으로 도달하는 혈액의 양을 결정한다.

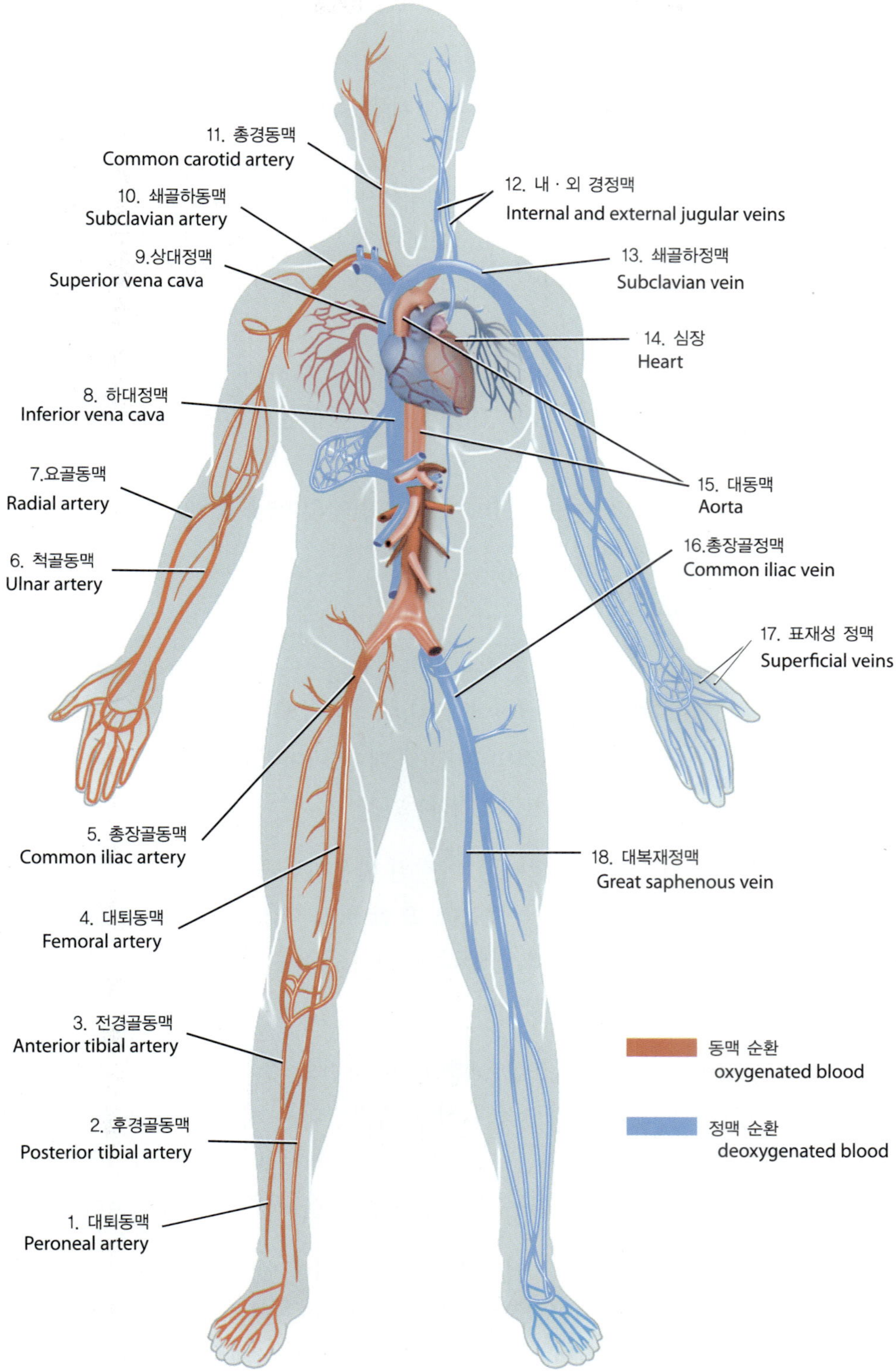
11. 총경동맥
Common carotid artery
12. 내 · 외 경정맥
Internal and external jugular veins
10. 쇄골하동맥
Subclavian artery
9.상대정맥
Superior vena cava
13. 쇄골하정맥
Subclavian vein
14. 심장
Heart
8. 하대정맥
Inferior vena cava
7.요골동맥
Radial artery
15. 대동맥
Aorta
6. 척골동맥
Ulnar artery
16.총장골정맥
Common iliac vein
17. 표재성 정맥
Superficial veins
5. 총장골동맥
Common iliac artery
18. 대복재정맥
Great saphenous vein
4. 대퇴동맥
Femoral artery
3. 전경골동맥
Anterior tibial artery
동맥 순환
oxygenated blood
2. 후경골동맥
Posterior tibial artery
정맥 순환
deoxygenated blood
1. 대퇴동맥
Peroneal artery

그림 2-1 순환계

마사지는 다음과 같은 방법으로 혈액과 림프 채널에 영향을 미친다.

① **가볍게 쓰다듬기** : 대체적으로 즉각적 · 일시적인 모세혈관의 확장을 일으키는 반면, 심부 쓰다듬기는 마사지를 실시한 부위에 더욱 오랫동안 지속되는 확장과 홍조를 초래한다.
② **가벼운 타진** : 혈관 수축을 야기하며 마사지가 지속될 때에 이완을 돕는다.
③ **마찰** : 표재성 정맥을 통한 혈액의 흐름을 촉진하고, 모세혈관상의 투과도를 증가시키며, 간질액의 흐름을 촉진한다. 이것은 세포를 위한 건강한 환경을 만든다.
④ **유날법과 주무르기** : 심부 동맥과 정맥을 통한 혈류의 흐름을 자극한다.
⑤ **적절하게 실시한 가벼운 마사지** : 림프의 흐름을 증진시키고 림프 부종을 감소시킨다.
⑥ **압박** : 근육조직에 충혈이나 축척된 혈액의 양을 증가시킨다.

마사지의 심리적 영향

마사지의 심리적인 효과들을 과소평가해서는 안 된다. 만약에 환자가 건강함과 활력을 느끼고 더욱 활동적이라면 마사지는 노력한 가치가 있다. 중독자들을 위한 치료센터에서 더욱 긍정적인 자신에 대한 이미지와 가치감을 다시 확립하기 위한 효과적인 치료적 도구임이 증명되었다.

성적 학대와 성폭행의 희생자는, 안정된 마음가짐을 가지고 치료적 마사지를 받음으로써 접촉에 대한 반감을 줄인다. 또한 마사지가 성적이나 언어적 학대를 경험한 청소년들에게 우울증과 불안감을 줄여준다는 학설이 제시되고 있다(Filds, 1993).

다수의 사람들이 스트레스로 고통 받고 약간의 쑤심과 아픔이 감소하여 완화될 때, 마사지가 이완과 정신적 각성을 촉진한다는 사실을 발견했다. 몇몇의 환자를 위한 규칙적인 마사지는 그들에게 젊은 기분을 갖도록 하며, 적절한 영양과 운동 및 건전한 행동을 하는데 더 많은 관심을 집중하도록 조절한다.

마사지는 환자들로 하여금 어느 부위가 긴장되어 있고 뭉친 근육과 통증 부위가 어디인지를 더욱 잘 인지하도록 도와준다. 테라피스트는 환자가 이전에 의식하지 못했던 부위를 발견할지도 모른다. 환자는 접촉에 의해서 이러한 상태를 의식하게 되고 마사지하는 동안과 일상에서 그 부위를 이완하는 데 집중할 수 있다.

이러한 문제점들을 의식하고 반응하게 될 때, 이는 예방을 지속하는 반응으로 볼 수 있다.

마사지에 의해 대체로 경감되는 질환들

대부분의 건강한 사람들도 때때로 마사지에 의해 개선될 수 있는 약간의 신체적 질환을 가지고 있다.

다음과 같은 질환들은 규칙적인 마사지 치료에 의해 가장 자주 완화된다.

① 스트레스와 긴장이 경감된다. 긴장과 스트레스의 경감으로 환자는 나날이 상황들에 스스로 잘 대처할 수 있게 된다.
② 정신적 · 신체적 피로의 경감으로 활력과 의욕을 회복한다.
③ 어깨와 목 및 등의 통증이 경감된다.
④ 근육과 관절이 더욱 유연해진다. 압통과 강직이 경감된다.
⑤ 과도한 사용으로 인한 근육통을 줄이거나 예방할 수 있다.
⑥ 순환이 증진되고 이로 인해 조직으로의 영양공급과 노폐물 제거가 개선된다.
⑦ 소화 · 동화 · 배설 등이 개선된다.
⑧ 안면 마사지는 피부의 톤을 좋게 하고 피부의 반점과 가는 주름을 예방하는 데 도움을 준다.
⑨ 두통과 안정피로(eyestrain)가 때때로 경감된다.
⑩ 이완이 촉진되고 불면증이 때때로 경감된다.
⑪ 근경련(spasm)이 경감된다.
⑫ 비만(과체중)과 연약한 근육은 적절한 운동과 다이어트 프로그램, 그리고 마사지와 함께 할 때에 호전될 수 있다.
⑬ 관절의 통증과 염좌, 그리고 순환의 불량은 경감된다.
⑭ 피부로의 영양공급 순환을 증진시키고 신체 다른 부분의 치유를 촉진한다.
⑮ 정신적 스트레스를 줄여줌으로써 생산력을 향상시킨다.
⑯ 경한 고혈압의 경우, 혈압을 일시적으로 떨어뜨릴 수 있다.
⑰ 자신감을 회복하고 자제력을 경험한다.
⑱ 손상된 근조직이 치유될 때에 구축과 유착을 경감시키거나 예방할 수 있다.
⑲ 관절가동성이 증가될 수 있다.

마사지의 금기증

마사지 치료가 많은 효과를 제공해 주기는 하지만 마사지 치료사들이 반드시 알아야 할 금기사항들도 있다.

금기증(contraindication)이란 기대했던 치료나 처치과정이 옳지 않음을 의미한다. 마사지에서 금기증은 신체의 어느 부위 혹은 전신의 마사지의 실시에 대해 이롭지 않은 조건들이 존재할 수도 있음을 의미한다.

금기증은 절대적이고 국소적이며 혹은 조건적일 수 있다. 마사지가 가령 제어되지 않는 심각한 고혈압이라든가 쇼크나 폐렴, 임신중독증 등은 금기증이다. 또한 국부적인 전염상태, 타박상, 신경염, 관절염 등이 발병한 신체의 일부분에는 마사지를 실시하지 않고 다른 부위에 대해서는 마사지를 실시할 수 있기 때문에, 이와 같은 질환은 제한적 금기증으로 볼 수 있다.

금기증이란 어떤 마사지 기법이, 다른 치료방법이 매우 유용한데 비해 불쾌감이나 부작용을 야기할 수도 있는 건강상의 우려가 있을 때에 마사지 요법을 조정할 필요가 있음을 말한다. 따라서 마사지의 좋은 점뿐만 아니라, 마사지를 피해야 할 때나 특정한 마사지 타법이나 움직임을 하지 말아야 할 때를 제대로 알아야 한다는 점이다. 이는, 테라피스트에게 매우 중요하다.

일반적으로 마사지를 치료에 적용하는 신체접촉의 한 형태라고 정의할 때, 일반적으로 어떤 형태의 마사지가 대부분의 사람들에게 유용하다고 할 수 있다. 하지만 특정한 마사지 요법이, 환자를 불쾌하게 할 뿐만 아니라, 위험에 빠뜨릴 수 있는 상황들도 있다.

마사지를 권고하거나 금지하기도 하는 다양한 조건들이 있다. 많은 조건들은 마사지에 긍정적인 반응을 나타내지만 반면에 다른 조건들은 특정한 마사지 요법에 의해서 악화될 수도 있다. 다시 말해서 어떤 마사지 기법들은 오히려 더 해로울 수도 있다. 이런 마사지 기법들은 금기되어야 한다. 그러므로 마사지의 적응증과 금기증을 충분히 숙지하는 것이 테라피스트의 책무이다.

환자와 처음 상담할 때에 환자의 건강상태에 관한 정보를 얻음으로써 바람직하지 않을 수도 있는 마사지 처치의 사유를 판단하는 것이 중요하다. 그럴 때에는 병원진료기록을 포함한 환자의 자기기입 양식이 도움이 된다.

환자의 상태에 대한 면밀한 탐색이 금기사항의 존재 여부를 판단하는 데 필수적이다. 이러한 금기조건들이 존재할 때 대체로 그 환자는 이미 의사의 진료를 받고 있는 중인 경우가 대부분이다.

이와같은 대부분의 금기증들은 조건적이다. 가령 어떤 환자가 의사의 진료를 받고 있을 때, 그 환자는 자신이 마사지를 받고 있다는 점을 의사에게 알리고 마사지를 받을 때의 주의사항이나 권고사항을 담은 추천서를 요구해야 한다.

마사지는 환자의 종합적인 건강 프로그램의 한 부분이 된다. 대부분의 의사들은 마사지 처치와 그 효과에 대해서 잘 모른다. 마사지 치료사는 건강검진팀의 일원으로 환자의 상태, 마사지의 효과와 이점, 그리고 의사가 제시하는 주의사항과 권고사항에 따라 치료적 마사지에 임한다.

흔히 환자와 상담할 때나 마사지를 진행할 때, 환자들이 미처 알지 못했던 금기조건들이 명백하게 드러나게 되면 의사에게 알려야만 한다. 의심이 되면 주의하는 것이 최상책이기 때문이다. 테라피스트는 마사지를 시작하기 전 혹은 계속하기 전에, 환자에게 의사의 소견서 혹은 추천서 등을 제시하도록 (정중하게) 요청할 수 있다. 또한 테라피스트는 환자의 동의를 얻어서 먼저 문제가 될 만한 상황이 있는지를 의사에게 문의할 수 있다.

마사지는 테라피스트의 입장에서 보면 많은 육체적인 에너지를 필요로 하기 때문에 기계나 전기기구들이 손으로 하는 마사지의 보조수단으로 고안되어 왔다. 손 진동기가 그 한 예이다. 손으로 하는 마사지에 적용되는 금기사항들은 기구를 사용할 때에도 똑같이 적용된다.

주요한 마사지 금기사항들을 보면 다음과 같다.

① **비정상적인 체온** : 37℃가 정상적인 체온으로 간주되지만, 그날의 시간이나 다른 여러가지 요인에 따라 달라질 수 있다. 또 환경에 따라 정상체온은 35.8~37.3℃까지 다양할 수 있다. 어떤 의사는 체온이 37.5℃를 넘어서면 마사지를 권하지 않는다.

일반적으로 환자에게 열이 있을 때에는 마사지가 금지된다. 열은 인체가 침투한 병원균을 제거하기 위해 애쓰고 있다는 신호이다. 인체가 문제점을 제거하기 위해 행동을 증진시키고 있는 것이다. 이런 때에는 마사지가 몸의 방어기제에 역효과를 가져올 수가 있다.

② **급성 전염병** : 장티푸스, 디프테리아, 심한 감기, 인플루엔자 등이 발병했을 때에도 마사지는 금지된다. 심한 바이러스 전염병으로 쇠잔해진 환자에게 마사지를 실시하는 것을 병을 악화시키는 것이다. 또한 테라피스트도 바이러스에 감염될 수 있다. 이때 마사지를 체계적으로 금지하고 환자는 의사의 치료를 받아야 한다.

③ **염증** : 몸의 특정 부위에 심한 염증이 발생했을 때에도 마사지가 그 부위를 자극하면 염증을 더욱 악화시킬 수 있기 때문에 마사지를 해서는 안 된다. 특히 해당부위를 누르는 형태의 마사지 처치가 여기에 해당된다.

관절에 염증이 있을 때에도 관절 자체에 대한 마사지를 해서는 안 된다. 그러나 어떤 압력처치법은 유용할 때도 있다. 가령 손을 염증 부위에 갖다 대기만 하는 처치법은 유용할 수가 있다.

어떤 신체부위에 행해지는 직접적인 처치는 금지되기도 하지만 해당부위와 가까운 곳이나 관련부위에 대한 마사지 처치는 혈액순환과 신체의 자연적인 치료요소들을 자극하는 경향이 있기 때문에 도움이 될 수 있다.

반사지점(reflex point)이란 상처부위와는 멀리 떨어져 있지만, 마사지 처치로 영향을 줄 수 있는 부위를 의미한다.

염증에는 많은 종류가 있다. 염증(itis)이란 접미사가 붙은 단어는 염증과 관계가 있다. 예컨대 관절염은 관절의 염증, 신경염은 신경의 염증, 피부염은 피부의 염증 등과 같다. 환자에게 나타나는 어떠한 염증이라도 마사지에 의해 악화될 수 있다면 조심해야만 한다.

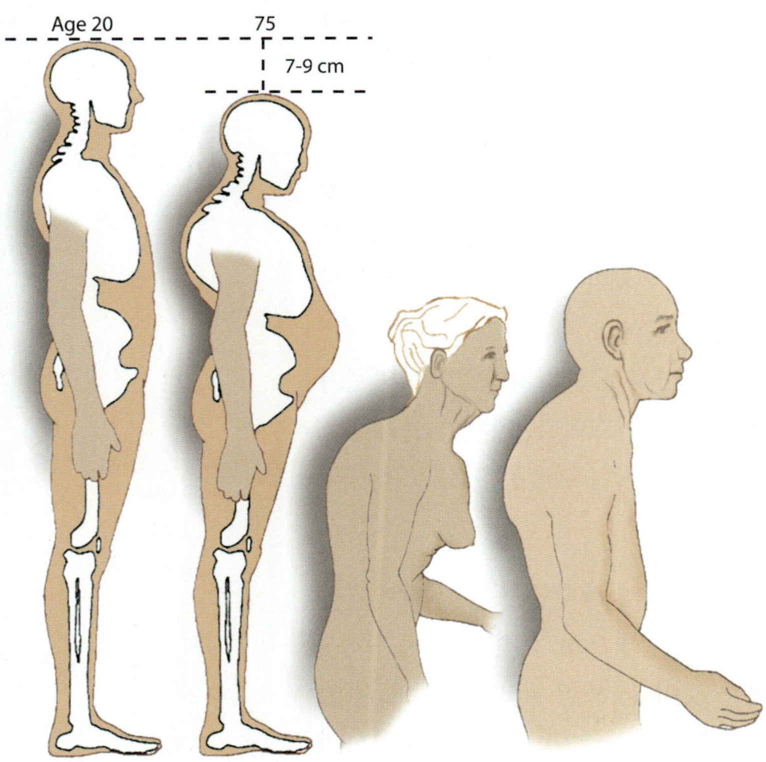

그림 2-2 구부정한 어깨를 동반한 골다공증의 증상

조직손상(tissue damage)으로 인한 염증 : 조직이 손상되었을 때 신체의 자연적인 반응은 염증이다. 염증은 부종 · 발적 · 열, 그리고 통증의 특징이 있다.

만약에 조직의 손상이 외상성이고 심한 경우 혈관도 손상될 수 있고 혈종이 생긴다. 또한 그 부위는 붓게 되고 변색되는데 푸른빛을 띠게 되면, 손상된 혈관으로부터 혈액이 누출된 상태이다.

이처럼 어떤 발적은 염증의 징후이다. 염증은 조직을 보호하고 치유를 촉진하기 위한 신체의 자연적 방어기전이다.

박테리아 감염으로 인한 염증 : 만약에 농(pus)이나 농주머니가 있다면 마사지는 분명히 금기해야 한다. 농은 죽은 백혈구와 박테리아들의 결합이다. 만약에 이것이 질환이라면 염증이 퍼지기 좋은 조건이다. 농이 혈류로 들어간다면 심각한 전신성 감염의 기회가 된다.

골다공증 : 골다공증은 뼈의 악화를 초래한다. 진행단계에서 뼈가 부서지게 되며 때때로 그 지점은 쉽게 부서진다. 골다공증은 노인과 특정 질환 등에서 많이 발생하는데, 증상으로는 약하고 구부정한 어깨를 들 수 있다.

여성의 골다공증은 에스트로겐의 감소 때문일 수 있다. 골다공증이 있을 때에는 마사지를 하기 전에 환자의 주치의와 상의하는 것이 가장 좋다(그림 2-2 참조).

정맥류(Varicose veins) : 정맥류는 순환계의 역압때문에 정맥에 있는 판막(valve)이 파열된 상태이다. 일반적으로 다리에서 정맥이 확장되고 파열된다. 정맥류 발생은 때때로 다리를 꼬고 앉거나 다리에서 다리로의 순환을 방해하는 자세의 결과로 차단된 정맥의 흐름 또는 중력의 결과이다.

정맥류는 종종 유전적이거나 오랜 시간 동안 서 있기 때문에 발생한다. 여성들에게서는 임신기간 동안 골반 부위의 큰정맥에 대한 압력이 종종 이러한 상태를 유발시킨다. 혈액은 심장으로부터 생성된 압력에 의해 정맥을 통해서 펌프질이 되고 정맥을 싸고 있는 근육의 수축에 의해서 촉진된다.

정맥은 기본적으로 내피와 평활근으로 된 관으로 결합조직에 싸여 있다. 다수의 정맥들, 특히 팔과 다리에 있는 정맥들은 판막을 지니고 있으며, 이것이 혈액의 역류를 막고 심장으로 혈액을 운반하기 위한 정맥 펌프의 역할을 한다.

이러한 판막들은 피부판(flaplike)과 같은 구조로 정맥의 내벽으로부터 심장쪽으로 이동하는 혈액이 판막을 지나서 미는 방식으로 정맥의 내막에서 내미는 조직판같은 구조이다. 하지만 혈액이 반대 방향으로 이동하려고 한다면, 판막에 대한 압력이 그것을 닫히게 만들어서 혈액은 지나갈 수 없다.

정맥 펌프 작용은 근육이 수축하고 허탈 상태가 되는 경향이 있는 정맥에 대한 외부 압력을 발휘할 때 일어나는 현상이다. 정맥이 반복적으로 허탈될 때, 혈액은 판막 시스템을 통해서 심장을 향하도록 강요된다(그림 2-3).

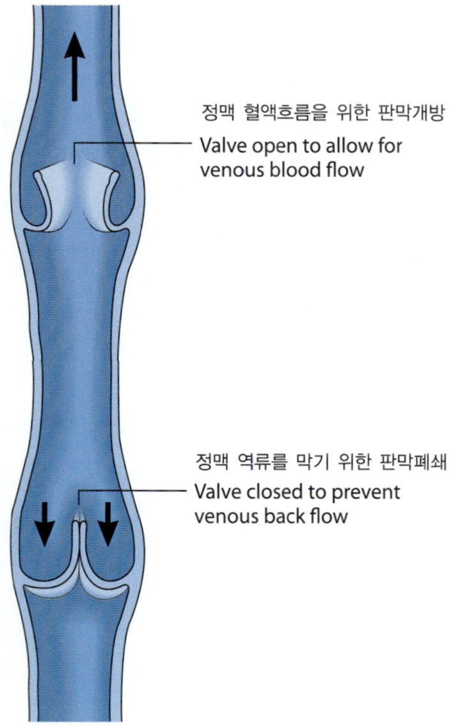

그림 2-3 정맥판막

오랜시간 서 있거나 눌려서 발생하는 정맥의 광대한 역압은 정맥이 무능해지는 지점까지 확대되고 신장된다. 나아가서 혈액의 무게가 정맥을 팽창시키고 더 많은 판막에 기능장애가 생김으로써 그 상태가 계속된다. 정맥이 과도한 역압으로 인해 비정상적으로 팽창할 때 파열(hernia)되는데 이를 '정맥류'라고 부른다.

혈액은 정맥의 확장된 부분에 축적된다. 혈류가 차단된다면, 응괴가 일어날 것이다. 이런 상태가 염증을 수반할 때에는 통증이 있고 잠재적으로 위험하다. 정맥의 증가된 압력도 모세혈관의 압력을 증가시키고 종종 부종을 일으킨다.

테라피스트는 정맥류를 다리 아래쪽에서 발견되는 푸른빛을 띠고 돌출되며 두껍고 구근의 팽창성이 얕은 정맥으로 인지할 것이다. 또한 주의깊게 고려해야 할 점은 흔히 작은 돌출 정맥을 둘러싼 '손상된 혈관' 의 곱고 불그스레한 무리이다(그림 2-4 참조). 이 부위에 심부 마사지를 적용하면 평소 순환시 떨어진 혈괴가 자리 잡도록 하여 심각한 문제를 야기한다.

정맥 펌프는 근수축과 정맥에 대한 외압이 가해질 때 생기는 현상인데, 그 근육들을 붕괴시키는 경향이 있다.

정맥판은 근수축과 정맥에 대해 가해지는 외압이 일어날 때 그 결과에 의한 현상으로 정맥 펌프가 허탈을 가져온다. 정맥이 반복적으로 허탈될 때 혈액은 판막을 통과해 심장 쪽으로 흐른다.

정맥의 광범위한 역압은 오랫동안 서 있거나 판막이 기능이 부전한 지점이 확대하거나 신장되어 과도한 역압으로 인해 정맥이 비정상적으로 확장하고 파열하게 만든다. 이를 '정맥류' 라고 하는데, 정맥의 확장된 부분에 혈액이 축적된다. 그로 인해 혈액의 흐름이 방해되거나 응고가 일어날 수도 있다.

이러한 상태가 염증을 동반할 때는 아프고 잠재적인 위험성이 있다. 정맥에서의 증가된 압력은, 또한 모세혈관의 압력을 증가시켜서 종종 부종을 초래한다.

푸른빛을 띠고 돌출되어 있으며 두껍고 동그랗게 확장된 표재성 정맥이 다리의 아래부분에서 발견되었다면, 테라피스트는 정맥류성 정맥으로 인지할 것이다. 이들 부위에 대한 어떠한 심부 마사지라도 혈액순환에서 혈괴를 자유롭게 움직이게 하여 심각한 문제를 야기할 수 있다(그림 2-4).

정맥류종창염(varicosities)에서 마사지가 왜 금기사항이 되는가를 이해하기는 쉽다. 하지만 근위부에서 침범된 부위로의 마사지는 특히 표면기법(superficial technique : 약간의 접촉)은 매우 도움이 된다.

정맥염(Phlebitis) : 통증과 부종을 수반한 정맥의 염증을 '정맥염'이라고 한다.

정맥염은 수술 후의 결과일 수도 있고, 감염이나 손상에 의한 2차적 증상이 될 수도 있으며, 혹은 명백한 전조증상이 없을 수도 있다. 정맥염의 대부분의 경우는 염증성 정맥의 벽을 따라 혈괴가 형성되어 혈전성 정맥염(thrombophlebitis)이나 심부정맥혈전증(deep vein thrombosis ; DVT)으로 알려진 위험한 상황의 원인이 된다.

이 혈괴의 파편이 혈액 내에서 여기저기 떠돌아다니는 것을 '색전(embolus)'이라고 하는데, 이 색전이 폐에 다다르면 폐색전증에 의해 사망의 원인이 될 수 있다. 또 색전이 뇌 혹은 심장의 영양관에 도달하면 뇌졸중 혹은 심근경색을 일으킬 수 있다.

정맥염

통증과 부종을 수반한 정맥의 염증

혈전성 정맥염

혈괴에 의한 정맥의 염증

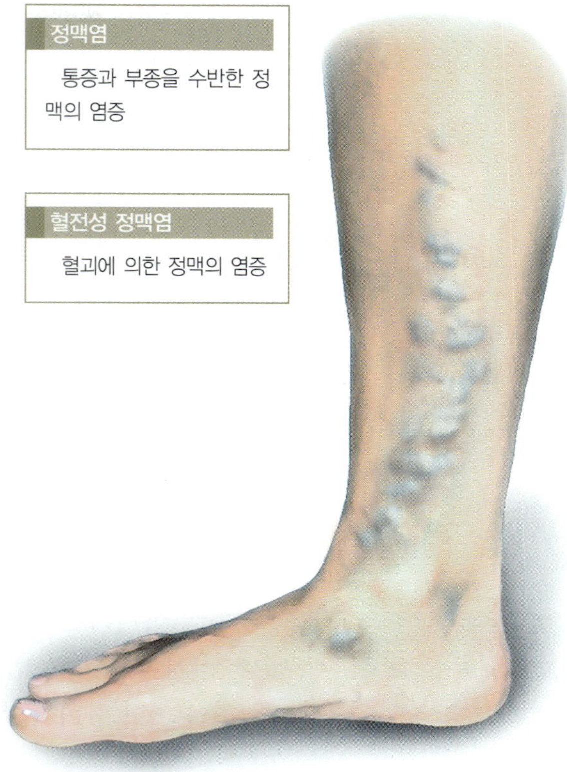

그림 2-4 푸른 빛을 띤 두껍고 동그랗게 돌출되는 정맥류성 정맥은 일반적으로 다리 아래부분에서 발견된다.

수술 후(Postsurgical) : 수술 후에 마사지를 하기 전에는 항상 의사의 동의를 얻는다. 수술 후 일정 기간 동안에는 혈전의 가능성이 증가하기 때문에 봉합(fresh)부위 위의 마사지 실시는 금기사항이다. 하지만 초기의 치유가 진행된 후부터는 전문적인 결합조직 마사지는 과도한 반흔의 형성과 유착을 줄여주는데 도움이 된다. 만약에 절개부위가 이미 치유되었다면 인접해 있는 근막과 근육의 과도한 반흔조직과 유착 생성은 전문적인 마사지를 적용하여 그 증상을 완화시킬 수가 있다.

동맥류(aneurosa) : 동맥류는 혈관 혹은 더 일반적으로는 동맥의 국소적인 확장이다. 이는 선천적인 결손, 동맥경화증, 고혈압 혹은 외상에서 기인한다. 그리고 일반적으로 대동맥과 흉곽 및 복부나 때때로 두개(cranium)에서 발견된다. 이 상태가 나타날지라도 마사지 분야에서는 거의 알아보기 어려우므로, 만약 의심이 되면 의사에게 보여야 한다.

혈종(Hematoma) : 혈종은 내출혈로 인해 혈액의 덩어리가 조직이나 신체의 강(腔, cavity)으로 고이는 상태이다. 좌상(contusion) 혹은 타박상(bruises)은 혈종의 일반적인 유형으로 그리 심하지는 않다. 일반적으로 좌상은 혈관을 파열시킬 정도의 강한 타격에 의해 발생한다. 유출된 혈액은 흔히 보이는 검고 파란 반점이 된다. 혈액은 재빨리 응고하고 신체는 자연적으로 세포의 부스러기를 재흡수한다.

색전

혈괴의 파편이 흩어져서 혈관 내에서 떠돌아다니는 것

동맥류

약해진 혈관벽으로 인한 동맥의 국소적 확장이나 부풀림

혈종

내출혈로 인해 혈액의 덩어리가 조직이나 신체의 강(cavity)에 고이는것 타박상은 색이 푸른색에서 노란색으로 변하다가 결국에는 사라진다.

급성기 단계에서의 혈종은 조직의 재손상 위험 때문에 마사지를 금기한다. 색의 변화를 거친 타박상에 가볍게 마사지하는 것은 그 부위의 순환을 증진하고 실질적인 치유를 돕는다.

일반적으로 두개혈종은 머리에 구타를 당한 결과로 나타나는 심각한 상태이다. 두개 내의 파열된 혈관이 종양과 같은 덩어리를 형성하고 이것이 대뇌를 압박한다. 증상의 범위는 혈종의 위치와 심한 정도에 따라 두통이나 좌상 및 둔감에서부터 마비, 의식의 결여, 죽음에까지 이른다. 두개혈종에 대한 치료는 단지 압력을 제거하는 수술뿐이다.

부종(Edema) : 부종은 순환의 이상으로 대개는 사지가 붓게 되지만, 때때로 그 범위가 더욱 넓게 확대된다. 부종은 조직 공간 내에 체액의 과도한 축적이다. 이는 다수의 원인을 내포하고 있다. 대부분의 경우, 마사지는 적응사항이기도 하고 적응사항이 아니기도 하다. 만약에 부종이 고정으로 인한 정맥의 역압에 의한 것이라면, 마사지와 가벼운 운동은 도움이 될 것이다.

그러나 이와 달리 부종이 신장이나 간의 쇠약으로 인한 단백질 불균형의 결과이거나 염증으로 인한 모세혈관의 투과성 증가(특히 체액의 이동을 가능하게 하는) 때문이라면 마사지는 금기사항이다.

부종이 의심되면 그 부위를 손가락으로 눌러 봄으로써 쉽게 알 수 있다. 손가락을 뗀 뒤 눌린 흔적이 남아있을 때는 부종이라고 볼 수 있다. 눌린 흔적은 몇 초 동안 보이다가 인접한 피부 수준으로 되돌아갈 것이다. 이것을 '함요부종(pitting edema)'이라고 한다. 국소 순환 마사지는 모든 함요부종의 경우에 금기사항이다.

> **좌상**
> 혹은 타박상은 혈종의 흔한 유형으로 대개는 심각하지 않다.

> **부종**
> 간질공간에 과다한 체액의 상태

모세혈관과 조직공간 사이에서 체액이 상호교환을 규정하는 요인들의 불균형으로 인해 부종이 생길 수 있고, 또 다른 원인으로는 심장 혹은 신장질환으로 체내의 유독물질(모세혈관 투과성의 증가를 일으키는 히스타민 레벨에 영향을 주는)이나 림프 채널의 차단 등이 될 수 있다. 만약에 부종이 임신과 관련있는 중독증에서 기인되었다면 마사지는 금기사항이다.

테라피스트들은 분명히 그런 조건들에 대해서 관심을 가져야 한다. 부종상의 조직 위로 마사지를 적용하기 전에 부종의 원인을 인지하는 것은 필수적이다.

림프 부종(Lymphedema) : 림프 부종은 사지의 부종으로 체액이 림프관을 통과하지 못하고 간질성 공간에 축척되는 것을 말한다. 1차적인 림프 부종은 림프계의 일부분이 완전하게 발달하지 않은 선천적 또는 유전적 상태이다.

2차적인 림프 부종은 외상 · 수술 · 방사 · 감염 혹은 다른 림프 조직의 손상이나 림프 순환 시스템의 손상 때문이다. 림프 부종은 대체로 국소적인 상태이다.

림프 부종이 있는 사지에 대한 일반적인 심부 마사지는 금기사항이지만 신체의 나머지 부분에는 마사지를 해도 된다. 침범된 사지에 대한 가벼운 마사지는 계속 되어야 하고 근위부에서 원위부 방향으로 해야 한다. 침범된 부위에 행해져야 할 가장 적절한 형태의 마사지는 Vodder school이나 다른 유사한 방법에서 배운 바와 같은 수기 림프 흡수 마사지이다.

림프 부종
연부조직에 림프 채널의 염증, 막힘, 혹은 제거로 인한 간질액의 축척이나 부종

고혈압(High blood pressure) : 고혈압은 동맥벽에 대한 혈액 압의 증가를 말한다. 만약에 환자가 고혈압의 병력을 가지고 있다면 그 환자의 테라피스트는 치료 전에 의사에게 의뢰해야 한다. 환자는 고혈압을 억제하기 위해 약을 복용한 경우도 있다. 한편 고혈압이 심하지 않다면 마사지가 고혈압에 수반되는 약간의 과긴장을 경감하는 데 도움이 될지도 모른다. 고혈압환자에 대한 마사지는 어떠한 경우에도 혈압을 진정시켜야 한다. 저혈압은 마사지에서 고려사항이 아니다.

고혈압
동맥벽에 대한 혈액압이 상승되는 현상

암(Cancer) : 암은 마사지의 조건부적인 금기사항이다. 암의 많은 유형들이 혈액이나 림프 채널들을 통해 퍼져 있거나 전이되어 있다. 마사지는 순환을 증진시키기 때문에 암 환자들에게 마사지를 실시할 때에는 마사지의 적용을 조절해야 한다. 마사지에는 이완, 통증 경감, 암치료에 따른 부작용의 경감, 그리고 면역체계의 원조를 포함하여 암환자들을 위한 증명된 많은 이점이 있다. 어떤 치료든지 하기 전에 환자 주치의의 조언을 구하고 건강지원팀의 일원이 되는 것이 가장 중요하다.

암 (Cancer)
신체에 비정상적인 세포의 조절되지 않는 성장과 퍼짐

피로(Fatigue) : 만성 피로의 경우, 배설계는 이미 과중되고 과로나 지친 조직에 자양분을 주는 일은 거의 없다. 환자가 만성 피로로 고생할 때, 마사지는 휴식과 이완을 촉진시키기 위해서 아주 가볍게 실시해야 한다. 시간이 지나면 환자의 활력을 회복시키는 데 마사지가 도움이 된다.

중독(Intoxication) : 알코올 중독자의 경우, 마사지를 함으로써 보유했던 독소를 확산시키고 간에 과도한 스트레스를 줄 수 있기 때문에 금기사항이다.

정신병(Psychosis) : 정신병은 특별히 직접적으로 환자 주치의의 관리 하에 행하는 것이 현명하다.

약물치료와 약(Medication and drugs) : 환자는 특정한 약물치료와 약을 복용해야 할 시간들이 있고, 마사지가 추천될 수도 있으며 아닐 수도 있다. 만약 환자의 상태에 대하여 어떠한 질문이 있거나 마사지가 유해한 부작용의 원인이 될 가능성이 있다면, 테라피스트는 의사의 조언을 구해야 한다.

피부 문제(Skin problems) : 피부 상태에 따른 금기사항으로 대개는 침범된 부위들만을 고려한다. 예를 들면, 손에 작은 열상이 있다면 신체의 다른 건강한 부위에 대한 마사지까지 피할 필요는 없다. 하지만 이미 악화되어 전염의 성질을 가진 상태일 경우 마사지를 해서는 안 된다.

다음은 피부 마사지 시 유의해야 할 피부질환이다.

- 여드름 농이 포함된 피부암
- 쇠약한 혈관 열상, 궤양
- 화상과 수포, 발진, 종양
- 과민성 피부, 포도창, 상처
- 종기, 염증, 피부 폴립
- 좌상, 소괴, 자상과 교창
- 큰 종기, 비늘 모양의 반점, 사마귀

탈장(Hernia) : 탈장은 복벽에서 개방된 곳을 통해 장의 돌출과 같은 장기 또는 장기 일부분의 탈출이다. 또한 이것은 허니아(헤르니아)로 간주되므로 아픈 부위나 근처에 마사지를 권해서는 안 된다.

노인들(Frail elderly people) : 체질이 약한 노인들은 골절되기 쉬운 뼈와 매우 민감한 피부를 지니고 있는 경우가 많다. 하지만 이때 부드러운 마사지는 이로울 수 있다.

측만증(Scoliosis) : 측만증이나 휜 척추환자는, 환자의 주치의에 의해 마사지가 추천되어야 한다. 운동 또한 조심해서 해야 한다(그림 2-5 참고).

특정 상태 혹은 질환 : 환자가 심한 천식(만성 호흡장애)이나 당뇨(인슐린 분비 결핍) 혹은 심장이나 폐질환 환자는 의사의 관리를 받아야 하며, 의사의 이해와 조언없이 마사지를 해서는 안 된다. 환자의 건강 상태를 결정하기 위해 처음에는 진찰(상담)하는 시간을 갖는 것이 중요하다.

내과적 문제를 지닌 환자의 마사지 시행 여부를 결정할 때에는 신중해야 한다. 의심의 소견이 있을 때는 시행하지 말고 제일 먼저 규칙을 기억하라 : "해가 되지 않게 한다!"

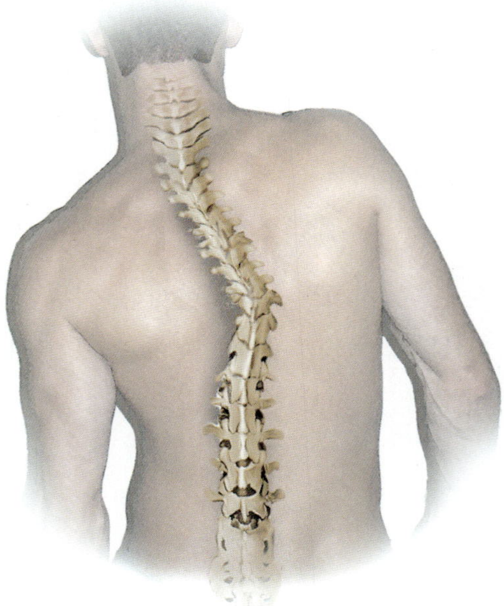

오른쪽으로 휜 흉추
Right thoracic curve

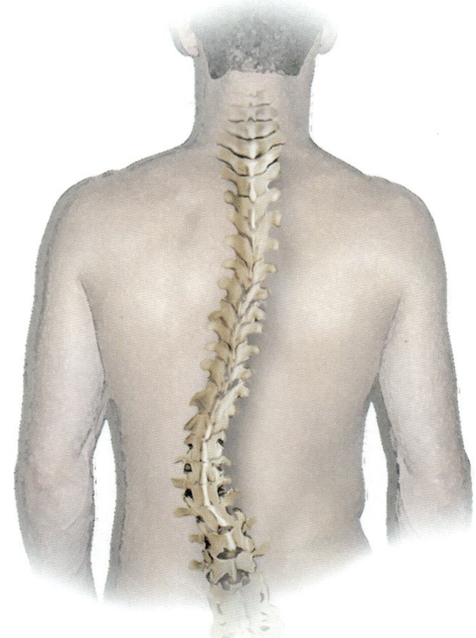

왼쪽으로 휜 요추
Left lumbar curve

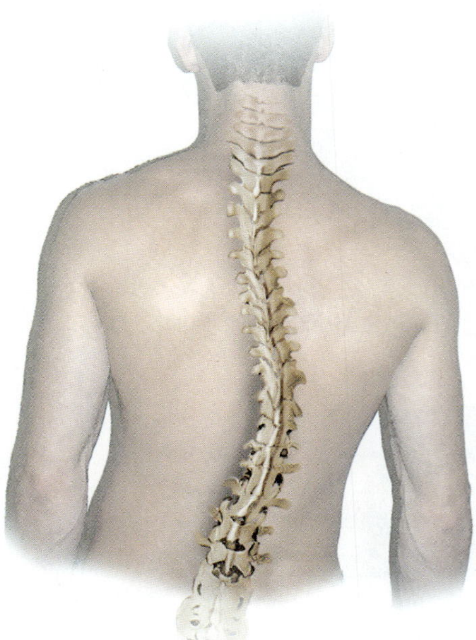

오른쪽으로 휜 흉요추
Right thoracic-lumbar curve

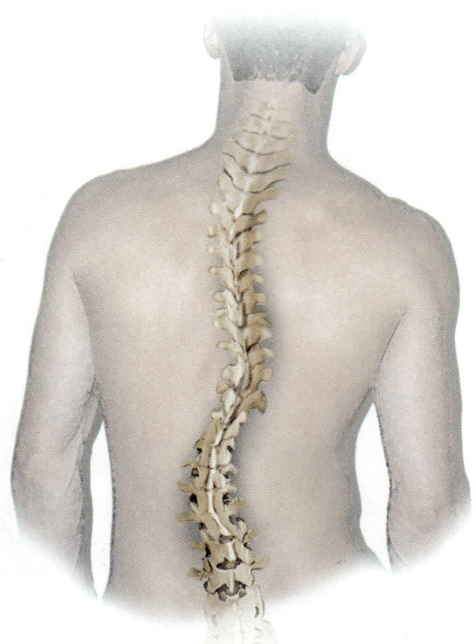

오른쪽으로 휜 흉추와 왼쪽으로 휜 요추
Right thoracic and left lumbar curve
(double major curve)

그림 2-5 측만증은 척추의 비정상적 외측 커브이다.

임신기간 중의 마사지

정상적이고 건강한 임신기간 동안의 마사지는 이완과 신경진정을 촉진시키고 등과 다리근육의 염좌를 경감시키므로 매우 유익하다. 또한 마사지는 산모와 태아 모두에게 행복의 감정을 느끼게 해주기도 한다. 하지만 테라피스트가 인지해야 할 특정의 어떤 상황과 상태들이 있다.

자간전증(Pre-eclampsia)은 임신의 합병증으로 마사지는 금기사항이다. 이는 고혈압과 다리의 부종 및 오심, 그리고 설사를 특징으로 한다. 이런 상태에 있는 여성은 전문의의 보살핌을 받아야 한다.

자간전증

산모의 혈압증가와 관련된 임신상태로 태반에 영향을 미친다. 또한 산모의 신장과 간, 그리고 뇌에 영향을 미친다.

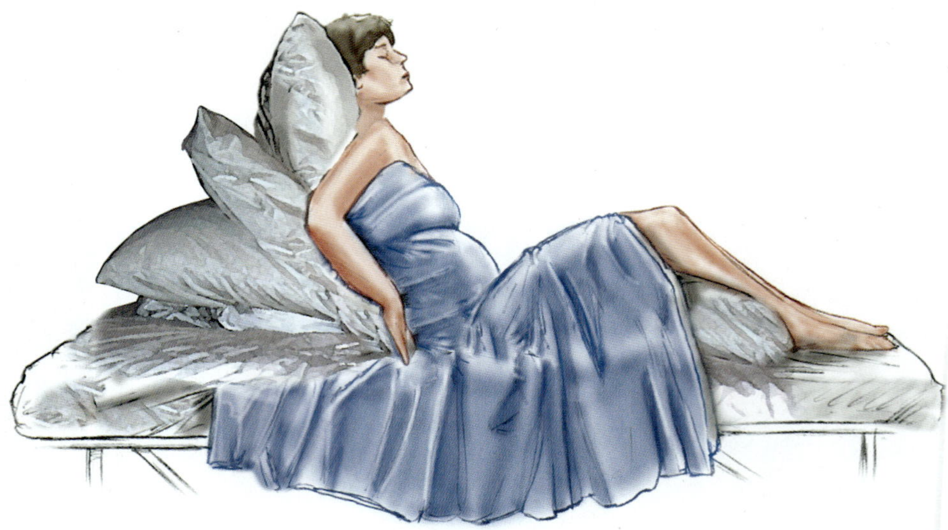

그림 2-6 복부 혈관에 가해지는 태아의 압력을 피하기 위해 반쯤 기댄 자세로 지지해 주어야 한다.

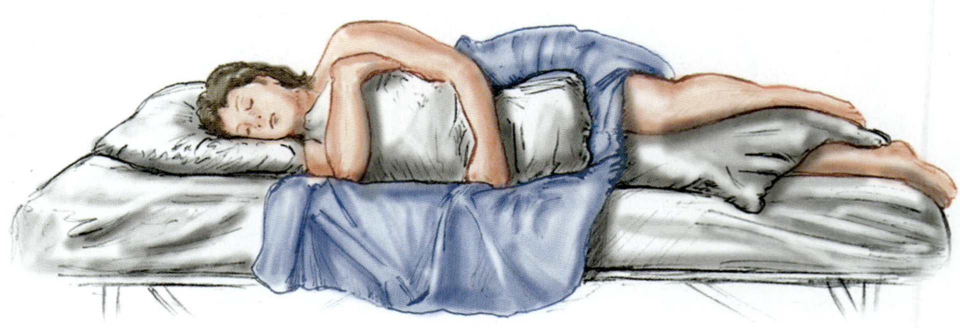

그림 2-7 옆으로 누운 자세일 때는 베개를 머리와 무릎 위나 다리 사이에 대어 준다.

마사지는 항상 심신을 진정시키고 긴장을 풀 수 있어야 한다. 심한 타진과 심부 조직 마사지를 결코 해서는 안 된다. 또한 복부 안마나 다른 심부 복부 마사지도 피해야 한다. 산모와 태아 모두에게 편안함을 줄 수 있도록 산모의 자세를 취해 주어야 한다.

바로 누운 자세일 때는 베개를 무릎과 머리, 그리고 상부 등의 아래에 대어 준다. 이러한 자세에서는 태아의 무게가 신체 하부와 태아에게로의 혈액 흐름을 수축시킴으로써 동맥을 압박할 수 있다. 반 앉은 자세나 반 기댄 자세가 좋다(그림 2-6). 또 옆으로 누운 자세일 때는 베개를 머리 아래와 무릎과 다리 사이에 대어 준다(그림 2-7).

2개월과 3개월 사이에 엎드려 누운 자세는 복부를 압박한다. 이 자세는 매우 불편할 뿐만 아니라 태아에게도 매우 위험하다. 엎드려 누운 자세는 올바르고 적절한 지지가 없이는 적절하지 않다. 특수한 베개(받침대)와 마사지 테이블은 충분하고 안전한 지지를 제공하여 만삭, 곧 분만할 산모도 엎드려서 등 쪽에 진정시키는 마사지를 받을 수 있기 때문에 유용하다. 만약에 산모와 태아 모두의 건강상태에 대한 어떤 의문이라도 있다면 마사지를 하기 전에 의사의 조언을 구해야 한다.

중환자를 위한 마사지

오늘날에는 일반적으로 중환자들을 우선적으로 마사지하는 추세가 되어가고 있다. 흔히 정상적으로 보면 마사지를 해서는 안 되는 금기사항의 조건들이 존재한다. 그러나 마사지 치료의 의도와 방법을 조정한다면 실제로 마사지 치료의 금기사항은 거의 없다. 다만 개인적 상황에 따라서 마사지를 어떻게 진행할 것인지에 대한 주의사항들이 있다.

목적 : 중환자에 대한 마사지의 목적은, 힘든 시기에 쾌적함과 즐거움 및 편안함을 줄 수 있도록 부드럽고 성실한 마사지 치료를 제공하는 것이다.

이점 :
- 불편함과 통증을 제어하는 데 도움을 준다.
- 활동능력을 향상시켜 준다.
- 훨씬 더 자신의 신체에 자신감을 되찾도록 함으로써 혼란을 줄여 준다.
- 고립감과 두려움을 줄여 준다.
- 감정적 · 육체적 불편함을 완화시켜 준다.
- 자신의 상황과 조건에 대해서 훨씬 더 낙관적인 태도를 개발할 수 있도록 해준다.

고려사항과 주의사항

마사지 치료사는 개인적 필요를 인식하는 것이 중요하다. 조건들은 얼마나 많은 것들이 이루어지고 있고 어떤 주의사항들을 지켜야 할지를 나타내 준다. 환자의 조건 때문에 마사지를 어떻게 진행할 것인지 혹은 계속 진행할 것인지 등에 대해서 판단이 서지 않을 때에는 지체없이 환자에게 물어 봐야 한다.

일반적으로 환자는 자기의 조건에 관한 주의사항들을 매우 잘 알고 있기 때문이다. 또한 의사나 전문가와 상의하는 것도 중요하다.

중환자의 육체와 감성적인 조건은 끊임없이 변화한다. 지속적으로 환자의 상황을 육안으로 보고 듣고 만져서 평가하고, 이에 따라 마사지를 조정해야 한다. 마사지 치료사는 환자의 필요에 개방적이어야 한다.

마사지 기법

일반적으로 이용하는 마사지의 많은 기법들은 상대적으로 건강한 사람들에게 맞춰져 있다. 중환자에게 마사지할 때는 환자의 필요와 수용할 수 있는 한계를 아는 것이 필수이다. 많은 마사지 기법들은 순환계를 자극해서 노폐물과 독소들을 제거한다. 중병을 앓고 있는 환자를 마사지할 때는 이런 일들이 바람직하지 않을 수도 있다. 중병을 앓고 있는 몸은 체계 속으로 들어온 노폐물을 제거하는 데 어려움을 겪고 더 이상 견디지 못할 수가 있다.

마사지 기법은 환자를 진정시키고 쾌적함을 증가시켜야 한다. 천천히, 그리고 부드러운 쓰다듬기와 활기를 주는 마사지는 중병을 앓고 있는 환자를 마사지하는 가장 일반적인 선택사항들이다. 환자의 인내력에 따라서 치료시간을 조절하는 것이 좋다.

1시간여 동안 지속되는 정식 마사지보다는 오히려 상황에 따라서 등과 어깨 혹은 다리 부분에 대해서만 15분 정도 마사지할 수도 있다. 이것은 과하게 하는 것보다는 오히려 부족한 듯한 시간이며, 환자를 지지해 주고 편안하게 해줄 수 있는 시간이다. 접촉하는 것은 단지 환자의 손을 잡고 환자를 위해 그냥 옆에 있어 주는 것일 수도 있다.

이루어지는 모든 접촉은 전체 마사지의 한 부분이다. 테라피스트가 그냥 옆에 있는 것만으로도 실제로 마사지를 시행하는 만큼이나 중요하다. 테라피스트의 행동과 목소리 및 호흡, 그리고 움직임은 모두 환자에 대한 검진이자 간병이며, 그리고 연민이다. Irene Smith는 '접촉을 통한 서비스(Service Through Touch)'에 대해서 다음과 같이 말한 바 있다.

"우리는 우선적으로 편안함과 즐거움을 주기 위해 마사지를 제공한다. 환자는 두려움과 고통, 그리고 육체적 · 감정적 · 정신적 수준에 대한 걱정 때문에 심한 스트레스를 받게 된다. 천천히, 부드럽게, 그리고 사랑스런 접촉은 환자에게 평화롭고 조용한 시간을 제공하기 위해 이용된다. 평화와 조용함, 그리고 부드러움 등 3가지는 매우 귀중한 치료 덕목들이다."

인간면역결핍바이러스(HIV)
면역계의 일부분을 번식시키고 파괴할 수 있는 바이러스

후천성 면역결핍증(AIDS)
HIV감염으로 말미암은 상태, 그것에 의해 면역계의 일부분이 파괴되고 감염된 사람의 생명을 위협하는 질병임

HIV 감염자를 마사지할 때의 주의사항 (예방책)

인간면역결핍바이러스(HIV)는 후천성 면역결핍증(AIDS)의 병원체이다. 개인이 HIV 양성인지 아닌지를 결정하는 유일한 방법은 간단한 혈액검사이다. 하지만 HIV 양성인 사람들이 모두 에이즈에 걸리는 것은 아니며, HIV 양성이 더 이상 사망선고는 아니다. 약물치료를 통해서 질병의 진행을 늦추거나 멈추게 할 수 있다.

HIV 감염의 단계

HIV 감염 단계에는 연속과정이 있다. 바이러스에 감염된 후, 오랜 기간 전혀 아무 증상이 없는 경우도 있다. 이 기간은 몇 개월이나 몇 년이 될 수도 있다. 면역체계가 계속 약화될수록, 증상은 더 심해진다. 인체가 감염을 이겨낼 수 있는 능력을 상실할수록 증상은 더욱 악화된다. HIV 감염자가 200개 이하의 T세포를 갖거나 기회감염으로 진단될 때, 그 사람은 에이즈에 걸리게 된다.

기회감염은 환경 속에서 흔하게 발견되는데, 대부분은 이미 우리 몸속에 있는 유기체가 일으킨다. 보통 우리의 면역체계는 이런 박테리아, 기생충, 균류, 바이러스로부터 우리를 보호해 준다. HIV로 면역체계가 약화됨에 따라 통제가 되지 않는 유기체는 치명적이다. 에이즈와 관련된 가장 일반적인 기회감염은 다음과 같다.

① **뉴모시스티스 카리니폐렴**(Pneumocystis carinii pneumonia ; PCP) : PCP는 폐에서 흔히 발견되는 원생동물이 일으킨다. 에이즈처럼 면역체계가 약화될 때, 유기체가 증식해서 질병을 일으킨다. PCP는 에이즈 환자의 가장 흔한 기회성 질환으로 면역결핍이 없다면, PCP에 걸리는 일은 거의 없다.

기회감염
환경과 우리의 신체에서 주로 발견되는 유기체에 의한 것으로 면역계가 약해지면 치명적임

② **크립토코칼 수막염**(Cryptococal meningitis) : 크립토코칼 수막염은 균류 크립토코쿠스 네오포르만스(Cryptococcus neoformans)가 일으킨다. 이 균은 환경 안에서 발견되고 비둘기의 배설물에서 자란다. 균을 함유한 먼지가 흡입되고 나서 중추신경계의 뇌막으로 퍼지면, 질병의 증상을 일으킨다.

③ **톡소플라스마증**(Toxoplasmosis) : 톡소플라스마증은 보통 날고기나 충분히 익지 않은 고기를 먹었을 때에 나타난다. 원생동물에서 비롯되는데, 면역체계가 약하다면, 감염은 심장이나 폐나 뇌로 퍼진다. 에이즈 환자에게서 이 감염은 흔히 뇌를 침범해서 병변과 신경성 합병증을 일으킨다.

④ **칸디다균**(Candida) : 칸디다 알비칸스균은 보통 장 · 구강 · 질에서 발견된다. 사람의 저항이 질병이나 면역억제제나 광범한 스펙트럼의 항생물질 등으로 저하될 때, 칸디다 감염이 일어난다. 에이즈 환자 경우, 칸디다 감염은, '아구창'이라고 불리는 입에서 나타나거나 피부 발진으로 나타난다. 칸디다 발진은 매우 민감하고 몸의 한 쪽에서 다른 쪽으로 퍼질 수 있기 때문에 만져서는 안 된다.

⑤ **헤르페스**(Herpes) : 헤르페스 바이러스는 세가지 유형이 존재하는데, 모두 전염성이 강하다.
단순 헤르페스 I은 얼굴과 입에 열성 수포와 입가 발진을 일으킨다. 그리고 단순 헤르페스 II는 생식기와 항문에 통증을 일으키고, 성교로 전해진다.
페르페스 바리셀라조스터(수두-대상포진)는 대상포진으로도 불리며, 특정한 신경경로를 따라가는 경향의 고통스러운 수포를 일으킨다.

⑥ **카포시 육종**(Kaposi's Sarcoma ; KS) : KS는 일정한 혈관을 따라 정렬되는 세포암의 형태이다. KS는 피부에 나타나는 병변을 생성한다. 병변은 푸른 빛부터 불그스레한 자줏빛으로 나타나고, 매끄럽거나 봉긋하게 올라오기도 한다. 폐쇄성일 경우에는 마사지가 허용되며, 개방성일 경우에는 혈액제제와 똑같은 주의점이 관찰되어야 한다.

⑦ **기타 발진** : 에이즈 환자는 균이나 약물에 대한 반응으로 발진이 있을 수 있다. 대부분의 발진은 마사지가 금기사항이다. 발진이 난 부위만 피하고, 몸의 다른 부위는 시행할 수 있다.

HIV의 전파

에이즈를 일으키는 바이러스는 바이러스를 함유한 체액의 교환을 통해서만 사람에게서 사람으로 전파된다. HIV 전파는 세 개의 동시 조건이 필요하다.

① 바이러스는 적절한 생존환경이 필요하다. 바이러스는 혈액, 혈청, 질의 체액, 모유 등에서 전염될 만큼 높은 농도로 발견된다. HIV는 또 땀이나 눈물, 드물지만 침에서도 발견된다.

② 바이러스를 함유한 물질은 HIV 감염을 일으킬만큼 충분히 큰 농도를 가지고 있어야 한다. 땀 · 눈물 · 침 접촉으로 일어난 HIV 감염은 알려진 바가 없다.

③ 바이러스는 침입항로, 즉, 몸에 들어가는 길이 있어야 한다. 침입이 일어나는 경로는 다음과 같다 : 문란하거나 예방이 되지 않은 성교생활, 약물을 주입하거나 문신을 할 때에 사용되는 주사바늘 공유, 감염된 혈액 수혈, 태내 아기에게 자궁 전파, 감염되어 있는 어머니로부터 유아에게 수유

감염에 대한 예방책

HIV 감염단계와 HIV 전파 요인을 이해한다면 어떤 예방책을 취할지를 결정해야 하는 테라피스트를 안내할 수 있다.

환자와 일할 때는 항상 표준 감염 예방책을 자각하라. 이 예방책은 개방성 상처나 베인 상처같은 경로를 통해서 혈액이나 다른 체분비물이 테라피스트의 몸으로 들어가지 못하도록 설계된다.

첫 번째 감염 예방책은 철저한 손 씻기이다. 손 씻기 요령은 각 마사지 섹션 전후에 살균비누로 양손을 세게 문지르는 것이다. 필요하다면 섹션 동안 손을 씻는다. 감염에 민감한 환자를 보호하기 위해서 섹션 전에 손을 씻는다.

섹션 후에 철저한 손 씻기는 테라피스트는 물론, 테라피스트가 접촉하게 되는 모든 사람을 보호한다.

장갑의 사용

장갑 사용은 두 번째 감염 예방책으로, 철저한 손 씻기 못지 않게 중요하다. 비닐이나 라텍스 장갑이 사용되는데, 오일로 마사지할 때에는 장갑이 벗겨지거나 찢어질 수 있다. 더 확실하게 보호하려면 이중으로 장갑을 낀다. 환자가 감염에 민감한 상황이라면 살균된 라텍스 장갑을 사용할 수 있다.

테라피스트는 다음과 같은 경우에는 꼭 장갑을 사용해야 한다.

① 혈액이나 배설물 또는 기타 유체나 분비물, 또는 그것으로 더러워진 리넨을 다룰 때

② 테라피스트의 손에 개방성 상처나 베인 상처가 있을 때, 표피가 벗겨졌을 때

③ 테라피스트가 장갑이 없어서 불편함을 느낄 때(환자에게 왜 장갑을 끼는지 그 이유를 설명하고 일을 진행하기 전에 동의를 구하라)

④ 환자가 장갑을 끼라고 요청할 때

장비 관리

혈액으로 오염된 탁자와 다른 표면은, 씻은 후에 10% 염소표백제로 소독한다. 이것은 염소표백제와 물을 9 : 1로 섞어서 만든다. 알코올은 다른 체액과 분비물로 오염된 표면을 소독하는 데 사용할 수 있다.

린넨은 세제나 표백제 한 컵을 탄 뜨거운 물에 씻은 후에 뜨거운 건조기에 말려서 소독한다.

이런 일반적인 감염 예방책을 따르면 당신이나 환자의 위험은 최소화된다. 하지만 그것이 위험이 있다는 사실을 제거하지는 못한다. HIV나 다른 감염질환 보균자를 치료하고 난 다음에 의문이나 염려가 생긴다면 지역 감염통제센터에 연락하라. 통제센터는 지역 보건소나 병원 의료센터에 위치한다.

암환자의 마사지

최근까지 마사지는 혈액이나 림프 순환에 미치는 영향을 비롯하여 마사지가 오히려 암을 확산시킬 수 있다는 두려움 때문에 암환자에게 적용하는 것이 금기시 되었다. Debra Curties, Gayle MacDonald 등의 선구자들이 암의 진행과 그것이 어떻게 퍼지는지를 역학적으로 조사했다.

그에 따르면 일정한 예방책이 취해지고, 그 지침을 따른다면 숙달된 테라피스트에 의해 제공되는 많은 효과와 비교할 때 암환자를 마사지하는 위험이 최소화된다.

일정한 유형의 마사지나 마사지 기법은 암환자나 암치료를 받고 있는 사람들에게 금기사항이다. 하지만 많은 기법이 이러한 질병에 걸린 사람들에게 지원과 위안을 제공한다. 암 등의 분명한 이해와 신중한 고려 및 특정한 지침으로 마사지는 오늘날 안락한 삶의 질에 향상을 추구하는 사람들에게 제공될 수 있다.

실제로, 마사지는 많은 암 센터와 병원에서 암환자를 위한 통합 치료법으로도 사용되고 있다.

암진단을 받은 사람들은 갑자기 힘든 선택과 치료가 요구되며, 생명의 위협을 느끼는, 삶이 바뀌는 상황에 직면한다. 즉, 그들은 갑자기 자신의 정신, 정서, 육체적 안녕에 깊은 영향을 미칠 질병과의 싸움에 직면한다.

암의 해로운 육체적 영향은 질병 자체에서 또는 질병과 싸우기 위해서 요구되는 상당히 공격적인 치료에서 비롯된다. 일반적인 암요법은 침입적이고, 고통스러우며, 스트레스가 많고 때로는 미관까지 해치는 경향이 있다.

암이나 암치료의 정서적 부작용은 변덕스러운 기분, 우울증, 절망감, 혼동, 인지능력 감소 등이다. 마사지는 암과 싸우는 사람들에게 신체 및 정신적으로 도움을 준다.

암환자를 위한 마사지의 효과는 고통을 덜어 주고 우울증을 감소시킨다. 마사지는 오심을 줄이고 불면증을 없애며, 이완을 촉진하고 불안을 줄이며, 신체에 대한 지각을 향상시키고 긍정적인 자아상 회복을 돕는 데 효과가 있다.

마사지는 근긴장, 경련, 피로를 경감시키며, 그밖에 림프 이동의 향상, 부종과 팽창 감소, 소화와 배설 촉진, 유연성 증가, 인생관 개선, 자신감 강화 등의 효과도 있다.

마사지는 관절운동 범위를 회복시키며, 건강을 증진하고 기분을 좋게 만든다. 그것은 삶의 질을 향상시키고 치료과정을 활성화한다. 암환자에게 마사지를 제공하는 의도는 이완 · 회복 · 영양 제공이다. 마사지는 무엇인가를 꼭 "고치려는" 의도보다는 위안과 지지를 제공한다.

스트레스를 감소시키는 마사지가 혈액의 코르티솔(cortisol)과 글루코코르티코이드(glucocorticoid)의 수치를 줄인다는 사실이 밝혀짐에 따라 질병의 확산을 억제할 수 있게 되었다. 스트레스 관련 호르몬의 높은 수치는 종양의 확산이나 증가와 관련되어 있다.

암환자를 위한 마사지의 효과

- 약간의 통증 경감 혹은 조절 제공
- 림프 이동의 향상 및 부종 감소
- 오심 경감, 신체지각 향상
- 소화와 배설촉진, 긍정적인 신체상 회복
- 이완촉진, 자신감 강화
- 불면증 완화, 인생관 개선
- 불안감소, 삶의 질 향상
- 우울증으로부터 약간의 이완제공과 치유과정 촉진
- 유연성 증가를 도움. 기분이 안 좋은 일이 많을 때 기분을 관절가동범위 회복을 도와서 좋게 한다.

암의 전이

암이 어떻게 발생하는지에 대해서는 확실하게 밝혀지지 않았다. 하지만 어떻게 확산되는지는 보다 분명히 이해된다. 전이는 암이 확산되는 방식으로 전이나 암세포의 증식(확산)은 암과의 싸움에서 여전히 조사되고 있는 복잡한 과정이다.

현대의학이 매우 성공적으로 암과 관련된 1차 종양을 제거하고 있지만 암이 다른 부위로 전이됨으로써 사망의 원인이 된다. 보통 촉진할 수 있는 종양이 발견·진단될 때는 전이가 이미 시작된 것이다. 암에 걸린 사람의 30~50% 중 전이는 초기 치료를 받기 전에 시작된다.

전이

신체의 한 부위에서 다른 부위로 암이 퍼진 것

암은 다음의 4가지 방식으로 전이된다.

① 가까운 구조로의 직접 침입
② 체강 안에서
③ 혈류를 거쳐서
④ 림프계를 거쳐서

전이의 세 가지 단계는 마사지 치료사와 관련된다(그림 2-8).

① 1차 종양의 세포 분해
② 혈액과 림프관을 통한 순환
③ 2차 부위에 암세포 이식

혈류를 통해 전이되는 암이 가장 치명적인 것으로 추측된다. 이런 일이 일어나는 방식은 매우 복잡하다. 다시 말하자면, 종양에서 암세포가 탈피하여 종양에 영양을 주는 혈관벽을 통과한다. 종양에 근접한 직접적 압력이나 왕성한 활동같은 직접적 과정은 1차 종양에서 세포로의 확산을 돕는다. 따라서 종양 부위나 그 주위의 마사지, 스트레칭, 관절이동 등은 특히 그 종양이 표면조직에 있다면 금해야 한다.

암세포가 혈관계에 침투했을 때, 그 중 1% 미만만이 살아남게 되는 매우 열악한 환경 속으로 들어간다. 암세포는 혈류를 통해서 움직이는 동안 영양소를 흡수할 수 없고 면역체계가 비정상세포를 찾아서 파괴하기 위해서 설계되었으며, 또 암세포는 순환계에서 왕성한 운동의 힘을 견디게 되어 있지도 않다. 그래서 암세포가 혈액순환에 오래 남아 있을수록 생존 가능성이 아주 적다.

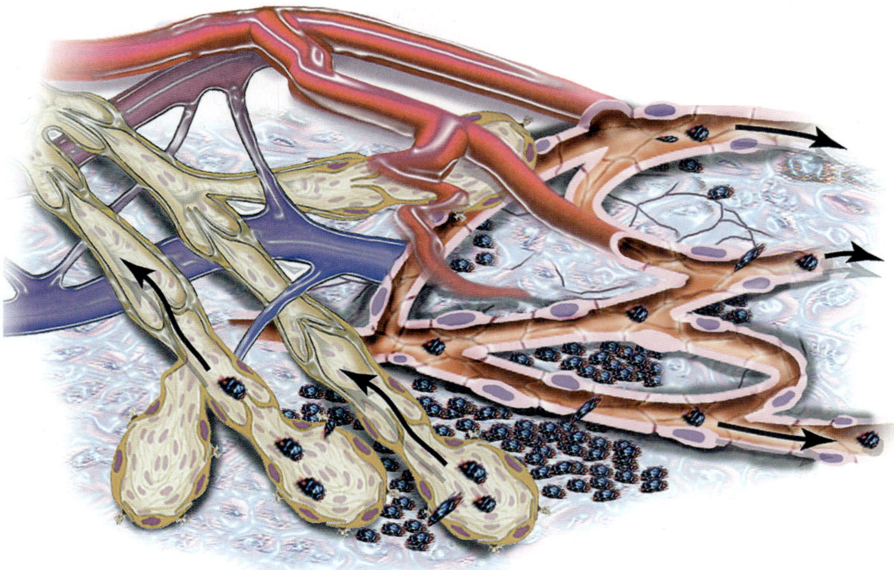

(a) 암세포들의 발산

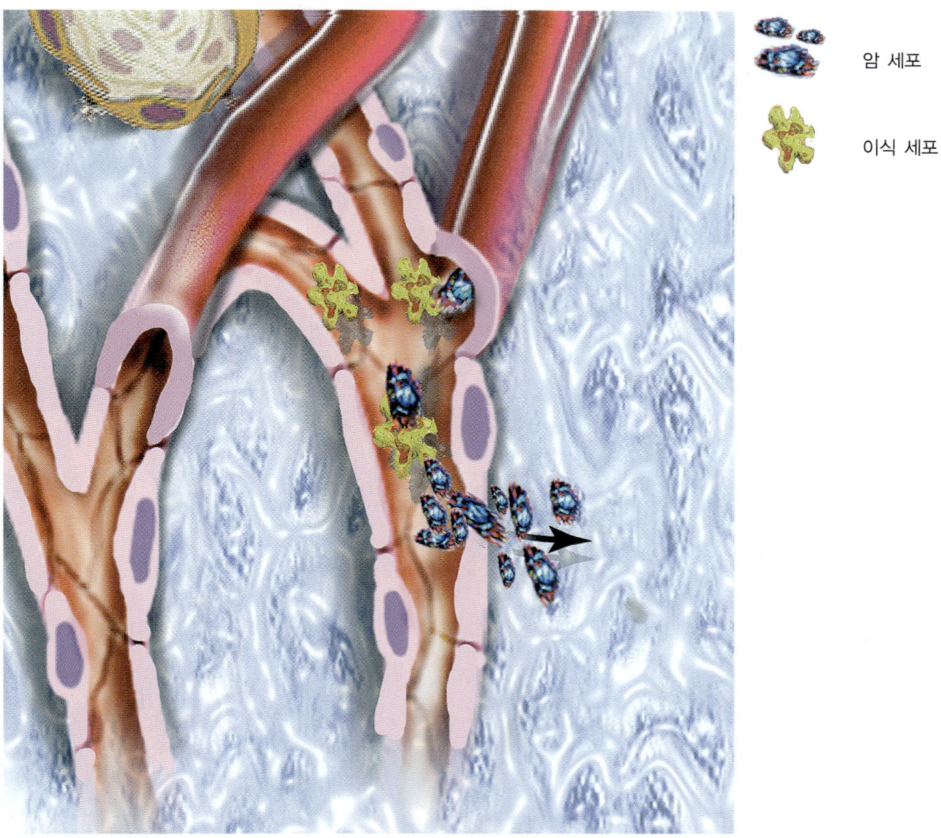

(b) 암세포들의 이식

그림 2-8 암세포들이 일차 종양으로부터 발산하고 혈류로 들어가며 2차 부위에 이식한다.

종양에서 나온 전이성 세포 중 1% 미만이 혈류에서 살아남고, 그 암세포 중 1% 미만이 전이과정을 일으킬 수 있다. 암세포는 생존기회를 늘리기 위해서 함께 응집한다. 그리고 이동하여 혈관벽에 점착하는 모세혈관상으로 들어간다.
그러한 조건에서 암세포는 자라거나 모세혈관의 벽을 관통해서 간극 공간에 침입하고 2차 종양으로 성장하기 시작한다.

암세포는 또 림프계를 거쳐서 혈류로 들어간다. 암세포는 1차 종양에서 림프모세관으로 흡수되는 간극 공간으로 퍼지며, 다시 림프관으로 이동해서 면역체계를 파괴하거나 결절에서 증식하여 국소림프절로 나아간다. 악성세포는 결절 모세관을 통해서 혈류로 들어가거나 감염된 림프절을 통과해서 흉관이나 오른쪽 림프관으로 대정맥을 거쳐서 혈류로 들어가기도 한다.

마사지 효과가 혈액과 림프 순환의 양과 속도를 증가시키고 면역기능을 증대시키면 동요한 체내 환경이 혈류에서 전이세포를 지원하기보다는 악성세포생존을 더 억누르게 된다. 장기간 동안 알려져 왔던 마사지가 혈액과 림프계를 통해서 암을 확산시킨다는 가설은 사실무근이다.
이 원문을 가장 최근에 수정 발표한 자료에 의하면 마사지가 암 확산에 영향을 미치는지의 여부를 검사한 결정적 자료가 전혀 없었다.

2차 부위에 대한 전이는 살아 있는 악성세포가 선호하는 숙주조직의 모세혈관상에 도달할 때에 일어난다. 암세포는 모세혈관벽에 부착되어 모세혈관벽을 관통할 수 있어서 새로운 부위로 이동하여 스스로를 2차 부위로 만든다. 대부분의 암은 일정한 숙주조직이나 기관을 찾아낸 다음에 2차 부위로 택한다.
이러한 전이패턴은 분명히 증명되었으므로 마사지 기술을 적용할 곳과 방법을 결정할 때 고려되어야 한다. 2차 부위는 흔히 원심의 순환성 마사지가 별 영향을 미치지 않는 깊은 주요기관 안에 있다.
그러면 '마사지가 악성세포의 2차 부위로의 전이 기회를 만드는가?' 이에 대한 데이타는 발표된 바 없다. 다만 예방책 접근을 신중하게 해야 한다. 마사지는 가능한 1차 종양의 부위에 따른 2차 부위는 피해야 한다. 그 부위가 표면조직이라면 더욱 그렇다. 전이단계에서의 마사지 위험에 관한 결정적 연구는 없지만, 일정한 예방책을 준수함으로써 암의 확산 위험을 최소화할 수 있다.

마사지를 받은 암환자들이 많은 효과를 경험했다는 사실이 증명되었다. 마이애미 대학의 'Touch Research Facility' 연구에 의하면, 마사지는 혈류 안의 일정한 면역 요인을 증대시킨다는 것이다.

부드럽고 편안하게 제공되는 마사지까지도 피한다고 해서 악성세포가 1차 종양에서 벗어난 후 혈류를 통해 이동하는 것을 막을 수는 없다. 마사지가 숙주조직에서 2차 종양을 형성하지 못하게 할 수는 없겠지만, 심각한 스트레스를 받은 상태에 있는 사람들은 마사지 치료의 효과를 부인하지 않을 것이다.

암의 유형이나 질병의 단계, 치료 수준, 면역체계 상태, 개인의 체력과 의식, 그 밖에 많은 요인들을 감안하면 각각의 상황은 다르다. 그러므로 마사지는 개별적으로 결정되어야 한다.

암의 분류

질병 과정의 단계뿐만 아니라 많은 유형의 암이 있다. 그러므로 암은 유형 · 등급 · 부위 · 단계별로 정의된다.

암의 유형은 암세포가 발달을 시작하는 조직의 종류에 의해 결정된다.

- 악성 종양 — 기관과 혈관을 따라 정렬되는 상피조직에서 비롯된다.
- 골수종 — 골수에서 비롯된다.
- 육종 — 근육 · 연골 · 뼈와 같은 지지 및 결합조직에서 비롯된다.
- 림프종 — 림프 조직에서 비롯된다.
- 백혈병 — 혈액세포를 형성하는 조직에서 비롯된다.

① **등급**(grading)은 생검을 통해 얻게 되는 종양세포의 현미경 검사를 수반한다. 세포 이상의 정도가 암의 등급을 결정한다. 등급 단계는 0~4로, 0은 정상세포, 4등급은 매우 비정상적인, 분화되지 않은 악성세포를 표시한다.

부위(site)는 1차 종양의 위치를 의미하고 흔히 암을 표시하는 이름에 반영된다. 암 종양은 보통 암이 먼저 시작된 몸의 부분을 따라 이름이 붙여진다. 예를 들어, 유방암이 폐로 퍼진다면(전이된다면) 그것은 여전히 '유방암'이라고 부르고 유방암으로 치료된다.

② **암의 단계**(기, stage)는 질병의 관여정도를 표현하기 위해서 수치를 사용하는 일차 종양의 상태, 국소 림프절의 관여, 전이 지역의 수량화 시스템을 의미한다. 보통 종양전문 의사는 암의 위치 · 유형 · 정도 · 가능한 전이 부위의 정보 등을 얻는 데 적격이다.

단계는 대부분의 암의 성장을 정의한다.

- I기 : 아직은 암이 작고 원종양 속에 포함된다.

- II기 : 암이 성장해서 가까운 림프절에 퍼진다.
- III기 : 암세포가 국소 림프절과 그 지역의 다른 조직에 퍼졌다.
- IV기 : 암이 잘 발달됨으로써 몸의 다른 조직이나 기관에 퍼졌다.
- 재발 : 암 치료 후에 재발은 원 부위나 신체의 다른 부분에 재발한다.

또 다른 단계를 분류하는 도식은 1차 종양에 의한 암 분포(T), 국소 림프절 관여(N), 전이의 정도(M) 등을 고려한다. T 요소는 일차 종양의 크기와 침입성을 표시한다. N 요소는 국소 림프절 안의 암세포 침입의 부재나 존재를 표시한다. M 요소는 암이 몸의 다른 부위로 퍼졌는지의 여부를 나타낸다.

- 종양(T)
  T0 종양의 증거가 없음.
  T1-4 종양 크기와 관여 증가
- 림프절(N)
  NX 림프절 관여가 진단될 수 없음.
  N0 림프절 관여의 증거가 없음.
  1-4 림프절 관여 정도의 증가
- 전이(M)
  M0 원거리 전이 증거가 없음.
  M1 원거리 전이의 증거 있음.

③ 질병의 진행

암은 특정한 세포의 변경에서 조직과 기관에 침투하는 자유스러운 성장까지 점진적으로 발달한다. 임상적으로 암에 걸린 사람은 질병을 배우는 것처럼 경험의 연속을 통해 나아가고 치료를 결정한다. 그리고 치료를 통해 암은 진행되고 결과를 처리한다. 암환자는 각 단계마다 다른 상태를 보이고, 치료요법도 달라지는데, 진행 단계는 다음과 같다.

- 발병
- 진단/사전치료
- 치료 : 수술, 방사선, 화학요법, 대체요법, 보완요법
- 완화/생존
- 심화 말기/말기

마사지 치료를 위한 선택은 사례별로 이루어져야 한다. 접수절차, 안전한 실천, 정보 등에 입각한 환자의 동의는 필수적이다.

④ 암환자를 위한 접수절차

접수상담 시 환자, 암의 유형, 암의 단계, 치료과정(유형과 시점), 부작용, 주치의 이름뿐만 아니라 환자의 건강, 체력, 정서상태의 수준에 관한 정보를 모으기 위해서 병력(病歷)이 고려된다. 가능한 한, 많은 정보에 근거하라.

암의 종류, 암의 위치, 1차와 2차 부위(특정한 암이 전이되는 경향), 치료 유형, 치료 부작용, 치료 스케줄, 암의 증상, 치료 등에 관해 인지하도록 한다. 환자가 대답할 수 없는 질문은 환자의 주치의에게 구한다. 인터넷 또한 암의 서로 다른 형태와 치료 등에 관한 풍부한 출처이다.

⑤ 환자의 건강상태에 따른 마사지의 절차

개인의 건강수준은 환자가 질병이나 치료의 진행에서 어디에 있는가에 따라 매우 다르다. 태도, 체력, 건강상태가 마사지 치료의 선택에 영향을 미친다.

⑥ 암 부위에 따른 마사지의 조절

많은 암들이 종양의 특정 위치가 있는 반면에 백혈병이나 림프종 같은 일부 암은 특정한 위치가 없다. 암의 위치를 안다면 테라피스트는 암의 국소 부위나 전이가 가능한 부위에 대한 순환 마사지나 압력을 피할 수 있다.

종양 부의에 압력을 가하는 마사지는 종양 세포의 이동성에 대한 염려가 있기 때문에 금기사항이다. 암이 퍼졌다고 의심되는 이차 부위가 있다면, 그 부위에 대한 국부 마사지를 해서는 안 된다.

환자를 위한 마사지를 할 때의 고려 및 유의사항

- 암의 유형과 위치
- 암의 진행 단계
- 2차 부위로의 전이 가능성
- 치료 유형과 단계
- 면역계의 상태
- 환자의 체력
- 환자의 태도
- 마사지에 호감을 갖는 환자의 소신과 바람
- 마사지의 목적
- 테라피스트의 의도와 접촉의 질

⑦ 암 치료에 따른 마사지의 조절

흔히 암 치료는 매우 침습적이고 수많은 부작용이 나타나기 때문에 마사지 치료사는 이러한 부작용을 고려해야 한다. 암 치료의 부작용은 며칠, 몇 주, 심지어 치료가 끝난 후 몇 년 동안 지속되기도 한다. 지식과 이해를 가지고 마사지에 임할 때, 불쾌한 치료 부작용에도 위안을 제공할 것이다. 이는 이와 같이 치료와 수반하는 부작용이 많은 환자에게 마사지를 금기 시 하는 이유이다.

암 치료의 유형

암 진단을 받은 후, 치료과정이 처방된다. 치료는 암의 유형과 단계에 따라 다음 단계 중에 한 가지를 포함하거나 병행하기도 한다.

- 수술
- 화학요법
- 방사선
- 골수이식
- 스테로이드, 나르코틴, 항울제 같은 다른 약물 치료
- 보완과 대체요법

① 수술

수술은 흔히 암 치료에 있어서 첫 번째 중재이다. 일반적으로 1차 종양과 국소 림프절이 수술로 제거된다. 그러나 수술은 다리나 수술 부위의 정맥 같은 혈관에 혈괴나 혈전 생성의 기회를 증가시킨다.

순환성 마사지가 혈전을 이동시키고 그것이 혈류 속에서 부유하는 색전이 되는 것이므로 이것은 마사지 치료사에게 심각한 고려사항이 된다. 색전은 다시 심장을 거쳐 폐동맥으로 가며, 여기에서 더 가는 동맥으로 들어가서 생명을 위협하는 상태인 폐색전증이 된다.

혈전증의 염려 때문에, 수술을 받은 절개부위 주변에 대한 마사지는 금기사항이다. 또한 하지 마사지도 수술 후 환자에게는 금기사항이다. 수술 후 하지나 절개부위에 마사지가 안전한지를 결정할 때는 항상 환자의 주치의에게 자문을 구하고 특히 혈전의 위험이 없는 때가 언제인지를 묻는다.

절개 부위는 상처조직과 유착 부위를 마사지하는 특정한 훈련을 받은 테라피스트가 의사의 승인을 받지 않는 한, 국소적 금기사항으로 그 이유는 다음과 같다.

- 최근의 종양수술 부위
- 조직이 활성적으로 치유 · 응고되고 있다.
- 여전히 염증이 일어난다.

또 수술 후 염려는 베인 부위나 전신적인 감염이다. 수술 후 환자는 감염의 징후가 빨리 치료되도록 병원에서 세심한 관리를 받는다. 감염이나 염증이 발생한 어떠한 상황이든지 마사지를 금하고, 환자는 즉시 의사에게 보여야 한다. 암 수술이나 또 다른 수술의 흔한 부작용이나 증상은 '열'이다. 열이 있을 때에도 마사지는 금기사항이다.

수술은 때때로 결절(nodes)의 원위 수족에 림프종을 일으키는 국소 림프절 제거를 포함한다. 과다한 체액은 정상적인 림프 채널의 방해때문에 침범된 림프절의 원위 사지의 간극 공간을 메운다. 침범된 부위에 압력을 가하는 일반적인 마사지는 상태를 악화시키기 쉬우므로 금기사항이 된다. 가벼운 수기림프배출마사지법만이 주치의에게 자문을 구한 후에 사용될 수 있다.

환자접수 시 테라피스트는 수술의 종류, 수술 날자, 위치와 정도, 림프절의 제거 여부, 환자의 회복 정도 등을 매우 철저하게 고려해야 한다. 테라피스트가 치료계획을 공식화할 때, 마사지 치료를 진행하기 전에 주치의와 상의하고 환자로부터 얻은 정보에 근거한 동의를 받아야 한다.

② 화학요법

화학요법은 암세포를 죽이거나 살균 또는 약화시켜서 다른 화학 또는 방사선 치료가 희망적으로 암세포를 박멸하도록 보통 화학제품을 정맥이나 구강으로 투여하는 요법이다. 화학요법의 몇몇 유형은 특정 암세포나 암세포의 특정한 성질을 겨냥할 수 있다.

하지만 많은 종류의 치료를 식별할 수 없으므로 빠르게 성장하는 많은 정상세포가 영향을 받을 수도 있다. 투여량은 정상조직을 손상시키지 않고 최선의 암 치료 효과를 얻기 위해서 조절된다.

대부분의 화학요법 부작용은 호흡기와 소화관 및 골수의 빠르게 성장하는 세포를 파괴하는 데서 비롯되고, 오심, 설사, 구토, 구강 통증, 변비, 피부발진, 체중감소, 열, 탈모, 백혈구 · 적혈구수 감소, 혈소판수 감소, 통증, 피로, 현기증과 말초신경증 같은 신경과 증상을 포함한다. 이와 같이 다양한 부작용은 마사지 치료사에게 영향을 미친다.

화학요법 부작용의 범위는 가벼움에서부터 심한 상태에 이르기까지로, 치료 후 처음 24~72시간 사이가 가장 힘든 시간이다. 이 시기의 마사지는 너무도 부담이 크지만 짧은 일반 터치 섹션은 근 긴장도, 불안, 오심을 낮추는 데 도움이 된다.

화학요법을 받는 환자는 신체에 반영구적으로 위치한 정맥 내(IV) 도관(catheter)을 갖는다. 위치잡기나 마사지로 이것을 방해하지 않게 조심해야 한다.

백혈구 수가 낮을 경우 면역체계가 손상되어 환자는 감염되기 쉽다. 테라피스트는 자신이나 주변의 가까운 사람(가족이나 동료)이 전염의심 질환을 앓는다면 접촉을 피해야 한다.

치료로 환자의 혈소판 수가 줄었다면 혈소판은 응고를 조절하므로, 환자는 멍이 들거나 출혈을 일으키기 쉽다. 테라피스트는 허약한 조직을 멍들게 하거나 손상시키지 않도록 마사지를 조심스럽게 실시해야 한다.

또 백혈구 감소는 피로, 감기 과민성, 이따금씩 현기증, 헐떡거림을 일으키는 빈혈을 유발한다. 테라피스트는 피로를 덜기 위해서 시간을 짧고 가볍게 시행하며 환자의 오한을 막기 위해 여분의 담요를 준비한다. 현기증이 있는 경우, 환자가 탁자에서 일어나도록 도울 때에 주의해야 한다.

탈모나 탈모증은 두피의 염증을 동반하거나 동반하지 않는 경우도 있다. 이러한 상태는 환자의 신체를 고려해야 되기 때문에 세심하게 접근해야 한다. 환자에게 두피상태와 접촉 욕구를 물어보아야 한다.

환자는 마사지하는 동안 가발이나 머리덮개를 쓰기로 결정하거나, 빈틈없는 머리 마사지를 원할 수 있다. 머리덮개나 가발에 로션이나 오일을 바르지 않도록 주의해야 한다. 두피 염증이 있다면 마사지를 금한다.

소화의 이상은 화학요법에서 매우 흔한 증상이다. 오심과 설사는 일반적인 순환 마사지를 금한다. 특히 관절의 움직임과 흔들림은 메스꺼움을 더 많이 일으킬 수 있다. 특정한 불편 부위에 가볍고 편안한 터치나 마사지는 매우 유익할 것이다. 급한 용무가 생길 경우를 대비해서 환자에게 가장 가까운 화장실을 알려 준다.

화학요법은 피부발진, 건조, 병변의 원인이 될 수도 있다. 또 부위가 극도로 민감해질 수도 있다. 이런 상태에서는 국부 마사지를 금한다. 개방성 · 삼출성 병변이 있는 사람을 마사지한다면 국소 마사지를 금한다. 그리고 테라피스트는 시트, 손, 몸의 다른 부분에 있을 수 있는 유체와 접촉하지 않기 위해서 장갑을 끼어야 한다. 무엇보다도 안전이 제일이다.

체중감소(악액질)는 화화요법에서 기인하는 흔한 증상으로 질병의 후기 단계의 파괴적 영향이다. 동물성 지방과 근육조직의 감소는 특히 환자가 침대에만 누워 있는 상태라면 욕창의 가능성이 증가한다. 마사지가 욕창 형성을 예방하지만 욕창성 종기나 궤양에는 금기사항이다. 관절운동범위(ROM)에 실시된다면 그것은 주의깊고 부드럽게 행해져야 한다. 피로와 체력의 감소는 흔히 체중감소를 동반한다. 마사지가 환자를 피로하지 않게 돕도록 조절해야 한다.

일부 화학요법은 중추나 말초 신경계에 영향을 끼쳐서 통증, 화상, 욱신거림을 일으킨다. 환자가 이런 증상을 보인다면, 환자의 주치의와 상의해서 원인을 밝히고 해야 할 일을 결정한다. 흔한 부작용인 말초성 신경병증은 다리와 손의 마비, 화상, 욱씬거림, 통증을 일으킨다. 부드러운 마사지는 때로 증상을 완화시키지만 증상을 악화시킬 수 있는 깊은 압박이나 방법은 금기사항이다.

만약에 환자가 화학요법을 받고 있다면 마사지를 받기에 좋은 시간은 화학요법 치료 전이다. 침습성 치료 전에 제공된 마사지는 스트레스를 완화하고 불안을 줄여주어 치료에 대한 극심한 반작용을 줄일 수 있다. 화학요법 후에 개인이 쉽게 접촉을 견딜 수 있는 지점에서 부작용이 진정하면 다시 마사지를 시작할 수 있다. 가족에게 가벼운 등 쓰다듬기 마사지나 목과 어깨의 이완 마사지를 알려주어 힘든 시간을 통해 서로 사랑을 나누는 데 도움을 준다.

암환자, 특히 치료를 받고 있는 사람은 피로와 통증을 동반하는 근의 긴장을 증가시키는 심한 스트레스를 경험한다. 환자의 안전한 실시 한계 내에서 마사지가 적용될 때 근의 긴장과 관련된 증상을 완화시키는 놀라운 결과를 가져온다.

③ 방사선 요법

보통 암세포를 파괴하고 종양 크기를 줄이거나 혹은 암세포의 재생능력을 파괴하기 위해서 종양 부위에 직접 방사선을 조사한다. 문제는 암세포가 포착되지 않으면 방사선이 조사 부위의 정상 조직세포도 손상을 입는다는 점이다. 어떤 경우에는 큰 부위나 전신이 조사되기도 한다.

이런 경우에는 환자만 방사선에 노출되므로, 테라피스트나 다른 사람은 방사선 노출에 대해 염려하지 않아도 된다. 일부 암 치료를 위해서 이식조직이나 방사성 요오드가 사용된다. 이런 경우에 환자는 타인에 대한 노출 위험이 안전한 수준으로 줄어들 때까지 격리한다.

방사선 요법을 통제하거나 목표로 삼는 데 도움을 주기 위해서 환자 몸에 점을 잉크로 칠하거나 문신을 한다. 환자가 치료를 받고 있는 한 이런 점은 함부로 고쳐서는 안 된다.

④ 방사선 요법을 받는 환자를 위한 마사지

개인이 방사선 요법을 받는 동안 분명한 마사지 프로토콜은 존재하지 않는다. 각각의 경우는 그들만의 가치 아래에서 고려되어야 한다. 테라피스트는 치료 부위에 대한 타당성에 관해서 주치의에게 자문을 구해야 한다. 방사선 치료 후에 환자는 피로나 메스꺼움을 겪을 수 있는데, 그런 증상이 사라질 때까지 마사지를 실시해서는 안 된다. 조사된 조직은 매우 취약해서 햇볕에 타고나면 노출이 멈춘 후에 더 나빠지는 것처럼 실제 치료 후에 일정기간 계속해서 나빠진다.

환자는 보통 손상된 부위에 대한 관리나 윤활제 사용에 대해서 의사의 지사를 받는다. 마사지 치료사는 이 지침을 신중하게 고려해야 한다. 접촉이나 윤활제에 관한 모든 제한을 지킨다. 또한 연소효과가 완전히 가라앉을 때까지 3~5일 동안은 그 부위의 치료를 피하고 병변이 있다면 그것이 완전히 치료될 때까지 기다려야 한다. 손상된 조직은 표면에만 국한되지 않음을 기억하라. 방사선의 유출 부위도 유사한 상황이므로 방사선 부위에 대한 국소 마사지는 금한다. 피부의 침범 부위는 치료 후에 오랫동안 열과 압력에 민감하게 되기 때문이다.

메스꺼움이나 피로와 같은 다른 부작용을 조절하기 위해서는 마사지가 변경되어야 하겠지만 국소적으로 방사선이 조사된 부위가 다른 신체 부위의 마사지를 막을 수는 없다. 피로의 경우, 단축된 섹션에서 가볍고 비침습성인 기법을 이용해서 환자의 체력을 고려하여 마사지 섹션을 수정하라.
환자가 메스꺼움을 느낀다면 메스꺼움을 악화시킬 수 있는 관절의 움직임이나 흔들림 혹은 수동적 운동기법은 피한다. 방사선이 림프절을 파괴했다면, 림프 부종이 염려될 것이다. 앞에서 언급한 수술의 경우와 똑같은 지침을 따른다.

마사지가 환자의 얼굴을 밝게 보이게 하고 불안을 감소시켜 준다. 그 때문에 마사지는 화학요법과 방사선 치료 전이어야 더욱 효과적이다. 마사지 결과로 암 치료의 회복이 빨라지고 피로와 오심 같은 여러 부작용을 완화시켜 준다.

⑤ 이식 치료

골수와 줄기세포 이식치료들은 가장 힘든 치료이다. 그 치료는 전신의 방사선 후에 보다 엄격한 화학요법이 수행될 수 있도록 이식수술이 이어진다. 환자의 건강이 매우 위태로워져서 면역체계가 약화되면 그 사람은 격리될 것이다.
전신 조사의 경우, 광범위한 피부 화상이 야기된다. 이 때 환자는 암과 맞서 싸우려는 시도의 반복적 증세로 쇠약해진다.

암환자의 치료마사지

마사지 치료사는 안전하고 효과적인 마사지를 제공하기 위해서 치료에 관해서 가능한 한 여러 정보를 알아야 한다. 암 치료를 받는 대부분의 사람들은 자신의 상태에 대해 매우 잘 알고 있어서 제한사항도 알 것이다.

만약 환자의 질병이 급성 단계의 치료를 받는 중이라면 치료 계획을 공식화할 때는 의료팀과 환자가 밀접하게 일한다. 주치의는 마사지를 추천하거나 처방하고, 마사지 치료의 선택에 영향을 줄 수 있는 가변적 상태를 마사지 치료사에게 알리는데 동의한다.

암치료로 힘든 때에 마사지는 부드럽고 체력유지에 유효하며 자애로워야 한다. 마사지 치료시간은 환자가 진정, 비침습, 기분 좋은 터치 등을 경험하는 귀중한 시간 중 하나이다.

마사지 치료시간을 암 치료 환자의 건강 수준에 맞추라. 이때 특별히 고려해야 할 점은 제한부위 , 바른 자세 취하기, 압력의 민감도, 체력 등이다. 환자가 쉽게 피로하거나 활력수준이 낮다면, 마사지도 그에 맞게 조절한다. 이 때에는, 치료시간을 줄이고, 압력을 가볍게 하며, 마사지의 속도를 천천히 함으로써 도움을 줄 수 있다.

환자의 말을 들어주고 환자 위주로 하라. 주의깊은 질문과 관찰, 그리고 직관력이 활동과정을 결정하는 열쇠이다. 너무 많이 행하는 것보다는 적게 행하는 것이 좋다. 치료한다고 생각하여 환자의 에너지를 소모시킬 것이 아니라, 이완 · 위로 · 안락을 제공해야 한다.

치료 계획이 개발되고 잠재적 위험이나 이점과 더불어서 환자와 의논되었으면, 환자의 질병이 급격히 확산된 경우 책임을 면하도록 기록된 동의서명을 받아야 한다. 그런 다음에 안전한 매개변수 안에서 마사지가 진행될 수 있다. 환자가 시행하기를 요청하더라도 장시간 행하는 것보다 짧게 행하는 것이 현명하다.

질병이 더 깊게 진행되고 더 아프게 될수록 그들이 마사지로부터 받는 효과도 증가한다. 환자가 6개월 미만밖에 살지 못한다고 예측되는 호스피스 환경에서 마사지는 통증과 근의 긴장 및 불안을 감소시키고 혈액순환 · 식욕 · 수면 · 편안함 등을 늘림으로써 환자가 느끼는 삶의 질을 높인다는 것이 증명되었다.

이 때가 터치를 위한 때이다. 가벼운 스웨덴 기법도 과하다고 생각될 때는 Reiki 같은 방식 및 치료적 접촉이나 가벼운 극성이 사용될 수 있다. 이 경우 마사지 치료는 암환자만이 고려해야 할 대상이 아니다. 배우자와 가까운 가족도 많은 스트레스 상태에 있으므로 마사지로부터 위안을 얻을 수 있다.

환자를 돌보는 가족은 그들이 암환자에게 보다 일상적인 간호를 위한 접촉을 제공할 수 있게 하기 위해서 간단하지만 특정한 마사지 기법을 배울 수도 있다.

이는, 환자에게 또다른 위안을 제공할 뿐만 아니라, 가족들에게는 자신이 사랑하는 사람을 도울 수 있다는 긍정적인 면을 제공함으로써 가족들에게 힘을 준다.

암 치료과정에서 마사지 적용에 관한 예방책을 정당화하기 위한 많은 조건들이 있다 ; 하지만, 질병의 어느 단계에서든지 일부 숙련된 접촉은 환자에 의해서 환영 받는 여러 효과적인 면을 제공한다.

암환자 마사지를 위한 지침

- 새로운 환자에게 마사지를 하기 전에는 철저히 병력을 고려한다.
- 내과의/종양학자에 조언을 구하고 마사지 추천이 이루어지도록 한다.
- 치료계획이 개발되고 환자가 서면에 입각한 동의서를 받기 전에 마사지 치료의 효과적인 면을 이야기한다.
- 마사지를 행할 때 가벼움에서 중간 정도의 압력과 짧은 치료 및 편안함을 위한 자세 취하기를 이용한다.
- 심부 마사지가 신체에 과도한 스트레스를 준다면 금기사항이다.
- 암세포가 침투된 림프절이 있는 국소 지역뿐만 아니라 종양의 국소 부위에 마사지나 직접적인 압력은 금기사항이다.
- 가능한 한, 2차 전이 부위에서 순환 마사지를 피한다.
- 감염이나 열이 있는 경우, 마사지 치료를 피한다.
- 환자의 최근 건강상태에 따라 마사지를 조절한다.
  - 질병의 단계와 환자의 체력, 태도, 감정 상태를 인지하여야 한다.
  - 마사지의 유형, 깊이, 지속시간, 속도를 조절한다.
  - 환자, 보호자, 가족, 주치의와 의논한다.
- 치료 방식에 따라 마사지를 조절한다.
- 의료인과 의논한다.
- 환자의 피로, 메스꺼움, 편안한 상태를 고려한다.
- 화학요법과 관련된 낮은 혈구 계산치를 비롯하여 백혈구 · 적혈구 · 혈소판을 의식한다 ; IV 포트
- 방사선 요법 관련된 피부 발진과 화상, 탈모, 조직 허약, 감염, 피로 등을 의식한다.
- 수술과 관련된 혈액응괴, 출혈, 혈전증의 기회가 증가됨을 의식한다. 절개 부위는 마사지를 피하고, 전문적 상처 마사지는 의사의 승인을 얻은 후에 4~6주 안에 시작한다.

- 통증이나 감각 손상과 같은 환자의 손상된 인식을 의식한다. 환자가 질병과 관련된 신경학적 손상, 조제, 우울증, 수술, 죽음에 임박했다는 위축 등을 느끼는 경우에는 신중히 진행하라.
- 환자에게 최선의 서비스를 하도록 치료를 조절한다. 환자의 요구에 최상의 서비스를 하기 위해서 현재의 상태를 조절할 필요성과 더불어 이전 상태에서 나온 환자의 피드백을 입수하라.

위험 부위

마사지를 행할 때 어떤 신체 부위는 기초가 되는 해부학적 구조를 고려하여야 한다. 마사지 조작으로 그 구조를 거스를 가능성이 있기 때문에 이런 부위는 잠재적인 위험이 있다. 이런 부위의 대부분에서 주요 신경, 혈관, 생명의 중요한 기관이 노출되어 있으므로 깊은 조작이나 직접적인 압력에 취약하다.

표 2-1 위험 부위의 위치와 관계된 해부학적 구조의 목록

위험부위	위치	관련 구조
귀의 내측	아래턱의 뒷부분 절흔	안면신경, 외경동맥, 경상돌기
목의 전삼각	하악, 흉쇄유돌근, 기관에 한 의한 경계	경동맥, 내경정맥, 미주신경, 림프절
목의 후삼각	흉쇄유돌근, 승모근, 쇄골에 의한 경계	완신경총, 쇄골하동맥, 완두정맥, 외경정맥, 림프절
액와	액와	액와, 정중, 피부근, 척골신경, 액와동맥, 액와신경, 림프신경
내측 상완	상부 내측 팔 이두근과 삼두근 사이	척골, 피부근, 정중신경, 상완동맥, 척측피정맥, 림프절
팔꿈치의 척골부위	팔꿈치의 앞쪽 굴곡	정중신경, 요척골 동맥, 주정중피정맥
팔꿈치의 척골흔	척골단	척골신경
대퇴삼각	봉공근, 장내전근, 서혜인대에 의해 경계	대퇴신경, 대퇴동맥, 대퇴정맥, 대복재정맥, 림프절
슬와	무릎 후면	슬와동맥대퇴신경총경골신경슬와 정맥
복부	늑골 아래 복부의 윗부분	우측, 간, 담낭 좌측, 비장, 심부중앙, 동맥
상요부	늑골 하부와 척추 외측	신장(강한 타진은 피하라)

복습과 토론을 위한 질문

1. 마사지의 중요한 생리적 효과는 무엇인가?
2. 마사지의 중요한 심리적 효과는 무엇인가?
3. 두 가지의 물리적 방법이 신체에 미치는 영향은 무엇인가?
4. 어떤 신체계통이 규칙적 · 치료적 마사지를 시행함으로써 효과적이었다고 언급되는가?
5. 근골격계가 마사지에서 효과를 얻는 길은 무엇인가?
6. 어떤 마사지 동작이 근육의 혈액순환을 촉진하는가?
7. 마사지가 어떻게 욱신거림과 강직된 근육을 완화하는가?
8. 어떤 마사지 기법이 유착 형성과 근육의 섬유증을 예방하는가?
9. 마사지가 피부에 미치는 즉각적인 효과는 무엇인가?
10. 마사지는 신경계에 어떤 영향을 미치는가?
11. 어떤 마사지 동작이 신경계에 자극을 주는 효과가 있는가?
12. 어떤 마사지 기법이 신경계에 진정효과가 있는가?
13. 마사지가 순환계에 미치는 효과는 무엇인가?
14. 왜 모든 마사지 동작이 심장을 향하도록 하는가?
15. 어떤 마사지 동작이 혈액과 림프액의 흐름을 증진시키는가?
16. 혈액순환의 향상은 어떤 식으로 피부에 도움을 주는가?
17. 마사지를 피해야 할 때는 언제인가?
18. 마사지와 관련하여 금기사항의 의미는 무엇인가?
19. 테라피스트가 환자의 병력을 갖고 있어야 할 이유는 무엇인가?
20. 테라피스트가 체온계를 가지고 있어야 하는 이유는 무엇인가?
21. 환자가 마사지의 금기사항처럼 보이는 조건에 있을 때, 테라피스트는 어떤 조치를 취해야 하는가?
22. 염증의 증상은 무엇인가?
23. 부분적인 염증의 경우에는 마사지를 어떻게 해야 하는가?

24. 정맥류성 정맥을 어떻게 식별할 수 있는가?
25. 혈종이란 무엇이며, 그것에 대해서는 어떻게 마사지해야 하는가?
26. 정상적이고 건강한 임신부에게 마사지는 어떤 도움이 되는가?
27. 마사지는 중병을 앓고 있는 사람에게 어떤 도움이 되는가?
28. 에이즈 바이러스는 사람과 사람 사이에서 어떻게 옮기는가?
29. 암환자에게 마사지가 금기인 이유는 무엇인가?
30. 암에 걸린 사람에게 마사지는 어떤 효과가 있는가?
31. 테라피스트가 암에 걸린 사람을 마사지할 때, 암의 전이를 줄일 수 있는 방법은 무엇인가?
32. 암의 단계들은 무엇인가?
33. 암에 대한 일반적인 처치는 무엇인가?
34. 암환자를 마사지할 때 고려해야 할 중요한 점은 무엇인가?
35. 어떤 사람이 화학요법이나 방사선 치료를 받고 있는 경우, 마사지를 받기에 적당한 때는 언제이며, 그 이유는 무엇인가?
36. 쉽게 피로해지는 환자에게 마사지를 실시하려면 마사지에 어떤 수정을 가해야 하는가?
37. 신체부위가 잠재적인 위험에 빠지게 되는 이유는 무엇인가?

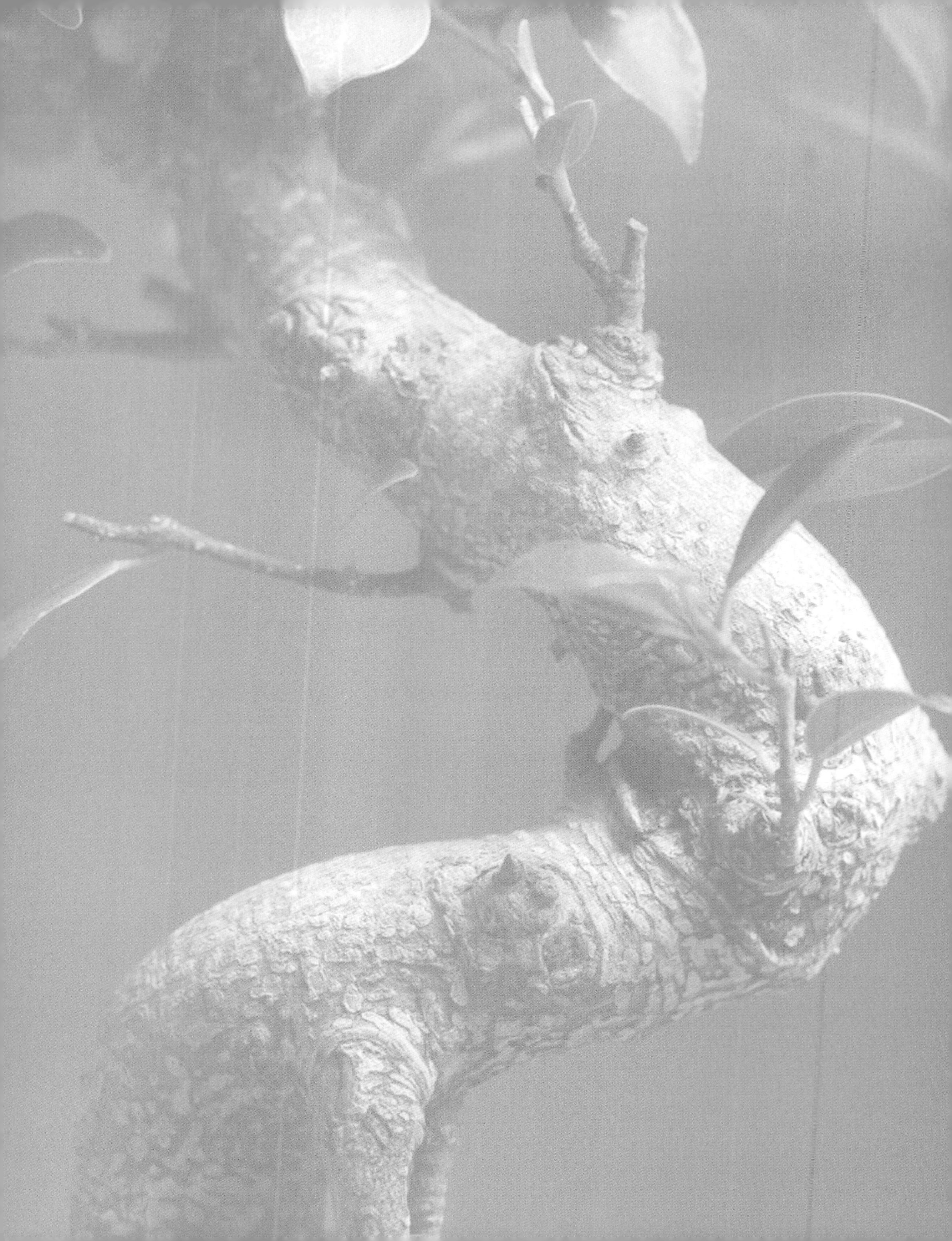

CHAPTER

3

장비와 제품

Equipment and Products

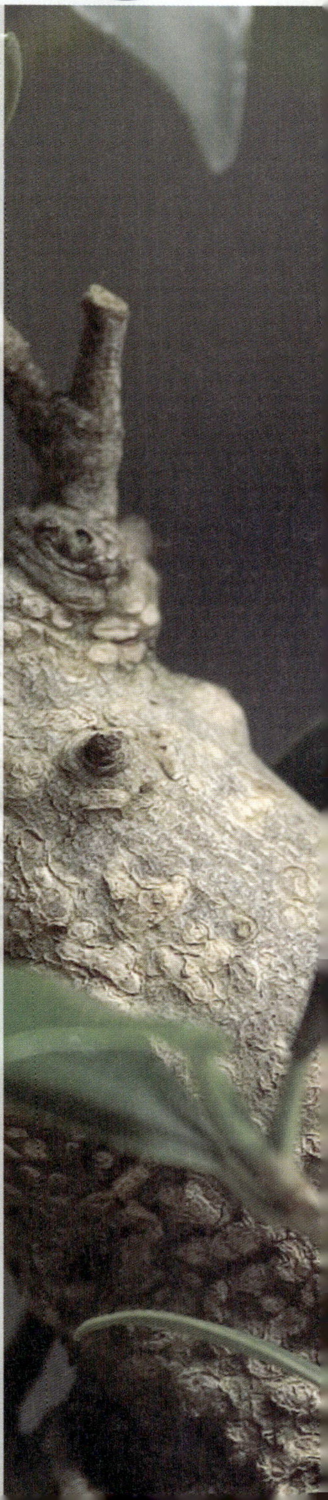

학습 목표(Learning Objectives)

1. 치료적 마사지에 필요한 물품과 장비들에 대한 체크리스트를 준비할 수 있다.
2. 다양한 제품과 각각의 용도를 설명할 수 있다.
3. 마사지 테이블을 선택할 수 있다.
4. 마사지 치료실의 조명을 체크하고 조절할 수 있다.
5. 안전과 준비에 필요한 모든 장비를 체크할 수 있다.

서론(Introduction)

치료적 마사지의 시행은 전문적인 건강관리의 한 부분이다. 마사지 테라피스트는 늘 전문적이고 친절하게 자기 자신을 표현하는 것이 중요하다. 전문가답다는 말은 자기 자신과 자기의 일에서 분명하게 드러나는 태도를 나타낸다.

환자는, 테라피스트가 말과 용모 및 예절, 그리고 좋은 매너를 통해서 전문적인 이미지를 보여 주었으면 하고 기대하게 된다. 기술적인 능력과 자신을 표현할 줄 아는 능력도 전문직의 요소들이다.

마사지 테라피스트는 신뢰의 이미지를 보여 주어야 하지만 긴장해서는 안 된다. 일반적으로 마사지를 받으러 오는 사람은 쾌적함과 안락함을 기대한다. 이런 경험을 제공하기 위해서는 수많은 조건들을 충족해야 한다.

테라피스트가 자기 자신을 표현하는 친절하고 전문적인 매너는 환자에게 신뢰를 준다. 마사지 시설의 모습과 분위기도 환자의 감성적인 반응에 영향을 준다. 청결함과 질서정연함, 그리고 위생은 필수적인 요소들이다. 안락하면서도 전문적인 설비들도 환자의 신뢰에 보탬이 된다.

사생활 보호와 주의를 산만하게 하는 것들이나 장애물들을 제거하는 것도 중요한 고려사항이다. 여러분이 일하는 시설은 전문적인 모습을 나타내야 하며 동시에 편안해야 한다. 환자의 쾌적함을 고려할 때 적절한 난방과 환기 및 간접조명이 중요하다. 편안한 음악은 많은 테라피스트들이 즐겨 이용하는 사항이다.

마사지의 경험을 증진시켜 주는 이러한 요인들을 고려하여 테라피스트는 마사지 시설을 계획할 때 적절히 배치하여야 한다.

마사지실(Your place of business)

마사지실의 분위기는 환자에게 영향을 주므로 마사지실을 개설할 때에는 반드시 고려되어야 한다. Knapp는 숙련된 테라피스트에 대한 국가적 조사가 이루어지도록 공헌하였으며, 1990년에 테라피스트협회를 결성하였다.

테라피스트의 1/3은 대체로 그들의 집 밖에서 마사지실을 운영하였고, 1/3은 개인 사무실이나 클리닉을 운영하였으며, 나머지 1/3은 헬스클럽 · 리조트 · 건강클리닉 혹은 살롱과 같은 또 다른 편의시설에서 마사지를 하였다.

2002년에 실시된 조사에서도 수치는 거의 동일하였다. 마사지실의 위치에 관계없이 실내 환경은 환자가, 테라피스트가 제공하는 서비스에 대해 받게 될 인상에 직접적으로 영향을 준다. 마사지실에 들어오는 환자들은 환경을 비롯하여 그들과 접촉하는 사람들에 의해서 영향을 받게 된다.

시설이나 실내장식은 전문치료실 같지만 안락해야 한다. 그리고 깔끔하되 단조롭지 않아야 한다. 또 혼란스럽게 산만한 주의를 만들거나 안전을 위태롭게 할 염려가 없어야 한다.

마사지실 공간은 전문적인 마사지를 하기 위한 설비이어야 한다. 이것이 환자의 사생활과 편안함을 위해 필요하기도 하지만 또한 좀 더 전문적 이미지를 주어야 한다. 일부 테라피스트들은 스튜디오나 사무실에서 일하는 것 이외에도 환자의 집으로 직접 방문한다. 집에서 하거나 사무실 밖과 호텔 혹은 다른 시설에서 마사지할 때는 테라피스트의 외형과 행위와 사용된 도구는 직접적으로 고객의 인식을 반영한다. 마사지 시설이 테라피스트의 집이나 환자의 집 혹은 분리된 사무실에 있더라도 청결함 · 안전성 · 전문성과 같은 기준 등이 지켜져야 한다.

마사지실의 위생과 안전성

작은 살롱 혹은 작은 공간에서 일하거나 크고 호화스런 스파에서 일하거나 간에 공간과 장비들은 깨끗하고 단정하게 유지되어야 한다. 마사지를 위한 편의시설과 장비는 테라피스트나 환자들에게 손상을 줄 수 있는 환경을 제거하기 위해서 규칙적으로 점검해야 한다. 또한 통로도 깨끗하게 유지되어야 한다.

표면과 리넨은 위생적이어야 하고 도구들이 작동하는지를 체크해야 한다. 주요 관심은 환자의 건강과 안락함을 보호하는 것이다(제5장 '위생과 안전' 참조).

장비와 비품들

마사지 치료실의 규모나 크기에 따라 특정 장비와 필요로 하거나 선호하는 비품들은 달라질 수 있다. 하지만 순조롭고 효과적인 마사지 치료실의 운영을 위해서는, 마사지를 실행하는 데 있어서는 필수적인 몇 가지 아이템 및 특정한 장비와 비품들이 필요하다. 지도상담의 방법 및 기록보관과 사업운영과 관련된 장비와 용구들이 그것이다.

수치료(hydrotherapy)나 목욕과 관계없이 유용한 장비와 관련된 비품의 선택은 치료에 영향을 미치게 된다. 마사지실의 설치 또한 장비와 비품들의 선택에 영향을 미치게 된다. 출장 마사지 사업은 항해하는 배 위에서부터 전문적인 스포츠 팀에게 하는 스포츠 마사지까지 다양할 것이다. 마사지 운영에는 지속적으로 필요한 물건들이 있다. 이 장의 목적은 개업하고자 하는 마사지 치료사의 규모가 작은 마사지실의 운영까지도 고려한다.

일반적으로 마사지 사업에서 운영이나 활동이 이루어지는 곳은 마사지실과 사무실, 욕실 혹은 수치료실이다.

마사지실은 환자가 실제로 마사지 치료를 받는 곳이다. 종종 환자들은 좁은 장소에서 옷을 벗거나 입는다. 마사지실은 필요한 도구를 두고 테라피스트가 마사지를 하기 위해 편하게 주위를 움직일 수 있는 적당한 크기여야 한다.

사무실은 테라피스트가 환자에 대한 기록을 보관하고, 상담하거나 전화에 응답하고, 마사지와 관련된 활동들을 수행하는 곳이다. 이러한 모든 일들은 치료실 혹은 인접한 방에서 일어나거나 활동들이 분리될 수도 있다.

모든 마사지실에는 청결한 화장실(restroom)과 근접한 통로가 있어야 한다. 마사지는 신장(kidney)의 활동을 자극하기 쉽기 때문에 자신의 방광(bladder)이나 장(bowel)을 비우고 싶을 때에는 참기가 어렵다. 화장실은 또한 테라피스트가 매번 마사지 전과 후에 자신의 손을 씻을 수 있는 편의시설이다.

실제로 마사지에 대한 부수적인 서비스는 매우 다양하다. 스팀 목욕, 샤워, 운동시설, 핫팩(hot pack), 온수욕 등과 같은 서비스의 유용성은 고객들이 절차를 따르거나 마사지 다음에 하는 절차에 영향을 미치게 된다.

만약 부수적인 서비스들이 마사지 운영의 일부분이라면 필요로 하는 도구나 관련된 비품들은 제공되는 마사지 서비스에 의해 제시될 것이다.

장비와 비품들이 적절한 상태에 있고 손 가까이에 있는지를 자주 체크해야 한다. 각각의 부스(booth)와 치료실은 치료가 이루어질 수 있도록 적절한 가구와 장비가 갖추어져야 하며, 모든 장비가 적절하고 안전한지를 규칙적으로 체크하여야 한다. 또한 비품들은 청결하고 위생적인 상태로 유지해야 한다.

오일이나 린넨 및 휴지와 같은 비품들은 환자가 부스나 치료실에 들어오기 전에 준비되어야 한다.

다음은 장소에 따른 일반적인 장비와 비품의 목록이다. 목록에는 특히 부수적인 분야의 많은 선택적 항목들은 포함하지 않았다. 검사 목록들과 부가적인 항목들은 당신의 마사지 사업이 향상되고 있음을 느끼게 할 것이다.

마사지실

- 마사지 테이블 담요, 덮개/가리개
- 의자, 윤활제, 오일, 크림, 파우더
- 물품 보관 캐비닛, 액상의 바르는 약
- 미용 티슈, 탈의실
- 면봉(의자, 옷걸이, 덮개가 있는 소독약품 개인 공간)
- 알코올 혹은 다른 소독약품, 간접 조명
- 무통증 오일 혹은 겔(gel), 책상 혹은 테이블과 의자
- 받침대 혹은 베개(얼굴 쿠션), 기록 카드와 물품들
- 리넨(적절한 물품), 시계
- 휘장을 위한 시트와 타월, 덮개가 있는 휴지통
- 베개와 덧베개 커버

사업사무실

- 책상과 의자, 서류정리체계
- 사무용 전화기와 자동응답기, 문구류와 스탬프
- 예약 노트, 연필, 펜, 스템플러, 테이프 등

샤워실

- 비누, 가운 혹은 덮개
- 종이 손타월, 샴푸와 목욕 비누
- 청결한 개인용 목욕 타월, 일회용 물컵

수치료실

- 수치료 장비와 관련 용품
- 타월과 가운

마사지실

작업 공간(Studio Space)

마사지실은 최소한 3m의 폭과 3.7m의 작업 공간이 필요하다. 이 정도의 크기가 마사지테이블 주위를 돌아다니는 데 편리할 뿐만 아니라 필요로 하는 모든 장비들을 위한 최소한 공간이다. 또한 책상과 의자, 그리고 보조 테이블과 캐비닛을 둘 수 있는 공간이다.

의자 또한 환자의 목과 얼굴 및 발 혹은 손을 마사지할 때, 테라피스트가 앉을 수 있는 물품이기 때문에 마사지실에 갖춰져야 할 물건이다. 잠시동안 앉아있는 것은 오랜시간 일할 때에 필요한 휴식을 줄 수 있다(그림 3-1).

마사지실의 온도

마사지실의 온도는 쾌적해야 한다. 즉 마사지실은 환자가 오한이 나지 않도록 따뜻해야 한다. 만약 환자가 오한이 난다면 긴장을 풀기가 매우 힘들게 된다. 대략 23℃일 때에 대부분의 환자들은 적당히 따뜻함을 느끼게 되고, 그와 동시에 일하는 테라피스트는 약간 덥다는 느낌에서 적절한 안온함을 느끼게 된다.

특히 환자가 오일이나 로션을 피부에 바른 다음에는 오한이 들기 쉽기 때문에 마사지실은 치료 전에 이미 데워져 있어야 한다. 마사지실 내부의 색 · 보조담요 · 전기 매트리스 · 패드 혹은 다른 온열기구들이 환자의 체온을 유지하기 위해 사용된다.

마사지실은 환기가 잘 되어야 한다. 마사지를 하는 것은 테라피스트에게는 많은 노력을 필요로 하는 부분이다. 또한 환자는 적절한 긴장완화를 위해서 신선한 공기를 많이 필요로 한다. 환기불량이면 치료실에서는 숨막힐 듯하고 불쾌한 냄새가 나기 때문에 적절한 환기로 신선한 공기를 풍부하게 제공해야 한다.

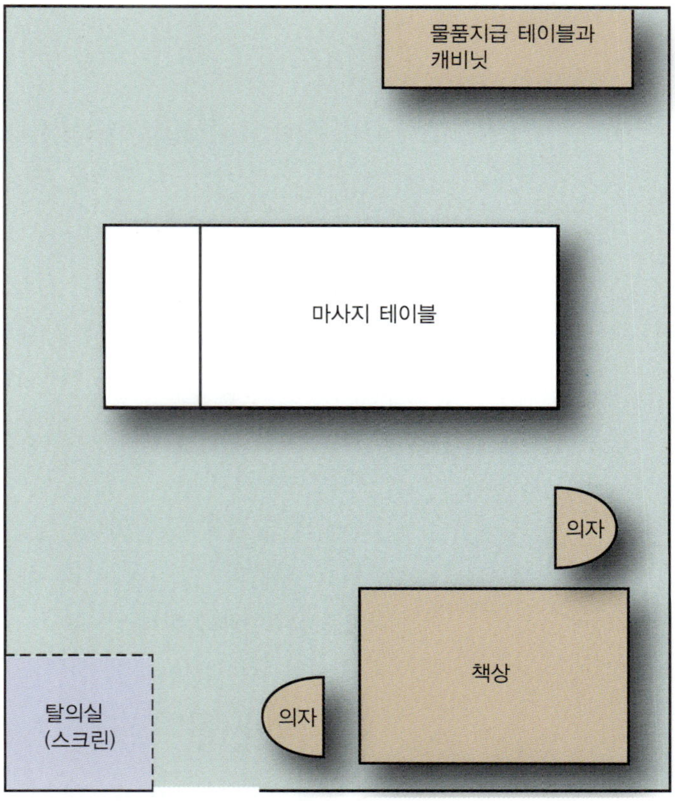

그림 3-1 마사지실을 위한 최소한의 크기는 대략 3m×3.7m이다. 이 크기는 테이블 · 책상 · 의자 · 물품보관 캐비닛을 둘 수 있고, 마사지를 하기 위해 테이블 주위를 옮겨 다닐 수 있는 정도이다.

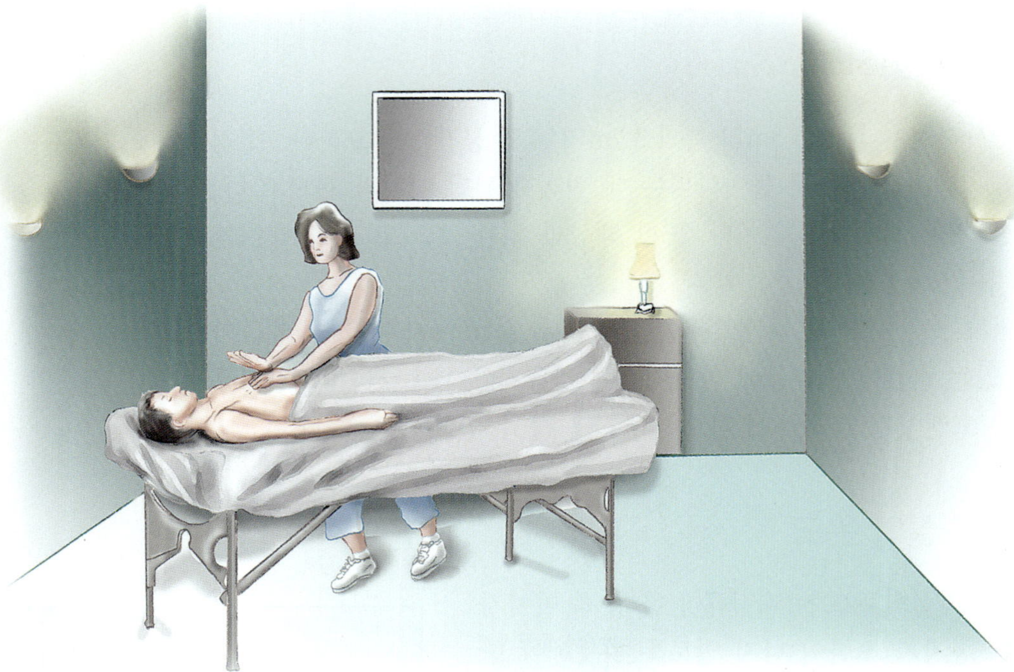

그림 3-2 치료실은 환자의 머리 위에서 직접 비춰지는 조명은 피해야 한다. 부드럽고 자연스러운 조명 혹은 벽으로부터 간접조명이나 테이블램프가 바람직하다.

조명

치료실의 조명이 눈에 거슬리거나 눈부실 때에는 테라피스트나 환자 모두 쾌적해지기 어렵다. 더구나 빨간색이나 파랑과 같은 진한 색깔의 조명은 환자로 하여금 불편함을 느끼게 할 수 있기 때문에 반사광이나 부드럽고 자연스러운 조명이 바람직하다.

빛의 밝기를 조절할 수 있는 스위치(dimmer switch)는 조명을 쉽게 바꿀 수 있도록 해준다. 그러나 머리 위에서 바로 비추거나 환자의 눈으로 직접 비추어지는 조명은 피해야 한다.

음악의 사용

스테레오 음악을 들려주거나 마음을 진정시키는 음악을 들려주는 것은 또 다른 차원의 치료 마사지를 제공할 수 있다. 그러나 당신이 일하는 동안에 음악 연주를 즐길지라도 음악이 어떤 사람들에게는 마음을 산란하게 만들 수 있을 뿐만 아니라 조용하게 있기를 더 좋아하는 사람도 있다는 사실을 기억해야 한다.

당신이 마음을 진정시키는 음악을 원한다면 환자에게 어떤 음악을 선호하는지를 물어보라. 만약에 마음을 산란하게 하는 외부 소음이 있다면 이것이 마음을 흐트러지게 할 수 있다. 그리고 두드러지게 마사지 움직임의 리듬을 음악의 템포에 맞춰서는 안 된다.

마사지 테이블

마사지 테라피스트에게 있어서 가장 중요한 재산 가운데 하나는 자신이 선택하고자 하는 마사지 테이블일 것이다. 마사지 테이블은 테라피스트의 손 다음으로 테라피스트와 환자의 안락함을 위해서 가장 중요한 장비의 일부분이다.

테라피스트의 관심사 중 하나는 테이블의 견고함과 안전함, 그리고 편안함이다. 만약에 사무실이나 작업실에서 일한다면 고정 테이블이 최상의 선택이 될 것이다. 하지만 일시적이거나 혹은 마사지를 하기 위하여 이동해야 한다면 테이블은 휴대용이어야 하고 운반하기 쉽도록 가벼워야 한다.

또한 테라피스트의 선택에 관계없이 테이블의 구조를 주의깊게 체크해야 한다. 테이블이 흔들리고 진동하거나 삐걱거려서는 안 된다. 새로운 장비는 이러한 현상이 거의 없지만 테이블이 수 많은 치료에 사용된 후, 무슨 일이 일어날 것인지를 반드시 고려해야 한다.

마사지 테이블은 마사지 움직임의 리듬을 깨지 않고 필요할 때 쉽게 주위를 움직이고 자세를 바꿀 수 있어야 한다.

마사지 테이블의 가장 적당한 높이는 행하는 마사지의 종류나 스타일 및 테라피스트의 키나 환자의 체격 및 테라피스트의 개인적 선호도 등을 포함한 여러 가지 요인에 달려 있다. 테이블은 고객에게 무언가를 요구할 때 지렛대 작용을 한다. 그리고 등 · 목 · 팔 및 어깨의 피로를 느끼지 않는 꼭 맞는 높이이어야 한다. 테이블의 높이는 팔을 들거나 압력을 가할 때에 불편하지 않도록 테라피스트의 키에 의해 결정되어야 한다.

마사지 테이블의 적절한 높이를 위한 좋은 지표는 바르게 섰을 때 마루에서부터 아래팔 손끝까지의 거리를 측정했을 때의 높이이다. 테이블의 높이를 점검하는 또 다른 방법은, 테이블 위에 당신의 손바닥을 편평하게 두는 것이다. 이렇게 했을 때 테라피스트는 팔을 몸 옆에 곧게 펴서 둘 수 있게 된다.

만약에 마사지 치료가 끝난 다음 하요부에서 불편함을 느낀다면 이는 테이블이 너무 낮은 상태이다. 반면에 상요부나 어깨 혹은 팔이 불편하다면 테이블이 아마도 너무 높은 상태일 것이다.

다수의 고정용과 휴대용 모델은 고정나사나 나비나사를 빼거나 도로 꽂아서 위와 아래로 조절할 수 있는 다리를 가지고 있다. 이것은 키가 다른 사람이 똑같은 테이블을 사용하거나 사용된 다양한 테크닉이 다른 테이블의 높이를 필요로 할 때 유리하다.

고정용 테이블에는 높이조절 버튼이 있고, 수압이나 전기로 움직인다. 값이 비싸긴 하지만 이런 타입의 테이블은 정상높이의 테이블에 오르기 어려운 노인이나 장애인을 치료하거나 또는 각기 신장이 다른 테라피스트들이 똑같은 탁자를 사용할 때 유용하다.

마사지 테이블의 너비는 보통 71cm(패드를 덧대면 너비가 넓어진다)에서 74cm이다. 69cm보다 좁은 테이블은 몸이 큰 고객에게 충분한 팔의 지지의 역할을 하지 못한다. 76cm 이상의 테이블은 테라피스트가 환자의 반대편에 도달해야 할 경우에 불편해진다. 테이블의 너비 또한 테라피스트의 신장과 관계가 있다. 테라피스트의 키가 클수록 더 넓은 테이블의 반대편에 도달하기 쉬울 것이다.

마사지 테이블에 알맞은 길이는 약 193cm이다. 대부분의 테이블은 길이가 약 172~189cm로 키가 큰 환자에게는 너무 짧을 수 있다. 마사지 테이블에 대는 패드는 테라피스트가 환자에게 적용하는 압력이 환자의 몸으로 흡수되고 테이블로 밀리지 않도록 견고해야 한다.

3~5cm의 높은 밀도의 스티로폼이 가장 사용하기 좋은 재료이다. 덧대는 패드는 손이나 발을 모서리에 두게 될 환자의 편안함을 보장하기 위해서 사방으로 1.3cm씩 탁자 틀의 모서리로 늘어나야 한다. 튼튼하고 청소하기가 쉽기 때문에 마사지 탁자 덮개로는 양질의 비닐이 가장 좋다. 고품질의 비닐을 관리하기 위해서는 합성세제를 이용하여 정기적으로 청소해야 한다.

연장된 부분이 마사지나 보디오일 및 알코올 염소계 표백제와 닿지 않게 한다. 이런 물질 때문에 비닐이 부서지거나 금이 갈 수 있다. 휴대용 테이블을 운반할 때는 운반 케이스를 사용하고, 극단적 온도는 피한다. 테이블이 너무 덥거나 춥게 된다면-예를 들어 차에 보관되기 때문에-사용하기 전에 마사지 테이블의 비닐이 실내온도로 돌아올 수 있게 하여야 한다.

다양한 디자인의 테이블이 생산되는데, 흔히 마사지 치료 테이블의 베드는 다양한 구성으로 위와 아래로 접힐 것이다. 이는 특정한 치료 상황에 편의를 도모하기 위한 것이므로 일반 마사지 테라피스트에게는 쓸모가 없을 수도 있다.

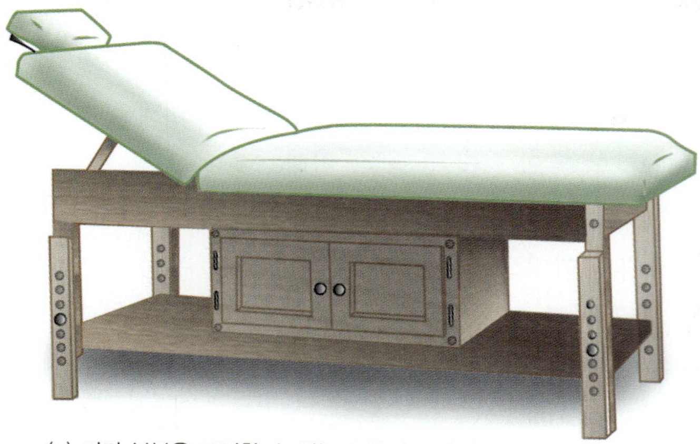

(a) 머리 부분을 조절할 수 있는 스튜디오 테이블

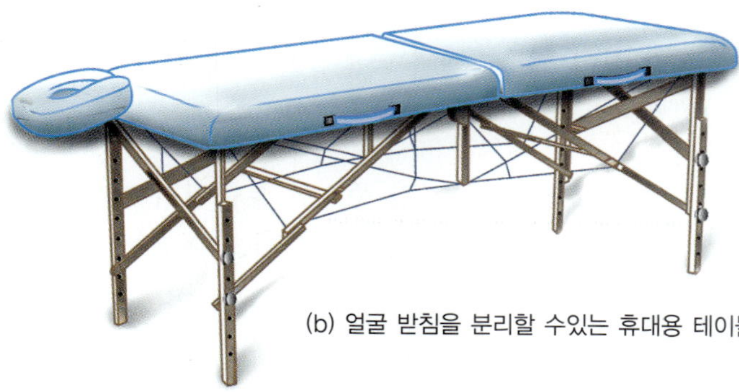

(b) 얼굴 받침을 분리할 수있는 휴대용 테이블

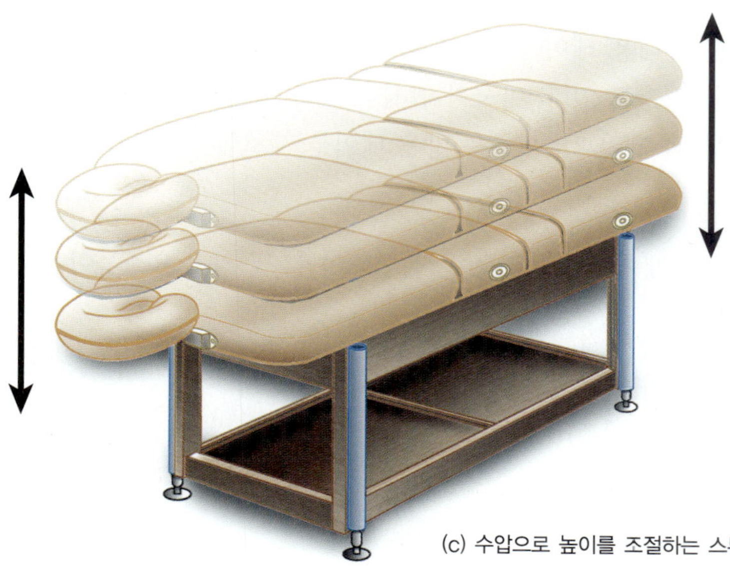

(c) 수압으로 높이를 조절하는 스튜디오 모델

그림 3-3 다양한 스타일의 마사지 테이블이 생산된다.

예외의 경우는, 경부의 긴장을 완화하기 위해서 위와 아래로 조절되는 머리 부분(headpiece)이다. 얼굴을 위한 설치물은 테이블 끝에 두는 구멍의 형태나 테이블 끝에 대는 연장 패드이다. 이것은 환자의 목등뼈를 바르게 해서 얼굴을 아래로 하고 누울 때에 목과 상부 등의 긴장을 덜 수 있다.

대부분의 마사지 테이블은 얼굴 받침대(face cradle)와 같은 많은 액세서리들을 포함한다. 얼굴 받침대는 환자의 편안함을 위해 유익한 부품이다. 많은 테이블들이 편안함을 주기 위해 여러 위치로 조절할 수 있는 얼굴 받침대를 가지고 있다(그림 3-3 참고). 몇몇 테이블은 체격이 큰 환자의 팔을 지지하기 위한 측면 받침대(side extension)를 포함한다.

휴대용 마사지 테이블에서 또 다른 액세서리로는, 테이블을 다른 장소로 옮길 때 테이블을 보호하기 위한 운반 케이스를 들 수 있는데, 테이블을 보호하는 것 외에도 여분의 손잡이를 비롯하여 테이블을 쉽게 들고 옮길 수 있게 묶는 끈을 가지고 있다. 또한 대부분의 케이스는 리넨과 비품들을 가지고 다니기 위한 큰 주머니를 가지고 있다.

테이블은 마사지 테라피스트 장비 중 가장 중요한 부품이기 때문에 전문적으로 디자인된 마사지 테이블을 추천한다. 대부분의 회사들은 조절할 수 있는 얼굴 받침대 및 특수 커버나 여분의 폼쿠션과 같은 액세서리에 따라 가격의 범위가 다양하다. 몇몇 회사들은 용구까지 판매하므로 고객들이 자신에게 맞도록 테이블을 조립할 수도 있다.

일부 회사들은 휴대용 테이블과 스튜디오 테이블, 그리고 수압 테이블과 같은 다양한 테이블을 갖추고 있다. 마사지 잡지나 마사지 치료 저널과 같은 간행물들을 통해서 학생들과 테라피스트들은 많은 테이블 제조업체의 정보와 전화번호를 수집할 수 있다.

테이블을 선택할 때에는 다음과 같은 유념해야 할 몇 가지 요소들이 있다.

- 조절할 수 있는 다리
- 얼굴 받침대(약간 조절하는 것이 유익함)
- 비닐 커버(닦기 쉬움)
- 쉽게 조립하고 분해함.
- 안정성과 내구성
- 운반 케이스(쉽게 운반하고 보호함)
- 좋은 보증서

덧베개와 베개(Bolsters and Pillows)

환자가 마사지 테이블 위에서 편안한 자세를 취하기 위해서는 베개나 덧베개(bolster)와 같은 여러 가지 보조도구들을 갖추고 있는 것이 유리하다. 다양한 크기와 모양의 덧베개가 있지만 원형 · 반원형 · 사각형 혹은 독특한 모양의 덧베개들이 신체 특정부분을 지지하는데, 특수 제작된 신체 지지 시스템들이 유용하다. 거품 고무(foam)로 만들어지고 비닐 커버로 되어 있으며, 거의 테이블 길이 정도의 크기로 된 15~20cm 정도의 원형 덧베개가 일반적이다. 이러한 덧베개들은 환자의 허리에 가해지는 긴장을 감소시키기 위해 사용된다.

즉, 환자가 침대에 바르게 누었을 때는 무릎 밑에 두며, 엎드려 누웠을 때는 발목 아래에 놓는다. 이때 비닐 커버가 환자의 피부와 접촉하지 않도록 하는 것이 중요하다. 덧베개는 테이블 시트 아래나 베개 덮개 속에 넣기도 한다. 비닐 커버가 씌워진 덧베개는 마사지 테이블을 깨끗하게 하는 데 사용되는 합성세제를 이용하여 깨끗이 닦는다.

옆으로 누웠을 때에 복부나 머리 아래를 여분으로 지지하는 것과 같은 특정한 자세를 취하기 위해 3~4개의 침대 베개를 준비하는 것이 좋다. 베개와 덧베개 위의 베개 케이스는 환자마다 바꿔야 한다.

마사지 리넨(Massage Linens)

리넨은 마사지를 할 때, 마사지 테이블, 환자, 얼굴 받침대, 덧베개 등과 베개를 덮는 데 사용된다. 제공되는 서비스의 유형과 천을 드리우는 스타일에 따라서 어떤 리넨이 필요한지가 결정된다. 1인용(2인용) 크기의 편평한 시트와 목욕 시트 및 비치(beach) 타월과 커다란 혹은 보통 크기의 목욕 타월은 환자를 덮는 데 사용할 수 있다. 베개 커버는 베개와 덧베개를 씌우는 데 사용된다. 세수 수건과 손타월 및 베개 커버 혹은 특별히 만들어진 커버들은, 얼굴 받침대로 사용할 수 있다.

깨끗한 리넨은 모든 환자를 위해 사용된다. 필요한 리넨의 양과 수는 하루 동안의 환자수를 비롯하여 얼마나 자주 세탁이 이루어지느냐에 달려 있다. 만일에 세탁이 매일 이루어진다면 건조되는 동안 쓸 만큼 충분한 리넨이 있어야 한다.

일반적인 시트 천으로는 무명, 면, 면 혼방, 그리고 플란넬(flannel)이 있다. 하얗고 옅은 파스텔 톤에 꽃무늬 인쇄된 천은 세탁이나 표백에도 잘 견뎌 낸다. 어두운 색은 바래거나 오일에 얼룩진 것처럼 보인다. 리넨이 얼룩지고 투명하게 비치거나 혹은 닳아서 올이 드러나 보이면 교체해야 한다.

최근에는 시중에 리넨의 얼룩과 악취를 효과적으로 제거하는 윤활제 제품들이 판매되고 있다.

대부분의 테라피스트사들은 덮개로 타월 혹은 타월과 시트의 혼합 사용을 선호한다. 다양한 사이즈의 타월들을 이용할 수 있는데, 목욕 시트나 커다란 목욕 타월은 부분적으로 덮어 주거나, 덮었을 때에 움직이지 않고 그 자리에 있도록 윗덮개로 사용할 수도 있다. 작은 목욕 타월은 상부 체간을 덮을 때에 사용된다. 만약 서비스에 샤워 시설도 포함된다면 몸을 닦을 수 있는 여분의 타월이 있어야 한다.

테라피스트는 환자를 오한으로부터 보호하기 위해서 시트 · 타월 · 베개 커버 외에도 얇은 플란넬 천이나 면 혹은 울담요 등을 준비해 두는 것이 좋다. 담요는 온기와 안전 및 편안함을 주기 위하여 일상적인 덮개들의 맨 윗부분을 덮는 데 사용된다. 비록 담요가 환자의 피부에 직접적으로 접촉하지는 않는다고 하더라도 세탁이 간편하고 부드러운 재료로 이루어진 담요이어야 한다.

마사지 윤활제(Massage Lubricants)

좋은 품질의 윤활제는 테라피스트가 보유해야 할 가장 중요한 재료이다. 윤활제를 사용하는 1차적인 목적은 테라피스트의 손과 환자의 피부 사이에 발생하는 마찰을 줄이는 데 있다. 윤활제의 선택은 마사지의 유형과 환자의 요구 및 테라피스트의 선호 등에 따라 결정된다.

테라피스트는 로션이나 크림 혹은 마사지 오일을 선택할 수도 있다. 마사지 오일은 가장 널리 이용되는 윤활제이다. 파우더, 오일, 크림 혹은 로션 등 선택하기 어려울 정도로 다양한 마사지 윤활제들이 있는데, 무엇보다도 품질이 중요하다.

광물성 오일은 마사지에 사용하지 않는데, 그 이유는 원유성분이 있는 제품인데다가 피부를 건조하게 하고 모공을 막히게 하기 때문이다. 코코넛이나 아몬드 · 살구 · 올리브 · 땅콩 · 참깨 · 포도씨 등과 같은 식물성 오일이나 해바라기 오일을 혼합한 것이 부드럽고 피부에 천연 영양분을 공급해 준다. 코코넛과 아몬드 오일은 흔히 혼합되는 오일이다.

하지만 일부 환자들이나 테라피스트들은 견과류에 알레르기 반응을 보임으로써 아몬드 같은 오일에 민감할 수도 있다. 신선한 오일을 사용하는 것이 중요한데 오래 묵은 오일은 아주 역겨운 냄새가 날 수 있기 때문이다. 만일 묵은 오일이 리넨에 묻어서 잠시라도 남아 있게 되면 즉시 섬유 속에 스며들어서 악취가 난다.

오일과 크림 및 로션은 각기 상이한 특징을 가지고 있다.

로션은 마사지 부위에 효과가 나타나면서 미끄러움이 감소하는 특징이 있다. 대부분의 로션은 피부 속에 스며들어서 굳어져서 피부에 영양분을 제공해 준다. 또한 자극이 없이 피부 속에 침투하기 때문에 심부조직을 마사지하는 테라피스트가 널리 선택하는 제품이다. 그러나 로션은 피부 속에 쉽게 스며들기 때문에 자주 덧발라 줄 필요가 있다.

마사지 크림은 마사지 오일의 대용품으로 마사지 받는 부위를 자극하고 진정시키며, 따뜻하게 하거나 시원하게 하고, 특수 영양분을 제공해 주는 특별한 성분을 가지고 있다. 또한 덜 매끄러운 오일 성분보다는 물 성분이 강하고 오일과 비슷한 매끄러지는 성분을 가지고 있다. 하지만 크림은 상대적으로 비싼 것이 흠이다.

테라피스트는 자신의 환자가 좋아하는 제품을 찾아낼 때까지 여러가지 제품들을 실험해 보라. 당신이 좋아하는 제품을 발견한 후에 대량으로 구매하는 것이 훨씬 경제적이다. 오일을 큰 통으로 샀을 경우 작은 병으로 옮겨 담아야 한다.

이 때 병의 입구까지 기름을 꽉 채워야 하는데 그 이유는 병에 공간이 남게 되면 공기가 들어가서 악취의 원인이 되기 때문이다.

오일이 악취까지는 아니더라도 상쾌한 냄새를 내지 않을 때는 레몬이나 정향 및 계피, 사향 혹은 그밖에 향이 좋은 필수 오일을 몇 방울 첨가하면 된다. 대개 한 컵의 오일에 몇 방울의 농축액을 첨가하면 좋은 향을 내기에 충분하다.

향유는 신중하게 사용해야 한다. 환자들은 특정한 향수에 민감하거나 알레르기 반응을 보이며 혹은 싫어할 수도 있다.

오일이나 크림을 방향요법을 위한 에센셜 오일의 전달체로 사용할 때에는 오일들을 사용하기 직전에 섬세하게 혼합해야 한다. 오일과 농축향료는 대리점에서 구매할 수 있으며, 대개는 약국에서 구입한다.

일부 마사지 테라피스트들은 오일을 섞어서 깨지지 않고 들고 다니기 간편한 디스펜서(dispenser) 뚜껑이 달린 병에 담길 좋아한다. 이렇게 하면 엎질러지는 것을 방지할 수 있다(그림 3-4 참조). 모든 윤활유는 오염을 막을 수 있게 처리된 용기 속에 보관하고 사용해야 한다.

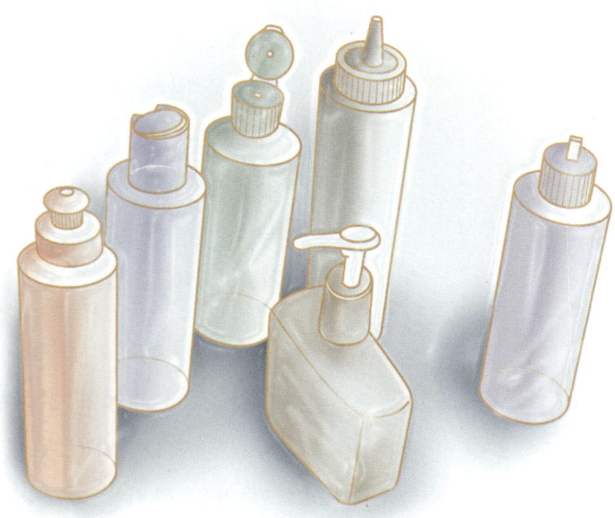

그림 3-4 다양한 디스펜서 뚜껑을 가진 오일 병

어떤 환자는 심한 지성 피부를 가지고 있거나 혹은 오일을 참지 못하기도 한다. 이런 환자들에게는 옥수수 가루와 같은 가벼운 파우더가 좋을 수 있다. 비록 파우더가 오일 속에 함유되어 있는 윤활제를 제공해 주지는 못하지만, 파우더를 가지고 하는 똑같은 마사지 동작이 효과적일 수 있으며, 어떤 환자들은 파우더를 더 좋아한다. 파우더로 마사지할 때는 활석을 들이마시지 않도록 조심해야 한다.

수퍼마켓에도 좋은 크림과 로션들이 있다. 항상 라벨을 읽어서 제품의 성분이 무엇인지를 파악하고, 마사지에 사용하기가 안전한지를 확인해야 한다. 이때 낯선 단어가 눈에 띌 때는 화장품 성분 사전을 찾아보는 것이 좋다. 가능하면 약사나 피부과 전문의에게 문의하는 것도 좋다.

대부분의 사람들에게 해롭지 않은 제품일지라도 특별한 물질에 민감한 사람에게는 알레르기를 유발할 수도 있다. 환자와 상담하는 동안 혹은 얼굴이나 몸에 어떤 물질을 바르기 전에 환자가 어떤 물질에 알레르기가 있는지를 점검하는 것이 최상이다. 의심이 갈 때는 물질을 바르기 전에 패치검사(patch test)를 해보는 게 좋다.

패치검사를 할 때에는 먼저 부드러운 비누와 따뜻한 물로 팔꿈치 안쪽의 구부러지는 부분을 씻어야 한다. 그 부위를 린스로 헹구고 소량의 물질을 피부에다 바른다. 15~30분 동안 가려움증이나 염증 및 민감성 혹은 따끔거림 등이 있는지를 확인한다. 만약 이런 반응이 나타나면 해당 물질의 사용을 중지해야 한다.

염증이나 위에서와 같은 반응들이 나타나지 않는다면, 그 제품은 사용하기에 적합하다고 간주한다. 만일 환자가 어떤 윤활제에 민감한 반응을 나타낸다면－가령 윤활제를 바른 피부에 염증이 나는 경우－즉각적으로 비누와 물로 모든 윤활제를 씻어 내야 한다.

환자는 마사지 테라피스트에게 마사지 중단을 요구하거나 혹은 다른 윤활제를 계속 사용하도록 요청할 것이다. 하지만 유감스럽게도 대부분의 부작용 반응은 윤활제를 바르고 나서 몇 시간 후에 그리고 마사지실을 떠난 후에 발생한다.

따라서 향수와 다른 화장물질에 알레르기가 있는 사람들은 마사지 치료를 받기 24시간 전에 패치검사를 받을 필요가 있다. 그러므로 환자는 대체로 어떤 물질을 사용해도 되고, 어떤 물질은 피해야 하는지에 대해 의사의 처방을 받을 필요가 있다. 예민한 환자는 자기가 주로 쓰는 윤활제를 사용하기를 원할 수 있다.

시중에는 '저자극성' 이라는 문구가 있는 윤활제들이 있다. 이런 제품들은 비록 민감성 피부를 가진 사람이라 하더라도 안전하다.

따라서 일반적인 제품에 대해 민감한 반응을 보이는 환자들을 위해 몇 가지 저자극성 제품들을 비치하는 것이 좋다.

대부분의 비처방 제품들은 일반인들에게 안전하다고 간주되며, 많은 테라피스트들은 환자들의 필요와 요구에 부응하기 위해 다양한 종류의 윤활제를 보유하고 있다. 알코올은 위생적 목적을 위해 이용하며 또한 마사지가 끝난 후 환자가 옷을 입기 전에 환자 피부의 과도한 오일을 제거하는 데 쓰이기도 한다.

복습과 토론을 위한 질문

1. 마사지 치료사는 환자에게 어떤 이미지를 보여주어야 하는가?
2. 마사지 공간을 준비할 때에 고려해야 할 중요한 사항은 무엇인가?
3. 대략적으로 마사지 공간으로는 어느 정도가 최적인가?
4. 장비와 물품들에 대해서 정기적으로 검사를 해야 하는 이유는 무엇인가?
5. 물품과 장비에 대한 체크리스트를 준비하는 것이 왜 중요한가?
6. 전신 마사지에는 대개 어떤 종류의 제품들이 이용되는가?
7. 마사지 치료실의 적합한 온도는 어느 정도인가?
8. 마사지 테이블의 높이를 조정할 수 있는 것이 왜 중요한가?
9. 마사지 치료실에서는 어떤 조명이 적합한가?
10. 환자에게 배경음악에 대해 질문해야 하는 이유는 무엇인가?

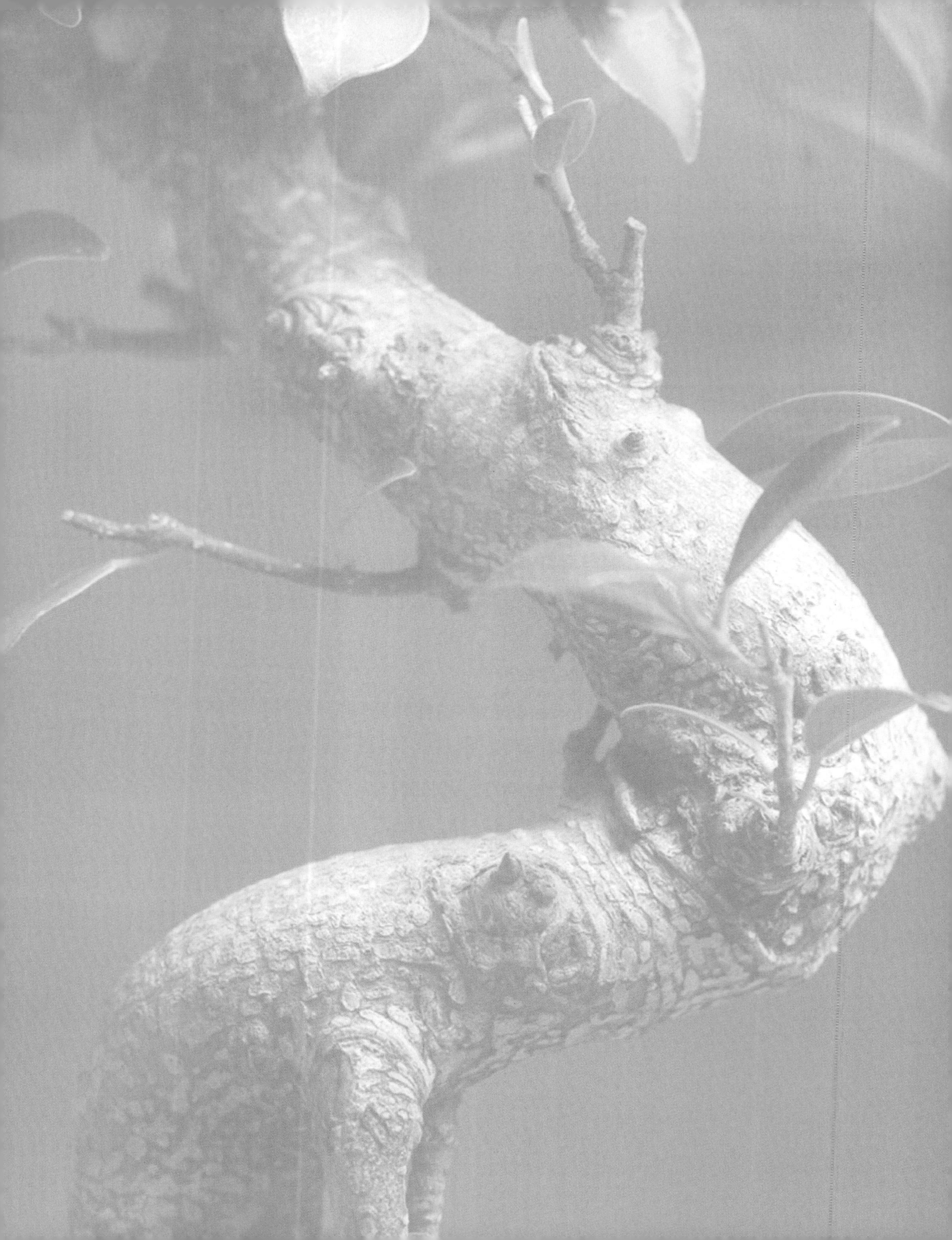

위생과 안전

Sanitary and Safety Practices

CHAPTER

4

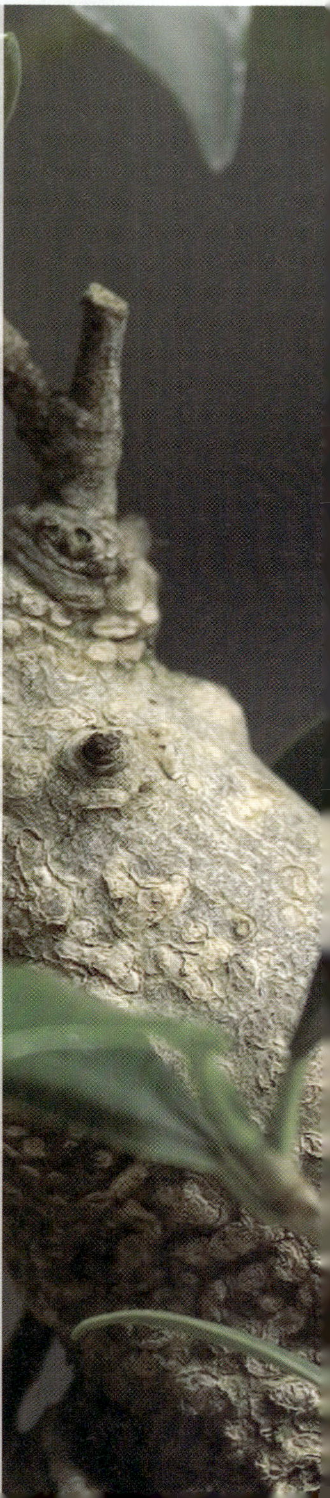

학습 목표(Learning Objectives)

1. 엄격한 공중위생 적용에 따른 규칙의 필요성을 설명할 수 있다.
2. 마사지할 때 필요한 위생적인 도구들을 설명할 수 있다.
3. 병원성 세균과 비병원성 세균의 차이점을 설명할 수 있다.
4. 질병의 확산을 억제하기 위한 개인위생과 환경의 중요성을 설명할 수 있다.
5. 소독제와 방부제, 그리고 그밖에 효과적인 제품의 사용법을 설명할 수 있다.
6. 마사지 테라피 산업에서 안전의 중요성을 설명할 수 있다.

서론(Introduction)

위생과 안전은 고객을 부상과 질병으로부터 보호하는 활동이다. 위험한 상황을 미리 인지하고 그것을 제거하여 부상에 대한 예방조치를 취할 수 있다. 특히 전염체의 확산을 줄이기 위한 위생 도구의 사용은 테라피스트 자신과 고객이 걸릴 수 있는 질병을 예방할 수 있다.

안전하고 위생적인 시설을 준비하는 것은 운영자의 책임이다. 고객들은 위생적인 서비스를 기대하기 때문에 비위생적이거나 난장판 같은 곳은 다시 방문 하지 않는다.

최근 질병의 예방과 관리 분야에서 많은 발전이 이루어지고 있다. 의료계에서 공중위생과 살균법은 필수적인 과정이며, 공중위생을 위한 여러 가지 의무사항을 법으로 규정하고 있다. 마찬가지로 개인 서비스 분야에서도 종사자들의 건강뿐만 아니라 고객의 건강을 보호하기 위한 모든 예방책을 강구해야만 한다.

보통 개인 서비스업의 종류와 특성에 따라 위생과 소독의 시행범위가 결정된다. 예를 들어 피부과에서는, 사용한 빗과 브러시를 세척과 소독의 과정이 철저히 진행될 때까지는 다른 사람이 사용하지 못하게 해야 한다. 다만, 마사지 테라피스트들이 모두 똑같은 도구나 소독방법을 시행할 필요는 없으며, 적합한 소독방법을 철저히 적용하면 된다.

마사지 치료사가 생물학자처럼 질병의 전이에 대한 전문적인 지식을 연구할 필요는 없지만 청결과 위생에 대한 중요성은 충분히 인식하고 있어야 한다. 전염병이나 피부병과 같은 질병은 깨끗하지 못한 손이나 손톱 또는 비위생적인 도구나 기기를 통한 감염체의 확산에 의해 야기된다.

그러므로 고객과 직접 접촉하는 종류의 물품(해면, 붓 등)은 청결과 위생이 가장 먼저 고려되어야 한다. 시술자는 고객관리 이전에 반드시 자신의 손을 따뜻한 물과 비누(항균비누)를 사용하여 씻어야 한다.

질병과 감염의 경로

질병은 유전적 요인, 대사과정, 결핍, 종양, 특정 감염원 등에 의해서 야기될 수 있다. 전염병은 병원체라는 아주 미세한 살아있는 개체에 의해 발생한다. 질병을 야기한 병원체는 감염된 숙주에서 새로운 숙주로 직접 또는 간접적 방법으로 확산된다. 병원체가 새로운 숙주를 감염시키기 위해서는 접촉(오염)을 통해 다른 개체의 내부로 들어간다(감염).

병원체는 감염의 경로 또는 확산의 경로라고 불리는 다양한 방법으로 개체의 내부로 들어간다. 일반적인 감염의 경로에는 소화기계, 흡입, 점막층의 직접적인 접촉, 손상된 피부를 통한 침습 등이 있다.

오염된 음식물이나 물도 유기물이나 기생체를 함유하고 있기 때문에 식중독, 장티푸스, 백선 등의 질병을 일으킨다. 호흡기계 감염은 감염된 사람과 가까운 곳에 있을 때 기침, 콧물, 대화 시에 발산되는 공기 중의 작은 병원체를 흡입함으로써 유발된다. 공기 중의 병원체는 먼저 호흡기관으로 흡입되어 점막을 감염시키고 호흡기관의 상기도나 폐 등의 또다른 민감한 부분을 감염시킨다.

생식기계의 점막층은 감염된 조직과의 직접 접촉(포진, 생식기 혹 등)이나 체액을 통한 성적인 접촉(매독, 임질, HIV)에 의해 질병을 확산시킨다. 건강한 피부는 병원체의 침습을 막는 주된 방어기전이지만 감염원이나 진균 · 옴 · 옻나무와 같은 악화 요인과 직접 접촉할 수 있다. 만약 피부 표면이 손상되면 병원균의 침습이 폭발적으로 증가된다. 따라서 자상과 상처를 신속히 세정 · 보호하여 감염이 일어나지 않도록 치료해야 한다.

마사지 시술자(massage practitioner)들은 병원체의 전이를 통해 확산되는 전염병에 주의해야 한다. 마사지할 때 주로 접촉하게 되는 병원체는 세균, 바이러스, 곰팡이류(진균)이다. 작고 단세포이며, 식물과 동물의 특징을 동시에 나타내는 세균(bacteria)은 병균(germ)이나 미생물(microbes)이라고도 불린다.

먼지나 쓰레기 및 더러운 물이나 병에 걸린 조직에 흔히 존재하며, 세균은 피부나 공기 및 몸의 분비물이나 손톱 밑 등에도 분포한다.

세균은 해롭지 않은 비병원성(non-pathogenic)과 해로운 병원성(pathogenic) 세균으로 분류된다. 비병원성 세균은 인체에 유익한 종류이며 체내의 소화과정과 대사작용을 도와주는 유용한 작용을 한다(그림 4-1).

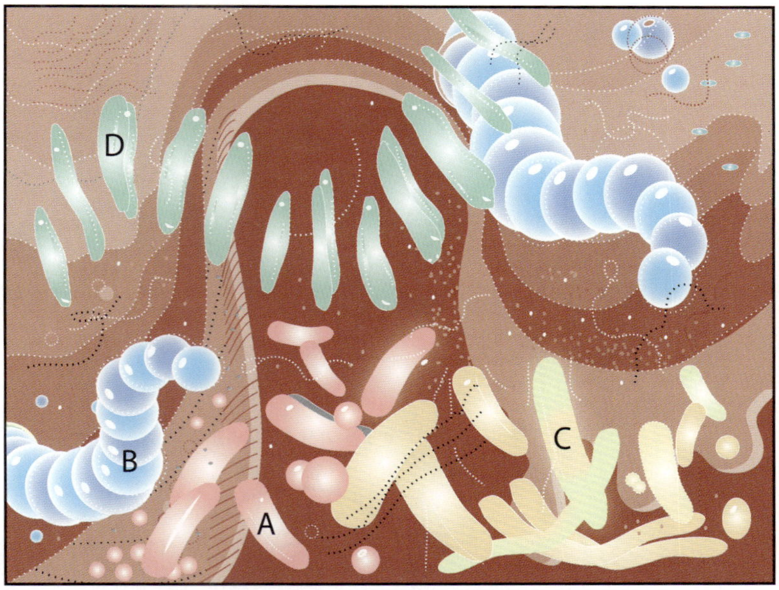

그림 4-1 대장에 존재하는 다양한 비병원성 세균
(A) 박테로이드(bacteroides) (B) 펩토스트렙토코쿠스(peptostreptococcus)
(C) 유산간균(lactobacillus) (D) 유박테리움(eubacterium)

반면에 병원성 세균은 소수이지만 질병을 일으키므로 더 큰 관심을 기울여야 한다. 기생충은 성장과 생식에 반드시 살아있는 개체가 필요하기 때문에 병원성 세균으로 분류된다.

병원성 세균을 분류하고, 그 특징을 더 잘 이해하여 효과적으로 통제하는 것이 중요하다. 그림 4-2는 3가지 형태의 일반적인 병원성 세균, 즉 구균(cocci, KOCK-sigh)과 간균(bacilli, ba-SIL-eye) 그리고 나선균(spirilla, spy-RIL-uh)을 나타낸다. 각 세균의 정확한 이름과 형태, 세균의 유형, 관련된 질병에 대한 자료는 다음과 같다(그림 4-2~5 참조).

바이러스(virus)는 초현미경적인(광학현미경으로 관찰할 수 없을 정도로 작은) 병원체로써, 살아있는 숙주(식물, 동물, 사람 등)의 세포에서만 살아갈 수 있는 기생체이다.

> **바이러스(Virus)**
> 질병을 매개하는 마이크로현미경으로 볼 수 있는 병원성 미생물

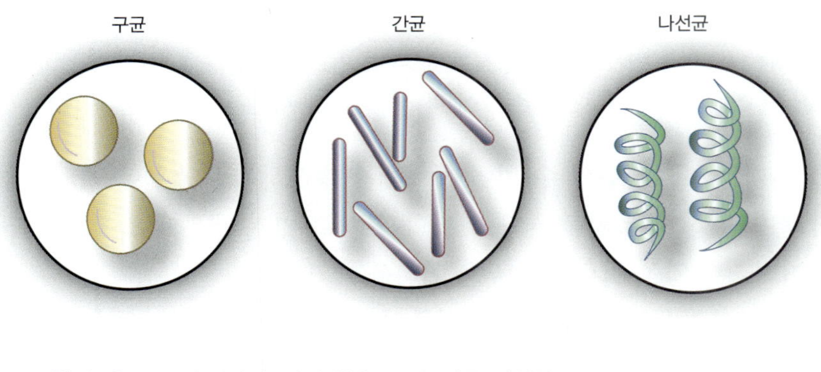

그림 4-2 세균의 일반적 3가지 형태 : 구균, 간균, 나선균

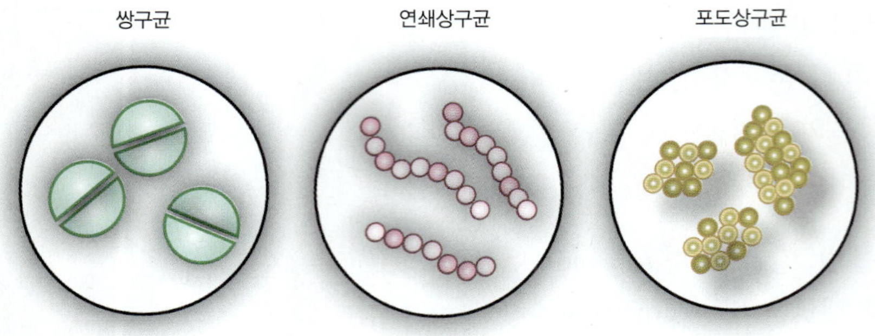

그림 4-3 세균의 분류

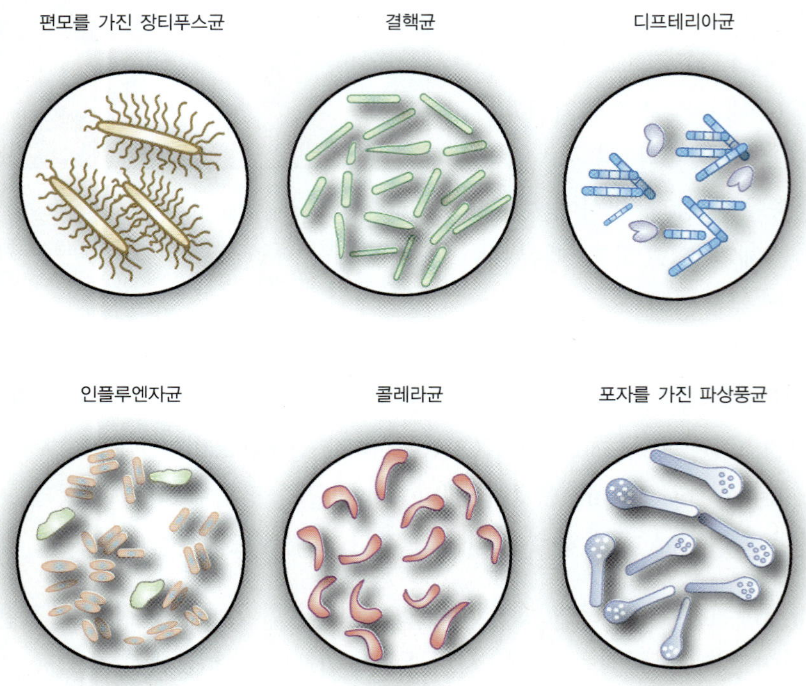

그림 4-4
질병을 일으키는 6가지 세균

살아있는 세포에 침입하여 숙주의 활동을 조절하고 독성 물질과 더 많은 바이러스를 만들어 내며, 세포가 죽으면 숙주에서 빠져 나와서 또 다른 세포에 침입한다.

바이러스는 항원으로 작용할 수 있어서 항체를 형성하는 시스템을 자극시킬 수 있다. 또한 흔히 자신의 특성을 신속히 변화시킬 수 있기 때문에 화학적 수단(약품)으로 바이러스 감염을 치료하는 것은 어려울 때가 많다.

바이러스는 감기, 천연두, 페렴, 어린이들의 유행성 이하선염, 홍역 등의 여러 가지 질병을 유발한다. 어떤 바이러스는 AIDS의 유발인자로 작용한다.

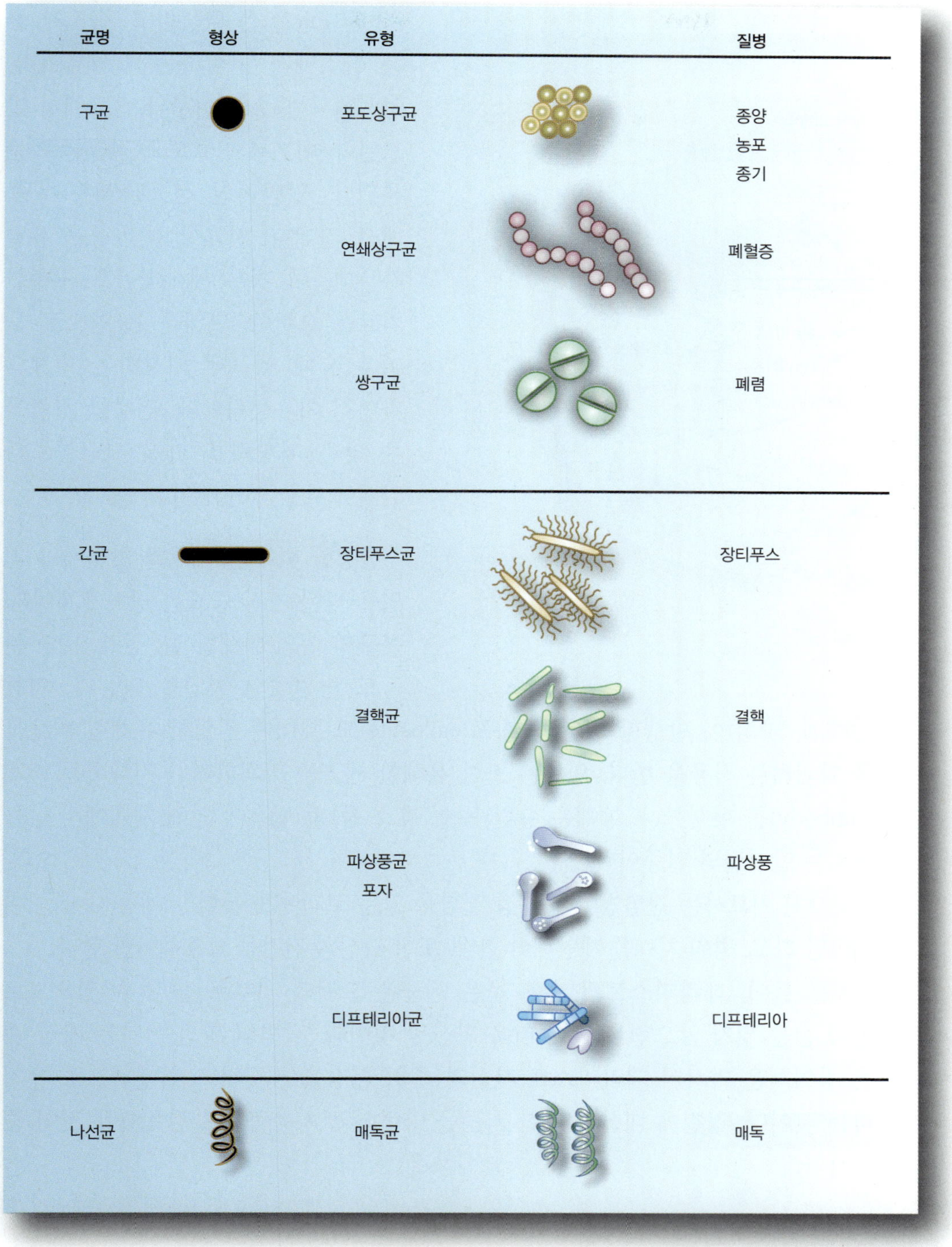

그림 4-5 병원균과 매개하는 질병

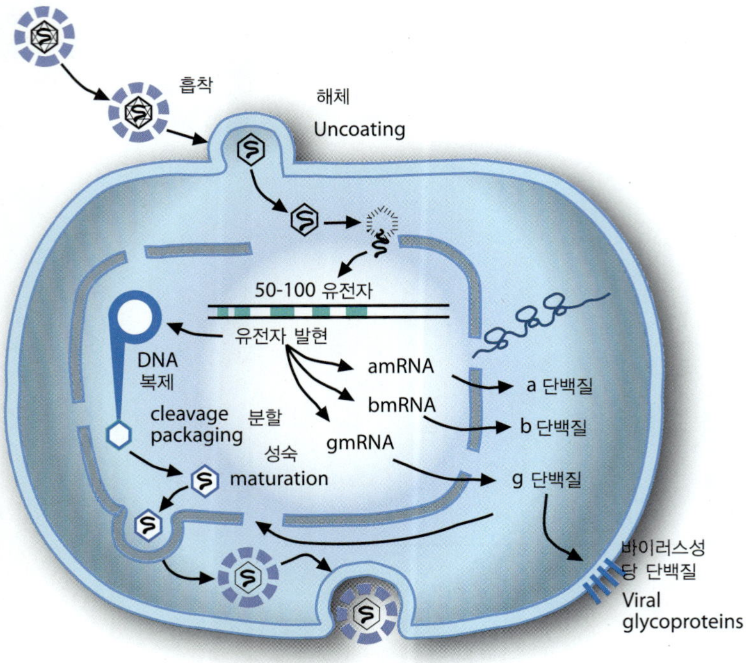

그림 4-6 바이러스 복제 단계

진균(Fungi)은 따뜻하고, 습도가 높은 환경에서 번식하는 기생체이며, 인체에서는 주로 피부와 점막에서 발견된다. 이끼류와 효모도 진균류로 분류된다. 일반적인 진균감염은 무좀, 백선, 칸디다, 진균성 질염 등을 유발하는데, 이 경우 지속적이고 꾸준한 치료를 요한다. 면역은 몸 안으로 들어온 유해 세균에 대항하는 인체의 자연적 치유능력이다. 건강한 사람들은 낮은 저항력을 가진 사람들보다 감염에 대한 저항성이 더 높다.

건강한 피부는 유해한 병원체의 침입을 막는 가장 중요한 방어체계이다. 콧구멍 속의 미세한 털, 점막, 눈의 눈물도 병원체의 침입을 막는다. 염증(충혈과 발적)이 발생할 때는 백혈구(leukocyte)도 체내에 침입한 유해한 미생물을 파괴하는 작용을 한다. 인체는 또한 유해한 세균을 파괴하거나 저해하는 항체(antibody)를 형성한다. 항체는 항원(독소, 효소 등)과 접촉에 의해 체내에서 만들어지는 단백질의 일종이다.

> **진균류(fungus)**
> 주로 습한 곳에서 자라는 잠재적으로 질병을 일으킬 수 있는 미생물

> **항체(antibodies)**
> 면역반응의 일환으로 항원과 접촉했을 때에 우리 몸이 만들어 내는 단백질

마사지 치료사는 전염병이나 특정 질환을 앓는 고객에게 특별한 예방 대책을 취해야만 하고, 병원 치료를 제안해야 한다. 또한 자신의 건강을 보호해야만 한다.

예를 들어, 테라피스트의 손에 묻은 세균은 고객의 피부로 옮길 수 있으므로 만약 손을 씻지 않으면 세균은 더욱 확산될 것이다. 질병의 확산을 막는 가장 좋은 방어책은 마사지 테라피스트 자신과 주위 환경을 깨끗하고 위생적으로 유지하는 것이다. 청결에 대한 엄격한 기준을 마련하고 지속적으로 감독하는 것이 중요하다.

위생상태 유지

세균, 바이러스, 진균 등 감염성 미생물의 전이는 많은 전염병을 발생시켜 인류를 괴롭혔다. 주위 환경에서 병원균을 모두 제거하기는 실질적으로 불가능하다. 그러나 공중위생관리를 실행하여 전염병의 확산을 현격하게 줄일 수는 있다.

기구와 접촉면으로부터 병원체를 제거, 감염을 예방하는 방법은 3가지로 나눌 수 있는데 살균, 소독, 위생이 그것이다.

살균(Sterilization)은 세균의 포자까지도 포함하여 물체와 그 표면부의 모든 살아있는 개체를 완전히 파괴하는 것이다. 이것은 병원에서 외과 수술기구의 위생적 처리 시에 적용된다. 살균은 마사지 센터에서 시행하기에는 힘들고 시간도 오래 걸리는 과정이다. 따라서 이 방법은 비현실적이다.

> **살균(sterilization)**
> 세균의 포자를 포함하여 모든 미생물을 파괴하는 과정

소독(Disinfection)은 세균의 포자를 파괴하지 못하는 부분을 제외하고는 살균만큼 효과적으로 병원체를 제거할 수 있는 방법이다. 전문가용 소독제는 표면부나 도구의 감염을 방지하는 강력한 물질이므로 반드시 제조사의 설명서에 따라 신중하게 사용하여야 한다. 특히 오랫동안 사용하거나 반복적으로 사용할 때에는 피부를 손상시킬 수 있으므로 손을 씻는 용도로 사용해서는 안 된다.

> **소독(disinfection)**
> 멸균만큼 강력한 미생물 사멸작용을 나타내지만, 세균의 포자를 죽이지는 못함

공중위생 관련 법률에서는 소독제에 대한 구체적인 사용규정을 마련하도록 하고 있다. 거기에는 적합한 사용법에 대한 안내, 유효성분의 목록, 안전한 예방수칙, 제품이 효과를 나타내는 미생물 목록, 소독제가 함유하고 있는 잠재적인 위험물질에 대한 물질안정 목록표(MSDS)가 포함되어야 한다. 소독제를 가장 안전하고 적합하게 사용하는 방법은 제조사의 지침을 따르는 것이다. 오늘날 가장 보편적인 소독제는 석탄산(Phenols, Lysol), 염소표백, 알코올 등이다.

위생(sanitation)은 표면부에서 발견되는 미생물과 병원체의 수를 현저하게 줄여준다. 보통 위생은 비누 및 계면활성제와 물로 실시한다. 손씻기는 위생의 가장 중요한 방법으로서, 감염을 막는 1차적인 예방책이 된다.

철저한 손씻기 방법은 항균비누와 따뜻한 물을 이용해 손을 세게 문지르는 것이다. 먼저 손에 물을 적시고 비누를 칠한 다음에 거품을 충분히 낸다.

그 다음에는 손가락 사이 사이와 손톱 주위 및 팔까지도 문지르고 깨끗이 씻은 후 타월로 닦아 준다. 시술자는 관리 전후에 항상 깨끗이 손을 씻어야 한다. 마사지를 실시하기 전에 손을 씻는 일은 고객을 보호하는 것이고, 마사지 후의 철저한 손씻기는 시술자 자신은 물론이고, 다음에 자신이 관리할 고객을 안전하게 보호하는 대책이다.

> **위생(Sanitation)**
> 미생물 제거를 위해 마사지 센터에서는 비누나 계면활성제 및 물을 주로 사용

마사지 시 특별한 위생예방책이 필요한 상황이 있다. 전염병이 있거나 확산의 위험성이 클 경우에는 마사지를 실시해서는 안 된다. 아주 드문 경우이지만 시술자가 환자의 체액에 노출되는 경우도 있기 때문이다. 시술자는 이러한 상황을 인식하고 보편적 예방책을 준수해야 한다.

또한 고객이 저항력이 약한 상태이거나 질병의 증상이 나타나지는 않았더라도 전염성이 농후한 상태를 만나게 된다. 이런 경우에도 고객, 시술자, 또 다른 고객의 안전과 건강을 위해서 위생적인 시술이 필수적이다.

마사지실과 작업 공간, 도구, 기기 등을 위생적으로 유지하는 것이 중요하며, 타월 · 담요 · 시트 등과 같은 물품들은 각 고객을 위해 항상 깨끗하고 청결한 것으로 준비해 두어야 한다. 사용한 리넨(linen)은 뜨거운 물로 세탁한 후 건조기로 건조시킬 때까지 밀폐된 용기에 보관해야 한다.

만약 리넨이 오염되었다고 생각되면 1컵 정도의 염화 표백분을 물에 섞어서 소독한다. 비록 마사지 시술자가 화학약품이나 전기 장치를 많이 사용하지는 않지만 고객의 몸에 작용하는 어떤 것이라도 위생적으로 관리되어야 한다. 이를 위해서는 세균을 죽이거나 성장을 억제하는 소독약, 방부제, 훈증 소독제 등을 활용할 수 있어야 한다.

쉽게 사용할 수 있고 경제적이면서 빠른 효과를 나타내는 제품으로는 알코올, 붕산, 과산화수소수, 차아염소산나트륨 등이 있다.

보편적인 예방책(Universal precautions)

보편적인 예방책이란 혈액이나 체액에 사람이 노출되는 것을 방지하기 위해 체계적으로 계획된 감염방지 시스템을 가리킨다. 보편적 예방책에서는 혈액이나 체액을 HIV나 A · B · C형 간염, 기타 다른 혈액 매개형 질병의 잠재적인 감염원으로 고려한다.

> **보편적 예방책**
> 혈액이나 체액에 사람들이 노출됨을 막아 주는 감염억제 시스템

살균기(Sanitizers)

습식살균기(wet sanitizers)는 용액 속에 넣어서 소독할 수 있는 물건들에 효과적인 장치이다. 용액이 묻는 것을 막아 주는 커버를 포함하며, 다양한 형태와 크기의 제품들이 출시되어 있다(그림 4-7)

> **습식살균기**
> 소독할 기구들을 소독용액 속에 완전히 담근 채로 소독을 실시하는 장치

붓(hand brushes)과 같은 물품은 습식살균기에 집어넣기 전에 반드시 뜨거운 물과 비누로 먼저 철저히 씻어야 한다. 이것은 용액이 오염되는 것을 막아 주며, 비누와 따뜻한 물은 상당히 많은 세균을 제거해 준다. 소독액에서 뺀 기구는 맑은 물로 헹궈 주고 깨끗한 타월로 닦은 다음에 말려서 다시 사용할 때까지 건식 또는 캐비닛 소독기에 보관한다.

보편적 예방책

1. 고객과의 접촉 전후에는 비누나 물로 반드시 손을 씻어야 한다. 이때는 일회용 종이타월을 사용하고, 만약 혈액이나 체액이 손이나 다른 피부 부위를 오염시켰다면 즉시 씻어 내야 한다.
2. 시술자 손의 피부가 손상되었다면 반드시 장갑을 착용해야 한다. 만약 시술자의 손에서 피부염의 병소나 삼출이 나타나면 완전히 치료가 될 때까지 마사지를 해서는 안 된다.
3. 혈액이나 체액이 묻은 피부나 점막, 체액과 직접적인 접촉이 예상될 때는 반드시 장갑을 착용해야 한다. 그리고 장갑은 사용한 후에 즉시 폐기해야 한다.
4. 관리를 시작하기 전에는 미리 장갑을 준비해 두어야 하며, 관리 후에는 즉시 폐기하고, 장갑을 벗은 후에는 손을 씻는다.
5. 혈액이나 체액으로 오염된 리넨(linen)은 불필요하게 휘젓지 말고 세탁할 때까지 내용물이 새지 않도록 리넨 보관함에 별도로 관리해야 한다.
6. 세탁 : 오염된 리넨에서 질병이 확산될 위험성이 있으므로 처리기준에 맞춰 위생적이고 세심한 보관과 세척과정이 진행되어야 한다. 리넨은 계면활성제와 뜨거운 물로 세척하여 건조기에서 말려야 한다. 오염된 리넨의 세척에는 염소제 표백분을 사용하면 효과적이다.
7. 하우스 키핑(house keeping) : 특별히 오염된 구역을 제외한 벽이나 마루 등은 질병의 확산과 직접적으로 관련되지 않으므로 살균이나 소독을 실시할 필요는 없다. 그러나 규칙적으로 위생적이고 효과적인 제품을 선택해서 오염물의 제거와 세척을 실시해야 한다.

일부 장치는 뜨거운 물과 비누로 씻고 알코올에 담근 다음, 말려서 필요할 때까지 건식소독기에 보관해야 한다. 습식 열(moist heat)은 100℃의 물에서 약 20분 동안 기구를 끓이는 것이다.

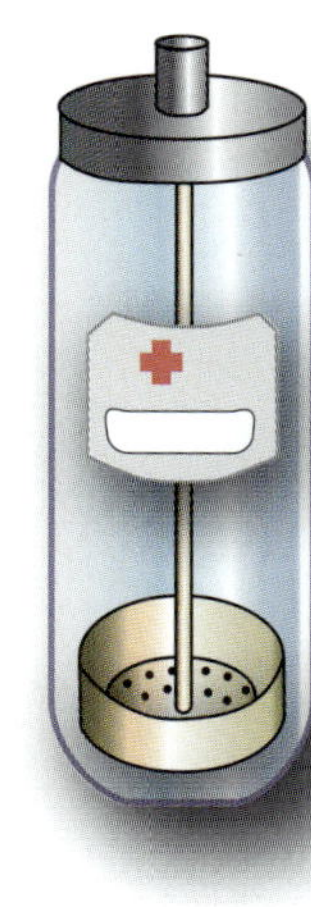

그림 4-7 습식살균기

소독제

일반적으로 사용하는 소독제(표 4-1)는 다음과 같다.

- 염소표백제(chlorine bleach)
- 에틸 또는 그레인 알코올(ethyl or grain alcohol)
- 크레졸(cresol)

일반 가정에서 사용하는 염소 표백제는 표면부(바닥, 벽 등), 기기, 섬유에 효과적인 소독제이다. 표면부나 기구를 소독할 때는 10%, 즉 표백제 1에 물 9의 비율로 사용한다. 그리고 기구를 담가서 소독할 때는 적어도 10분 동안 담가 둔다(너무 오래 담가 두면 탈색이 일어난다). 리넨을 물로 세척할 때는 1컵 정도를 첨가한다.

표 4-1 승인된 소독제

이름	형태	농도	사용법
차아염소산 (가정용 표백제)	액체	10% 용액	10분 이상 용액 속에 기구를 담가 둔다.
알코올	액체	70% 용액	기구를 담가 두거나 전극이나 끝이 날카로운 기구의 소독
크레졸	액체	1~5% 용액	마루, 싱크대, 거실을 깨끗이 할 때에 사용

마루

① 카펫 : 진공청소기로 청소하고 필요할 경우에는 세탁한다

② 마루 : 매일 쓸고, 세제와 물로 닦아 내며, 크레졸이나 기타 소독제로 정기적으로 소독한다.

기타 표면부

① 세척액(비누, 물, 다른 제품류)으로 모든 표면부를 소독한다.

② 스프레이 타입 클리너, 비누와 물을 이용하여 마사지 오일을 제거한다.

③ 소독제 타입의 클리너로 소독한다(10% 염소 표백제, 알코올, 동종의 소독제와 클리너).

휴게실

① 계면활성제와 물로 모든 표면부를 소독한다.

② 살균제나 리졸(Lysol) 타입의 제품으로 소독한다.

③ 10% 염소산 표백제를 이용하여 소독한다.

④ 소독제를 표면부에 스프레이하거나 닦아 준 뒤에 말린다. 소독제를 사용할 때는 장갑을 착용하여 피부 손상을 막아 주어야 한다. 만약 스프레이 용기를 사용한다면 입자를 들이마사지 않도록 주의해야 한다.

⑤ 종이 타월이나 화장실용 휴지 및 종이컵을 제공하고 항균 액체비누도 준비해 둔다.

마사지 치료에 사용하는 모든 제품은 개폐식 용기에 보관하고 명확하게 표시해 두어야 한다. 마사지 오일은 깨지지 않는 용기에 담고 위에 분배기(dispenser)를 달아서 테라피스트가 사용할 때마다 덜어서 쓸 수 있게 해야 한다.

이렇게 하면 병에 남아 있는 내용물이 오염되는 것을 막을 수 있다. 또한 단단한 병을 사용하면 내용물의 유출과 바닥에 떨어졌을 때에 파손을 막을 수 있다.

용기류에 묻어 있는 크림류는 손가락보다는 스파출라나 다른 도구를 이용해 제거해야 한다. 이것은 제품의 특성이 변질되지 않도록 해준다. 용기의 뚜껑은 항상 닫아 두고 외부도 깨끗한 상태로 유지해야 한다.

예방 방법

① 몸과 의복을 청결히 해야 한다.

② 고객을 관리한 전후에는 반드시 손을 물과 비누로 깨끗이 씻어야 한다. 핸드 브러시를 사용해서 문질러 주고, 특히 손톱 주위를 섬세히 문지른 다음에 헹구고 말린다.

③ 마사지에 사용되는 모든 제품, 도구와 마사지 공간을 위생적으로 유지해야 한다.

④ 모든 크림 · 오일 · 로션류는 오염을 막기 위해 분배기가 있는 용기에 보관해야 한다. 항아리 형태의 용기에 제품을 담아서 손가락으로 직접 제품을 덜어 내지 말고 일회용 압설자(tongue depressor)나 스파출라를 사용하여 오염을 막아 준다. 그리고 확실하게 라벨을 붙여 두어서 제품의 잘못된 사용을 막아야 한다.

⑤ 리넨과 타월은 뜨거운 물과 비누로 세척하고 말려서 사용한다. 살균력이 있는 염소제나 표백제를 첨가하여 사용하며, 소독된 리넨은 밀폐형 보관함에 보관해야 한다. 타월과 시트는 세척 후에 말려서 세탁제와 섬유 유연제로 냄새를 없애 주어야 하며, 고약한 냄새가 나면 즉시 교체해야 한다. 올리버 · 아몬드 · 미네랄 오일 등은 옷감에서 제거하기가 쉽지 않으므로 타월이나 시트에 묻으면 즉시 세탁해야 한다. 세탁이 힘들 때는 일회용 시트를 사용하거나 냄새나 오일을 제거하기 쉬운 제품들을 선택 · 사용할 수 있다.

⑥ 피부에 상처가 있거나 손을 통한 감염의 위험이 있는 경우에는 위생장갑이나 다른 보호장비를 착용해야 한다.

⑦ 만약 병원성 질병을 앓고 있다면 마사지를 실시해서는 안 된다. 접촉하는 사람과 주위 사람에게 병원균을 옮길 수 있기 때문이다.

⑧ 만약에 고객이 전염병을 앓고 있다면 자신과 다른 고객들을 보호할 수 있는 예방책을 준비해야 한다. 호흡기 질환이나 열병과 같은 급성 질환인 경우, 마사지를 금지하고 스케줄의 재조정을 권해야 한다. 만약 국소적 질환

이라면 그 부위를 피해서 마사지를 진행한다. 또한 고객의 질환이 마사지에 지장이 없을 만큼 심각하지 않거나 고객이 병원치료를 받고 있는 상태라면 의사와 상담하여 가장 좋은 관리방식을 결정해야 한다.

⑨ 작업장의 모든 환경과 가구들도 위생적으로 유지해야 한다. 여기에는 휴게실, 탈의실, 테라피실 등이 포함된다.

⑩ 비즈니스 장소는 환기를 자주 실시하고, 적당한 온도를 유지해야 한다.

마사지 치료사를 위한 안전관리와 절차

마사지 치료는 일반적으로 고객과 테라피스트 사이에서 이뤄지는 개인적인 건강 서비스이므로 위험한 장비나 시술과정은 포함되어 있지 않다. 그러나 마사지를 배우는 학생이나 시술자가 기억해야 할 안전에 관한 원칙이 있다.

안전은 마사지 시술자나 고객을 위험하게 만들 수 있는 환경을 없애거나 그런 상황을 막는 데 관심을 가지는 태도를 지니는 데서 시작된다. 따라서 안전과 건강을 확보하기 위해서는 시설과 장비, 마사지 시술자, 고객의 안전에 먼저 관심을 기울여야만 한다.

시설

시설에는 마사지가 이루어지는 장소인 건물과 그 내부 공간은 물론이고 기기까지 포함된다. 시설에서 안전을 위한 예방대책에는 일상적 업무, 소독, 소방 구칙, 난방과 환기 등 다양한 분야가 포함된다.

① 실내 관리/소독(Housekeeping/Sanitation)

- 복도와 통로를 깨끗이 유지한다.
- 모든 카펫을 청소하고 세척한다.
- 마루를 청소하고 소독한다.
- 거실과 목욕시설을 소독한다.
- 젖어 있는 구역의 마루가 미끄럽지 않도록 관리한다.
- 고객과 직접 접촉하게 되는 모든 기구의 표면을 소독한다. (테이블 표면, 리넨, 면봉, 진동기구 등)
- 욕조, 스팀 캐비닛, 샤워장치 등을 소독한다.
- 손 씻는 물품(항균비누, 종이타월 등)을 구비한다.

- 리넨은 계면활성제를 첨가한 온수로 씻은 후 건조기로 말린다. 오염되었을 가능성이 있으면 표백제를 사용하여 소독하면 효과적이다.
- 소독한 리넨은 뚜껑이 달린 보관함에 보관한다. 오염된 리넨은 덮개가 있는 보관함에 넣어 두거나 마사지실 바깥쪽에 보관한다.

② 장비(Equipment)

- 모든 장비들의 안전성과 위생상태를 점검한다(테이블, 변기, 의자 등).
- 장비를 유지 및 보수하기 위해 노력한다(전기코드 점검, 기름치기 등).
- 장비와 리넨을 적절히 보관한다.

③ 소방 안전(Fire Safety)

- 연기와 이산화탄소 검출기의 정상작동 여부를 점검한다.
- 소화기 위치를 확인하고 작동법을 숙지한다.
- 비상구(비상탈출구)를 명확히 표시한다.
- 피난절차를 숙지한다.
- 향이나 양초 등의 사용규칙을 정립한다.
- 화재 안전점검을 위해 지역 소방서와의 연계를 시도한다.

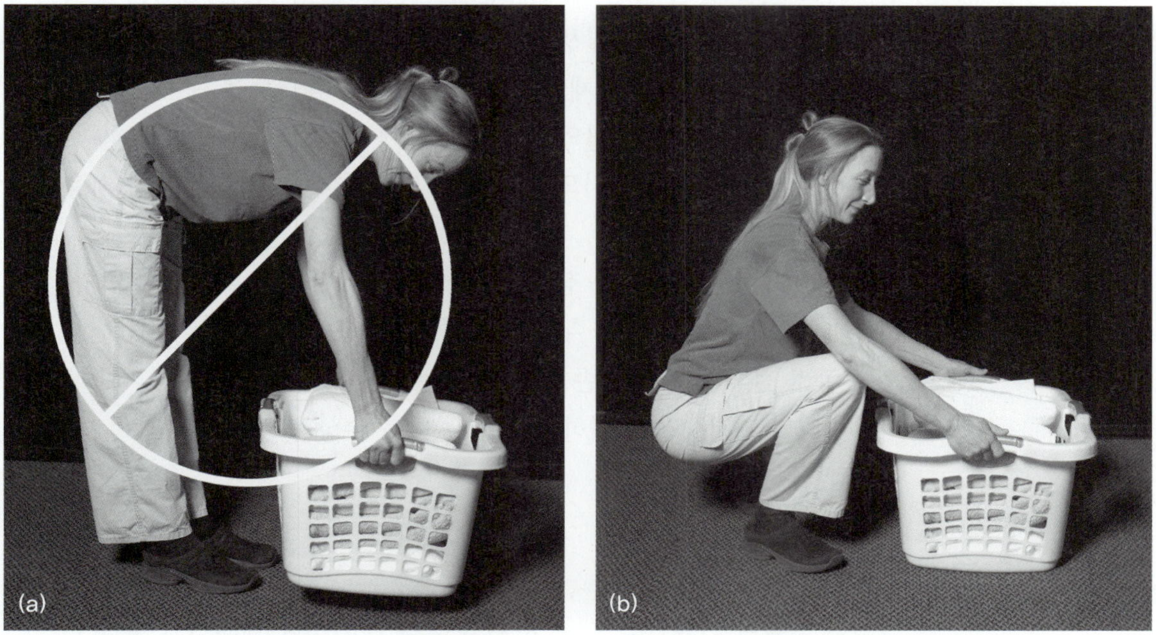

그림 4-8 올바른 들기
(a) 등 근육만을 사용하는 인체역학적 자세(×),
(b) 들어 올릴 물체를 가깝게 당김으로써 다리 근육을 사용하여 물체를 드는 인체역학적 자세(○)

④ 응급조치(First Aid)

- 응급처치함을 구비한다.
- 전 직원이 응급처치함의 위치를 숙지하도록 한다.
- 직원들이 응급처치법과 심폐소생술을 익히도록 한다.
- 소방서, 경찰서, 앰뷸런스, 병원, 응급실, 택시 등의 비상연락처를 전화기 부근에 비치하여 쉽게 찾을 수 있게 한다.

⑤ 난방과 환기(Heat and Ventilation)

마사지실은 다른 일반적인 장소보다 좀더 따뜻해야 한다. 이를 위해 보조 열기구를 사용하거나 자동 온도조절장치를 부착할 필요가 있다.

- 난방과 환기 시스템에 대한 정기적인 점검을 하고 이를 유지한다.
- 공인된 보조 난방기구를 사용한다.
- 보조 난방기구를 정기적으로 점검한다.
- 사용하지 않을 때는 보조 난방기구의 전원을 끈다.

시술자의 개인 안전

① 장비나 고객을 들어 올릴 때에는 신체역학에 따른 적절한 방법을 선택하여 근육의 손상이나 긴장이 발생하지 않도록 해야 한다.
② 마사지를 시술할 때도 인체역학적으로 적합한 테크닉을 구사하여 근육의 손상을 방지하고 어깨와 팔의 과다한 사용에 따른 부상을 막아야 한다.
③ 장치나 부속기기는 제조사의 지침서나 안내서에 따라 적절하게 사용해야 한다.
④ 모든 시술자는 응급처치와 심폐소생술의 인증 · 자격을 취득해야 한다.
⑤ 응급처치함의 위치를 알아 두어야 한다.
⑥ 모든 관리 전후에 반드시 손을 씻어야 한다.
⑦ 마사지의 금지사항을 숙지하고 모든 관리를 손상을 일으키지 않는 범위 내에서만 진행해야 한다.

고객 안전(Client Safety)

① 감염의 경로를 이해하고, 소독을 통해 고객의 안전을 책임져야 한다.
- 고객에게 소독된 리넨을 사용한다.
- 고객 관리 전후에는 항상 손을 씻는다.

- 목욕시설과 휴게실을 소독한다.
- 상처나 염증 부위를 치료한다.
- 아프거나 전염성 질환을 앓는 마사지 테라피스트의 마사지 행위를 금지한다.

② 안전하고 뚜렷한 출입구와 통로를 준비한다.

- 통로를 밝게 유지한다.
- 마루와 통로의 미끄럼을 방지한다.

③ 고객이 마사지 테이블에 오르내릴 때 안전할 수 있도록 관리한다.

④ 고객이 사용할 제품에 대해 거부감을 느끼거나 알레르기 반응을 나타내지 않는지를 확인한다.

⑤ 질병이나 부상에 적절히 대처하고 증상이 심할 경우에는 병원치료를 권유한다.

토론을 위한 질문과 고찰

1. 소독과 관련된 사항을 법으로 규정하고 있는 이유는 무엇인가?
2. 마사지 시술자들이 소독법을 익혀야 하는 이유는 무엇인가?
3. 마사지 시술자가 세균에 대한 지식을 가져야 하는 이유는 무엇인가?
4. 병원성과 비병원성 세균의 차이점은 무엇인가?
5. 우리 몸이 항체를 생산하는 주된 목적은 무엇인가?
6. 병원성 세균의 세 가지 형태에 대하여 설명하라.
7. 병원성 세균의 확산을 막는 가장 좋은 방법은 무엇인가?
8. 소독제나 방부제를 사용하기 전에 먼저 해야 할 일은 무엇인가?
9. 마사지 과정에서 소독제를 사용하는 이유는 무엇인가?
10. 손과 손톱을 깨끗하게 유지하기 위한 최선의 방법은 무엇인가?
11. 마루나 싱크대 및 휴게실을 소독하려면 크레졸과 리졸의 농도를 어떻게 조절해야 하는가?
12. 멸균이란 무엇인가?
13. 안전이란 무엇인가?
14. 마사지 시술을 할 때 안전과 관련해서 고려해야 할 4가지 영역은 무엇인가?

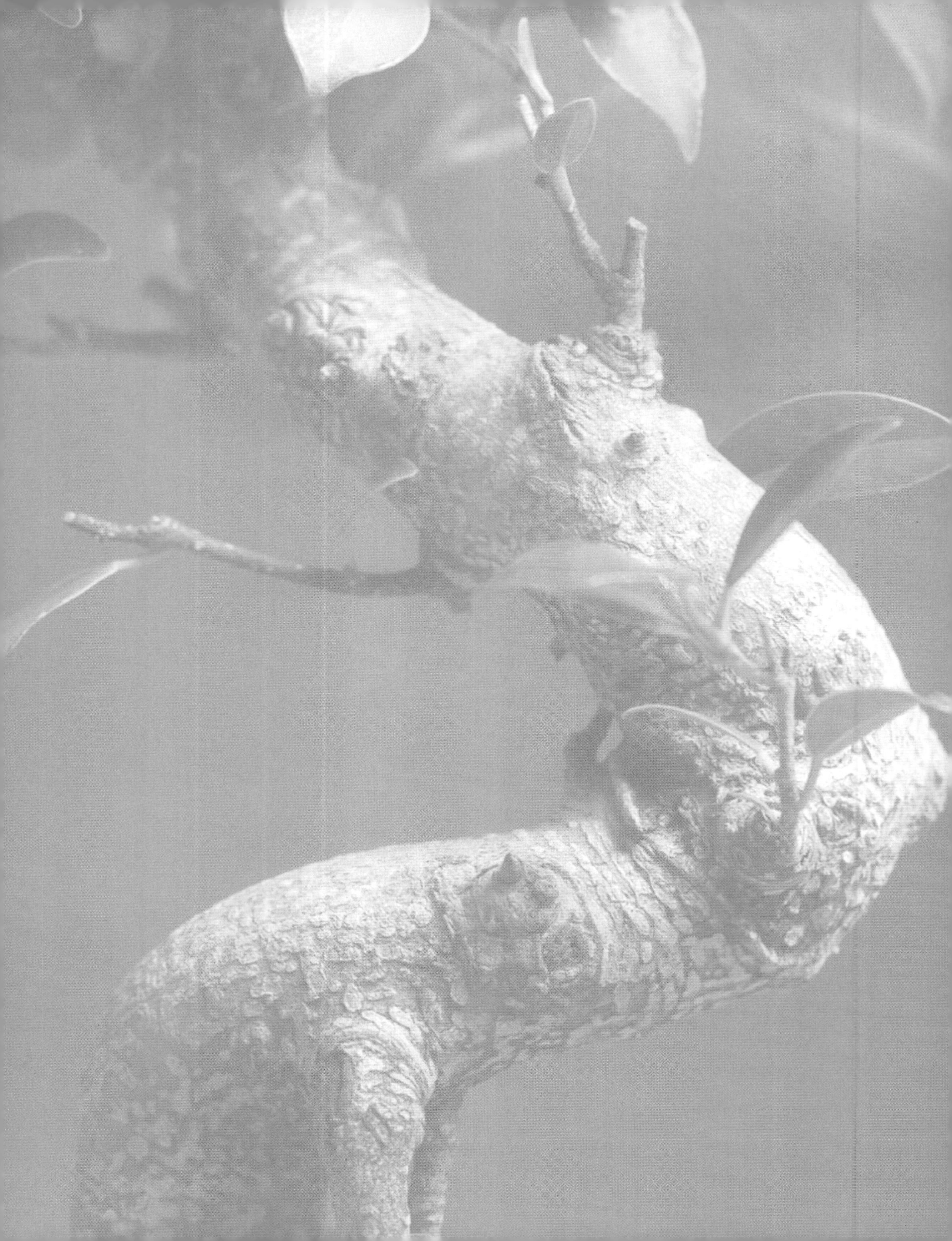

고객 상담
The Consultation

CHAPTER
5

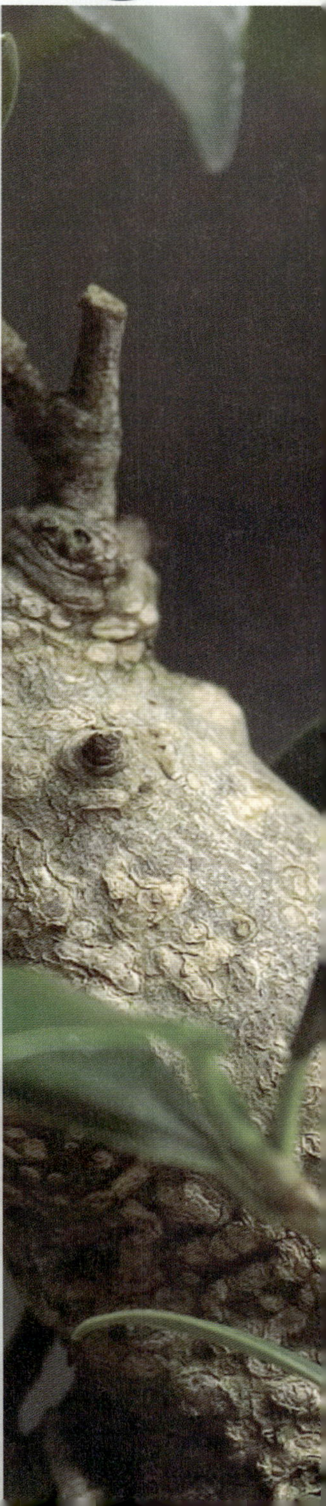

학습 목표(Learning Objectives)

1. 치료 마사지를 받기 전에 전문가에게 상담을 하는 것이 왜 중요한가를 설명할 수 있다.
2. 상담을 하는 동안 고객(환자)의 상태를 구분하는 방법을 설명할 수 있다.
3. 상담 중에 환자가 필요로 하는 사항은 무엇인지, 어떤 점을 기대하고 있는지를 알아낼 수 있는 방법을 설명할 수 있다.
4. 첫 상담을 실시하면서 치료방법(policy)에 대한 계획을 세워놓는 것이 왜 중요한가를 설명할 수 있다.
5. 치료계획을 수립할 수 있다.
6. 고객의 기록 카드에 무엇을 기록해야 하는지, 고객의 기록을 지속적으로 갱신해야 하는 이유를 설명할 수 있다.

서론(Introduction)

마사지 치료사는 고객과의 상담을 하기 위해서 지속적으로 전문지식을 습득하고, 상담가로서의 자질 구비와 전문 지식을 바탕으로 상담할 수 있어야 한다. 그리고 치료를 시작하기 전에, 고객과의 상담을 통하여 고객의 성격과 신체적 특성 및 치료 마사지 클리닉을 방문하게 된 동기, 건강상태, 심리상태 등을 파악한다.

일반적으로 건강한 사람들은 신체를 활성화시키고 좀더 건강해지기 위해 마사지를 받고자 하므로 이 경우의 고객 상담은 고객의 요구도나 선호도 및 마사지 실시방법과 지침 등의 정보를 주고받는 간단한 절차로 진행된다.

그러나, 교통사고휴유증이나 보험보장 등의 이유로 의사의 처방을 받고 방문한 경우에는 고객 상담을 진행하면서 환자의 상태를 평가하고 철저하게 기록을 남기도록 한다. 7장에서 치료목적으로 마사지를 받는 경우에 실시하는 평가절차에 대한 내용이 상세하게 설명하고 있다.

치료 마사지 예약(Making the First Appointment)

고객과는 마사지 치료실에서 마사지를 받기 위해 상담을 하면서 처음 만나게 된다.

치료 마사지 관리 문제를 상담하는 동안에 치료 마사지 클리닉를 방문하거나 예약을 할 때, 그들에게 인사를 나누는 태도, 목소리, 모습에서도 전문가적인 프로정신을 보여줄 필요가 있다.

고객이 마사지 클리닉에서 일하는 테라피스트들에게서 받은 좋은 첫인상은 앞으로 손님이 마사지 클리닉를 받기 위해 다시 오거나 다른 사람에게 마사지 클리닉을 추천하는 좋은 결과로 고객을 증가시키지만, 좋은 인상을 심어주지 못하면 그러한 기회를 잃게 된다.

다음의 세 가지 질문은 고객에게 주의깊은 치료 마사지 시술을 할 수 있도록 도와준다.

- 치료 마사지 시술을 받은 경험이 있습니까?
- 어떤 경로로 이 마사지 클리닉을 찾게 되었습니까?
- 어떤 동기로 예약을 하게 되었습니까?

위의 세 가지 질문에 대한 대답의 상담을 통해 그 원인을 더욱 명확히 분석하는데 도움을 줄 수 있을 것이다.
(17장에서 예약에 대해서 좀더 심층적으로 다룬다.)

고객 상담(The Consultation)

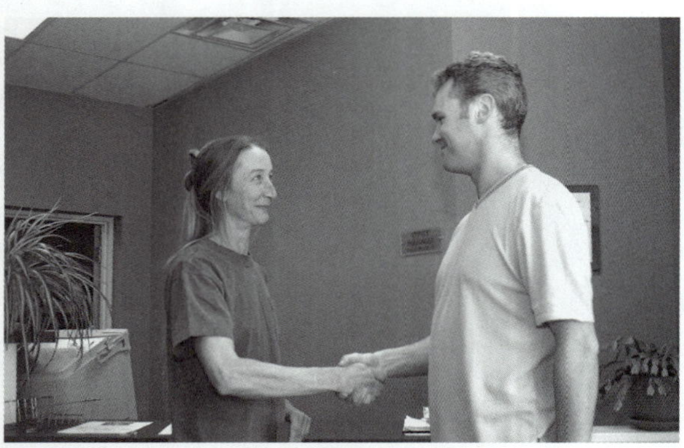

그림 5-1 테라피스트와 고객의 인사

고객 상담이란 테라피스트와 고객(환자)이 서로의 정보를 주고받는 시간으로, 테라피스트는 고객 상담을 하는 동안 다음의 내용을 행할 수 있다.

① 본인(테라피스트) 소개와 고객과의 인사
② 고객의 요구사항과 기대에 어떠한 적절한 방법을 적용할지에 대하여 결정한다.
③ 치료적 마사지의 방법과 절차에 관하여 설명한다.
④ 시행 법률과 방침을 알려 준다.
⑤ 마사지 치료 전의 평가를 실시한다.

⑥ 체계적인 치료 마사지 계획을 세운다.
⑦ 환자(고객)의 경우 동의서를 받아놓는다.

고객 상담은 치료과정을 결정하고, 테라피스트와 고객 간의 유대관계를 어떻게 유지할 것인가에 대해 결정짓는 인터뷰 과정이라고 볼 수 있다. 고객 상담을 통해서 테라피스트와 고객이 첫 만남을 가지게 된다. 이 때의 첫인상은 치료가 끝날 때까지 지속되기도 한다.

고객과의 첫 번째 접촉에서는 전문적인 태도로 말할 필요가 있다. 고객은 치료 마사지 클리닉의 치료에 대해 잘 알지만, 마사지 치료 문제를 상담하는 동안이나 마사지 관리를 하러 올 때에 그들에게 인사를 나누는 태도, 목소리, 친근한 매너, 친근한 모습에서도 프로 정신의 신뢰감을 부여하는 이미지와 고객과의 관계 형성도 매우 중요하고 필요하다.

또한 고객이 클리닉에 들어서는 순간부터 믿음과 자신감을 갖도록 하는 것이 필요하다. 지속적인 상담은 좋은 고객과의 만남을 이루게 하는 결과를 가져오게 될 뿐만 아니라, 큰 효능과 효과를 가져온다.

고객의 건강에 대한 전반적인 체크와 치료에서 금기되는 것을 검토해 볼 수 있기 때문에 이는 매우 중요한 시간이다. 각 치료는 마음과 신체에 또 다른 수준의 효과를 제공하지만, 마사지 치료는 몸을 관리하므로 건강의 위험요인이 높을 수도 있다.

건강에 대한 염려는 가장 중요하고 관리 시작에 앞서 상담되어야만 한다.

다른 고객이 작성한 카드를 한 예로 이용하여, 과거 병력이 확실하게 작성되어야 하고 관리 시작 전에 검토되어야 한다. 이 정보는 고객에게 어떤 관리의 실시 여부를 판단하는 데 많은 도움이 된다.

상담 전략의 기본에는 바람직한 행동을 얻기 위해 관계를 발전시키고 계획하는 등 모든 것이 포함된다. 좋은 대화 기술인 고객의 말을 청취하거나 기록 등은 지속적인 상담을 위해 필요하다. 명확한 의사소통을 위해 우선 고객이 말하는 문제점들을 청취해야만 발견할 수 있다.

양식에 대한 평가 후에는 대화를 통한 시각적이고 촉각적인 분석들이 이루어지는데, 초기의 분석 시에는 전체적인 몸에 초점을 맞추고, 그 후에는 각각의 구체적인 부분들에 대한 평가가 이루어진다. 흔히 쉽게 눈에 띄는 상태에 초점을 맞추는 경향이 있지만, 그보다는 전체적인 몸 상태와 건강 상태를 철저히 살펴보는 것이 현명하다고 할 수 있다.

고객의 이름과 주소 및 전화번호 등은 고객 카드 양식의 윗부분에 기입되어야 한다. 건강 점검 질문지는 주소와 전화번호가 정확한지, 그리고 철자는 제대로 적혀 있는지 등을 다시 한 번 확인해 둘 필요가 있다.

먼저 테라피스트는 상담을 통해 고객의 얼굴 표정을 살피고, 고객에게 "큰소리로 글짜를 읽어 보라."고 권유한다. 그리고 각종 걷기, 의자에 앉기, 몸을 움직이기 등으로 건강 상태와 심리적인 상태 등을 파악하고, 상담을 통하여 고객의 성격과 신체적인 특성 중 어깨 등의 움직임과 통증을 호소하는 부위를 면밀하게 살펴본다.

이때 고객의 불편한 부위에 따라서 치료 마사지 또는 스웨덴식 마사지, 강화 마사지, 진정 마사지, 온열 마사지, 스포츠 마사지 등 마사지의 방법과 절차 등에 관하여 차분하게 설명하며 주의할 점을 조언해 주고, 고객의 이해를 돕는다.

고객에게 정확한 치료적인 마사지 시술을 적용하면서 고객을 깊게 이해하고 관계를 형성하는 것이 중요하다. 양질의 적합한 치료적 마사지를 제공하기 위해서는, 고객을 처음 보는 순간부터 올바른 평가를 통하여 고객이 가지는 문제를 발견하고 가장 적절한 마사지 치료 계획과 목표를 정한 후에 치료방법을 선택하여 서비스를 하면 된다.

치료적 마사지를 해 나가는 과정에서 고객의 상태는 수시로 변화 과정을 격게 되고, 이러한 변화는 새로운 치료 마사지 방법 또는 응용된 치료 마사지 방법 등의 다양한 방법을 시도하게 한다.

이러한 절차는 테라피스트의 전문적이고 과학적이며, 더 나아가서 경험 등에 근거하여 이루어지게 되어 있다. 그러므로 테라피스트는 고객의 진전 정도를 통하여 새로운 치료적 마사지 방법을 적용해 보기도 하고 고객의 문제를 해결하는 데 최선의 방법이 무엇인가를 항상 고민하여야 할 것이다.

정확한 절차와 방법 제시
(Explain Procedures and State Policies)

테라피스트는 첫 상담하는 동안에 정확하게 치료절차와 고객이 지켜야 할 사항을 설명해야 한다. 또한 마지막 예약을 언제 했는지, 혹시 치료시간에 오지 않은 경우는 없는지 등을 살펴본다. 그리고 치료비의 계산여부와 현재 존재하는 질병과 병력은 없는지를 살펴서 고객의 차트에 잘 기록한 후에 보관해야만 한다.

그리고 언제든지 고객이 방문했을 때, 모든 것을 완벽하고 정확하게 할 뿐만 아니라, 무엇을 찾아야 할 것인가를 알기 위해 시각과 촉각을 스스로 훈련해야 한다.

고객의 상태는 변하므로 치료 마사지 치료 전에 분석을 실시한다. 주어진 모든 치료 마사지의 진행을 기록하는 것이 중요하다.

상담은 고객의 필요와 요구를 알아보기 위해 필요하지만, 고객의 치료 마사지 관리에 필요한 올바른 방법을 결정해 주는 것은 테라피스트가 하는 분석이다. 상담하는 동안 가까이에 기록 카드를 두고, 치료 마사지를 마친 상태 기록과 문제점을 작성할 필요가 있다. 특별히 고객의 첫 방문과 첫 치료 마사지의 진행을 기록하는 것은 무엇보다도 매우 중요하다.

상담 중에 치료 마사지의 심오한 효과를 자세히 설명해 주고, 고객 질문에 테라피스트가 친절하게 응답함으로써 치료 마사지의 의학적인 효과를 고객의 치료 마사지의 교육에 업그레이드하여 준다는 조언을 아끼지 말아야 된다.

인체도(Body Diagrams)

바디 다이어그램은 그림을 이용하여 고객의 어느 부위가 통증의 원인 제공을 하는지를 주의깊게 관찰할 뿐만 아니라, 고객의 상태를 정확히 알고 자세하게 몇 사람의 고객이 증상을 설명할 수 있도록 도울 수 있다.

예비 평가(Preliminary Assessment)

고객의 가장 적절한 방법을 적용 · 실시한다. 고객은 신체 부위별 기록지 위에 자기의 통증 위치를 요청받게 된다. 통증 범위는 고객이 느끼는 통증의 정보를 측정하기 위해서 사용된다. 상담과 병력을 통해서 테라피스트는 증상의 위치 설명을 비롯하여 특징과 증상이 어떤 치료 마사지를 실시함으로써 활동하기에 좋아지거나 나빠졌는지 등에 관한 정보를 얻어내는 데 효과적이다.

치료계획 수립(Develop a Treatment Plan)

테라피스트는 먼저 적절한 치료계획을 세우고, 그 계획에 맞추어 치료 마사지를 한다. 치료계획은 고객의 병력 · 고객과의 인터뷰 · 치료 전 고객 평가를 통하여 치료 부위별(session)로 계획을 세우고, 치료 마사지 방법을 선정하는 과정이라고 할 수 있다.

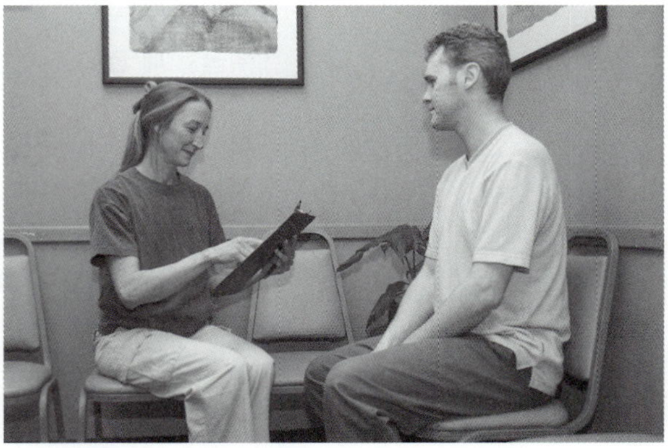

그림 5-2 치료계획 수립

표 5-1 고객신상 카드의 예시

고객 신상 카드

이름 ______________ 생년월일 ______________
주소 ______________ 전화 ______________
______________ 사업전화 ______________
주민등록증 ______________
직업 ______________
다른직업 ______________
일반적인 건강상태 ______________
혈압 ______________

고객의 급성질병, 만성적질병, 질병상태를 지니고 있는지요? ______________
건강을 위한 다른 관리 및 카이로프락틱 의사는 있으신지요? ______________
현재 고객의 건강 상태는? ______________
질병관련된 약을 드시고 계신지? ______________
다른 카이로프락틱 의사와 마사지 치료사에게 치료를 받은적이 있는지요?
의사이름 ______________ 이름 ______________
주소 ______________ 주소 ______________
전화번호 ______________ 전화번호 ______________
왜 치료 마사지를 받으실려고 오셨는지? (근육이완, 고통, 테라피) ______________
____
어떤 치료 마사지를 언제 어디서 받으셨는지요? ______________
어떻게 저희 치료 마사지 센터를 찾게 되었는지요? ______________
____
친구, 친척 이름 요망 ______________
당신과 연결할 수 있는 직장전화번호 : 직장 ______________ 전화번호 ______________
위급할 때 연결할 수 있는 친구 또는 친척 이름은? ______________

마사지 치료의 부위별 계획과 상담을 통해 치료적인 측면에서 잘 파악하고 진전 상황을 지속적으로 상의하고, 적합한 치료 마사지를 받음으로써 건강하고도 효과적인 치료 마사지 시술을 인정하며, 시술 시 문제발생을 문제삼지 않고, 예약을 할 때는 반드시 약속을 지킬 뿐 아니라, 약속을 불이행 시 소정의 금액을 지불하겠습니다.

날짜______________ 싸인______________

테라피스트는 부위별 장애의 원인과 범위를 결정하고 최상의 효율적인 기능회복을 할 수 있는 마사지 치료를 택해서 시술해야만 되며, 그 고객에게 가장 적절한 방법을 적용 · 실시한다.

일반적으로 치료의 성향은 심각한 부위별 기능적 장애에 초점을 두고 계획을 세운다.

정확한 고객의 병력은 현재와 과거의 건강상태에 관한 정보수집이 포함된다. 정보는 그 가족이나 고객의 의무기록 카드에서 얻을 수 있다. 이는 문제에 대한 고객의 지각능력에 기초한 측정으로, 고객들은 보다 더 적절한 마사지 치료를 위해 병력을 통해 부위별 치료와 손상에 대한 여러 가지 발전된 치료방법을 이해하고, 고객이 왜 클리닉을 방문하게 되었는지를 잘 파악하게 될 것이다.

이러한 과정은 고객의 병력이 고객의 상태에 대한 고객의 생각과 의견을 이해하는 데 커다란 도움이 되고, 고객에게 필요하고 원하는 부위의 신체적 약화와 기능적인 변화와 보다 더 적절한 치료 마사지 치료계획을 세울 수 있도록 하며, 또 다른 치료를 받고자 의뢰하거나 필요한 건강상태를 확인하는 데 도움이 될 것이다. 이로 인해 전문가적인 관찰능력의 모습과 신뢰받는 테라피스트의 자질있는 모습을 보일 수 있다.

효과적인 부위별 치료의 목적은, 고객에 대한 정확한 정보와 원칙을 적용할 수 있는 체계적인 치료 및 차트 작성을 비롯하여 고객과의 편안한 관계형성과 테라피스트를 믿고 신뢰할 수 있는 친밀한 관계로 고객의 발걸음을 움직일 수 있게 하는 데 있다.

동의서 작성(Informed Consent)

고객은 동의서를 작성하는 동안 자신이 받을 마사지 서비스가 무엇인지를 정확하게 이해할 수 있게 된다. 고객에게 필요하고 원하는 부위의 신체적 약화와 기능적인 변화와 보다 더 적절한 치료 마사지 치료계획을 세울 수 있도록 하며, 또 다른 치료를 받고자 의뢰하거나 필요한 건강상태 확인하는 데 도움이 된다.

뿐만아니라 전문가적인 관찰능력의 모습과 신뢰받는 테라피스트의 자상한 모습을 나타낼 수 있다. 전문적인 분위기와 위생적인 효과를 자아내는 분위기가 항상 치료실에서는 유지되어야 한다. 모든 세부사항이 고객의 도착 전후로 준비되어야 하고 질서 정연해야 한다.

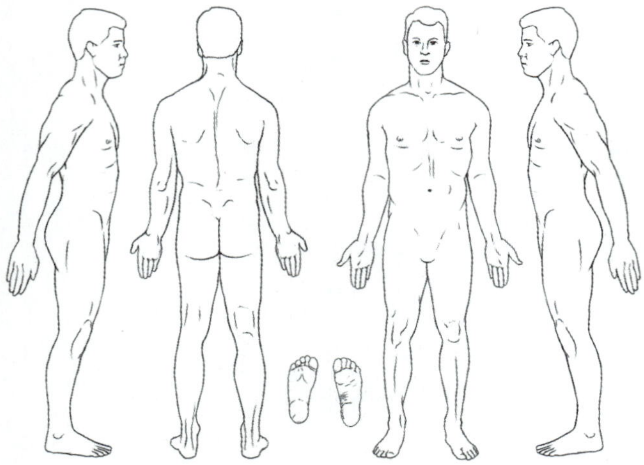

그림 5-3 남성의 신체도(man's body diagrams)

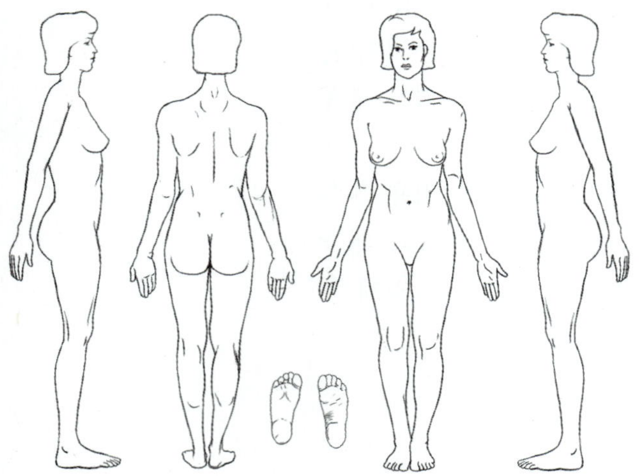

그림 5-4 여성의 신체도(woman's body diagrams)

고객을 맞이하는 사람은 유니폼이나 가운으로 청결하게 유지해야 하고, 자신감 있고 친절한 태도를 보여야 한다.

또한 고객이 치료 마사지실에 들어서는 순간부터 믿음과 자신감을 갖도록 하는 것이 중요하다. 고객을 지정된 시간보다 많이 기다리게 해서는 안 되며, 고객에게 서비스를 제공할 수 있는 테라피스트가 소개되어야 한다. 이때 상담자와 테라피스트에 의한 전문적인 계획은 테라피스트의 이미지와 위치를 돋보이게 할 수 있다.

고객에 대한 기록(Client Files)

치료하는 동안 가까이에 기록카드를 두고 필요한 정보를 작성해야 한다. 치료 마사지실의 기록카드는 다음의 정보를 포함한다.

고객의 인적 사항(고객의 이름, 주소, 전화번호 등), 의학적 정보, 과거력, 치료계획, 동의서, 치료부위별 기록, 평가기록, 치료비 지불 상태 등을 기록한다. 치료 기록카드는 어떤 치료에 고객이 반응을 일으키는지를 기록한다. 필요할 경우 결과도 기록한다.

진단, 평가 및 기록(Soap Charing)

고객을 진단 · 평가 · 기록하는 과학적이고 체계적인 기록 방법이 문제 해결형 차트 작성의 기본 원칙이다.

즉, 고객을 연구과제로 보고 고객이 지닌 여러 문제를 해결하기 위해 평가작성 시에는 고객의 치료 마사지의 문제가 있는 문제해결 중심의 진단 · 평가를 적용시킴으로써 진단 프로그램은 부위별 계획과 상담을 통해 적절하게 치료적인 측면에서 잘 파악되고, 진전 상황을 지속적으로 검토하여 평가 차트 주의사항을 포함시켜서 치료 마사지에 반영할 수 있는 진단 · 평가 기록체계가 꼭 필요하다.

① **주관적 요소**(Subjective) : 개별적인 상담으로 과거 치료 마사지의 건강에 대한 영향력과 효과 부분에 대해서 고객에게 먼저 듣는 것이 매우 중요하다. 그리고 현재 병력과 증상 및 건강상태 또는 어떤 치료 마사지가 좋았고 어떤 치료 마사지는 기분이 나빴으며, 또 어떤 치료 마사지가 불쾌감을 주었는지 등, 상담을 통하여 고객의 병력에 관한 질문을 함으로써 고객 상태를 파악하는 일이 중요하다. 이러한 과정은 상담자와 고객 간에 친밀감을 형성하며, 치료 마사지에 대한 고객의 의견과 생각을 이해하는 데 도움이 된다.

또한 상담은 테라피스트에게 검사 이외의 나머지 부분들을 직접적인 정보를 적절히 제공하여 주며, 고객의 병력과 현재와 과거의 건강상태에 관한 정보수집이 포함된다. 이는 고객의 지각능력에 기초한 질적인 측정으로 "SOAP" 노트의 많은 부분을 차지할 것이다.

② **객관적 요소**(Objective) : 어떤 치료 마사지가 매우 효과적이면서도 성공적인 치료 관리인지, 상담을 통해 고객의 생각과 의견을 수렴하면서 자신감 있고 친절한 태도를 보여야 한다. 고객에게 적합한 치료 마사지를 실시해야만 소기의 효과를 얻을 수 있다.

③ **평가 또는 적용**(Assessment or application) : 테라피스트는 고객의 부위별 장애의 원인과 범위를 확인하고, 최상의 효과적인 기능회복을 할 수 있는 마사지 치료를 택해서 시술해야만 되고, 그 고객에게 가장 적절한 방법을 적용 · 실시한다. 고객에게 신체 부위별 기록지 위에 자기의 통증 위치를 표시하도록 한다.

통증 범위는 고객이 느끼는 통증의 정보를 측정하기 위해서 사용되며, 상담과 병력을 통해서 테라피스트가 증상의 위치 설명과 특징 및 증상의 어떤 치료 마사지를 받음으로써 활동하는 데 더욱 호전되었는지 더욱 악화시키는지 등에 관한 정보를 얻어내는 데 효과적이다.

④ **계획**(Planning) : 신체 차트에 통증이 있는 부위를 치료 마사지 실시 요구 부위로 표시하도록 함으로써 테라피스트는 먼저 적절한 치료계획을 세우고 그 계획에 맞추어 치료 마사지 시술을 한다. 치료계획은 병력 등에 대하여 고객과 폭 넓은 영역에서의 대화 및 고객의 기능적 능력 등을 평가함으로써 테라피스트는 부위별 장애의 원인과 범위를 결정하고 최대의 성공적인 기능회복을 할 수 있는 마사지 치료를 택해서 시술해야만 되며, 그 고객의 가장 적절한 방법을 적용 · 실시한다.

표 5-2 SOAP 상담 시 고객 평가의 주관적 요소와 객관적 요소에 관련한 주요 질문 문항들

기초 정보(Initial Information)

이름 ______________________ 날짜 ______________________

S 주관적 요소(Subjective)

(증상, 주파, 지속, 강도, 어떻게 치료 마사지를 받게 된 동기, 악화/근육이완/능력향상 정도 등)

고객의 치료 마사지를 통한 자각적인 경험, 고객이 느끼는 객관적인 성공적인 치료 마사지는 :

O 객관적 요소(Objective)

치료 마사지의 테스트와 결과 :

효과적인 치료 마사지 :

A 평가 또는 적용(Assessment or Application)

어떤 치료 마사지를 받으셨는지 :

치료 마사지로 인해 변화된 평가 :

P 계획(Planning)

숙제 :

단계별 치료 마사지 계획 :

장기간 치료 마사지 계획과 성공적인 치료 마사지 :

기록 자료(Updating Records)

치료 마사지를 시행했던 모든 필요한 방법에 관한 치료 업데이트 기록자료는 꼭 보관하도록 해야 한다. 그뿐만 아니라, 기초자료 상담과정에서 얻게 된 자료를 종합적으로 검토하여 문제점들을 기록한다.

테라피스트는 장시간에 걸쳐서 고객의 치료 마사지를 실시하는 전문직이기 때문에 고객관리에 각별히 신경을 써야 한다. 또한 고객을 대할 때에 가장 중요한 것은 고객 개개인을 인격적으로 친철하고 소중하게 대하며 치료 마사지를 실행해야 한다는 점이다.

고객에 대한 심리를 이해하고 테라피스트로서 고객에게 신뢰를 얻도록 해야 하며, 고객의 비밀을 지켜 주어야 한다. 고객의 신체적인 면과 심리적인 면을 동시에 이해하고, 통증을 감소시켜야 한다는 마음자세로 임하여야 한다.

고객의 인적 사항 : 성별, 직업, 결혼 여부, 교육 정도, 상담을 통한 현재의 증상, 치료 마사지 경험 여부 등 고객으로부터 입수하여 자료화한다. 그리고 자세평가, 동통 정도, 반사반응 등을 기록한다.

치료 마사지 진전 상황에 대한 기록과 보관에도 신경을 써야 한다. 즉, 진전 노트의 작성은 치료 마사지를 진행해 나가는 과정에서 변화되는 모든 사항을 작성하되, 항목규정을 적용한 SOAP 형식(진단 및 평가 강의시간 보완)을 취해서 업그레이드로 기록하는 것이 좋다.

차트의 보관은 고객 개인별로 만들어서 순서대로 보관하고, 고객 치료 마사지를 실시할 때에는 자료내용을 수시로 첨부하여 기록해 둔다.

테라피스트의 역할에서는 고객과의 상담을 통해 신뢰감을 형성하는 유대관계 부분이 매우 중요하다. 그러므로 고객에게 의학적 기반 아래 진지하고 소상하게 상담을 통해 설명해 준다. 자세한 설명은 고객과 신뢰감을 얻을 수 있는 가장 좋은 방법이며, 효율적인 치료 마사지 실시에 대한 협조가 잘 이루어지게 된다.

복습과 토론을 위한 질문

1. 고객을 대할 때에 좋은 상담을 해주는 것이 왜 그렇게 중요한가?
2. 상담 시에 즐겁고 전문적인 매너로 말하는 것이 왜 중요한지를 설명하라.
3. 전문가적인 마사지 테라피스트로서 올바르게 일하도록 하기 위해서는 어떻게 해야 하는가?
4. 치료 마사지 치료계획(treatment plan)을 가지고 있는 이유는 무엇인가?
5. 고객의 건강이 치료를 거치면서 어떻게 변화를 보일 수 있는가?
6. 상담의 지침서는 무엇인가?
7. 고객 상담이 치료 마사지 치료에 대해서 무엇을 보증할 수 있는가?
8 고객 카드 지침서를 잘 관리하는 것이 고객에게 중요한 이유는 무엇인가?
9. 고객 파일을 포함해서 잘 관리하는 것이 무엇 때문에 매우 중요한가?
10. 고객에게 행해지는 치료 마사지의 순서가 중요한 이유는 무엇인가?
11. 고객에게 어떤 치료 마사지를 받았는지, 마사지가 주는 효과의 주관적 요소와 객관적 요소에 관련한 주요 질문 문항들이 중요한 이유는 무엇인가?

Theory & Practice of THERAPEUTIC MASSAGE

PART Ⅱ
마사지 실습

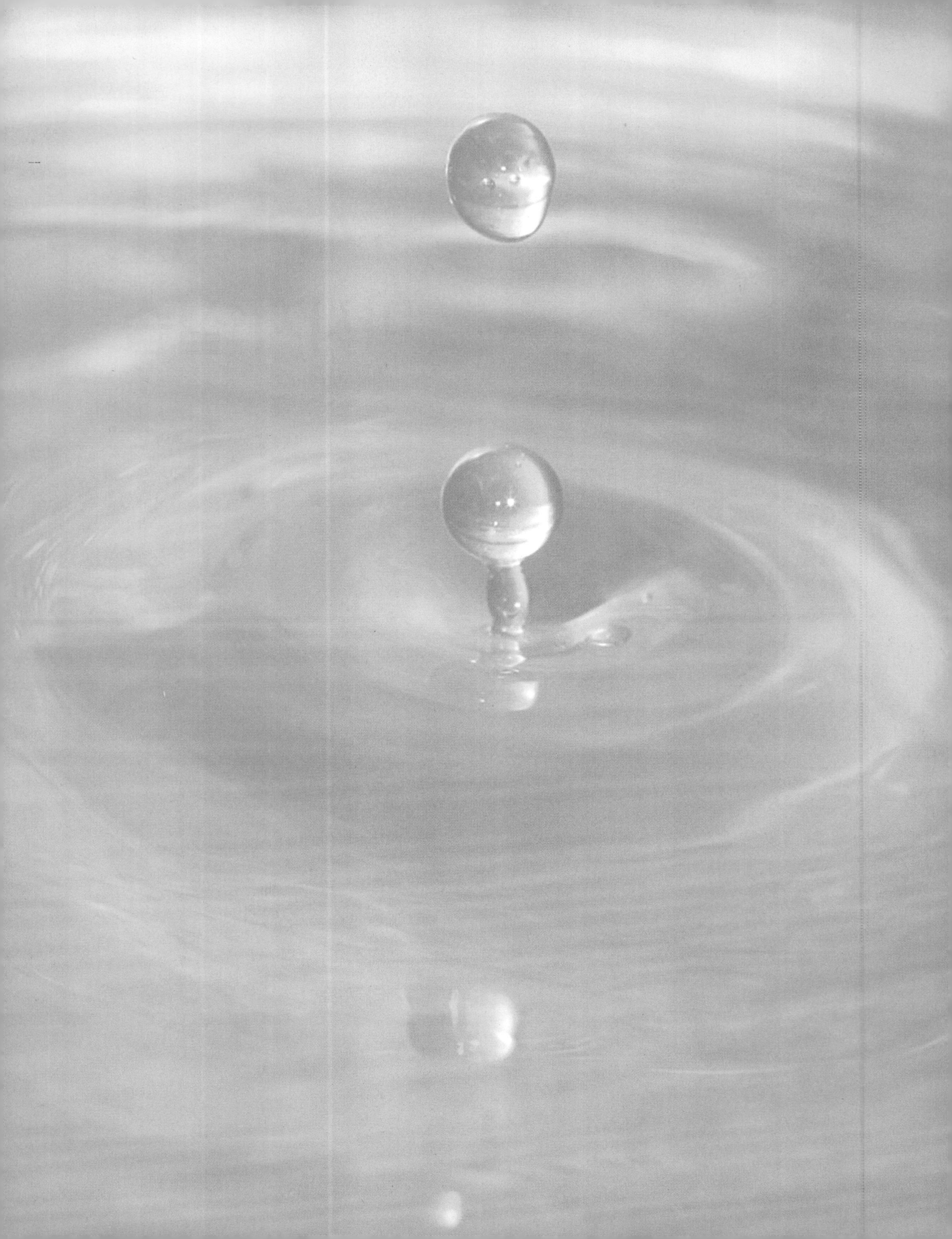

마사지 동작의 분류
Classification of Massage Movements

CHAPTER
6

학습 목표(Learning Objectives)

1. 마사지 동작의 6가지 주요 범주를 설명할 수 있다.
2. 스웨덴식(전통적) 마사지 기술을 설명할 수 있다.
3. 숙련된 기본 마사지 동작을 보여 줄 수 있다.
4. 수동관절과 능동관절 운동을 보여 줄 수 있다.
5. 치료 신체 마사지에 적용하는 주기법 또는 반복법과 압박법을 설명하고, 실행할 수 있다.

서론(Introduction)

마사지 동작은 치료를 위해서이지 언어나 음악을 위해서 행하는 것은 아니다. 마사지 치료사들은 마사지 실행을 위해 필수적인 몇 가지 동작을 이해해야 하며, 숙달된 마사지 치료사들은 이러한 동작에 대한 이해와 상황에 따라서 선택하고, 각 동작들을 하나로 합쳐서 적절한 시간에 훌륭한 마사지를 행할 수 있다. 그 이유는 많은 종류의 마사지 손기술과 사용 가능한 기법의 조화에 대한 이해가 가능하기 때문이다.

그리고 마사지 치료사는 고객의 서로 다른 특정 요구를 맞추어 줄 수 있어야 한다. 그러기 위해서는 마사지 절차가 고객의 특정 욕구에 대해서 손의 움직임보다 더 많은 기법의 사용이 표준화되고 특화되는 것을 개의치 말아야 한다.

고객과 마사지 치료사 간의 지속적인 상호작용과 집중을 통한 마사지 과정의 효과는 각각의 손동작을 통해 마사지를 전달하고 그 결과에 대해서 고객이 감동할 수 있게 하는 것이다.

마사지 동작의 분류(Classification of Massage Movements)

다음에 나오는 동작은 스웨덴식 마사지에서 사용되는 기본적인 손기술이고, 현재 사용되고 있는 대부분의 마사지 형태의 기초가 되고 있다.

마사지 치료사는 반드시 손기술의 효과와 지시상항을 이해해야 함은 물론 마사지 치료는 이러한 동작 중의 하나 또는 그 이상을 결합함으로써 이루어진다.

마사지 동작을 6가지 범주로 세분화하면 다음과 같다.

1. 부드럽게 만져 주기(touch)

① 표면(superficial)
② 심부(deep)

2. 활주 또는 경찰법(gliding or effleurage movements)

① Aura 기법
② 표면(superficial)
③ 심부(deep)

3. 안마 동작(kneading movements)

① 안마(kneading) 또는 유날법(petrissage)
② 당기기(fulling)
③ 피부 회전(skin rolling)

4. 마찰법(friction)

① 원형 마찰법(circular friction)
② 횡적/종적 마찰법(transverse or cross-fiber friction)
③ 압박(compression)
④ 돌리기(rolling)
⑤ 가볍게 치며 문지르기(chucking)
⑥ 비틀기(wringing)
⑦ 진동(vibration)
- 손으로 하기
- 도구 이용하기

5. 타진법(percussion movements)

① 두드리기(hacking)
② 손바닥을 컵 모양으로 만들어서 두드리기(cupping)
③ 손바닥 전체로 두드리기(slapping)
④ 손끝으로 두드리기(tapping)
⑤ 주먹으로 두드리기(beating)

6. 관절 운동(joint movements)

① 수동관절 운동(passive joint movements)
② 능동관절 운동(active joint movements)
- 능동적 보조운동(active assistive movements)
- 능동적 저항운동(active resistive movements)

이러한 마사지 동작은 기술이 효과적으로 이루어지게 하는 데 목적이 있다.
각각의 손기술은 특정 목적에 따라 다양한 방법으로 적용된다. 마사지의 숙달은 마사지 치료사가 고객의 상태와 기대치에 따라 적용하는 각각의 동작, 그리고 개별적 치료의 목적과 효과를 인식할 때에 이루어진다.

마사지 치료(massage treatment) 결과의 통제는 마사지 치료사가 마사지할 때의 압박강도, 스피드, 움직이는 거리나 방향, 각 손기술의 지속시간을 조절함으로써 이루어진다.

마사지 동작의 이해(understanding massage movements)

마사지 치료사는 반드시 다음과 같은 신체 각 부위에 적용되는 동작을 이해해야만 한다.

① **가벼운 동작**은 얇은 조직 또는 뼈가 많은 부위에 적용된다.
② **무게가 실린 동작**은 두꺼운 조직 또는 살이 많은 부위에 적용된다.
③ **부드러운 동작**은 느린 리듬 및 진정과 이완을 위해서 적용된다.
④ **강한 동작**은 빠른 리듬과 자극을 주기 위해 적용된다.

동작이 실시되는 동안 마사지 치료사는 손기술이 적절이 적용되는 것과 관련하여 조직(tissue) 또는 각 신체 부위의 반응과 같은 고객의 전체적 반응에 세심한 주의를 기울여야 한다.

스웨덴식 마사지에서 중요한 규칙은 대부분의 손기술이 심장 방향(구심적 : centripetal)을 향해서 이루어진다는 점이다. 많은 마사지 기술은 정맥류 및 림프류의 강화를 의도하여 그 결과로 마사지 방향은 심장과 배출시키는 기능의 장기로 향한다.
체액의 흐름에 영향을 미치지 않는 가벼운 스트로크만이 심장으로부터 멀어지면서 실시될 수 있다. 마사지 동작이 심장에서 멀어질 때를 '원심력(centrifugal)'이라고 한다.
마사지 치료는 규칙적으로 계속 조절되어야 한다.

일반적으로 치료적 전신 마사지는 한 시간 정도의 시간이 소요되지만, 실제로 마사지를 하는 마사지 치료사들은 1시간 이하 또는 그 이상의 시간이 걸리기도 한다. 장시간의 마사지는 어떤 고객에게는 피로를 줄 수 있다.

마사지를 배울 때, 전신 마사지는 한 시간 반에서 2시간 정도가 소요될 수 있다. 동작에 관한 연습은 부드럽고 효과적으로 되어야 하기 때문이다. 이러한 연습과정을 거친 후에는 1시간이라는 시간은 마사지의 기대되는 결과를 이루어 내는 데 충분한 시간이 될 것이다.

그러나 인턴과정의 테라피스트는 더 많은 시간이 요구될 수도 있을 것이다. 마사지의 지속시간은 지식과 경험, 고객의 특별한 요구에 부응하여 판단하며, 마사지 절차를 적절히 조절하는 데 있어서 필수적이다.

기본 마사지 동작에 대한 기술 (Description of the Basic Massage Movements)

손으로 하는 모든 치료는 무엇보다 먼저 신체적 접촉이 이루어지며, 이와같이 사람 간의 접촉에 대한 관심이 마사지 치료의 독특한 특성을 만들어 낸다.

① **부드럽게 만지기**(Touch) : 마사지 기술에 포함되는 것으로 마사지 치료사의 손과 고객의 몸 사이에서 이루어지는 지속적인 접촉과 관련된다. 터치는 마사지하는 사람의 손이나 손가락 또는 신체일부(예 : 팔뚝)가 고객의 몸에 어느 방향으로도 움직이지 않고 놓아두는 것이다.

압력을 가하는 것은 목적에 따라서 '매우 부드럽게', '보통으로', '매우 깊게' 까지 다양하게 이루어질 수 있다. 기술적이고 목적이 있는 터치는 생리적 · 심리적 효과(soothing : 진정효과)를 얻을 수 있다.

② **활주**(Gliding) : 압박의 다양한 강도 또는 기대하는 결과에 따라서 접촉하는 정도의 차이이다. 고객의 몸 한 부분에 손 또는 팔뚝을 미끄러지듯이 움직이는 방법이다.

③ **안마**(Kneading) : 조직을 올리고(lifting), 비틀며(squeezes) 압박하는 것이다.

④ **마찰법**(Friction) : 하나의 조직(tissue)층이 옆으로 움직이게 하거나 다른쪽으로 움직이는 방법으로, 연부조직(soft tissue)을 자극하는 마사지 기법 중에 하나이다.

⑤ **진동**(Vibration) : 마사지 치료사가 손 또는 전기장비 등을 이용하여 지속적으로 떨리는 동작/흔드는 동작을 하는 것이다. 진동(Vibration)은 마찰법의 한 유형으로 분류할 수도 있다.

⑥ **타진법 또는 고타법**(Percussion : 충격 또는 충돌) : 마사지 치료사가 손을 이용한 빠른 타격동작을 통해 다양한 손의 위치와 강도로 고객의 신체 표면을 두드리는 방법이다

⑦ **관절운동**(Joint Movements) : 고객의 수동적 또는 능동적인 관절(joint or articulations)의 움직임을 말한다.

마사지 스트로크의 적용(Application of Massage Stroke)

부드럽게 만지기(Touch)

터치(touch)는 악수를 하거나, 어깨를 가볍게 두드리는 것일 수도 있다(그림 6-1). 마사지 과정에서 터치는 마사지 치료사와 고객의 첫 만남에서부터 끝까지 이루어진다. 마사지 치료사는 표면(superficial) 접촉을 넓혀가지 않고 마사지의 첫 접촉을 정중하게 시작하여 고객의 민감한(개인적인 부위) 부위에는 손이 이동하지 않도록 한다. 이것은 고객이 마사지 치료사와의 접촉과 대면을 더욱 잘 받아들일 수 있게 하는 기회를 제공한다.

마사지 치료사는 마사지 과정을 진행하기 전에 고객과 조율하는 정지된 접촉의 순간을 이용할 수 있다. 마사지 치료사가 마지막 이완 스트로크(relaxing stroke)를 끝냈을 때, 움직임이 없는 접촉은 마사지 종결을 말해 주고, 고객에게는 마사지가 종료되었음을 알려 준다. 또한 모든 마사지 기술은 접촉의 질(quality)과 감각(sense)에 의해 마사지 동작의 효과와 힘을 전달하는 신체적 접촉이 이루어진다.

터치는 마사지 치료사가 사용하는 중요한 의사소통 도구이다. 촉각(sense of touch)은 고객이 자신의 몸에서 어떤 일이 일어나는가를 알게 해주고, 마사지 치료사에게는 치료하는 조직의 상태와 반응에 대한 정보를 제공해 준다.

접촉의 질(quality)은 마사지 치료사의 손을 통해 고객의 객관적 반응과 신체 정보에 대해서 지속적으로 알려 준다. 가벼운 접촉 또는 표면상의 접촉은 마사지 치료사의 손가락과 손의 힘을 자연스럽고 고르게 분배하는 접촉이다. 또한 손이 고객의 신체 부위에 마사지를 실시할 수 있게 하기 위한 목적의 접촉이기도 하다.

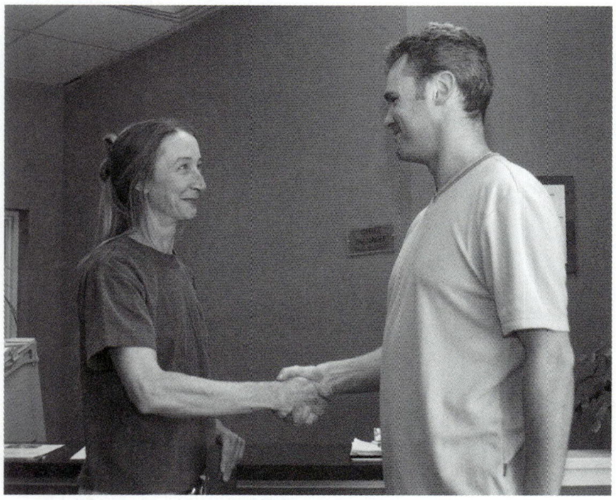

그림 6-1 친근한 인사는 마사지의 신뢰와 관심을 전달한다.

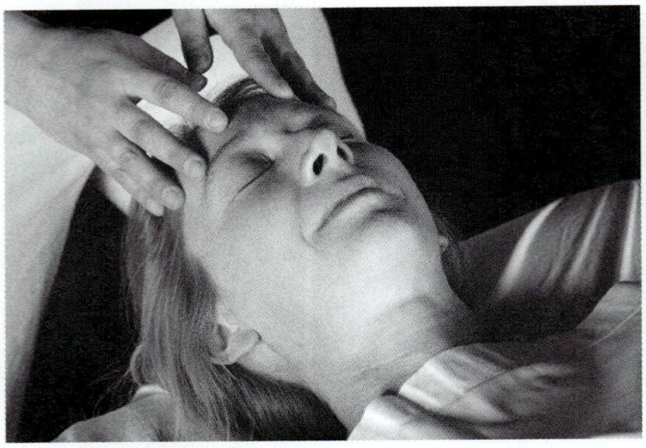

그림 6-2a 부드러운 접촉(gentle contact)은 고객에게 편안한 마음을 갖게 한다.

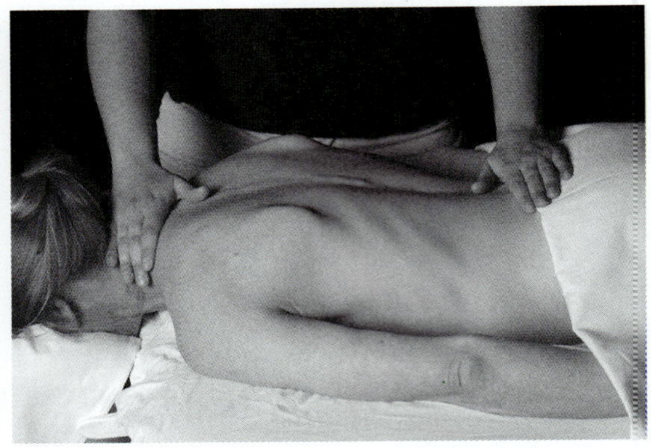

그림 6-2b 척추(spine)와 목 및 머리 위쪽의 가벼운 터치는 고객의 신체에게 첫 인사를 하는 좋은 방법이다.

신체 부위의 범위(size)는 한 손가락 이상, 손 전체, 또는 양손에 의해 필요한 만큼 조절될 수 있다. 몇가지 치료적 기술－진신도(jin shin do), 지압(acupressure), 양극치료(polarity), 치료 터치(therapeutic touch), 영기요법(reiki)－은 대부분 독자적인 접촉을 사용한다. 터치는 고통을 줄이고, 혈압을 낮추며, 신경과민을 조절하고, 민감한 고객의 긴장을 완화시키는 현저한 효과가 있다.

만약에 기본 마사지(basic massage)가 어떤 고객에게 금기시되거나 고객의 몸이 허약한 상태라면, 치료 전체에는 단지 가벼운 접촉만을 사용할 수 있을 것이다. 가벼운 접촉의 주요 목적은 신체를 진정시키고 기능(function)을 효과적으로 고치는 신체의 메커니즘에 대해서 인정하고 받아들이는 편안한 관계를 제공하는 것이다.

접촉을 이용한 심부 압박(touch using deep pressure)

심부 압박(deep pressure)은 한 개의 손가락과 엄지손가락 및 엄지를 제외한 손가락 또는 손 전체를 이용하여 이루어진다. 또한 마사지 치료사가 원하는 결과와 관련해서 손꿈치(heel of the hand)나 주먹(knuckle) 또는 팔꿈치(elbow)를 사용할 수 있다. 심부 압박(deep pressure)은 횡섬유 마찰법(cross－fiber friction)과 압박(compression) 또는 진동(vibration) 등과 같은 다른 기법을 동시에 사용할 수 있다.

심부 압박(deep pressure)은 근육경련(muscle spasms)의 진정과 상응점(reflex area)－건(tendons)의 스트레스 포인트－에서의 통증을 경감시켜 주는 데 효과적이다. 더 나아가서 발통점(trigger－point) 치료에서도 사용된다. 깊은 압박(deep pressure)은 반사요법(reflexology), 스포츠 마사지(sports massage), 지압(acupressure), Shiatsu(일본의 지압술 ; 이 방법은 16장에서 참조)에서 자주 사용된다.

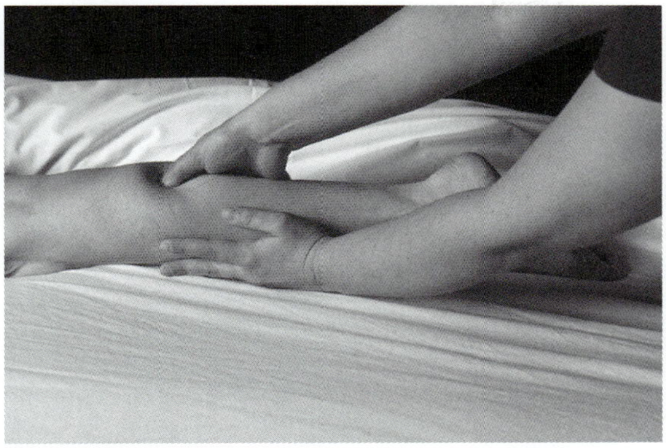

그림 6-3a 엄지손가락을 이용하는 깊은 압박(deep pressure). 주의할 점은 압박이 마사지 치료사의 관절에 최소한으로 부담을 주지 않으면서 고객에게 직접 전달되도록 치료자의 엄지와 팔을 일직선이 되게 한다.

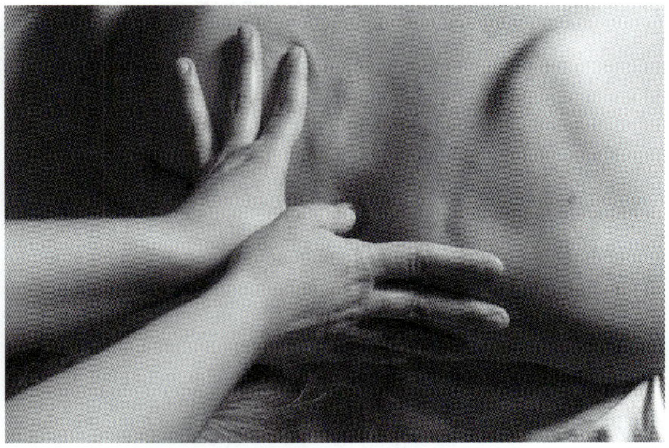

그림 6-3b 엄지손가락을 겹쳐서 하는 깊은 압박(deep pressure)을 실시한다.

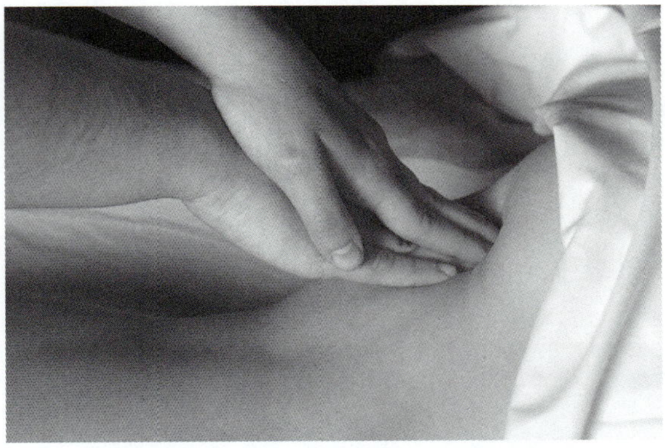

그림 6-3c 손가락 버팀(braced)을 사용하는 깊은 압박(deep pressure)

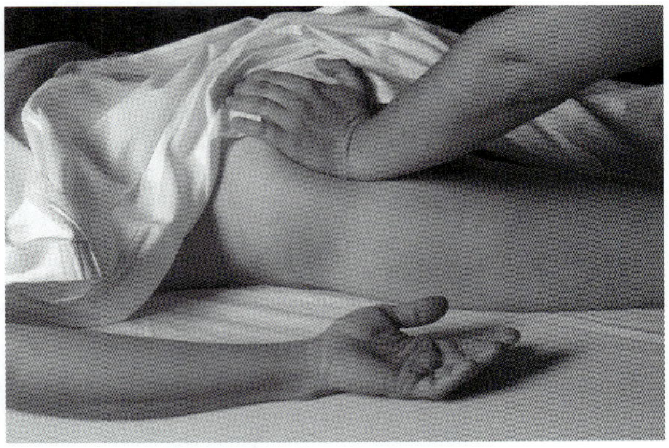

그림 6-3d 손꿈치(heel of hand)를 이용한 깊은 압박(deep pressure)

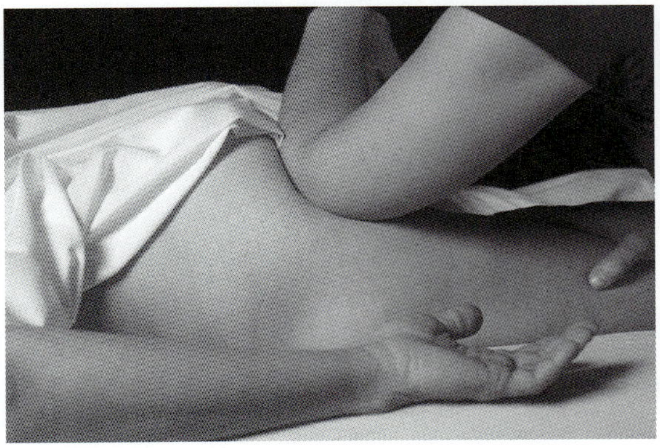

그림 6-3e 팔꿈치(elbow)를 이용한 깊은 압박(deep pressure)

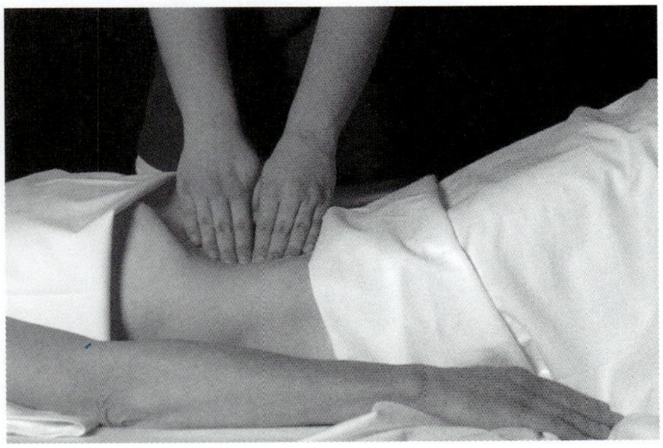

그림 6-3f 복부(abdominal area)에 하는 깊은 압박(deep pressure)

깊은 압박(deep pressure)을 사용할 때의 주의할 점은 반드시 고객의 통증역치(pain tolerance) 내에서 유지되도록 해야 하는 것이다. 이것은 깊은 압박의 적용 시에 마사지 치료사에 의해 발생할 수 있는 상해에 대해서 적절한 신체 기전(mechanice)이 이용되는 데 필요한 부분이다.

과도한 피로가 생기지 않게 하는 마사지 치료사 신체 메커니즘은 관절의 과신전(hyperextension)이 이루어지지 못하게 한다. 신체 메커니즘은 '압박(pressure)' 이 단순히 손과 상체의 근력만을 통해 전달되는 것보다는, 신체 동작을 통해 전달되는 방법을 사용한다(그림 6-3a~f).

활주법(Gliding Movements)

활주(gliding)

손으로 몸의 한 부분을 다양한 압박과 함께 미끄러지듯이 실행한다.

활주법(gliding) : 다양한 압박과 스트로크의 길이(length)를 이용하여 실시된다. 활주법은 고객의 전신이나 일부(팔과 다리) 또는 특정부분(근육, 상응점)을 활주하는 것이다.

① 절묘한 신체 또는 Aura 기법(Ethereal Body or Aura Stroking)

이 기법은 오랜 시간동안 마사지 치료사의 손에 의해 부드럽게 고객의 몸 전체 또는 일부 범위에서 스트로크로 이루어진다.

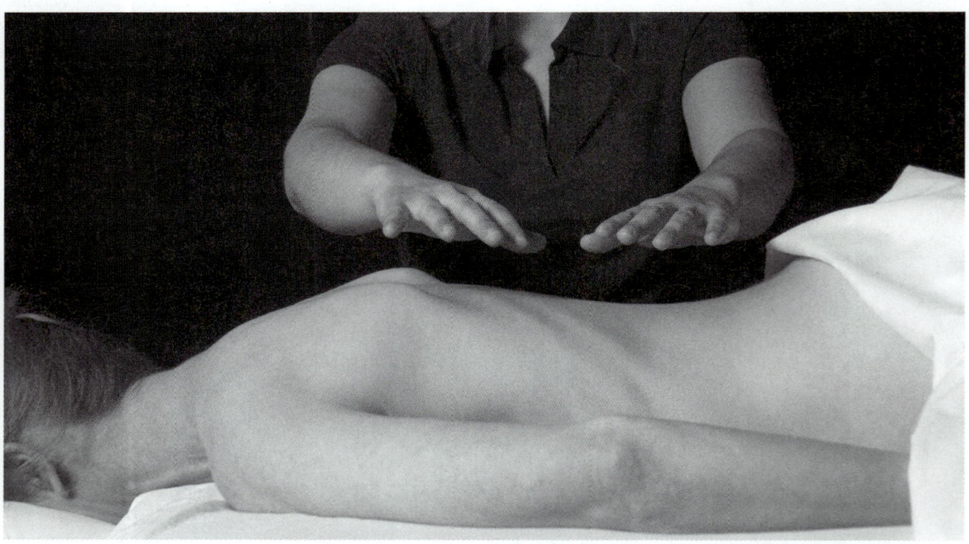

그림 6-4 에테르체[1] 또는 Aura 스트로크는 고객의 신체에 손을 대지 않고 실시된다.

1) 에테르체 (ethereal body) : 몸 바로 바깥쪽을 5~8cm 두께로 감싸고 있는 에너지층. 단순한 물질적 형태로서의 육체에 생명을 부여하는 영자 · 생명체

손은 몸과 가깝게 위치하지만 실제로 피부에 접촉하지는 않으며, 동작은 일반적으로 한 방향으로 이루어진다. 되돌아오는 스트로크의 경우에는 몸에서 멀리 떨어져서 이동한다.

몇몇 철학적 근거에 의하면 이 기법의 목적은 몸을 둘러싸거나 몸에 스며드는 에너지 영역에 영향을 주는 것이다.

스트로크의 방향은 신체의 표면을 따라서 에너지의 자연스러운 흐름을 강화하거나 차단한다. 이 기법에서 몸을 진정시키는 스트로크의 적용은 신체주위의 환경이 매우 조용하고 편안하며, 환자가 스트로크를 잘 받아들일 수 있는 상황에서만 이루어진다(그림 6-4).

② 가벼운 스트로크(Feather stroking)

가벼운 스트로크 : 동작은 손가락끝 또는 손을 넓은 범위로 길게 움직이며, 매우 적은 압박으로 이루어진다. 때때로 신경 스트로킹(nerve stroking)이라고 불리는 가벼운 스트로크는 일반적으로 중앙에서 바깥쪽으로 행하고, 신체의 개별부위에는 마지막에 스트로크가 이루어진다.

2~3회의 스트로크는 가벼운 자극을 통해 신경에 영향을 미친다. 이에 반해 반복적인 많은 스트로크는 더욱 신체를 진정시키는 효과를 가져온다(그림 6-5).

> **가벼운 스트로크**
> 손가락끝 또는 손을 길게 움직이면서 매우 가벼운 압박으로 이룬다.

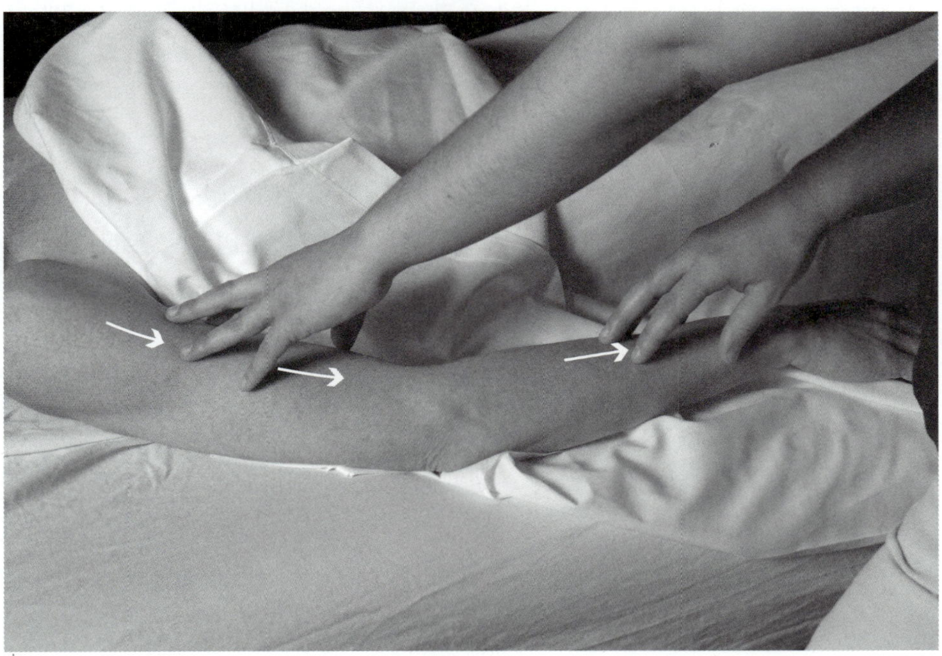

그림 6-5 가벼운 스트로크(신경 스트로크)는 손가락 끝으로 가볍게 접촉하여 이루어진다.

③ 활주 또는 경찰법(Gliding or Effleurage)

> **경찰법(effleurage)**
> 신체의 넓은 부분 전체를 손으로 활주하면서 이루어지는 스트로크이다.

경찰법(effleurage) : 신체의 확장된 어떤 부위를 손으로 활주하면서 이루어지는 연속적인 동작으로 스웨덴식 마사지 또는 웨스턴 마사지에서 손기술(manipulation)로 자주 사용되는 방법이다. 'effleurage' 라는 단어의 기원은 '미끄러지고 흐르는' 의 의미를 가진 프랑스어 'effleurer' 에서 시작되었다. 경찰법(effleurage)에는 두 가지 종류가 있는데, 표면방법과 심부방법이 그것이다.

표면활주법(superficial gliding) : 매우 가벼운 접촉으로 이루어진다. 활주법에서 압박은 신체표면 전체를 손이 활주하면서 더욱 견고하게 한다.

경찰법 또는 활주법(gliding)에서의 기법은 손가락 또는 엄지손가락이나 손바닥이나 주먹 또는 팔뚝을 이용해서 이루어진다.

- 예를 들어, 팔다리(limbs) · 등 · 가슴 · 복부와 같은 넓은 범위 전체에 대한 활주동작은 한쪽 손바닥 또는 양쪽 손바닥으로 이루어진다.
- 얼굴 또는 손과 같은 좁은 범위의 경우에는 손가락과 엄지손가락으로 실시한다.
- 매우 깊게 이루어지는 활주법(gliding)을 위해서는 손바닥 · 손끝 · 엄지손가락 · 주먹이 이용되고 가끔씩 팔뚝도 이용한다.

④ 표면활주법(Superficial Gliding)

> **표면활주법 (Superficial Gliding)**
> 마사지 치료사의 손이 고객의 몸 윤곽을 따라가면서 이루어진다. 따라서 가벼운 압박이 손의 모든 부위로부터 고객의 몸으로 전해진다.

일반적으로 표면활주법은 다른 마사지 동작 이전에 이루어진다. 마사지 치료사의 손은 고객의 몸 전체를 활주하기 위해서 충분히 유연하게 조절할 수 있게 되어 있어야 한다.

이 기법은 몸의 윤곽을 따라서 동일한 압박을 손의 각 부위로부터 고객의 몸에 주는 방법이다. 표면활주법은 고객과 마사지 치료사를 서로 익숙하게 하고, 마사지를 할 수 있도록 신체부위를 평가하며, 허락받는 것이다. 가벼운 스트로크는 윤활제(lubricant)를 사용하여 실시하고, 다른 기법을 실행할 부위를 준비하는 데 이용하는 기법이다.

마사지 치료사의 손은 조직 전체를 활주하기 때문에 특정 기법이 어느 부위에 적용되어야 하는지를 감지할 수 있다. 경찰법은 신체의 한 부위를 회복시키고, 깊은 부위를 다루는 손 기법으로 강도를 완화시키는 다른 기법들에서도 부분적으로 사용된다.

경찰법은 스웨덴식 또는 서양식 마시지에서 일반적으로 신체 부위에 마사지를 할 때에 처음 또는 마지막 기법으로 사용된다. 천천히, 부드럽게, 그리고 리듬감 있는 동작은 진정효과(soothing effects)를 만들어 낸다.

리듬감 있는 스트로크는 정맥류와 림프관 흐름 방향과 일치하게 실시된다. 비록 표면에서 이루어지는 스트로크가 단순한 것처럼 보여도, 이 기법은 오랜 연습을 통해서만 익혀질 수 있는 것이다. 마사지 치료사의 손은 마사지되는 신체 부위의 표면성질을 고려하여 이완시켜야만 한다. 동작의 압박과 속도는 지속적으로 유지되어야 한다.

스트로크 종료 시에 마사지 치료사는 고객의 손을 마사지를 처음 시작한 위치로 옮겨야 한다. 어떤 경우에는 마사지를 하는 손이 접촉을 유지하면서 더 강한 압박을 구심적(centripetally) – 심장방향 – 으로 이루어지고, 그 후에 몸에 주는 압박을 줄이고 가볍게 스트로크(lightly stroke)를 하면서 시작지점으로 돌아온다. 이 방법은 마사지 치료사가 항상 고객과의 접촉을 유지할 수 있도록 한다.

표면활주법은 일반적인 피로감 또는 불안감을 극복하는 데 효과적이다. 특히 예민하고 신경질적인 사람들을 진정시키고, 신경성 두통(nervous headaches)과 불면증(insomnia)에는 활주법(gliding stroke)을 팔뚝에 이용하여 경감시킬 수 있다.

⑤ 심부활주법(Deep Gliding)

심부 활주라는 말은 손 기법(manipulation)을 이용하여 마찰에 의한 효과를 가져오게 하는 충분한 압박을 가리키는 것이다. 심부 활주법(deep gliding)의 깊이는 3개 요인에 의해서 결정된다.

> **심부 활주(deep gliding)**
> 마찰에 의한 효과를 갖는 충분한 압박을 이용하는 손 기법(manipulation)으로 말할 수 있다.

심부활주 스트로크(deep gliding stroke)는 과도한 힘을 사용해서 시행하지 않는다. 압박은 조직에 타박상(bruising) 또는 상해(injury)를 줄 수 있기 때문에 절대 강하게 해서는 안되는 것이다. 또한 이것은 특히 근육에 실시할 때에 효과적이고 가치가 있는데, 표면의 아주 가벼운 압박은 심부구조(deeper structures)까지 전달될 수 있다.

심부활주 스트로크는 근육조직(muscle tissue)과 근막(fascia)의 스트레칭과 확장 효과를 가져오며, 정맥류와 림프류를 강화시킨다. 만약 마사지 치료사가 너무 많은 힘을 사용하게 되면 고객의 몸은 근육을 수축시키는 방어반사(protective reflex) 반응을 보이게 된다. 그렇게 되면 기대하는 치료효과를 얻을 수 없게 되는 것이다. 심부 활주 스트로크는 일반적으로 근섬유 방향에 따라서 이루어지는데, 근육말단(extremities)에서의 동작은 항상 사지(limbs) 끝에서 몸의 중심 쪽으로 이루어져야 한다.

일반적으로 마사지 동작은 심장 방향 또는 정맥류와 림프류가 흐르는 방향으로 이루어진다. 그리고 몸의 중심에서부터 시작하여 다시 되돌아오는 스트로크를 더욱 가볍게 실시한다.

이 규칙을 통해서 알 수 있는 것은 깊고 짧은 스트로크는 근육부착부(muscle attachments)와 건(tendons)에 적용할 수 있다는 점이다. 건에서 직접 근복(muscle belly)으로 움직일 때에 이루어지는 심부 활주 스트로크는 근육을 이완시키기 때문에, 건을 스트레칭시킨다.

심부 활주 스트로크의 시행은 체액 움직임의 증가, 하부조직의 스트레칭, 조직을 분리, 확장, 이완(relaxation) 증대, 심부조직의 촉진(palpating) 등을 가져온다(그림 6-6 a~g/그림 6-7 a~h).

심부 활주 스트로크를 이용할 때 마사지 치료사는 반드시 몸의 긴장을 예방하는 좋은 신체 메커니즘을 이용해야 하고, 과도한 사용으로 자주 발생될 수 있는 상허를 예방하여야 한다. 또한 손과 팔은 고객에게 손 기법의 힘이 곧바로 전달되는 위치에 있어야 하며, 마사지 치료사의 어깨는 아래쪽으로 편안하게 위치시키고, 손목과 손가락, 그리고 주먹의 과신전(hyperextension)은 반드시 피하도록 한다(그림 6-8).

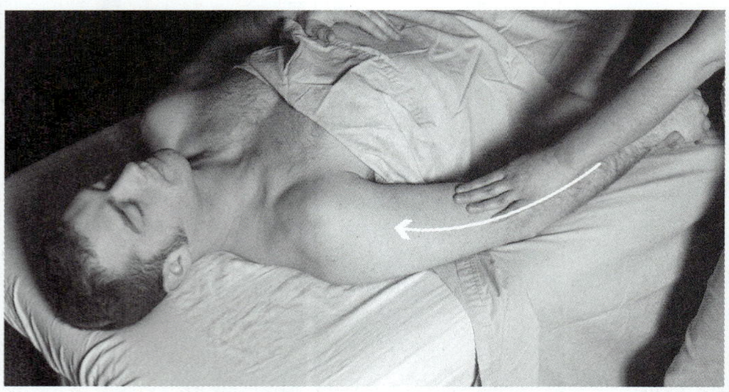

그림 6-6a 경찰법(effleurage) 또는 활주법(gliding)은 정맥류와 림프류의 방향으로 실시한다.

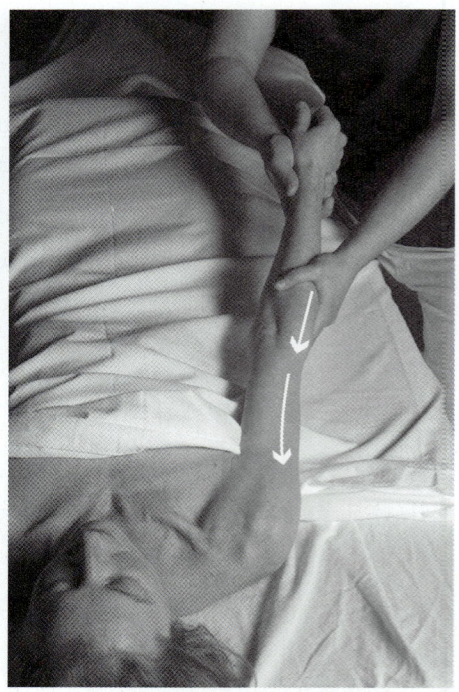

그림 6-6b V-스트로크(V-stroke)는 표면 또는 심부 활주법(superficial or deep gliding)에서 사용할 수 있다.

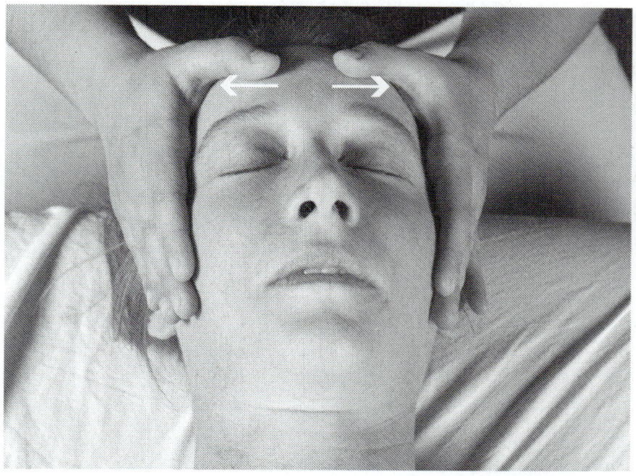

그림 6-6c 손가락으로 하는 경찰법(effleurage)

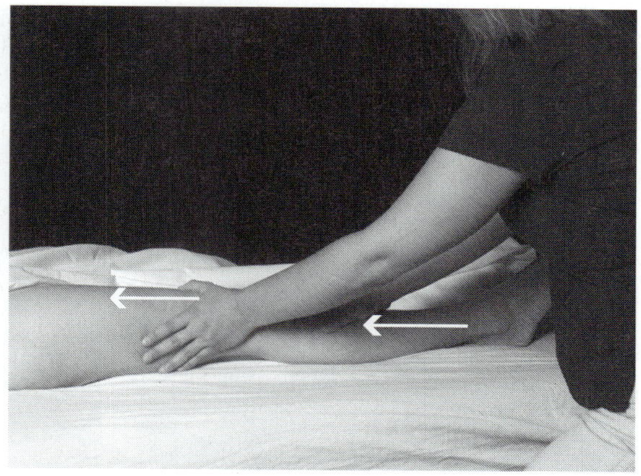

그림 6-6d 하지(lower leg)의 마찰법(effleurage) 방향. 스트로크는 다리부터 엉덩이 방향으로 항상 위쪽으로 지속한다.

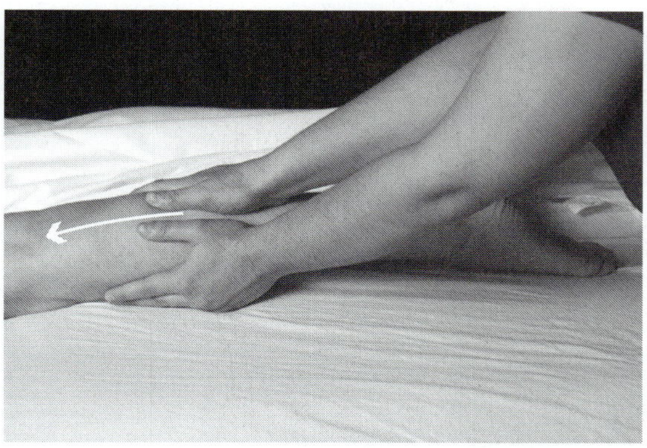

그림 6-6e 두 손으로 다리 전체길이 스트로크

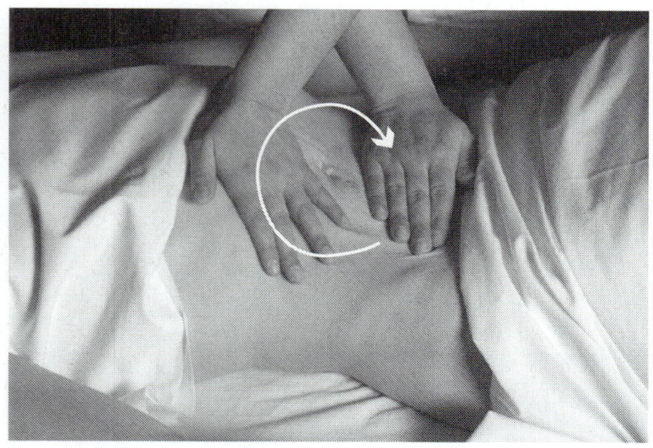

그림 6-6f 원형 동작을 통한 복부(abdomen) 스트로크

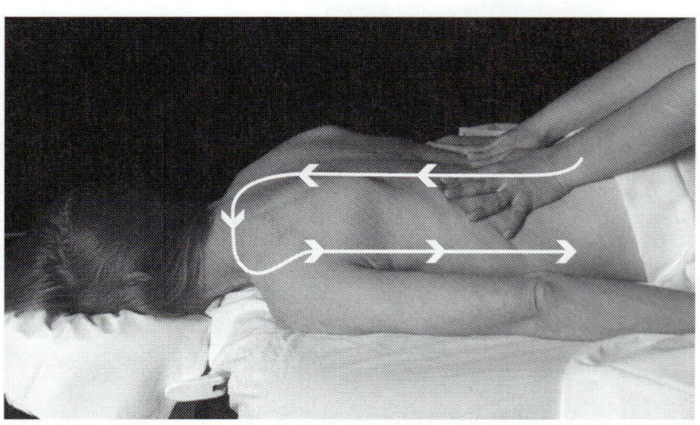

그림 6-6g 등 전체의 스트로크

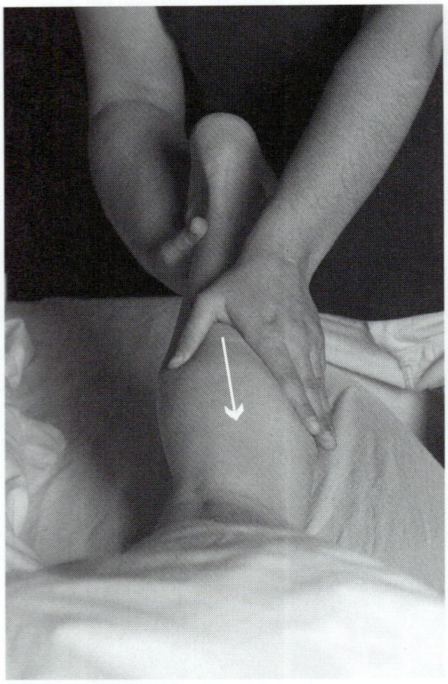

그림 6-7a V-스트로크는 다리 뒤쪽에서 사용하고 표면 또는 심부 활주법에서 사용한다.

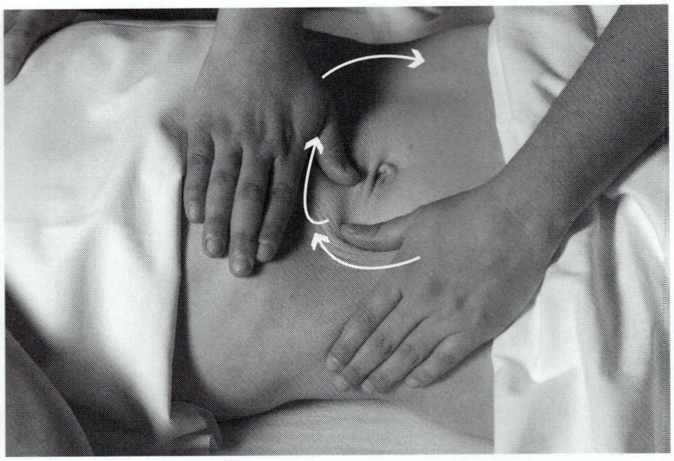

그림 6-7b 원형 경찰법(circular effleurage)은 결장(colon)의 진행경로를 따라 이루어져야 한다.

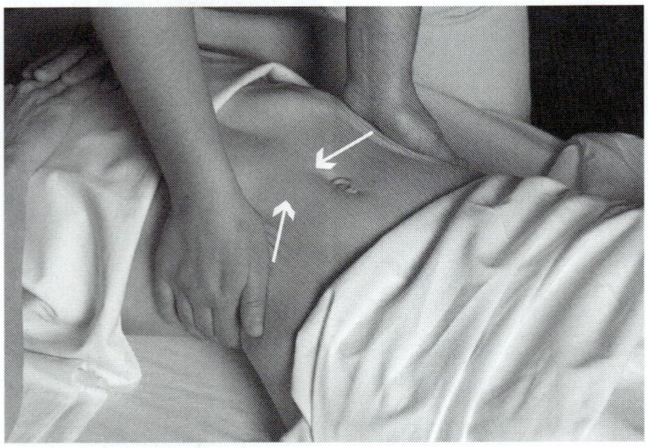

그림 6-7c 복부와 위장부위 전체 근육에 내측방향(inward)으로 심부 활주 스트로크(deep gliding stroke)

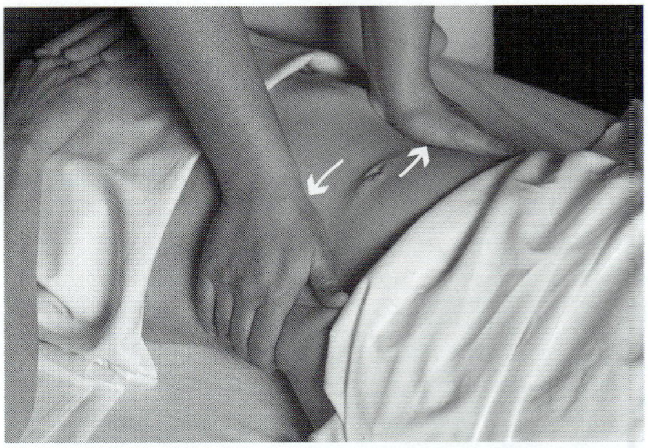

그림 6-7d 복부와 위장부위 전체 근육에 외측방향(outward)으로 심부 활주 스트로크

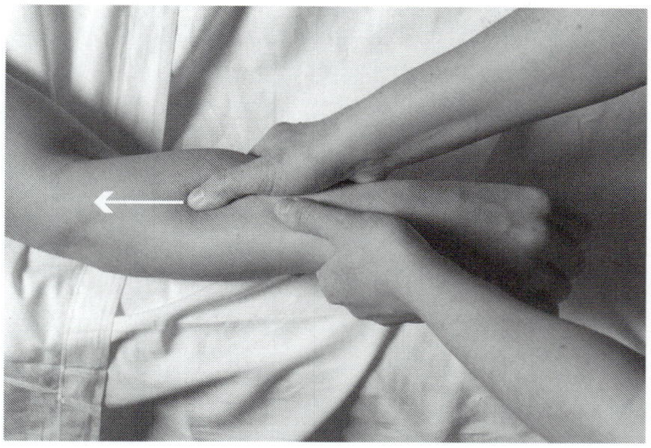

그림 6-7e 엄지손가락을 이용한 팔뚝(forearm)에 하는 심부 활주법 또는 부드럽게 쓰다듬는 동작(stripping)

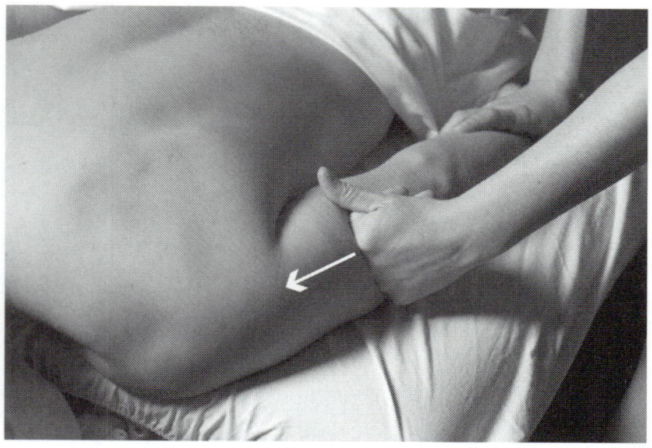

그림 6-7f 느슨한 주먹 또는 손가락관절마디를 이용하여 삼두근에 심부 활주법

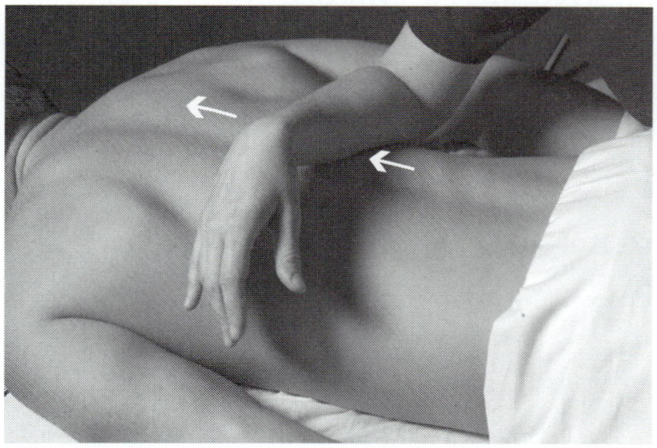

그림 6-7g 팔뚝과 팔꿈치를 이용한 등 부위의 심부 활주법

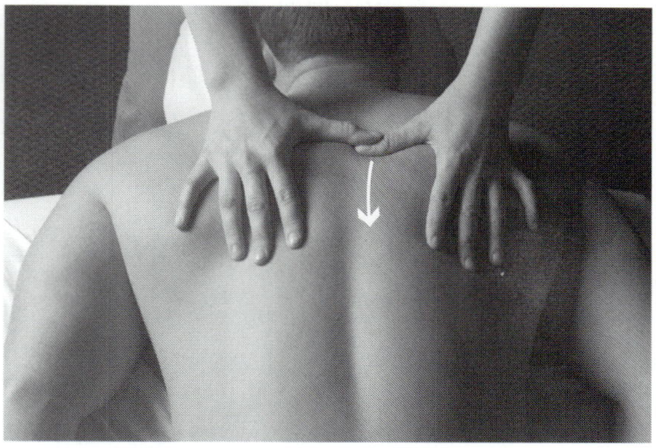

그림 6-7h 두 엄지손가락을 이용하여 등에 심부 활주법. 부드럽게 쓰다듬는 동작(stripping)

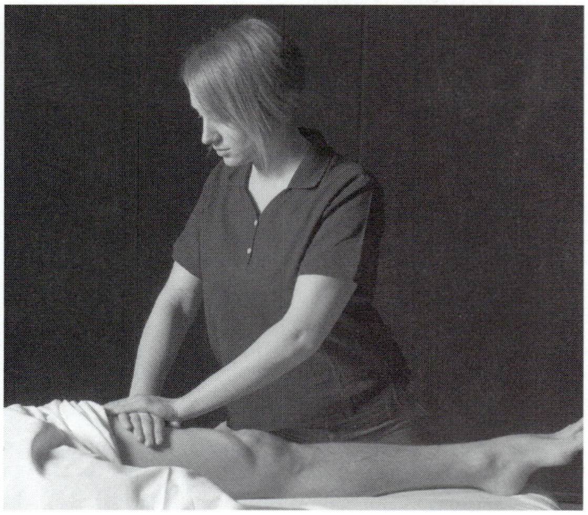

그림 6-8 심부 기법(deep techniques)을 이용할 때, 마사지 치료사는 반드시 고객에게 직접적으로 손 기법이 전달되는 좋은 신체 메커니즘을 이용해야 한다. 그리고 동시에 부상으로부터 자신을 보호해야 한다.

안마동작 또는 유날법(Kneading Movements or Petrissage)

스웨덴식 마사지에서 안마(kneading) 또는 유날법(petrissage)은 신체의 모든 살이 있는 부위(fleshy area)에서 이용된다. 'petrissage'라는 단어는 '주무르고, 짓이기다'의 의미인 프랑스어의 동사 'petrir'에서 유래되었다. 심부 활주법(deep gliding)과 같이 안마는 심부조직(deeper tissues) 내 체액의 움직임을 활성화하고, 표면유착을 막는 데 도움을 준다.

기술적으로 적용되는 안마는 유착(adhesions)을 감소시키고 근육조직(muscle tissues)과 근막(fascia)을 스트레칭해 준다. 이 동작에서 피부와 근육조직은 원래의 위치보다 등이 올려진 후(lifting) 동일한 압력으로 비틀리고(squeezing), 돌려지며(rolling), 주물러진다(kneaded). 이 동작은 일반적으로 원을 그리며 이루어진다.

신체의 넓은 부위에서는 두 손을 유기적으로 번갈아 가면서 움직인다. 조직(tissue)은 한 손의 손가락 면으로 올려져서 다른 손바닥으로 올려진 다음에 다른 쪽 손이 조직을 들어 올리고 반대쪽 손바닥으로 옮겨지는 동작이 반복된다. 손은 리듬감 있게 번갈아 가며 움직이고 원을 그리면서 몸 전체를 마사지한다.

팔과 같은 더 좁은 부위에서 살은 손가락과 손꿈치 또는 엄지손가락으로 잡는다. 이 두 경우 모두 살(flesh)을 잡는 최대의 양은 손바닥으로 잡을 수 있고 우유를 짜듯이 부드럽고 충분히 압박하며 비틀 수 있는 정도의 양이다.

팔과 같은 적은 범위의 부위에서 한 손은 손 기법(manipulation)을 하는 동안, 다른 한 손은 팔을 안정화하거나 양쪽 손으로 팔의 양측면을 번갈아 가면서 잡을 수 있다. 손과 손가락같이 더욱 좁은 부위의 살은 엄지손가락과 다른 손가락으로 잡는다.

① **풀링**(fulling : 당기기) : 마사지 치료사가 조직(tissues)을 잡은 다음, 조직 또는 근육섬유층 사이에 넓은 공간을 만들 듯이 서서히 들어 올리고 펴주는 동작을 하는 안마기술이다. 때로는 두 손을 동시에 사용할 수도 있다.

살이 많은 신체 부위는 두 손으로 함께 실시한다. 그 후에 조직섬유를 가로질러서 부드럽게 스트레칭될 수 있게 손바닥의 불룩한 부분과 엄지손가락에 의해 살이 올려지고 펴진다.

② **스킨 롤링**(skin rolling : 피부 돌리기) : 단지 피부와 피하조직만을 엄지손가락과 다른 손가락으로 들어 올려서 돌리는 안마동작의 일종이다. 손가락으로 심부조직에서부터 피부를 교대로, 그리고 지속적으로 들어 올리고 당긴다. 또 엄지손가락을 따라 미끄러지며 움직여 나감으로써 표면 아래의 근막을 스트레칭해 준다.

스킨 롤링은 몸을 따뜻하게 하고 스트레칭해 주며, 근막초 사이의 유착(adhesion)을 분리시키기 시작한다. 이 기술을 배울 때에는 두 손을 이용하는 것이 좋은 방법이다. 그리고 윤활제를 사용하면 안 된다.

피부 돌리기는 엄지손가락과 다른 손가락 사이로 살을 모으고, 신체 표면을 따라 천천히 움직이면서 손가락으로 더 많은 피부를 모으는 동작을 계속하는 것이다. 피부 돌리기를 할 때에는 엄지손가락은 지원을 하고 다른 손가락에 의해 더 많은 피부가 들어 올려지는 방향을 따라 천천히 미끄러지듯 나아가게 한다(그림 6-9a~e, 그림 6-10, 그림 6-11).

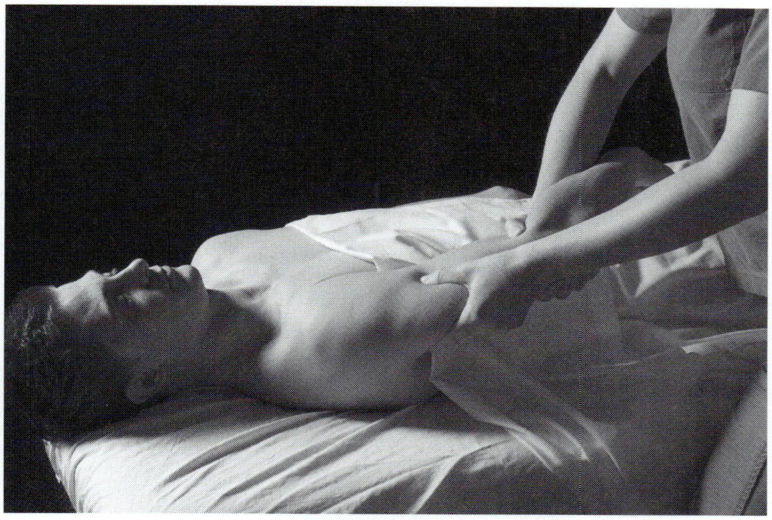

그림 6-9a 상완 삼두근(triceps)과 이두근(biceps)의 안마(kneading)

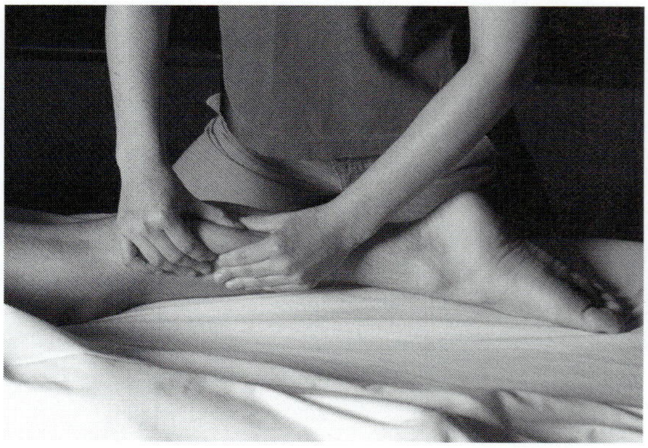

그림 6-9b 종아리 근육(calf muscles)의 안마(kneading)

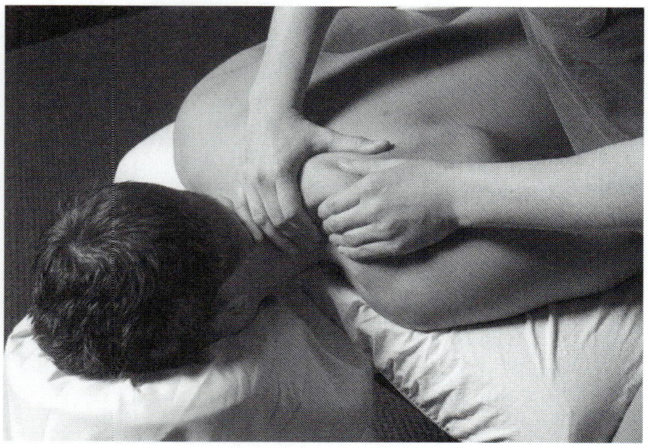

그림 6-9c 승모근(trapezius)에 실시하는 유날법(petrissage)

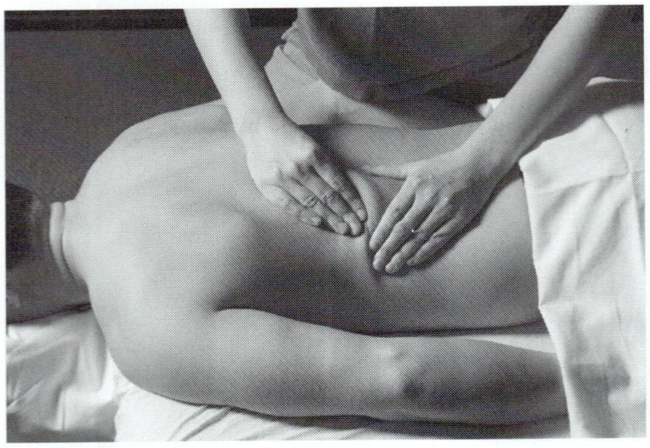

그림 6-9d 마사지 치료사의 반대쪽 부분에 실시하는 유날법. 이 동작을 여러 번을 반복한다.

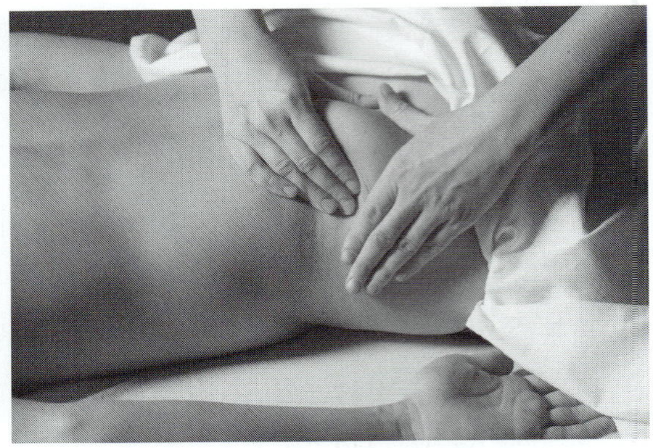

그림 6-9e 둔근(gluteals)의 유날법

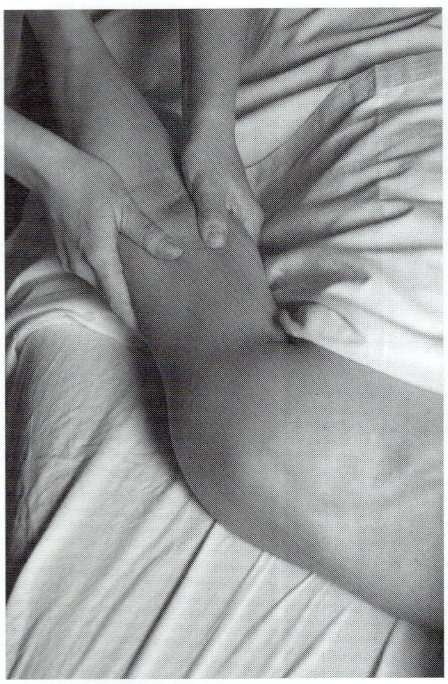

그림 6-10 당기기 동작(fulling Movements)을 실시하기 위해서 손가락과 손바닥 사이에 있는 살을 잡는다.

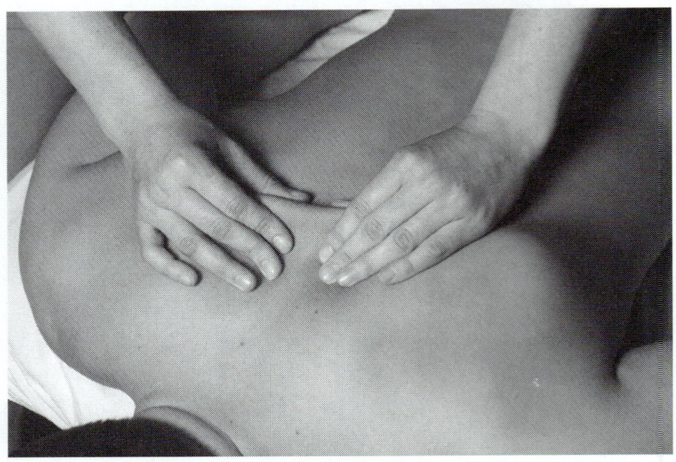

그림 6-11 피부 돌리기(skin rolling)는 근육과 다른 심부 조직(deeper tissues)으로부터 표면조직을 들어 올린다.

마찰법 (Friction)

마찰법은 더 넓은 살의 표면층을 심부조직에 반대되게 움직이는 것과 관련된다. 안마(kneading)가 골격으로부터 살을 들어 올리고 당기는 것과 체액을 우유짜듯이 비트는 방법으로 이루어진다면, 마찰법은 조직을 평평하게 하고 넓히며 늘리는 것을 방법으로 하여 하나의 조직층을 다른 조직층의 반대로 압력을 주는 것이다.

마찰법은 몸의 온도를 높이는 방법으로 이용할 수 있다. 체온이 올라가면 신진대사율이 증가하게 되는데, 마찰법은 세포와 간질액(interstitial fluids) 사이의 교환을 증가시킨다(간질액은 기관 또는 신체의 조직 내에 있는 세포와 관 [vessels] 사이에 위치한다).

추가된 열(heat)과 에너지는 근육주변의 결합조직(connective tissue)에 영향을 미쳐서 더욱 효과적으로 기능할 수 있도록 유연하게 만든다.

마찰법은 조직을 분리시키는 데 도움을 주고, 특히 근육조직과 근막에서 유착(adhesion)과 섬유증(fibrosis)을 막는 데 도움이 된다.

또한 근막층 사이에 있는 세포간무형질을 부드럽게 해주며, 피부의 순환 및 선(腺, grandular) 활동에 영향을 미친다.

일반적으로 마찰법을 이용하게 되면 그 부위가 붉어지는 것을 볼 수 있다. 이는 더 많은 혈액이 해당 부위의 피부표면으로 몰리면서 나타나는 현상으로, 혈류량이 증가된 것을 의미한다.

마찰법은 심부조직층보다는 표면조직층에서 더 많은 동작을 실시하는데, 하부 구조 전체가 움직여지는 동안 피부에 압력을 가하게 된다.

피부와 손은 심부조직(deeper tissue)의 반대로 유기체적 움직임을 나타낸다. 근육부위 또는 살(flesh)의 각 층에 걸쳐서 손바닥이나 손가락면 또는 엄지손가락으로 마찰법을 실시하고 좁은 면적에서는 손끝 또는 엄지손가락으로 살 부위에 실시한다.

마찰법은 원형 또는 직선으로 이루어질 수 있다.

원형 마찰법(circular friction)에서 손가락과 손바닥은 심부조직 위에서 원형의 움직임으로 피부와 접촉한다. 이것은 근막(fascia)에 열을 발생시키고, 스트레칭을 시키며, 부드럽게 만들 목적으로 사용된다.

손바닥 또는 손가락면은 피부와 접촉하여 움직이고, 작은 원형 형태로 심부층 위에 있는 더 많은 표면조직(superficial tissues)을 움직인다. 비록 손이 원형 마찰법으로 넓은 부위를 따라서 움직인다고 해도, 손가락 또는 손은 원형 형태로 피부 위쪽을 활주하지 않는다.

> **원형 마찰법(circular friction)**
>
> 심부조직(deeper tissues) 위의 표면조직을 원형 형태로 손가락 또는 손바닥을 움직이는 동작이다.

원형 마찰법을 하는 목적은 심부조직층(deeper layer of tissue) 위에 있는 하나의 조직층을 움직이는 데 있고, 이것은 해당 부위를 부드럽게 스트레칭하고 따뜻하게 만드는 결과를 가져온다. 또한 원형 마찰법은 피하조직의 상태를 평가하는 부위를 촉진하는 데 매우 유용하다.

해당 부위를 마사지하기 전후에 원형 마찰법과 표면활주 스트로크(superficial gliding strokes)는 고객을 진정시키는 역할을 하는데, 이렇게 한 후에 심부기법을 실시한다.

직선적 마찰법(directional friction)은 횡 섬유마찰법(cross-fiber friction) 또는 종방향 마찰법(longitudinal friction)일 수 있다. 횡 섬유마찰법(cross-fiber friction)은 그 이름과 같이 근육이나 건(tendons) 또는 인대(ligament)를 가로 방향으로 가로지르는 방법이다.

횡 섬유마찰법(cross-fiber friction) : 일반적으로 손가락 끝 또는 엄지손가락의 끝을 이용하여 손상된 특정 부위에 직접적으로 적용한다. 횡 섬유마찰법의 목적은 섬유 조직을 넓히고 분리하며 결합시키는 것이다. 스트로크는, 조직을 충분히 감당할 수 있는 넓이로 이루어지고, 조직에 닿을 수 있도록 충분히 깊게 이루어진다.

> **횡적 섬유마찰법 (cross-fiber friction)**
> 근육이나 건(tendons) 또는 인대(ligament)를 가로질러 가로 방향으로 적용된다.

섬유 밴드(fibrous band)를 마사지할 때는 횡 섬유마찰법에 의한 손목의 움직임으로 섬유조직을 가로로 너무 넓게 되지 않도록 한다. 손가락은 피부 위에서 움직이지 않고, 목표조직(target tissue)을 가로지르는 피부와 표면조직을 움직인다.

어떤 상황에서 횡적 섬유마찰법을 적용하는 또 다른 방법은 이상이 있는 조직을 압박(compression)하는 것과 표면 아래쪽에 위치한 뼈에 마찰되는 움직임을 제공하는 방법으로 사지(limbs)를 움직이는 것이 있다. 이것은 특히 팔꿈치 부위를 압박하고 회전시킴으로써 팔꿈치와 가까운 부위에 적용할 수 있다(그림 6-12f).

횡 섬유마찰법은 섬유조직 상해의 회복을 위한 기법으로 사용된다. 상해를 치료할 때에 횡 섬유마찰법이 정확히 사용되면 탄력있는 섬유조직의 구조를 증진시키고, 동시에 섬유증(섬유종)과 반흔조직(scar tissue)의 형성을 감소시킨다. 상해가 회복되면 조직이 기존에 가지고 있던 강도와 유연성을 계속 유지할 수 있다.

횡 섬유마찰법을 오래된 상해 부위에 적용하면, 몇몇 유착(adhesion)과 섬유증(섬유종)을 없애고, 유연성을 증대시켜서 그 부위에 다시 상해를 입지 않도록 할 수 있다.

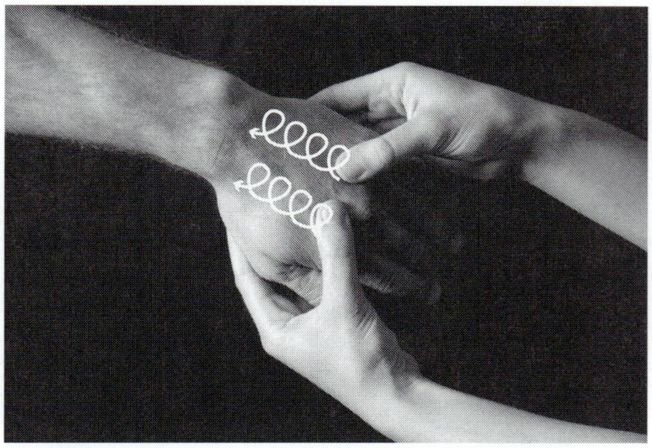

그림 6-12a 손 근육에 실시하는 원형 마찰법 (circular friction)

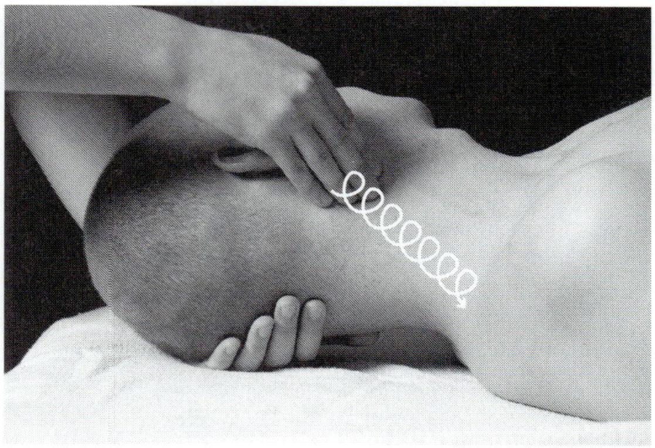

그림 6-12b 등과 목에 실시하는 원형 마찰법

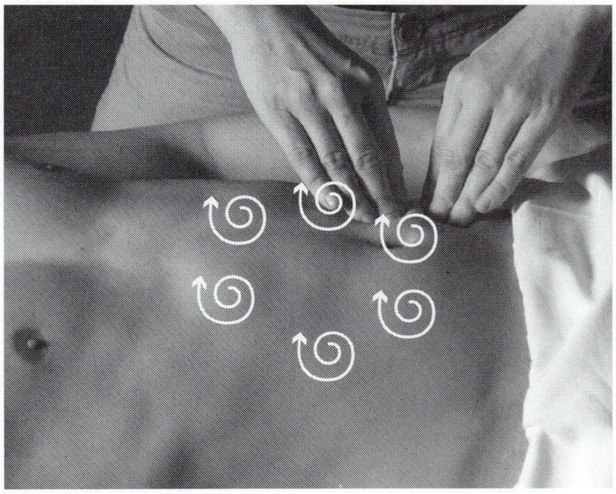

그림 6-12c 장(intestines) 부위의 원형 마찰법

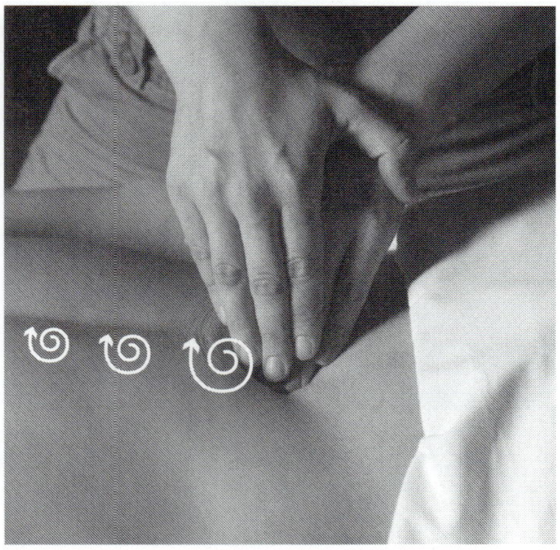

그림 6-12d 척추를 따라 근육에 적용되는 마찰법

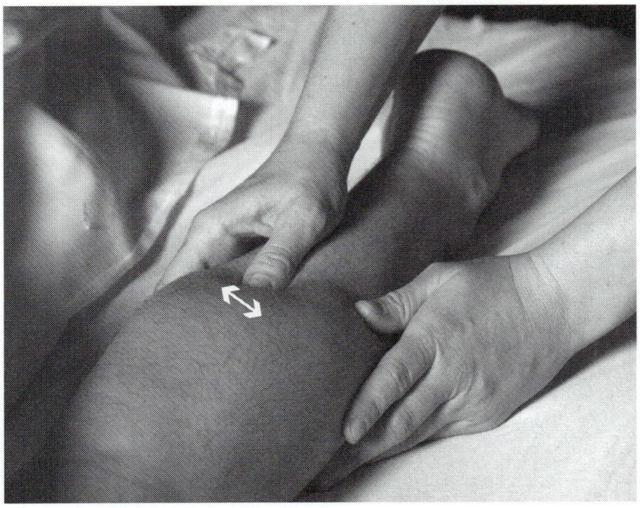

그림 6-12e 횡 섬유마찰법(cross-fiber friction)은 다리 뒤쪽 면의 근건 접합부(musculotendiouse junction)에 적용될 수 있다.

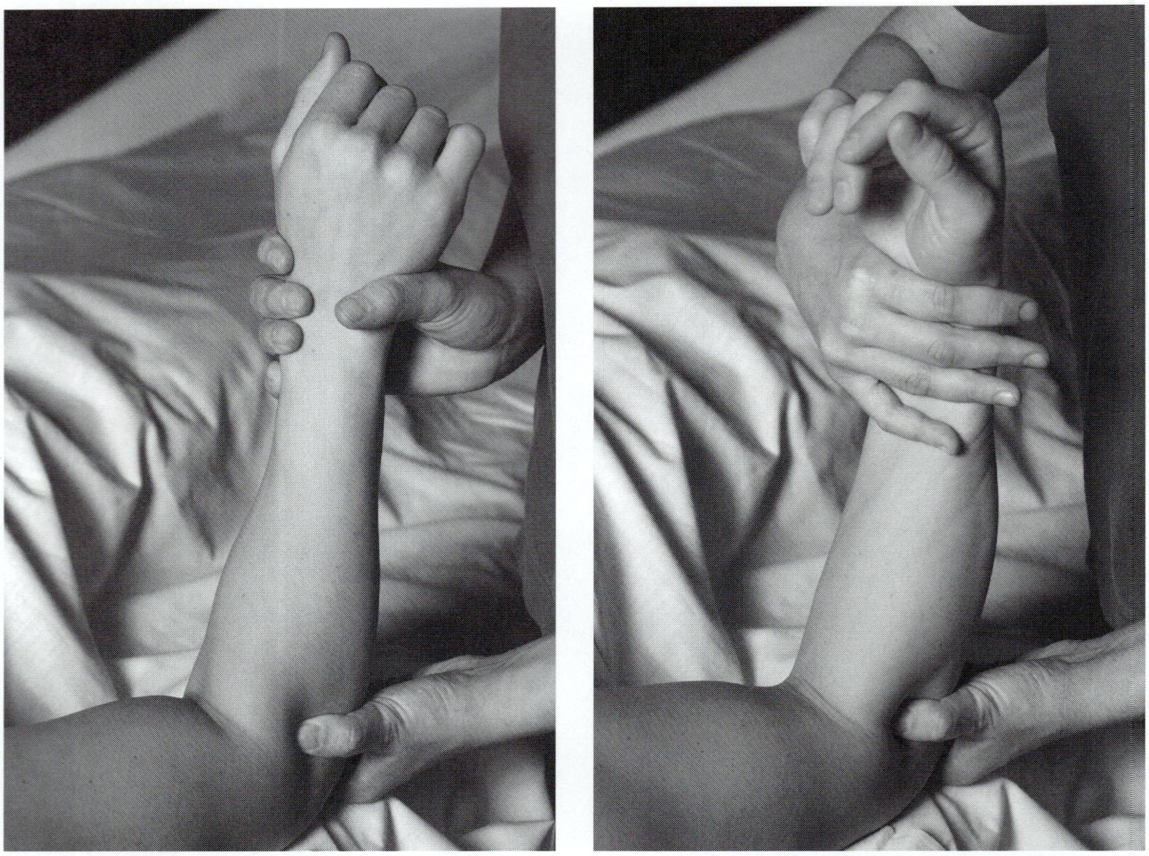

그림 6-12f 횡 섬유마찰법(cross-fiber friction)은 한 지점을 압박하고 표면 아래에 위치한 뼈를 움직인다.

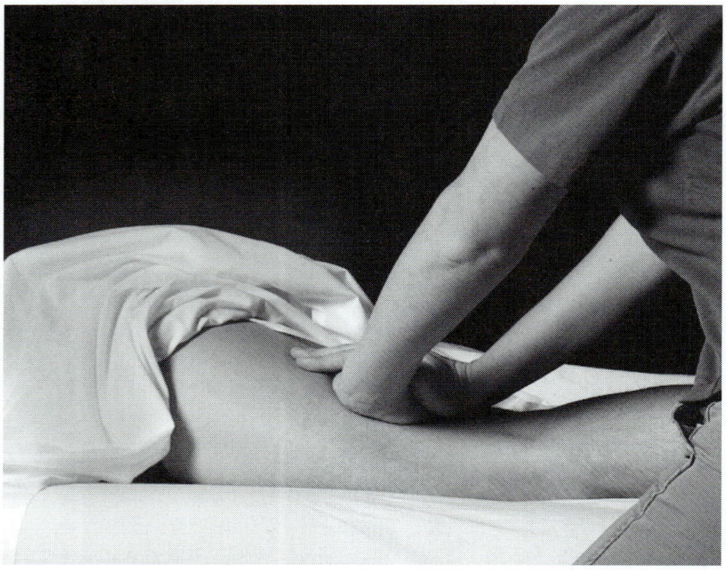

그림 6-13 슬건(膝腱, hamstring)에 실시하는 두 손 압박

종방향 마찰법(longitudinal friction)은 마사지 치료사의 손이 조직섬유와 같은 방향으로 움직이는 기법이다. 이 방법은 조직을 늘리고, 근막 안의 교원질섬유(collagen fibrils)를 정렬시킨다(그림 6−12a~f).

경우에 따라 마찰법(friction)의 또 다른 형태로 분류되는 것이 **압박**(compression)이다. 압박은 말 그대로 손이나 손가락을 이용하여 근육조직을 직접적으로 리듬감 있게 압박하는 동작이다.

압박(compression)

손을 이용하든지 손가락을 이용하든지 근육조직(muscle tissue)을 직접적으로 리듬감 있게 압박하는 동작이다.

손바닥 압박법은 손 전체(손바닥 부분) 또는 손꿈치를 이용하여 신체의 대근부위(large muscular)에서 이루어지는 방법이다. 표면 아래의 뼈와 직각으로 근육을 리듬감 있게 직접적으로 펌핑(pumping) 동작을 하는 것이다. 압박법은 고객이 옷을 입고 있은 상태에서나 윤활제 이용 없이도 실시할 수 있다.

압박법(compression) 동작은 순환을 증가시키고 조직에 충혈(hyperemia)을 남기는 원인이 된다. 이것은 경기전에 스포츠 마사지로 이용되는 일반적인 동작으로, 더 많은 혈액과 체액을 조직으로 운반시켜서 최고의 에너지를 빠른 시간 내에 사용하고 오랜 시간 지속시킬 수 있게 하는 데 목적이 있다(그림 6−13).

또 다른 손 기법으로는 돌리기(rolling), 비틀기(wringing), 가볍게 문지르기(chucking), 흔들기(shaking), 진동(vibration)을 포함하는 마찰법이 고려된다(그림 6−14a~i).

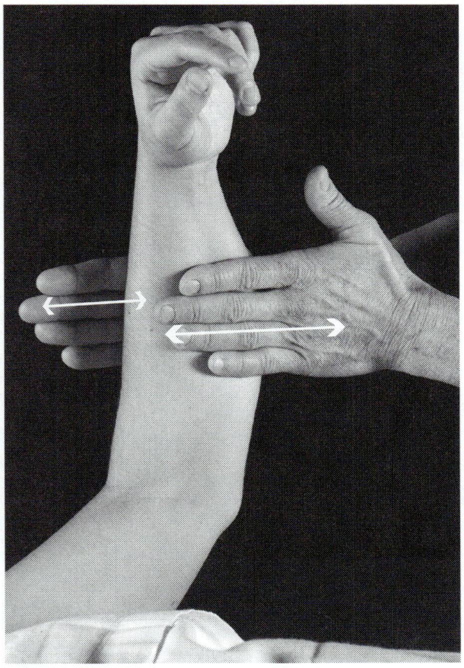

그림 6−14a 팔 돌리기(rolling)

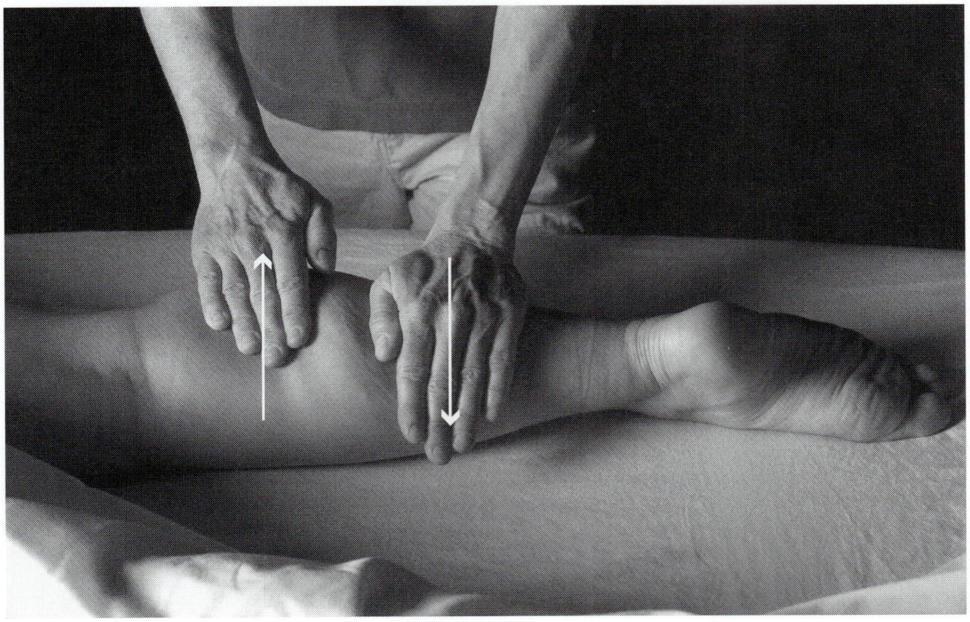

그림 6−14b 다리 근육의 비틀기(wringing)

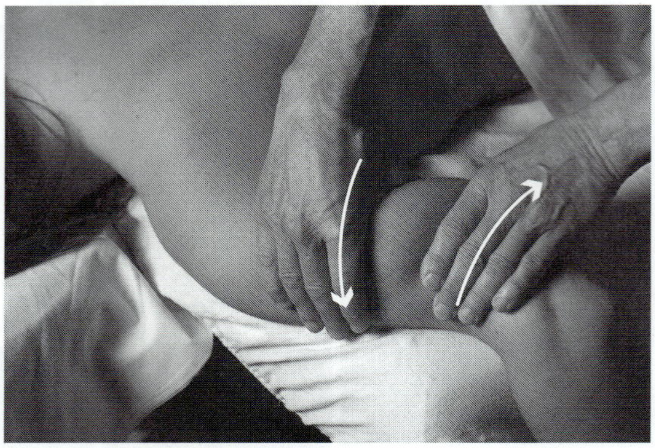

그림 6-14c 팔 근육의 비틀기(wringing)

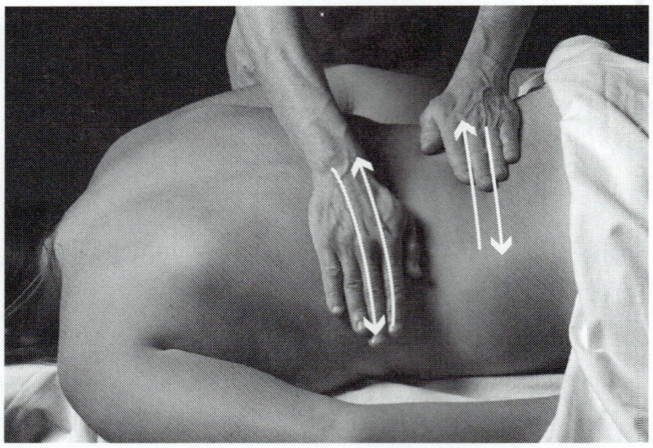

그림 6-14d 앞뒤 동작을 통한 등 아래쪽(lower back) 근육 비틀기(wringing)

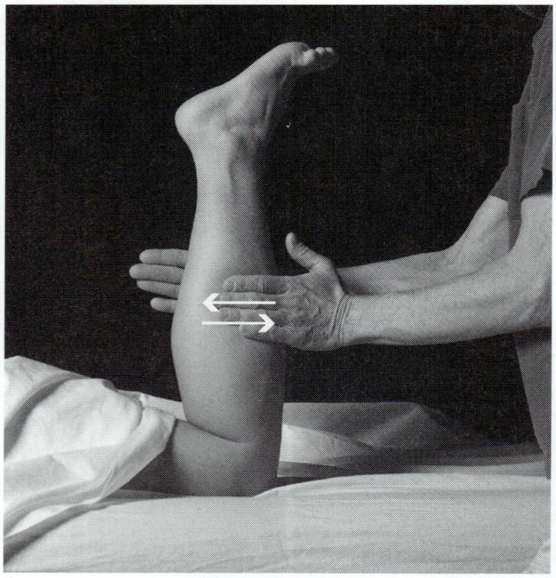

그림 6-14e 다리 근육의 회전(rolling)

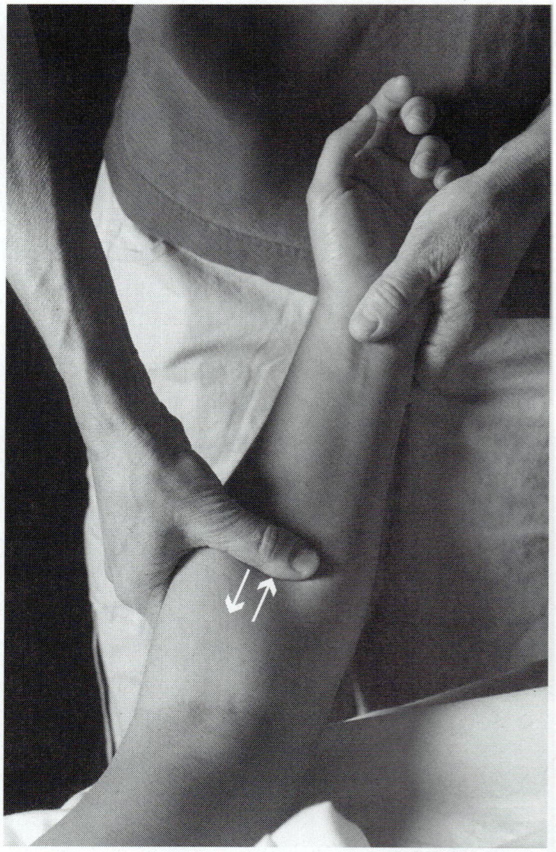

그림 6-14f 팔을 가볍게 문지르기(chucking)

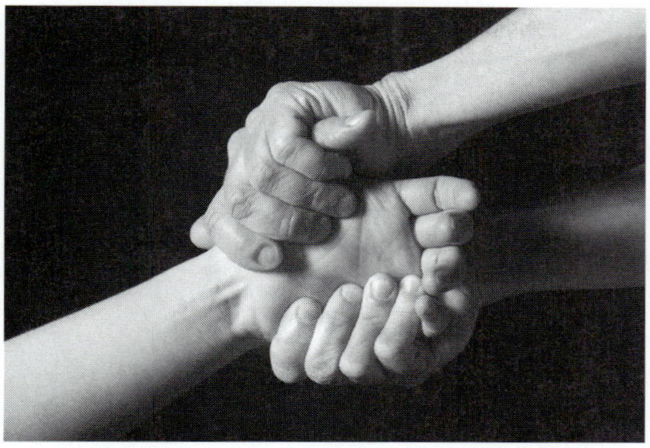

그림 6-14g 손을 손잡이처럼 흔들어 주는 데 이용하면서 유날법(petrissage)과 마찰법(friction)을 손에 실시한다.

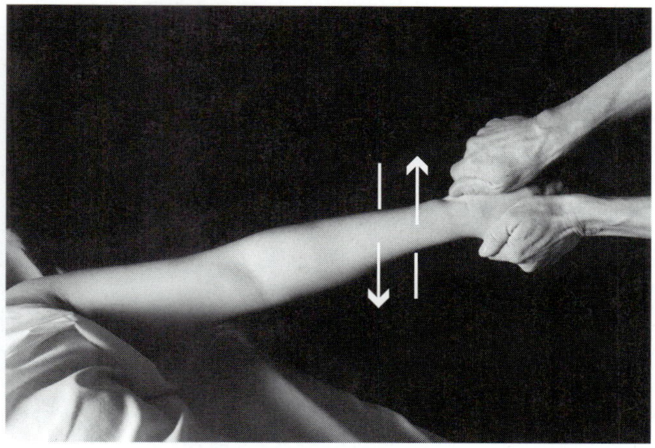

그림 6-14h 팔의 흔들기(shaking)

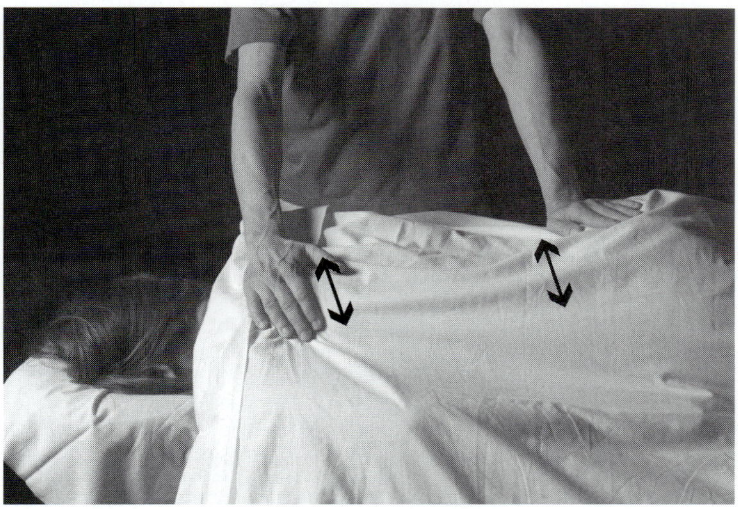

그림 6-14i 몸통 흔들기(rocking)

> **롤링(rolling : 돌리기)**
> 빠르게 앞뒤로 손을 움직이는 동작으로, 골격의 축(axis)이나 신체에 가상의 중앙선을 따라서 살이 흔들리고 회전하게 만드는 것이다.

> **척킹(chucking : 가볍게 문지르기)**
> 살을 한 손 또는 양손으로 견고하게 잡고 뼈를 따라 아래와 위로 움직이는 동작이다.

① 돌리기(rolling)

롤링은 빠르게 앞뒤로 손을 움직이는 동작으로 골격의 축(axis)이나 신체에 가상의 중앙선을 따라서 살이 흔들리고 회전하게 하는 것이다.

돌리기(rolling)의 목적은 조직을 예열하고 이완시키는 데에 있으며, 이것은 심부 근육 이완을 촉진시킨다.

② 가볍게 문지르기(chucking)

척킹은 살을 한 손 또는 양쪽 손으로 단단히 잡고 뼈 방향을 따라서 아래와 위로 움직이면서 이루어진다(그림 6-14f).

③ 비틀기(wringing)

> **링잉(wringing)**
> 마사지 치료사의 양손을 사지의 좌우측면 가까운 부위에 위치시켜서 앞뒤로 움직이는 동작이다. 한쪽 방향 동작이 끝나면 반대쪽 방향으로 실시한다.

링잉은 마사지 치료사의 양손을 사지(limb)의 좌우측면 가까운 부위에 위치시켜서 앞뒤로 움직이는 동작으로, 마치 수건을 짜는 것과 같은 방법이다. 손은 서로 반대 방향으로 움직이며 살(flesh)을 잡아늘이고 비튼다.

마사지 치료사의 몸 전체는 동작에 관여된다. 손은 양방향으로 견고하게 잡고, 살이 조이거나 자극되어 아플 수 있기 때문에 압박은 지나치게 하지 않는다.

비틀기는 조직을 부드럽게 늘리는 방법으로, 결합근막을 따뜻하게 해준다.

④ 흔들기(shaking)

> **흔들기(shaking)**
> 신체 부위를 부드럽게 이완시키는 흔들기 동작으로, 뼈 주위의 살(flesh)이 가볍게 움직이도록 긴장을 풀어 주는 것이다.

셰이킹은 고객의 긴장을 풀어주는 데 도움이 되고, 고객의 긴장부위가 어디인가를 마사지 치료사에게 알려 준다. 이완된 신체부위는 부드럽지만 강하게 수평으로 흔들어 줌으로써 뼈 주변의 살을 이완시켜서 부드럽게 움직일 수 있게 한다. 이 방법을 통해 마사지 치료사는 고객의 몸이 유연해지는 것과 경직된 것을 발견할 수 있다.

경직(stiff)은 신체 부위가 긴장되어 있고, 더 많은 관리가 필요하다는 것을 의미한다. Trager 방법은 넓은 범위를 흔들고 진동시키면서 긴장을 풀어 주는 것으로 알려진 신체운동(bodywork)의 한 형태이다.

⑤ jostling

> **조스틀링(jostling)**
> 근육 전체를 잡고 근육을 원래 위치로부터 가볍게 들어 올린다. 그런 후에 근육의 축을 교차로 빠르게 흔들어 준다

조스틀링은 근육의 긴장을 완화시켜 주고 순환을 증가시켜 주는데, 이 방법은 운동연습이나 운동시합 직후에서처럼 근육을 심하게 사용한 후에 가장 효과적으로 적용될 수 있으며, 근육이 짧아지고 긴장상태에 있을 때에 시행한다.

근육전체를 교차해서 잡고 원래 위치로부터 가볍게 들어 올린 후, 근육의 축을 교차로 빠르게 흔들어 준다.

⑥ rocking

> **록킹(rocking)**
> 고객 몸의 끝에서 끝으로, 또는 위에서 아랫방향으로 밀고 풀어 주면서 이루어진다.

록킹은 고객의 몸 끝에서 끝으로, 또는 위에서 아랫방향으로 적용되는 밀고 풀어 주는 동작이 이용된다. 몸을 약간씩 이동하면서 반복적으로 밀어 주면서 완전히 뒤쪽으로 돌아오게 한다.

그런 후에 다시 앞으로 밀어 준다. 마사지 치료사는 이 동작을 몇 번 반복함으로 해서 고객의 리듬을 알아차릴 수 있고, 그 리듬을 유지하면서 마사지를 진행한다. 그런 후에 다른 손 기법도 사용한다.

록킹은 마사지의 모든 손 기법 중에서 근육을 가장 진정시키고 이완시키기 좋은 기법 중의 하나이다.

⑦ 진동(vibration)

진동은 마사지 치료사의 손과 팔 또는 기계장치를 이용하여 치료부위나 선택된 부위를 따라서 흔들기(shaking) 또는 떨림(trembling) 동작을 지속적으로 해주는 방법이다. 진동은 종종 민감한 부위에도 사용되는데, 신경간(nerve trunk)과 신경중추(nerve centre)는 가끔씩 진동의 적용부위로 선택된다.

> **진동(vibration)**
> 마사지 치료사의 손과 팔 또는 기계장치를 이용하여 치료 부위나 선택된 부위를 따라서 흔들기(shaking) 또는 떨림(trembling) 동작을 지속적으로 해주는 방법이다.

손으로 하는 진동(manual vibration)은 일반적으로 손가락 끝면의 부드러운 접촉에 의하여 이루어진다. 이 때는 가벼운 접촉이 이루어지고 손은 앞뒤로 가능한 한 빠르게 흔드는 동작을 실시하며, 피부표면 위를 활주하지는 않는다.

진동의 비율은 마사지를 시행하는 마사지 치료사에게 달려 있다. 손으로 하는 진동은 일반적으로 초당 5~10회 정도의 범위에서 이루어진다. 하지만 기계를 이용하는 경우(mechanical vibration)에는 초당 10~100회 범위의 진동을 조절할 수 있다(그림 6-15).

다음은 시중에서 판매하는 진동기의 종류로, 크기에 따라 분류할 수 있다. 작은 크기의 대중적인 모델은 마사지 치료사의 손등에 끈으로 묶을 수 있게 되어 있다. 또 다른 크기의 기계는 마사지 치료사가 두 손으로 잡아서 몸 전체를 움직인다. 더 큰 스텐드식 모델은 치료적 효과를 전달하는, 움직이는 팔장치를 이용하여 진동을 일으킨다(그림 6-16a~c).

기계적 진동은 진동형태에 따라 서로 분류할 수 있다. 주기적으로 궤도운동을 하는 진동기는 앞 뒤의 움직임을 갖고, 원형으로 움직이는 진동기는 회전동작을 사용한다. 이러한 진동기를 신체에 적용되었을 때 흔들어 주는 느낌을 받는다.

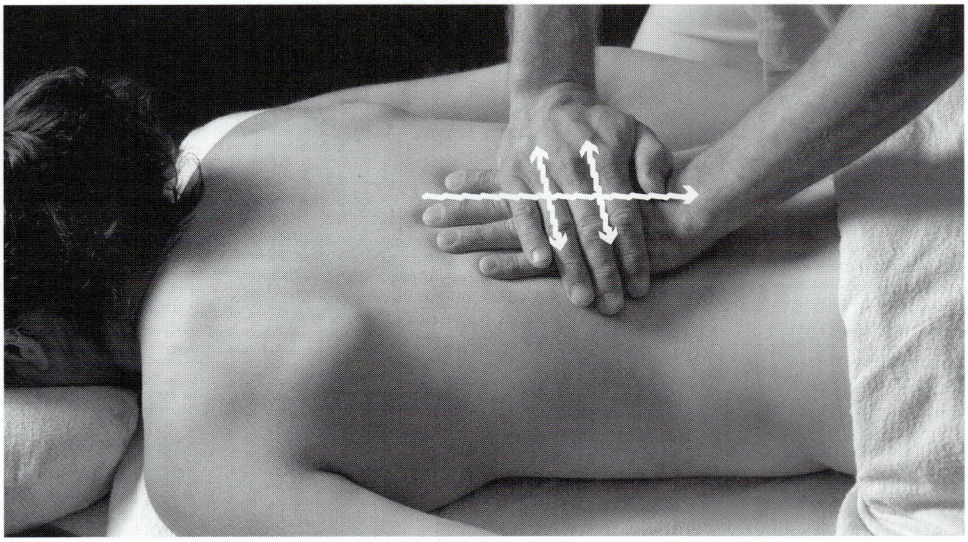

그림 6-15 척추의 진동

또 다른 형태의 진동기로는 '두드리는 동작(thumping action)'을 만들어 내는 것이 있는데, 이것은 충격(percussion)/압박(compression)이 피부표면을 따라서 수평적으로 전달되기보다는 조직에 직접 전달되도록 해준다.

진동기를 사용하는 것은 마사지 효과를 증대시킬 수 있고 동시에 마사지 치료사의 신체활동을 줄일 수 있는 이점이 있다(그림 6-17a~c).

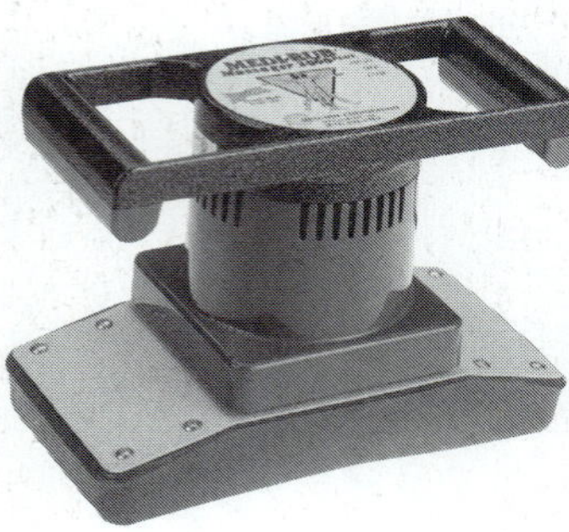

그림 6-16a 궤도 움직임(orbital movement)을 이용한 진동기의 일반형태

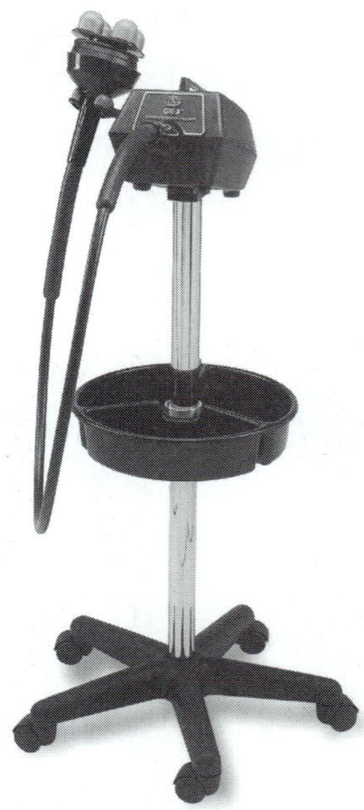

그림 6-16b 스텐드식 모델은 움직이는 팔과 다양한 헤드를 가지고 있다.

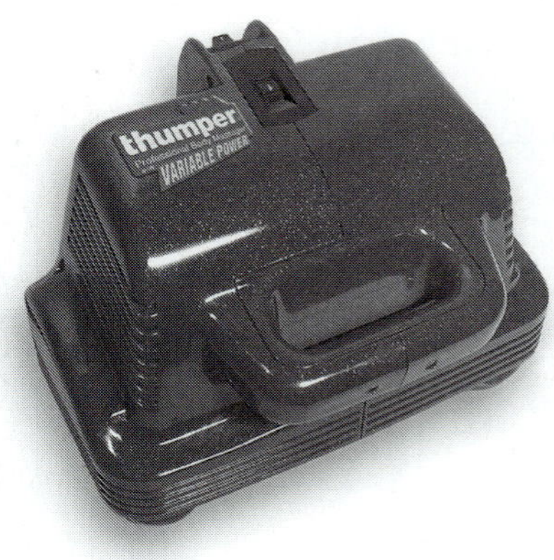

그림 6-16c 두드리는 동작을 하는 진동기

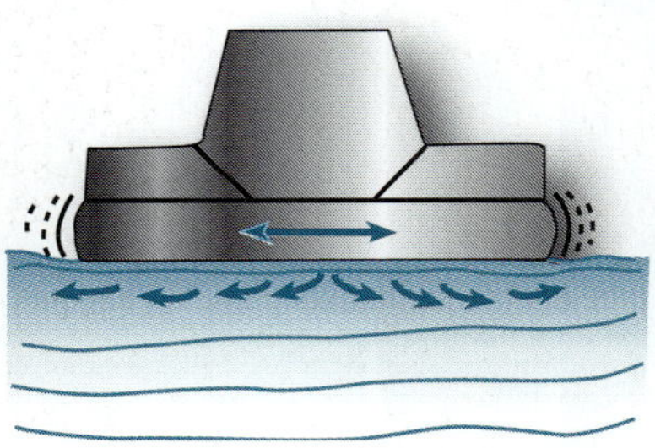

그림 6-17a 직선으로 앞뒤 동작을 하는 궤도운동 진동기

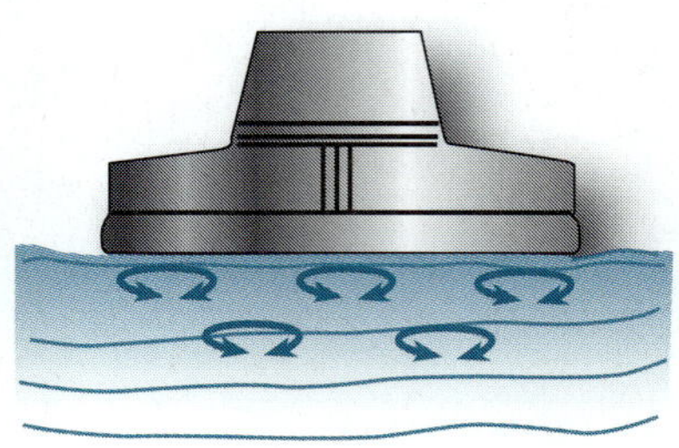

그림 6-17b 회전동작을 하며 원형으로 움직이는 진동기

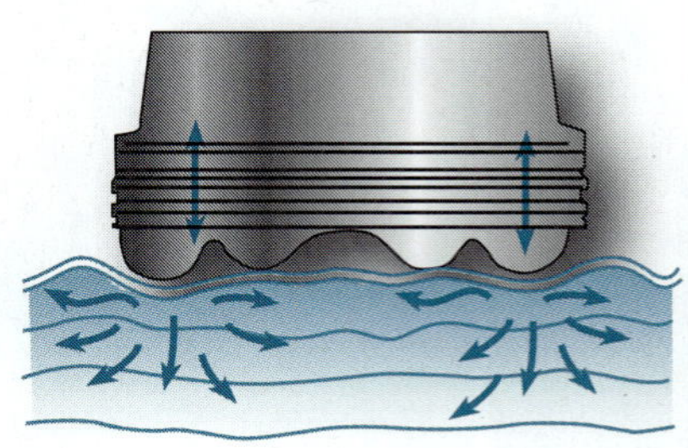

그림 6-17c 'Thumper'는 충격/압박작용을 한다.

진동의 효과는 진동률과 압박강도, 그리고 치료의 지속시간과 관련된다. 마사지에서 진동이 가볍게 실시되었을 때에는 진정 · 이완 · 긴장해소를 가져온다. 압박이 적용되면서 자극이 되는 것이다. 하지만 진동을 오래 지속하게 되면 마비(numbing)현상이 나타나기도 한다.

타진법(Percussion Movements)

타진법에는 '손끝으로 치기(tapping)'와 '주먹으로 치기(beating)' 및 '손바닥으로 두드리기(slapping)' 등과 같이 몸에 자극을 크게 하거나 빠르게 자극하는 손기법들이 있다.

타진법은 두 손 또는 두 손을 교차하면서 실시한다. 이 방법은 많은 힘을 사용하지 않으며, 신체에 대한 각각의 타격은 마사지 치료사의 손목이 잘 이완되게 유지하면서 빗겨서 실시한다.

타진법의 일반적인 효과는 마사지를 시행하는 부위의 근육을 활성화하고 유익한 온기를 나누어 주는 것이다. 두드리는 각 동작과 함께 근육과의 첫 접촉이 일어나고 손가락이 몸에서 떨어질 때 이완된다.

이러한 과정을 통해 근육은 생기를 갖게 된다. 타진법은 척추 또는 비정상적으로 수축되거나 특정 민감한 근육 위에는 직접 사용해서는 안 된다(그림 6-18.a~e).

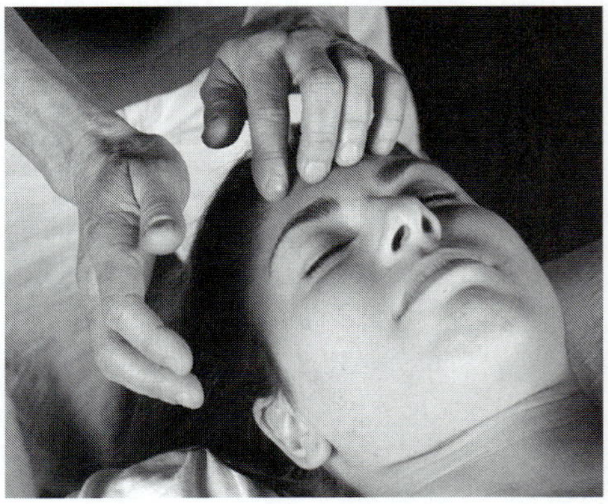

그림 6-18a 손끝을 이용한 얼굴 부위 tapping 동작

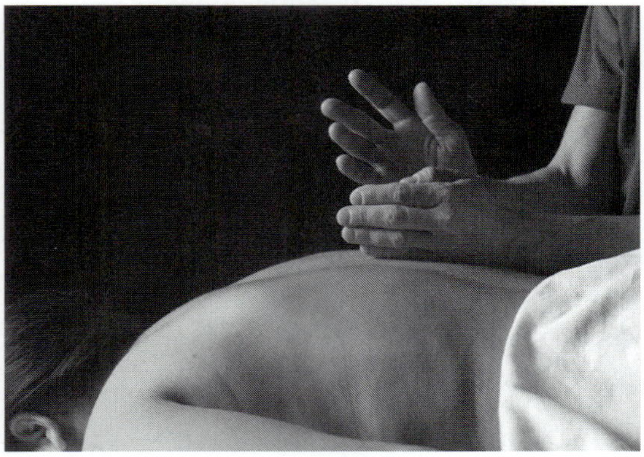

그림 6-18b 등 부위에 실시하는 hacking 동작

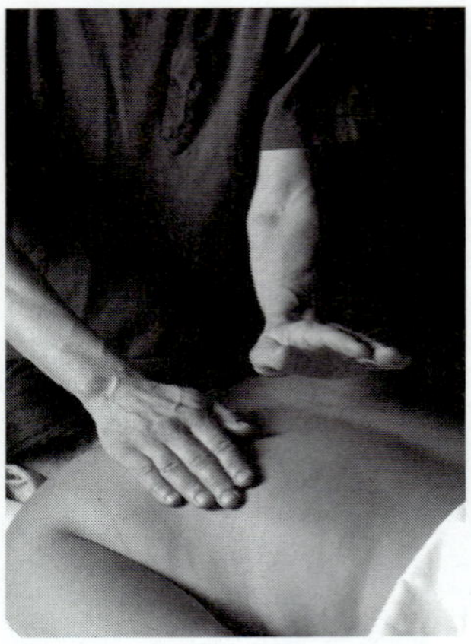

그림 6-18c 등 부위에 실시하는 slapping 동작

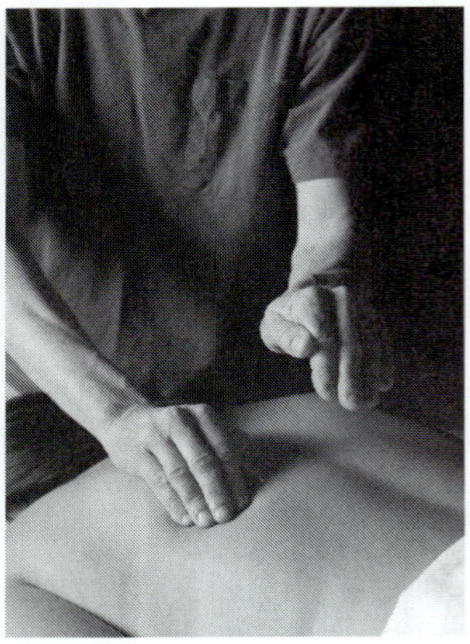

그림 6-18d 등 부위에 실시하는 cupping 동작

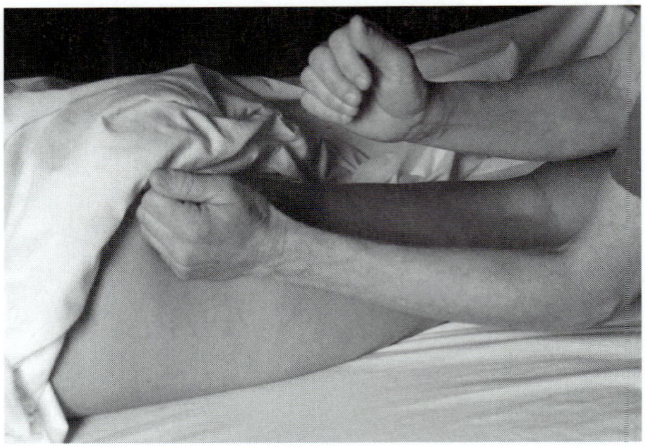

그림 6-18e 둔근에 실시하는 beating

타진법은 다음과 같은 방법으로 이루어질 수 있다.

- 손가락 끝을 이용하는 탭핑
- 펼쳐진 손바닥과 손가락을 이용하는 슬랩핑
- 손바닥을 컵 모양으로 만들어서 두드리는 컵핑
- 손의 척골연(ulnar border)으로 두드리는 핵킹
- 손을 부드럽게 주먹 쥐고 두드리는 비팅

① 손끝으로 두드리기(tapping)

탭핑(tapping : 손끝으로 두드리기)

타진법 기술 중 가장 표면적이고 가벼운 기술이다.

고타법(tapotement)

tapping, hacking, cupping, beating을 포함한다.

슬랩핑(slapping : 손바닥으로 두드리기)

리듬감 있고 비스듬하게 신체에 접촉한다.

탭핑 또는 **고타법**(tapotement)은 가장 가볍고 다른 기법보다 더욱 표면에만 적용되는 타진법(percussion movements)이다. 손끝으로 두드리기(tapping)는 얼굴과 같은 섬세하고 민감한 부위에 사용된다. 손가락은 약간 구부려서 손끝으로만 접촉이 이루어지는데, 손바닥을 이용하는 경우는 슬랩핑 기술에 해당된다.

② 손바닥으로 두드리기(slapping)

슬랩핑은 매우 자극적이기 때문에 자제력이 필요한 동작이다. 손바닥으로 두드리기는 말초순환(peripheral circulation)을 촉진시키고 생기를 만들어 낸다. 이 방법은 손과 손가락의 바닥면을 이용하여 정확하게 실행되었을 때에 또렷한 큰 소리를 만들어 낸다. 다른 타진법과 마찬가지로 손과 손목은 항상 편안하게 이완되어 있어야 하고, 강한 압력은 피해야 한다. 손바닥으로 두드리기는 리듬감 있고 비스듬하게 신체에 접촉한다.

③ 손바닥을 컵 모양으로 만들어 두드리기(cupping)

컵핑은 호흡기 마사지 치료사에 의해 폐울혈(lung congestion)을 없애는 데 자주 이용되는 기술로 대부분 흉곽(rib cage)에서 자주 사용된다. 컵핑의 실행은 손가락을 모아서 약간 구부리고 손바닥면을 접어서 컵 모양으로 유지시킨 후에 실시한다. 두드리는 각각의 동작에서 손의 경계가 몸에 접촉하고, 소리는 속이 비어 있는 듯한 '펑펑' 소리가 난다.

> **컵핑(cupping)**
> 호흡기 마사지 치료사에 의해 폐울혈(lung congestion)을 없애는 데 자주 이용되는 기술이다

④ 한 손이나 두 손으로 빠르게 두드리기(hacking)

핵킹은 진동(vibration)과 매우 유사하며, 이완과 국부순환(local circulation)을 강화시킨다. 몇몇 이론들은 핵킹이 근육의 신경반응을 자극하고 근육을 견고하게 만드는 데 도움을 준다고 주장한다. 핵킹은 한 손 또는 두 손으로 가능한 한 빠르게 치는 동작으로 이루어진다. 두 손을 사용할 때의 손은 교차적으로 또는 함께 타격을 할 수 있으며, 빠른 빗겨치는 동작은 새끼손락과 손의 척골면(ulnar aspect)을 이용하여 이루어진다. 손목과 손가락은 약간 펴고 손의 옆면으로 몸을 두드리는데, 이것은 손가락과 함께 가벼운 진동효과를 일으킨다.

> **핵킹(Hacking)**
> 한 손 또는 두 손으로 가능한 한 빠르게 두드리는 동작이다.

⑤ 주먹으로 두드리기(beating)

비팅은 가장 강하고 깊이 두드리는 형태이며, 신체의 두껍고(thicker area) 치밀한 부위와 살이 많은 부위에 사용된다. 손은 가볍게 주먹을 쥐고, 신체와의 접촉은 양손의 척골면(ulnar aspect)을 동시에 또는 교차하면서 이루어진다. 손목을 이완시키면 타격 시에 반동이 일어나고 이 반동은 손과 손목을 빠르게 움직일 수 있게 해준다. 주먹은 너무 강하거나 경렬하게 쥐어서는 절대로 안 된다.

> **비팅(beating : 주먹으로 두드리기)**
> 가장 강하고 깊이 두드리는 형태이며, 신체의 치밀 부위(denser area)에 사용된다.

관절운동(Joint Movements)

발가락, 무릎, 엉덩이, 팔, 척추관절 또는 골반(pelvis), 두개골(cranium) 등과 같은 거의 움직임이 없는 신체 부위의 관절에 대해서 손 기법을 사용하는 관절운동은 다양하다.

관절운동의 기본적인 분류로는 수동관절운동과 능동관절운동이 있다.

① **수동관절운동**(passive joint movements ; PJM)은 고객이 상당히 이완되어 있는 동안에 이루어지고, 마사지 치료사가 신체 부위를 늘리고 움직이는 것이 적용된다.

> **수동관절운동(passive joint movements)**
> 섬유조직을 스트레치하고 관절의 동작 범위에서 관절을 움직인다.

수동관절운동은 정상운동(제한적 또는 고통이 없이 이루어질 수 있는 동작의 전체범위)을 결정하는 평가도구가 될 수 있다. 또 섬유결합조직(fibrous connective tissues)을 부드럽게 잡아당겨 주고 관절 동작범위 내에서 이루어지므로 관절의 움직임과 동작범위(range of motion)의 향상을 위한 치료적 방법으로 사용된다.

수동관절운동을 실시할 때에는 동작이 목표관절(target joint) 방향으로 직접 향하게 사지(limbs)를 잡고 받쳐 준다. 동작은 관절에 대한 정상적 동작 내에서 움직이는데, 이 동작은 고객이 느끼는 편안함의 수준 내에서 가능한 한 최대로 실시한다.

만약 이 운동이 조사(assessment)의 목적으로 이루어진다면 저항점까지만 동작을 실시하고 동작의 범위와 특성을 기록한다. 반면에 이 운동이 치료목적이라면 운동이 끝날 때까지 가볍고 부드럽게 펴거나 당기면서 가능한 한 범위 내에서 실시한다.

능동관절운동(active joint movements)

고객이 동작에 사용되는 근육을 수축시키면서 적극적으로 참여하는 운동이다.

능동동작범위(active range of motion)

고객은 사지(limb) 또는 관절을 마사지 치료사의 아무런 간섭없이 움직인다.

② **능동관절운동**(active joint movements) : 고객에게 동작을 통한 근육수축을 시키면 운동에 적극적으로 참여한다. **능동동작범위**(active range of motion) 운동은 고객이 마사지 치료사의 도움없이 사지(limbs) 또는 관절을 움직일 수 있다. 이 운동은 동작의 한계가 어디까지인가를 결정하는 일반적인 조사(assessment) 수단이 된다.

③ **검사**(assessment)는 치료 전 · 후의 변화를 기록하면서 이루어질 수 있다. 능동관절운동은 마사지 치료사에 의해 두 가지 범주로 세분화할 수 있는데, 능동적 보조 관절운동과 능동적 저항 관절운동이 그것이다.

④ **능동적 보조 관절운동**(active assistive joint movements) : 상해를 입은 사지(limbs)의 운동성(mobility)을 회복시키는 치료기법이다. 마사지 치료사는 고객이 사지를 움직일 수 없거나 관절의 전체 동작 범위를 움직이지 못할 때, 이 운동법을 사용한다. 능동적 보조 관절운동을 실시할 때에 마사지 치료사는 고객이 특정 동작을 하도록 지시하고, 기대하는 동작을 팔다리의 수동적 운동을 통해 이루어지게 한다. 고객이 동작을 직접 실시하면 마사지 치료사는 필요한 만큼의 동작을 보조해 준다. 그리고 여러 번 이러한 동작을 반복해서 실시한다.

⑤ **능동적 저항 관절운동**(active resistive joint movements) : 운동성(mobility) · 유연성(flexibility) · 근력(strength) 등을 향상시키기 위한 것으로, 실행하는 방법에 따라서 다양한 기법이 사용된다. 명칭에서와 같이 능동적 저항 관절운동은 고객이 스스로 행하는 동작에 마사지 치료사가 몇 가지 방법으로 저항을 주는 것이다. 운동 형태와 수준, 저항의 범위와 방향, 저항의 지속시간, 그리고 움직임의 연속성 등은 운동을 통해 얻게 되는 결과에 영향을 미친다.

어깨 굴곡(shoulder flexion)의 능동적 저항 관절운동을 실행해 보자.

고객의 어깨가 정상위치에서 머리 위쪽 방향으로 움직이게 하는 능동적 팔동작을 알려 준다. 고객이 테라피스트의 지시에 따라 반복적으로 동작을 하게 한 다음, 당신은 한쪽 손을 손목 부분에 놓고, 다른쪽 손은 팔꿈치 아래쪽에 위치 시킨 후에 고객에게 팔을 움직이도록 지시한다.

고객이 동작을 시작하면 고객 팔에 저항을 주면서 팔의 움직임이 끝까지 이루어지게 한다. 여러 번 동작을 반복하고, 운동이 일어날 때마다 저항을 조금씩 더 늘려 간다. 중요한 것은 고객의 동작이 끝까지 이루어지도록 해야 한다는 점이다.

능동적 저항 관절운동은 신체의 특정 근육군을 목표로 할 수 있고, 이러한 형태의 운동은 특정 근육군(specific muscle group)의 근력을 생성시킨다. 관절운동(joint movements)은 관절의 운동성(mobility)을 강화시키고 유연성을 증대시킨다.

때로는 수동적 관절운동과 능동적 관절운동이 복합적으로 이루어질 수 있다. 예를 들어서 어깨 관절의 운동성을 회복시켜야 할 경우, 마사지 치료사는 고객에게 어깨의 움직임이 불편한 지점까지 팔을 올리라고 지시한다(능동 무보조 운동).

마사지 치료사는 고객의 팔을 어느 지점에서 잡고 반대로 미는 동작을 계속하며, 고객은 지속적으로 미는 동작을 한다(능동 저항 관절운동). 그런 후에 고객의 팔을 마사지 치료사가 움직이는 동안 고객은 팔을 이완시킨다(수동관절운동).

수동관절운동은 관절과 그와 관련된 연부조직(soft tissue)에 유익한 효과를 가져온다. 대부분의 관절운동은 활액관절(synovial joints)에 적용된다.

- 관절운동은 관절낭(joint capsule) 내의 관절과 연결되는 표면을 예열하고 부드럽게 한다.
- 관절운동은 관절주변의 조직과 이와 관련된 근육의 고유수용체와 기계적 수용체에 영향을 미친다. 이와 연관되는 전체동작 범위에서의 움직임을 통해 접합관절(articulation)은 손으로 다루어지고 사지(limb)의 새로운 운동 가능성을 만들어 낸다.
- 관절운동은 결합근육(associated muscle)의 근막을 스트레칭해 준다.
- 건(tendons)과 인대(ligaments)를 수축시키고 잡아늘이며 더욱 유연해지도록 예열한다.
- 림프(lymph)와 정맥혈(venous blood)의 순환이 근육의 운동에 의해 자극된다.

관절운동은 전체 생리적 동작범위에서 이루어질 때에 가장 효과적이다. 모든 관절은 정상적인 제한을 가지고 있으며, 동작범위의 한계를 가져오는 장벽(barriers)도 가지고 있다. 이런 정상적인 장벽은 해부학적 장벽과 생리학적 장벽 및 병리학적 장벽으로 세분화할 수 있다.

⑥ **해부학적 장벽**(anatomical barriers) : 신체 관절 구조에 기인하는 동작의 제한으로 이것을 넘어서는 동작은 관련 조직(tissue)에 손상을 가져오는 결과를 낳는다.

⑦ **생리학적 장벽**(physiological barriers)은 해부학적 장벽에서도 볼 수 있다. 그러나 일반적으로 해부학적 장벽 전에 나타난다. 생리학적 장벽은 상완골(humerus)과 척골의 주상돌기가 접촉할 때에 동작이 멈추어지는 위치인 팔꿈치의 신전과 같은 뼈와 뼈의 접촉에 의해서 나타날 수 있다.

건강한 조직에서 정상동작범위 마지막에 제한되는 생리학적 장벽은 근육이나 인대보다는 연부조직(soft tissue)에 의해서 나타난다.

장벽(barriers)은 팔뚝에 저항하는 상완이두근(biceps)의 압력이 동작의 진행을 방해하는 팔꿈치 신전과 같이 연부조직의 접근(approximation)에 의해서 나타난다.

때로는 이러한 제한(restriction)이 엉덩이에서 일어나는 과신전(hyperextension)처럼 인대를 당기는 것에 의해 나타나기도 한다.

⑧ **병리학적 장벽**(pathological barriers) : 생리적 장애와 유사하지만 동작이 정상동작범위 끝까지 이루어지기 전에 나타나거나 관절운동에서 통증과 불편함을 수반하는 제한(restriction)에 의해서 나타난다. 긴장된 근육, 부상당하거나 놀란 조직 및 염증(inflammation) 또는 다른 병리적 상태는 동작범위를 제한할 수 있다.

고객에게 관절운동을 하게 할 때, 사지(limb) 또는 관절은 동작의 생리학적 범위 내에서 쉽고 통증없이 움직이게 해야 한다. 이것은 마사지 치료사가 활액관절(synovial joints)의 정상범위의 동작에 대해서 익숙하게 하는 데 효과적이다. 동작의 정상범위는 개인마다 차이가 있음을 명심해야 한다.

마사지 치료사가 생리학적 장벽에 대한 접근으로 관절을 움직이는 것은 운동의 질(quality of movement)을 변화시킨다.

생리학적 또는 병리학적 장벽 부위에서의 첫번째 저항감각에 의해 변화하는 운동의 질을 **종말감각**(end feel)이라고 한다.

팔꿈치 신전과 같은 뼈와 뼈 접촉에 의한 종말감각을 **경부 종말감각**(hard end feel)이라고 한다. 일반적으로 마사지 치료사는 연부조직(soft tissue)이 신장될 수 있는 범위를 기준으로 동작범위 끝의 몇 cm 앞에서 점차적으로 단단해지고 퉁겨지는 느낌을 받을 것이다.

이러한 탄력성이 있는 정상범위 동작에서의 통증없는 한계를 **연부 종말감각**이라고 한다. 더 정확히 말해서 근육경련(muscle spasm) 또는 동작을 하는 동안 통증이 있는 상태에 의해서 운동이 제한되는 것을 말한다.

관절운동에서 동작이 생리학적 장벽에 도달하기 전에 갑작스러운 제한(restriction)이 나타나는 느낌은 **빈(空) 종말감각**이라고 알려져 있다

> **종말감각(end feel)**
> 운동이 동작범위 끝에 도달 했을때 느낌의 질적 변화를 말한다.

> **경부 종말감각(hard end feel)**
> 뼈와 뼈(bone-against-bone)의 느낌이다.

> **연부 종말감각(soft end feel)**
> 무릎 굴곡과 같은 연부조직의 과도한 동작을 예방할 수 있게 경고해준다.

> **빈(空) 종말감각(empty end feel)**
> 관절운동이 통증에 의해서 갑작스럽게 제한되는 것을 말한다.

관절운동은 조사(assessment) 수단으로서, 그리고 기능과 운동성(mobility)의 강화를 위한 치료 수단으로서 큰 치료적 효과를 가져온다. 마사지 치료사는 반드시 관절 끝부분의 감각(end feel)을 인지해야 하고, 고객이 관절운동 시에 나타내는 반응을 잘 인식해야 한다. 통증이 수반되지 않는 생리학적 장벽에서 나타나는 경부(hard)와 연부(soft) 종말감각은 건강한 조직의 정상기능을 보여주는 것이다.

경부 종말감각은 평상시에 생리학적 장벽전에 나타나거나 통증이 있는 빈(空) 종말감각에서의 비정상적 기능을 인식하기 전에 나타난다.

연부 종말감각(soft end feel)은 평상시에 생리적 장벽이 근막(fascia) 또는 신경근(neuromuscular)을 보호하기 전에 일어나고, 연관된 근육의 기능적 길이가 짧아지는 제약이 나타나기 전에 일어난다.

고객이 운동성을 증대시키는 어떤 관절에 제약적인 동작을 보인다면, 마사지 치료사는 운동성을 증대시키는 특정 손 기법(manipulation) 또는 동작을 제공해 줄 수 있다(그림 6-19a~j).

관절운동은 고유수용성 신경근 촉진법(proprioceptive neuromuscular facilitation ; PNF), PNF 스트레칭, 근육 에너지 테크닉(muscle energy technique ; MET), 그리고 자세이완과 같은 연부조직에 대한 치료방법에서 널리 사용된다. 이러한 방법들은 10장과 11장에서 더 자세히 알아보도록 하자.

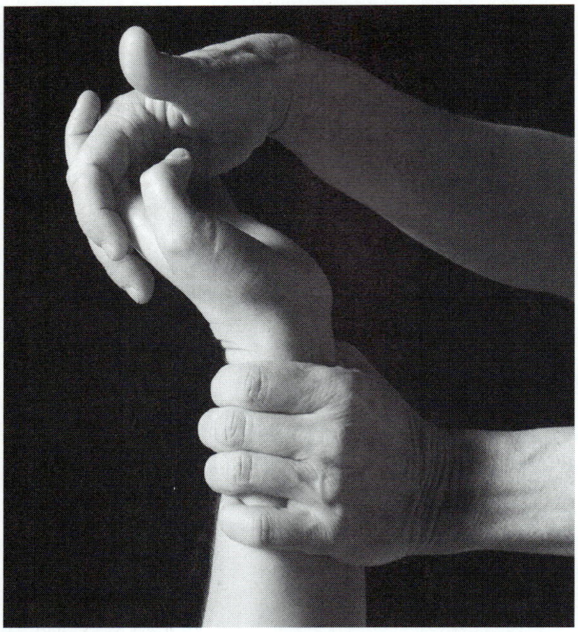

그림 6-19a 관절운동과 회전의 적용.
손가락을 잡을 때에 깍지를 끼는 것에 유념해야 한다.

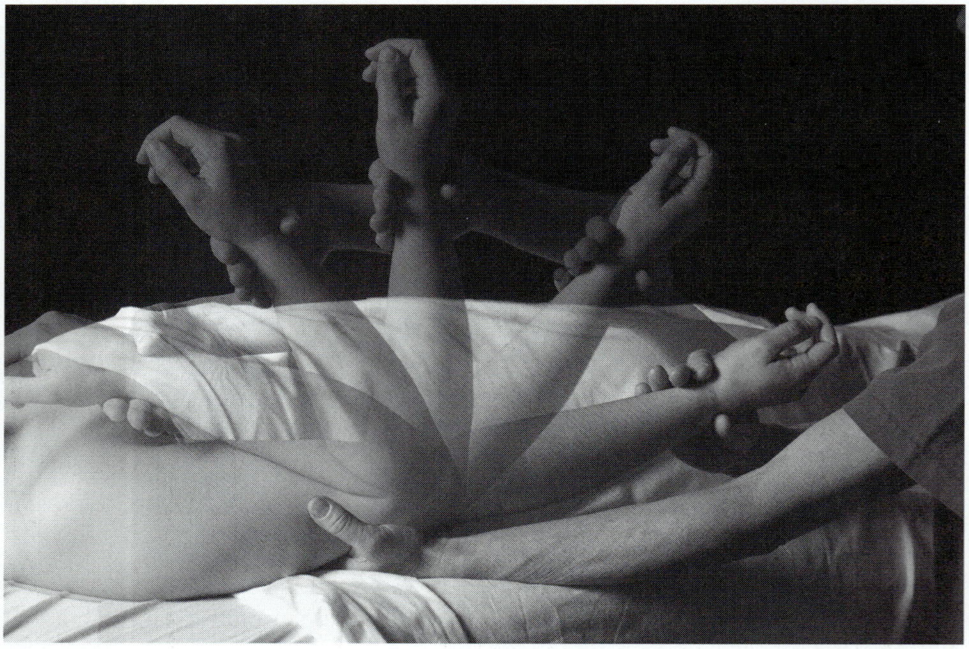

그림 6-19b 팔뚝의 굴곡(flexion)과 신전(extension)

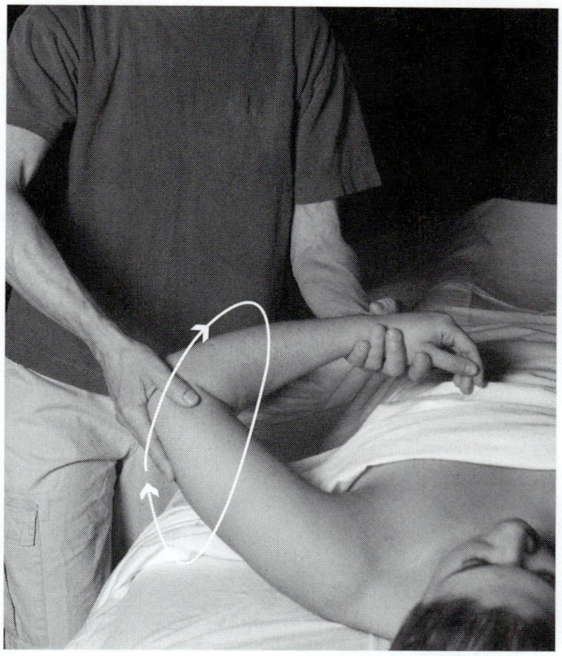

그림 6-19c 어깨 회전시키기

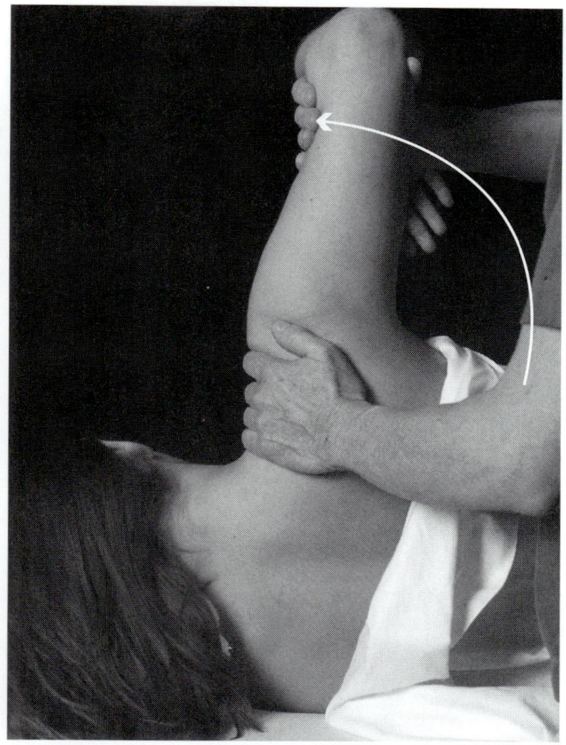

그림 6-19d 팔의 외전(abduction). 외전은 신체의 정중선(median line)으로부터 멀리 움직이는 것을 말한다.

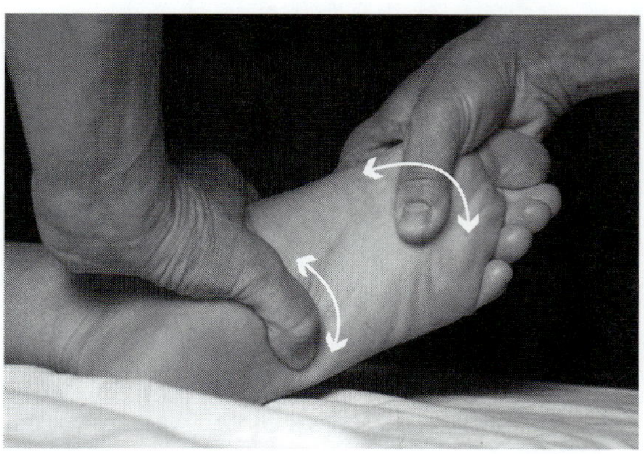

그림 6-19e 족근골(tarsals)과 척골(metatarsals)을 회전시키고 잡아늘인다.

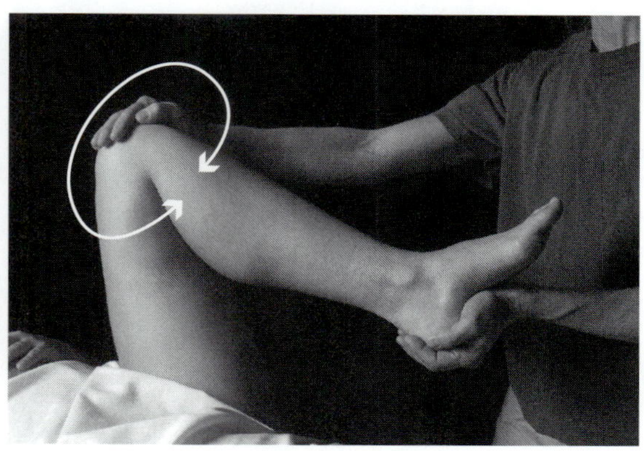

그림 6-19f 허벅지(thigh)의 회선(circumduction)

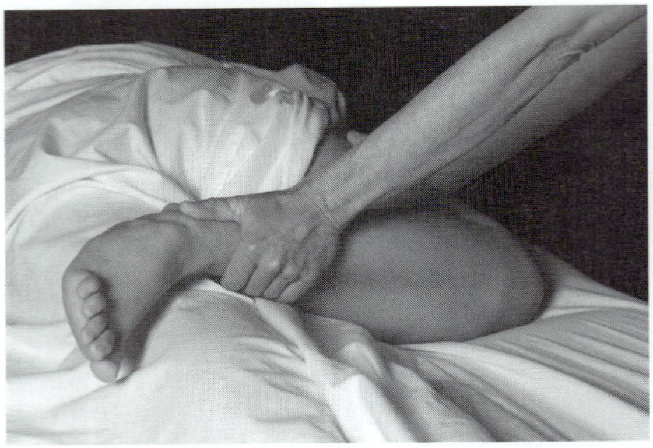

그림 6-19g 관절운동의 적용

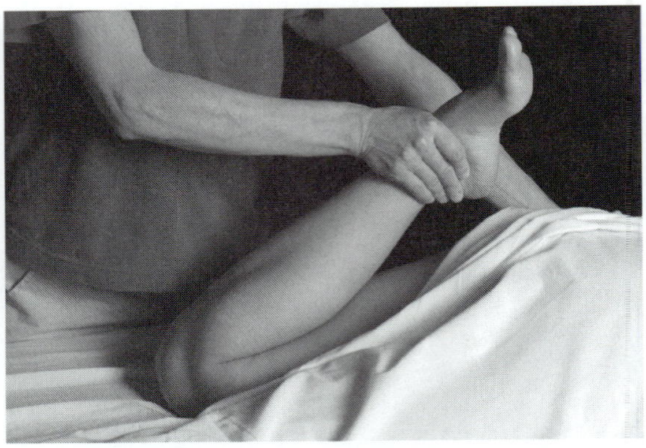

그림 6-19h 무릎을 구부린 후 발꿈치를 엉덩이에 대고 눌러 준다

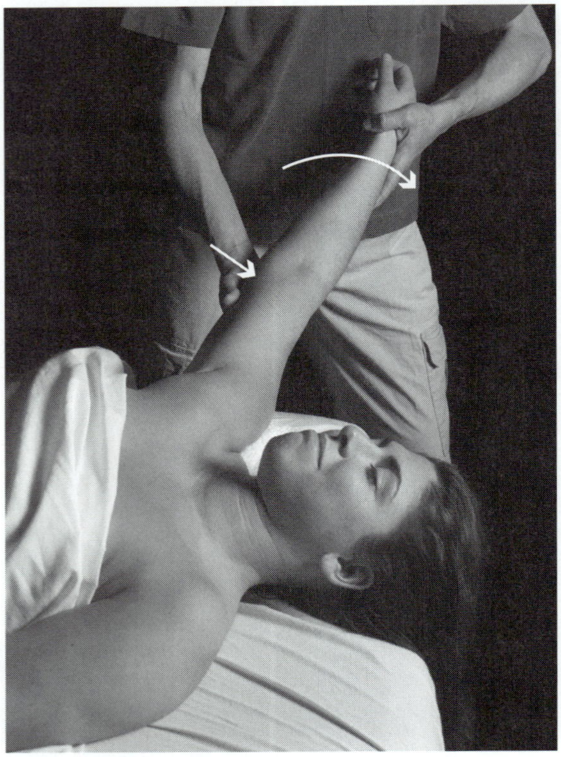

그림 6-19i 능동적 보조 관절운동 : 고객이 자신의 팔을 머리 위로 올리고, 이때 마사지 치료사는 도와준다.

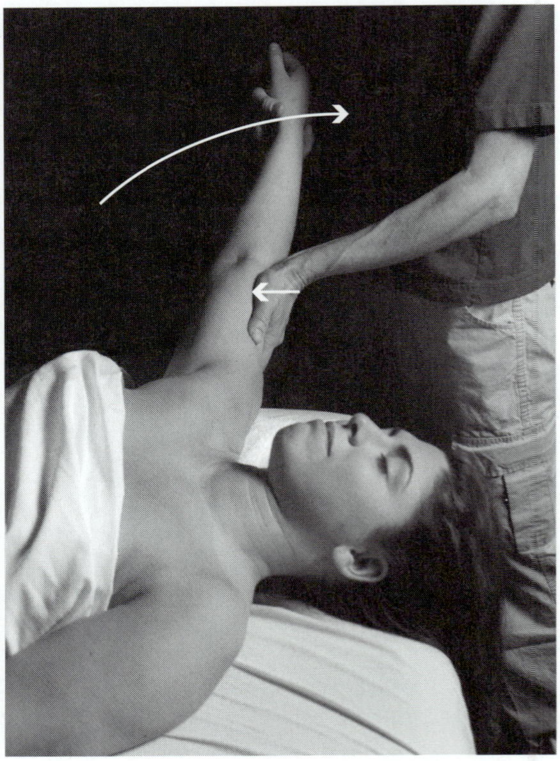

그림 6-19j 능동적 저항 관절운동 : 마사지 치료사는 동작에 저항을 주고 고객은 팔을 올리려고 시도한다.

마사지의 리듬과 압력(Rhythm and Pressure in Massage)

사람들은 개인별로 서로 다른 반응과 리듬감을 가지고 있다. 마사지 치료사는 사람들이 신경질적일 수도 있고, 반면에 어떤이는 감정을 표현하지 않을 수도 있다는 것을 기억해야 한다.

개인적 사안을 따르는 것 대신에 특정욕구에 따라서, 그리고 개인특유의 리듬에 의한 마사지 시행은 매우 중요하다. 즉 치료 서비스를 제공할 때, 개인별 기질을 고려하는 것은 매우 중요하다. 일반적으로 사람들이 마사지를 받는 이유는 근육의 이완과 원기회복의 경험을 얻기 위해서이다.

리듬(rhythm)은 진정효과를 얻기 위해서 반드시 고객의 페이스(pace)보다 안정적이어야 하고, 약간 더 천천히 지속적으로 이루어져야 한다. 만약 마사지가 운동선수 훈련 프로그램의 일부라면 리듬은 좀더 빨라질 수 있다. 마사지 치료사는 서로 다른 사람들에게 알맞은 기술을 개발할 수 있고 개인에 따라서 더욱 효과적으로 마사지를 실시할 수 있다. 고객은 잘 훈련되어 있고, 섬세하며, 방법에 대해 잘 알고 있는 마사지 치료사를 다시 찾을 것이다.

호흡(breathing)은 신체의 자연적 리듬의 하나이다. 마사지를 실시하는 동안 호흡은 마사지 치료사의 스테미너와 능력발휘에 있어서 중요한 요소로 작용한다. 마사지 치료사는 다양한 치료 상황과 기술에 필요한 정확한 압력의 양에 대한 인식을 길러야 한다.

이것은 신체 부위에 신중하고 가볍게 마사지를 시작하는 데 있어서 중요한 부분이며, 나아가서 표면 아래 부분의 신체구조와 조직의 상해를 인지할 수 있고, 강한 압력을 적용할 수 있게 한다. 호흡은 긴장과 스트레스 증가를 알아차리는 데 도움이 되고, 고객의 신체 상태와 민감성에 관해서 어떻게 마사지를 진행해 나갈 것인가를 결정하는 데 도움을 준다.

조직상해의 원인이 되는 강한 압력은 반드시 피해야 한다. 압력을 줄 때의 규칙은 가볍고 섬세한 접촉으로 시작하여 마사지 부위에 압력을 증가시키는 것이다. 긴장된 부위가 사라지고 근육이 이완되기 때문에 고객에게 더 깊이 마사지할 수 있다. 마사지 부위에서 손을 뗄 때는 최대한 부드럽고 점진적으로 손을 움직인다.

근육과 연부조직의 긴장 또는 기능장애(dysfunction)에 대해서 인식할 때 가장 먼저 살펴볼 것은 바로 통증(pain)이다. 마사지 치료는 근육과 연부조직의 이상상태를 발견하고 치료하는 가장 좋은 방법 중에 하나이다.

마사지 기술은 대체로 통증이 있는 부위를 손으로 직접 다룬다. 따라서 고객은 불편하고 고통스러울 수도 있다. 사람들은 통증에 대해 서로 다른 내성을 가지고 있다.

개인에 따라 통증역치(pain threshold) 이상으로 더 많은 통증을 만들어 내는 마사지를 해서는 안 된다. 구조적 치료에서 몇몇 깊은 부위의 조직에 권장하는 기술은 고객이 겨우 참을 수 있는 깊이와 강도로 이루어진다. 통증역치(pain threshold)가 자극될 때에 고객의 몸은 긴장되고 마사지 효과는 떨어지게 된다.

몇몇 신체운동(bodywork)은 구조적 불편함을 만들어 내기도 하며, 압박은 고객을 다치게 할 수 있어서 깊이 이루어져서는 안 된다. 통증은 신체에 손상을 입히지 않지만 고객의 믿음을 깨뜨리고 치료적 상호관계가 좋지 않게 변화시킬 수 있다. 마사지 바디워크의 첫 번째 규칙은 '불편 주지 않는 것'이다.

복습과 토론을 위한 질문

1. 마사지에서 사용하는 6가지 기본동작의 명칭은 무엇인가?
2. 마사지 치료사가 마사지 치료를 할 때에 통제하고 조절해야 할 것은 무엇인가?
3. 어떤 신체 부위에 가벼운(light) 마사지 동작이 적용되는가?
4. 어떤 신체 부위에 강한(heavy) 마사지 동작이 적용되는가?
5. 일반적인 마사지 실시 방향은?
6. 언제 마사지 동작이 심장으로부터 멀어지는가?
7. 전신 마사지는 대략 어느 정도의 시간이 걸리는가?
8. 마사지 기법적 관점에서 접촉(touch)의 의미는 무엇인가?
9. 어떻게 가벼운 접촉(light touch)을 실행하는가?
10. 어떻게 깊은 접촉(deep touch)을 실행하고 언제 사용하는가?
11. Aura 스트로크는 어떻게 실행하는가?
12. Feather 스트로크의 다른 이름은 무엇이고 어떻게 사용하는가?
13. 경찰법(effleurage)이란?
14. 가능한 한 가장 가볍게 접촉이 이루어져야 하는 경찰법의 종류는 무엇인가?
15. 확실한 압박이 요구되는 경찰법의 종류는 무엇인가?

16. 표면 활주 스트로크의 효과는 무엇인가?
17. 심부 활주 스트로크의 효과는 무엇인가?
18. 마사지에서 안마는 어떻게 적용하는가?
19. 안마(kneading)의 효과는 무엇인가?
20. 안마(kneading)와 같은 의미의 고대어는 무엇인가?
21. 당기기(fulling movement)가 추천되는 신체 부위는 어디인가?
22. 신체에 마찰법(friction)을 적용하는 적절한 방법은 무엇인가?
23. 결합조직에 실시하는 마찰법(friction)의 효과는 무엇인가?
24. 횡 섬유마찰법(cross-fiber friction)은 어떻게 실시하는가?
25. 압박법(compression movements)을 신체에 적용하는 방법은 무엇인가?
26. 압박법의 효과는 무엇인가?
27. 진동(vibration)을 신체에 실시하는 적합한 방법은 무엇인가?
28. 안전 진동률(safe rate of vibration)이란 무엇인가?
29. 마사지 치료사는 진동(vibration) 동작에 의해 나타나는 효과를 어떻게 조절하여야 하는가?
30. 과도한 진동이 해로운 이유는 무엇인가?
31. 타진법(percussion movement)을 이용할 때에 적절한 방법은 무엇인가?
32. 타진법의 다양한 형태의 명칭은 무엇인가?
33. 타진법의 효과는 무엇인가?
34. 신체의 어떤 부분에서 관절운동(joint movements)이 적용되는가?
35. 관절운동의 2가지 형태의 명칭은 무엇인가?
36. 능동적 보조 관절운동과 능동적 저항 관절운동의 차이는 무엇인가?
37. 동작범위(rage of motion)란 무엇인가?
38. 종말감각(end feel)을 정의하라.
39. 마사지를 하는 동안 압력을 어떻게 조절하는가?
40. 마사지 실행에서 통증역치(pain threshold)의 의미는 무엇인가?

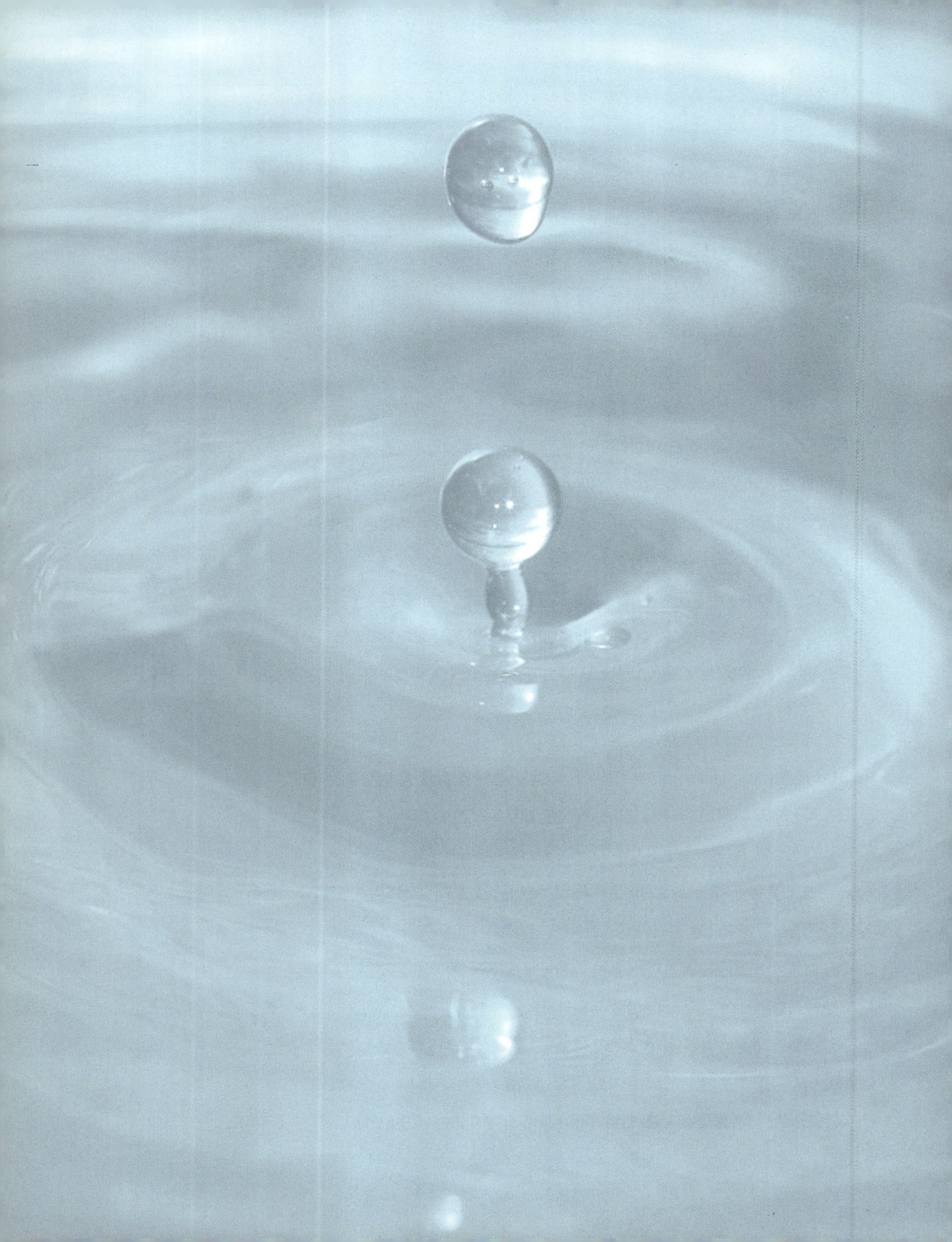

마사지 기법의 실행
Application of Massage Technique

CHAPTER
7

학습 목표(Learning Objectives)

1. 마사지 인턴은 유익하고 다양한 손의 사용법을 숙지할 수 있다.
2. 마사지 인턴은 유익하고 정확한 기립자세와 동작을 실행할 수 있다.
3. 조화 · 균형 · 조절, 그리고 체력증진이 마사지 인턴에게 필요하고 바람직한 이유를 설명할 수 있다.
4. 손의 근력과 유연성을 발달시킬 수 있다.
5. Grounding과 Centering의 개념을 설명할 수 있고, 마사지 인턴이 이 기술들을 효과적으로 연습하는 방법에 대해서 설명할 수 있다.

서론(Introduction)

현재 이미 과학적으로 연구된 다양한 기법들이 신체 마사지에 사용되고 있다. 몇 몇 기법은 이완시키는 목적으로 고안되었고, 어떤 기법들은 신체를 활기있도록 자극하는 목적으로 개발되었다. 마사지 인턴들은 우선적으로 고객의 신체에 유익한 효과를 가져오는 손 동작(manual movements)들을 습득해야 한다.

아울러 이러한 손 기법을 어떻게 정확하고 효과적으로 적용할 것인가에 대해서 관심을 가져야 한다. 고객의 피부에 마사지 치료사의 손만을 이용하는 방법은 이미 7장에서 다루었다.

정확한 마사지를 할 때, 치료자의 몸은 각각의 동작과 관련이 있다. 발로 중심을 잡고, 다리에 힘을 주며, 골반과 몸통, 그리고 손으로 고객에게 여러 가지 손 기술을 제공함으로써 의사소통을 한다.

마사지는 신체적 전문성이 요구된다. 마사지 기술은 마사지 치료사의 몸에 상당한 스트레스를 준다. 잘못된 자세와 올바르지 않은 신체의 정렬(body alignment)과 신체에 맞지 않는 기법은 마사지 치료사의 스트레스를 증가시키며, 고객에게는 상해와 퇴행성 쇠약(degenerative breakdown)을 가져온다.

바람직한 신체 기전(mechanism)의 학습은 피로를 줄이고 상해의 위험을 감소시킬 뿐만 아니라 마사지 효과를 더욱 좋게 한다.

마사지는 마사지 치료사에게 있어서 육체적 · 정신적 · 감성적으로 많은 에너지 소비를 가져온다. 만약 정신적 · 감성적 에너지가 유지 · 보충되지 못하거나 증가되지 않으면, 결국 극도의 피로가 나타나게 될 것이다.

각각의 마사지 단계 동안 마사지 치료사가 서서 중심을 잡고 완전하게 마사지에 임하는 것이 중요하다. 마사지 치료사는 생계수입 또는 추가적인 수입까지도 엄격한 관리를 해야 하며, 매일 이루어지는 마사지를 위해서 에너지를 유지하고 몸을 보호해야만 한다.

이 단원에서는 인턴들의 마사지 연습에 있어서 특정 근력과 지구력의 증가에 도움이 될 수 있는 기술과 운동에 대해서 다룰 것이다. 운동성(mobility) 향상과 더 나은 자세(posture)를 위한 운동에 대해 설명하고 연습할 수 있게 할 것이다.

마지막으로 에너지 유지, 상해 위험의 감소와 같은 신체 메커니즘을 학습하고 구체화할 것이다.

손의 근력과 유연성의 형성 (Building Strength and Flexibility of The Hands)

마사지 치료사의 손은 마사지에서 사용되는 가장 중요한 도구이다. 손의 운동성(hand mobility)은 일정한 리듬을 유지하고 느리거나 빠른 동작을 실시하기 위해 손을 조절할 때에 중요하다.

유연한 손은 고객의 몸 전체의 윤곽에 맞게 마사지를 실시하도록 도와주고 속도와 압박의 조절을 도와준다. 게다가 잘 훈련된 손은 마사지 치료사가 다양한 마사지 동작을 적용할 때에 효과적으로 움직이게 함으로써 균형과 신체조절에 도움을 준다.

비록 손 기법이 고객에게 전달하는 중요한 도구라고 해도, 위치선정과 신체 전체의 근력은 오랜 시간 동안 마사지를 효과적으로 전달하는 중요한 요소이다.

다음은 손의 근력, 조절기능, 유연성 등을 향상시키는 데 도움을 주는 연습방법이다(그림 7-1a~h/그림 7-2a~d).

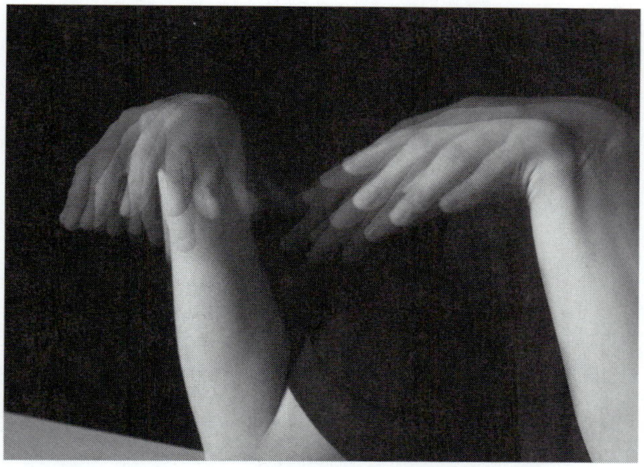

그림 7-1a 가슴높이로 손을 들어서 힘차게 10회 흔들어 준다. 이 동작은 손을 따뜻하게 하고 부드럽게 하는 방법이다.

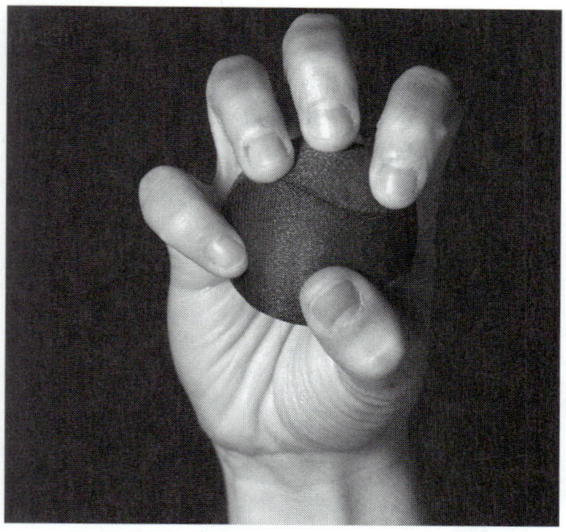

그림 7-1b 가슴 높이로 손을 들어서 작은 공을 이용하거나 공이 없을 때에는 손으로 주먹을 가볍게 쥐고 실시한다. 공 또는 주먹을 최대한 힘껏 움켜 잡았다가 풀어 주는 동작을 10회 실시하고, 또 반복한다. 이 운동은 손과 손목의 근력을 강화시켜 준다.

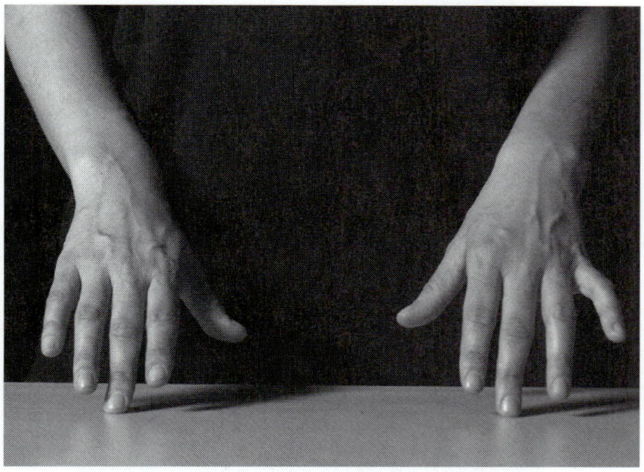

그림 7-1c 평평한 곳에 양손의 손바닥이 아래를 향하게 놓고, 엄지손가락에서 시작하여 새끼손가락까지 숫자를 세듯이 움직여 갔다가 다시 엄지손가락으로 돌아온다. 손가락을 들어 올리는 폭은 가능한 한 표면에서 높게 들어 올린다.

이 동작은 피아노를 치거나 타이핑하는 동작과 유사하다. 이 동작은 손의 조화와 조절능력 향상에 매우 좋은 방법이다.

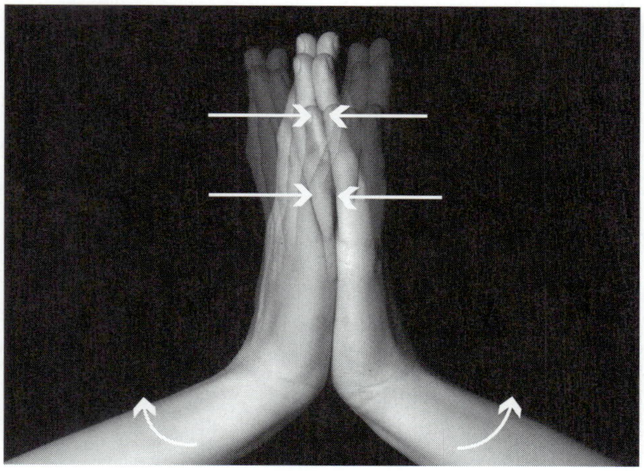

그림 7-1d 손바닥을 함께 가슴부위에 위치시킨다. 한 손으로 다른 손을 앞뒤로 눌러 준다. 이것은 손목의 부드러움과 강함을 만들어 낸다. 반복해서 10회 실시한다.

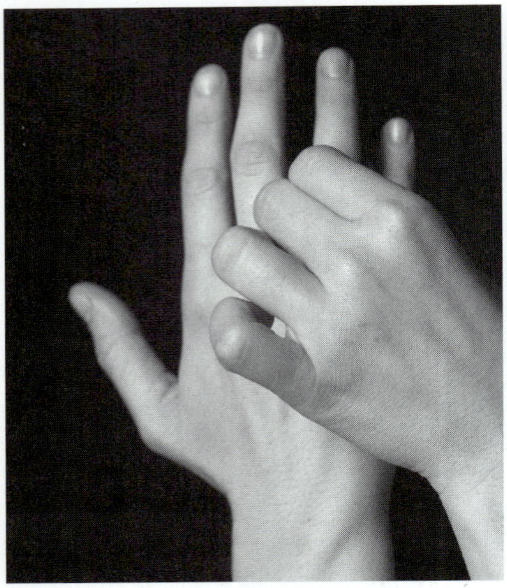

그림 7-1e 왼손 엄지손가락에서 시작하여 손가락 관절부터 손 끝까지 문지르면서 모든 손가락을 마사지해 준다. 오른 손도 같은 방법으로 실시한다. 이 운동은 순환을 자극하고 손의 부드러움을 유지하는 데 도움이 된다.

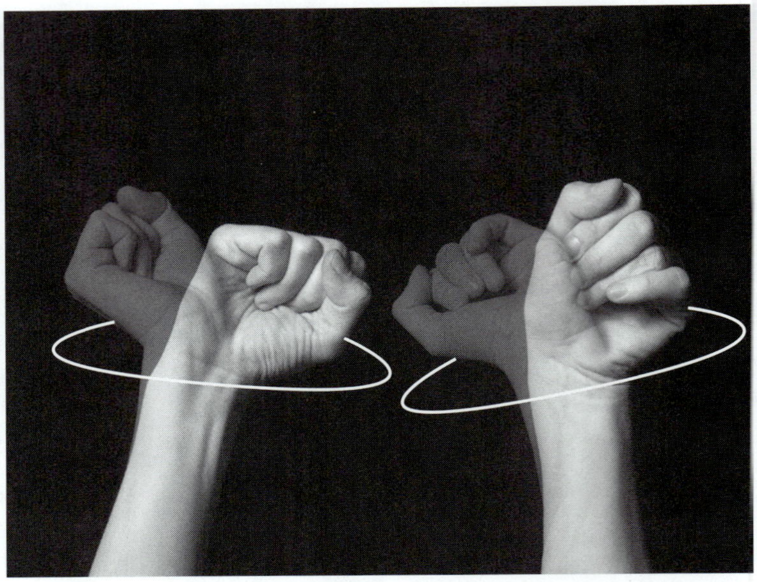

그림 7-1f 손을 주먹 쥐고 가슴높이에 위치시킨다. 양손을 앞쪽으로 10회 회전시키고 반대쪽으로 10회 회전시킨다. 이 동작은 손목을 강화하고 부드럽게 유지시키는 데 도움이 된다.

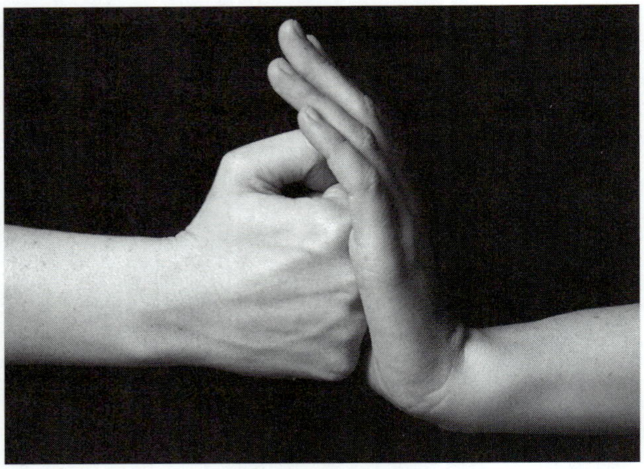

그림 7-1g 주먹을 쥔 손으로 반대쪽 손바닥을 눌러 준다. 양 손을 반대방향으로 저항을 준다. 각각 10회씩 동작을 실시한다. 이 동작은 팔과 손 전체를 강화시킨다.

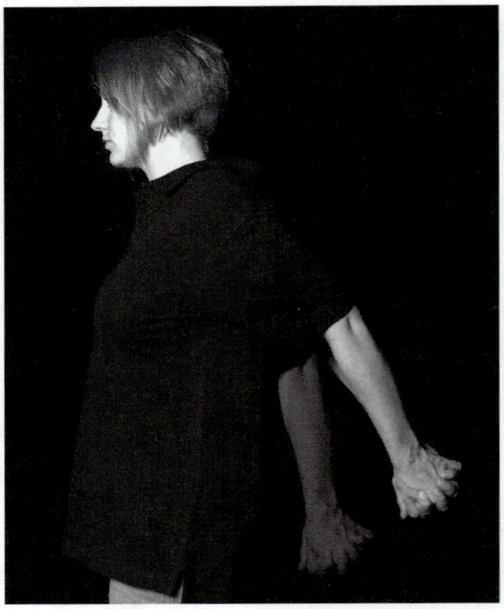

그림 7-1h 손을 깍지 끼고 몸의 허리선 아래 뒤쪽에 위치시킨다. 서로 맞잡은 손을 유지하며, 위쪽 방향으로 밀어 올리면서 열까지 센다. 또 아래쪽으로 밀고 열을 센다. 이 운동은 팔, 어깨, 손의 근육을 강화시켜 준다.

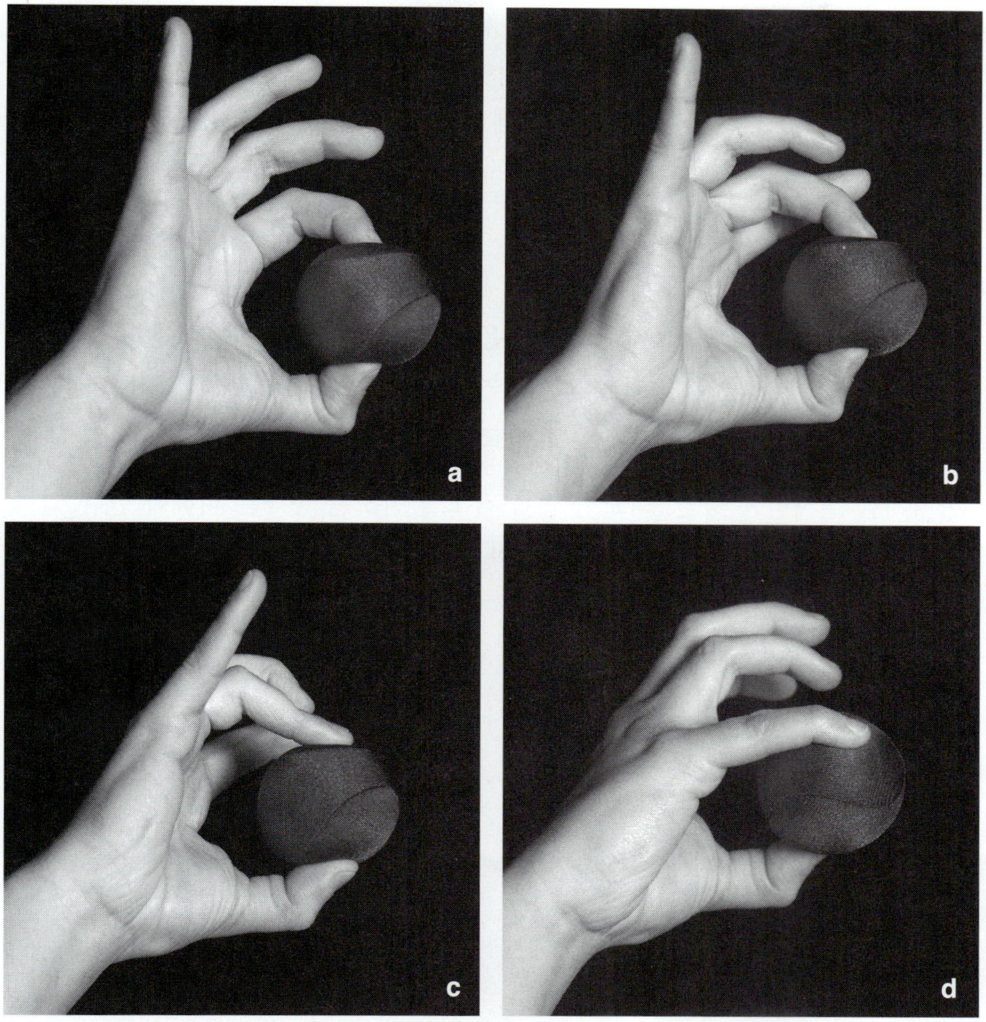

그림 7-2a~d 부드러운 고무공을 엄지와 검지로 잡는다. 공을 가능한한 강하게 눌러 준다. 이 동작을 10회 반복하고, 둘째, 셋째, 넷째 손가락도 같은 방법으로 실시한다.
손을 흔들어 주고 마사지 한 후에 반대쪽 손도 같은 방법으로 실시한다.

신체역학(body mechanics)

손이 고객과 접촉하는 우선적인 도구라고는 하지만 마사지 치료사의 몸 또한 손 기법을 고객에게 전달하는 데 이용된다. 적당한 발의 위치와 다리의 근력, 그리고 호흡은 마사지를 효과적으로 전달하고 마사지 치료사의 피로수준(level of fatigue)과 건강에 중요한 역할을 한다. 신체역학은 일상생활의 활동에 있어서 안전하고 효율적인 동작과 관련되는 신체자세이다. 좋은 신체역학을 사용하는 것은 동작에 있어서 근력(strength)과 힘(power)을 효과적으로 증가시키는 동시에 마사지 치료사에게 나타날 수 있는 상해의 잠재적 위험성을 감소시킨다.

전신 마사지 시에는 매우 많은 에너지가 필요하다. 전문 마사지 치료사는 일주일에 4~5일, 하루 5~8회의 마사지를 실시할 수도 있다. 하지만 이렇게 하기 위해서는 마사지 치료사가 반드시 에너지를 유지하고 있어야 한다. 비록 손이 마사지의 주요 도구라고 하지만 마사지 실행 시에 손과 팔에만 의존한다면 빠르게 약해질 것이다. 손과 팔의 긴장은 어깨와 목에 영향을 미친다. 또한 어깨와 팔, 그리고 손의 긴장과 머리가 앞쪽으로 나와 있는 자세는 목과 어깨에 통증을 유발시킨다.

팔이 장시간의 스트로크로 과도하게 늘어지거나 신체에서 너무 먼 부위로 손을 뻗는 것은 손의 조절능력과 힘 및 압박 등을 감소하게 할 것이다.

일반적으로 과도한 뻗음(overreaching)은 손목을 굽히고 돌려야 하는 동작이 요구된다. 이것은 등을 뒤틀린 자세로 만드는 원인이 된다. 손은 마사지 치료사의 가장 중요한 도구이다. 따라서 손을 보호하는 것은 매우 중요한 일이다.

마사지를 실시하는 동안, 과도한 손목 각도를 만드는 동작은 피해야 한다. 압박하는 힘을 가할 때, 손목과 손꿈치(heel of hand)의 과신전(hyperextension)을 피해야 한다. 팔뚝과 팔꿈치를 압박에 적용할 수 있게 해야 하며, 손가락과 엄지손가락으로 압박을 할 때는 손끝이 아닌 엄지와 손바닥면을 이용한다.

마사지 실행 이후에 많은 마사지 치료사들은 손과 손목, 어깨 및 목과 등 아래쪽에 피로 · 통증 · 기능장애(dysfunction)를 자주 경험한다.

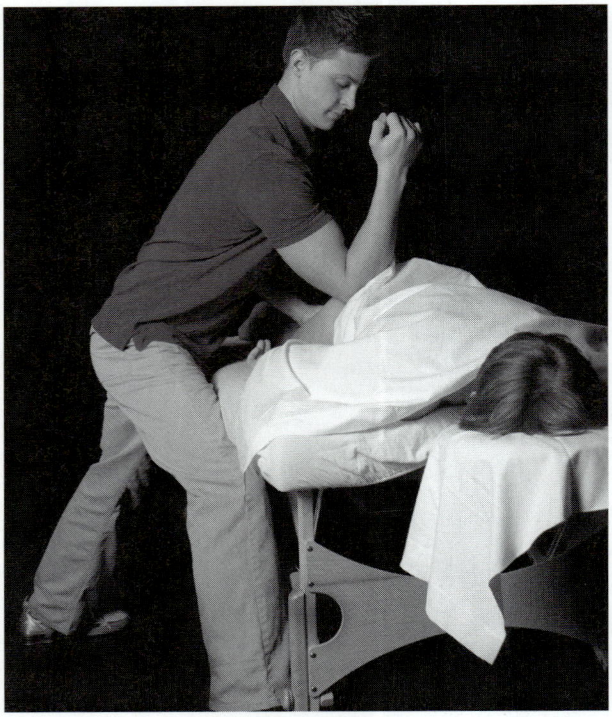

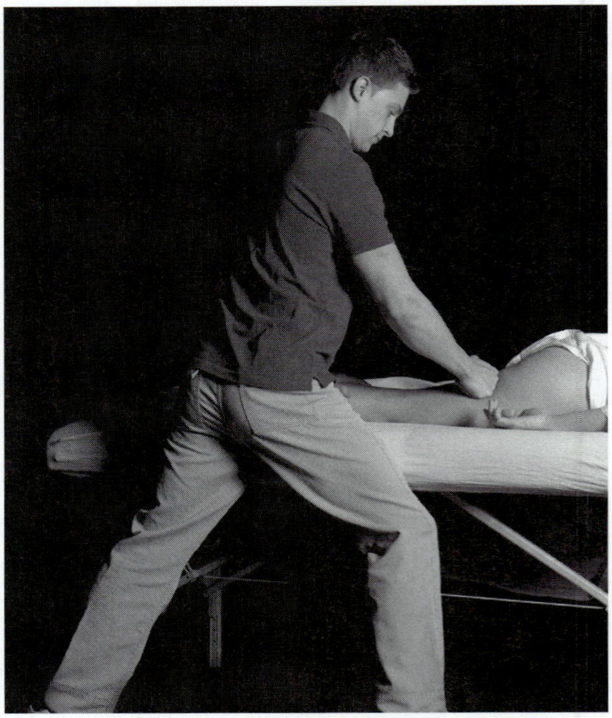

그림 7-3 바람직한 신체역학의 이용과 몸을 동작에 기대는 것은 효율적이고 힘과 근력을 증대시켜서 스트레스를 줄여 준다.

이러한 불편함의 대부분은 바람직한 신체역학적 동작을 사용하지 않아서 나타나는 현상이다.

머리는 위를 보고 어깨와 팔과 손의 긴장까지 풀어줌으로써 목에 긴장까지 완화시켜 줄 수 있다. 또한 신체 중앙으로 손을 위치시키면서 무릎은 약간 구부리고, 두 발을 벌림으로써 마사지 치료사는 다리의 근육을 사용하고 몸 전체를 이용하여 스트로크를 전달할 수 있다.

압박 또는 많은 힘이 요구되는 손 기법을 실시할 때, 마사지 치료사는 손과 팔을 안정적 위치에 유지하고 몸 동작을 이용한다.

바람직한 위치에 손을 정렬시키는 연습과 지레의 원리를 이용한 체중지지가 상체근육을 격렬히 사용하는 것보다 에너지를 유지하고 마사지에 힘과 근력을 더 증대시켜 준다(그림 7-3).

상해의 위험은 스트레스와 운동역학적(biomechanical) 편향(deviation) 등과 직접적으로 비례한다. 이런 요인으로 인해 손목을 접질리거나 등의 심각한 부상을 입을 수 있기 때문이다.

몸의 적절한 정렬(alignment)이 이루어지지 않은 채로 힘을 과용하면 인대(ligament)와 건(tendon), 그리고 근육의 파열이 나타날 수 있고, 심지어 골절까지 될 수 있다. 이처럼 잘못된 신체 메커니즘은 좋지 않은 자세습관에 의해 나타나며, 이러한 자세에서 근육활동 또는 중력에 의한 압력이 있을 때 운동역학적으로 약한 구조에 상해가 나타나고, 기능장애와 통증이 더해지기도 한다.

그러므로 테라피스트는 많은 고객들의 안정을 위해 올바른 자세에 신경써야 한다. 등 · 목 · 어깨 · 팔, 그리고 손에 과도한 스트레스를 주는 위치 선정과 마사지 실행은 피하는 것이 좋으며, 마사지 치료사들과 마찬가지로 인턴들도 바람직한 신체역학을 습관화해야 한다.

신체의 적당한 위치와 자세는 최소한의 노력으로 강한 스트로크와 손 기법을 고객에게 전달할 수 있게 한다. 특히 강한 동작을 실행할 때의 적당한 위치선정과 등 · 어깨 · 팔 · 손목 · 손의 정렬은 과사용 증후군(overuse syndrome)과 상해의 위험을 감소시켜 줄 것이다. 거의 대부분의 마사지 손 기법에서 질(quality)과 효과, 그리고 효율성은 신체 메커니즘과 동작의 조화에 의해 강화된다. 스트로킹(stroking)과 안마(kneading) 및 마찰법(friction)을 실행할 때에 신체적으로 적은 노력과 적은 피로로 더욱 깊고 부드럽게 스며들게 한다.

정세와 자세(Posture and Stance)

정확한 정세와 자세는 균형을 잘 잡고, 견고하고 힘차게, 그리고 직접적으로 스트로크를 전달해 주는 데 있어서 중요한 부분이다. 적당한 자세는 최소의 간격으로 굽히고 피는 동작의 최상의 효과를 만들어 낸다. 정확한 자세를 위해서는 습관이 중요하고, 이것은 마사지 실행 시 팔과 어깨에 많은 부담을 주는 부적절한 신체역학으로 인한 통증을 방지해 준다.

바른 자세와 바람직한 신체역학은 오랜 시간 동안 마사지를 실행할 때 에너지를 유지하는 데 도움을 준다. 바람직한 자세 및 신체역학은 마사지 치료사가 동작과 에너지 흐름을 지속하는 동안 마사지 테이블 주위를 좀 더 자유롭고 쉽게 움직일 수 있도록 해주기 때문이다.

가장 일반적인 자세는 기마자세(horse stance)와 궁수자세(archer stance)이다.

기마자세(horse stance)

기마자세(horse stance)는 양발을 마사지 테이블의 가장자리와 일렬로 놓는 자세로 다리 또는 등에 유날법(petrissage)을 실시할 때에 가장 편안한 자세이다. 마사지 치료사는 무릎을 약간 구부리고 체중을 좌우로 움직이며 고객에게 기대어서 손 기법을 실행할 수 있다.

이렇게 함으로써 팔의 근력을 유지할 수 있게 된다. 등은 똑바로 세우고, 편안하게 유지한다. 어깨는 편안하게 아래로 늘어뜨리고 뒤쪽으로 보낸다. 호흡은 깊고 충분히 한다(그림 7-4a~c).

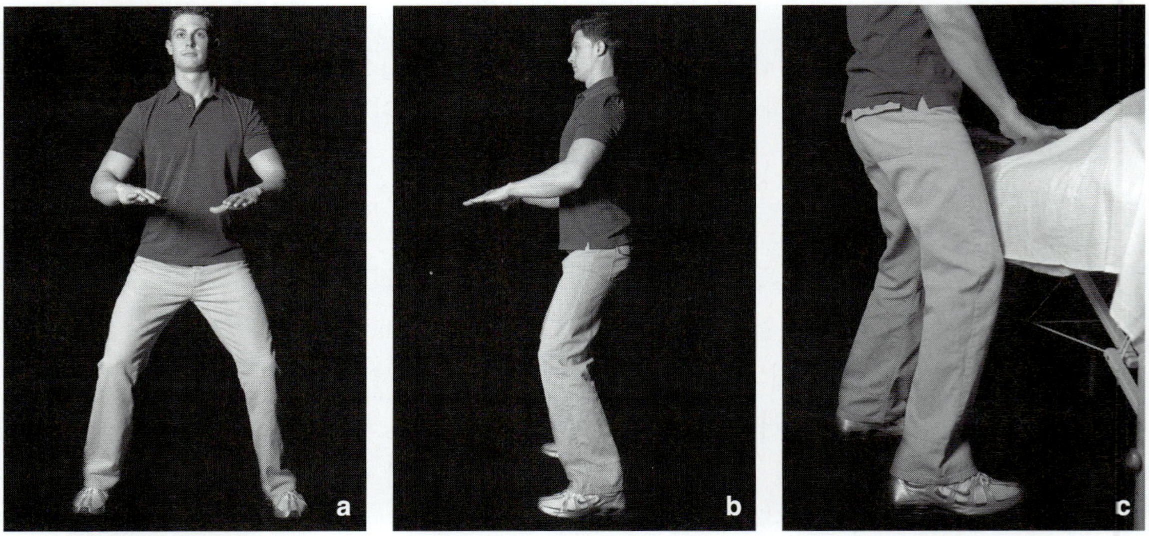

그림 7-4 a~c 기마자세(horse stance)

궁수자세(archer stance)

궁수자세(archer stance)는 가장 일반적인 자세이다. 특히 마사지 치료사의 어깨와 테이블 가장자리의 각이 평행하지 않을 때에 사용한다. 궁수자세(archer stance)는 발을 뒷발 중앙의 척궁(arch passes)을 지나 앞발의 3번째 발가락을 연결하는 선상에 위치시킨다(그림 7-5)

양쪽 발은 가까이 붙일 수도 있고 최대 보폭으로 넓혀서 설 수도 있다. 발의 위치는 마사지 치료사가 앞으로 기대거나 뒤로 물러설 때에 자세를 안정적으로 만든다. 한쪽 발에서 다른 쪽 발로 체중을 이동할 때 안정된 자세를 흐트러트리지 않고 긴 시간 동안 리듬감 있는 스트로크를 할 수 있다.

또한, 발의 위치는 운동성(mobility)을 제공한다. 따라서 마사지 치료사는 발의 위치에 따라 고객 쪽으로 가까워지거나 멀어지는 동작을 할 수 있고, 동시에 접촉과 압박을 유지할 수 있다. 이 자세는 허리가 구부러지는 것을 막아 준다. 또한 마사지 치료사가 손을 더 잘 조절할 수 있고, 더욱 강하게 유지하는 데 도움을 준다. 운동성은 다리근육을 사용해서 이루어지며, 다가서고 멀어지는 동작과 마사지 실행에 필요한 에너지의 대부분을 제공해 준다.

무릎과 발목은 약간 굽혀서 유지해야 한다. 고정된 무릎은 마사지를 피로하게 만들고 무릎의 경직과 고정은 등에 부상을 일으킬 수 있다.

등은 똑바로 세우고 안정적으로 유지시킨다. 상체를 구부릴 필요가 있을 때에는 한발 앞으로 다가서서 엉덩이부터 구부린다. 이렇게 하면 척추에 무리를 주지 않는다.

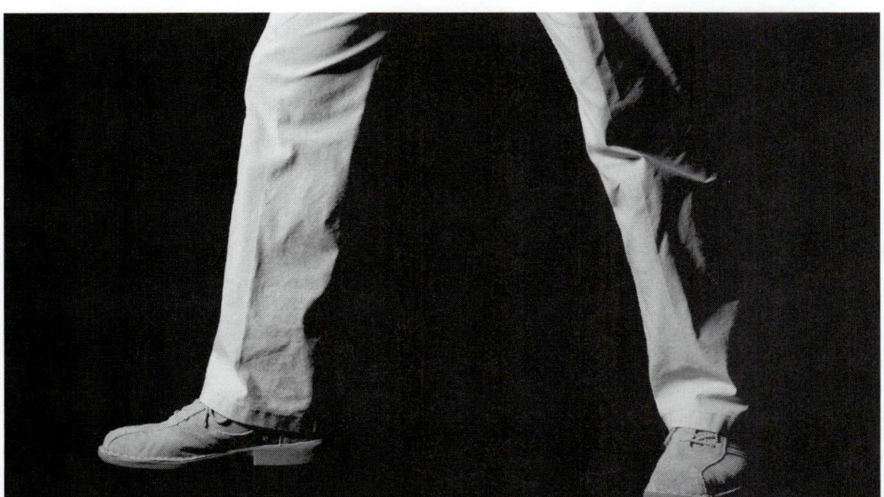

그림 7-5 궁수 자세에서 발은 뒷발 중앙의 척궁(arch passes)을 지나 앞발의 3번째 발가락을 연결하는 선상에 위치시킨다.

마사지 중에는 어깨가 조여지고 올라가는 경우가 있으나 어깨는 편안하게 유지되어야 하고, 손과 팔에 신경과 혈액의 공급이 최적의 상태를 유지하도록 어깨를 이완시켜야 한다.

또한 호흡을 깊고 충분히 해서 많은 산소를 제공하고, 이산화탄소를 제거하는 일이 필요하다.

올바른 자세를 취하면 발에서 발로 체중이동이 쉽고, 마사지 동작을 춤추듯이 부드럽게 해준다. 또한 마사지 동작을 실행할 때, 마사지 치료사에게 좀 더 활력적인 체력을 제공한다.

센터링(centering)

센터링(centering)은 몸골반부분의 배꼽 약 2인치 아래에 위치한 신체의 위치적 중심을 말하는 개념이다.

그라운딩(grounding)

당신이 고객과 연결되어 있고, 고객이 원하지 않는 굴곡과 스트레스의 느낌을 없애 주는 역할을 하는 바닥에 설치된 기구로서 기능을 한다.

근력 · 균형 · 신체조절을 위한 연습 (exercise for strength, balance, and body control)

센터링과 **그라운딩**이라고 불리는 두 가지 기술은 마사지 치료사에게 있어서 중요하다. 이것은 심리적 · 활력적 · 신체적 기반을 제공한다.

① 센터링(centering) : 센터링은 몸골반부분의 배꼽 약 2인치 아래에 위치한 신체의 위치적 중심을 말하는 개념이다.

중국에서는 이것을 tan tein(또는 don tein : 단전)이라고 말한다. 무술과 관련된 많은 고대 문서에서 이 개념을 다루고 있다. 중심의 감각과 센터링에서 시작한 움직임은 힘, 균형, 조절의 질(quality)을 제공한다. 센터링은 신체적 · 정신적 · 감성적 배경을 가지고 있다. 감성적으로 집중하는 것(centered)은 확실한 감각의 균형 및 자기 확신(self assurance)과 관련된다.

'집중(being centered)' 한다는 것은 마사지 치료사가 자기확신과 감성적 안정을 느끼는 것이고, '집중하지 못한다' 는 것은 확신이 없고 불안정하다는 것을 의미한다. 느낌의 집중(felling centered)은 가치 있는 것이다.

왜냐하면, 좌절하거나 무엇인가에 압도되는 것 없이 문제를 다룰 수 있게 해주기 때문이다. 센터링은 신체의 중앙(단전)에 집중하고 자기확신을 갖는 것이다(그림 7-6).

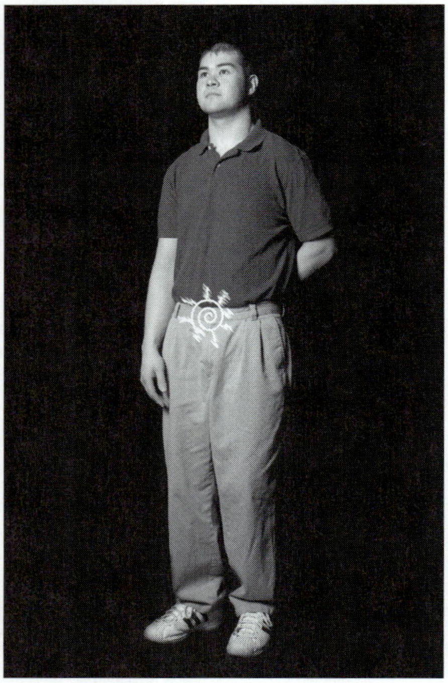

그림 7-6 단전(tan tein)은 신체의 위치적 중심이고 원기의 중심이다.

② **그라운딩**(grounding) : 그라운딩은 마사지 치료사와 고객과 연결되어 있을 때, 고객이 원하지 않는 굴곡과 스트레스의 느낌을 없애주는 역할을 한다.

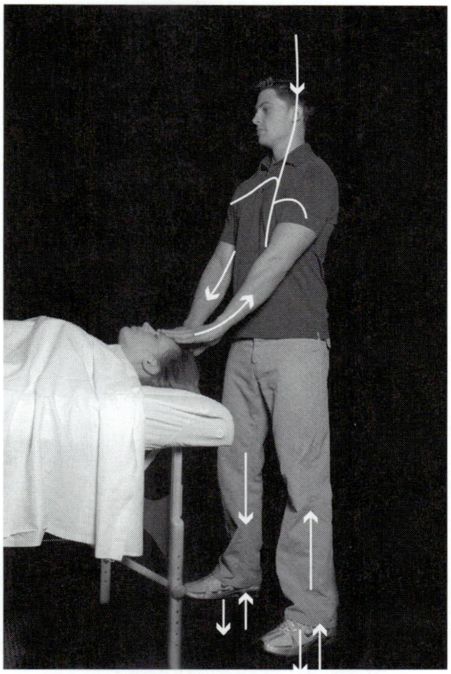

그림 7-7 마사지 치료사의 신체는 연결관과 같이 긍정적 에너지를 고객에게 제공하고 부정적 에너지를 고객에게서 지면으로 보낸다.

그라운딩은 마사지 치료사 스스로 매우 큰 힘과 에너지가 있다고 생각하는 정신적 시각화에 의해서 이루어진다. 그라운딩을 실시할 때, 마사지 치료사는 에너지가 전달되게 하는 일종의 연결관(conduit) 또는 전도체(conductor)가 된다.

부정적 에너지는 고객에게서 빠져나오게 하고, 긍정적 에너지는 마사지 치료사를 통해 고객에게 전달된다.

그라운딩은 마사지 치료사 자신의 에너지가 소진되거나 고객으로부터 어떤 원하지 않는 긴장과 스트레스를 받지 않고 에너지를 고객에게 이동시킨다. 지면에 뿌리를 내리고 있는 나무와 같이 스스로 생각하려고 노력해야 한다.

호흡조절 또한 도움이 된다. 그라운딩과 센터링의 개념은 연습을 진행하면서 더욱 확실히 익힐 수 있을 것이다(그림 7-7).

연습 1-그라인딩 콘(Grinding corn)

이 연습은 마사지를 하는 동안 좋은 자세와 균형을 유지하면서 당신의 체중을 한쪽 발에서 반대쪽 발로 쉽게 이동시킬 수 있게 하여 고객의 몸 전체를 마사지할 수 있게 도와준다. 이 연습은 동작이 구식 수동 옥수수 그라인더를 사용하는 모습과 유사하여 '그라인딩 콘'이라고 부른다. 또한 자동차를 광택 내는 동작과 유사하다고 생각할 수도 있다.

절차(procedure) : 당신의 발을 어깨넓이 정도로 넓히고, 골반을 앞쪽 방향과 위쪽 방향으로 기울인다. 무릎을 구부리고 몸은 아래쪽으로 내려가도록 한다. 단, 쪼그려 앉는 자세는 취하지 않는다.

등을 곧게 펴서 유지하고 머리가 앞쪽으로 나오지 않게 한다. 이 자세를 유지하는 동안 손(손바닥을 아래로 하고)은 허리선 근처의 앞쪽에 위치시킨다.

이제 두 손을 동시에 큰 타원을 그리면서 오른쪽 방향으로 움직이기 시작한다. 서 있는 위치와 손 동작을 인지하면서 오른 손을 시계 방향으로 움직이고 왼 손은 시계반대 방향으로 움직인다. 체중을 한쪽 발에서 다른쪽 발로 이동시키고, 동작이 편안해질 때까지 등을 곧게 유지하면서 손은 타원을 그린다.

이때 무릎을 더 구부리면 손이 약 15cm 정도 낮아진다. 연습을 계속 지속하면 앞에서 설명한 센터링의 개념에 대해서 알 수 있게 될 것이고, 몸이 안정을 유지하면서 골반 부위(배꼽에서 약 5cm 아래)부터 동작이 시작된다는 것 또한 알 수 있다.

센터링에 대한 이해가 치료사의 신체 위치의 부위 또는 중심이 몸 전체를 균형 있고 강하게 움직이게 해준다는 것을 명심해야 한다(그림 7-8a~c).

이 연습은 마사지 테이블 옆에 서서 실행할 수 있다. 동작을 실행할 때에 손은 테이블의 표면 위에서 가볍게 미끄러지듯이 움직이고, 점차적으로 테이블 끝에서 옆으로 가능한 한 손이 닿을 수 있는 곳까지 그 범위를 넓혀간다. 이렇게 하면 체중은 한쪽 발에서 다른 쪽 발로 이동하고, 균형에 대해서 인식할 수 있게 된다. 그러나 등을 너무 뻗음으로써 앞으로 굽혀지지 않게 한다.

이 기법을 지속적으로 연습하면, 편안한 자세로 마사지를 실시할 수 있기 때문에 팔 · 손 · 어깨의 피로가 적어진다.

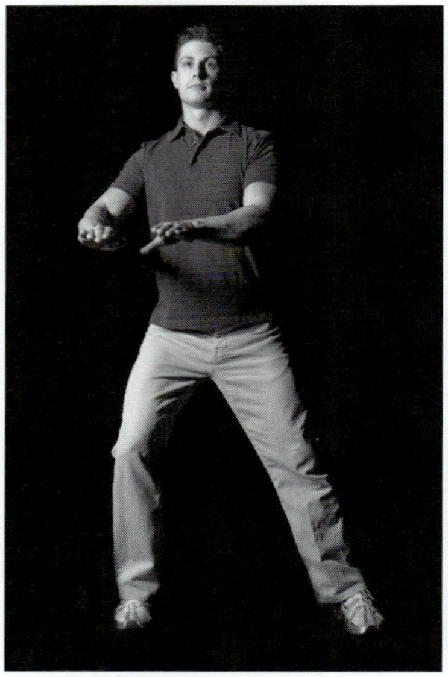

그림 7-8a 그라인딩 콘 : 손을 오른쪽으로 큰 타원을 그리며 움직이고 체중을 오른발로 옮긴다.

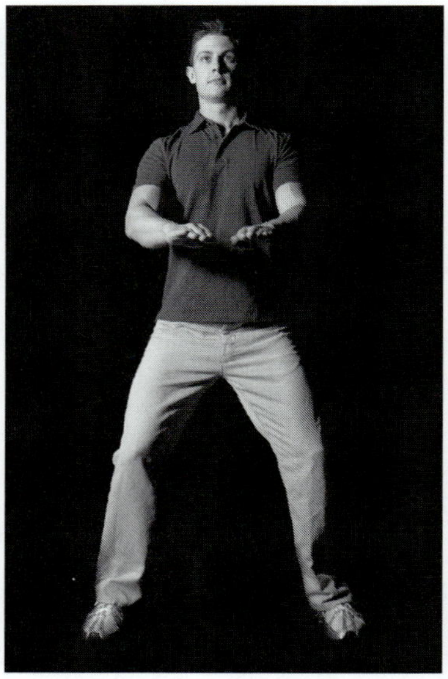

그림 7-8b 그라인딩 콘(grinding corn) : 정면 모습

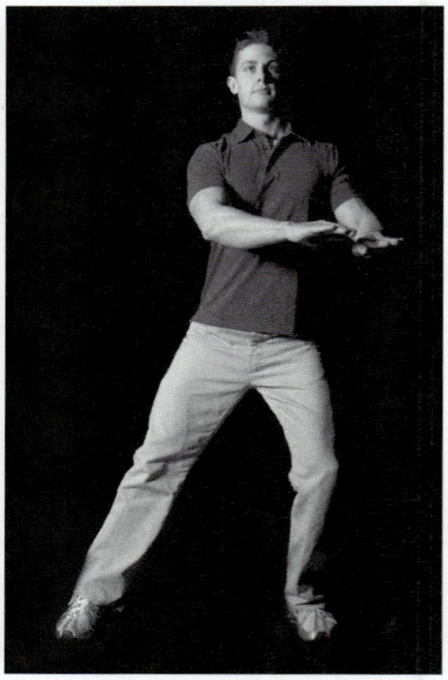

그림 7-8c 그라인딩 콘은 다리의 균형과 조화를 증가시켜서 다리의 근력을 강화한다.

훈련 2-바퀴 동작(the wheel)

절차(procedure) : 먼저 숨을 깊게 들여 마시고 천천히 내쉬는 것을 여러 번 실시한다. 이는 당신의 몸을 이완시켜 주는 데 도움이 된다. 발은 약 15cm 정도 벌려서 편안한 자세를 취한다. 왼쪽발은 바깥쪽으로 45도 정도로 벌리고 왼쪽 무릎을 약간 구부려서 대부분의 체중을 왼쪽발로 이동시킨다.

왼쪽 발꿈치는 바닥에 붙이고, 오른발을 앞쪽으로 내딛는다. 이때 엉덩이와 어깨는 앞쪽을 향하고 있어야 하고, 무릎은 구부러져 있어야 한다.

오른발이 앞쪽으로 약 38~50cm 정도 나아가게 한다. 부드러운 동작을 통해 체중을 오른발의 앞쪽으로 옮겼다가 다시 왼쪽으로 옮겨 온다. 이렇게 하면 체중의 90%를 한쪽 발에서 다른 쪽 발로 옮길 수 있다.

일단 이 자세를 만들 수 있으면 양 손바닥을 15cm 정도 떨어져서 서로 마주보게 하고 숨을 깊이 들이마신 후에 천천히 내뱉는다. 그리고 눈 앞에 커다란 바퀴가 매달려 있다고 상상하면서 손으로 원을 그린다. 바퀴의 맨 윗부분은 어깨 높이 정도이고 아래 부분은 치골(pubic bone) 높이 정도이다.

체중을 앞쪽으로 옮기면서 손을 앞쪽으로 내밀어 바퀴의 위쪽으로 회전시킨다. 체중을 다시 뒤쪽으로 옮기면서 팔을 뒤쪽으로 옮기어서 바퀴의 아래쪽으로 내린다. 이 동작을 지속하면서 한 번 회전할 때마다 1호흡(마시고, 내쉬는)을 천천히

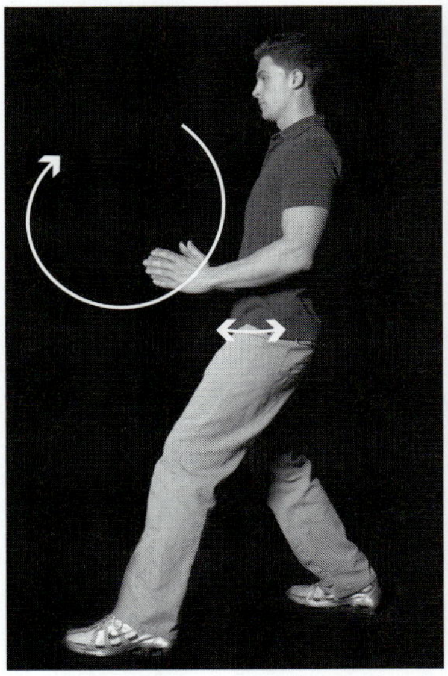

그림 7-9a 바퀴동작은 좋은 센터링(centering) 훈련이다. 깊은 호흡과 균형 그리고 중심으로의 움직임을 배울 수 있다.

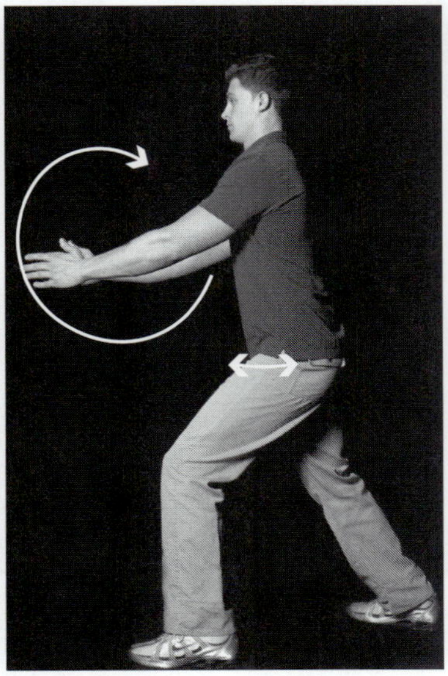

그림 7-9b 바퀴 동작(The wheel) : 체중이 한 발에서 다른 쪽 발까지 앞뒤로 움직인다.

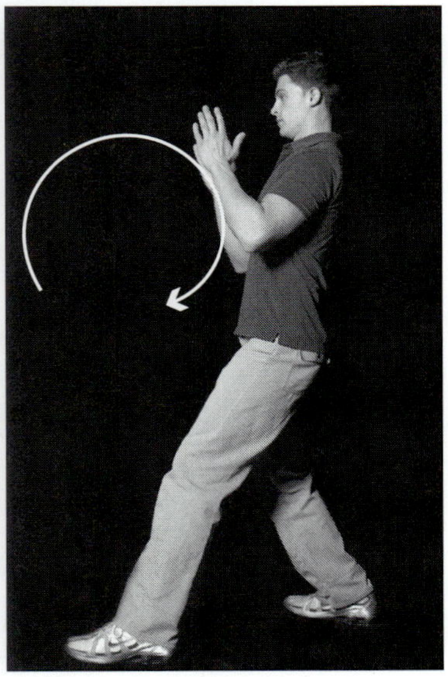

그림 7-9c 바퀴 동작 : 손으로 큰 원을 그린다. 각각의 회전마다 한 번의 호흡이 이루어진다.

1회 실시한다. 리듬을 유지하면서 오른발을 45도로 벌린 후에 왼쪽발을 앞으로 가져와서 반복하여 실시한다(그림 7-9a~c).

이 연습이 완전히 끝나면 발을 함께 모은다. 그러면 체중이 골고루 분산되는 것을 느낄 수 있다. 손바닥은 아래쪽으로 향하게 하고 손을 몸 옆쪽으로 천천히 내려보낸다. 이 자세로 몇 초를 유지하면서 그 느낌을 경험한다.

이 동작이 숙달되면 골반 부위(center 또는 단전)로부터 시작되는 동작에 집중하는 법을 잘 알게 될 것이고 몸이 편안하게 앞뒤로 움직이는 동작이 부드럽게 실행될 것이다.

훈련 3-전진과 후퇴(advance and retreat)

바퀴 동작의 변화된 움직임은 마사지 실행에 있어서 중요하다.

이름에서 알 수 있듯이 전진과 후퇴(advance and retreat)는 힘있는 전진동작어 이어서 통제된 후퇴동작으로 이루어져 있다.

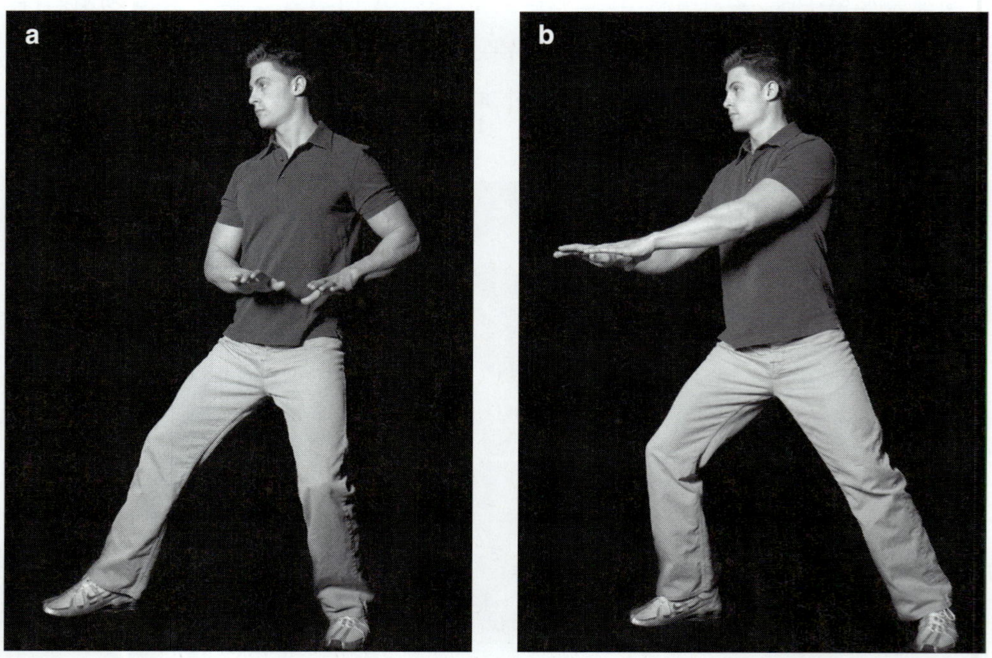

그림 7-10 전진과 후퇴 : 두 손을 같이 단전의 높이로 놓고, 발은 넓게 놓는 궁수자세를 취한다.
(a) 후퇴(retreat) : 90%의 체중을 뒤쪽 발에 놓는다. 손은 몸의 한쪽 옆면으로 내리고 상체는 곧게 세운다. 몸의 체중은 부드럽고 강하게 앞쪽으로 이동시킨다.
(b) 전진(advance) : 80%의 체중을 앞쪽 다리로 옮긴다. 팔은 앞쪽으로 뻗으며, 상체는 곧바로 선 자세를 유지한다.

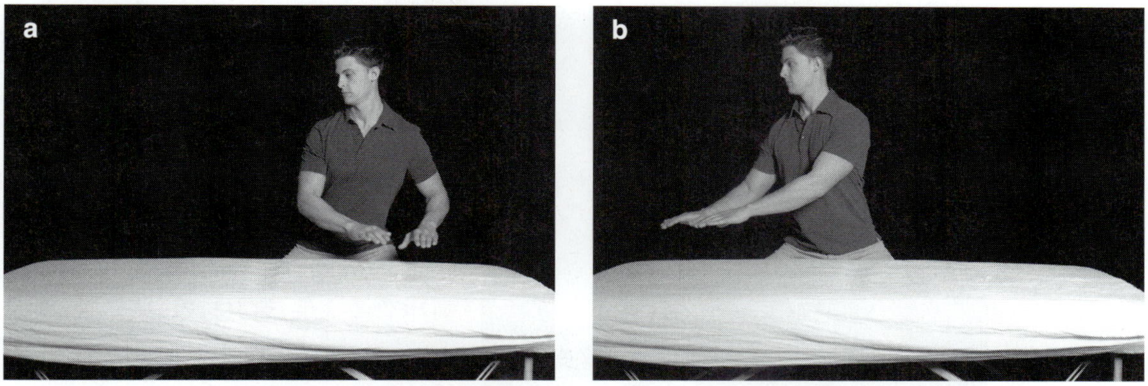

그림 7-11 마사지 테이블에서의 전진과 후퇴 동작은 좋은 신체역학을 유지하면서 테이블 길이만큼의 1회 스트로크의 움직임을 알게 해준다.

절차(procedure) : 발의 위치는 바퀴 동작 또는 궁수자세(archer stance)와 본질적으로 동일하다. 앞발은 몸이 움직이는 방향과 같은 위치에 놓고 뒷발을 약 45도 회전시킨다. 발과 발 사이의 거리는 동작의 적용길이와 힘에 의해 결정되며, 가장 좋은 거리는 40~80cm 정도 떨어져 있는 상태이다.

무릎을 구부려 체중의 80%가 한쪽 발에서 다른 발로 이동할 수 있게 한다. 손은 허리 높이에 위치하게 하고 몸 옆에 놓는다. 첫 동작은 엉덩이와 골반을 앞뒤로 움직여 주는 것이다.

엉덩이는 아래와 위로 움직이지 말고, 앞뒤 방향으로 움직인다. 그리고 몸통은 수직으로 유지하고 손은 조금만 움직인다. 발과 손의 위치를 바꿔서 몸의 반대 쪽도 실시한다(그림 7-10a~b).

전진과 후퇴는 마사지 테이블 옆에서 실시하면 유용하다. 마사지 테이블 옆에 가까이 서고 반대쪽 끝을 본다. 발은 테이블 가까이에 45도 회전시켜서 위치시키고, 바깥쪽 발을 앞으로 내딛는다. 양쪽 무릎은 약간 구부리고 두 손은 테이블 가장자리에 가볍게 올려놓는다(손은 몸 가까이에 위치해야 한다. 센터링 동작의 손 위치와 거의 동일하다).

체중은 한쪽 발에서 다른쪽 발로 옮기고, 팔이 거의 움직이지 않을 때 감당할 수 있는 테이블의 길이가 어느 정도가 되는지를 확인해야 한다(그림 7-11a~b).

훈련 4-나무 동작(the tree)

이 훈련은 자세와 집중의 중요성을 강조하고, 센터링과 그라운딩 및 정확한 호흡이 결합한 동작이다.

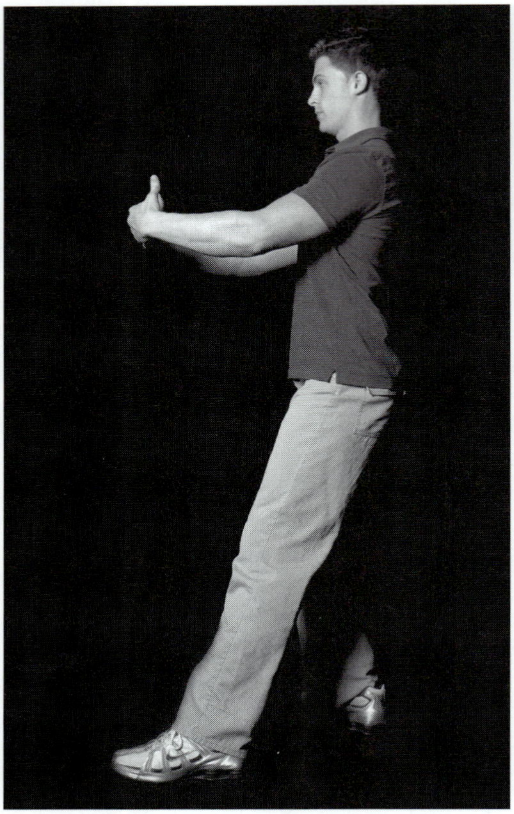

그림 7-12 나무(tree) 훈련은 집중과 호흡을 촉진시키고 다리와 어깨의 근력과 지구성을 길러 준다.

절차(procedure) : 발을 함께 모아서 선다. 어깨는 아래, 뒤쪽으로 편안하게 놔두고 엉덩이를 아래쪽으로 가볍게 밀어 준다. 이것은 골반을 위쪽으로 경사지게 한다. 숨을 깊게 들이마시고 내뱉는다. 왼발을 바깥쪽으로 회전시키고 모든 체중을 왼발로 옮기면서 연습을 시작한다(왼쪽무릎은 구부린다).

상체는 수직으로 유지하고 오른쪽 발을 앞쪽으로 똑바로 놓으면서 다리를 펴준다. 오른쪽 발의 무지구(ball) 부위를 가볍게 바닥에 내려놓는다. 두 팔은 원 모양으로 만들어서 어깨 높이 정도까지 들어올린다.

이것은 마치 나무(tree)를 감싸안는 동작처럼 보인다. 양손의 손가락 끝은 약 2인치 정도 떨어뜨려서 서로 마주보게 하고, 머리는 들어서 턱 높이를 유지하며 시선은 앞을 본다.

이 자세를 유지하고 있으면, 체중을 지탱하는 다리가 약해져서 떨림을 느낄 것이다. 약 3분 정도 자세를 유지하며 호흡훈련을 실시하면 근력과 힘에 대한 감각을 느낄 수 있을 것이다.

체중을 오른발에 싣고 왼발의 위치를 바꿔서 자세를 잡는다. 그리고 숨을 길고 천천히 쉰다. 완벽한 조절이 될 때까지 오른발과 왼발을 번갈아가며 이 훈련을 지속한다. 훈련이 끝나면 체중을 골고루 분산하고 등을 똑바로 세우면서 발을 평행하게 놓는다(그림 7-12).

비록 이 훈련이 싫증나고 지겨울 수도 있지만 바른 자세, 신체근력, 근육의 조화, 적절한 호흡을 완성하는 것은 결코 쉬운 일이 아니라는 점을 기억해야 한다. 무엇보다도 마사지 기법을 바르게 익혀 효과적인 실행을 해야 할 것이다. 마사지를 전문적으로 하게 되면 이런 훈련이 자신감을 갖게 해 줄 것이다.

기억해야 할 전문규칙들(professional rules of remember)

마사지의 제약과 한계에 대한 지식은 마사지를 적절히 하는 방법에 대한 지식만큼이나 중요하다. 잘 훈련된 마사지 치료사는 마사지 치료를 실시할 때에 고객에게 최상의 효과를 주기 위해서 마사지를 어떻게 조절해야 하는지, 그리고 어떤 상황에서 마사지를 해서는 안 되는지 등에 대해 잘 알고 있다.

아래에서 다룰 마사지 절차를 시작하기 전에 안전하고 효과적인 마사지 과정을 위한 기본규칙을 살펴보고자 한다.

① 마사지 치료에서 사용되는 모든 것은 깨끗하고 청결하게 유지한다.
② 치료의 전 · 후에 비누로 손을 씻고 뜨거운 물로 행군 후에 건조시킨다.
③ 고객의 피부에 상처를 입히지 않도록 손톱을 짧고 부드럽게 유지한다.
④ 고객의 안정을 위해 차가운 손으로 접촉하거나 마사지실의 온도를 너무 낮추어 한기를 느끼게 하는 것을 피해야 한다.
⑤ 고객이 음식을 섭취한 후에는 바로 마사지를 실시하지 않는다.
⑥ 고객에게 심각한 상해를 줄 수 있는 강하고 빠른 진동은 피해야 한다.
⑦ 정맥혈이 공급되는 방향과 반대로 이루어지는 강한 스트로크는 어떤 형태로든지 절대로 사용하지 않는다.
⑧ 고객의 피로에 원인이 되는 격렬한 마사지는 절대로 하지 말아야 한다.
⑨ 마사지 전후에는 고객에게 짧은 휴식을 준다.

복습과 토론을 위한 질문

1. 마사지 치료사가 강도와 유연함을 길러야 하는 이유는 무엇인가?
2. 신체역학(body mechanics)이란 무엇인가?
3. 마사지 치료사가 마사지를 실행하는 데 좋은 신체역학은 왜 중요한가?
4. 동작을 할 때에는 힘과 근력을 어떻게 증가시키고, 동시에 에너지를 어떻게 유지해야 하는가?
5. 바른 자세가 마사지 치료사에게는 왜 중요한가?

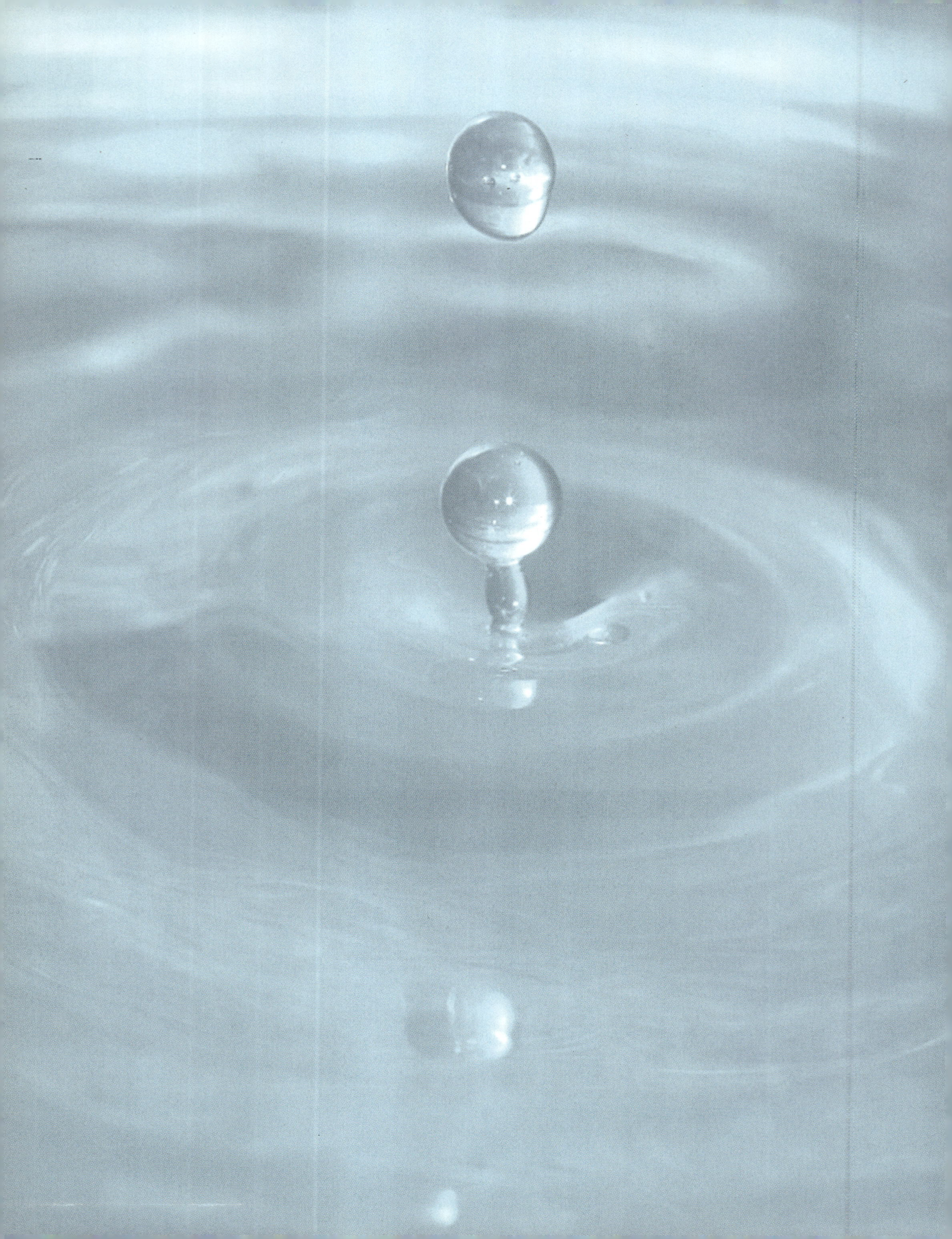

완벽한 신체 마사지를 위한 절차
Procedure for Complete Body Massage

CHAPTER
8

학습 목표(Learning Objectives)

1. 마사지 단계를 위한 고객의 준비과정을 보여줄 수 있다.
2. 드레이핑(draping)의 정확한 과정을 보여줄 수 있다.
3. 고객이 마사지 테이블에 오르내림을 도와주는 것이 중요하다는 사실을 설명할 수 있다.
4. 기본 신체 마사지를 보여줄 수 있다(마사지 1).
5. 마사지의 응용동작을 보여줄 수 있다(마사지 2).
6. 마사지를 실시하는 신체 부위를 설명하는 정확한 해부학 용어를 사용할 수 있다.
7. 마사지 치료사를 위한 정확한 자세와 발의 위치를 이용할 수 있다.
8. 마사지 전 · 후나 마사지를 실행할 때, 전문가다운 예의를 보여줄 수 있다.
9. 언제 그리고 어느 부위에 마사지를 해야 하고 하지 말아야 하는지를 이해할 수 있다.
10. 마사지 후유증에 대한 고객의 질문에 대답할 수 있다.

서론(Introduction)

마사지 절차(massage procedure)는 마사지 치료 단계를 실행하는 실제 과정이다. 마사지 치료사가 마사지를 실시하고 고객이 마사지를 받는 과정에는 많은 변수가 존재한다. 마사지 치료사는 일반적인 차례에 따라서 마사지를 적용할 수 있고, 자신들이 생각하는 금기사항(contraindications) 또는 고객의 요구와 관련된 변수를 가지고 고객에게 마사지를 실행할 수도 있다.

또한 마사지 치료사는 고객이 약속한 날짜에 그들의 특정 요구에 맞는 치료 서비스를 제공해야 한다. 이때 중요한 점은 고객에게 전문적인 표준절차와 고객의 기대치에 부합되는 서비스를 제공하도록 해야 한다는 것이다. 예의 바른 전문 서비스를 받는 고객은 치료에 대해서 준중해 줄 것이다.

그러면 고객들은 자신의 일상적인 일을 하면서 다른 사람들에게 자신이 받은 서비스에 대해 말하게 될 것이다.

마사지를 위한 고객의 준비 (Preparing the Client for the Massage)

고객의 사전 인터뷰가 이루어지고 필요한 서류를 작성했을 때, 비로소 실제 마사지가 시작된다. 만약에 치료사가 이 고객과 처음 대면하거나 고객이 마사지를 처음 받는 상황이라면, 테라피스트는 먼저 서비스에 대해서 설명하고, 고객이 가지고 있는 잘못된 기대와 긴장을 없애야 한다.

이 시간에 마사지 치료사는 고객의 정보를 제공받을 수 있는 동의서류에 서명을 받는다. 이 서류는 마사지 치료사의 서비스 내용과 자격을 고객에게 명확히 알려주는 것으로, 고객은 서비스의 범위와 마사지 치료사의 방침에 대해서 이해하고, 이 방침에 대한 사본을 받는다.

마사지 단계를 공식화하기 위해서 고객의 일반적인 금기사항과 마사지 전략에 대해서 확인하는 사전 상담이 끝날 때, 마사지 치료사는 고객에게 무엇을 할지, 그리고 왜 하는지 등에 대해서 간단히 설명한다.

고객에게 한증탕(steam baths), 운동기구와 같은 설비를 보여 주고 장비 사용에 대해서도 설명해 준다. 그리고 고객에게 탈의실을 보여 주고, 고객이 탈의실부터 마사지를 받는 테이블까지 이동할 때 사용할 덮개 또는 천의 용도를 설명한다. 또한 마사지 시 복장과 몸을 감싸는 방법(draping)에 대해서 설명해 준다.

일반적으로 고객들은 "옷을 벗어야 합니까?", "옷을 어느 것까지 벗어야 합니까?"라는 질문을 한다. 마사지를 받는 데 가장 효과적인 방법은 모든 옷을 탈의하는 것이지만, 반드시 적당한 드레이핑(draping : 덮개나 천으로 몸을 감싸는 것)으로 고객이 부끄러움을 느끼지 않게 해야 한다. 그리고 대부분의 사람들, 특히 마사지를 처음 받는 사람들은 옷을 모두 벗는 것을 불편하게 여긴다.

마사지 시에는 고객의 안정이 가장 중요하기 때문에 철저하고 완벽한 마사지를 받기 위한 가장 좋은 방법은 옷을 모두 탈의하는 것이고, 마사지 중 덮개천은 계속 사용되며 마사지를 실시하는 부위만 노출된다고 설명해 주어야 한다. 또한 성기와 가슴(민감하고 사적인 부위)은 항상 조심스럽게 가려져 있다는 것도 설명해 준다.

고객이 편안함을 느낄 수 있는 정도의 옷을 입는 것에 대해서 선택할 수 있게 해준다. 대부분의 사람들은 속옷을 입고 마사지 받는 것을 선택할 것이다. 모든 옷을 입고 마사지를 받기 원하는 경우라도 옷 위로 마사지를 실행하는 것은 가능하다. 시간이 지나고 마사지 경험이 풍부한 고객은 탈의하는 과정과 옷을 입지 않고 마사지 받는 것이 익숙해지고, 편해질 것이다.

테이블에서의 고객지원 (Assisting the Client on and off the Table)

안전을 위해 마사지의 시작단계부터 고객이 마사지 테이블에 올라가서 자세를 취하고, 마사지가 끝나고 다시 내려올 때까지 모든 단계에서 고객을 도와주는 것을 좋다.

마사지 테이블은 고객의 신장에 따라 너무 높을 수도 있다. 또한 테이블에 쉽게 올라갈 수 없는 신체장애가 있는 고객이 있을 수도 있다. 이런 경우, 발판(footstool)은 매우 유용한 도구이다. 발판은 어떤 손님들에게는 테이블에 오를 때 밟고 올라가는 도구로 이용되고, 마사지 치료사에게는 몇몇 기술을 실행하는 과정에서 지렛대 작용을 하기 위해 밟고 올라서는 데 이용된다.

치료사는 실행하는 마사지 절차에 따라 테이블 위에서 고객이 특정 자세를 취하도록 요구할 수 있다. 신중한 지시와 신체적 유도는 고객을 적당한 위치에 눕게 해 준다. 고객의 손을 잡아 주고 테이블에 앉는 것을 도와준 후에 치료사의 상해 가능성을 최소로 줄일 수 있고, 고객이 마사지를 받을 때 필요하다고 생각하는 위치에 눕게 할 수 있다.

고객이 테이블에 오르내릴 때에 고객과의 접촉 유지는 편안함과 안전감을 느끼게 해 준다. 드레이핑(draping) 절차는 반드시 이러한 동작을 하는 것에 대해 고객에게 허락받는 것이 포함되어야 한다(그림 8-1).

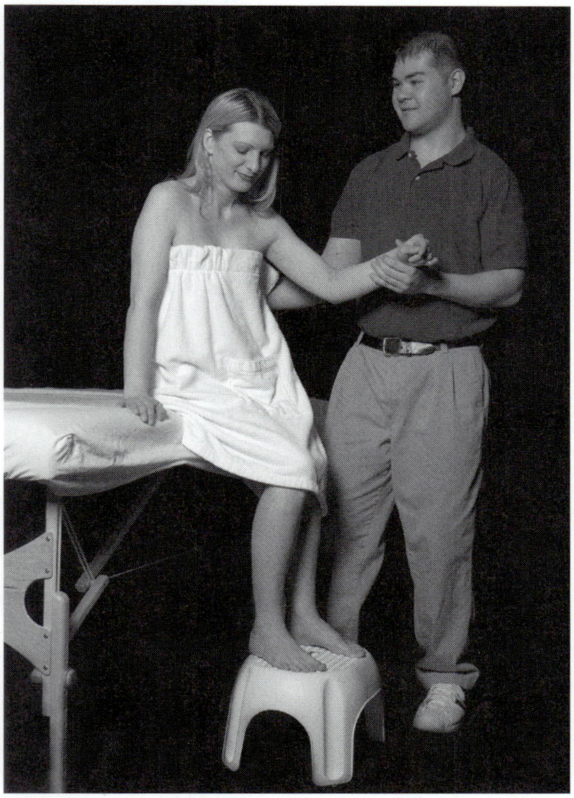

그림 8-1 발판은 고객이 테이블에 올라가는 것을 도와줄 때에 사용될 수 있고, 고객을 도와주는 마사지 치료사에게도 도움이 된다.

마사지 테이블 위에서의 고객 위치 (positioning the Client on the massage table)

마사지를 실행하기 위한 접근과 마사지 중의 안정감을 위한 테이블 위에서의 자세를 고객이 편안하게 느낄 수 있도록 해야 한다.

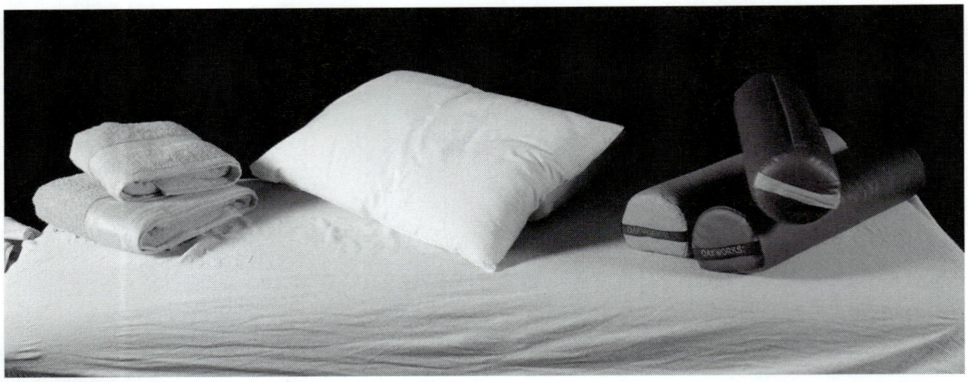

그림 8-2 덧베개(bolster)와 베개류는 고객이 편안함을 위한 위치에 사용된다.

고객이 테이블 위에 앉으면 얼굴을 위쪽으로 하고 눕는 자세(faceup position), 얼굴이 아래쪽을 보는 자세(facedown position), 또는 옆으로 눕는 자세(side-lying position) 등을 취하도록 지시하고 도와준다. 고객이 누울 때에는 고객의 몸은 이완되어 있어야 한다.

고객이 도움 없이는 등 또는 얼굴을 아래로 하여 편하게 눕지 못하는 경우가 있을 수도 있다. 이런 경우, 다양한 형태와 크기의 쿠션과 덧베개(bolster)를 유용하게 사용한다. 이것들은 고밀도 형태로 만들어졌으며, 쉽게 세탁할 수 있는 비닐재료로 싸여 있다.

폭은 마사지 테이블 넓이와 비슷하고, 지름이 10~15cm 정도 되는 덧베개는 고객이 등을 대고 테이블에 누워 있을 때 무릎 아랫부분에 사용한다. 고객이 얼굴을 아래를 향하고 누워 있을 때에는 덧베개(bolster)를 발목 아래에 놓을 수도 있다. 이때 덧베개는 고객의 피부에 직접 접촉되는 것을 막기 위해 테이블 시트나 고객의 몸을 감싸는 덮개천 아래에 놓아야만 한다.

그리고 유연성이 떨어지는 고객의 발목이나, 무릎 또는 등 아랫부분에 덧베개를 사용하면 고객이 더욱 편안해질 수 있다(그림 8-2).

고객이 얼굴을 아래쪽을 보고 누운 자세로 있을 때의 또 다른 고려사항은 엎드려 있는 동안 받을 수 있는 경추(cervical spine)의 압력이다. 이때에는 압력을 줄일 수 있도록 가슴 아랫부분을 받쳐 주어야 한다. 이렇게 가슴 아래를 받쳐 주면 가슴을 테이블에서 7~10cm 떨어지게 해서 머리가 편안하게 앞쪽을 향할 수 있도록 해 준다.

대부분의 현대식 마사지 테이블에는 얼굴이 아래를 보는 자세 또는 엎드린 자세에서 고객의 머리와 목을 편안하게 받칠 수 있도록 조절하는 얼굴받침대(cradles)가 있다.

신체보조 시스템은 고객에게 편안함을 제공하고 엎드린 자세에서 전신을 받쳐 주는 특별한 모양의 다양한 쿠션으로 이루어져 있다(그림 8-3a).

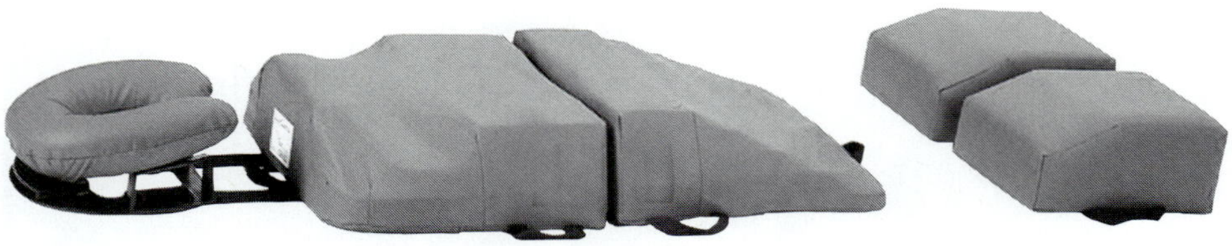

그림 8-3a 신체보조 시스템은 전신의 편안함을 제공한다.

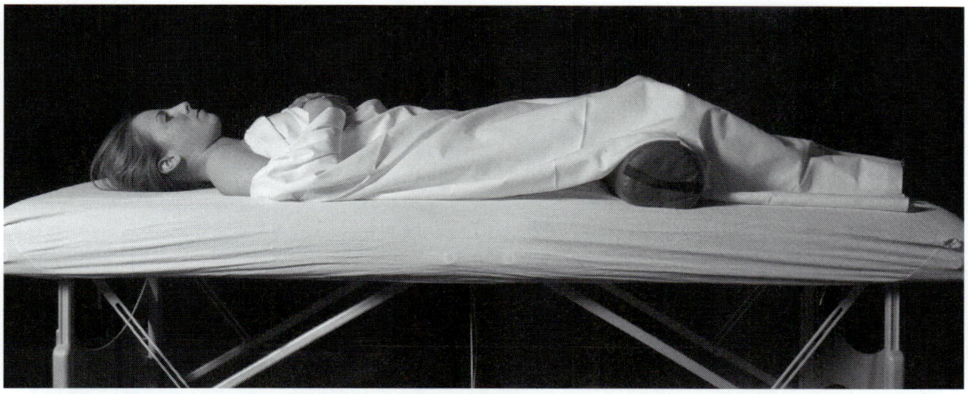

그림 8-3b 똑바로 눕는 자세(supine position)에서 덧베개를 무릎 뒤에 놓으면 다리 뒤쪽과 등아랫부분의 긴장을 줄여 준다.

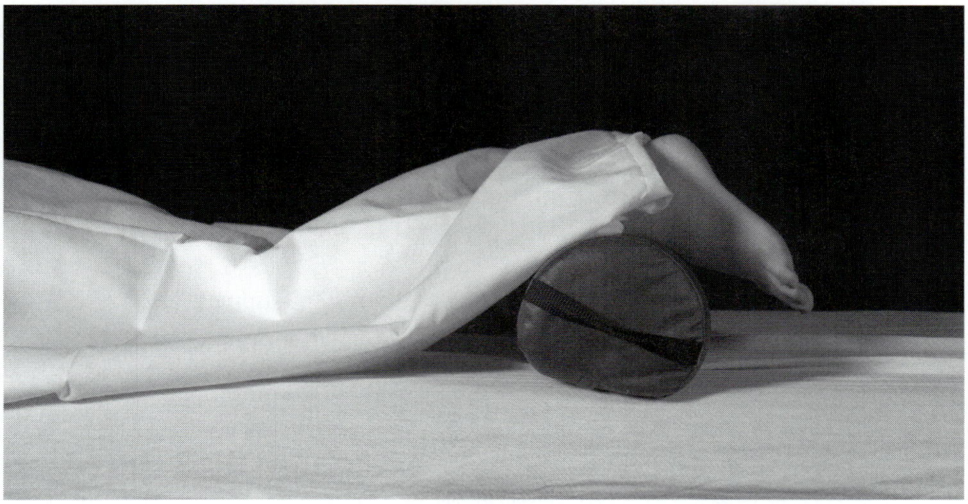

그림 8-3c 엎드린 자세(prone position)에서 덧베개를 발목 아래에 놓으면 무릎과 발목의 과신전(hyperextension)을 예방하고 등아랫부분의 긴장을 완화시킨다.

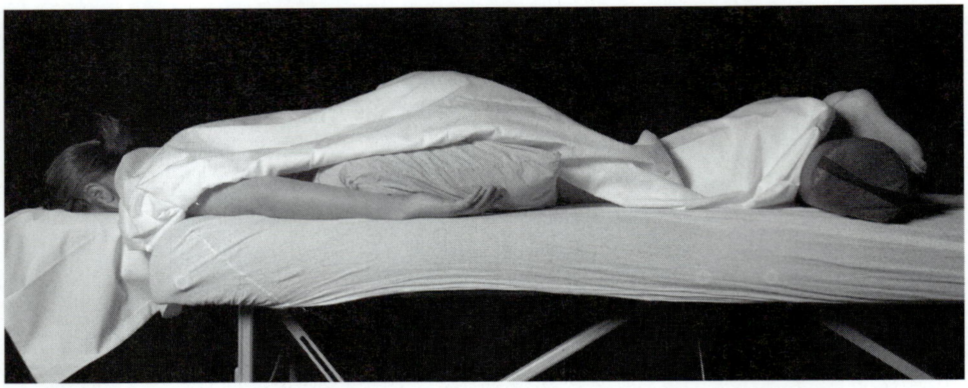

그림 8-3d 복부 아래를 받쳐 주면 등 아랫부분의 긴장이 줄어든다.

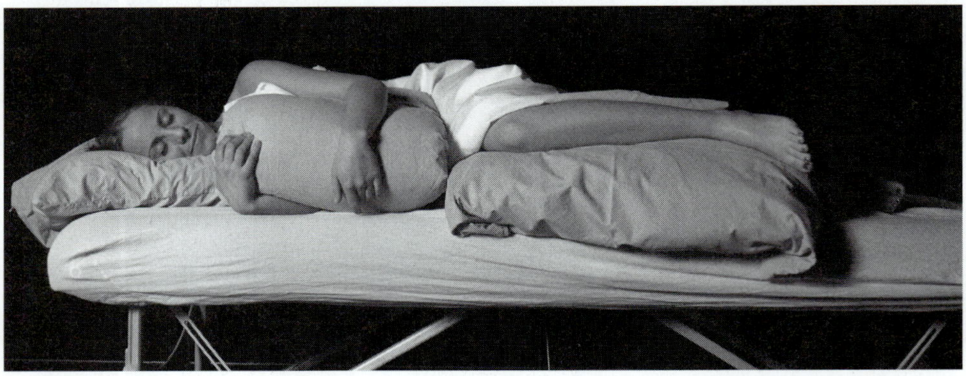

그림 8-3e 옆으로 누운 자세(side-lying position)에서 베개 또는 덧베개는 머리와 위쪽 다리 아래에 놓고 다른 베개는 고객이 안을 수 있게 한다.

등 아래쪽이 불편한 사람들에게는 복부(abdomen) 아래를 받쳐 주는 것이 필요하다. 몸의 중간과 복부를 15~20cm 정도 올려 주면 마사지 치료사가 효과적으로 등 부위를 마사지할 수 있다. 머리를 테이블에 놓고 눕는 자세가 되지 않는 사람들은 등과 다리 뒤쪽을 낮게 받쳐 주고 머리와 목도 함께 받쳐 준다(그림 8-3b~d)

옆으로 눕는 자세(side-lying position)는 고객이 똑바로(supine) 눕거나 엎드린 자세(prone)가 불편할 때 편리하다. 고객이 옆으로 눕는 자세를 취할 때, 한 개의 베개 또는 쿠션을 머리 아래에 놓으면 경추(cervical spine)를 똑바로 유지시킬 수 있다.

이때 또 다른 베개 또는 덧베개(bolster)는 엉덩이와 구부린 위쪽 무릎 아래에 놓는다. 이렇게 하면 골반이 비틀리거나 꼬이지 않는다.

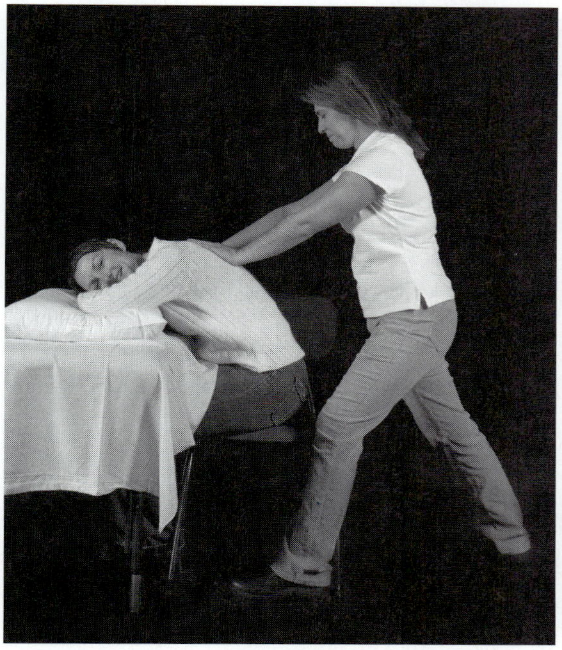

그림 8-4a 테이블을 실용적으로 이용하지 못할 때 앉아서 받쳐 주고 하는 마사지가 선택될 수 있다.

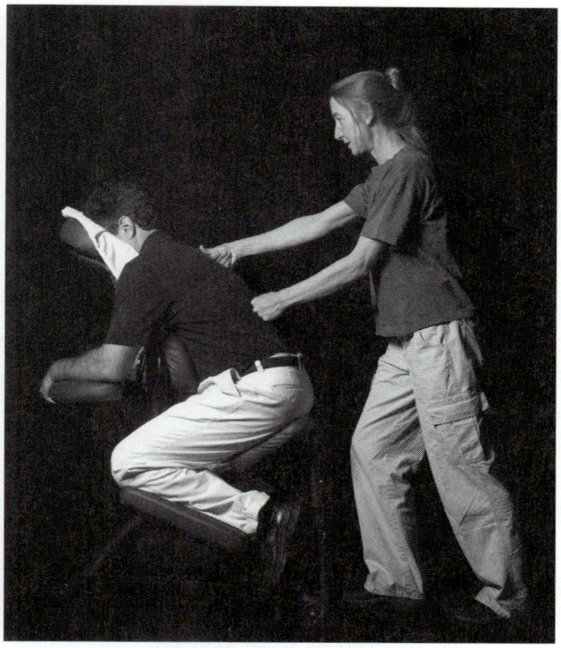

그림 8-4b 마사지 의자를 이용해서 앉아서 하는 마사지는 일반적으로 고객이 옷을 모두 입고 실행할 수 있다.

다른 베개는 팔과 어깨가 편안함을 유지할 수 있도록 고객이 껴안을 수 있게 위쪽 팔 아래에 놓도록 한다.

옆으로 눕는 자세는 2~3개월 된 임산부나 똑바로 눕지 못하는 신체조건의 사람들에게 유용하게 이용할 수 있다. 게다가 이 자세는 허벅지의 안쪽과 바깥쪽 그리고 목의 측면을 마사지할 때에 아주 효과적인 자세이다(그림 8-3e).

마사지를 받으러 오는 고객 중 다른 문제를 가진 사람이 있을 수 있다. 몇몇 고객은 얼굴을 아래로 해서 눕는 방법이 불가능할 수도 있고, 또 어떤 고객은 다른 어떤 특정한 받침이 없이는 등을 뒤로하여 누울 수 없을지도 모른다.

이러한 이유에서 추가적인 받침대가 마사지 치료사의 전문장비 목록에 포함되어 있어야 한다. 예를 들어, 고객이 마사지 테이블 위로 못 올라가거나 눕지 못하는 경우에는 편안하게 앉는 자세를 취하도록 해서 의자와 베개를 이용하여 등뒤를 쉽게 마사지 할 수 있다(그림 8-4a).

마사지 의자는 고객이 옷을 벗지 않고 앉은 자세로 상체 마사지를 받을 수 있어서 많은 효과를 볼 수 있다.

마사지 치료사의 장비 중 하나인 보조 베개 또는 덧베개를 다양한 종류로 준비하면 고객이 필요할 때에 고객의 자세를 보조할 수 있다.

고객과 직접 접촉하는 덧베개와 베개는 교체할 수 있는 커버가 있어야 한다.

> **드레이핑(draping)**
> 고객이 마사지를 받는 동안 아마포(linens)를 이용하여 고객을 덮어 환경을 유지하는 과정을 말한다.

드레이핑 절차(draping procedure)

마사지를 실행할 때 아마포(linens)를 이용하여 고객을 덮는 과정을 드레이핑이라고 한다. 이 절차는 안정(comfort), 보온(warmth), 정숙함(modesty)을 유지할 수 있도록 해준다. 그리고 마사지 치료사가 고객의 옷에 의해 방해받지 않고 모든 신체 부위를 자유롭게 마사지할 수 있도록 해 준다.

적절한 드레이핑은 고객이 온기를 유지하고 안정감과 편안함을 느낄 수 있도록 해 준다. 발한작용(perspiration)과 마사지 윤활제 그리고 누운 자세를 취하는 것은 모두 체온 손실률을 증가시킨다. 마사지는 부교감신경계에 자극을 주고, 기초체온에 영향을 미치기 때문에 고객은 더 빠르게 한기(chill, 寒氣)를 느낀다.

마사지실의 적당한 온도는 23~26℃이다. 만약 마사지실이 이 온도보다 낮을 경우, 추가 조치로 고객의 온기를 유지시켜야 한다. 사람의 체온은 높아지기보다 보다 낮아지기 쉬우며, 만약 체온이 낮아지면 몸을 이완시키기는 어렵다.

체온이 낮아지는 것을 조절하고 유지시키는 2가지 방법은 첫째, 트윈사이즈의 전기 매트리스를 테이블 시트 아래에 놓거나 둘째, 플란넬(flannel)담요 또는 시트를 고객이 마사지 테이블에 누운 뒤에 덮어 주는 것이다.

마사지 치료사는 적당한 드레이핑을 사용(마사지를 위한 부위는 제외한)하고, 항상 고객의 사적인 부위를 가림으로써 고객과 자신이 서로 부끄러움을 느끼지 않도록 하면서 전문적이고 윤리적으로 마사지를 유지할 수 있어야 한다.

드레이핑에는 여러 방법이 있는데, 모든 방법은 고객이 탈의실부터 치료를 받는 장소나 마사지 테이블까지 이동할 때 개인의 프라이버시를 지켜 주어야 한다.

고객이 마사지 서비스를 받는 동안 충분한 드레이핑을 실시하고, 고객이 마사지 테이블에서 일어나서 탈의실로 갈 때까지 잘 유지해야 한다.

드레이핑 방법(methods of draping)

쉽고 효과적인 드레이핑(draping)에는 여러 가지 방법이 있다. 여기서는 2가지 방법을 보여줄 것이다. 이 기술을 익숙해질 때까지 연습하면 자신에게 잘 맞는 방법을 선택할 수 있고, 한 방법의 일부분을 다른 하나의 방법에 접목해서 사용할 수도 있게 될 것이다.

이와같이 다양한 드레이핑 절차를 배우는 동안 여기서 말하는 지시사항과 그림을 참고한다. 초보자는 지시사항을 신중하게 따라야 하고, 드레이핑을 부드럽고 효과적으로 할 수 있을 때까지 연습해야 한다.

드레이핑 절차 중에 고객의 자세를 변화시키는 데 필요한 지시방법을 배우는 것 역시 중요하다.

방법 1－탑커버(top cover) 방법

탑커버 방법은 몸 전체를 덮기에 충분한 크기의 마사지 테이블 커버와 함께 탑커버를 사용하는 것이다. 대형 목욕 타월 또는 1.5배 또는 2배 크기의 시트가 이 방법에 적합하다. 탑커버의 최소 크기는 길이 182cm, 폭 92cm 정도 이고, 2개의 목욕 타월도 사용할 수 있다.

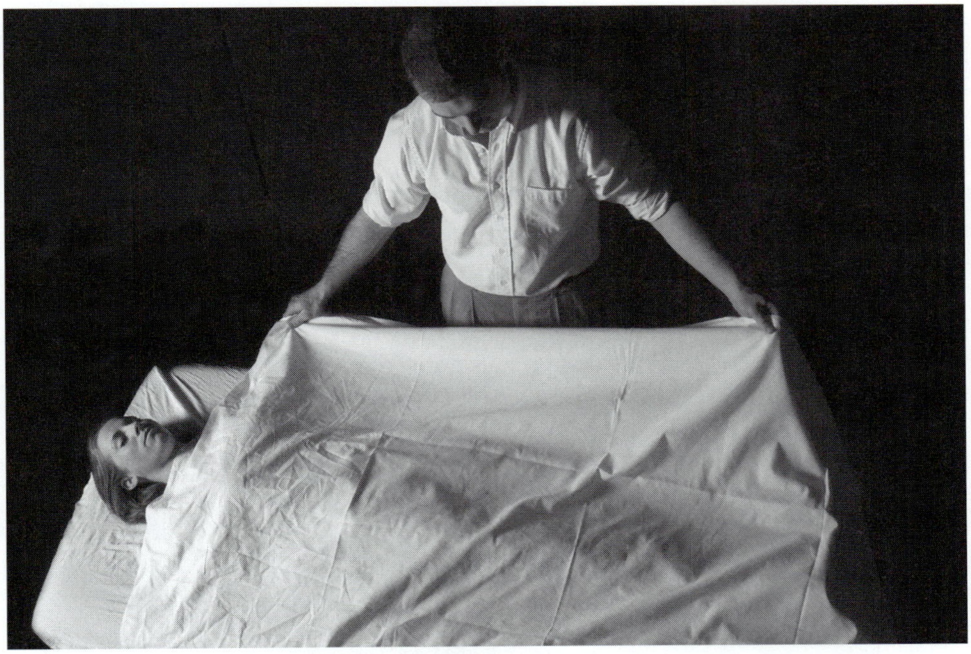

그림 8-5 고객이 마사지 테이블에 오면 고객의 머리를 제외한 모든 부위를 탑커버(top cover)를 이용해 세로 방향으로 덮는다. 탑커버가 몸을 감싸는 용도라면, 세로로 위치한 고객의 몸을 가로질러 다시 정렬한다.
만약 terry 덮개 또는 타월을 탈의실부터 입고 왔다면 탑커버는 잘 내려놓고 덮개는 아래쪽부터 조심스럽게 벗겨 낸다.

고객이 테이블에 누워 있을 때에 2개의 타월을 'T' 자 형태로 배치한 후 위쪽 타월은 고객의 몸을 가로 질러 놓고, 아래 쪽 타월은 고객의 발 끝(lower extremities)부터 엉덩이까지 덮는다.

고객이 돌아누울 때, 아래쪽 타월을 신체 중앙 부위의 교차점까지 접는다. 커버 시트는 탈의실부터 마사지 테이블까지 감싸는 용도로 사용할 수 있다. 이런 형태의 드레이핑은 각 신체 부위에 쉽게 접근할 수 있게 하면서 온기와 편안함을 유지시킨다(그림 8-5).

방법 2-풀시트 드레이핑(full sheet draping)

풀시트 드레이핑은 테이블을 덮고 고객을 감싸는 두 겹의 풀 플랫시트를 사용한다. 몸집이 큰 고객(약 200파운드/ 약 90kg 이상)에게 마사지를 할 때는 퀸사이즈(queen size) 시트를 사용해야 한다.

풀시트 드레이핑 방법을 사용할 때는 탈의실에서 마사지 테이블까지 고객을 덮을 추가적인 덮개(wrap)가 필요하다. 덮개는 시트를 고정하는 데 사용하고, 고객이 마사지 이후 몸을 돌리고 일어날 때 고객을 덮어주는 용도로 다시 사용한다(그림 8-6).

다음은 드레이핑을 할 때에 사용되는 물품들이다.

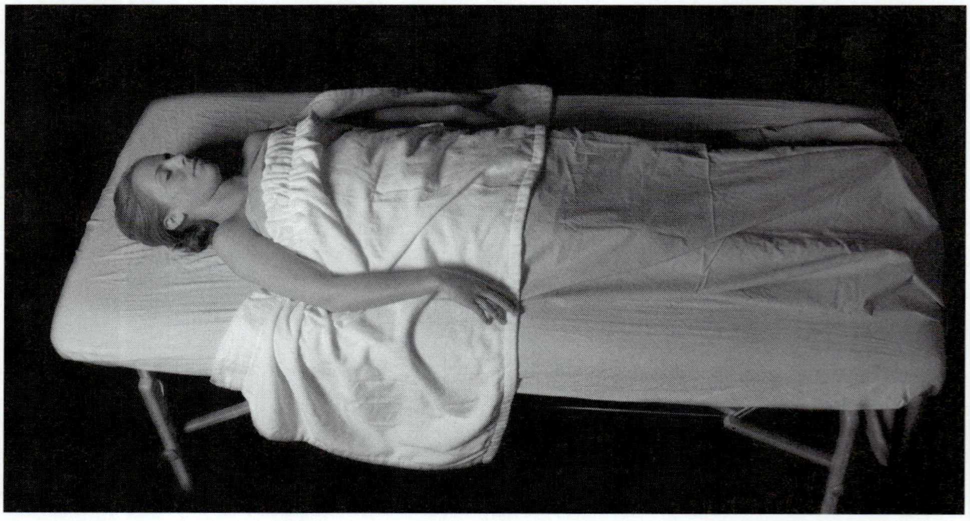

그림 8-6 풀시트 드레이핑(full sheet draping)은 고객을 안전하게 누에고치처럼 감싸서 고객이 안전함과 온기를 느낄 수 있도록 한다.

① 시트(sheet)

- 두 겹의 풀 플랫시트(full-size double flat sheet ; 최소 폭 80인치)
- 침대 크기에 맞는 시트
- 테이블 커버 또는 커버시트로 재단된 절반 크기의 두 겹 시트
- 세탁이 어려운 테이블 커버에 사용되는 일회용 시트

② 타월(towel)

- 드레이핑(draping)과 수치료(hydrotherapy) 이후, 개인용으로 사용되는 목욕 타월
- 몸을 감싸기 위한 목욕용 시트
- 탈의실에서 이동 시에 입는 테리 천 덮개

③ 부수적 물품(miscellaneous)

- 베개와 덧베개를 감싸는 베개커버
- 수건이나 베개커버 또는 얼굴받침대를 덮기 위해 특별히 만들어진 보호대
- 추가적인 보온이 필요할 때에 사용하는 플란넬(flannel) 시트
- 집에서 마사지를 하는 경우 너무 기온이 낮아 보온에 문제가 있을 때, 사용하는 트윈사이즈(twin-size)의 전기 매트패드

이 모든 용품들은 고객의 피부에 직접 닿는 것들이기 때문에 반드시 깨끗하게 세탁하고 위생적으로 관리해야 한다.

탈의장소부터 마사지 테이블까지의 드레이핑 (draping from dressing area to massage table)

드레이핑 과정에서는 우선 탈의실에서 수치료(hydrotherapy) 장소 또는 마사지 테이블까지 씌울 덮개가 필요하다. 고객의 몸집과 성별에 따라 드레이핑 방법은 마사지를 하는 동안 사용될 덮개의 형태를 결정할 것이다.

테리천(terry) 덮개는 드레이핑에서 고객이 타월 대신에 사용할 수 있다. 테리천은 백화점 또는 유니폼 매장에서 쉽게 구입할 수 있다. 여성의 덮개는 가슴 위쪽을 감싸고 남성의 덮개는 허리 주위를 감싸는 짧은 형태로 길이는 일반적으로 무릎 위 정도까지이다.

덮개는 고객이 테이블 위에 있을 때에 안정감을 주고, 풀기 쉽기 때문에 유용하며, 마사지가 끝나고 다시 입기 또한 편리하다.

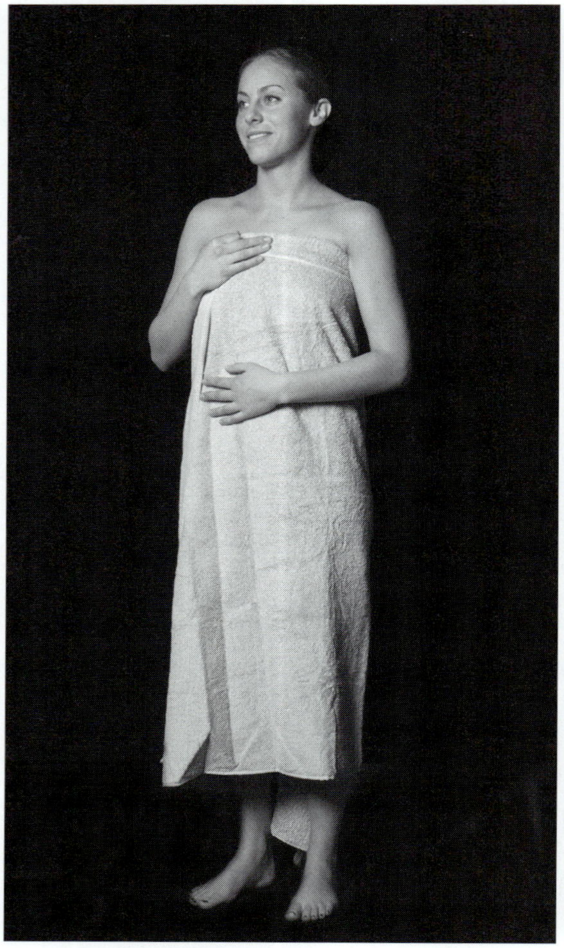

그림 8-7a 여성용 덮개는 몸을 다 덮을 정도로 충분히 길고 탑커버(top cover)로 사용할 수도 있다.

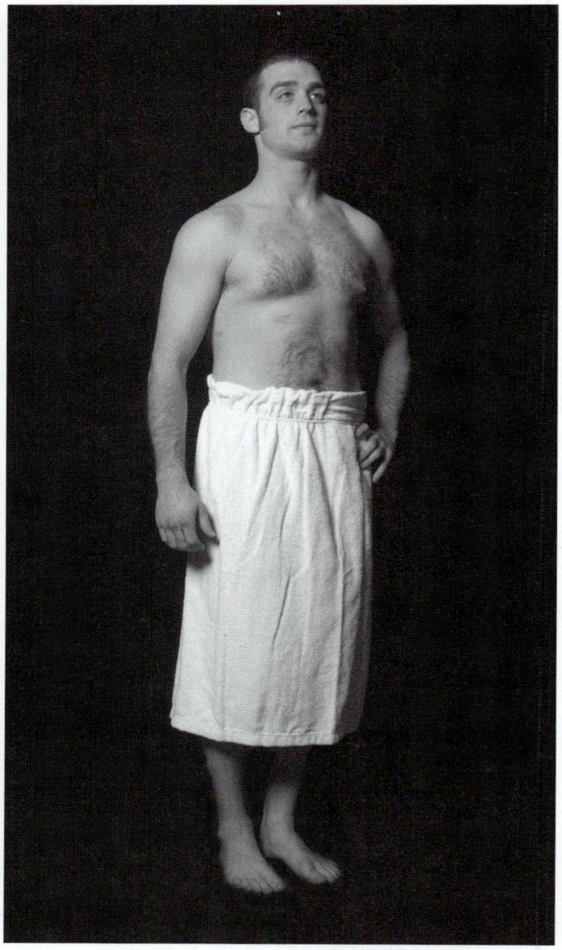

그림 8-7b 남성용 덮개는 여성용에 비해 작은 크기라도 사적인 부위를 덮을 수 있어야 한다.

덮개는 남성과 여성을 위해 대 · 중 · 소 사이즈로 구분된다(그림 8-7a~b).

덮개 또는 타월을 사용할 때, 고객은 이 용품들을 가지런히 정렬시킨다. 그렇게 하면 열려 있는 부분이 고객의 신체 측면이 된다. 고객이 테이블 가장자리에 앉을 때는 덮개 위에 앉는 것을 피할 수 있게 덮개를 옮겨야 한다. 그리고 덮개를 풀고, 고객에게 누울 것을 지시한다. 고객이 누울 때 덮개는 몸 아래쪽부터 부드럽게 벗겨 낸다. 이 방법은 고객이 덮개를 감싼 몸으로 테이블 위에 누울 때에 사용한다.

이 절차에 대한 또 다른 방법은 고객이 테이블 위에 누워서 몸을 위쪽으로 약간 들어 올렸을 때 테라피스트가 조심스럽게 덮개를 벗겨 내는 것이다. 고객이 덮개를 하고 테이블에 누우면, 선택한 드레이핑과 마사지를 진행할 준비를 한다.

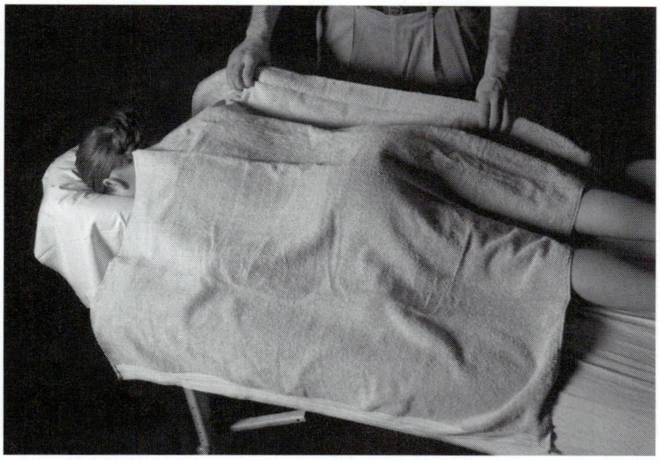

그림 8-8a 마사지가 끝났을 때, 고객이 탈의실에서 마사지 테이블까지 감싸고 왔던 동일한 덮개를 사용한다.
덮개는 고객의 몸을 가로질러 놓고, 다른 드레이핑은 치워 낸다. 고객에게 한쪽 옆면으로 누우라고 지시하고, 덮개의 대부분이 신체 앞면을 감싸면서 등쪽을 덮는 방법으로 덮개를 조정한다.

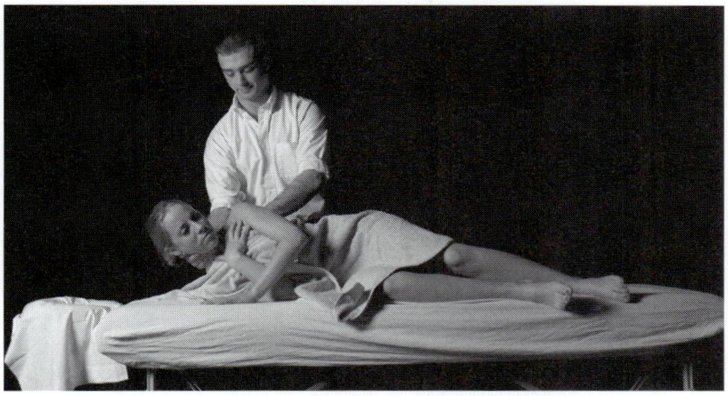

그림 8-8b 옆으로 누운 자세로부터 고객은 무릎을 위쪽으로 당기고 발은 테이블 가장자리에 놓는다(여성은 가슴 부위의 덮개를 잡고 실시한다).
그리고 왼쪽 손과 팔로 테이블을 밀고 일어선다. 이때 테라피스트는 고객이 앉을 수 있도록 도와준다.

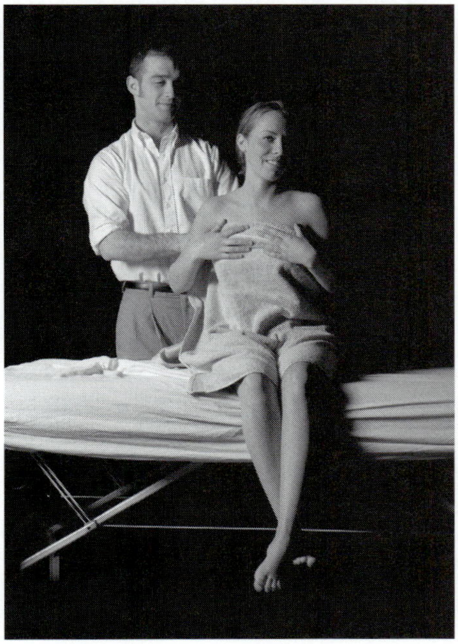

그림 8-8c 이 과정에서 고객이 평정을 찾는 동안 덮개는 빠르게 묶어 준다. 잠시 후, 고객에게 탈의실로 가도록 지시한다.
고객이 일어섰을 때 테라피스트는 한 손으로 고객의 팔을 잡고 균형을 잡을 수 있도록 도와주고 다른 손으로는 테이블을 짚어 테이블이 움직이지 않도록 한다.

마사지가 마무리되고 고객이 일어나서 옷을 입을 때의 절차는 편안하고 효율적이면서 고객의 프라이버시를 지켜 주고 고객의 안전도 고려한 방법이어야 한다. 이러한 절차인 그림 8-8a~c는 마사지 치료사에게 도움을 줄 것이다.

고객이 마사지를 받으러 마사지 업소에 들어와서 떠날 때까지, 예의와 친절로 대하는 것은 매우 중요하다. 마사지 치료사는 고객의 안전과 안락함을 항상 주의 깊게 살펴야 한다. 어떤 고객들은 마사지 테이블 위에 오르내릴 때에 도움 받기를 원하고 기대할지도 모른다. 또 어떤 이들은 누구의 도움없이 스스로 하려고 할 수도 있다.

만약 이런 부분이 확실하지 않을 때에는 고객에게 "제가 도와드릴까요?" 또는 "도와드려도 되겠습니까?"라고 물어 보아야 한다.

교체 방법(alternate method)

고객이 옷을 입지 않고 테이블에 올라가는 경우, 마사지 치료사는 절차를 알려주어 고객의 프라이버시를 지켜주며 탈의실 밖으로 나가야 한다. 마시지 테이블에는 테이블 커버와 탑시트 또는 대형 타월을 준비해 둔다.

고객은 마사지 치료사에게 지시 받은 대로 옷을 벗고, 마사지를 위한 자세로 테이블에 누운 후 커버를 스스로 적당히 덮는다. 그런 후에 마사지 치료사가 마사지실로 들어온다.

고객에게 옷을 벗고 테이블에 누워서 스스로 덮개를 덮는 것에 대해서 명료하게 지시해 주는 것이 중요하다. 그래야지만 고객이 정확한 자세를 취하고 마사지 치료사가 마사지실에 들어올 때는 적절히 덮개를 덮고 있을 수 있다.

마사지가 끝나면 마사지 치료사는 고객이 잠깐 기분 좋게 있을 시간을 배려해준다. 그런 후에 조심스럽게 일어나서 옷을 입게 한다. 마사지 치료사는 마사지실을 나오고 고객은 스스로 마사지 테이블에서 내려와서 옷을 입는다. 이 방법은 고객이 마사지 테이블에 오르내리는 과정에서 부상을 입을 가능성이 있기 때문에 약간 전문적이지 못한 방법이다.

마사지의 한 단계가 끝났을 때 고객이 일어나려 할 때 도움이 필요할 것 같다면, 마사지 치료사는 고객이 앉는 자세와 테이블에서 내려오는 것을 도와줄 수 있으나, 옷을 입을 때의 프라이버시는 지켜줘야 한다.

적당한 드레이핑 기법은 고객이 일어나 앉고 테이블에서 내려올 때, 고객의 프라이버시를 유지시켜 줄 수 있어야 한다.

방법 1–탑커버 방법(top cover method)

탑커버 방법이 능숙해질 때까지 마사지 치료사는 다음 방법에 따라 연습한다(그림 8-9a~h).

탑시트(top sheet) 방법에서 필요했던 리넨 천(linen)은 크기가 맞는 침대보 또는 트윈 플랫 시트, 그리고 탑커버(top cover) 중 어느 것이든지 테이블을 덮는 데 사용된다. 탑커버로는 대형 목욕시트(비치타월), 트윈 플랫시트(twin flat sheet), 또는 1/2 크기의 두 겹 더블시트를 사용할 수 있다. 2장의 목욕 타월도 탑커버로 사용할 수 있다.

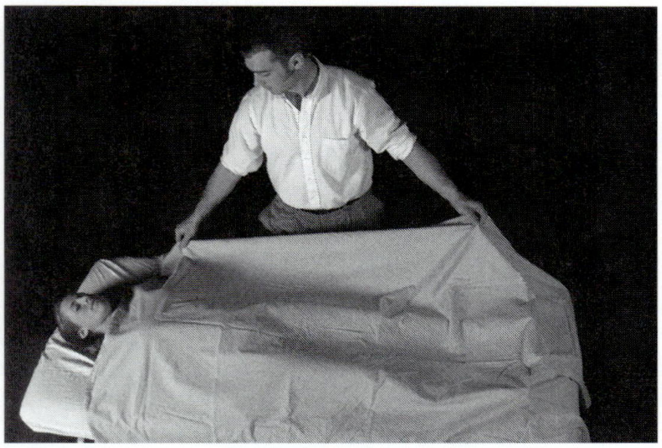

그림 8-9a 고객이 마사지 테이블에 도착하면 탑커버를 이용하여 세로로 고객의 머리를 제외한 모든 곳을 덮는다. 만약 탑커버가 덮개로 사용되었다면 고객 몸의 세로 방향으로 다시 배치한다.
만약 고객이 테리천(terry) 덮개 또는 타월을 탈의실부터 몸에 감싸고 왔다면 탑커버를 잘 내려놓고 덮개를 아래쪽부터 벗겨 낸다.

고객이 돌아누울 때의 드레이핑(draping) 과정은 고객이 조심스럽게 감싸져 있는 상태로 몸을 덮고 있는 천이 엉키지 않게 하는 것이다. 탑커버는 고객의 어깨 아래로 마사지 치료사와 가까운 커버 모서리가 테이블 가장자리에 놓이도록 정리한다.

만약 탑 드레이프(drape)가 겨우 테이블 모서리 만큼까지만 고객을 덮고 있다면, 드레이프는 여성 고객의 어깨부터 허벅지 중간까지는 계속 감싸져 있을 만큼만 비스듬하게 돌려 사용할 수 있다.

마사지 치료사는 마사지 테이블의 가장자리에 기대어 서서 테이블 커버와 탑드레이프(top drape)를 허벅지로 고정시킨다. 그런 후에 팔을 테이블 반대편으로 뻗어 한 손으로는 고객 어깨부분의 탑커버를 잡고, 반대 손으로는 아래쪽 엉덩이 부분의 탑커버를 잡는다.

만약 고객이 똑바로 누운 자세(supine)에서 엎드린 자세로(prone) 돌아 눕는다면, 마사지 치료사는 고객에게 "먼저 저의 얼굴을 보면서 돌아누우시면 배 부분이 같이 돌아갈 것입니다."라고 알려 준다.

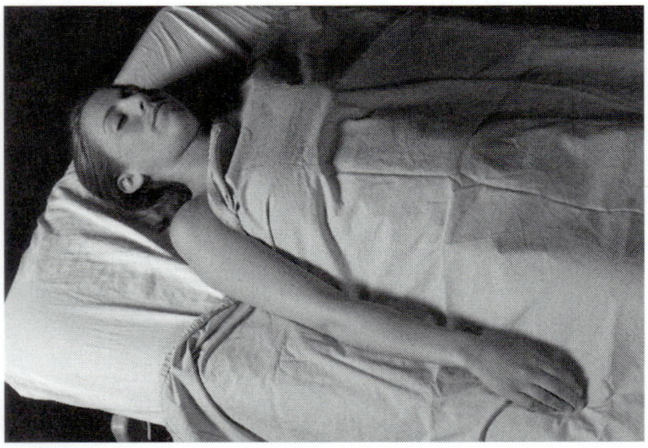

그림 8-9b 각각의 팔을 마사지할 때 탑커버는 바깥쪽으로 접어 주고, 마사지하는 팔만을 노출시킨다.

얼굴 받침대를 사용하고 고객의 배 부분이 이미 돌려져 있다면, 얼굴을 받침대에 편안히 위치하면서 테이블 옆으로 미끄러지듯이 움직이라고 알려 준다. 고객이 편안한지 물어보고 필요하다면 마사지 시작 전에 조정한다.

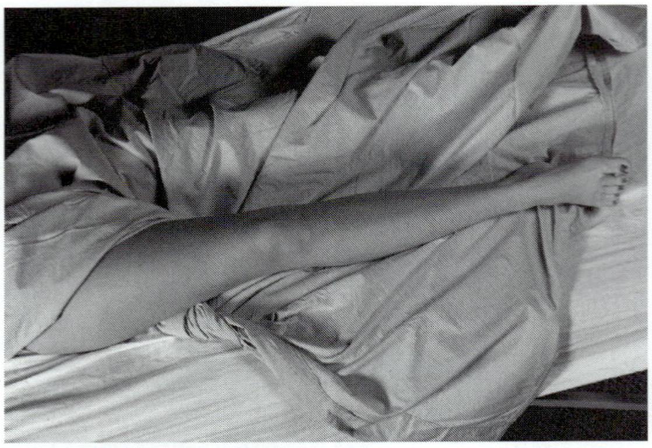

그림 8-9c 다리 마사지에서는 다리부분을 벗겨 낸다. 무릎을 들고 아래쪽으로 손을 넣어서 허벅지 아래의 천을 당긴다. 그리고 한 손으로 서혜부를 따라 부드럽게 커버를 펴고 커버를 정돈하는 동안, 다른 한 손은 엉덩이 앞쪽에 내려놓는다 .

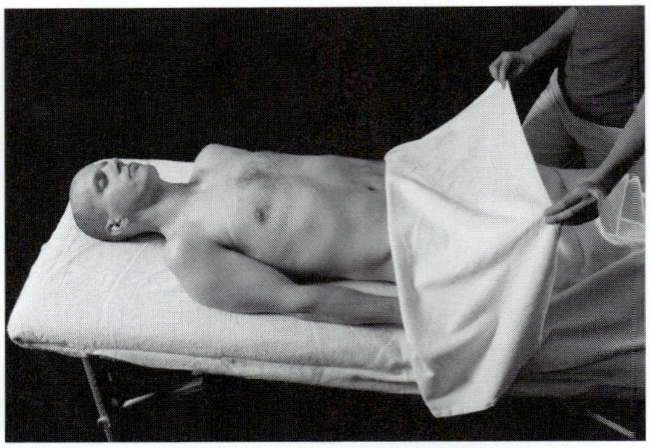

그림 8-9d 남자의 가슴과 배를 마사지할 때 탑커버는 엉덩이 선까지 깔끔하게 접는다.

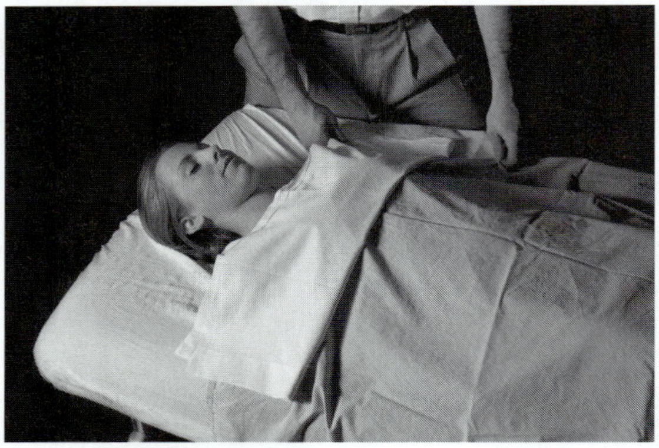

그림 8-9e 여성의 배를 마사지할 때는 가슴 드레이핑(draping)이 필요하다. 타월 또는 베개커버를 가슴을 덮을 수 있게 접어 탑커버 위에 놓는다.

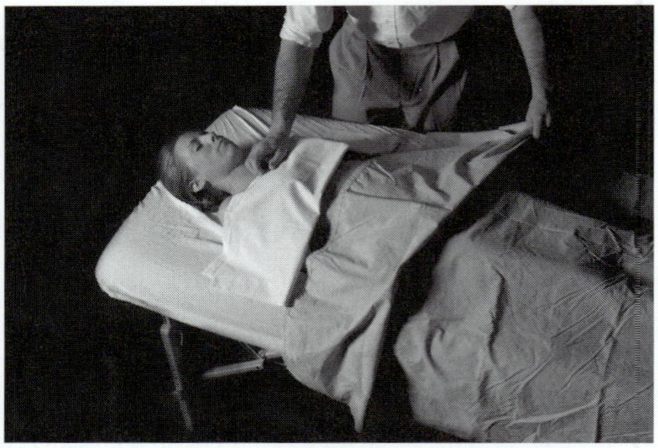

그림 8-9f 가슴 위에 있는 타올과 베개커버를 잡은 상태로 탑커버를 아래쪽으로 벗겨 낸다.

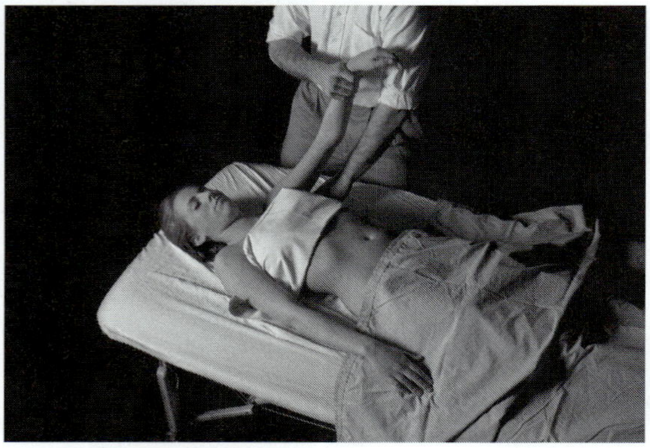

그림 8-9g 여성 고객의 팔을 올리고 가슴을 덮는 데 사용된 타월 또는 베개커버를 타월이 안전하게 고정되도록 그 끝을 깔끔하게 견갑골(scapula) 아래로 밀어 넣는다.

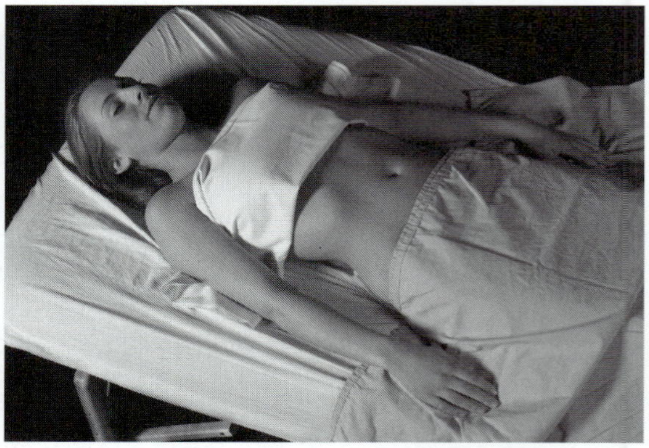

그림 8-9h 고객의 팔을 아래로 내리고 가슴을 덮고 있는 타월 또는 베개커버의 다른쪽 끝을 같은 방법으로 반대쪽 견갑골 아래로 밀어 넣는다. 이 드레이핑 방법은 가슴 노출없이 복부 · 가슴 · 몸의 옆부분을 마사지할 수 있게 해 준다.

만약에 고객이 엎드린 자세(prone)에서 똑바로 누운 자세(supine)로 돌아눕는다면, 마사지 치료사는 자세를 지시하고 같은 방법으로 드레이프를 고정시킨 후 고객에게 마사지 치료사 반대쪽으로 돌아 눕도록 지시하면 등이 테이블에 닿을 것이다.

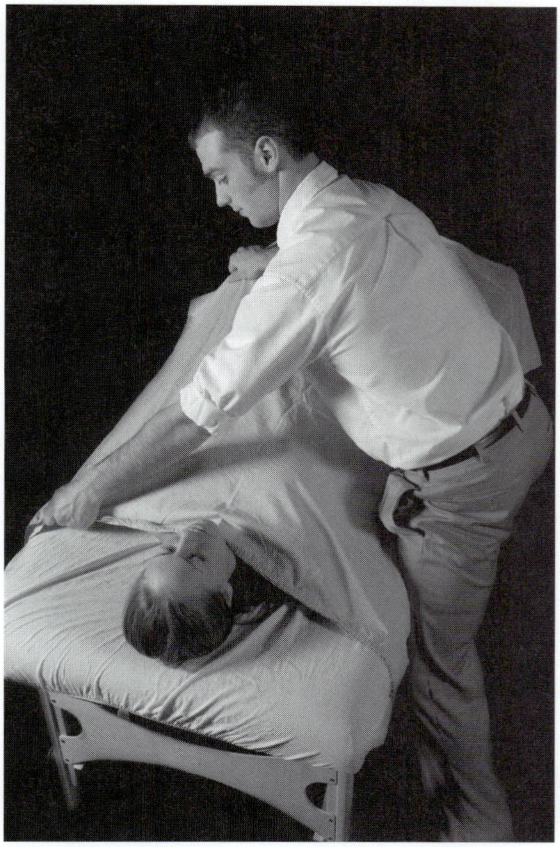

그림 8-9i 몸을 돌리는 경우, 테이블에 기댄 마사지 치료사는 드레이프(drape)를 다시 조절하여 놓는다. 그리고 고객의 어깨와 엉덩이 높이로 드레이프를 살며시 덮는다.

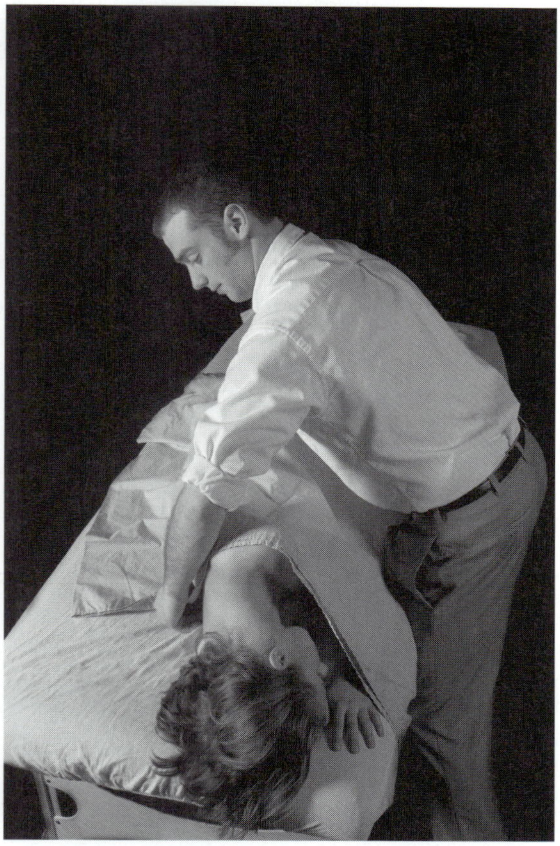

그림 8-9j 고객이 똑바로 누운 자세(supine)에서 엎드린 자세(prone)로 돌아눕는다면, 얼굴을 마사지 치료사 방향으로 먼저 돌리라고 알려 준다. 그러면 고객의 배 부분이 돌려져 놓일 것이다.

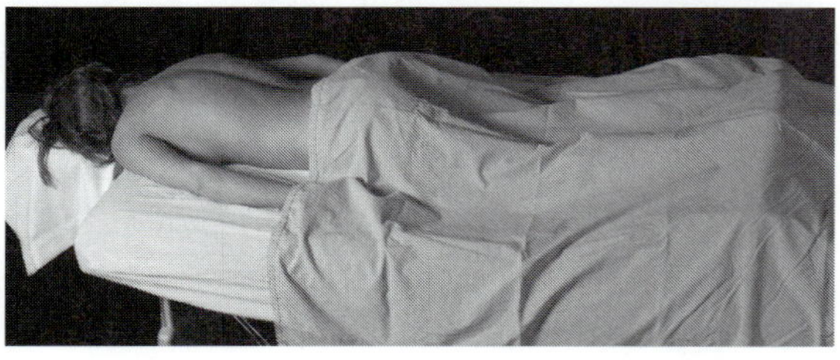

그림 8-9k 등 마사지를 할 때, 탑커버를 둔열(gluteal cleft)이 시작되는 2인치 정도의 지점 위까지 깔끔히 접는다.

고객이 돌아누울 때에 마사지 치료사는 테이블에 기대서 시트의 위와 아랫부분을 고정시켜 잡아주며 테이블 건너편으로 팔을 뻗어서 고객의 어깨 높이에 있는 드레이프(drape)와 아래쪽 허벅지 부위의 드레이프(drape)를 들어 준다.

마사지가 끝나고 고객이 탈의실로 돌아갈 때에는 고객이 앉는 자세를 취하기 전에 탑커버 옆부분을 돌려서 덮개로 사용한다. 만약에 두 개로 분리된 덮개(wrap)를 사용한다면, 한 손으로 덮개를 잡아서 고정시키고, 덮개 아래쪽부터 탑커버를 벗겨 낸다.

방법 2-풀시트 드레이핑(full sheet draping)

다음 그림은 풀시트 드레이핑을 순서대로 묘사해 놓은 것이다(그림 8-10a~o). 2배 크기의 플랫시트(double-size flat sheet)와 분리된 덮개(wrap) 또는 타월을 함께 이용한다. 먼저 2배 크기의 시트를 펼쳐 놓은 마사지 테이블을 준비한다.

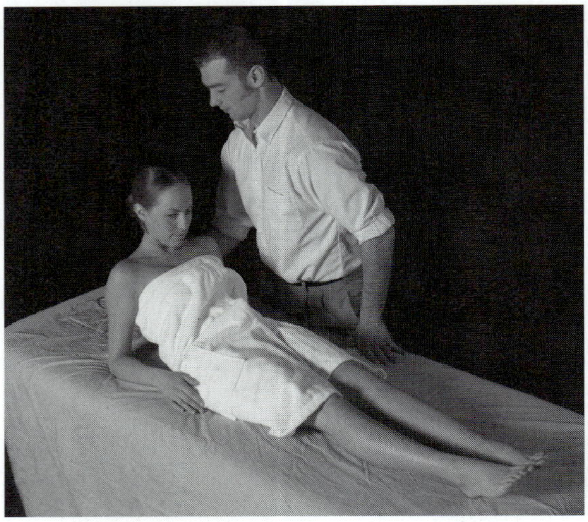

그림 8-10a 고객이 테이블 위에 올라가서 똑바로(등을 대고) 눕는 자세를 취하도록 도와준다. 고객이 입고 있는 덮개를 커버처럼 테이블에서 사용한다.

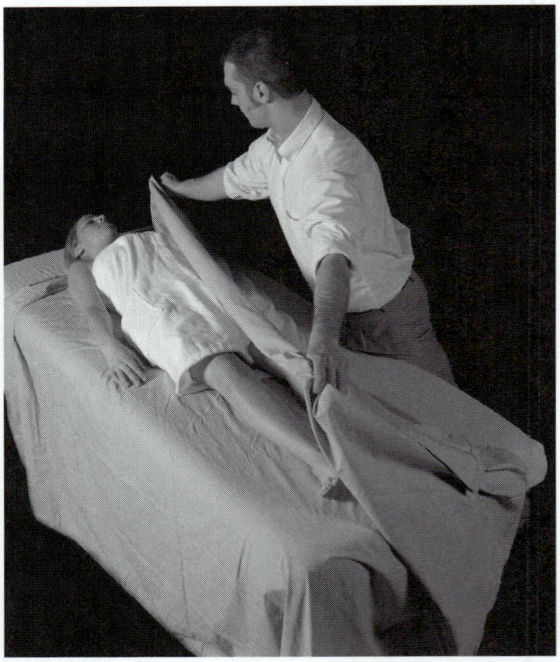

그림 8-10b 플랫시트(flat sheet)의 한쪽 면을 고객의 몸 전체와 한쪽다리를 덮는 데 사용하고 고객이 원한다면 팔까지 모두 덮어 준다.

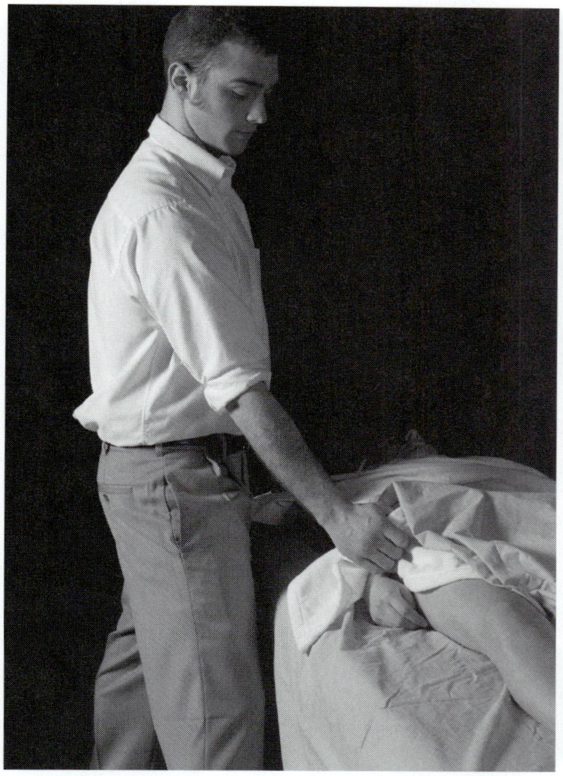

그림 8-10c 드레이핑(draping)을 해놓은 아래로부터 덮개를 신중히 벗겨 낸다.

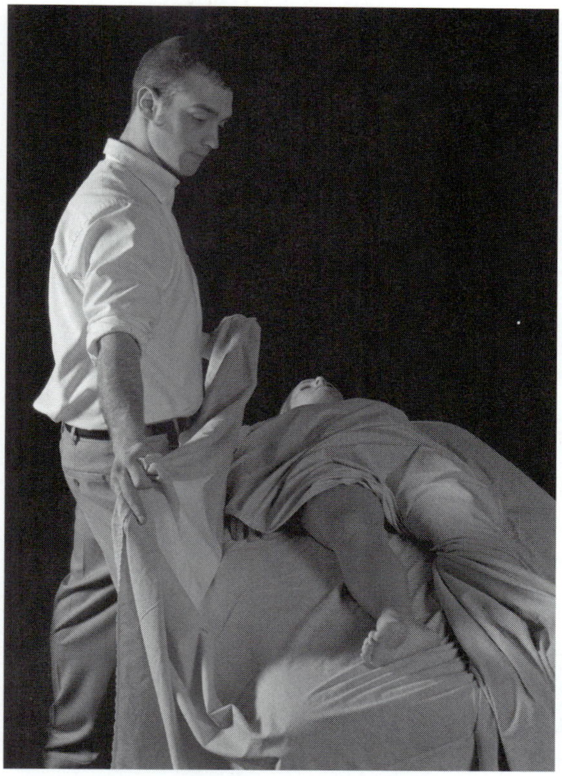

그림 8-10d 플랫시트의 다른쪽으로는 몸 전체와 반대쪽 다리를 덮어 준다.

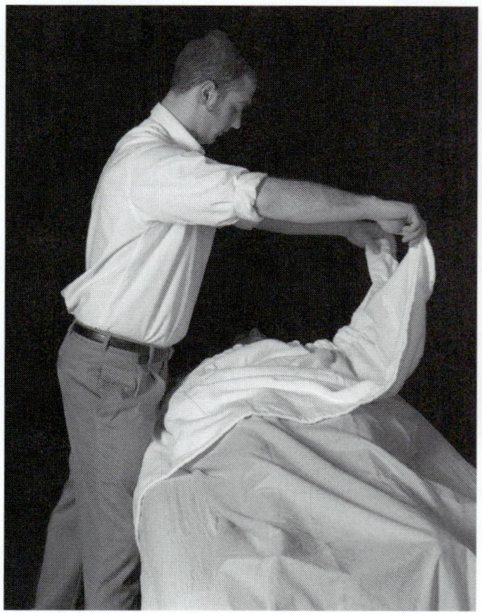

그림 8-10e 타월 또는 덮개를 가슴 부위에 올려놓고 드레이프(drape)를 고정시킨다. 만약에 가슴을 덮는 목적이 아니라면 옆에 내려놓고 추후에 사용한다.

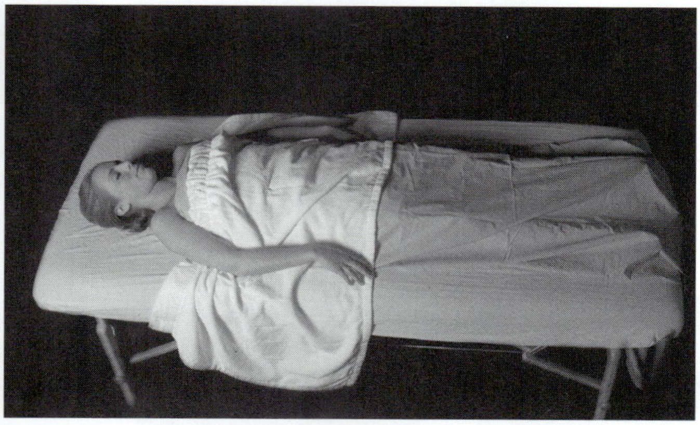

그림 8-10f 고객의 팔이 드레이핑한 밖에 놓여 있다고 해도, 큰 문제가 되지 않는다.

(a) 만약에 고객이 자신의 팔이 덮이기를 원한다면, 마사지 치료사는 드레이핑 위쪽을 가볍게 잡고서 들어 올린 후, 반대쪽 손으로 고객의 손목을 잡고 팔을 들어 올리고는 드레이프를 아래에 놓는다.

(b) 팔 마사지 이후에 순서는 반대로 진행한다. 다시 팔을 고객의 옆부분에 드레이핑한 아래로 돌려놓는다.

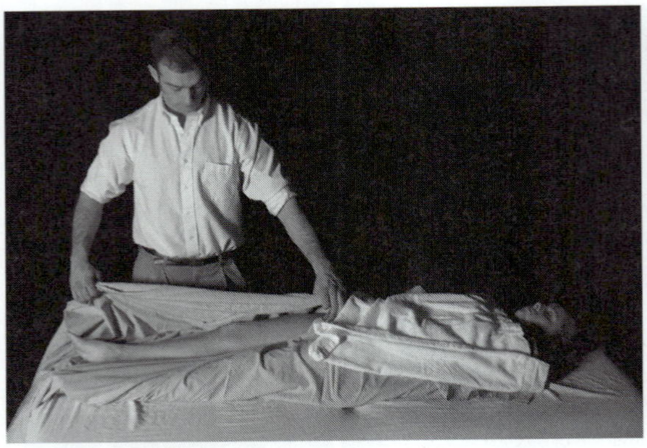

그림 8-10g 다리의 드레이프를 발부터 벗겨 낸다. 시트를 장골능(lilac crest : 엉덩이 뼈) 범위 내에서 위쪽으로 벗겨 낸다. 주의할 것은 고객에게 처음 드레이핑을 할 때 각각의 다리는 따로 감싸야 하고 드레이핑 시트의 한 쪽면씩 각 다리를 덮어야 하는 것이다.

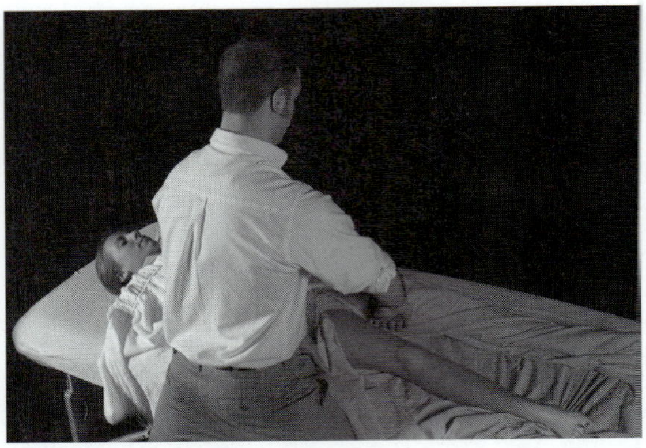

그림 8-10h 조심스럽게 드레이프를 한 손으로 반대쪽 다리 아래로 밀어 넣는다. 다른쪽 손은 몸통과 생식기 부위를 가로질러서 드레이핑의 나머지 부분을 정돈한다.
이 방법은 아래쪽부터 엉덩이뼈까지 마사지할 때에 사용되고, 다리의 스트레칭을 할 때 고객이 잘 감싸여 있게 해준다.

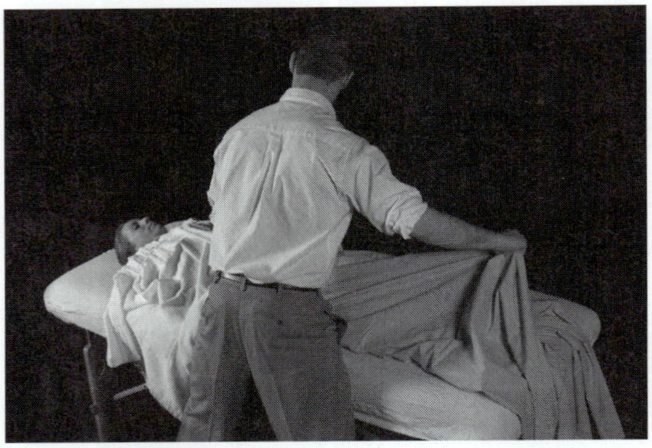

그림 8-10i 테이블 가장자리에 있던 시트로 몸통전체와 다리를 다시 덮어 준다. 그런 후 반대쪽다리도 같은 방법으로 진행한다.

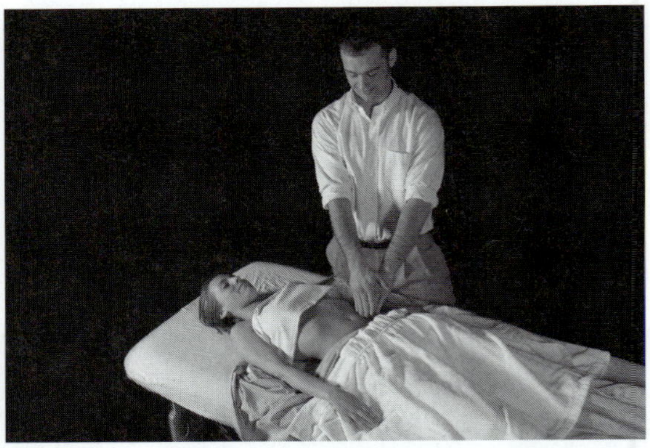

그림 8-10j 음부(치골) 바로 위까지 드레이핑한 것을 열어서 신체의 윗부분을 마사지할 준비를 한다. 여성 고객을 마사지할 때는 덮개(또는 타월)를 접어서 가슴을 가려 준다. 그리고 또 다른 타월을 사용하여 치골 바로 위쪽을 견고하게 드레이핑해 준다.

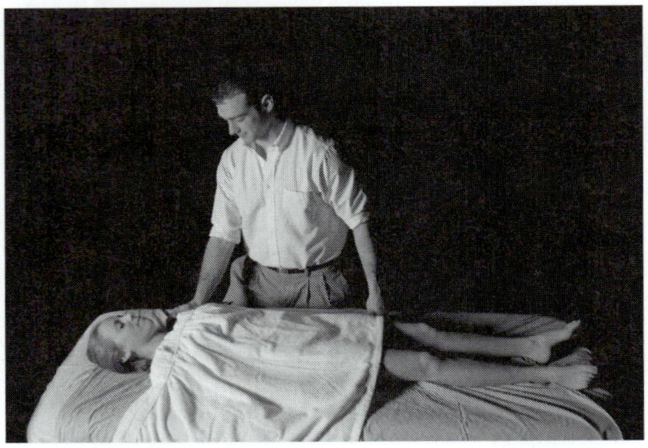

그림 8-10k 고객이 돌아누워야 할 때, 덮개를 고객의 어깨부터 무릎까지 감싸는 데 사용한다.

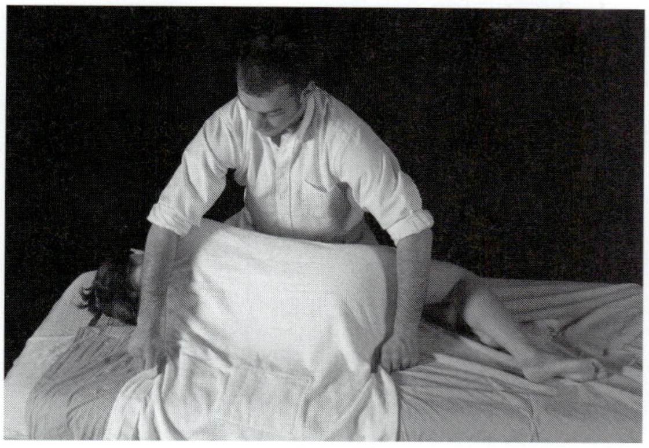

그림 8-10 l 다리를 테이블 가장자리에 있는 시트로 몸전체와 함께 다시 덮어준다. 그런 후 반대쪽 다리도 같은 방법으로 진행한다.

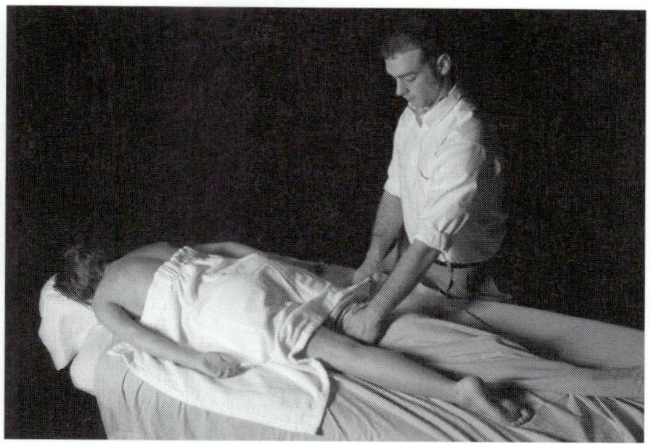

그림 8-10m 고객이 얼굴을 아래로 하고 누워 있으면, 허벅지 중간 부분 뒤쪽 아래를 감싸고 한쪽 다리와 등을 시트로 감싸면서 감싼 다리 아래로 시트를 밀어 넣는다. 그런 후에 반대쪽 다리를 마사지한다.

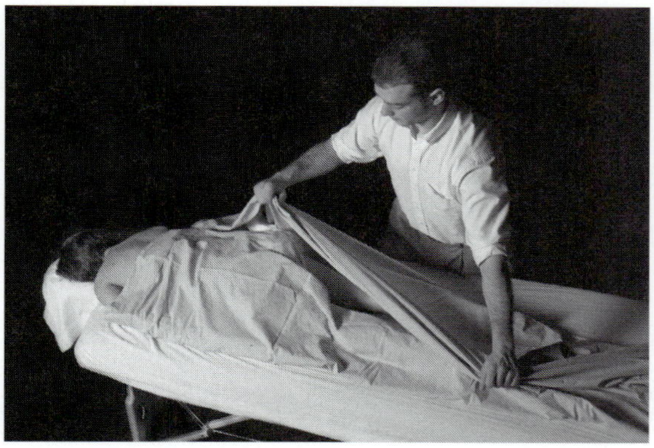

그림 8-10n 다리 마사지를 마친 후, 다리를 감싸고 반대쪽 다리의 드레이프(drape)를 풀어서 위와 같은 방법으로 마사지한다.

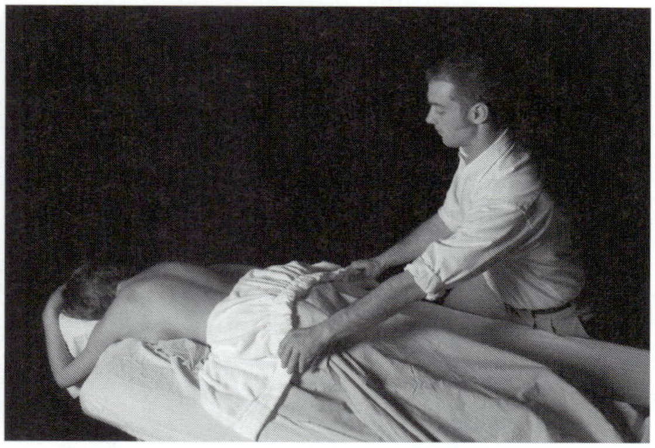

그림 8-10o 덮개(wrap)를 아래쪽으로 벗겨 내어 등 전체를 노출시키고 등마사지를 준비한다. 이 방법은 다리 드레이핑을 잡아서 고정하고 둔근(gluteal area) 부위 이상 노출되지 않게 한다.

고객과의 접촉과 그 질 (contact with client and quality of touch)

마사지를 진행할 때 단순히 신체의 다양한 부위에 스트로킹을 행하는 것보다 더 많은 그 외의 것에 대해서 고려해야 한다. 마사지 치료사는 고객과의 접촉과 그 질(quality of touch), 그리고 마사지 자체의 특성과 구성을 인식하고 있어야 한다.

고객이 마사지 시설에 들어올 때부터 마사지 치료사의 신뢰와 능력이 고객에게 전달된다. 신뢰는 치료를 받는 사람에게 확실한 믿음을 주는 첫 만남을 통해 이루어진다. 이러한 성공적 의사소통은 마사지 치료사의 접촉의 질과 관련된다.

각기 다른 개인들은 접촉의 질(quality of touch)에 대해 다양하게 반응한다. 사람들의 목소리와 의사전달 방법이 모두 다른 것처럼, 접촉의 질에서는 고객이 마사지 치료사와 마사지 치료에 반응하는 것이 중요한 부분이 된다.

많은 사람들이 말을 통해 의사를 전달하는 것처럼, 우리의 의도와 태도는 때때로 행동을 통해 전달되거나 사람들과의 신체 접촉을 통해 전달된다. 손으로 접촉하는 마사지는 기분 전환과 웰빙과 관련된 감각을 증진시킨다.

일반적으로 마사지를 받으러 오는 사람들은 무엇인가로부터 해방되기를 원하기 때문에 마사지 치료사에게 자신의 몸을 맡긴다. 훌륭한 치료 상태에서 고객이 느끼는 편안함은 고객이 마사지 업소에 들어와서 나갈 때까지 가장 중요한 부분이다. 접촉(touch)은 마사지가 성공적인가를 고객이 느끼게 하거나 고객을 돌려보내는 원인이 된다.

고객과의 접촉 유지(maintaining contact with client)

전문적 신체 마사지를 시작하기 전에는 고객에게 귀를 기울이는 것이 중요하다. 고객이 마사지 테이블에 누웠을 때 마사지는 시작되고, 마사지 치료사는 고객과의 접촉을 시도한다.

먼저 덮은 시트를 내리고 마사지 윤활제를 해당 부위에 바른다. 절차에 따라서 처음부터 끝까지 고객의 몸과 접촉을 유지한다. 마사지 치료사와 고객 간에 한 번 이루어진 접촉(touch)은 쉬지 않고 이루어져야 한다. 느슨해지거나 휴식 없이 지속적인 흐름을 유지해야 하는 것이다.

만약에 고객이 눈을 뜨고 깨어 있는 상태로 말을 하거나, 눈으로 마사지 치료사의 움직임을 따라다닌다면 언어적 · 시각적 접촉이 이루어지게 된다. 그렇지만 고객이 눈을 감고 있는 상태라면, 촉감이 유일한 의사소통 수단이 된다. 이때 접촉이 멈추면 고객의 신체 부위에서 불안한 반응이 즉시 나타날 것이고, 이완된 몸은 긴장 상태로 바뀌게 된다.

따라서 마사지가 끝날 때까지, 그리고 마지막 스트로크가 가볍게 고객의 몸에서 떨어질 때까지 접촉을 끊이지 않고 유지해야 한다.

지속적인 접촉을 유지할 때에 고객은 마사지 치료사의 존재와 행동을 끊임없이 인식할 수 있고, 동시에 마사지 실행에 대해 평가하고 신체 부위의 인지를 유지하게 된다. 다양한 스트로킹이 신체 부위에서 실행되기 때문에 고객은 자신의 집중(attention)과 인지(awareness)를 따라 가게 된다.

고객은 어느 정도의 의식수준에서 자신의 각 부위에서 스트레스와 긴장을 이완시킬 수 있고, 정신적 스트레스와 긴장에 대해서 잊어버릴 수 있게 된다. 고객은 눈을 감으면 단지 마사지 치료사의 손 접촉만으로도 이완상태가 된다.

만약에 접촉이 끊어지면 고객은 즉각적으로 판단기준을 잃어버리고 마사지 치료사가 어디에 있는지, 무엇을 하고 있는지, 다음에 어느 부위를 만질 것인지 등에 대해 궁금해할 것이다. 그렇기 때문에 만약 고객을 놓아두고 잠시 자리를 떠나야 할 때는 그 이유를 고객에게 설명해야만 한다. 또한 자신이 자리를 떠나서 하는 일에 대하여 설명한 후에는 빠르게 일을 처리한 뒤에 곧바로 돌아와야 한다.

다시 고객과 접촉할 때는 고객의 주의를 끌지 않으면서 부드럽게 실시한다. 지속적인 접촉이 중요하므로 효율적이고 방해받지 않는 방법으로 마사지를 해야 한다. 신체의 한 부분에서 다른 부분으로 마사지를 옮겨갈 때 고객을 놀라게 해서는 안 된다. 연습과 논리적 마사지 순서를 통해 마사지가 완성될 수 있다.

순서(sequence)

순서는 마사지의 패턴과 디자인에 의해 결정된다. 올바른 순서는 한 번의 스트로크에서 그 다음 스트로크까지, 그리고 신체의 한 부위에서 다른 부위로 부드럽게 진행하는 마사지를 조절하고 조직하는 것이기 때문에 특히 중요하다.

순서는 논리적 순서를 위한 구조를 제공하고 동시에 융통성과 창조성을 발휘할 수 있게 한다. 전신 마사지를 실시할 때에 순서를 따라 진행하면 신체의 각 부위와 전체 부위를 논리적인 차례에 따라 마사지할 수 있다.

> **순서(sequence)**
> 마사지의 패턴과 디자인에 의해 결정된다.

마사지 치료사의 스타일과 선호 및 고객의 욕구, 그리고 단계별 목적, 그밖에 많은 고려사항에 따른 전신 마사지 순서를 체계화하는 것은 마사지 치료사에게 많은 가능성을 제공한다.

순서는 얼굴을 위쪽(faceup)과 아래쪽(facedown) 또는 옆으로 누운 고객의 자세에서 시작할 수 있다. 또한 마사지는 머리나 발 또는 그 사이의 모든 신체 부위에서 실시할 수 있다. 일반적으로 스웨덴식 또는 서양식 마사지는 고객에게 한 번 또는 두 번 정도의 자세변화를 요구한다.

긴장완화 마사지와 건강관리 마사지의 순서는 고객이 전신의 각 부위가 편안하게 이완됨을 느끼는 논리적 차례에 따라서 실시된다.

마사지의 치료적 적용은 마사지 치료사가 고객의 특정 신체부위에 초점을 맞추거나, 마사지가 진행되는 동안 한 부위에만 여러 차례 반복해서 마사지를 실시하는 것이다.

이렇게 하는 것은 마사지 치료사가 고객의 특별한 요구를 실행하기 위한 것이다.

물론 긴장완화를 위한 전신 마사지에서도 순서의 지침은 고객의 개인적 욕구에 부합될 수 있도록 충분히 융통성 있게 구성되어야 한다.

마사지 순서에 따라 특정한 부위를 마사지하면 마사지 치료사가 의도했던 신체 부위의 균형있는 치료를 돕는다. 마사지는 고객의 조건에 맞추어 정해진 순서에 따라 이루어져야 한다. 신체 부위를 마사지 하는 동안에도 확실한 마사지 순서가 지켜지면 마사지의 가치와 치료 효과가 모두 향상된다.

다음은 일반적으로 지켜야 할 마사지 규칙이다.

마사지나 스트로크를 실시할 때 또는 한 부위를 마사지할 때는, 정상적인 방법에서 특정한 부위를 위한 방법으로 시행하고 다시 반대로 실시하며, 표면에서 심부로 다시 심부에서 표면쪽으로 실시한다.

정상적인 부위에서 특정 부위로 마사지할 때, 정상 부위는 이완되고 순환이 증가한다. 그렇게 되면 특정 부위 마사지를 통해 그 부위의 울혈(congestion)과 경련(spasm)을 감소시킬 수 있다. 또한 허혈 상태(ischemic conditions)도 더욱 감소시키는 계기가 된다.

특정 부위를 위한 마사지 기법으로 일반적인 부위를 마사지할 수 있다. 좀 더 표면적인 스트로크로 마사지를 시작하는 것은 신체 부위를 이완시키고 고객의 신뢰를 증대시킴으로써 더 깊은 조직을 마사지할 수 있는 방법이다. 심부 마사지 기법(deeper massage technique) 이후에 긴장을 없애고 진정시키는 표면 스트로크는 목표조직을 이완시키고 이완감각(sense of relaxation)을 강화시킨다.

다음은 단일 스트로크 또는 일련의 스트로크를 실시하는 데에 대한 설명이다.

마사지 치료사가 활주법(gliding)으로 다리 종아리 부위를 마사지한다고 가정해 보자. 아주 가벼운 스트로크로 마사지를 시작하고 더 깊은 스트로크로 반복 실시한다. 그런 후에 마사지 치료사는 도달하려는 최대 깊이가 될 때까지 연속적인 스트로크로 깊이를 증가시킨다. 그러고 나면 처음의 가벼운 스트로크 정도의 강도에 가까워지는 마지막 스트로크가 될 때까지 점차적으로 약하게 스트로크한다.

또 다른 예로 일반적인 활주법으로 신체 부위를 마사지할 때에 사용되는 다양한 스트로크에 대해 설명할 수 있다. 먼저 신체 부위의 긴장을 손으로 만져서 판단한다. 안마(kneading)에는 심부안마(deeper kneading)와 심부활주(deeper gliding)가 있다. 다음은 긴장된 조직에 좀 더 직접적이고 깊이 적용하는 마찰법(friction)의 분류이다. 강한 압박과 횡 마찰법(transverse friction)은 조직에 직접적으로 적용된다. 이것은 조스트링(jostling), 심부활주법, 관절운동, 활주법, 그리고 마지막으로 가벼운 스트로크 순으로 이루어진다.

특정 신체기질이나 부위에 마사지를 실행할 때에는 창조적이고 융통성이 있는 체계를 제공하는 순서에 따라야 한다. 전체 마사지의 순서는 완전히 체계적인 진행에 의해 구성된다. 비록 순서가 상황에 따라서 다양할 수도 있지만, 순서의 패턴은 신체의 모든 부위를 적절하고 철저하게 마사지할 수 있도록 이루어져야 한다.

좌우대칭인 신체 부위와 같이 두 부위가 근접되어 있는 부위에 대한 마사지 동작도 순서를 따라야 한다. 예컨대 손을 마사지하기 시작했을 때, 마사지는 팔 쪽으로 진행되어서 어깨 쪽으로 올라가야 한다. 그 후에 반대쪽 손, 팔, 어깨, 목, 머리 순으로 마사지한다. 마지막으로 가슴, 복부, 한쪽 다리와 발, 반대쪽 다리와 발을 마사지한다. 이렇게 함으로써 신체 앞쪽 마사지가 끝난다.

순서(sequence)는 신체의 한 부위와 다른 부위 간에 균형있고 빈틈이 없도록 마사지를 실시할 수 있어야 한다.

다음은 신체 각 부위에 대한 긴장완화 마사지와 건강관리 마사지에서 사용되는 효과적인 마사지 순서이다.

① 신체 부위에 접촉을 하고 드레이핑(draping)한 것을 푼다.
② 가벼운 경찰법(effleurage)을 위한 마사지 윤활제를 사용한다.
③ 신체가 마사지 치료사의 접촉에 익숙해지도록 경찰법을 실시한다. 경찰법은 림프(lymph)와 정맥혈(venous blood)의 흐름을 증가시킨다.
④ 유날법(petrissage)과 안마(kneading)를 사용하여 조직(tissue)을 예열시킨다. 이 방법은 근육의 울혈(congestion) 또는 긴장 부위를 알 수 있게 해 준다.
⑤ 부위가 붉어져서 홍조를 띠면 경찰법을 실시한다.
⑥ 권장되는 마찰기술과 함께 마찰법(friction)을 사용한다.
⑦ 마사지를 통해 분리된 부위가 결합 · 통합되도록 몸 전체 부위에 다시 한 번 경찰법를 실시한다.
⑧ 동작의 실행과 강화를 위해 운동성(mobility)을 회복시키는 관절운동을 실시하고, 동시에 관절운동을 통해 근육과 결합조직(connective tissue)을 이완시켜 관절을 부드럽게 해준다.
⑨ 신체 부위의 마모 입자를 쓸어내리고 느낌을 되살리는 경찰법을 실시한다.
⑩ 가벼운 스트로크를 실시한다. 이 방법은 말초신경계(peripheral nervous system)를 자극하고 에너지 영역을 부드럽게 하며, 해당 신체부위에 마사지 종료를 알리는 것이다.

⑪ 마사지가 끝난 신체 부위를 다시 드레이핑(draping)하고, 다음 부위의 드레이핑을 풀어서 고객에게 빈틈없는 마사지를 지속한다.

윤활제 사용 시의 접촉(contact while applying lubricant)

마사지 치료사는 고객의 피부에 마사지 윤활제를 사용할 때, 손을 마사지 부위에 가볍게 기대어 뒤집는다. 그리고 손바닥에 충분한 윤활제를 담아서 마사지를 할 신체 부위에 얇게 바른다.

윤활제를 용기에서 신체표면으로 직접 떨어뜨려서는 안 되는데, 그 이유는 고객이 윤활제를 차갑게 느끼면 불편한 상태가 되기 때문이다. 양손을 문질러 윤활제를 체온과 비슷한 온도로 따뜻하게 해줌으로써 고객의 피부에 윤활제를 쉽게 바를 수 있다.

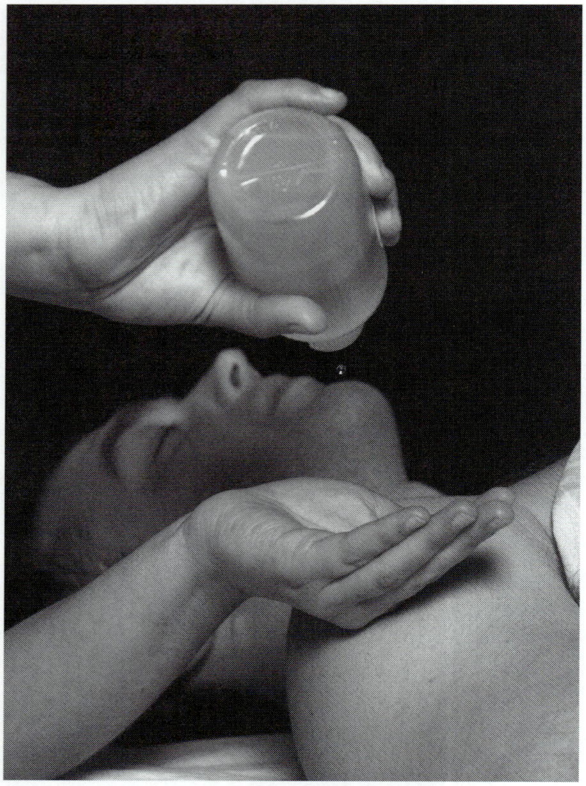

그림 8-11 마사지 동작을 시작하기 전에 드레이핑(draping)이 풀린 부위에 마사지 윤활제를 사용. 손을 고객의 피부에 접촉하고 마사지 윤활제를 준비한다.

몇몇 마사지 치료사들은 윤활제 병의 입구가 위쪽으로 향하도록 잡아 주는 케이스를 허리에 매고 사용하는 것을 선호한다.

더 많은 윤활제가 필요할 때에는 한 손은 고객과 접촉을 유지하면서 반대쪽 손으로 윤활제를 받는다. 윤활제를 얻게 되면 고객의 몸에 바르기 전에 가볍게 손을 비벼서 윤활제를 따뜻하게 해야 한다(그림 8-11).

마사지할 몸의 전체 부위를 담당하는 '길게 하는 표면 스트로크(경찰법)'를 실시할 때에 윤활제를 효율적으로 사용할 수 있다. 윤활제는 부드럽기 때문에 이로 인해 스트로크가 안정될 수 있다. 경찰법(effleurage)의 윤활제 사용은 체액의 흐름을 강화시킨다. 스트로크는 지속적으로 이루어져야 하고, 심장 방향으로 밀어 준 후에 다시 시작 지점으로 돌아온다.

가장 일반적인 규칙은 손을 강하게 유지하는 것보다 이완시켜서 유지하는 것이다. 손을 이완시키면 무릎이나 어깨와 같은 장애물 부위를 마사지할 때에 손을 완전하게 고객의 피부에 접촉하여 실시할 수 있다.

일반적 신체 마사지를 위한 절차 (procedure for a general massage)

학생이 마사지를 실행할 때에는 고객과 밀착하여 각 신체 부위를 마사지할 수 있도록 도와주는 것이 효과적이다. 절차는 개인적 욕구와 고객의 목적, 그리고 마사지 단계에 의해서 수정될 수 있다. 고객은 각각 특성이 모두 다르기 때문에, 이론상으로 학생들에게 제공되는 각각의 마사지는 단일화하도록 하겠다.

다음의 두 가지 마사지 절차는 일반적이다. 전신 마사지 절차는 고객이 반듯이 누운 자세를 취하면 시작하여 몸 안쪽을 마사지하고, 엎드린 자세로 등의 마사지가 이루어지면 전신 마사지가 끝난다.

마사지 1. 절차의 몇몇 단계는 생략되거나 포함시킬 수 있는 융통성을 가지고 있다. 학생들은 반드시 강사의 지시에 따라야 한다.

주요 목적은 고객의 기대와 욕구에 부합하는 유익한 긴장 완화 마사지를 실시하는 것이다.

1. 사전준비단계(preliminary step)

① 필요한 물품을 모으고 배치하는 마사지 공간의 준비
② 고객의 요구나 금기사항의 결정은 상담을 통해 미리 정하고 동의서를 작성한다.
③ 마사지를 위해 필요한 물품을 고객에게 보여 준다.
④ 탈의실로 고객을 안내하고 준비철차를 설명한다.

2. 수치료법(hydrotherapy) – 선택사항

① 고객에게 가장 적합한 목욕법을 선택한다.
② 목욕장비와 부수품을 정비한다.
③ 목욕 온도를 맞춘다.
④ 목욕하는 동안에 고객이 필요로 한다면 보조해 준다. 고객에게 물을 마시게 하고, 필요 시에 맥박을 측정한다.
⑤ 목욕을 한 이후에 필요하다면 고객을 보조한다.
⑥ 목욕 후에 짧은 시간 동안 고객에게 휴식할 수 있게 한다.

3. 신체 마사지를 위한 준비(preparation for body massage)

① 손을 씻고 위생을 유지한다.

② 고객이 마사지 테이블에 오르고 똑바로 누울 수 있도록 도와준다.
③ 마사지를 할 부위를 제외하고 시트 또는 타월로 고객의 몸을 드레이핑 한다.

4. 치료의 순서(order of treatment) – 개요

기본적인 긴장완화 마사지를 위해 제안된 절차를 따른다. 하지만 마사지 치료사의 편의와 고객의 요구에 따라서 절차는 다양해질 수 있다.

① 손과 팔을 마사지한다. 오른쪽을 먼저하고 왼쪽을 나중에 한다.
② 다리의 앞면과 발에 마사지를 실시한다. 오른쪽을 먼저하고 왼쪽을 한다.
③ 복부와 가슴 그리고 목에 마사지를 지속한다.
④ 엎드린 자세(facedown)를 취하도록 고객을 돌아눕게 한다.
⑤ 다리 뒤쪽을 마사지한다. 오른쪽을 먼저하고 왼쪽을 나중에 한다.
⑥ 몸의 뒤쪽을 마사지하고 끝낸다.

마사지 이후에는 고객에게 짧은 시간 동안 휴식할 수 있게 해야 하고 그 후에 테이블에서 내려오게 돕는다.

마사지 1.을 위한 단계별 절차 (step-by-step procedures for massage1)

단계별 절차를 따르는 것은 드레이핑(draping)을 실시하고 모든 사전 준비과정을 알며, 기본 마사지 기술을 빨리 배우는 데 도움이 된다.

1. 일반 팔 마사지(general arm massage)

① 팔의 드레이핑(draping)을 벗겨 내고 윤활제를 가볍게 바른다. 부드러운 경찰법(effleurage)을 어깨부터 손까지 실시한다.
② 팔에 경찰법을 3회 실시한다.
③ 어깨부터 팔꿈치까지 안마한다.
④ 팔꿈치부터 어깨까지 경찰법(effleurage)을 실시한다.
⑤ 팔꿈치를 구부려서 테이블 위에 놓는다.
⑥ 팔꿈치부터 손목까지 안마한다.
⑦ 손목부터 팔꿈치까지 경찰법(effleurage)을 실시한다.
⑧ 중수골(metacarpal born)의 뒤와 앞쪽을 눌러 준다.
⑨ 각각의 손가락과 손을 안마한다.

⑩ 각각의 손가락을 돌려준다.
⑪ 팔에 경찰법(effleurage)을 실시한다.
⑫ 팔을 3회 돌려준다.
⑬ 팔에 관절운동을 실시한다.
⑭ 팔에 경찰법(effleurage)을 가볍게 3회 실시한다.
⑮ 신경 스트로크를 실시하고 팔을 다시 드레이핑한다.

2. 신체 마사지를 위한 팔 동작(arm movements for body massage)

다음 동작들은 고객의 요구사항에 따라 포함되거나 제외될 수 있다(그림 8-12a~o).

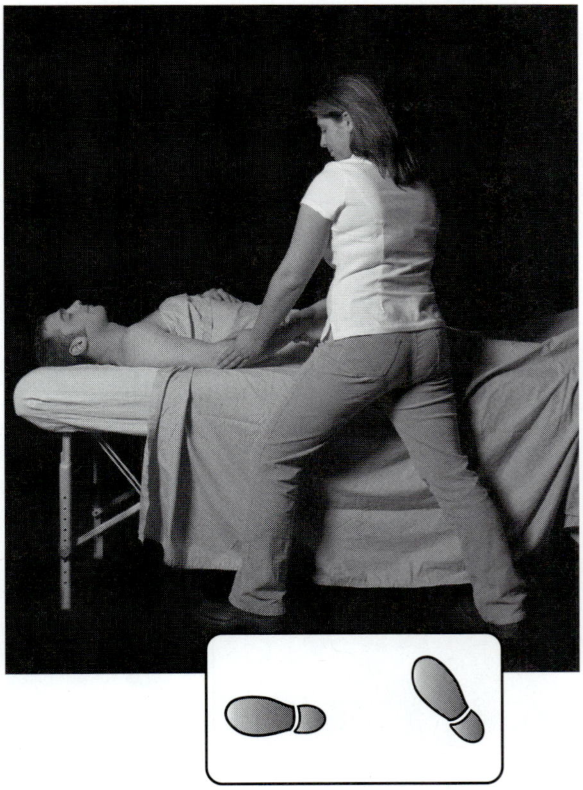

그림 8-12a 준비자세와 준비위치가 중요하다. 올바른 준비자세는 피로를 감소시키고, 적당한 준비위치는 운동성(mobility)과 힘을 전달해 준다.

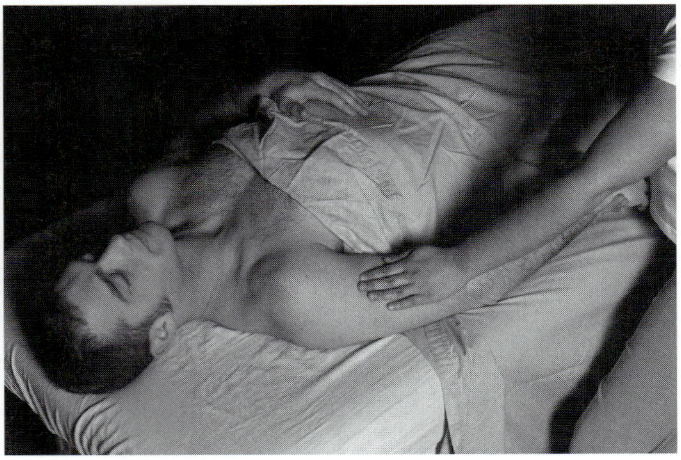

그림 8-12b 손부터 어깨까지 확실하게 압박을 가하면서 마찰법(effleurage)을 실시한다. 팔과 접촉을 유지하며 어깨부터 손까지 가벼운 압력을 주면서 스트로크를 되돌려 온다.

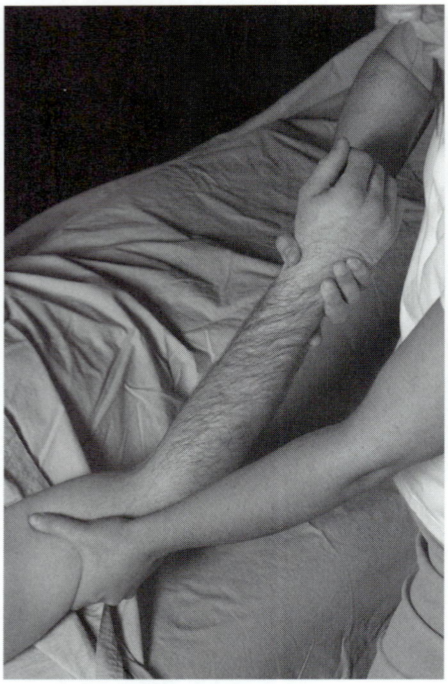

그림 8-12c 팔 뒤쪽을 마사지하는 경우에 위쪽으로 스트로크 시 확실한 압박을 하고 돌아올 때에는 가벼운 압박을 하며, 마찰법 동작을 실시한다.

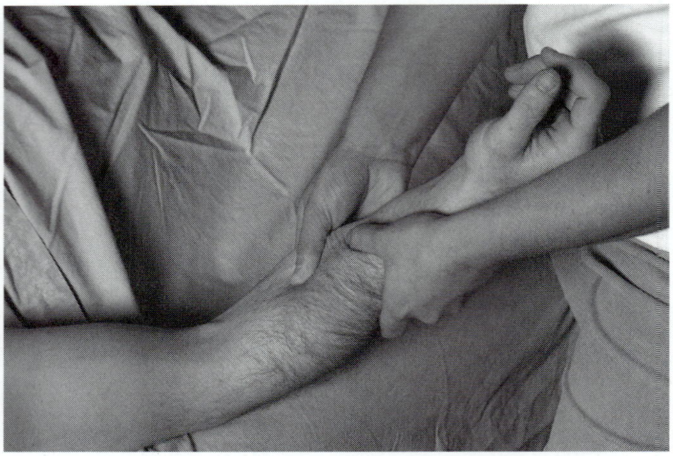

그림 8-12d 어깨부터 손목까지 안마한다.

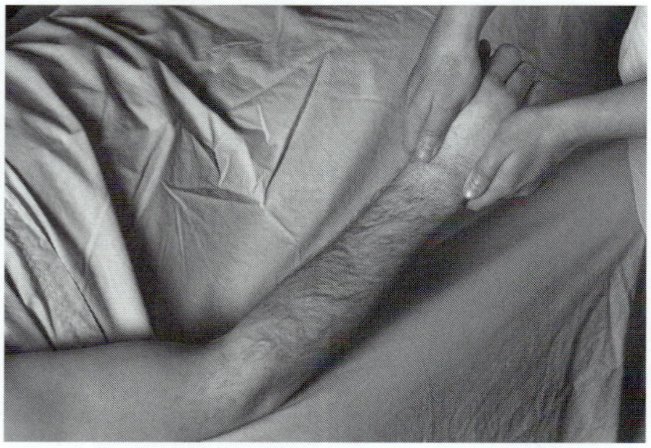

그림 8-12e 수근골과 중수골을 주무른다.

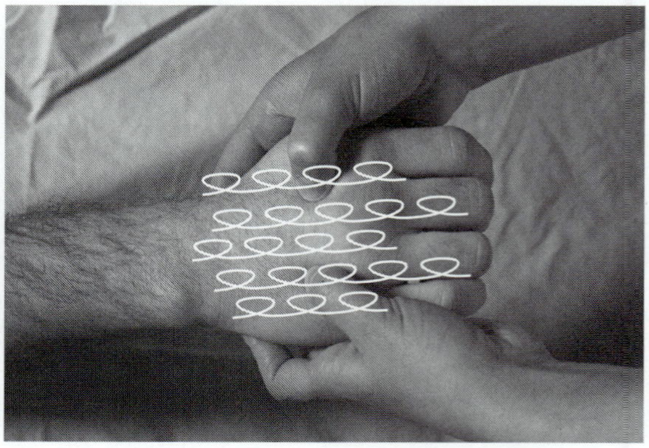

그림 8-12f 손가락과 손에 원형 마찰법(circular friction)을 실시한다.

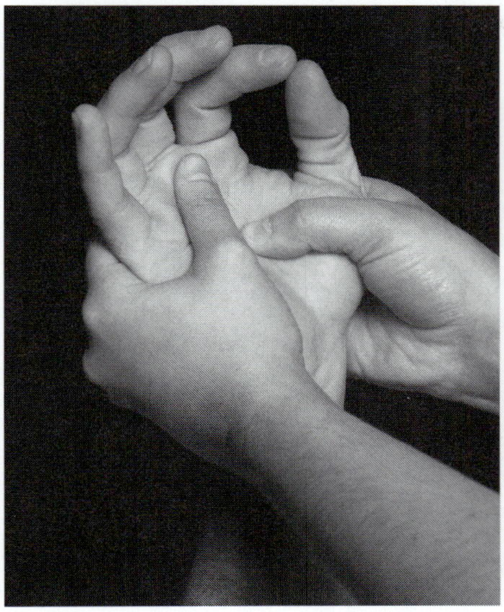

그림 8-12g 고객의 손을 잡고 손바닥, 손등, 중수골, 손가락을 마사지하고 반대로 손목 위쪽 방향으로 마사지한다.

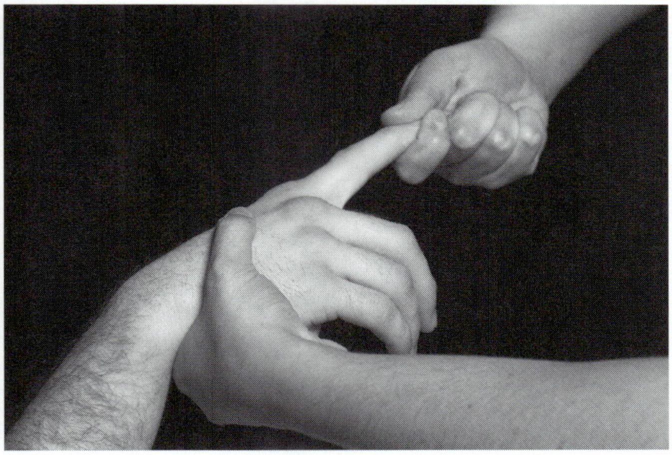

그림 8-12h 팔뚝을 견고하게 잡고 손목을 회전(rotation), 회선(circumduct)시킨다. 회선시키고 당기는 동작을 통해 각각의 손가락을 안마하고 회전시킨다.

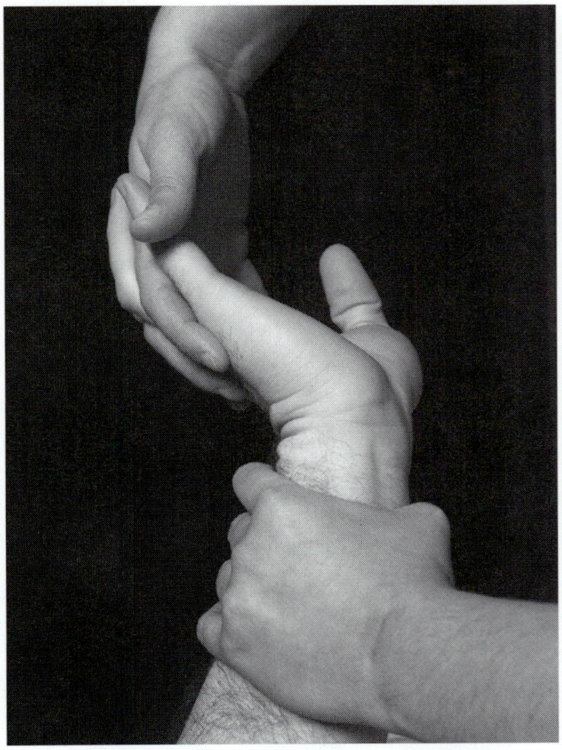

그림 8-12i 관절운동과 회전(rotation)을 실시한다. 손가락을 엇갈려 잡는 것에 주의한다.

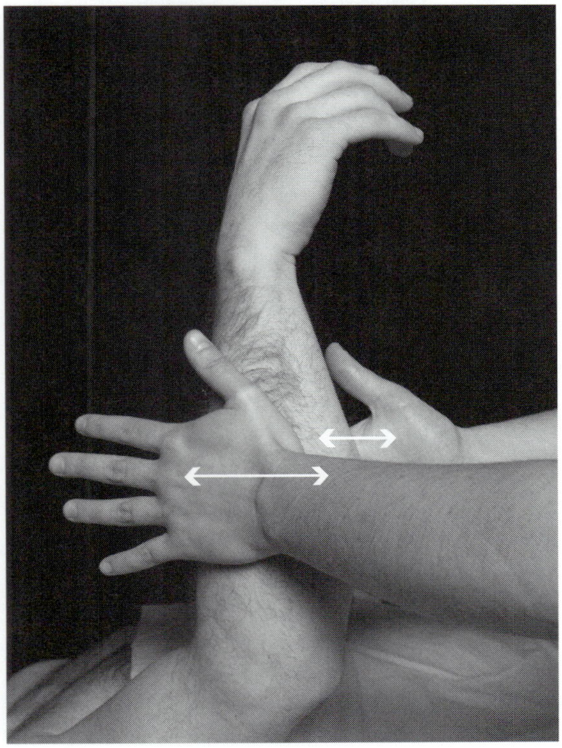

그림 8-12j 팔 돌리기(roll)

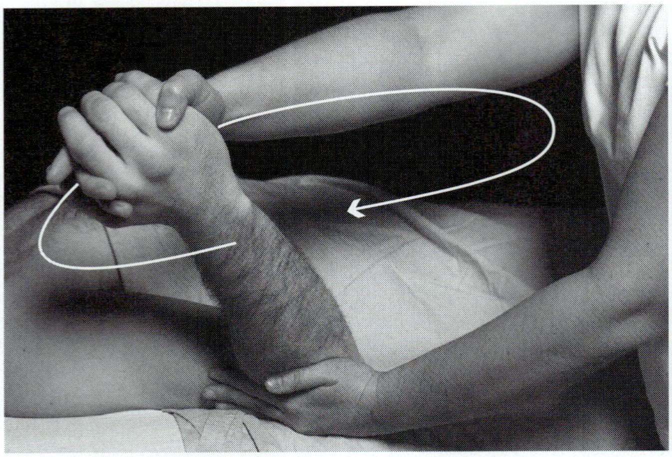

그림 8-12k 팔뚝을 회전(rotation)시킨다. 손가락이 고객의 팔꿈치를 어떻게 고정시키는지 주의해서 본다.

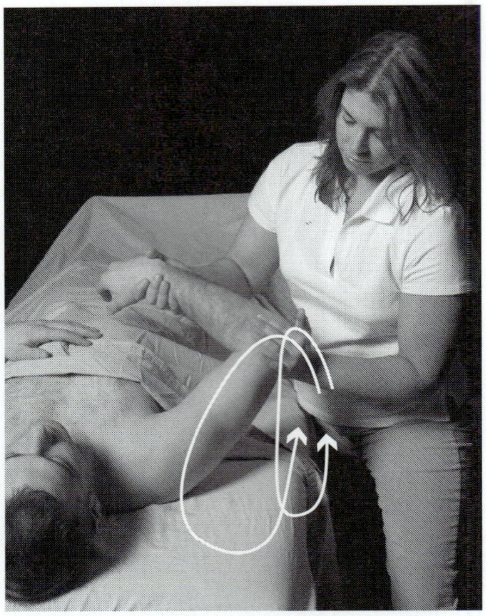

그림 8-12l 팔꿈치를 움직여서 어깨를 회전(rotation)시킨다. 반대쪽 손이 고객의 손을 지탱하고 있는 것을 주의해서 본다.

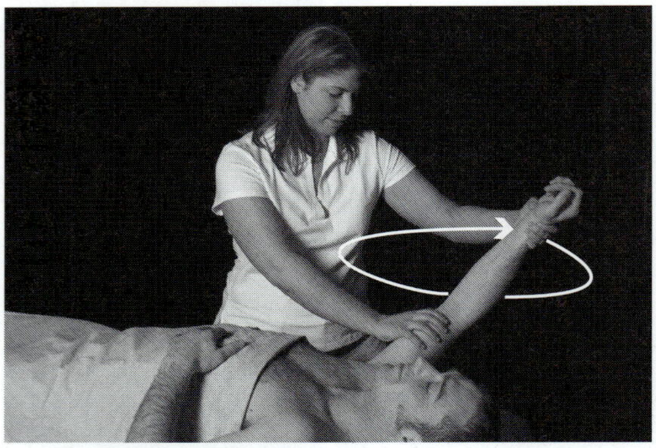

그림 8-12m 어깨를 회전(circumduction)시킨다.

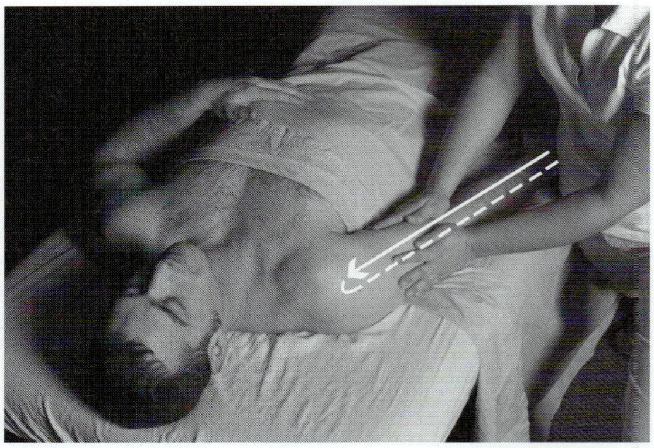

그림 8-12n 팔의 외측(lateral)과 내측(medial)면에 활주법(gliding)을 반복한다.

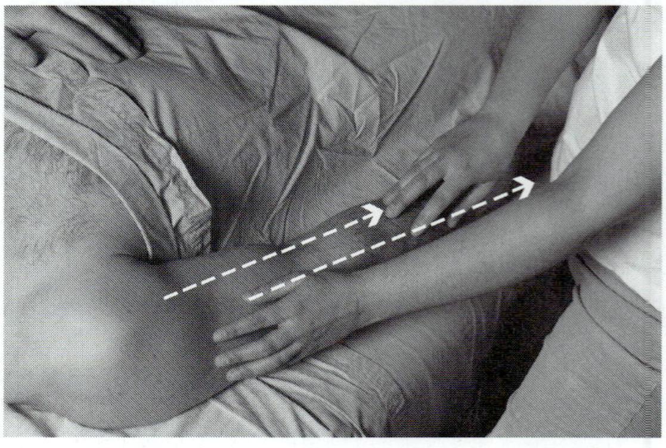

그림 8-12o 팔의 마사지가 완전하도록 손끝으로 빈틈 없이 스트로크(가벼운 경찰법)를 실시한다. 반대쪽 팔도 동일한 동작 절차를 사용한다.

3. 발과 다리를 위한 일반적 마사지(general massage for the foot and leg)

① 한쪽 다리의 드레이핑을 벗겨내고, 윤활제를 가볍게 바른다. 부드러운 경찰법(effleurage)로 발부터 엉덩이까지 마사지한 후 반대로 엉덩이부터 발까지 마사지한다.
② 다리에 경찰법(effleurage)을 3회 실시한다.
③ 발의 중족골(metatarsal born)의 앞 뒤를 눌러준다.
④ 각각의 발가락 · 발 주위 · 발목을 주물러 준다.
⑤ 각각의 발가락을 3회 돌려준다.
⑥ 다리를 3회 주물러준다.
⑦ 다리를 쥐어짜고 돌려준다.
⑧ 다리에 경찰법(effleurage)을 3회 실시한다.
⑨ 다리에 관절운동을 실시한다.
⑩ 다리에 가볍게 경찰법(effleurage)을 3회 실시한다.
⑪ 신경(nerve) 스트로크를 실시하고 다리를 다시 감싼다.

4. 발과 다리를 위한 마사지(massage for the foot and leg)

고객의 요구에 따라서 다음 동작을 포함하거나 제외할 수 있다(그림 8-13a,b/그림 8-14a~q).

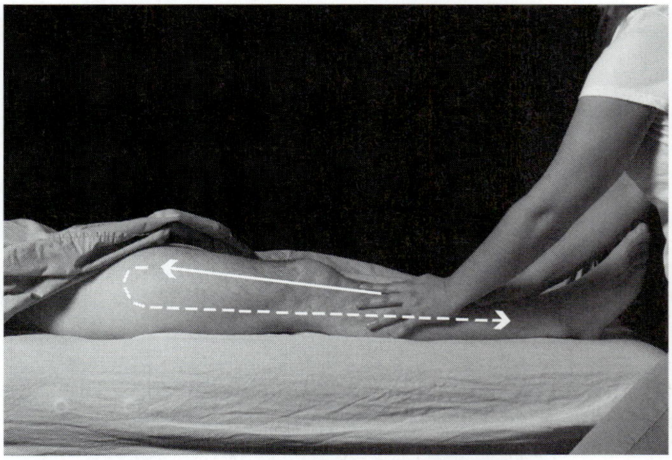

그림 8-13a 긴 동작을 통해 발목부터 엉덩이까지 다리 부위에 마찰법(effleurage)을 실시한다. 다리 위쪽으로 스트로크할 때 좀 더 압박을 주고 시작지점으로 활주하여 돌아올 때 가벼운 접촉을 유지한다.

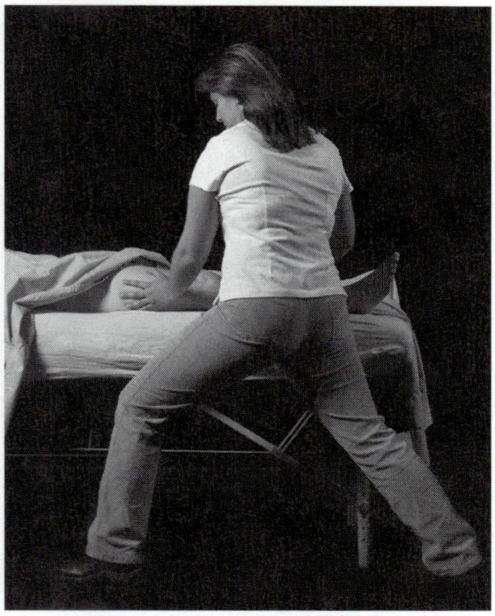

그림 8-13b 좋은 신체역학을 이용한다. 넓은 궁수자세는 마사지 치료사가 다리 전체에 대해서 스트로크할 수 있도록 도와준다.

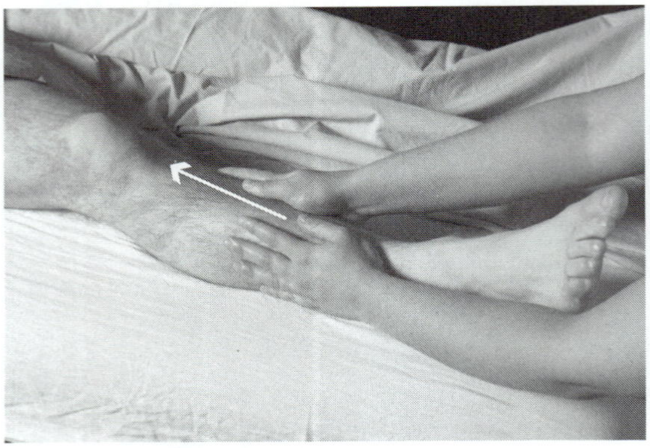

그림 8-14a 정맥류와 림프류 방향으로 압력을 좀 더 줘서 스트로크한다.

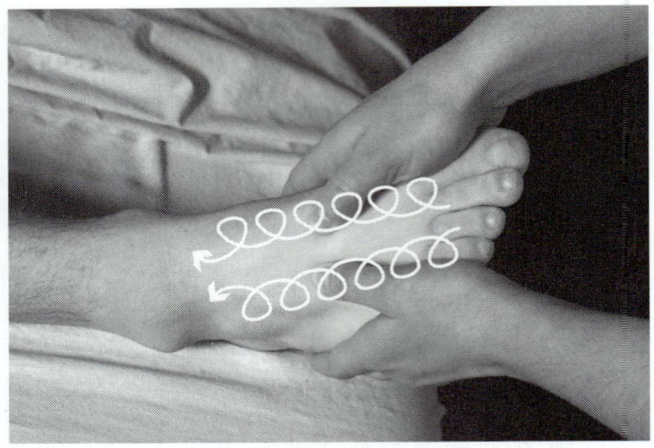

그림 8-14b 발의 위와 아래를 주물러 준다.

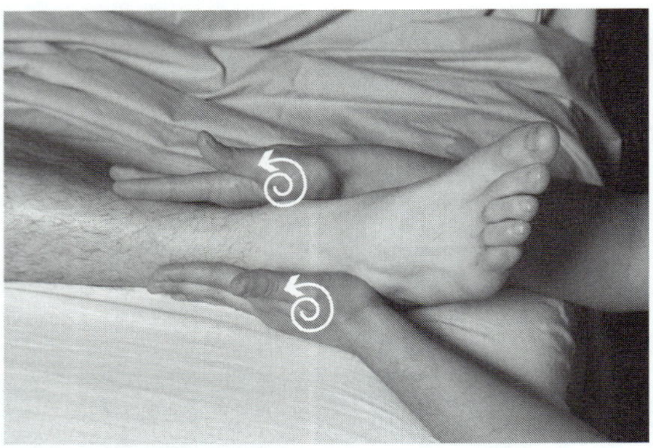

그림 8-14c 회전 문지르기(rubbing) 동작으로 발과 발목을 예열한다.

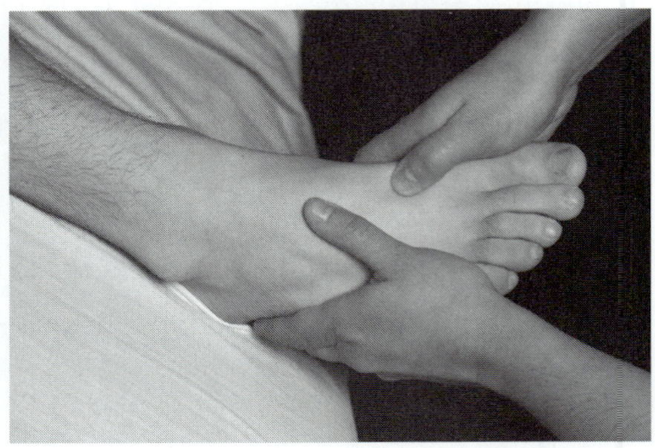

그림 8-14d 발 표면 전체에서 건과 뼈 사이에 손가락 마찰법(digital friction)을 실시한다.

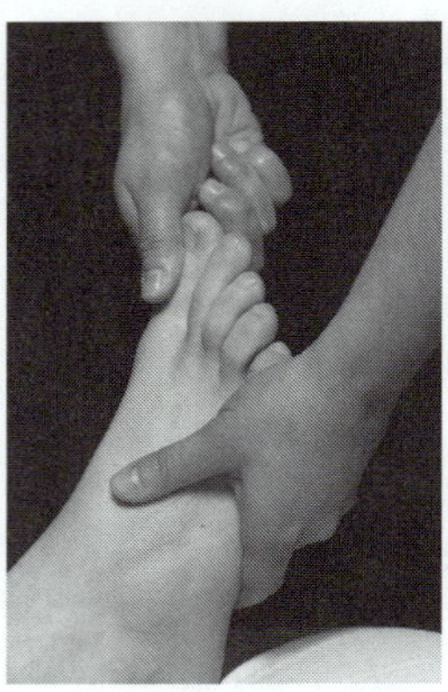

그림 8-14e 각각의 발가락을 마사지하고 돌려준다.

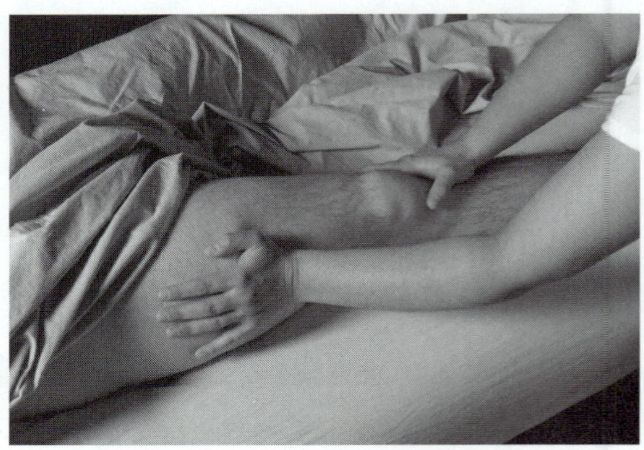

그림 8-14f 회전 동작으로 다리와 허벅지를 안마해준다.

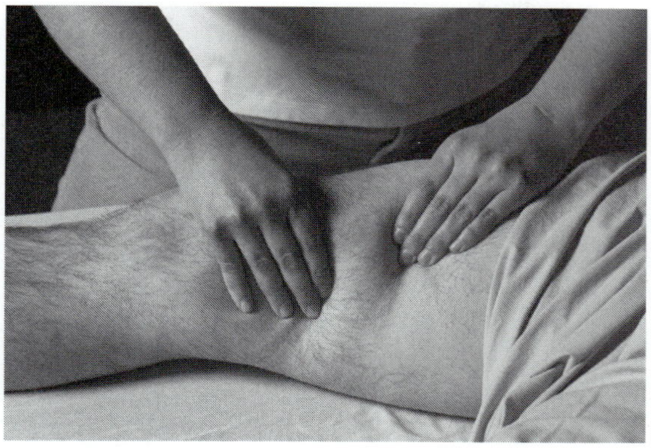

그림 8-14g 허벅지 전방(anterior)에 유날법(petrissage)을 실시한다.

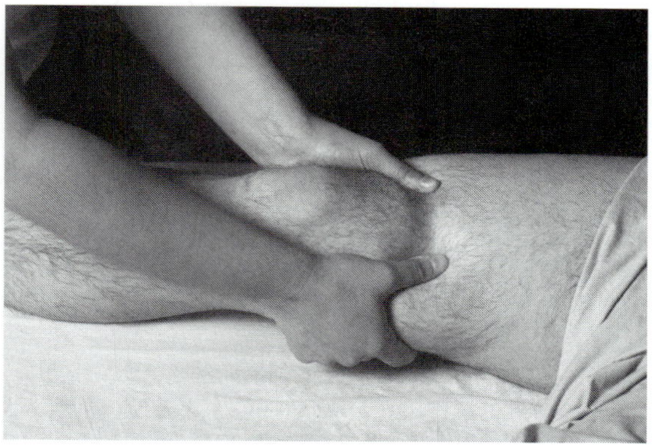

그림2-14h 당기기(fulling) 동작(압박)을 실시한다.

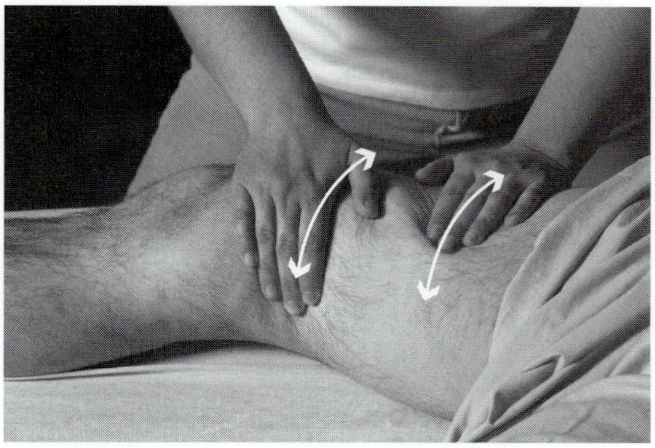

그림 8-14i 허벅지 근육을 비틀어 준다.

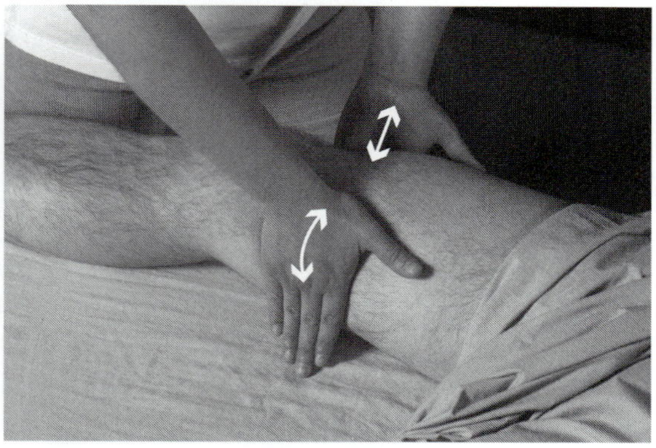

그림 8-14j 허벅지 근육을 회전시켜 준다.

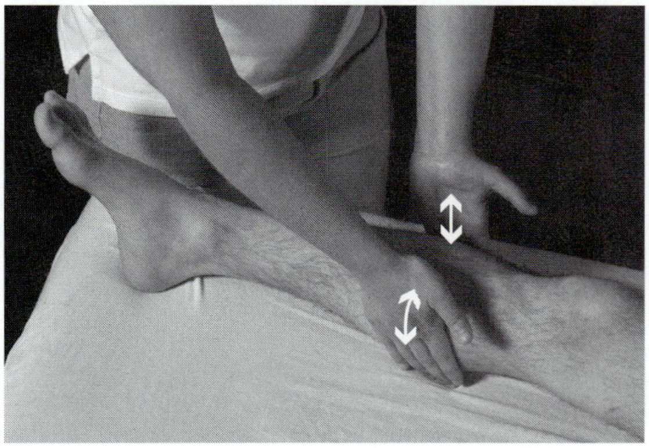

그림 8-14k 다리근육을 흔들어 준다.

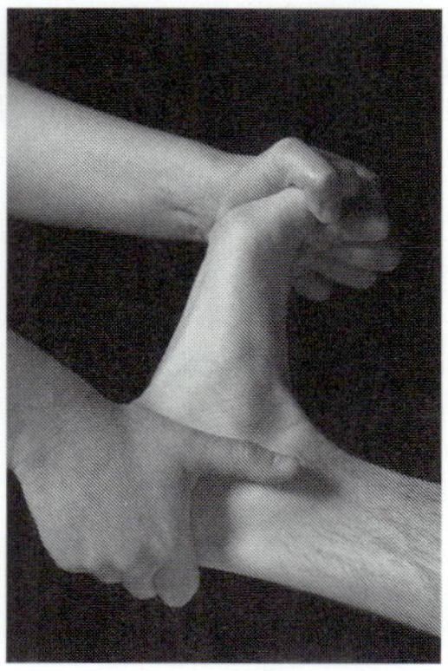

그림 8-14l 발과 발가락과 발바닥을 스트레칭 해준다.

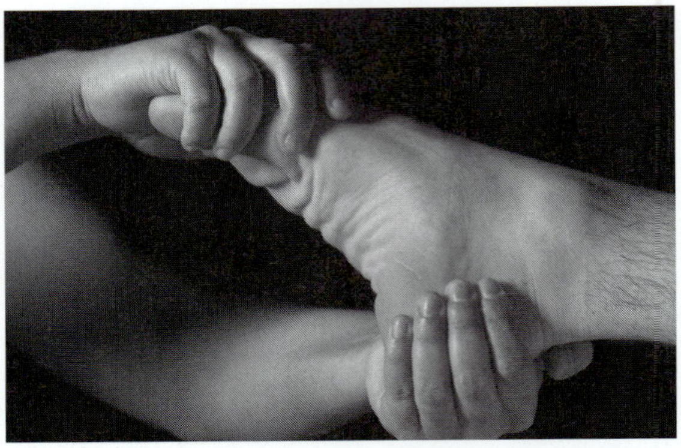

그림 8-14m 발과 발가락의 발등 면(dorsal)을 스트레칭 해준다.

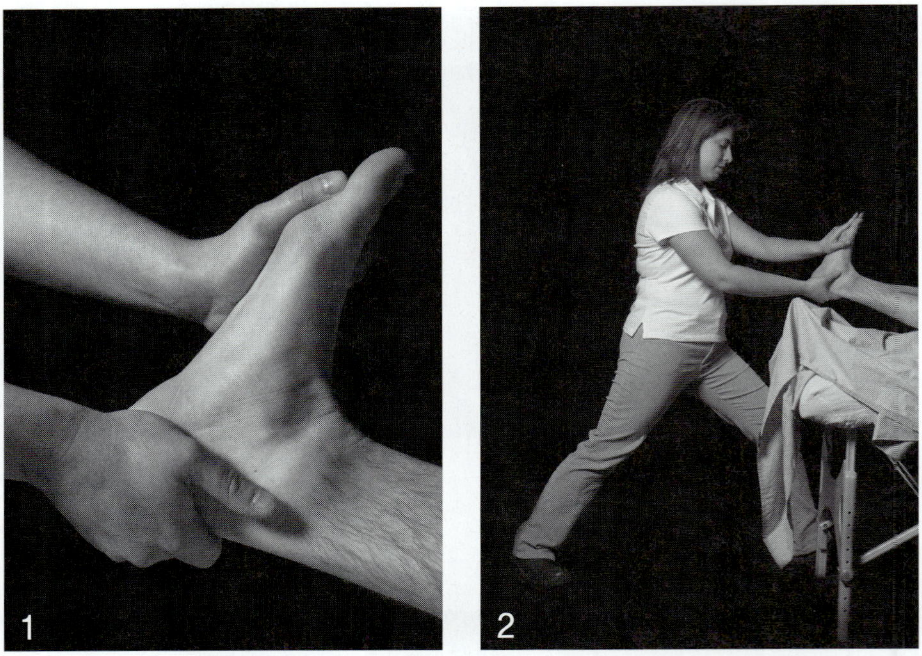

그림 8-14n(1, 2) 아킬레스 건을 스트레칭 해준다. 손의 위치를 주목해서 보자.

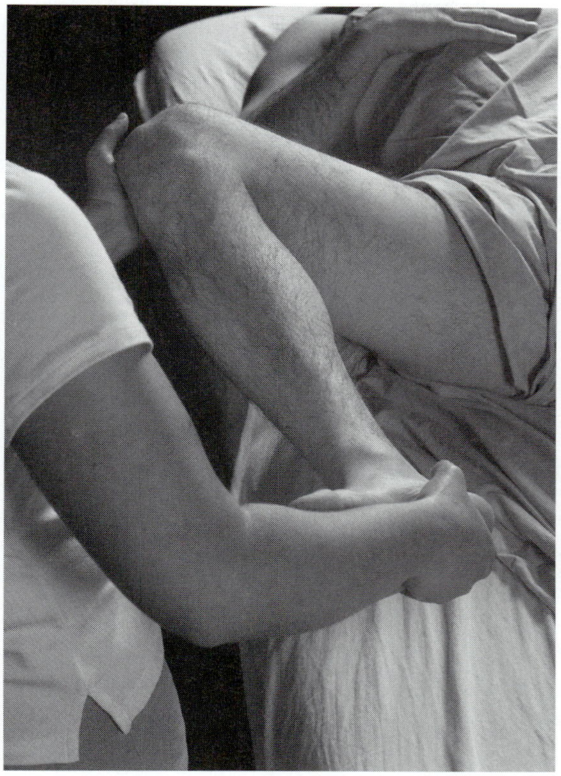

그림 8-14o 관절운동을 실시한다. 고객의 무릎을 가슴 쪽 모든 방향으로 움직인다. 이 자세는 가능한 가동범위 내에서 엉덩이와 무릎의 관절회전에서 사용된다.
발꿈치와 무릎에 놓인 손의 자세를 주목해서 보자.

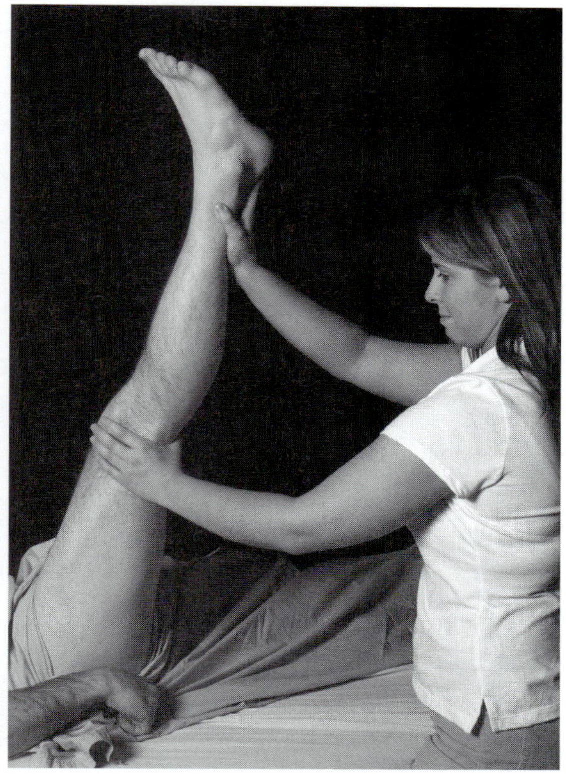

그림 8-14p 슬건(hamstring) 스트레칭 동작을 실시한다.

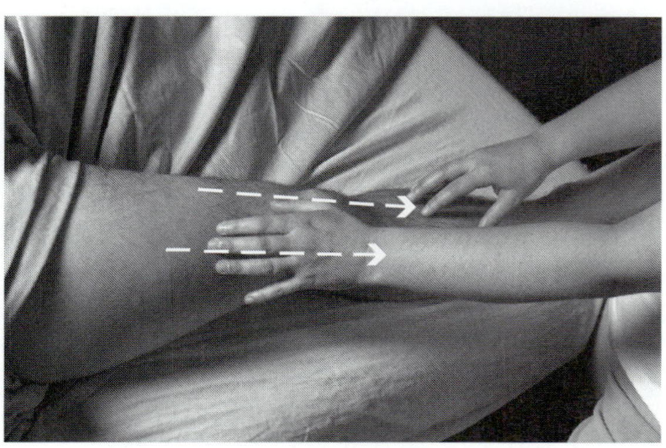

그림 8-14q 신경 스트로크를 통한 다리 앞쪽 마사지를 완료하고, 다리를 다시 감싸 준다. 그런 후 반대쪽 다리에 실시한다.

5. 가슴과 목의 일반적 마사지(General Massage for the Chest and Neck)

① 남자 고객의 경우, 배꼽과 골반뼈 사이의 중간 정도까지 복부를 드러내며 상체에 드레이프한 것을 벗겨낸다. 여자 고객의 경우, 가슴 드레이핑을 사용한다. 몇몇 스트로크에 따라서 가슴 드레이프의 위치는 바뀔 수 있다.

② 테이블의 머리 쪽에서부터 목 뒤쪽까지 스트로크를 한다.

③ 목과 어깨의 뒷면과 옆면을 주물러 준다.

④ 가슴에 스트로크를 3회 실시한다. 가슴과 가슴 옆면 주변부 아래로 스트로크해 내려가고, 양팔 아래쪽부터 올라오면서 실시한다. 어깨에서 목 쪽으로 올라가면서 스토로크를 한다.

⑤ 테이블 앞쪽의 가슴 중앙부에서부터 갈비뼈를 따라 깊은 활주 스트로크(deep gliding stroke)를 실시한다.

⑥ 흉근(pectoral muscle)에 안마를 실시한다(여성의 가슴 조직은 피한다).

⑦ 4번을 반복한다.

6. 가슴과 목 동작(Chest and Neck Movements)

마사지 치료사는 고객의 요구사항에 따라서 다음의 동작들을 포함하거나 제외시킬 수 있다(그림 8-15a~h).

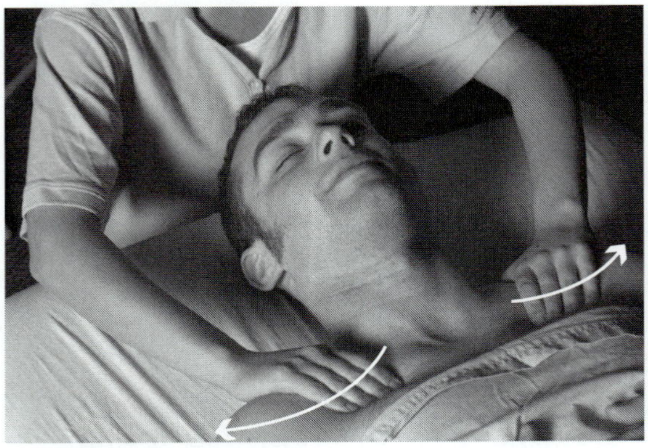

그림 8-15 a 흉골절흔(sternal norch)부터 어깨까지 경찰법(effleurage)을 실시한다.

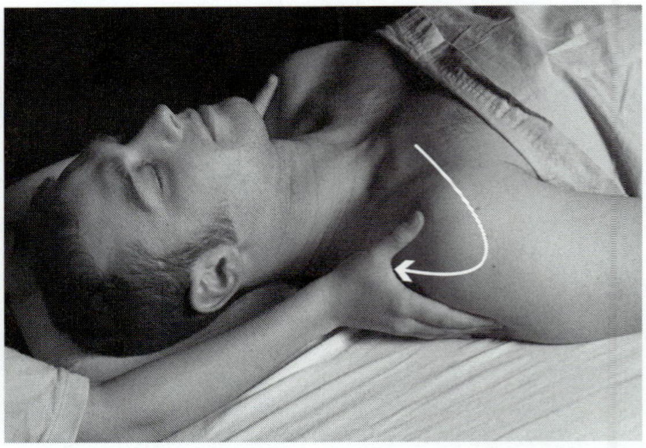

그림 8-15b 어깨와 삼각근(deltoid)을 가로질러서 동작을 지속한다.

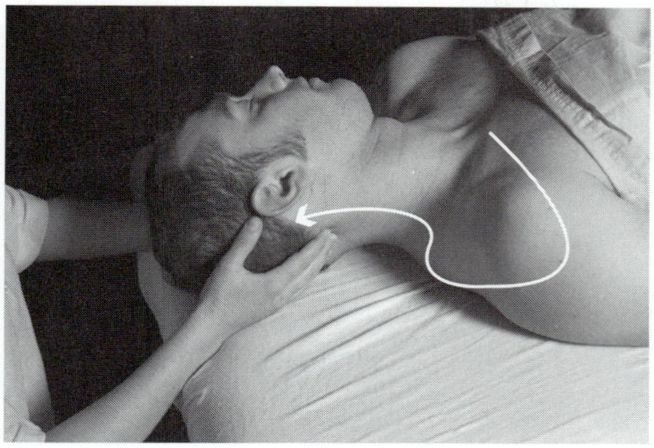

그림 8-15c 승모근(trapezius)을 따라서 위쪽 후두부 흉선(occipital ridge)으로 동작을 지속한다.

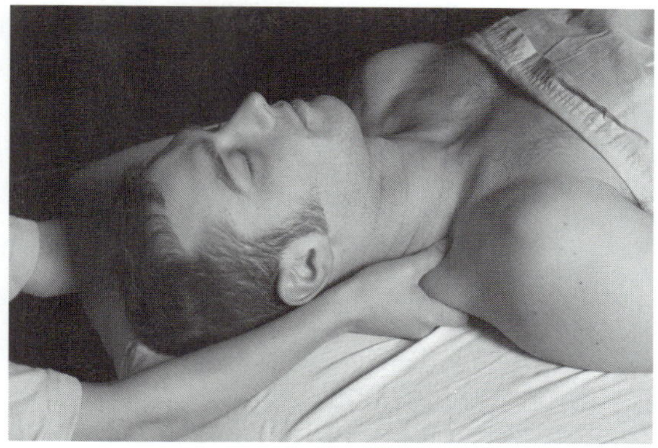

그림 8-15d 목과 어깨에 유날법(petrissage)을 실시한다.

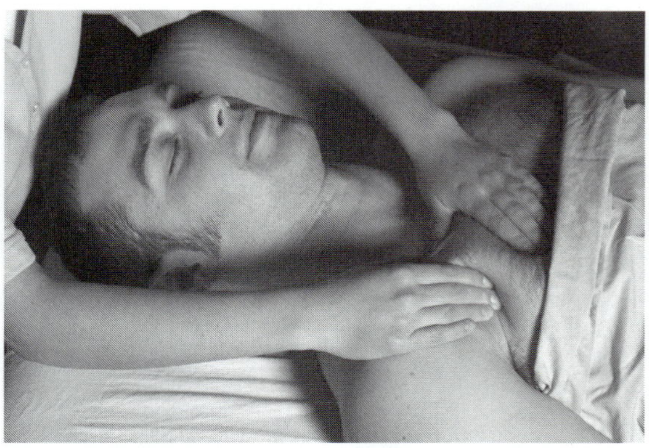

그림 8-15e 흉근(pectoral muscle)에 마찰법(friction)을 실시하고 주무른다.

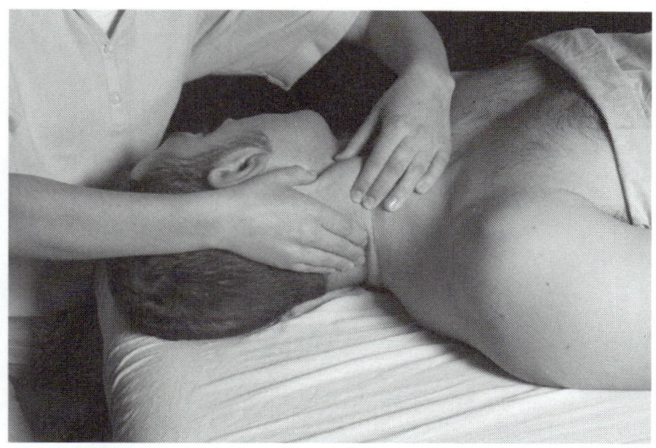

그림 8-15f 목과 어깨 부위의 뒤쪽에 유날법(petrissage)을 실시한다.

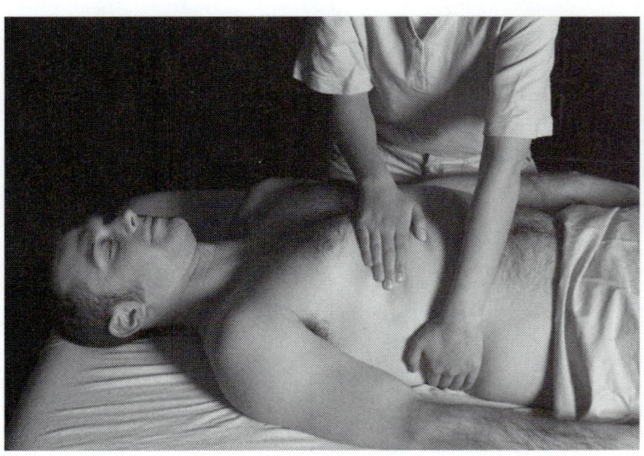

그림 8-15g 겨드랑이 부위부터 엉덩이까지 번갈아 가며 핸드 스트로크(서로 겹치게)를 실시한다.

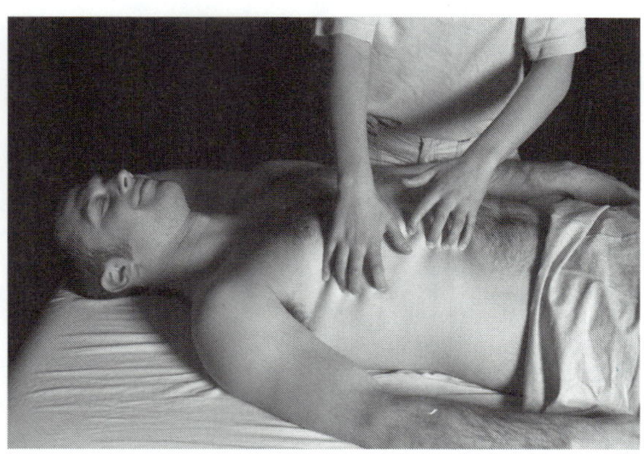

그림 8-15h 테이블 아래쪽에서부터 몸 중간부위까지 갈비뼈를 따라서 스트로크하며, 손가락 끝으로 펴고 긁어 준다.

7. 자세 변경(Changing Position)

고객을 엎드린 자세로 돌린다. 고객을 돌려 눕히는 동안에 몸이 노출되는 것을 예방할 수 있도록 적절한 드레이핑(draping)을 유지한다.

8. 등과 다리의 일반적 마사지(General Massage for the Back and the Leg)

① 다리에 드레이핑한 것을 벗기고, 마사지 윤활제를 바른다.
② 다리를 테이블 가장자리에 가깝게 옮기고 유날법(petrissage)을 실시한다.
③ 발의 발가락부터 발꿈치까지 주물러 준다.
④ 다리의 발꿈치부터 엉덩이까지 주물러 준다.
⑤ 비틀기(wringing)와 돌리기(rolling)를 실시한다.
⑥ 각 다리에 3회씩 경찰법(effleurage)을 실시한다.
⑦ 신경(nerve) 스트로크를 실시하고 다시 감싼다.

9. 신체 마시지를 위한 다리 뒤쪽 동작
(Back of Leg Movements for Body Massage)

마사지 치료사는 고객의 요구사항에 따라서 다음의 동작들을 포함하거나 제외할 수 있다(그림 8-16a~g).

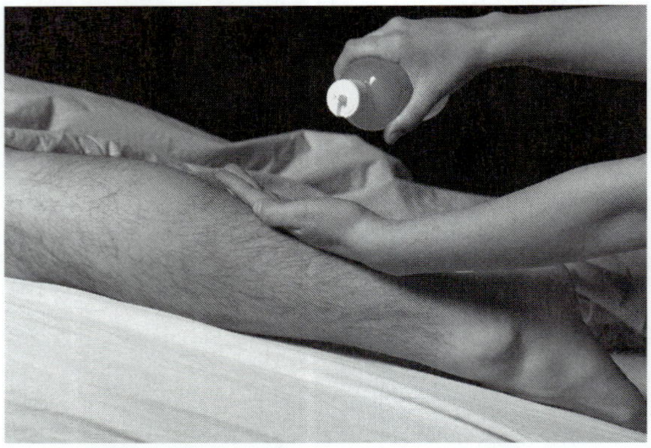

그림 8-16a 마사지 동작을 시작하기 전에 다리 후면에 드레이핑을 하고, 윤활제를 발라준다.

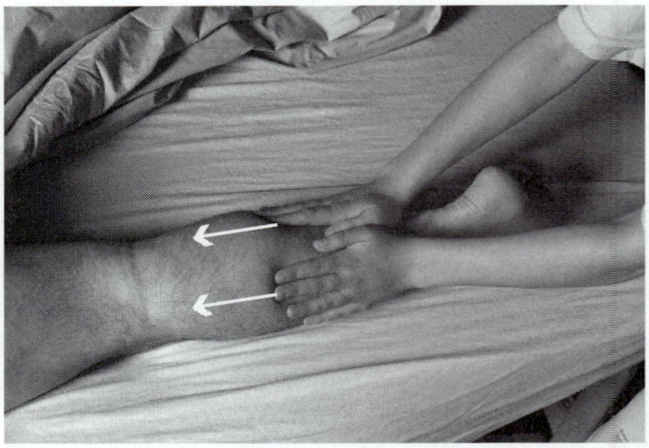

그림 8-16b 양손을 사용하여 위쪽 방향으로 다리 경찰법(effleurage)을 실시한다.

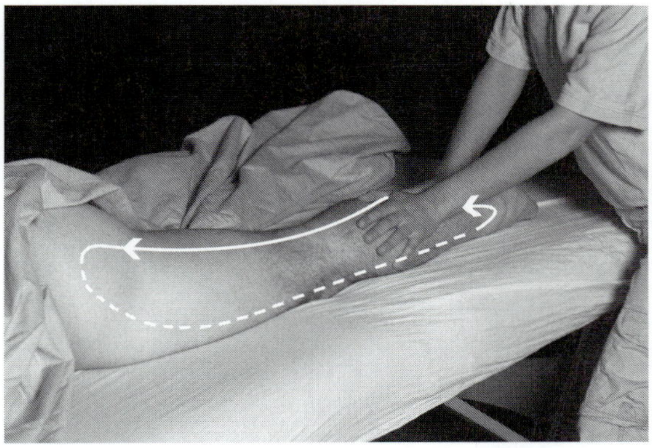

그림 8-16c 경찰법(effleurage) 동작을 실시한다. 스트로크는 심장 방향으로 견고한 압박을 주면서 실시한다.

* 주의사항 : 둔근(gluteal muscle)과 장골능(iliac crest) 위쪽까지 손을 다리의 외측(lateral)면에 놓고 올라간다. 그리고 다시 다리의 외측면을 따라 내려온다. 동시에 내측면의 손은 엉덩이 주름(gluteal crease)까지 올라갔다가 다리의 중간면으로 내려온다. 양 손 모두 접촉을 유지하고 시작점으로 돌아올 때는 더욱 약한 압박을 사용한다. 스트로크를 3회 이상 반복한다.

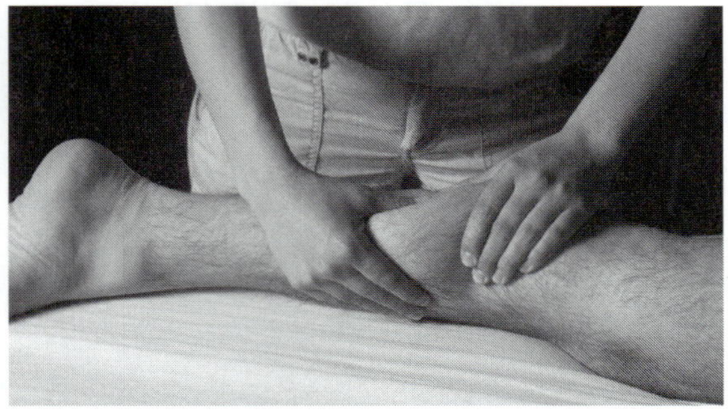

그림 8-16d 종아리 근육(calf muscles)을 주물러 준다.

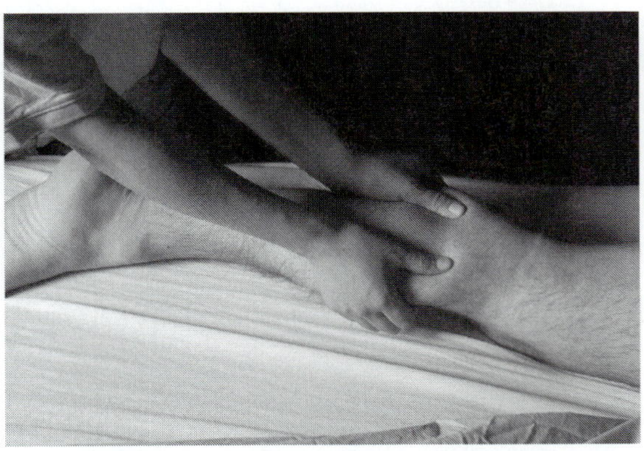

그림 8-16e 밀기(fulling)와 압박법(compression)을 다리 전체에 실시한다.

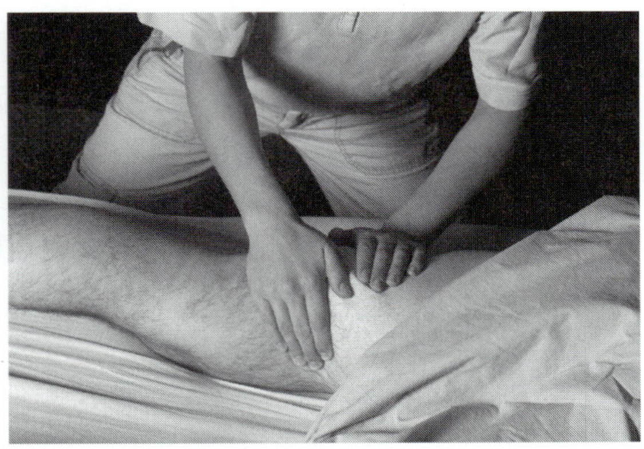

그림 8-16f 다리 뒤쪽에 비틀기(Wringing)를 실시한다.

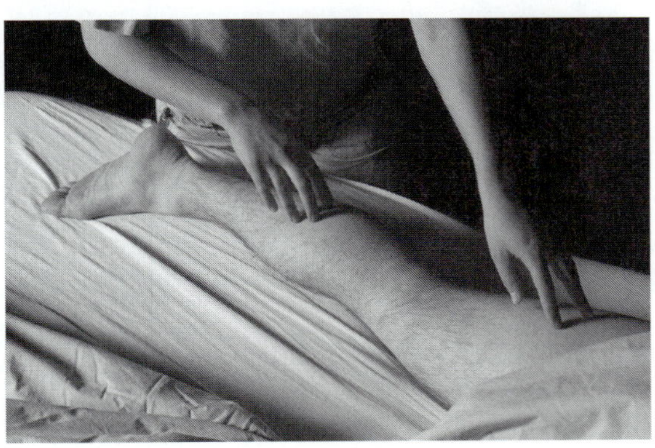

그림 8-16g 가벼운 스트로크(신경 스트로크)를 엉덩이부터 발까지 여러 번을 실시하면 다리 후면 마사지는 완료된다.

10. 몸 뒤쪽을 위한 일반적 마사지(General Massage for the back of the Body)

① 등의 드레이프(drape)를 벗겨 내고 윤활제를 바른다.

⑤ 고객 옆에 서서 등의 척추 양쪽 옆을 따라 아래위로 5회의 경찰법(effleurage) 을 실시한다.

③ 손을 펴서 척추의 양쪽 옆에 놓고, 어깨 방향으로 바깥쪽으로 스트레칭 해준다.

④ 단계 3이 등 전체에 적용되도록 지속한다.

⑤ 목부터 천골(sacrum)까지 각 옆면을 따라 진동을 준다.

⑥ 등 전체와 몸통 각 옆면을 안마한다.

⑦ 몸통의 각 옆면을 테이블 쪽에서부터 등의 중심까지(겹치게 하여) 심부 활주 (deep gliding) 스트로크 해준다.

⑧ 테이블의 머리쪽부터 등까지 경찰법(effleurage)을 3회 실시한다. 목 뒤쪽부터 척추를 따라 스트로크해 내려가고, 몸의 옆면을 거쳐서 위로 올라온 후에 어깨를 거쳐서 목 위로 움직인다. 이 방법을 반복한다.

⑨ 척추를 따라서 어깨와 둔근(gluteal muscle) 그리고 다리 뒷면 사이에서 가벼운 두드리기(hacking)를 실시한다. 신장(kidney) 부위는 피한다.

⑩ 등에 경찰법(effleurage)을 가볍게 5회 실시한다.

⑪ 등 전체에 신경 스트로크(nerve stroke)를 실시하고, 부위를 다시 감싸면 마사지가 완료된다.

11. 신체 마사지를 위한 등 동작(Back Movements for Body Massage)

고객의 요구사항에 따라서 마사지 치료사는 다음의 동작들을 포함하거나 제외할 수 있다(그림 8-17a~l).

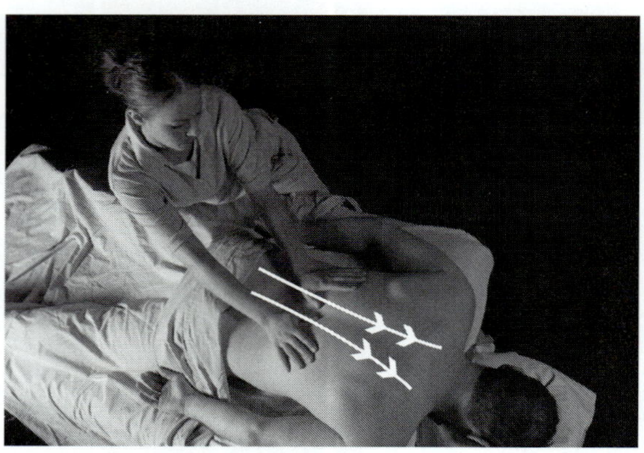

그림 8-17a 둔열(gluteal cleft)에서 시작하여, 척추의 양쪽 옆면을 따라 길게 스트로크를 실시한다.

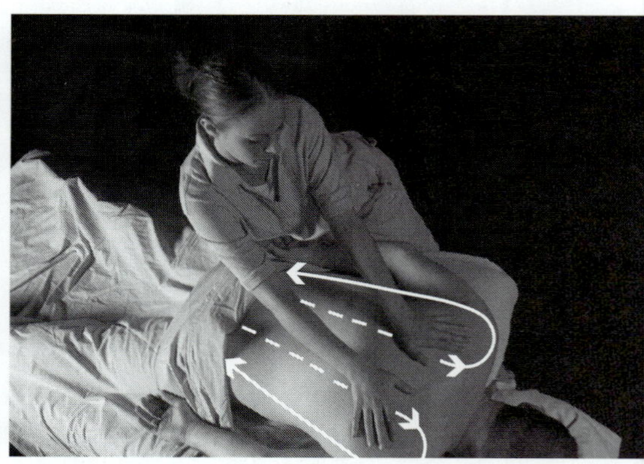

그림 8-17b 등을 따라 올라가서 어깨 위쪽까지 마찰법(effleurage)를 지속한다.

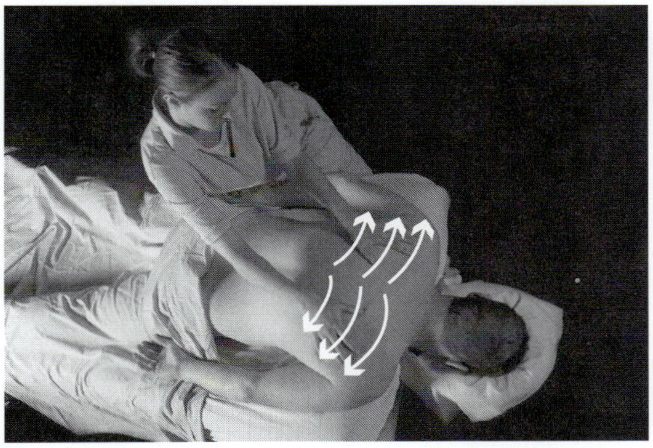

그림 8-17c 등 근육의 바깥쪽으로 스트로크를 실시한다.

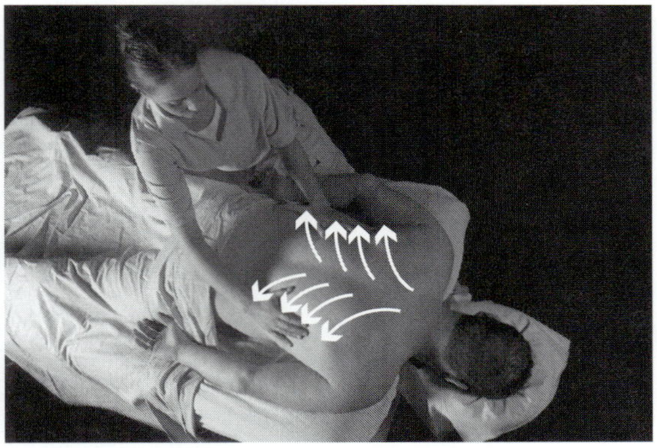

그림 8-17d 등에 팬 스트로크(fan stroking)를 실시한다.

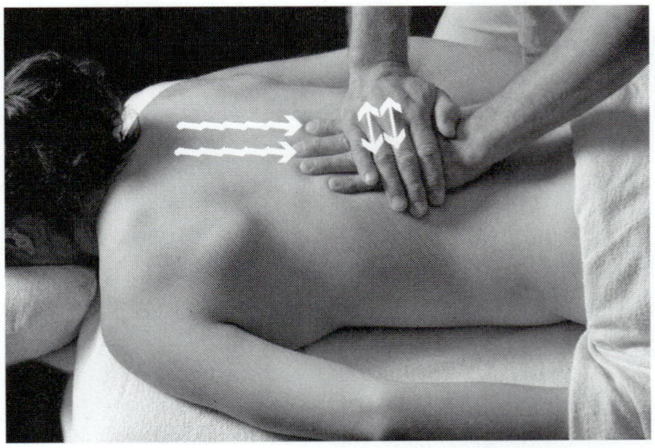

그림 8-17e 가시돌기(spinous process)의 양쪽 옆면에 한 쪽 손을 올려놓고 다른 한 손을 그 위에 놓은 후, 척추의 양 옆면을 따라 움직이며 진동(vibration)을 준다. 척추를 따라 내려가면서 앞뒤로 진동을 준다.

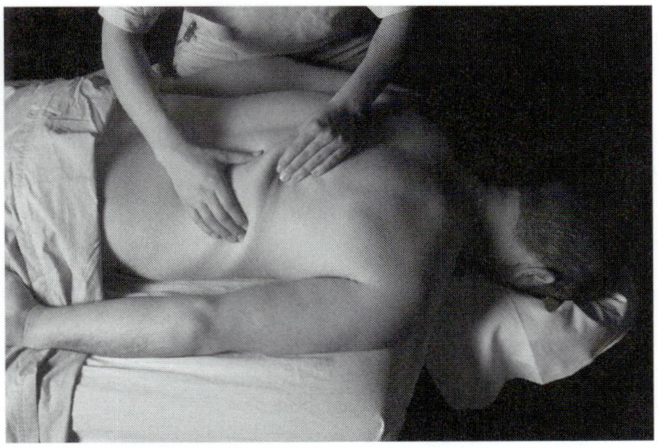

그림 8-17f 반대쪽 등 옆면 전체에 유날법(petrissage)를 실시한다. 이것을 여러 번 실시한다.

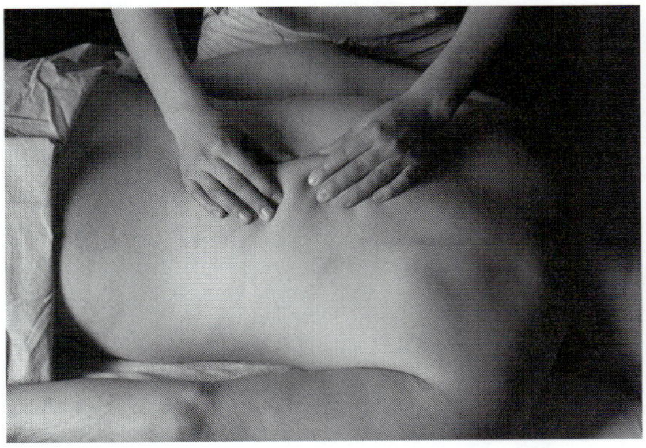

그림 8-17g 척추 주변을 마사지해 준다.

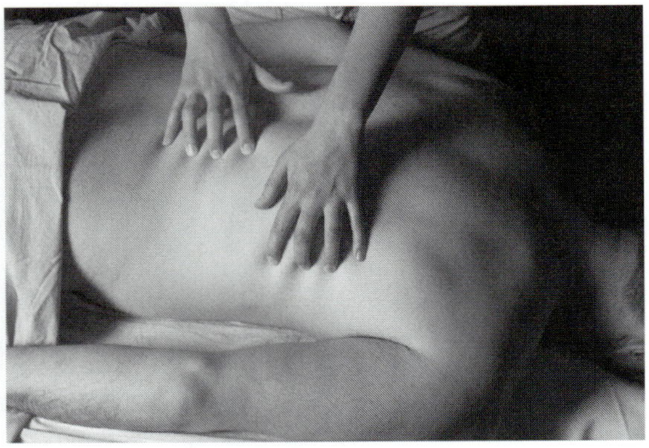

그림 8-17h 스트로크를 번갈아 가면서 긁기(racking)를 실시한다. 이때 손가락 끝으로 갈비뼈 사이를 활주한다.

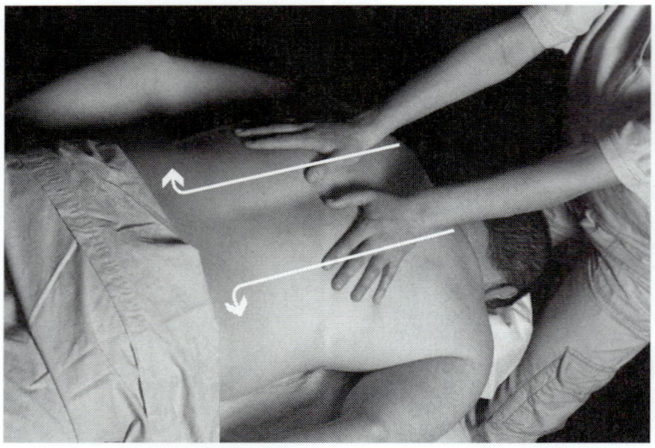

그림 8-17i 마찰법(effleurage)으로 등 아래쪽으로 내려가서 둔근(gluteal muscles) 위까지 갔다가 주위를 거쳐서 몸의 옆면으로 올라온다. 그런 후에 어깨를 거쳐서 목덜미(nape)까지 실시한다.

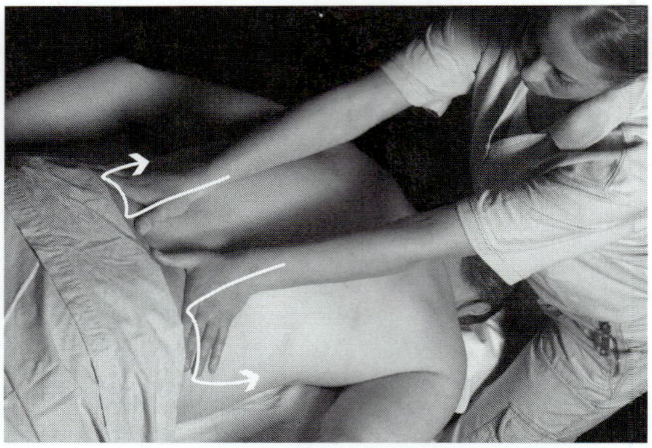

그림 8-17j 등을 따라 내려가서 둔근 위까지 케어링 스트로크(caring stroke)를 지속한다.

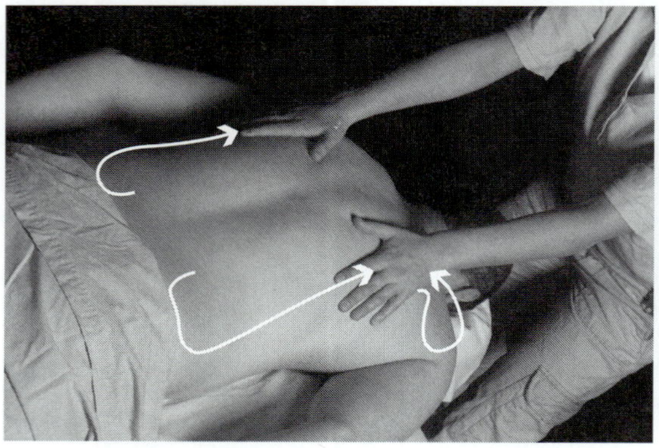

그림 8-17k 케어링 스트로크는 지속적인 동작이다. 어깨 옆쪽과 주위를 올라가서 시작지점으로 돌아가며 계속 실시한다.

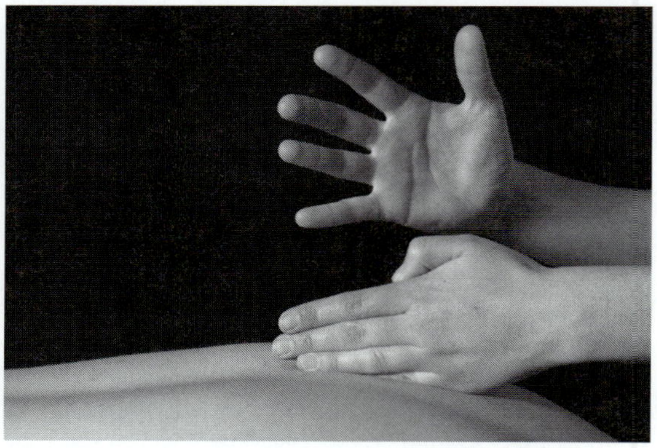

그림 8-17l 등에 두드리기(hacking) 동작을 실시한다.

12. 치료의 완료(Completing the Treatment)

① 마지막 스트로크를 완료한 후에도 가벼운 접촉은 유지한다. 의식상태가 좀 더 돌아올 때까지 잠시 쉴 수 있도록 시간을 준다. 드레이핑(draping)을 조정하고 고객이 옆으로 돌아눕게 한다. 작은 베개를 고객의 머리 밑에 놓고, 무릎을 구부리게 한 후에 몇 분 동안 쉬게 한다.

② 일어날 때가 되면 고객의 다리를 테이블 가장자리에 위치시켜서 상완(upper arm)을 이용하여 스스로 일어나 앉게 한다. 고객이 앉을 때, 몸을 덮은 덮개(wrap)를 고정시킬 수 있다. 마사지 치료사는 자신의 손을 고객의 어깨 아래쪽에 놓고 고객이 앉는 자세를 취하도록 들어 올려서 도와줄 수 있다.

③ 추가적인 서비스를 제안하고, 고객이 어떤 질문을 하더라도 대답한다.
④ 고객이 완전히 깨어났을 때 테이블에서 내려오는 것을 도와준다. 그리고 탈의실로 바로 갈 수 있게 한다.
⑤ 고객이 옷을 입은 후에 마사지 비용을 받고 다음의 약속을 정한다.

13. 최종 고려사항(Final Considerations)

① 고객에 대한 기록 또는 SOAP(subjective, Objective, Assessment or Application, Planning) 노트를 완벽히 기록한다.
② 물품들을 적당한 곳에 위치시키고, 사용된 아이템을 폐기한다.
③ 장비와 아이템 및 마사지 테이블과 욕조를 살피고 다음 고객이 오기 전까지 준비한다.

마사지 2-전문적 신체 마사지를 위한 절차 (Massage 2-Procedure for Professional Body Massage)

다른 모든 기술과 마찬가지로 마사지는 기초를 배우고, 속도를 향상시키며 새로 개발된 기술을 배우는 데 연습과 인내심이 필요하다.

마사지를 하는 매 시간마다 치료사는 스스로 기술이 점점 향상되고 자신감이 생기는 것을 느낄 수 있을 것이다. 마사지 1.을 배우고 나면, 치료사는 기본 신체 마사지에서 사용하는 다양한 동작을 능숙하게 시행할 수 있어야 한다.

마사지 2.는 테라피스트의 마사지 효율성을 증가시키는 데 여러 가지 기술을 포함하고 있다. 동작의 순서(sequence)를 기억하고, 동작과 해부학적 부위의 명칭을 구분할 수 있어야 한다.

마사지 치료사는 마사지하는 동안 손의 위치와 본인이 어떻게 서 있고, 움직여야 하는지에 대해 항상 집중해야 한다. 그러면 마사지하는 신체 부위와 관련된 조직에 대해 더욱 분명히 알 수 있을 것이다. 또한 피부와 하부근막 및 근육의 특징에 맞는 마사지를 시행할 수 있을 것이다.

긴장된 부위와 또 다른 부위에 추가적인 기술을 행하여야 하는 울혈(congestion)을 알 수 있을 것이다.

마사지 2.는 마사지 치료사가 무엇을 배워야 하는지를 알려주고, 기본 마사지 순서에서 응용된 다양한 마사지 방법을 알려 줄 것이다.

마사지를 시작하기 전에 방법의 설계 · 태도 · 전문 마사지 치료사로서의 외모에 대해서 생각하고, 각 단계의 지시사항을 철저히 알아 두어야 한다. 마사지를 정확하고 효율적으로 수행하기 위해 무엇을 해야 하는지를 정확히 알게 되면 노트 · 사진 · 지침서가 필요하지 않게 될 것이다. 목표는 지적이고 전문적인 방법을 통해 마사지를 완성할 수 있게 하는 것이다.

사전준비단계(preliminary stage)

① 설비와 모든 물품을 준비한다.

② 고객이 도착하기 전에 잠시 깊은 호흡, 스트레칭, 센터링(centering), 그라운딩(grounding) 등을 통해 자신을 준비시킨다.

③ 만약에 처음 방문하는 고객이라면 정시에 고객을 맞이할 준비를 하고 자신을 소개한다. 많은 마사지 업소의 마사지 치료사는 이름(first name)만으로 불린다. 예를 들어, 새로운 고객에게 자신을 소개할 때, "안녕하십니까? 저는 김입니다. 오늘 하루 동안 고객님을 담당하게 되었습니다."라고 인사할 것이다. 관례적으로 부르는 것이 아닌 이상 고객의 이름은 부르지 않고, 고객이 질문을 했을 때에만 고객의 이름을 부른다.

④ 고객과의 첫 단계는 상담 또는 인터뷰이다(6장 참조). 먼저 고객의 정보를 서류에 기입하게 한다. 이 서류를 고객과 함께 다시 확인하면서 좀 더 필요한 정보를 제공받는다. 고객의 요구와 기대, 그리고 고객이 원하는 마사지 종류에 대해서 논의한다. 이 시간은 고객의 신체 상태를 주의깊게 관찰하고 어떤 마사지를 통해 효과를 전달할 수 있을 것인가를 결정하며, 고객이 전문적인 다른 건강관리를 받았는지를 알아보는 시간이다.

⑤ 처음 오는 고객에게는 설비를 보여주고 서비스에 대해 설명을 해줌으로써 고객의 마음을 편안하게 해준다.

⑥ 마사지 준비를 어떻게 하는지 고객에게 설명하고 선택할 수 있는 샤워장 또는 수치료(hydrotherapy)를 위한 장소를 안내한다. 탈의실부터 마사지 테이블까지 사용할 적절한 드레이핑(draping)을 고객에게 제공한다.

⑦ 고객이 마사지 테이블에 올라갈 때 고객을 보호하고(필요에 따라서), 똑바로 눕거나 엎드려 눕는 자세 등 고객이 취해야 하는 자세를 설명해 준다. 고객에게 적당한 드레이핑을 실시하고, 필요하다면 무릎 또는 머리 아래를 받쳐 줄 보조도구를 제공한다(타월 또는 덧베개).

⑧ 고객의 평온함을 지켜 준다.

- 고객에게 몸이 충분히 따뜻해졌는지를 물어 보고 마사지실의 온도를 조절하거나 필요하다면 여분의 담요를 제공한다.
- 베개 또는 덧베개의 조절은 고객이 테이블에 편안히 누울 수 있도록 해 준다.
- 고객이 불편함을 느끼면 말할 수 있게 하여 조절을 가능하게 한다.
- 고객이 마사지 받는 동안 불편함을 느끼는지 잘 살피고, 만약에 그렇다면 불편한 점에 대해 질문해야 한다.

다양한 마사지 기술은 무한한 가능성을 가지고 있다. 모든 마사지는 고객의 욕구에 따라 바뀔 수 있고, 각 단계에서 사용되는 마사지 기술을 마사지 치료사가 선택하여 조합할 수 있다.

다음의 마사지 절차는 당신을 좀 더 숙달시키고, 창의적으로 만들어 줄 것이다.

이완을 위한 호흡(breathing for relaxation)

고객이 테이블 위에서 편안하게 누울 수 있게 하고, 깊게 호흡할 수 있도록 권한다. 많은 사람들은 이러한 단계를 실시하지 않는다. 그리고 단지 기본적인 지시만을 가르쳐 줄 뿐이다.

다음의 지시사항에 따라서 고객을 보조해야 한다.

고객에게 코로 숨을 깊이 들이마시게 하여 가슴을 확장시킨다. 숨을 몇 초 동안 참았다가 내뱉게 한다. 잠시 후 천천히 내쉬도록 하고 이것을 몇 번 반복한다. 고객의 호흡을 관찰하고 당신의 호흡을 맞춘다. 몇 분 동안 자유로운 호흡을 지속한 고객은 긴장이 풀리고 스트레스가 감소될 것이다.

마사지 2.를 위한 단계별 절차 (step-by-step procedure for massage 2)

다음 절차는 일반화된 마사지 절차로 구성된 것이다. 이것은 단지 지침일 뿐이다. 절차는 다양할 수도 있고, 고객의 요구와 상황에 따라 변경될 수도 있다. 고객의 등 아래의 긴장을 없애기 위해 덧베개를 무릎 아래에 놓고 얼굴을 위로 하는 자세(faceup ; supine)를 취한다. 머리를 정면으로 보는 자세가 불편한 고객이 아니라면 머리가 테이블 중앙에 놓이도록 하고 상황에 따라서 접힌 타월 또는 작은 배게를 머리 아래에 받쳐 준다.

마사지 치료사는 고객의 머리 위쪽에 서거나 앉는다.

얼굴 마사지는 마사지를 시작하는 단계에서 실시할 수 있다. 혹은 다른 이유로 차례에서 제외할 수도 있다.

만약에 고객이 화장을 하고 있다면 얼굴 마사지를 선택하지 않거나 마사지 과정 전에 화장을 지운다. 또는 화장한 상태로 마사지를 실시할 수도 있다.

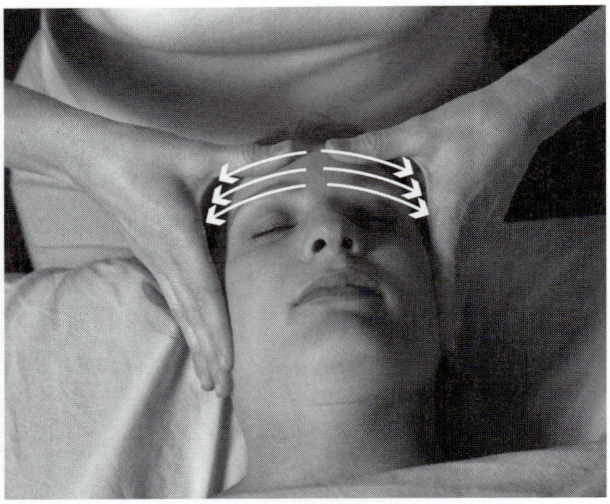

그림 8-18a 이마의 정중선부터 헤어라인(hiarline)까지 손으로 하는 경찰법(digital effleurage)을 실시한다.

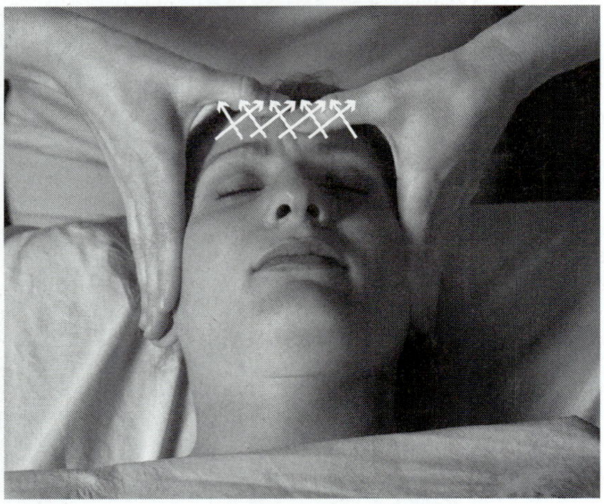

그림 8-18b 교차동작(crisscross movement)을 사용한다. 이마 한쪽 옆에서 시작하여 교차하는 동작을 반복한다.

얼굴 마사지가 포함되었을 때에는 마사지 치료사는 손은 깨끗하게 씻은 후에 마사지를 시작해야 한다. 또한 윤활제를 사용하더라도 적은 양만 사용한다는 것을 고객에게 미리 알려 주어야 한다.

참고 : 고객의 머리 위쪽부터 시작하는 얼굴 · 머리 · 목 · 어깨의 마사지에는 몇 분 정도가 소요된다. 이것은 마사지 치료사가 신체매커니즘을 유지하면서 모든 수기요법(manipulation)을 실행할 수 있는 의자에서 휴식을 취할 수 있는 기회를 제공한다.

1. 얼굴 마사지(massage the face)

① 만약 얼굴 마사지를 실시한다면 마사지 치료사는 고객과 첫 접촉을 시도하기 전에 자신의 생각, 센터링, 그라운딩, 그리고 집중을 하기 위한 조용한 시간을 잠시 가질 수도 있다.

② 처음에는 머리 앞쪽의 이마 융기부(frontal eminence)에 두 손의 손가락 바닥을 가볍게 놓고 몇 초 동안 그대로 유지하고 있다가 마사지를 시작한다. 이것은 고객과 연결되는 좋은 시간이다.
그러면서 손끝 아래로 전두근(frontalis muscle)의 이완과 그 주위의 순환을 느낄 수 있는 가벼운 진동으로 알아차릴 수도 있다.
만약에 얼굴 마사지가 아니라면 마사지 치료사는 고객의 어깨에 손을 올림으로써 첫 접촉을 시작하게 된다.

③ 잠시 후 맥박이 감지되면 이마의 헤어라인(hairline) 쪽 방향으로 손가락을 이용하여 이동하며 전두근(frontalis muscle)에 부드러운 스트레칭을 실시한다.

④ 두 손의 엄지손가락을 이마 중앙의 헤어라인(hairline)에 놓는다. 가벼운 압박과 함께 헤어라인을 따라서 관자놀이(temple) 쪽으로 엄지손가락을 활주한다. 그리고 관자놀이(temple)에 원형 마찰법(circular friction)을 실시한다.

엄지손가락을 다시 정중선(midline)으로 가져와서 활주법을 처음 실시한 곳부터 손가락 폭만큼 아래쪽으로 가져간 후에 스트로크를 실시하고 이러한 과정을 반복한다. 손가락 넓이만큼 증가하는 부위를 이마에서 눈썹까지 내려가며 스트로크를 반복해서 지속한다(그림 8-18a).

⑤ 이마의 한쪽 옆에서 시작하여 눈썹부터 헤어라인까지 대각선으로 교차하는 활주법을 실시한다. 한 손의 손가락 면을 눈썹 높이에 놓으면서 당신의 어깨 방향으로 활주한다. 동시에 반대쪽 손의 손가락을 이용하여 같은 부위에서 어깨 방향으로 활주시킨다. 대각선으로 교차하는 스트로크를 이마에 충분히 지속 · 반복한다(그림 8-18b).

⑥ 코의 콧날을 엄지와 다른 손가락으로 가로질러서 잡는다. 그리고 얼굴 위쪽으로 부드럽게 잡아당긴다(그림 8-18c).

⑦ 코부터 안와(eye socket) 주변으로 가벼운 활주법을 실시한다. 처음에는 상안와능(supraorbital ridge)만 실시하고 그런 후에 상안와능 아래쪽 부분을 실시한다.

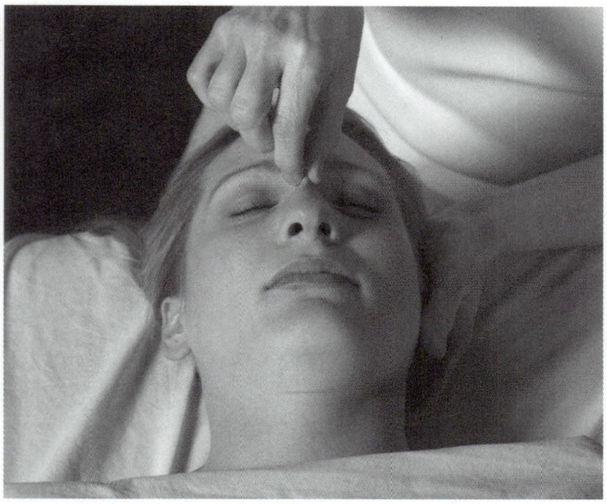

그림 8-18c 콧날을 잡고 부드럽게 잡아당긴다.

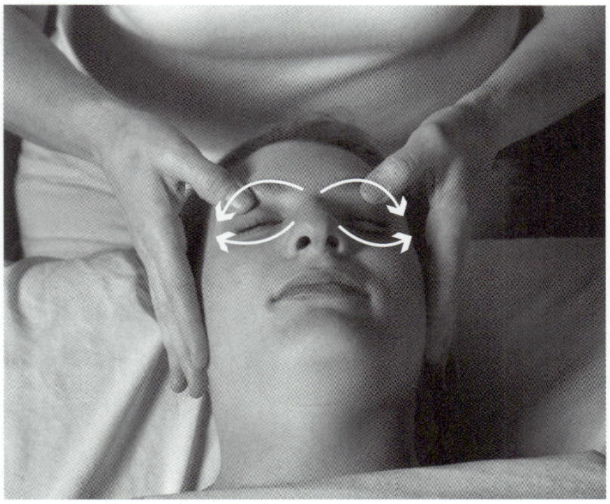

그림 8-18d 손으로 하는 마찰법을 이마와 안와(orbits)에 실시하는데 이때 안구를 압박해서는 안 된다.

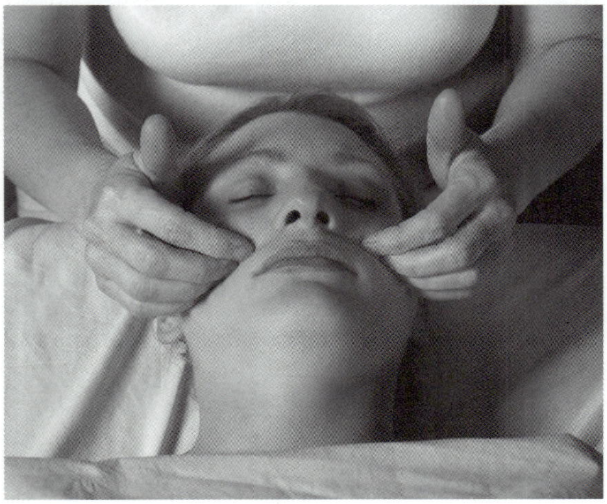

그림 8-18e 코부터 양쪽 관골궁(zygomatic arch) 아래쪽으로 부드럽게 마찰법을 실시한다.

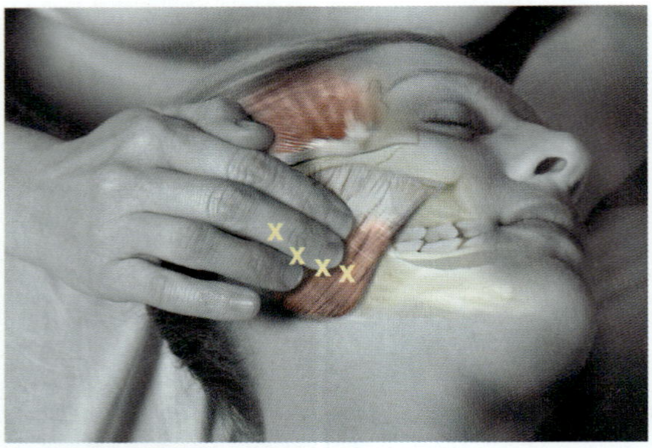

그림 8-18f 일반적으로 턱의 하악지를 따라 있는 교근(masseter muscle)에 위치하는 압통점(tender point)과 발통점(trigger point)에 가벼운 압박을 실시할 수 있다.

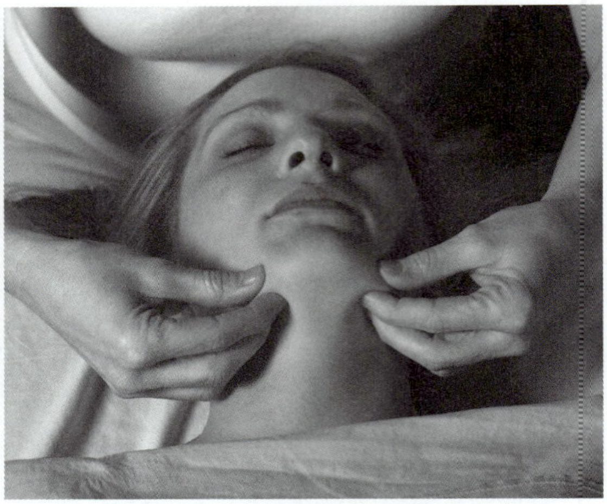

그림 8-18g 하악골(mandible)의 앞부분에 손가락을 이용해서 원형 마찰법을 실시하고, 동시에 엄지손가락으로 융선 아래를 마사지한다.

그리고 하안와능(infraorbital ridge) 아래 부위만을 실시한 후 마지막으로 하안와능 전체를 실시한다. 눈주위의 근섬유는 가장 섬세한 곳이기 때문에 마사지 동작은 부드러워야 한다(그림 8-18d).

주의 : 눈 주위의 스트로크는 고객이 콘텍트 렌즈를 끼고 있을 때에는 하지 않는다.

⑧ 손끝을 이용하여 코 옆면과 눈 부위부터 입까지, 그리고 관골궁(zygomatic arch) 바로 아래쪽까지 부드러운 원형 마찰법(circular friction)을 실시한다. 그런 후 관골궁 아래에 손가락 끝을 이용한 부드러운 압력을 위쪽 방향으로 준다. 관골궁 내측 부분은 여러 가지 비슷한 근육들이 시작되는 부분이다(표정을 만드는 근육).

비록 마찰법이 원형으로 이루어진다고 해도 이 동작은 표정을 만들어 내는 근육을 위쪽 방향으로 마사지하기 위한 것이다(그림 8-18e).

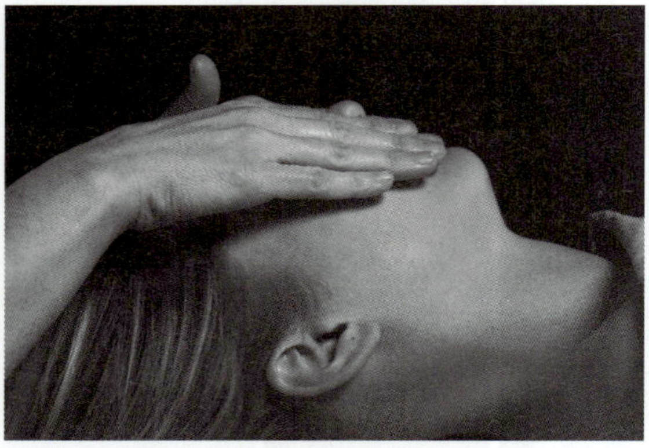

그림 8-18h 양손을 가볍게 얼굴 전체 위에 올려놓으면서 얼굴 마사지를 끝낸다.

⑨ 엄지손가락을 이용하여 교근(masseter muscle)에 원형 마찰법과 활주법을 관골궁 아래면에서 하악지까지 실시한다. 귀밑샘은 교근의 앞쪽과 TMJ 턱관절(temporomandibular joint) 앞쪽에 위치한다. 귀밑샘(parotid salivary gland)과 TMJ에는 압박을 피해야 한다.

⑩ 압통점(tender point)과 발통점(trigger point)은 일반적으로 하악골의 교근에 위치해 있다. 이곳에는 6~7초 동안의 지점압박(point compression)을 실시할 수 있는데, 이것을 2~3회 반복한다(그림 8-18f).

⑪ 하악골의 턱끝부터 하악지까지 마사지를 지속적으로 실시한다. 엄지손가락이 융선(ridge)을 부드럽게 마사지하는 동안 다른 손가락 끝으로 하악골 아래쪽에 부드러운 원형 마찰법(circular friction)을 실행한다. 그런 후에 턱끝부터 귀까지 활주법으로 끝마친다(그림 8-18g).

⑫ 활주법을 얼굴의 중앙부터 머리 옆까지 위쪽 방향으로 실시해 나가고, 턱끝에서 시작하여 입술 아래를 거쳐서 입술 위쪽으로 움직인다. 그 후에 코를 지나 눈 아래 그리고 눈 위쪽을 마사지한다.

⑬ 양손으로 가볍게 얼굴 전체를 가리면 얼굴 마사지가 끝난다. 무지구부(thenar eminence)를 이마에 올리고 손끝은 입술 가장자리에 놓는다. 잠시 멈춰서 고객의 이완상태가 더 진행되도록 한다(그림 8-18h).

2. 두피 마사지(massage the scalp)

마사지 치료사는 고객의 머리를 한쪽 방향으로 돌려서 빈틈없이 두피 마사지를 실시해야 한다. 한 손은 마사지를 진행하며 다른 한 손은 부드럽고 안정감 있게 고객의 머리를 받쳐 준다. 그런 후 반대쪽 부위에 두피 마사지를 실시한다.
(그림 8-19)

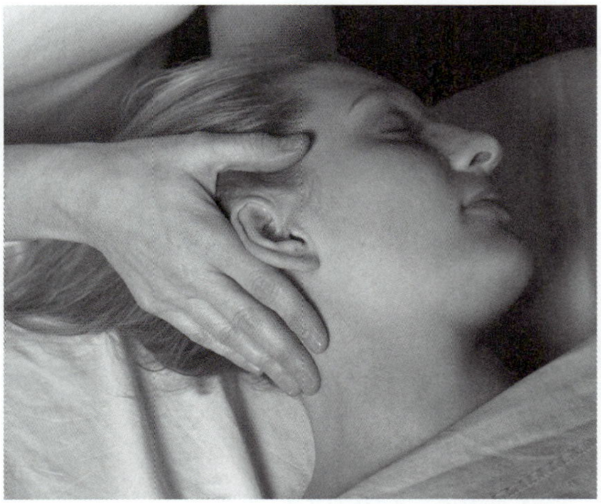

그림 8-19 머리를 받치고 있는 손의 위치를 주목해서 보자.

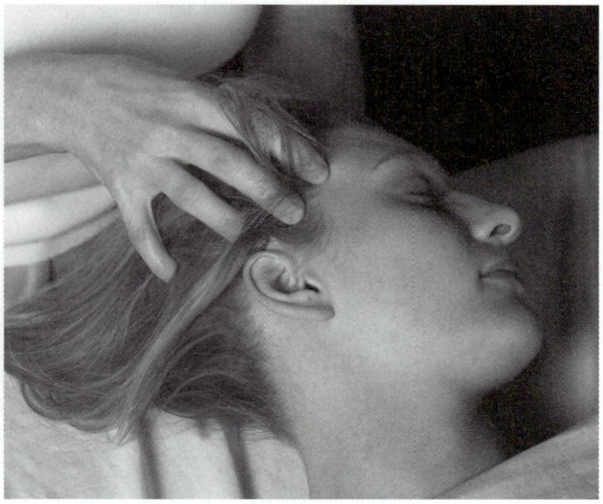

그림 8-20 손가락 끝의 회전동작을 이용한 두피 마사지

고객의 머리는 편안하게 보조하기 위해서 마사지 치료사는 고객의 머리 반대편에 한 손을 위치시킨다. 그런 후에 엄지손가락을 귀의 앞쪽에 놓고, 다른 손가락은 구부려서 귀 뒤쪽 면의 후두부 융선(occipital ridge) 부위에 놓는다.

손바닥은 두개골(cranium)에 편안히 위치시키고 손은 귀를 에워싼다. 그러나 손으로 귀를 덮지는 않는다. 머리를 가볍게 들어 올리고 머리의 축을 따라 돌린다. 그렇게 하면 머리는 테라피스트의 손으로 받쳐 들게 된다.

두개골 자루(cranium handle)를 이용해서 마사지 치료사는 머리와 목을 쉽고 안전하고 부드럽게 회전시키고 신전시키며, 부드럽게 굽히고 당길 수 있다.

① 윤활제의 사용없이 위쪽 손의 손가락끝을 사용한다. 머리 측면의 후두부 융선(occipital ridge) 아래쪽에서 시작하면 된다. 두피(scalp)를 드러내고 작은 원형동작으로 마사지하고, 적당한 압력을 이용하여 두피 표면 밑의 조직 위를 움직인다. 이 동작을 취할 때에는 머리카락을 당기지 않도록 주의한다. 후두부 융선(occipital ridge)을 가로지르면서 빈틈 없이 마사지하고, 머리 뒤쪽으로 올라갔다가 머리 위에서 귀의 위쪽 방향으로 동작을 진행한다. 귀 주변에서는 원형 마찰법으로 손을 돌려 가면서 머리 위쪽으로 갔다가 측면 쪽으로 마사지를 실시한다(그림 8-20).

② 손가락을 편 부분으로 빠른 진동을 가하는 손 동작을 시행한다. 노출되어 있는 머리 부위의 헤어라인(hairline) 앞쪽에서 시작하여 후두부 쪽으로 진행하며 마사지를 한다.

③ 머리카락과 두피를 손가락 끝으로 헤어라인 앞에서 뒤쪽으로 빗질하듯이 부드럽게 긁는다.

④ 두개골 자루(cranium handle)에 위쪽 손을 놓고 머리를 반대쪽으로 돌린 후 앞의 과정을 그대로 진행한다. 두피 마사지의 양쪽 면을 끝냈을 때 머리를 중심 쪽으로 다시 돌려서 얼굴이 정면을 보는 자세를 취하게 한다.

귀 마사지(massage the ear)

귀의 바깥부분은 이관(ear canal)에서 바깥쪽으로 넓어진다. 그리고 섬세한 내이(inner ear)조직으로 이도(auricular meatus)가 통과한다. 바깥쪽 귀는 연골(cartilage)과 많은 신경으로 구성되어 있어서 매우 민감한 부위이다. 이러한 이유에서 몇몇 고객들은 귀 마사지를 즐기기도 하고 불편하게 여기기도 한다.

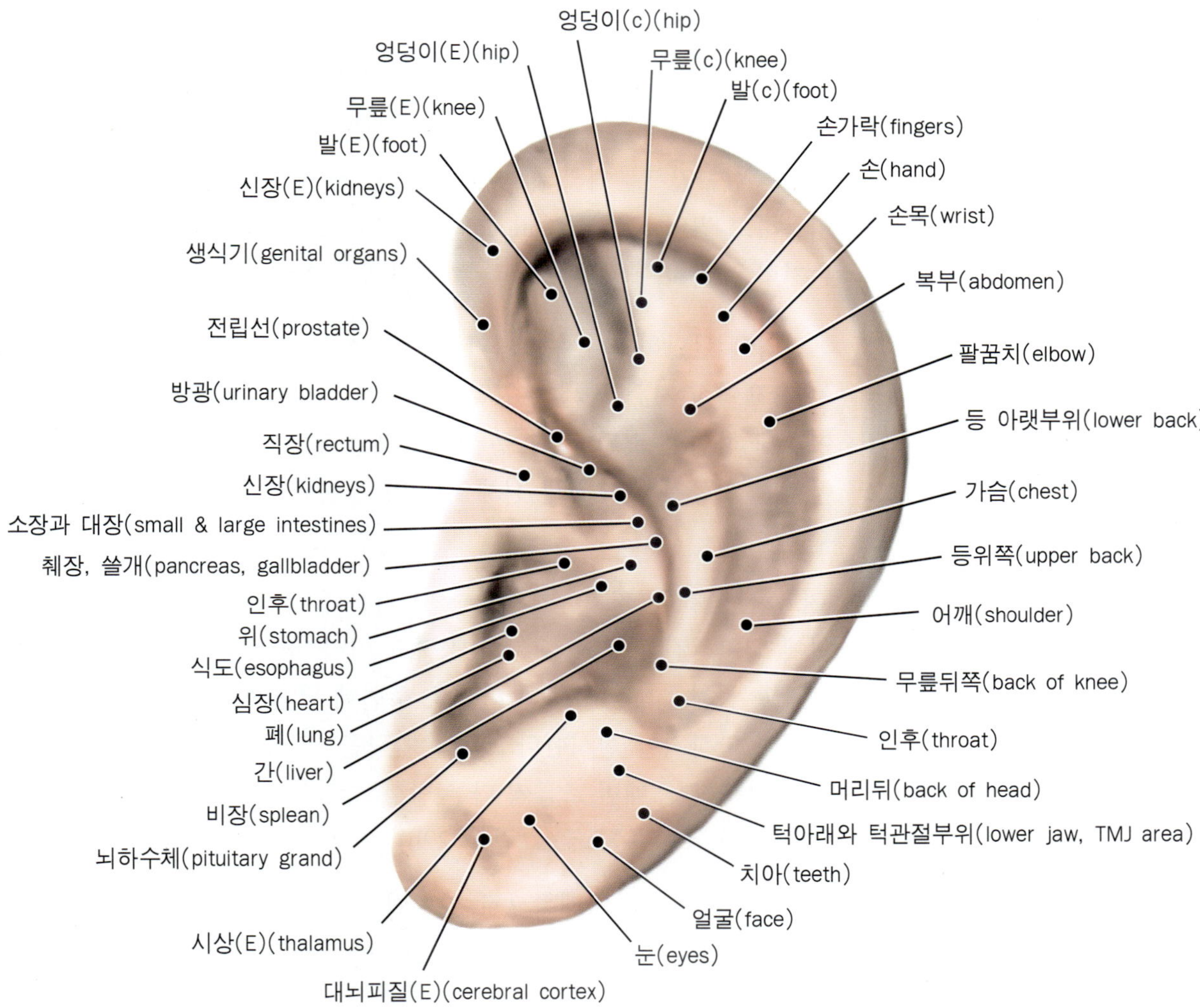

그림 8-21 귀 치료용 차트(auricular therapy ear chart)는 귀의 각 지점과 연관되는 신체 부위를 보여 준다.

프랑스와 중국에서는 '어떤 한 점 또는 바깥쪽 귀의 부위는 신체 모든 장기와 반응할 수 있도록 연결되어 있다'는 이론과 함께 귀 치료(auricular therapies)가 발달되었다. 이점(point)에 대한 마사지는 귀와 멀리 떨어져 있는 신체 부위를 자극하고 이완시키며 회복시키는 효과를 가져올 수 있다(그림 8-21).

양쪽 귀를 동시에 마사지할 수 있다.

① 원형 마찰법으로 귀 주변의 머리 전체를 마사지한다.

② 머리와 연결된 귀의 위쪽과 뒤쪽 부위를 손가락 가장자리로 활주한다(2~3회 반복).

③ 적당한 압력을 이용해서 귀의 아래쪽 가장자리와 바깥 모서리를 엄지손가락과 나머지 손가락을 이용하여 펴준다. 귀를 가볍게 당겨 주고 귀의 앞면과 전면의 모든 부위에 실시한다(그림 8-22a).

④ 귀의 위쪽 앞부분에서 시작하여 조심스럽게 손가락끝(손톱이 잘 정돈된)을 이용하고 귀의 모든 골(valleys)과 융선(ridges)에 적절한 압력을 가한다. 엄지손가락은 귀 뒤에 위치시켜 손 기법을 위한 받침대로 사용한다(그림 8-22b).

만약에 단단하거나 무르거나 또는 이상이 있는 다른 조직이 발견될 때, 또는 고객이 만져서 아픈 부위일 경우, 그 부위에 더 추가적인 자극을 해준다. 이렇게 하면 관련된 신체 부위의 상태를 알 수 있어서 다음 마사지를 위해, 아니면 치료기록을 위해 신체 부위와 관련된 압통점(tender point)을 적어둘 수 있다.

⑤ 귀 중심 깊숙히 검지손가락을 놓고 가운데 손가락은 머리에 가까운 귀의 뒷면에 위치시킨다. 귀를 견고하게 잡고 머리 바깥 방향으로 천천히 당긴다. 손가락과 엄지손가락이 귀의 바깥쪽 주변에 닿을 때까지 잡아 끄는 동작을 지속하며 마사지를 실시한다. 엄지손가락을 귀 중앙으로 다시 가져오고 이 과정을 반복한다. 매번 조금씩 다른 방향으로 실시한다－아래쪽으로, 뒤쪽 아래로, 위쪽 뒤로, 위쪽으로(그림 8-22b)

⑥ 귓불(ear lobes)을 아래쪽으로 부드럽게 당기고, 귀의 바깥쪽 가장자리를 부드럽게 잡고 편다. 그리고 손가락으로 활주법을 실시함으로써 머리와 연결된 귀 부분의 마사지가 끝난다.

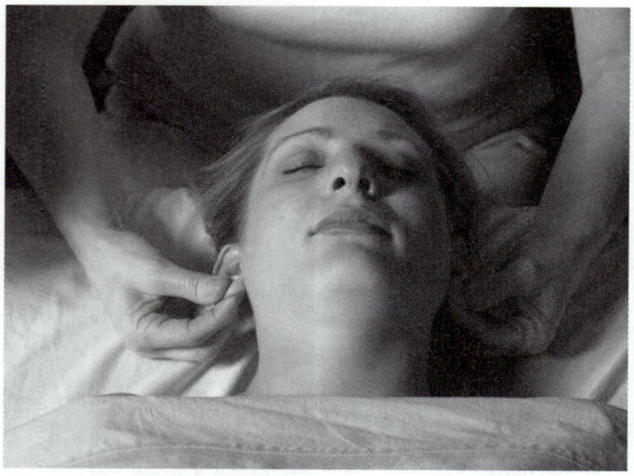
그림 8-22a 귀의 바깥쪽 가장자리를 펴준다.

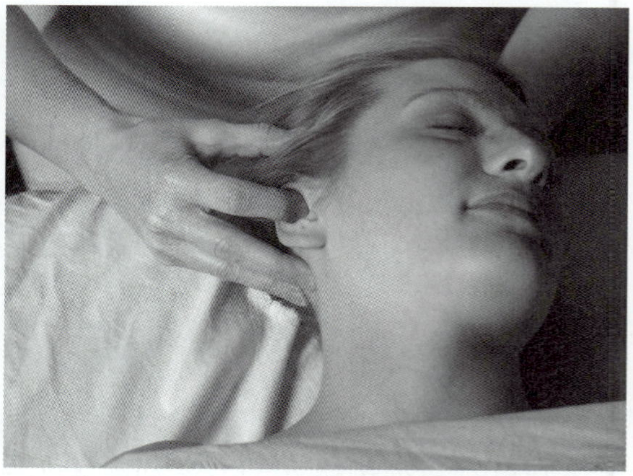
그림 8-22b 가벼운 마찰법으로 귀안과 주변을 마사지한다.

목 마사지(massage the neck)

① 윤활제를 바르고 흉골절흔(sternal notch)에서 시작하여 어깨 위로 올라가서 승모근(trapezius)을 거친 후에 목 뒤의 후두부 융선(occipital ridge)까지 양쪽 측면 마찰법(bilateral-lateral effleurage)을 실시한다(그림 8-23a~c).

② 고객의 머리를 한쪽 방향으로 돌리고 손으로 받쳐 준다. 경찰법을 계속하고 새끼손가락으로 다른 손가락을 이끌어 간다. 그리고 유양돌기(mastoid process) 아래에서 시작하여 목 옆면 아래로 내려가서 어깨를 거친 후에 다시 승모근(trapezius)으로 돌아가서 후두부 융선(occipital ridge)으로 진행한다. 이것을 3~5회 반복한다(그림 8-24a~d).

③ 목 옆을 빈틈없이 안마하고 뭉친 부위가 있는지를 확인한다.

④ 목과 어깨에 경찰법을 지속한다.

⑤ 울혈 또는 경직 부위에 원형 마찰법을 실시한다.

⑥ 목의 옆면과 뒷면에 V 스트로크 경찰법(v-stroke effleurage)을 실시한다(그림 8-25a~c).

⑦ 경찰법을 반복한다.

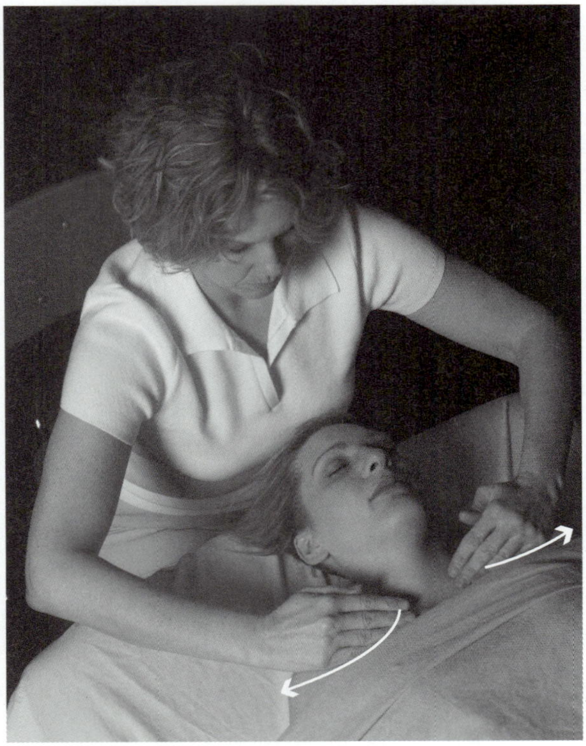

그림 8-23a 흉골절흔(sternal notch)에서 시작하여 양방향 마찰법(bilateral effleurage)을 실시한다. 손을 동시에 사용하면서 양손의 새끼손가락으로 손을 이끌어 준다.

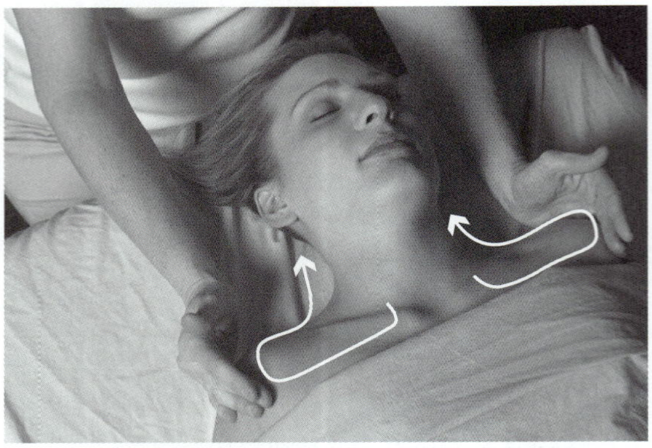

그림 8-23b 경찰법을 흉골절흔(sternal notch)에서부터 어깨를 거쳐서 승모근(trapezius)을 따라 지속한다.

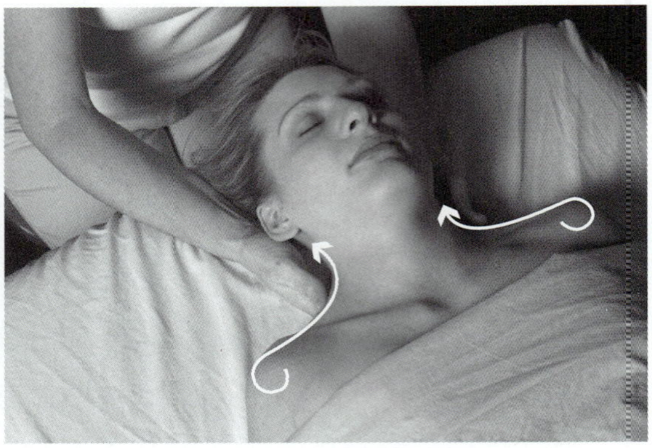

그림 8-23c 동작을 후두부 융선(occipital ridge)까지 계속한다.

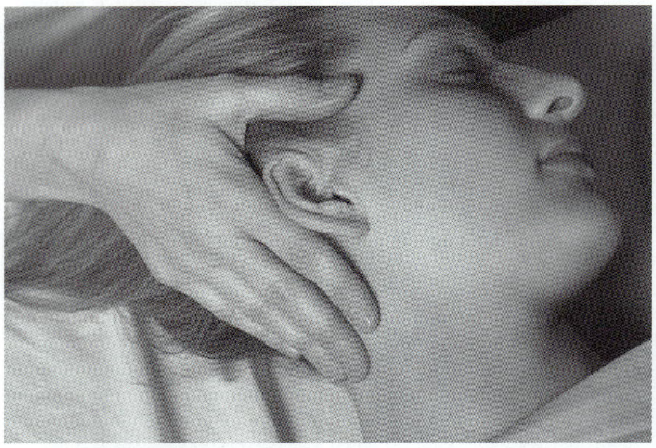

그림 8-24a 머리를 지탱하는 자세에서의 손 위치를 주의 깊게 보아야 한다.

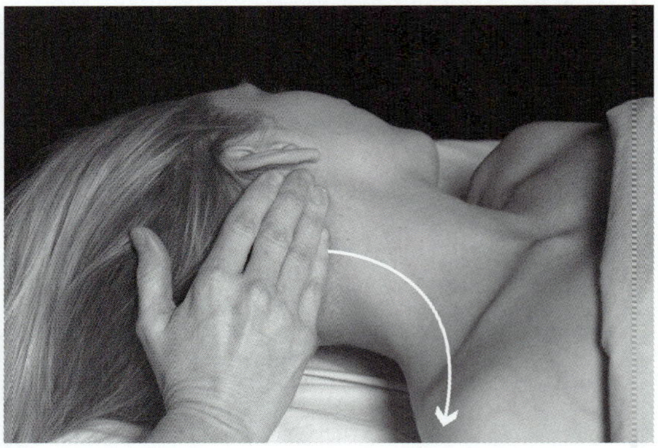

그림 8-24b 경찰법을 새끼손가락 쪽으로 시작한다. 유양돌기(mastoid process) 아래 방향으로 이동하여 목으로 내려간다.

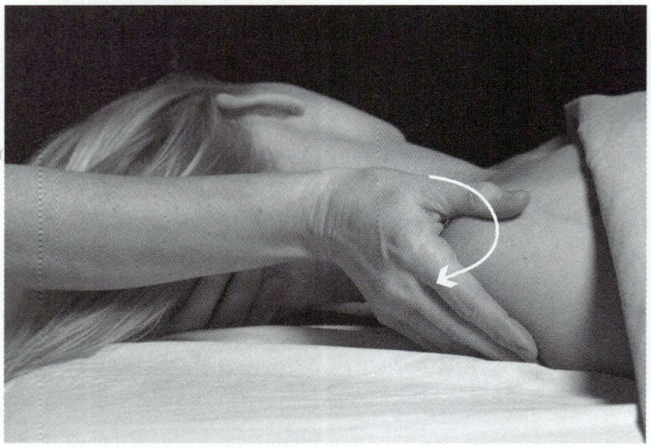

그림 8-24c 어깨를 가로질러 삼각근(deltoid) 주위로 움직이면서 마사지를 지속한다.

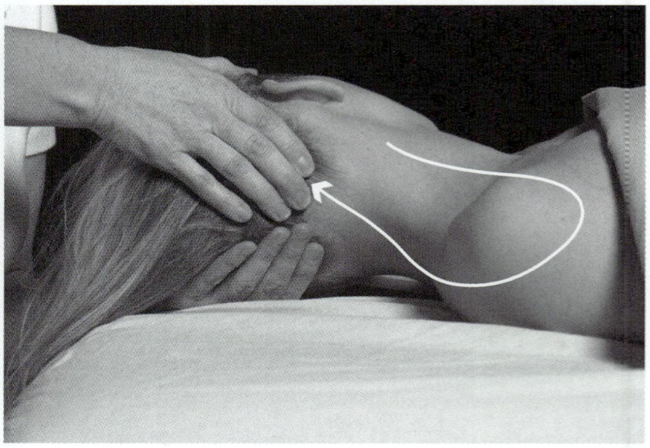

그림 8-24d 마찰법이 마무리되었을 때의 손의 위치

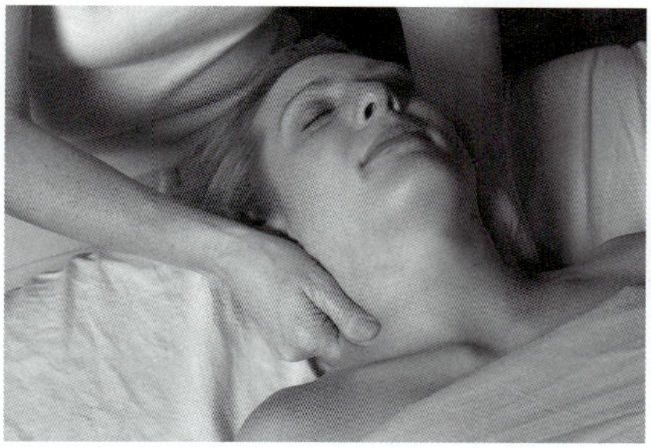

그림 8-25a 목과 어깨에 유날법(pertrissage)을 실시한다.

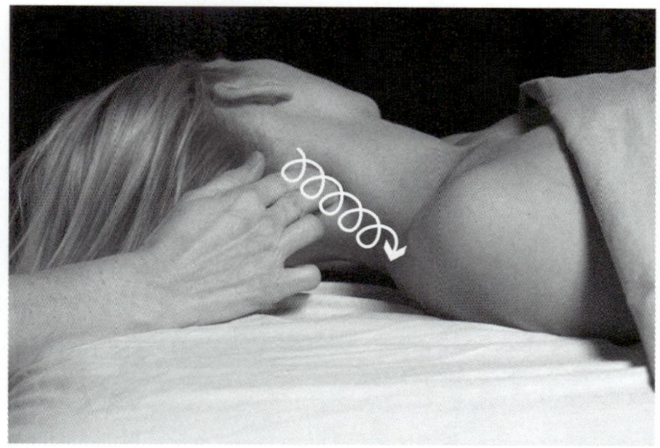

그림 8-25b 목과 어깨에 마찰법(friction)을 실시한다.

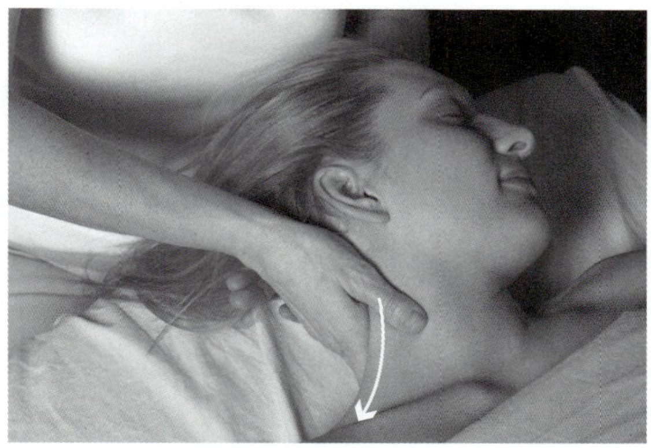

그림 8-25c V-스트로크(v-stroke)를 목과 어깨에 실시한다.

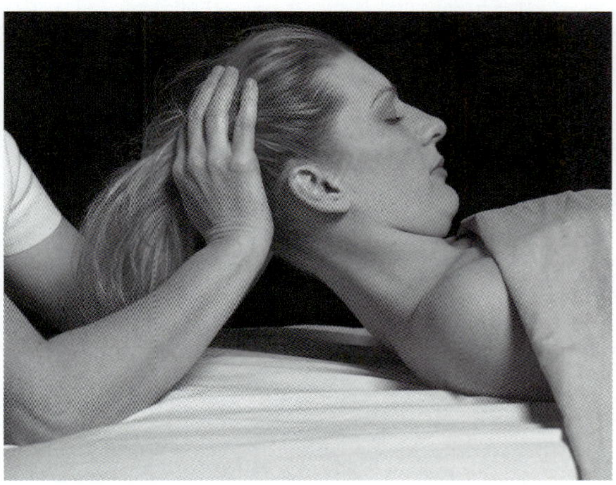

그림 8-26a 머리를 앞쪽으로 돌리면서 수동관절운동을 실시한다. 고객의 머리에 놓인 손의 위치에 주목해야 한다.

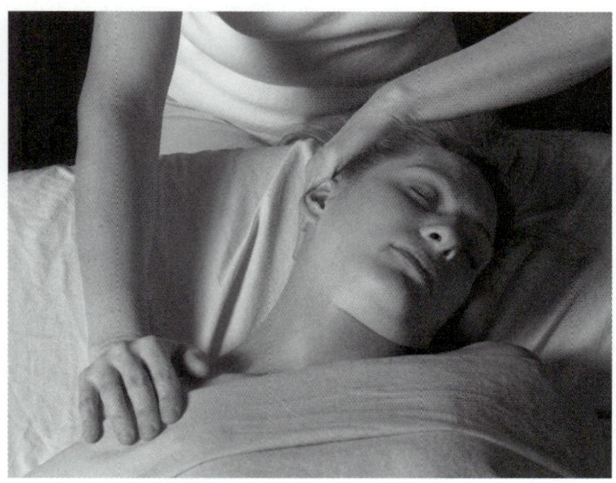

그림 8-26b 수동적 스트레치(passive stretch)를 실시한다. 한 손으로 머리 옆쪽을 받치고 반대쪽 어깨를 발 방향으로 밀어 준다.

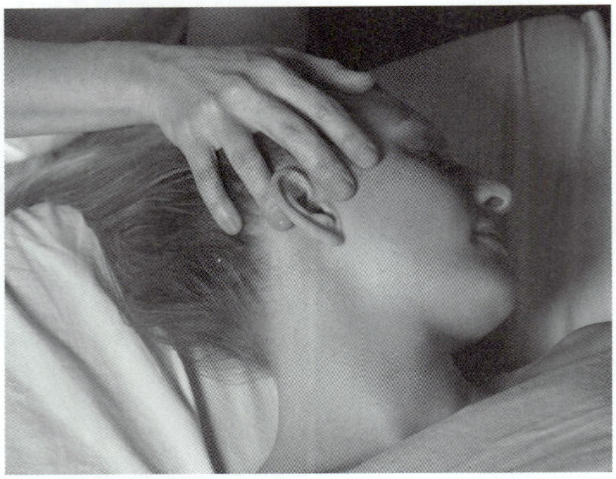

그림 8-26c 목의 수동적 회전(passive rotation)을 실시한다. 경추(cervical spine)가 똑바로 유지되도록 주의한다.

⑧ 고객의 머리를 반대쪽으로 돌리고 단계 2부터 6까지의 동작을 반복한다.

⑨ 고객의 머리를 중앙으로 다시 돌려놓고 바깥의 양쪽 방향으로 유날법(pertrissage)과 마찰법(friction)을 목과 어깨에 실시한다.

⑩ 관절운동을 실시한다. : 머리 뒤쪽을 턱끝 방향으로 들어서 기울게 하면 턱끝 아래가 가슴에 닿는다. 처음에는 목을 오른쪽 어깨 방향으로 수축시키고 귀를 마사지한다. 그런 후에 왼쪽을 실시한다. 머리가 원래 위치로 돌아오게 약간 당겨주고 동작 가능한 전체 범위에서 회전(외회전 : lateral rotation)시켜 준다. 척추는 똑바로 유지시킨다(그림 8-26a~c).

주의 : 골다공증(osteoporosis)인 경우에는 목 관절운동을 하지 않는다.

⑪ 손가락으로 후두부(occiput)를 잡고 또는 손가락으로 후두 아래쪽을 갈고리 모양으로 잡는다. 그런 후 목을 약간 당긴다.

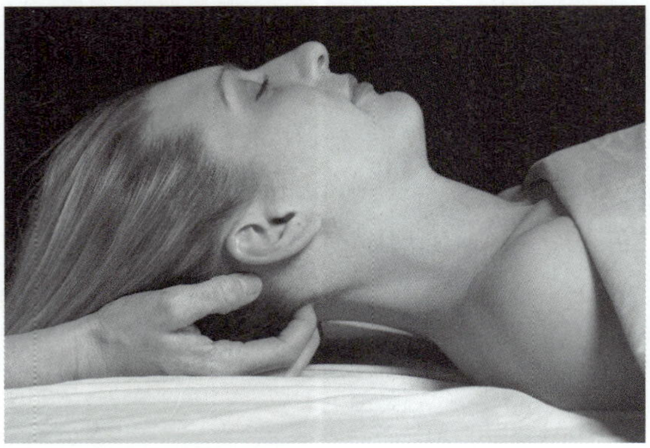

그림 8-27a 후두부 아래를 잡고 경추를 손가락으로 긁는 듯이 가볍게 잡아당긴다.

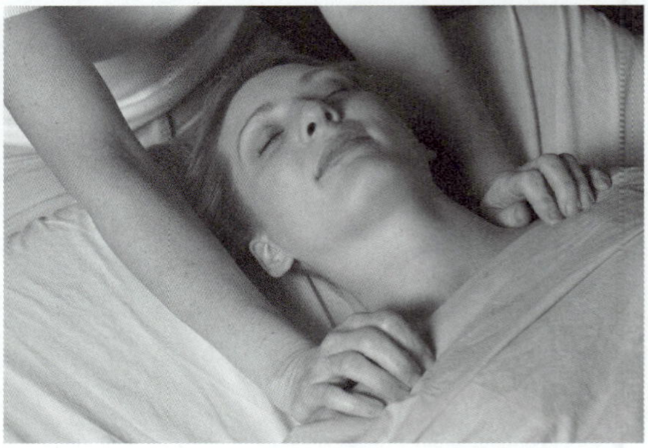

그림 8-27b 발 방향으로 동시에 양 어깨를 부드럽게 흔들고 압박하면서 스트레치해 준다.

⑫ 한 손씩 양쪽 어깨에 올려놓고 반복해서 부드럽게 발 방향으로 밀어 준다. 흔들기(rocking) 동작을 부드럽게 실시한다(그림 8-27a~b).

⑬ 단계 1의 스트로크 동작을 반복한다.

팔 마사지(massage the arms)

① 접촉을 위해 한쪽 팔의 드레이핑(draping)을 풀고, 고객의 어깨부터 손목까지 윤활제를 바른 후에 가벼운 경찰법을 실시한다.

② 한 손은 고객의 손목 부분에 두고, 다른 손은 고객의 손목 부위를 잡고 팔을 가볍게 당기면서 마찰법을 실시한다. 손목에서 목 쪽으로 점점 더 강한 압박을 주면서 경찰법을 실시하고 손목으로 돌아올 때는 좀 더 약하게 실시한다. 엄지 옆 부분을 잡고(고객의 손목) 고객에게 다가서서 팔을 마사지한다. 손목부터 시작하여 팔로 올라가고 어깨를 지나서 목 뒤로 넘어간다. 고객의 어깨 위로 이동할 때에는 마사지 치료사의 손을 돌리면서 이동하고, 동시에 가볍게 당기는 동작을 한다.

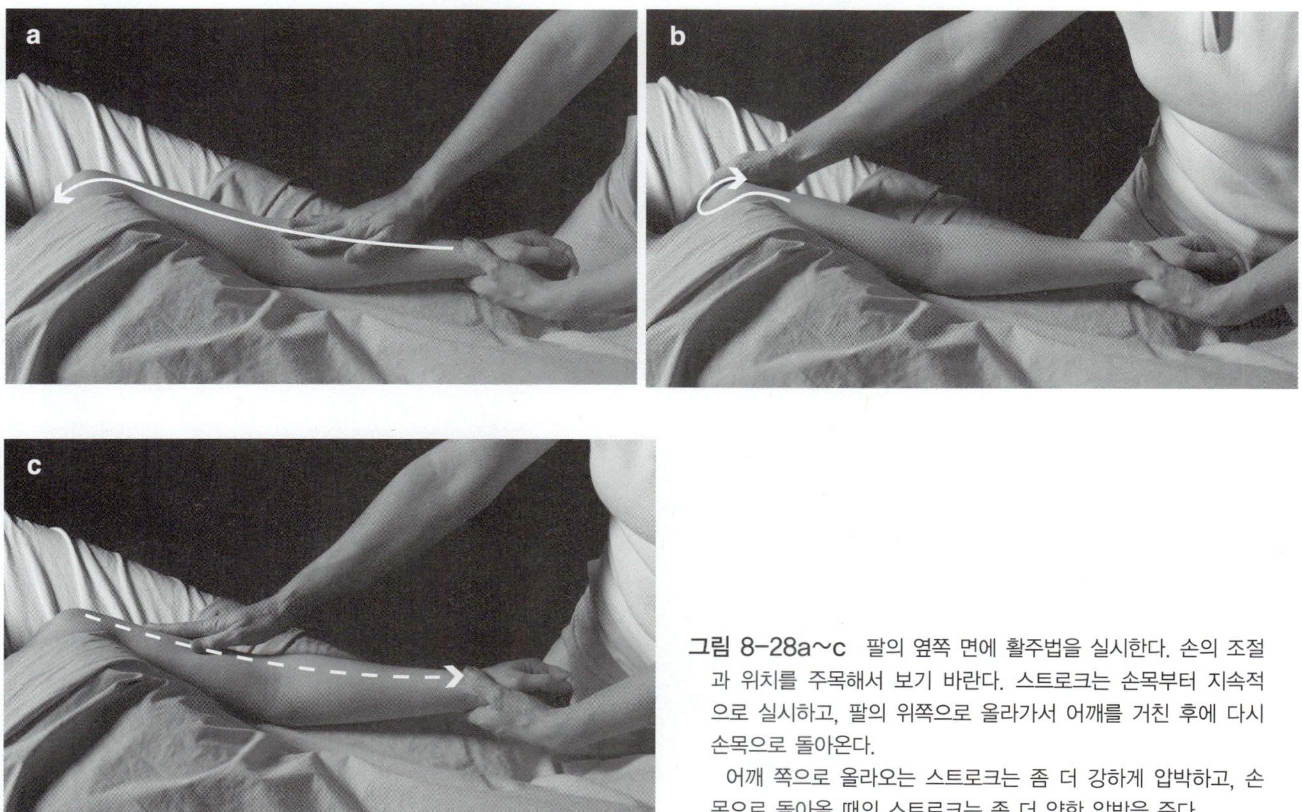

그림 8-28a~c 팔의 옆쪽 면에 활주법을 실시한다. 손의 조절과 위치를 주목해서 보기 바란다. 스트로크는 손목부터 지속적으로 실시하고, 팔의 위쪽으로 올라가서 어깨를 거친 후에 다시 손목으로 돌아온다.

어깨 쪽으로 올라오는 스트로크는 좀 더 강하게 압박하고, 손목으로 돌아올 때의 스트로크는 좀 더 약한 압박을 준다.

그리고 목 뒤로 올라간 후에 어깨 아래(승모근 부위)로 다시 내려온다. 그런 후에 손목의 시작 부위로 활주하며 내려온다. 이 과정을 3~5회 반복한다(그림 8-28a~c).

③ 손목의 척골(ulnar) 측면으로 위치를 바꾼다. 견고한 압박으로 경찰법을 실시하면서 팔의 정중면(medial aspect)을 통해 어깨 위로 올라간다. 팔의 겨드랑이 부위(axillary area)를 통해서 다시 아래쪽으로 내려온다. 내려올 때는 올라갈 때보다 가벼운 압박을 주면서 이동한다. 경찰법을 3~5회 더 실시한다(그림 8-29a~c).

④ 두 손을 사용하여 어깨높이에서 팔을 잡고 유날법(petrissage)을 실시한다. 단일 동작으로 어깨 방향을 향하고 곧바로 팔 아래 고객의 손쪽으로 내려온다. 상완(upper arm)의 이두근(biceps)과 삼두근(triceps)을 두 손으로 교차하며 주무른다. 팔뚝의 손목굴근(wrist flexors)과 손목신근(extensors)을 교차적으로 주물러 준다(그림 8-30a~b).

⑤ 두 손을 사용하여 비틀기(wring)와 돌리기(roll) 동작을 어깨부터 팔 쪽으로 내려가면서 실시하고, 팔뚝 근육에 특별한 주의를 기울인다.

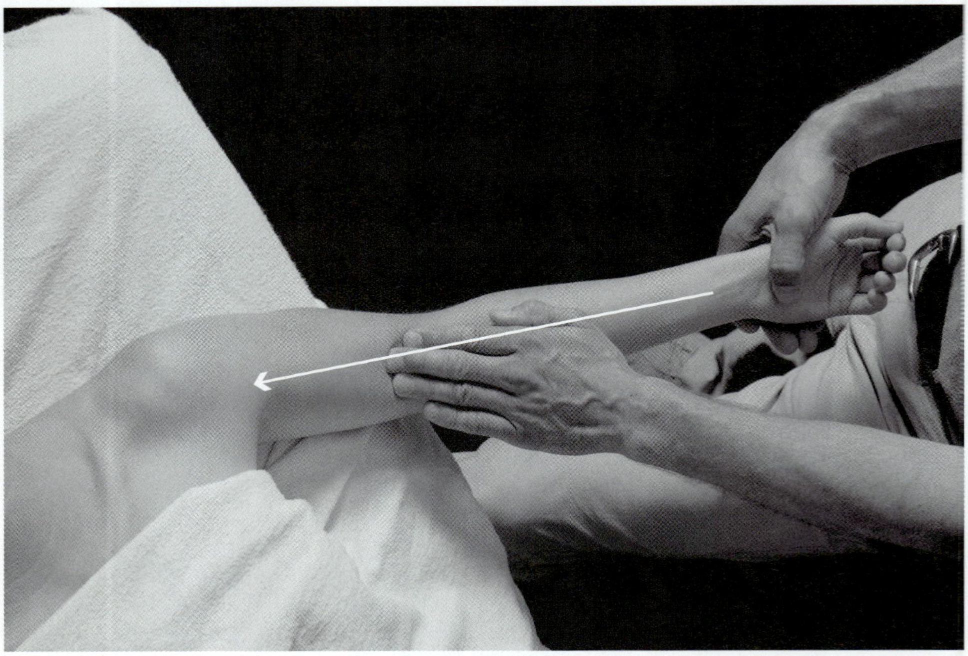

그림 8-29a 팔의 정중면(medial aspect)을 따라서 경찰법을 지속적으로 실시한다. 손의 위치를 주목해서 보기 바란다.

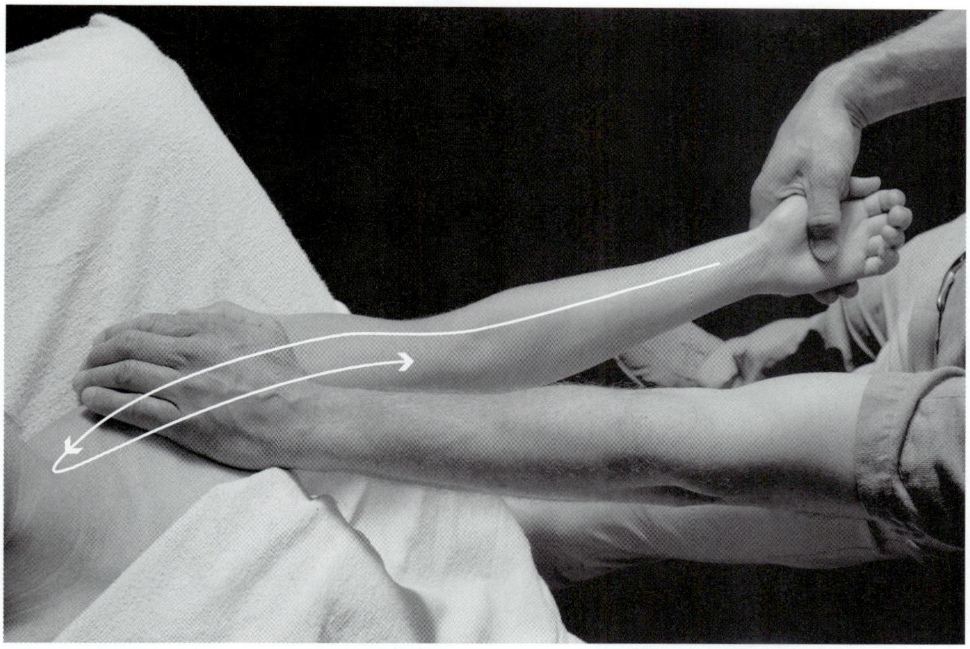

그림 8-29b 경찰법 동작을 위쪽으로 어깨 위까지 지속적으로 실시한다. 그런 후에 다시 팔을 따라 내려온다.

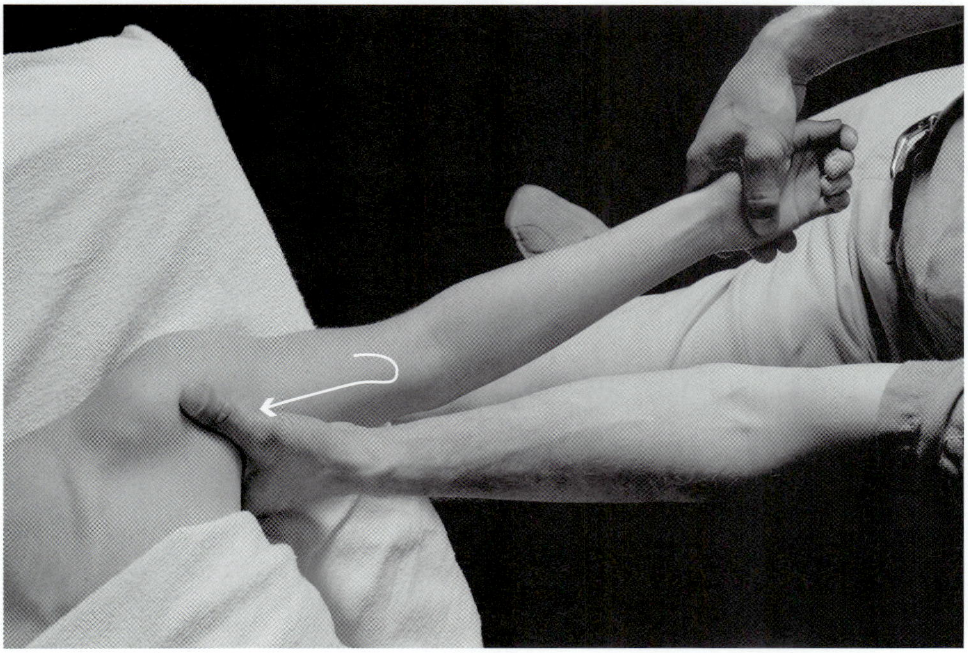

그림 8-29c 약간의 관절동작과 스트레치를 하면서 경찰법 동작을 겨드랑이(axillary) 아래쪽으로 올라가면서 실시한다.

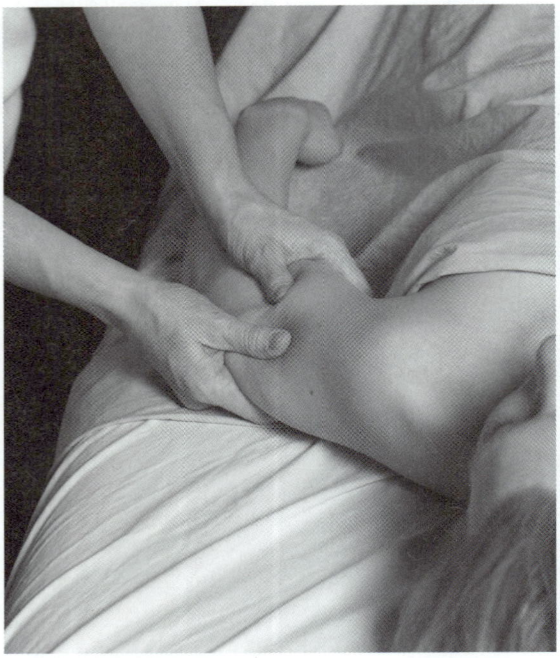

그림 8-30a 유날법을 어깨부터 팔 아래쪽으로 실시한다.

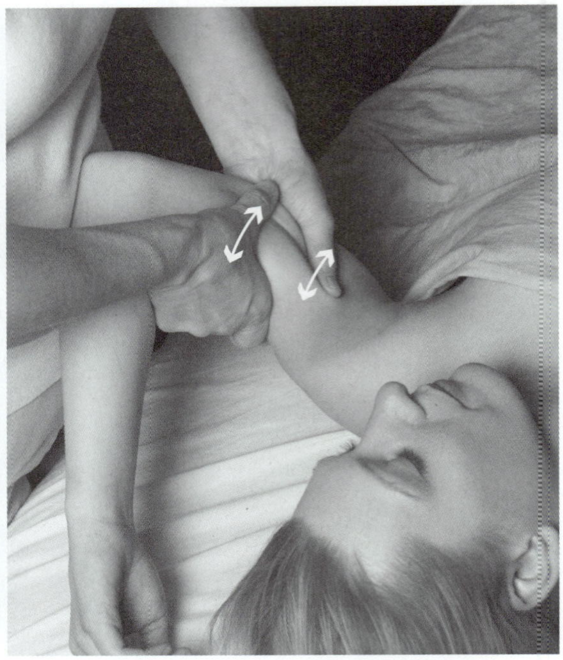

그림 8-30b 손목까지 계속해서 유날법을 실시한다.

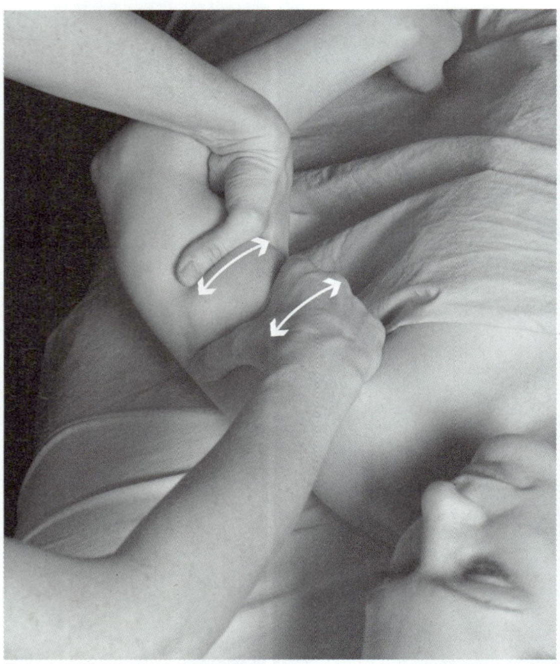

그림 8-30c 비틀기(wringing) 동작을 어깨부터 손목까지 실시한다.

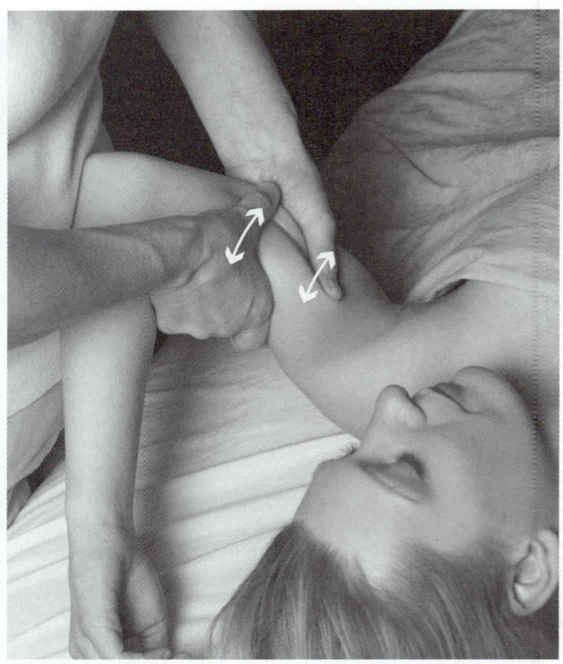

그림 8-30d 비틀기 동작(wrining movements)과 안마동작(kneading movements)은 번갈아가며 사용할 수 있다.

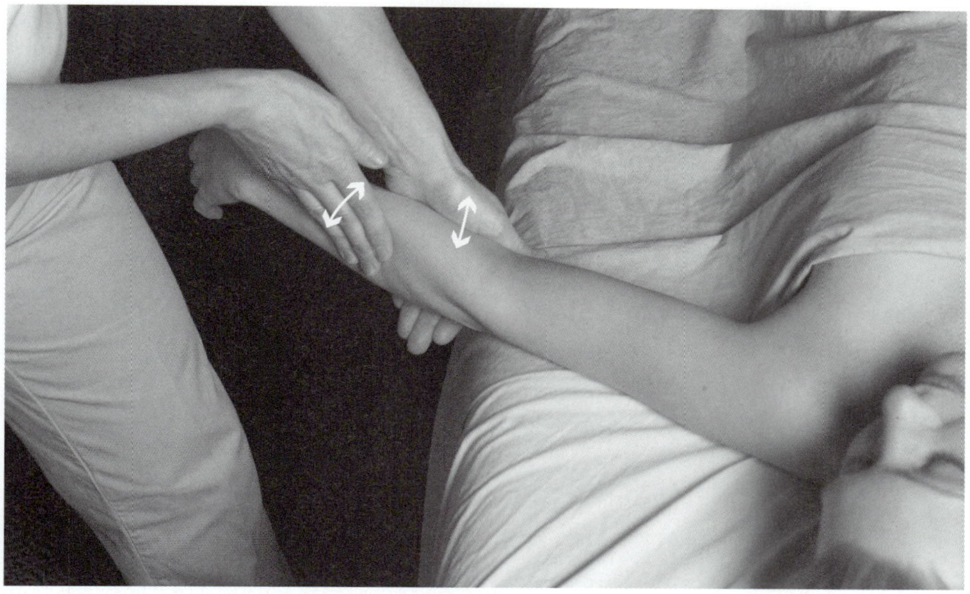

그림 8-30e 돌리기 동작(rolling movements)을 어깨부터 팔목까지 실시한다.

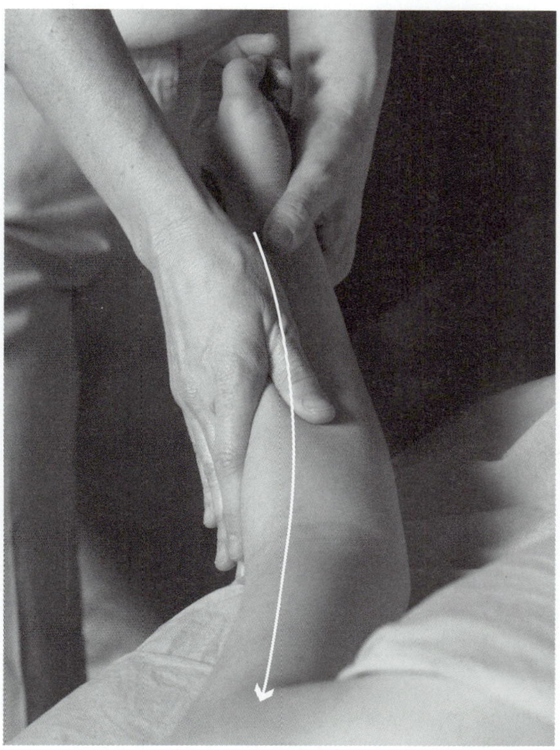

그림 8-31a V-스트로크의 방향과 팔의 위치를 주목해서 보기 바란다. 팔 뒤쪽을 마사지 하면서 위쪽 방향으로 동작을 실시한다.

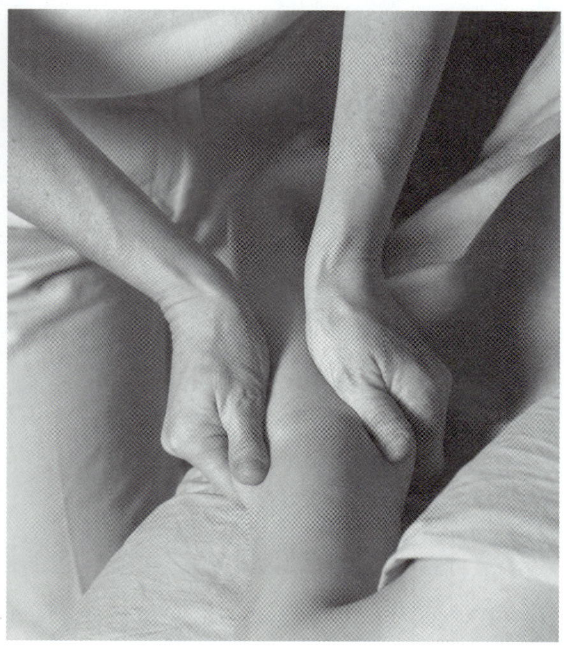

그림 8-31b 팔에 밀기 동작(fulling)을 실시한다.

⑥ V-스트로크 경찰법을 손목부터 팔꿈치까지 정중면을 통해 실시한 후에 팔뚝의 측면(lateral sides)에 실시한다(그림 8-31a).
⑦ 팔뚝에 밀기(fulling)를 실시한다(그림 8-31b).
⑧ 팔의 정중면(medial)과 측면에 경찰법을 반복한다.
⑨ 손을 마사지 하고, 팔과 손의 관절운동을 실시한다.

손 마사지(massage the hand)

① 고객의 손바닥에 유날법(petrissage)을 실시한다.
② 손바닥에 마찰법을 실시한다.
③ 손등에 유날법을 실시한다.
④ 손등에 마찰법을 실시한다.
⑤ 손가락마다 관절운동이 포함된 유날법을 실시한다(그림 8-32a~f).
⑥ 관절운동을 실시한다. 고객의 손을 지탱하고 모든 손가락을 시계 방향과 반대 방향으로 돌려 준다.

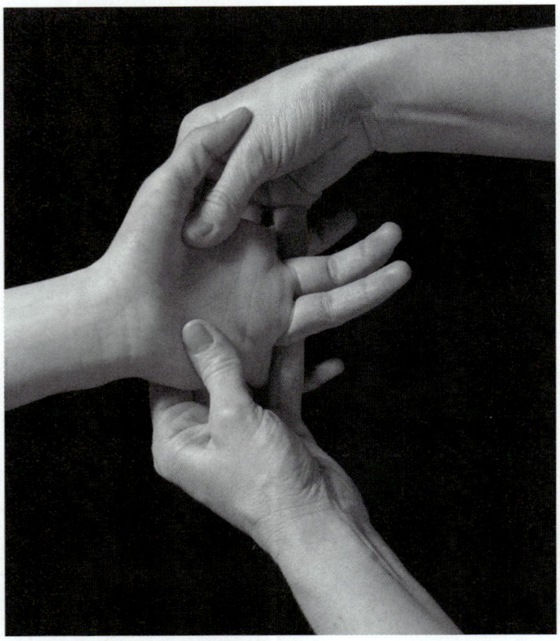

그림 8-32a 손바닥의 장골(metacarpals)을 펼쳐서 마찰법과 유날법을 실시한다.

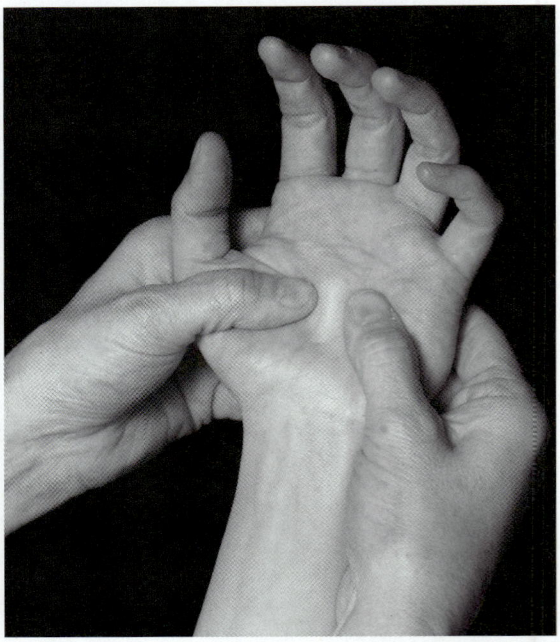

그림 8-32b 고객의 팔꿈치를 테이블에 놓고 손을 똑바로 세워 잡는다. 그리고 손바닥과 엄지를 이용하여 엇갈리는 방향으로 원형 동작을 실시하면서 마사지한다. 이 동작은 손을 이완시켜 준다.

⑦ 손가락, 손목, 팔꿈치를 신전 · 굴곡시키며 회전시킨다.
⑧ 어깨 관절을 시계 방향과 반대 방향으로 회전시킨다.
⑨ 팔 전체를 곧게 고객의 머리보다 위쪽으로 펴주면서 신전시킨다.

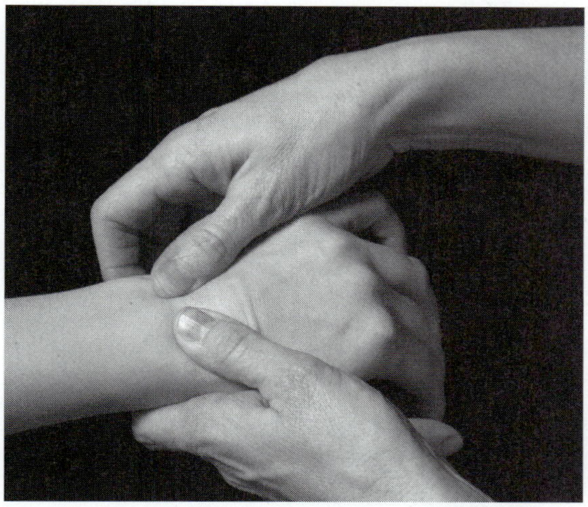

그림 8-32c 손목과 손 근육에 마찰법과 유날법을 실시한다.

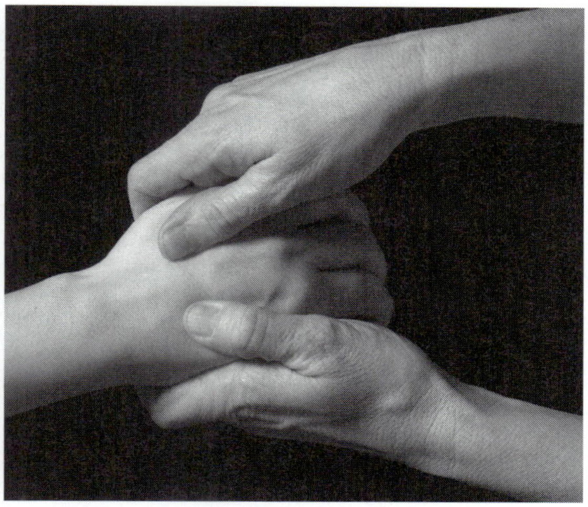

그림 8-32d 손등에 원형 마찰법(circular friction)을 실시한다.

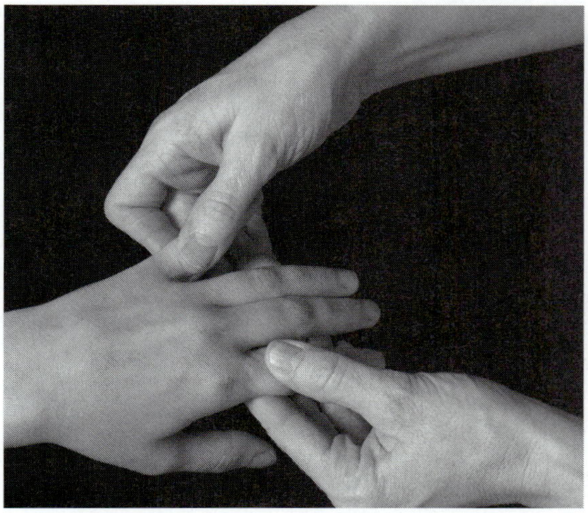

그림 8-32e 각각의 손가락면에 마찰법과 유날법을 실시한다. 각 손가락끝 방향으로 실시한다.

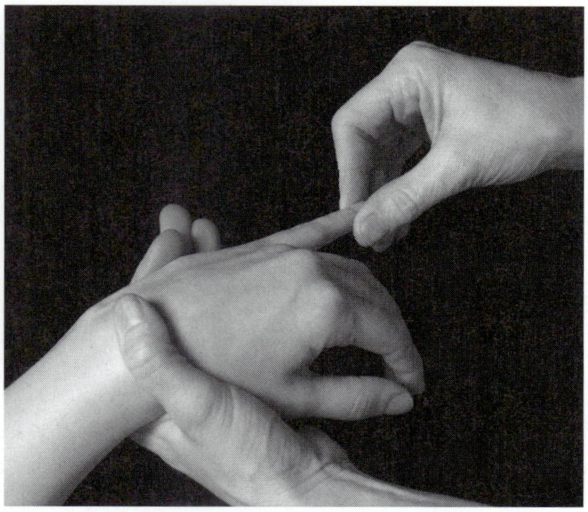

그림 8-32f 손가락마다 비틀기(wringing)를 실시한다. 손의 기저부(base)에서 시작하여 손끝 방향으로 큰 원을 그리면서 각각의 손가락을 회전시킨다. 손끝으로 부드러운 비틀기(squeeze)를 실시한다.

⑩ 팔꿈치부터 겨드랑이 부위까지 경찰법을 실시한다(그림 8-33a~e).

⑪ 고객이 머리를 위쪽 방향으로 하고 등을 대고 누운 자세에서 위쪽으로 팔이 움직일 때, 손목을 약간 당겨준다. 그리고 팔을 내릴 때에는 몸 옆으로 내린다.

⑫ 팔과 손을 흔들고(shake) 진동(vibrate)을 준다(그림 8-34a).

⑬ 팔과 손에 마지막 경찰법을 실시하고 어깨를 회전시킨다.

⑭ 측면에 경찰법을 실시한다. 가벼운 동작으로 아래쪽을 향해 표면 스트로크(superficial stroke)를 목부터 시작하여 팔을 거쳐 손가락 끝까지 실시한다(그림 8-34b).

⑮ 필요하다면 고객의 팔을 다시 드레이핑하고 반대쪽 손과 팔에 동일한 방법으로 마사지한다.

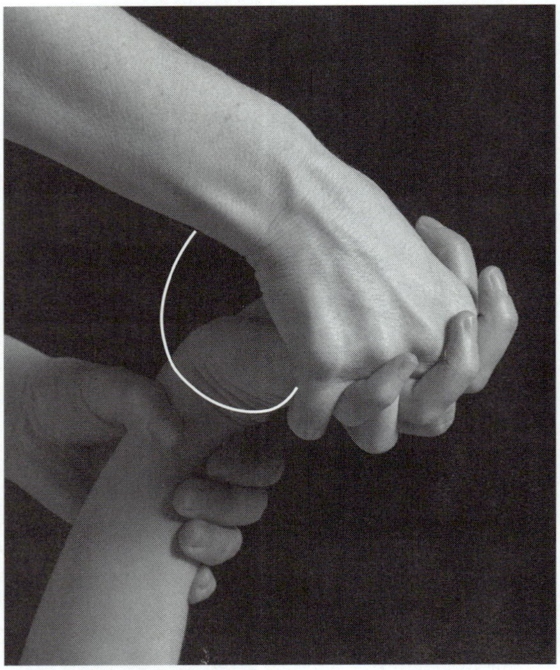

그림 8-33a 관절운동과 회전(rotation)을 실시한다. 손가락을 깍지 끼어서 잡은 모양을 주목해서 보기 바란다.

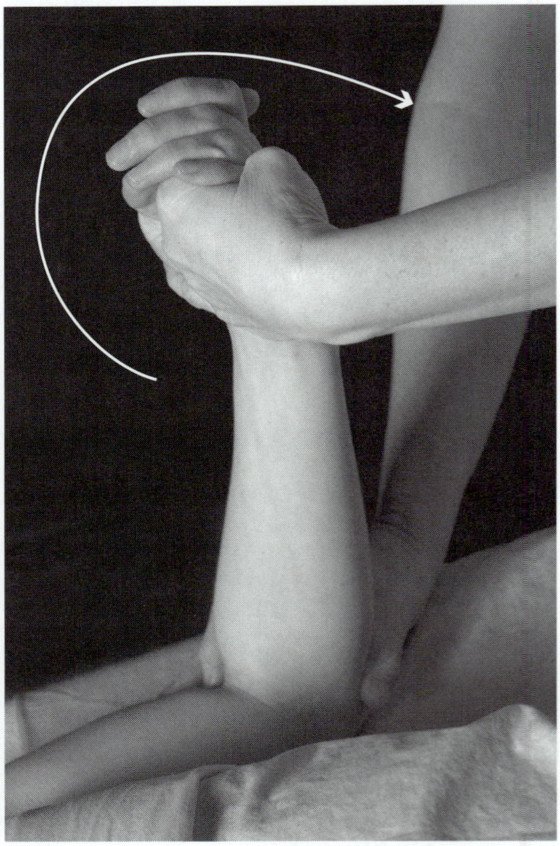

그림 8-33b 팔뚝을 회전시킨다. 손가락으로 고객의 팔꿈치를 어떻게 안정시키고 있는지에 대해서 주목하기 바란다.

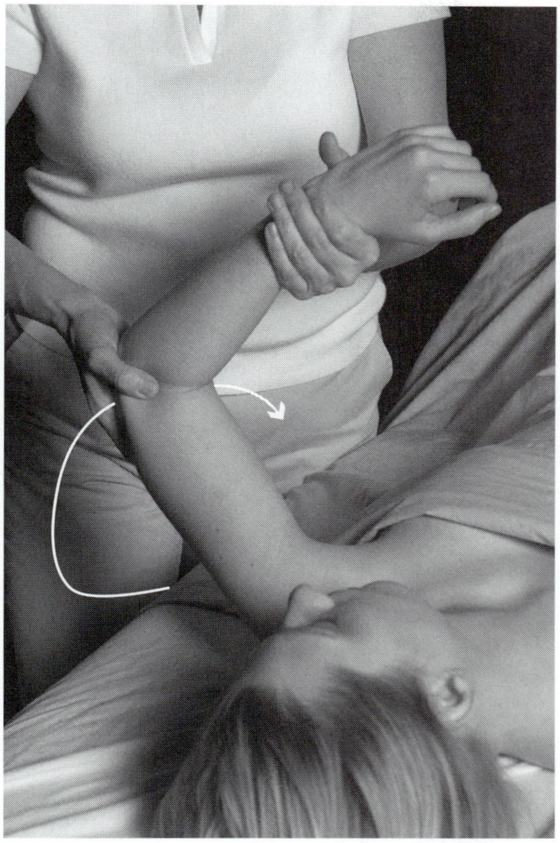

그림 8-33c 팔꿈치를 크게 원을 그리며, 움직이면서 어깨의 관절운동을 실시한다. 고객의 손이 얼굴을 가격하는 것을 예방하기 위해서 손목을 어떻게 하는지 주목해서 보기 바란다.

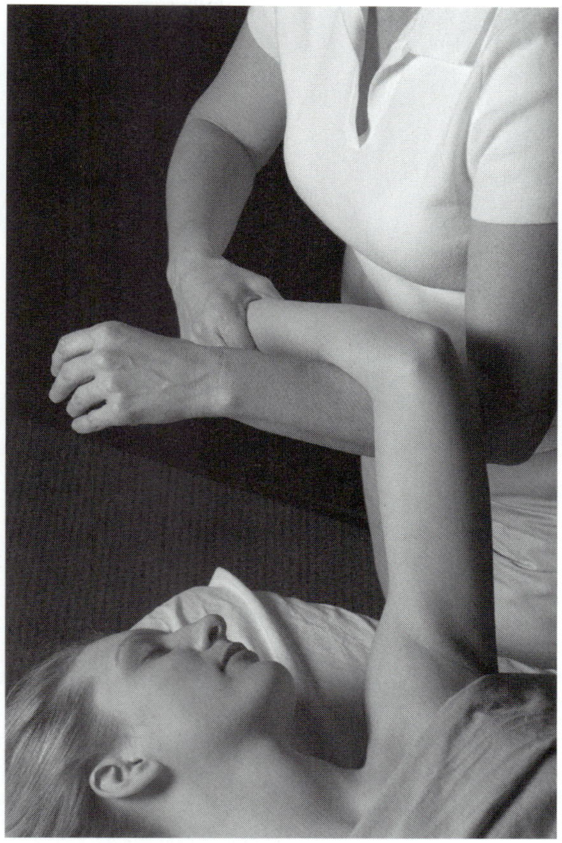

그림 8-33d 고객의 팔을 당신의 팔 위에서 스트레칭 해준다. 고객의 손목을 잡고 약간 돌리거나 스트레칭 해준다.

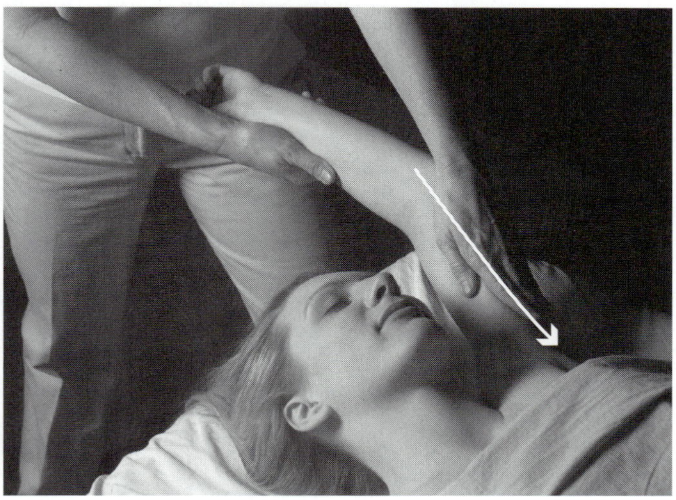

그림 8-33e 겨드랑이 부위(axillary area)에 마찰법 또는 압박법(compression)을 실시한다.

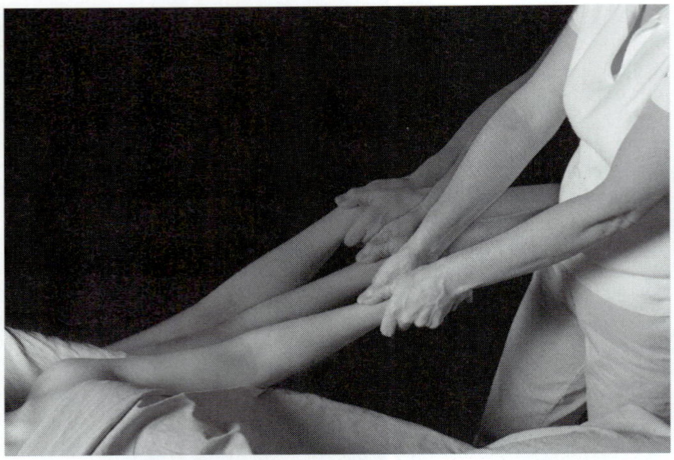

그림 8-34a 안전하게 손목을 잡고 팔은 아래위로 힘있게 흔들어 준다.

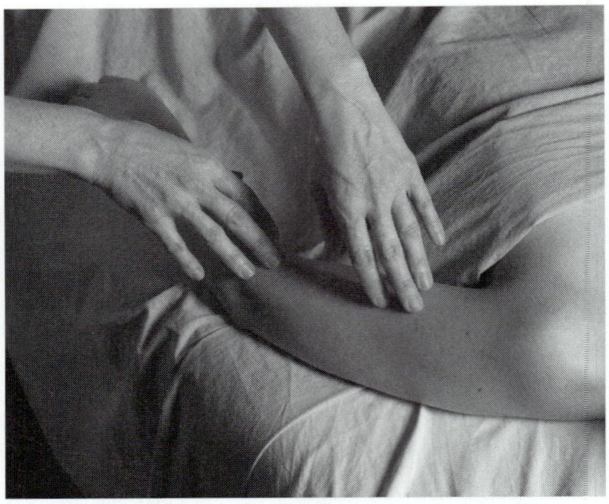

그림 8-34b 손끝을 이용한 가벼운 스트로크(가벼운 경찰법)를 통해서 팔 마사지를 완료한다. 반대쪽 팔도 같은 방법으로 실시한다.

발 마사지(massage the feet)

① 접촉을 유지하면서 몸 옆면을 아래 방향으로 빠른(brushing) 스트로크를 실시하며 발쪽으로 움직인다. 발 마사지를 시작하기 전에는 치료사가 어디 있는지를 고객이 느낄 수 있도록 잠시 스트로크를 멈춘다. 그리고 한쪽 발과 다리 그리고 엉덩이까지 드레이핑을 푼다.

② 마사지를 부드럽게 할 수 있을 만큼의 약간의 윤활제만을 사용한다(일반적으로 한두 방울 정도면 충분히 마사지를 완료할 수 있다. 때때로 발에는 윤활제를 사용하지 않기도 한다).

③ 발의 각 면의 정맥혈(venous fluid)이 트이게 하는 경찰법을 실시한다. 발가락부터 스트로크하여 올라가고, 발목을 지나서 옆으로 이동한다. 그리고 발바닥으로 옮겨 간다.

④ 발바닥의 무지구(ball)에서 시작하여 뒤꿈치까지 유날법(petrissage)과 마찰법(friction)을 실시한다. 강하게 쥔 주먹을 사용하거나 손꿈치(heel of the hand)를 이용해 표면 깊숙이 실시하는 활주법(deep gliding)을 실시한다.

⑤ 발가락부터 발목까지 안마 동작(kneading movements)을 실시한다.

⑥ 발등과 옆면에 있는 각각의 건(tendons) 사이에 작은 원형 마찰법(small circular friction)을 실시한다.

⑦ 각 발가락과 발가락 사이를 손가락을 이용하여 마찰법(digital friction)을 실시한다(그림 8-35a~f).

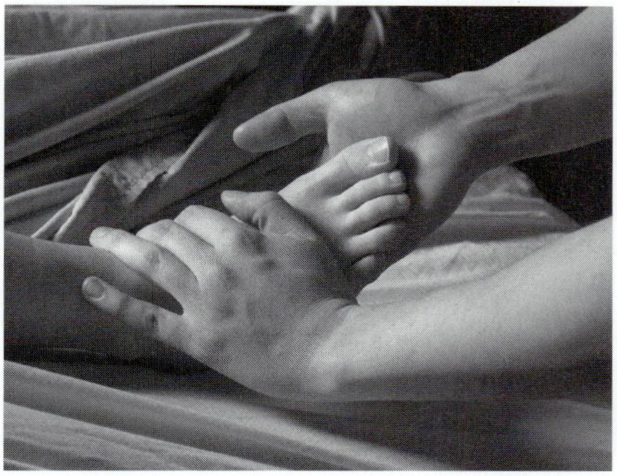

그림 8-35a 발등과 발바닥에 경찰법을 실시하고 발가락부터 시작하여 심장 방향으로 실시한다.

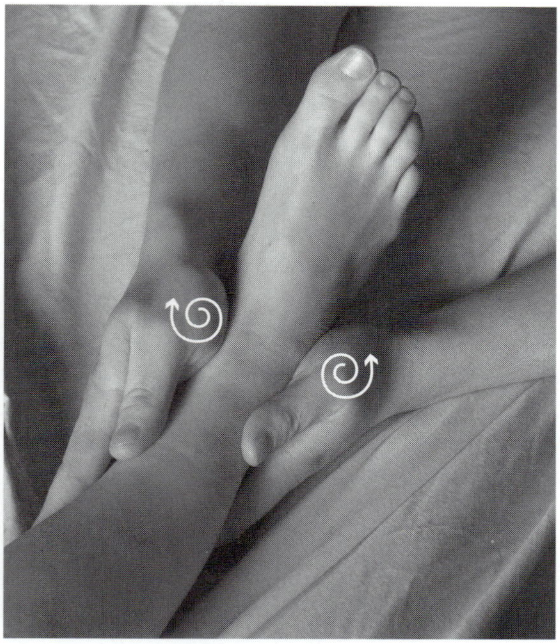

그림 8-35b 원형 문지르기(circular rubbing) 동작을 통해 발과 발목을 예열한다.

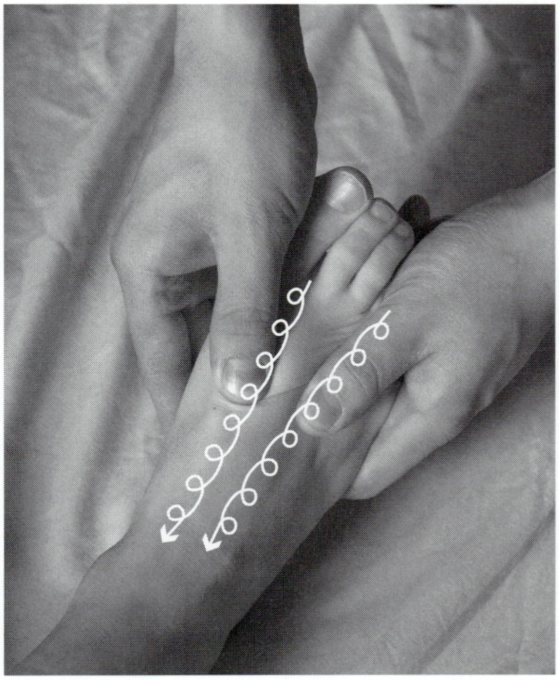

그림 8-35c 원형 동작(circular motions)을 이용해서 발을 안마한다.

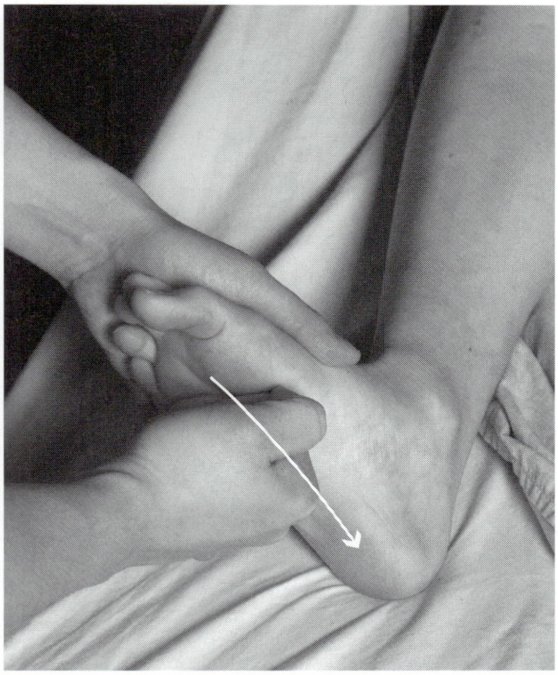

그림 8-35d 주먹을 이용해서 발바닥 면을 아래 방향으로 스트로크한다.

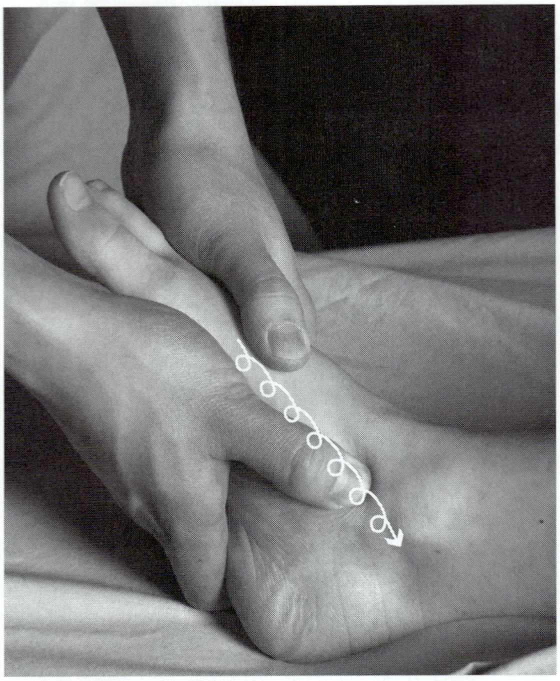

그림 8-35e 발 표면 전체의 건(tendons)과 뼈 사이에 손가락을 이용한 마찰법(digital friction)을 실시한다.

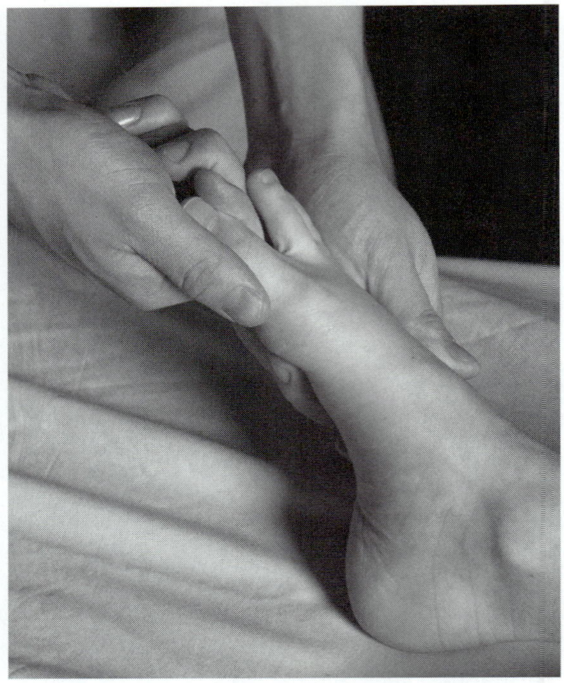

그림 8-35f 발가락 하나씩 마사지하고 돌려 준다.

⑧ 발가락에 관절운동을 병행하며 마사지를 실시한다. 처음에는 발가락 하나씩에 실시하고, 그 다음에는 발가락 모두를 함께 실시한다. 발바닥(plantar)과 등(dorsal) 부위를 굴곡시킨다. 발과 발목을 회전시키며 발가락을 하나씩 따로따로 비틀고 돌리는 동작을 실시한다(그림 8-36a~e).

⑨ 이 전체 과정을 반대쪽 발에 반복한다.

주의 : 동작의 흐름을 중단하는 것보다는 절차에 따라서 인접부위(adjacent parts)로 이동하여 마사지하는 것을 선택할 수 있다(한 부위에서 인접 부위까지). 발 마사지가 끝난 후, 다리 앞면에 대한 마사지를 바로 실시하고 다른쪽 발과 다리에 마사지를 실시한다.

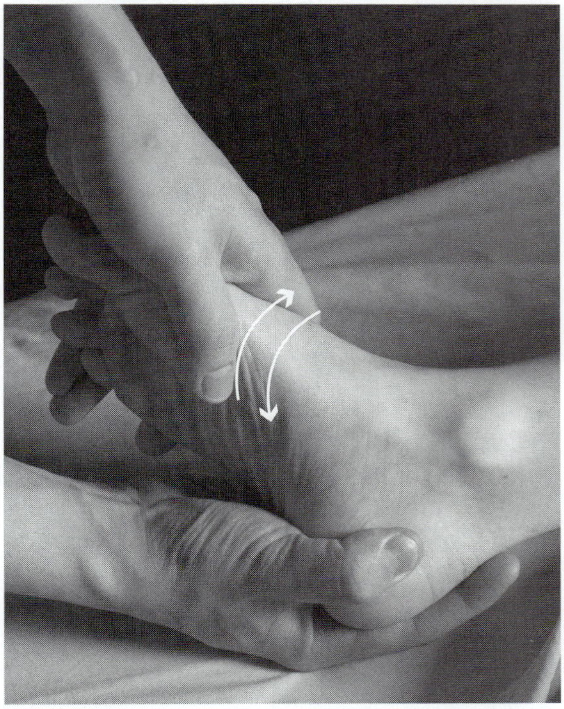

그림 8-36a 발목뼈(tarsus)와 발가락뼈(metatarsus)를 회전시키고 스트레칭한다.

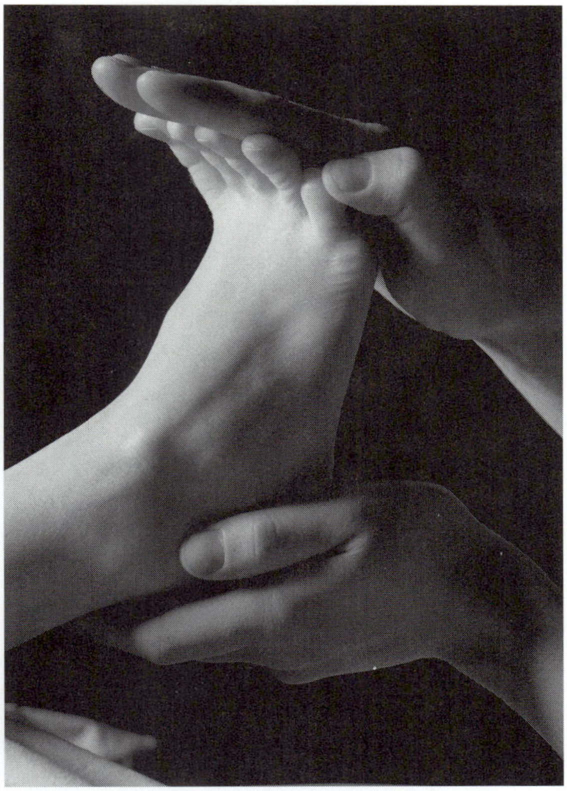

그림 8-36b 발과 발가락의 바닥면(plantar surface)을 스트레칭해 준다.

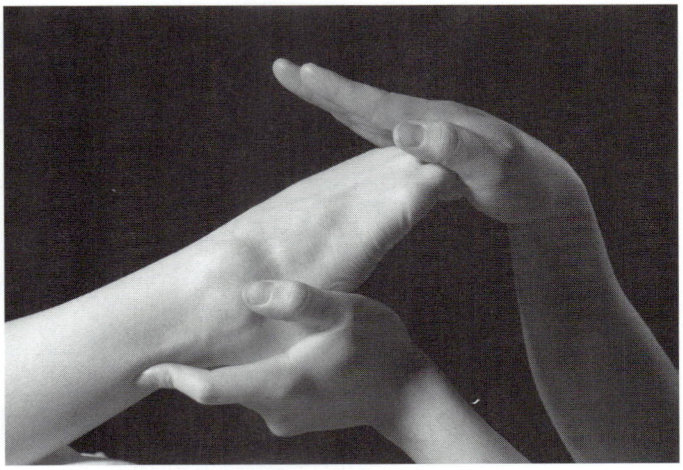

그림 8-36c 발과 발가락 등면(dorsal aspect)을 스트레칭해 준다.

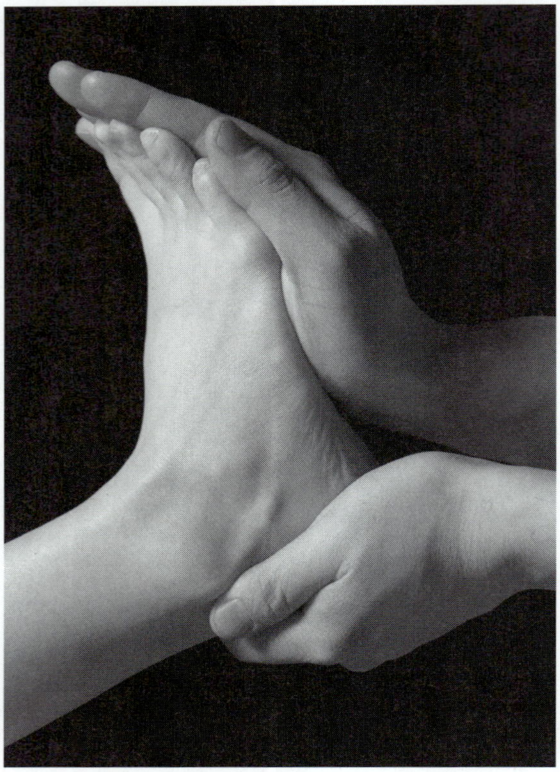

그림 8-36d 아킬레스 건(achilles' tendon)을 스트레칭해 준다. 손의 위치를 주목해야 한다.

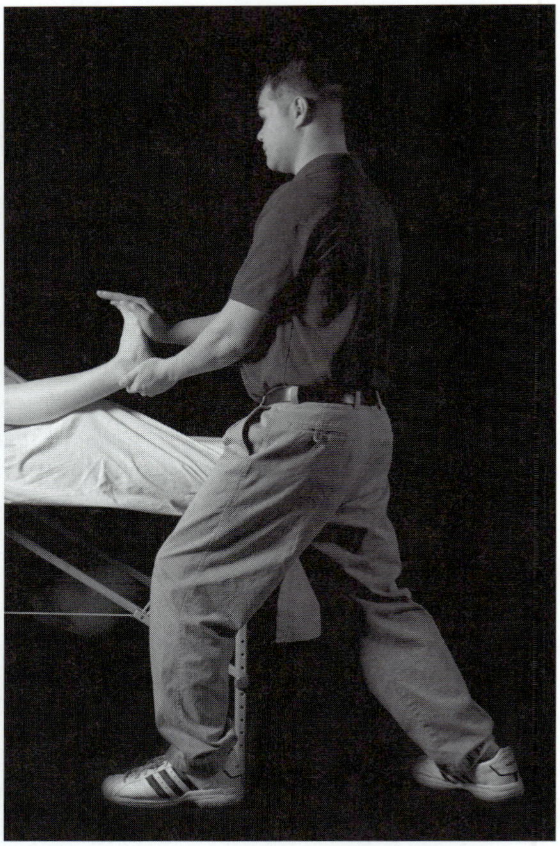

그림 8-36e 마사지 치료사는 항상 적절한 신체역학의 사용을 인식하고 있어야 한다.

다리 앞면 마사지(massage the front of legs)

① 약간의 윤활제를 바르고 경찰법(effleurage)을 실시한다.

② 양손으로 발목부터 마찰법을 시작한다. 한 손은 다리 외측면(lateral side)에 올려놓고 다른 한 손은 다리 정중면(medial aspect)에 올려놓은 후, 다리 전체에 마찰법을 실시한다.

이때 손은 다리 앞쪽 전체를 연결해야 한다. 마찰법을 하면서 손의 압력을 증가시키고, 시작지점으로 돌아올 때는 가볍게 압력을 주면서 돌아온다. 손을 정중면 위쪽 방향의 살(사타구니, groin)으로 진행하고 그 후에 다리의 정중면을 따라서 발목의 시작지점으로 가볍게 돌아온다.

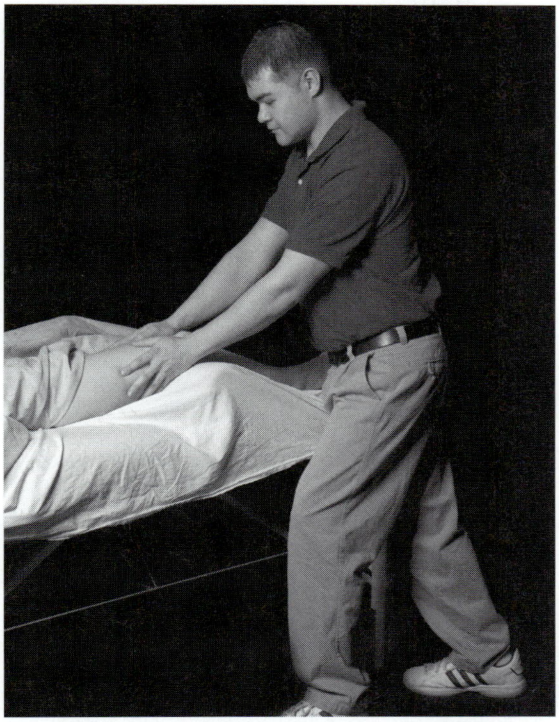

그림 8-37a 다리의 경찰법을 실시한다. 바른 자세와 위치를 유지하고 등을 펴고 무릎은 약간 구부린다.

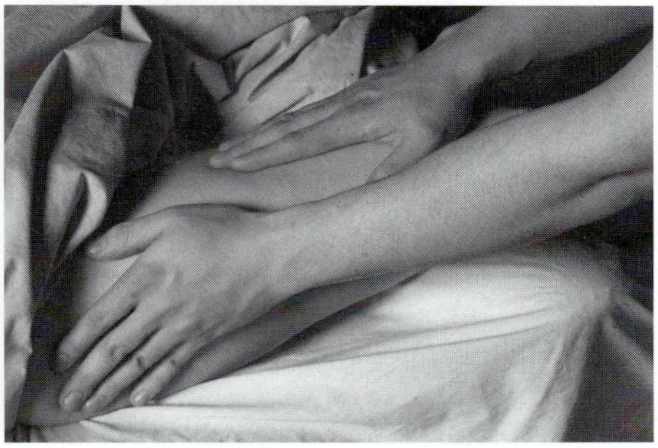

그림 8-37b 장골 위쪽으로 이동했다가 시작지점으로 돌아올 때 손은 다리의 외측면을 따라서 움직인다.

전상장골극(anterior superior iliac spine ; ASIS)의 범위 내에서 외측에 위치한 손을 발목에서 시작하여 다리의 외측면을 따라 마사지하면서 올라간다. 그런 후에 장골능(iliac crest)을 따라서 움직이고 다시 시작지점으로 돌아온다. 이 동작을 3~5회 반복한다.

주의 : 다리는 신체에서 가장 긴 부위이다. 다리에 긴 스트로크를 할 때는 적당한 신체역학과 동작을 사용하는 것이 필요하다(그림 8-37a~d).

③ 발목에서 시작하여 경골(tibia) 측면을 따라서 무릎까지 유날법을 실시한다. 허벅지는 매우 넓은 부위이기 때문에 여러 번을 반복하여 올라갔다가 내려온다.
④ 슬개골(patella) 주위의 건(tendons) 부위를 손가락을 이용한 유날법으로 마사지한다.
⑤ 경찰법을 반복한다(그림 8-38a~d).

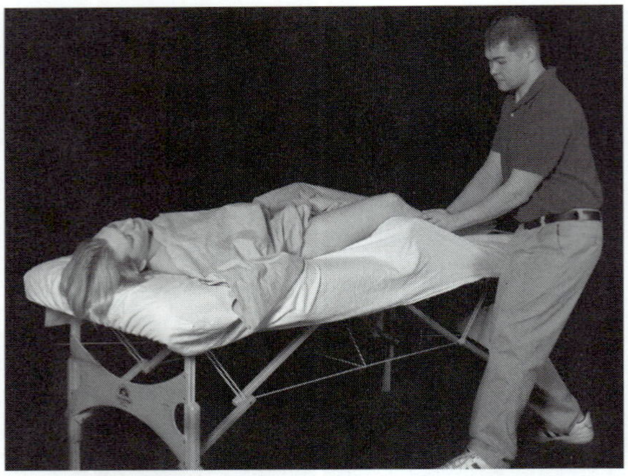

그림 8-37c 활주법으로 다리 전면을 마사지하기 시작할 때 몸의 위치를 주목해서 보기 바란다.

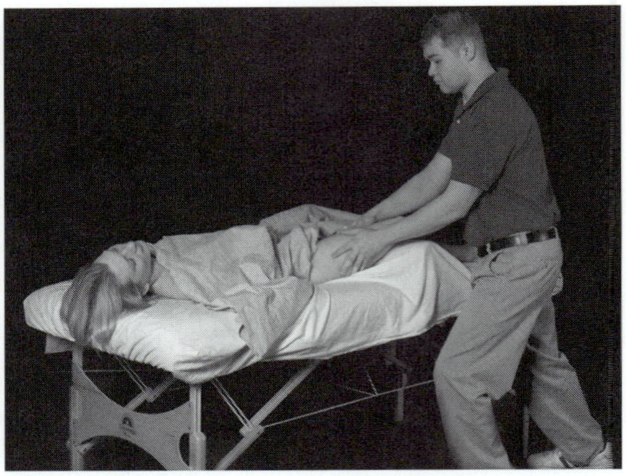

그림 8-37d 다리 전면의 활주법이 끝난 지점에서의 자세를 주목해서 보기 바란다.

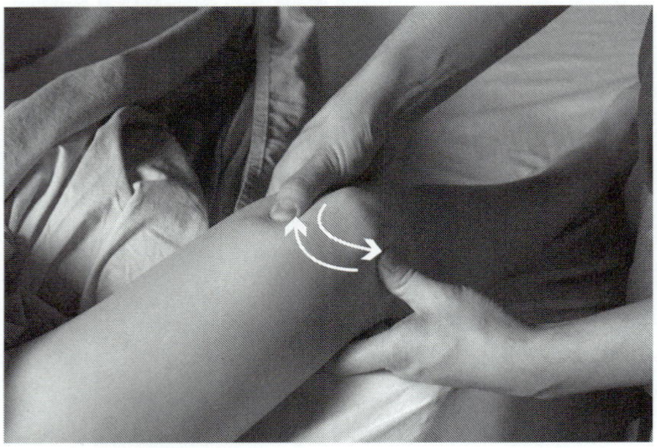

그림 8-38a 슬개골에 엄지손가락을 이용해서 더듬어가며 원을 시계 반대방향으로 돌리며 실시하는 손 기법 동작

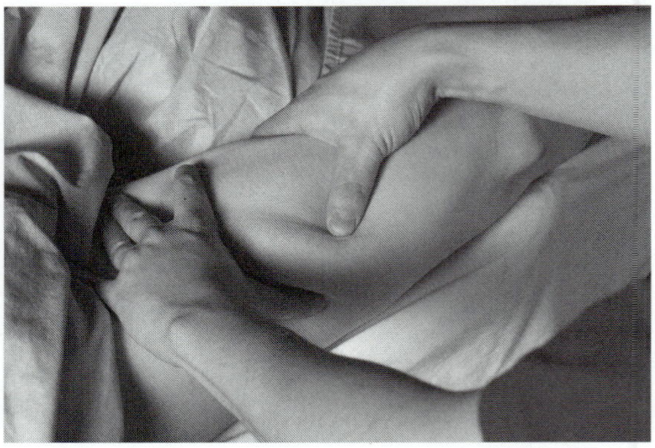

그림 8-38b 다리 전면에 유날법(petrissage)을 실시한다.

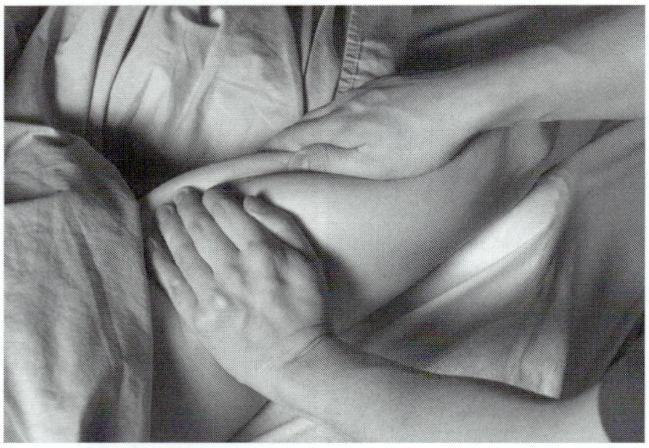

그림 8-38c 허벅지에 비틀기 동작을 실시한다.

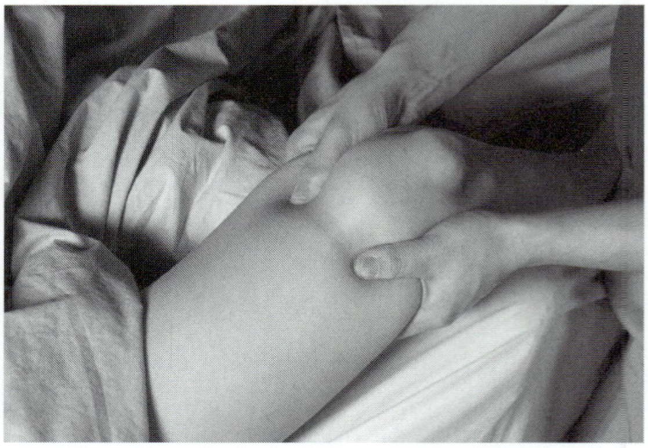

그림 8-38d 당기기 동작－압박법(fulling)을 실시한다.

선택적 자세(optional position)

1. 무릎 구부리기(bending the knee) : 다음은 마사지에서 필요에 따라 선택할 수 있는 자세를 보여 준다. 무릎 구부리기(bending the knee) 자세는 종아리와 허벅지 전체를 쉽게 마사지할 수 있는 자세이다.

고객의 발바닥을 테이블에 닿게 하고, 무릎을 구부린 자세를 취하게 한다. 발은 엉덩이로부터 40~45cm 정도 떨어진 위치에 놓는다. 발에 드레이핑을 하고 무릎으로 고객의 다리를 받쳐 준다.

또는 테이블에 앉아서 고객의 발가락 가까이에서 다리가 미끄러지지 않도록 받쳐 준다. 반드시 골반 주위의 사적인 부위는 안전하게 손대지 않고 드레이핑을 하도록 한다.

① 무릎을 구부린 자세를 취한 다리의 발목부터 무릎까지 경찰법을 실시한다.
② 발목에서 무릎까지 유날법(petrissage)을 실시한다.
③ 마찰법(effleurage)을 발목부터 무릎까지 반복한다.
④ 무릎을 굽힌 상태를 유지하면서 다양한 마찰법 기법을 발목부터 무릎까지 실시한다. 이때 울혈이 있거나 단단해진 부위를 특별히 주의 깊게 살펴본다. 긴장부위에 돌리기(rolling), 비틀기(wringing), 횡 섬유마찰법(cross-fiber friction)을 실시한다.
⑤ 발목부터 무릎까지 경찰법을 반복한다.
⑥ 무릎을 구부린 자세를 유지하면서 무릎부터 엉덩이, 사타구니(groin), 둔근 주름(gluteal crease)에 경찰법을 실시한다.
⑦ 허벅지 전체에 유날법(petrissage)을 실시하고, 모든 부위를 마사지하기 위해 여러 번 실시한다.
⑧ 비틀기, 돌리기, 문지르기 등을 실시한다.
⑨ 다리 전체에 경찰법을 실시한다(그림 8-39a~e).
⑩ 관절운동을 실시한다. 한 손으로 발목을 잡고 다른 한 손은 무릎 아래에 위치시킨다. 무릎과 엉덩이를 최대로 굽혀서 무릎을 가슴 방향으로 움직인다.

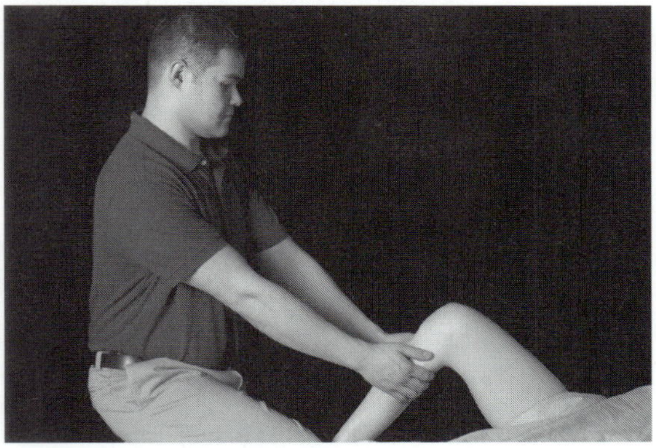

그림 8-39a 무릎을 구부린 자세에서 고객의 다리를 당신의 무릎으로 받쳐 준다(드레이핑을 하면 치료사의 옷이 고객의 피부에 닿지 않게 함을 기억해야 한다).

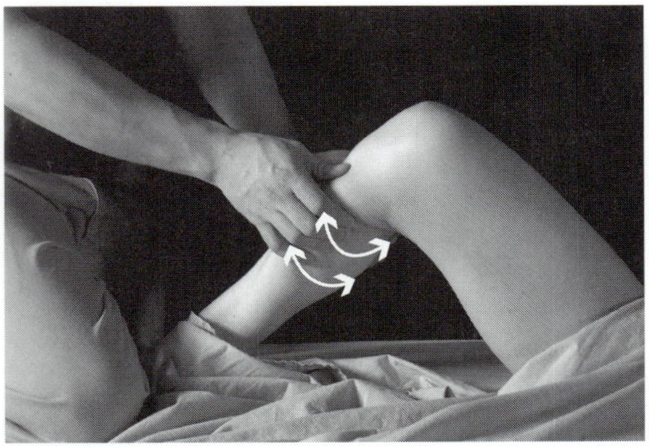

그림 8-39b 무릎을 구부린 자세에서 비틀기(wringing)와 돌리기(rolling) 동작을 종아리에 실시한다.

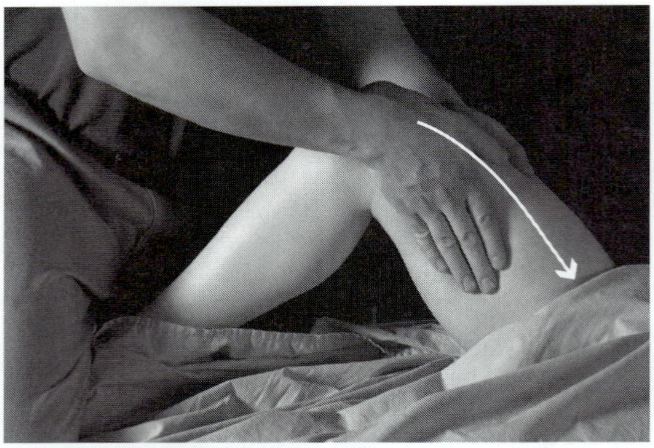

그림 8-39c 무릎을 구부린 자세에서 허벅지에 경찰법을 실시한다.

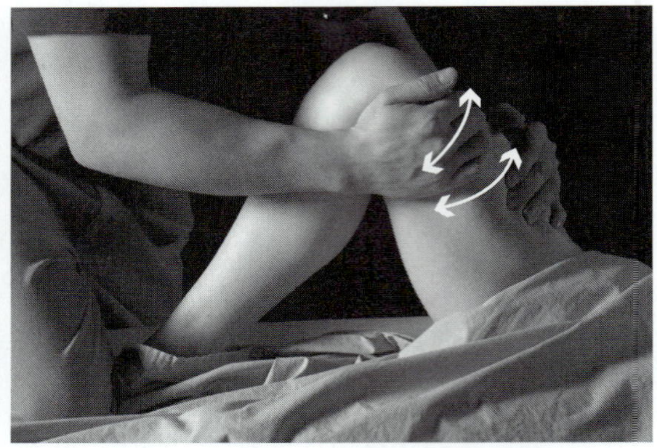

그림 8-39d 무릎을 구부린 자세에서 허벅지를 주무르고 비트는 동작을 실시한다.

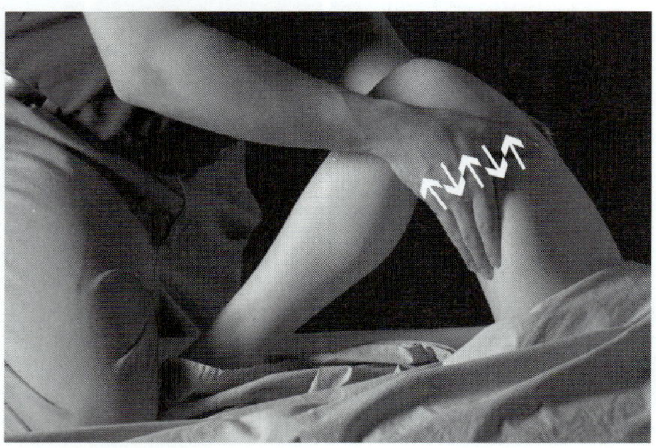

그림 8-39e 허벅지에 가볍게 문지르기(chucking)를 실시한다. 무릎을 구분린 자세에서 허벅지 후면부의 연부조직(soft tissue)을 손으로 만져보고 마찰법(effleurage)과 유날법(petrissage) 또는 돌리기(rolling) 동작을 실시한다.

동시에 유연성의 정도를 주의 깊게 살펴보고, 사지의 최대동작 범위에서 힘을 주지 않고 사지를 견고하게 움직인다. 무릎을 가슴 쪽으로 하여 압력을 가할 때, 고객은 숨을 깊게 들이마시고 내뱉는 동작을 하는 것이 바람직하다.

⑪ 발목의 아킬레스건을 손으로 높이 잡고 움직인다. 그 다음에 다리를 뻗어서 엉덩이의 수축한계까지 발을 들어 올린다. 고객의 머리 쪽으로 다리를 움직여서 엉덩이가 움직일 수 있는 최대범위로 수축시킨다.

⑫ 고객의 무릎을 가슴 쪽으로 옮기면서 수축시킨다. 그 후에 다리를 외측면으로 구부려 회전시킨다. 다리가 밖으로 움직일 수 있는 최대 동작범위를 유지하면서 무릎에 약간의 압박을 유지한다. 엉덩이의 회전을 유지하면서 다리를 천천히 편다. 다리를 다시 테이블에 놓을때까지 과신전(hyperextension)을 예방하기 위해서 손으로 다리 뒤쪽을 받쳐 주며 테이블에 내려놓는다. 이 과정을 2번 반복한다(그림 8-40a~e).

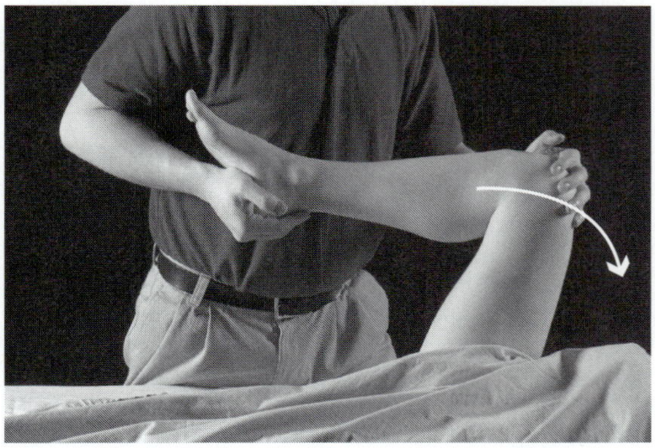

그림 8-40a 고객의 무릎을 가슴 쪽으로 움직이게 해서 관절 운동을 실시한다. 이 자세는 엉덩이와 무릎의 정상가동 범위 내에서 관절회전에 이용될 수 있다. 뒤꿈치나 무릎에 있는 손의 자세를 주목하기 바란다.

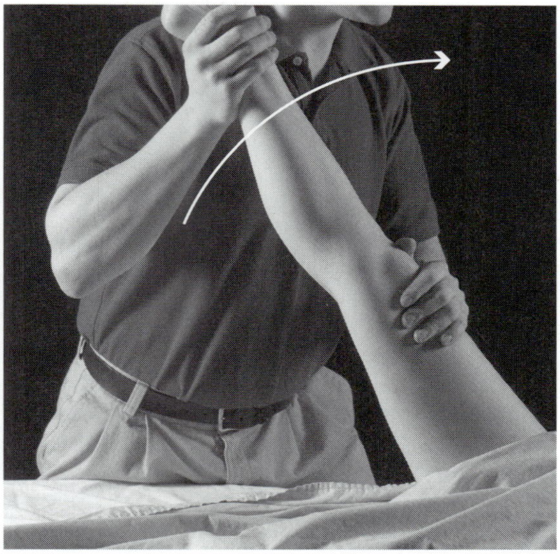

그림 8-40b 발은 최대한도로 들어주고 무릎을 펴주면서 슬건(hamstring)을 스트레칭 해준다.

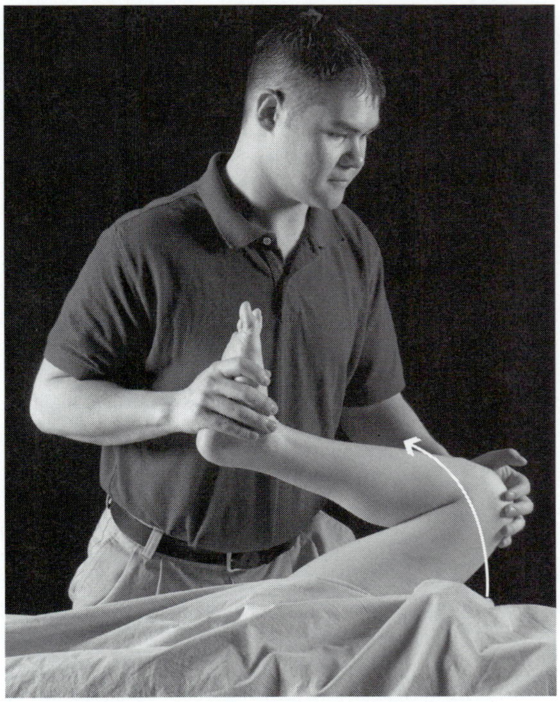

그림 8-40c 무릎을 가슴 쪽으로 움직여서 엉덩이와 등 아래 부분(lower back)을 스트레칭 해준다.

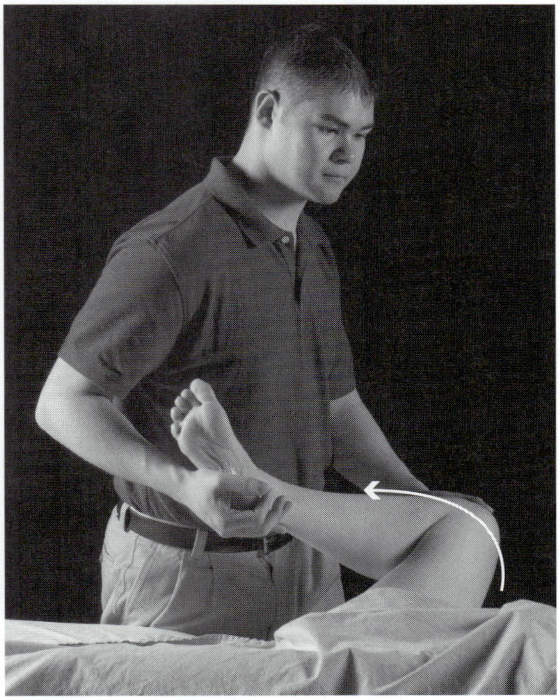

그림 8-40d 엉덩이를 외전(aduct) · 회전(rotate) · 회선시킨다(circumduct). 드레이핑을 주목해서 보기 바란다.

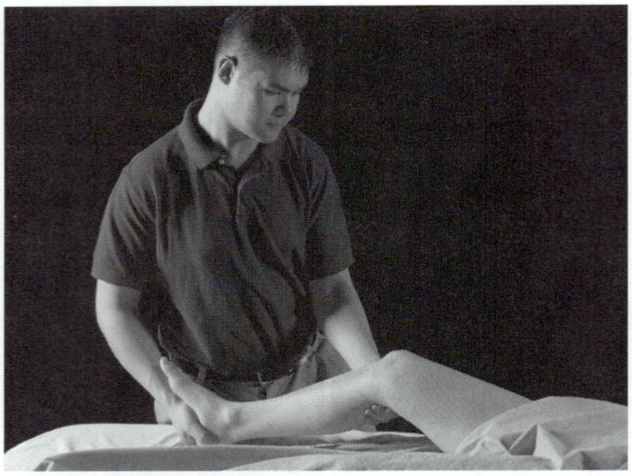

그림 8-40e 다리를 테이블로 돌아오게 할 때에는 무릎을 받쳐 준다.

⑬ 발은 테이블로 옮기고 손으로 외측(lateral) 발목을 잡는다(한쪽 손은 치료사가 서 있는 쪽의 다리 바깥쪽을 향하고 있다). 발과 다리를 고관절(hip socket)에서 회전시킨다. 이 동작은 앞뒤로 이루어질 수 있고 발 동작은 자동차 와이퍼와 유사하게 이루어진다.

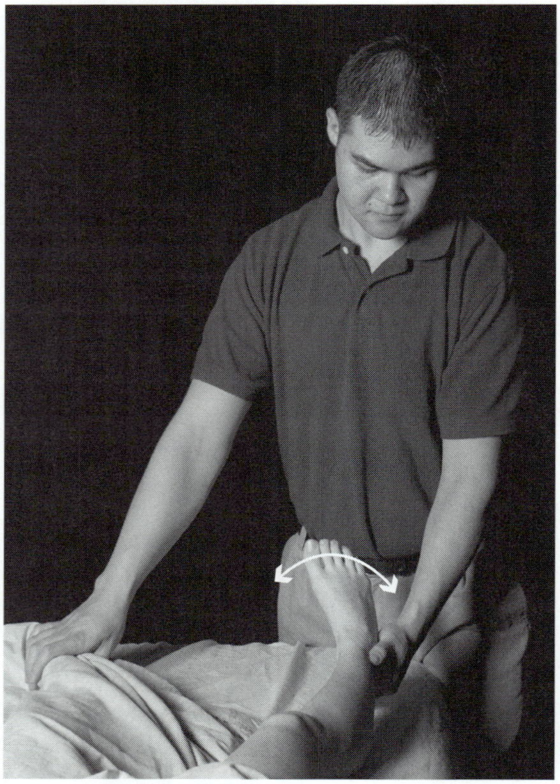

그림 8-41a 다리를 자동차 와이퍼처럼 내측과 외측으로 회전시킨다.

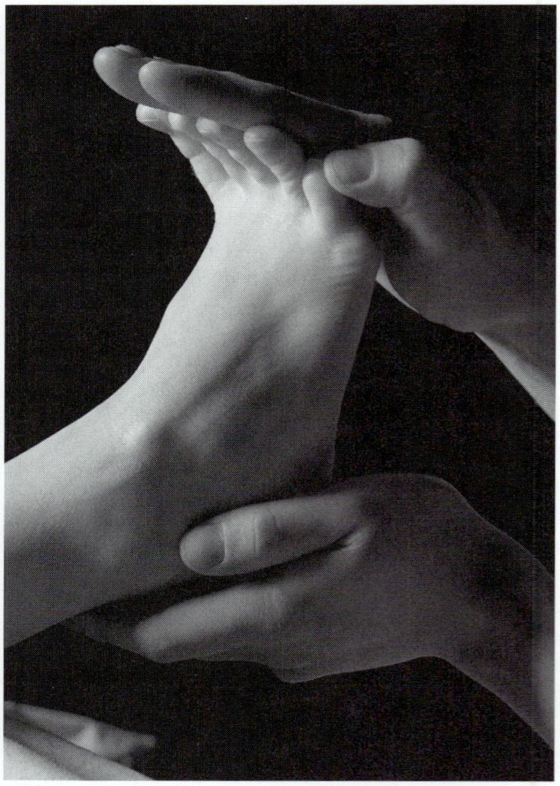

그림 8-41b 아킬레스 건과 종아리 근육을 스트레칭해 준다.

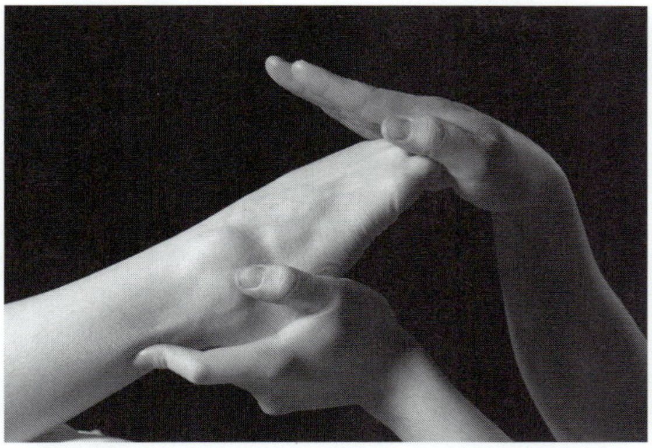

그림 8-41c 발의 바닥을 수축시킨다.

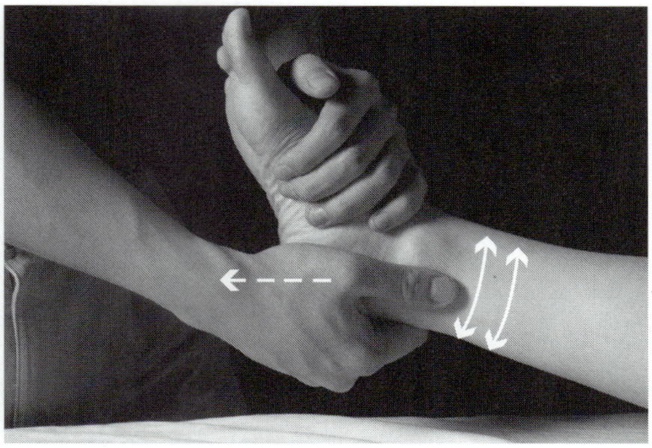

그림 8-41d 당기고 흔드는 동작을 실시한다. 이것은 다리 앞면을 위한 마사지 동작의 끝에 이루어진다. 다시 다리를 드레이핑하고 반대쪽 다리에 마사지를 실시한다.

⑭ 발등과 바닥을 수축시킨다.

⑮ 고객의 발등(instep)에 손을 올려놓고 조금씩 당겨주는 동작을 한다. 그런 후에 다리를 아래위로 흔들고 발꿈치를 테이블에 내려놓으면서 무릎이 과신전(hyperextension)되지 않게 한다(그림 8-41a~d).

⑯ 다리 전체에 경찰법(effleurage)을 3~5회 실시한다.

⑰ 가벼운 스트로크(또는 신경 스트로크)를 엉덩이부터 발가락까지 3~5회 실시한다.

⑱ 다리를 다시 드레이핑(draping)하고, 반대쪽 발과 다리에 동일한 과정으로 마사지를 실시한다.

2. 복부와 가슴 마사지(massage the abdomen and chest)

이 부분의 마사지 시에는 특별히 몇 가지 고려해야 할 사항이 있다. 먼저, 남성과 여성에 따라서 다른 드레이핑이 필요하다. 가슴 드레이핑(draping)은 여성 고객이 가슴을 노출시키는 특별한 치료 절차에 대해서 동의했을 때를 제외하고는 항상 사용한다.

전문가의 표준절차는 드레이핑 절차를 실시할 것을 권장한다. 고객에게 물어보았을 때 어떤 고객은 복부 또는 가슴 마사지를 하지 않겠다고 말할 수도 있다.

다음에 나오는 마사지 사항은 몸통을 완전히 드러내고 실시되는 기법을 추가적인 가슴 드레이핑 기법과 함께 알려주고 있다.

복부 마사지를 위해 덧베개 또는 베개를 이용하여 고객의 무릎을 높여 주고 받쳐 준다. 이렇게 하면 복부근육(abdominal muscle)이 이완된다.

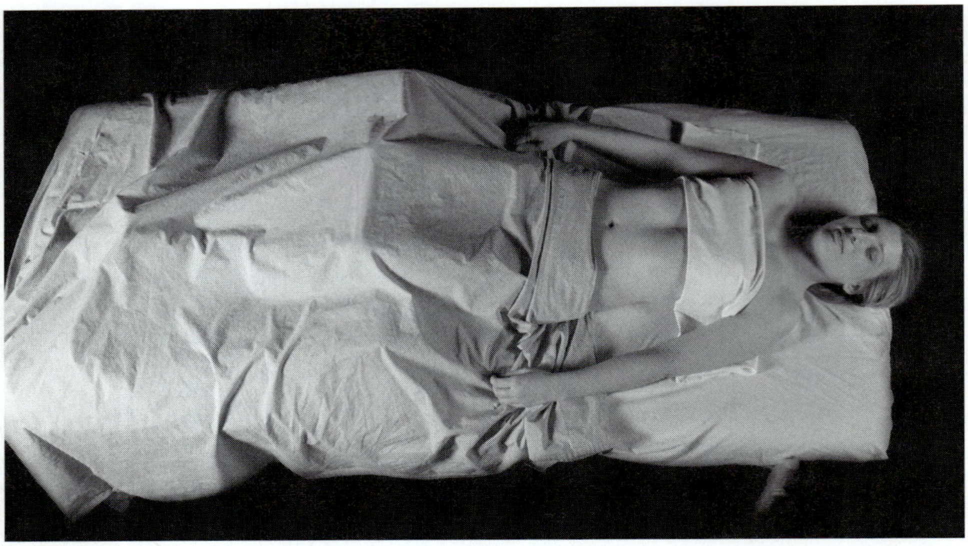

그림 8-42 복부 마사지를 위한 올바른 자세와 드레이핑을 주의해서 보도록 한다. 접힌 타월을 여성 고객의 가슴에 사용한다. 덧베개는 무릎을 받쳐 주는 데 사용한다.

드레이핑(draping)은 치골(pubic born) 위까지 마사지할 수 있도록 충분히 열려 있어야 한다. 그리고 생식기 부위가 노출되지 않도록 해야 한다(그림 8-42).

① 고객의 오른쪽에 서서 마사지 윤활제를 복부 · 가슴 · 몸의 옆면에 바른다.

② 복부와 가슴에 경찰법을 실시하고 어깨 위쪽으로 올라가서 어깨 주위를 마사지한 후에 겨드랑이 부위(axillary area)로 내려온다. 그런 후 장골능(crest of ilium)의 옆으로 내려온다. 마사지는 손의 손목을 돌려서 중앙부위로 돌아가는 동작을 반복한다. 가슴 드레이핑을 사용할 때, 가능한 한 드레이핑한 곳까지 활주법을 위쪽으로 실시한다. 그리고 갈비뼈를 지나서 장골능까지 내려온다. 젖꼭지와 같은 민감한 부위를 직접적으로 마사지해서는 안 된다.

③ 복부에 원형 경찰법(circular effleurage)을 결장(colon)의 경로를 따라서 시계방향으로 실행한다. 스트로크는 한쪽 손으로 원형 마사지를 하면서 지속적인 접촉을 유지해야 한다. 다른 손은 반원 형태로 원을 그리면서 고객의 복부 오른쪽 아래 부분을 마사지하기 시작한다.

그 후에 흉곽(rib cage) 방향의 오른쪽 측면을 통해서 위쪽으로 올라간다. 흉곽(rib cage) 바로 아래로 복부를 가로질러 간다. 그런 후 왼쪽 옆으로 관골(hip born) 바로 중앙부분까지 내려온다. 복부 마사지(abdominal massage)는 항상 대장을 따라서 자연스런 흐름을 만든다. 복부 마사지 동작을 여러 번 반복한다(그림 8-34a).

④ 복부 전체를 안마한다. 이것은 복부근육(abdominal muscle)뿐만 아니라 복부장기의 활동도 자극한다(그림 8-43b).

⑤ 복부의 왼쪽 아래 부위부터 시작하여 대장 전체에 원형 마찰법을 시행하고 대장을 더욱 빈틈없이 마사지한다. 원형 마사지는 복부표면의 비스듬한 면(수직 또는 수평선에서의 편향)에서 이루어져야 한다.
그리고 약 5cm² 정도의 면적에 압박을 가했다가 떼었다 해야 하며, 분당 100번의 회전율로 실시한다.
이 동작은 결장(colon)의 내용물을 직장(rectum)으로 보내도록 촉진시킨다. 마사지는 결장의 경로를 따라서 쉽게 맹장까지 천천히 되돌아온다. 마사지를 시작하는 부위는 결장이다(그림 8-43c).

⑥ 복부조직을 가능한 한 많이 잡고는 부드럽게 들어 올려서 흔들어 준다(그림 8-43d).

⑦ 손을 교차하는 스트로크 또는 싱글러스(shingles, 한 손으로 쓰다듬고 다른 손이 바로 뒤따라 쓰다듬는 동작)를 실시한다. 고객의 한쪽 편에 서서 반대쪽으로 팔을 뻗는다. 손을 교차해서 치료사의 몸 쪽으로 당긴다. 한 손의 스트로크가 거의 끝날 때쯤 반대쪽 손을 움직이기 시작한다.

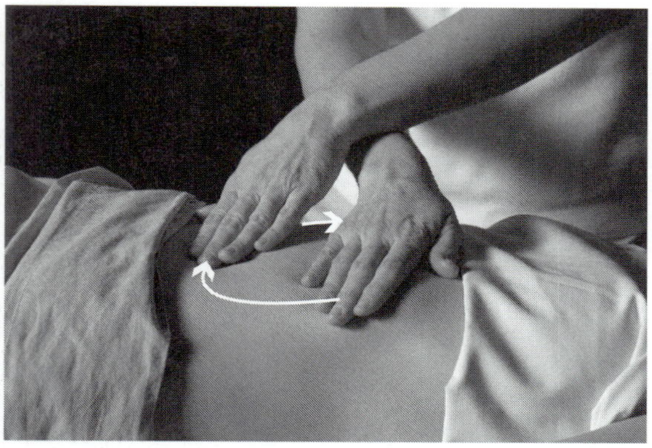

그림 8-43a 시계 방향으로 복부에 좀 더 깊은 원형동작(deep circular movements)을 실시한다.

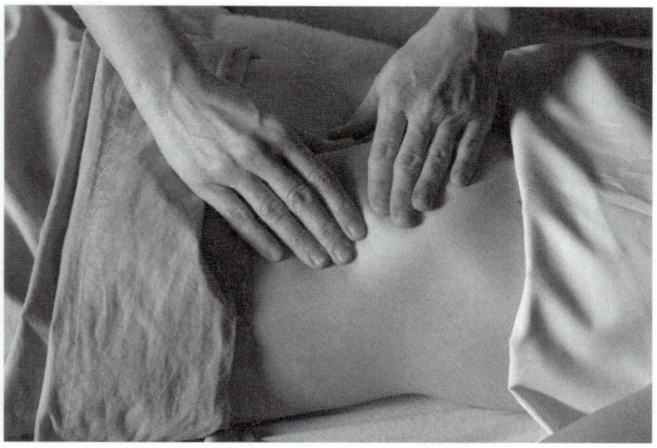

그림 8-43b 유날법(petrissage)을 복부에 실시한다.

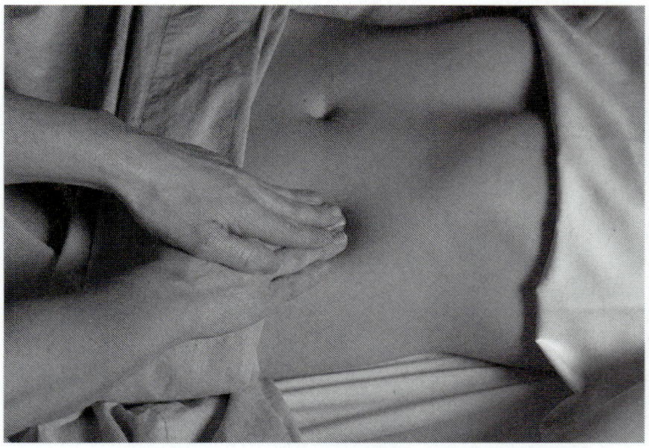

그림 8-43c 결장(colon)을 따라서 작은 원을 그리며 마찰법을 실시한다.

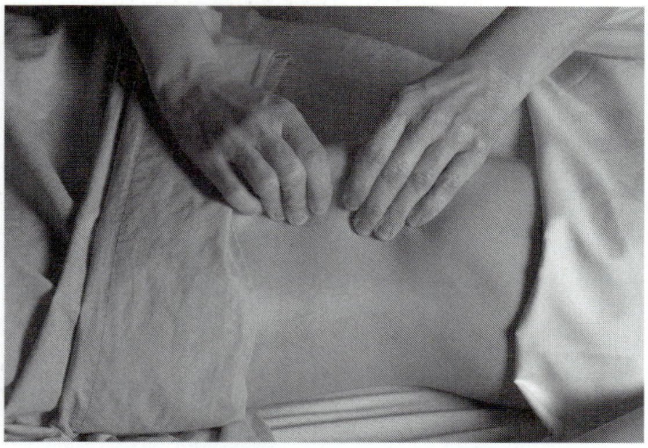

그림 8-43d 흔들기(shaking)를 실시하고, 복부의 피부를 잡고 부드럽게 흔든다. 이 동작은 소장(small intestine)과 대장(large intestine)의 활동을 자극한다.

이 동작은 장골능(crest of the ilium) 바로 아래에서 시작한다. 그리고 어깨 위까지 전신에 걸쳐서 지속하며 목까지 올라간다. 가슴 드레이핑이 되어 있는 경우, 드레이핑을 피해서 겨드랑이 방향으로 올라간 후에 엉덩이 쪽으로 내려오는 것을 반복한다. 늑골(ribs) 부위를 마사지할 때에는 손가락을 약간 구부려서 늑골 사이를 손끝으로 긁어 준다(그림 8-43e~h).

⑧ 스트로크를 지속하기 위해서 머리 쪽으로 이동한다. 이때는 부드럽게 스트로크한다. 그리고 몸통에 대한 활주법을 마무리한다. 손바닥을 펴고 손가락 끝을 서로 바라보게 하면서 고객의 가슴 가장 위쪽 피부에 내려놓는다. 스트로크는 가슴과 복부를 거쳐서 치골(pubic born)까지 내려가며 실시한다.

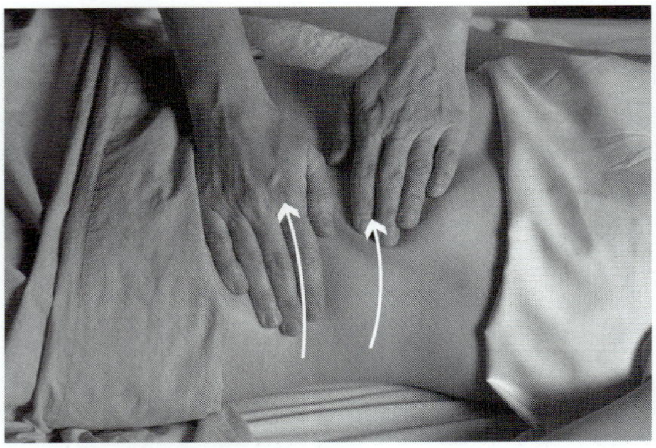

그림 8-43e 손을 교차하는 스트로크 동작(shingles)은 전자(trochanter)에서부터 겨드랑이까지 실시한다.

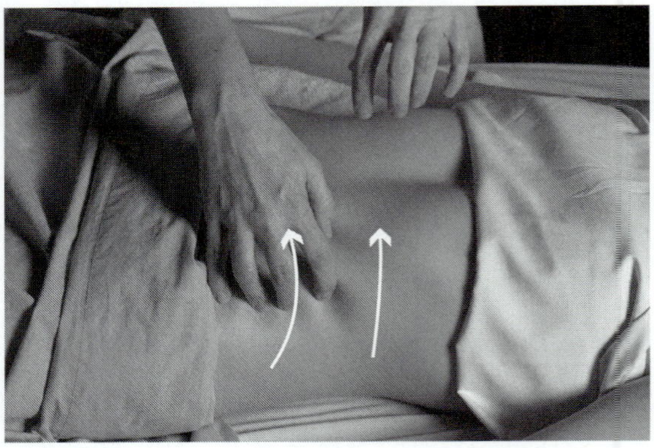

그림 8-43f 손가락 끝을 이용하여 늑골과 복부를 가로질러서 여러 차례 긁기(raking) 동작을 한다.

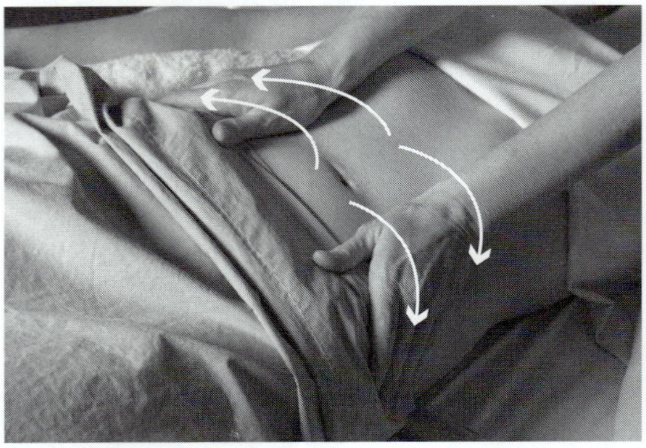

그림 8-43g 위장 부위와 복부 부위의 근육을 바깥쪽으로 스트레치한다.

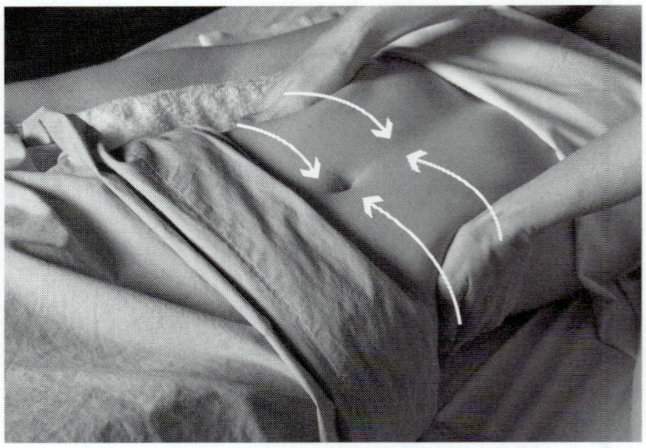

그림 8-43h 위장 부위와 복부 부위 근육을 안쪽으로 스트레치한다.

고객의 엉덩이뼈에서 손을 회전시켜 중둔근(gluteus muscle)으로 이동하고, 몸의 옆면을 통해 겨드랑이 쪽으로 올라온다. 손을 회전시켜서 위쪽 방향으로 계속 올라간 후에 어깨를 거쳐서 승모근(trapezius muscle) 그리고 목 뒤쪽으로 올라간다. 다시 손의 방향을 돌려서 시작지점으로 돌아온다.

이 동작을 여러 번 반복하고 손을 이용하여 긴장된 부위가 남아 있는지 주의해서 살핀다. 긴장된 부위가 있다면 그 부위에 추가적으로 마사지를 더 실시하고, 마지막으로 케어링 스트로크(caring stroke)를 반복한다(그림 8-44a~d).

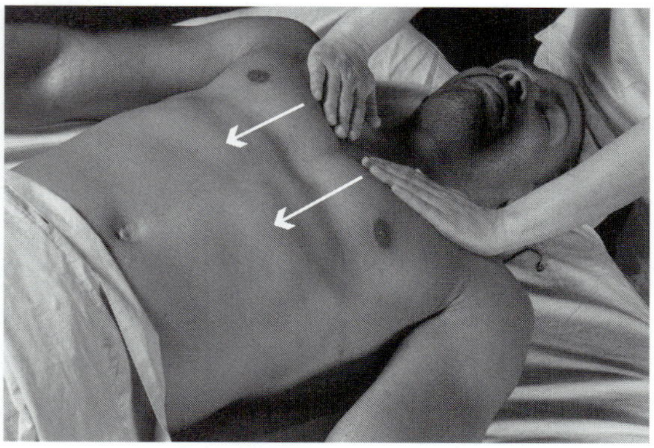

그림 8-44a 케어링 스트로크(caring stroke)를 이용해 몸과 목 앞쪽 전체에 마사지를 실시한다. 여성이 가슴 드레이핑을 했을 경우, 전체적인 실시는 불가능하다.

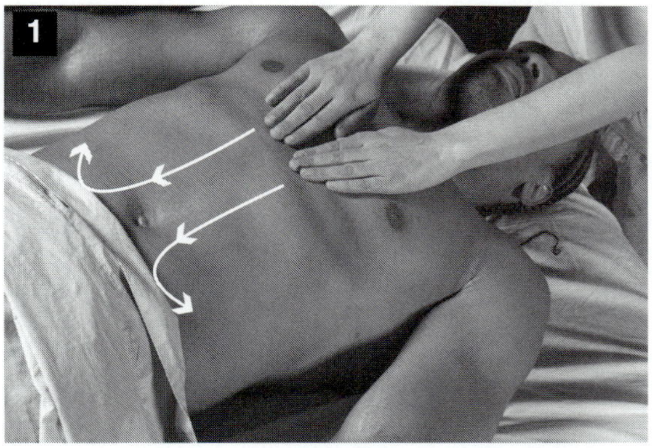

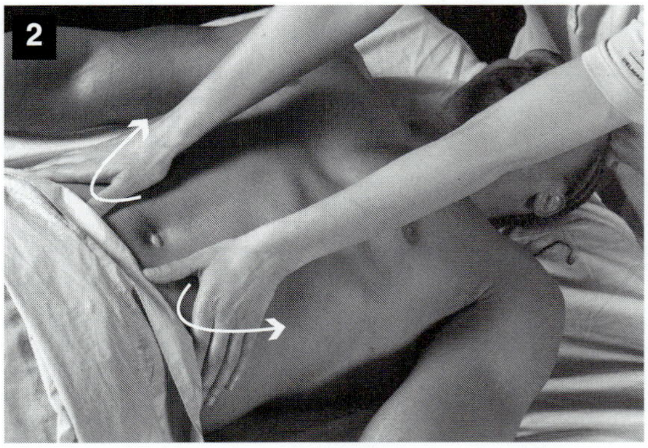

그림 8-44b 케어링 스트로크를 쇄골(clavicle)에서 시작하여 몸 앞쪽으로 내려가며 치골(pubic born)까지 실시한다.

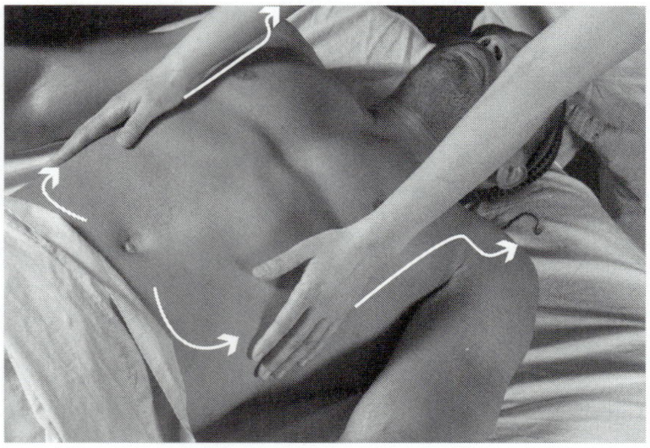

그림 8-44c 고객과 접촉이 끊기지 않게 하면서 손을 고객의 몸 옆면 쪽으로 돌려서 겨드랑이 부위까지 올라간다.

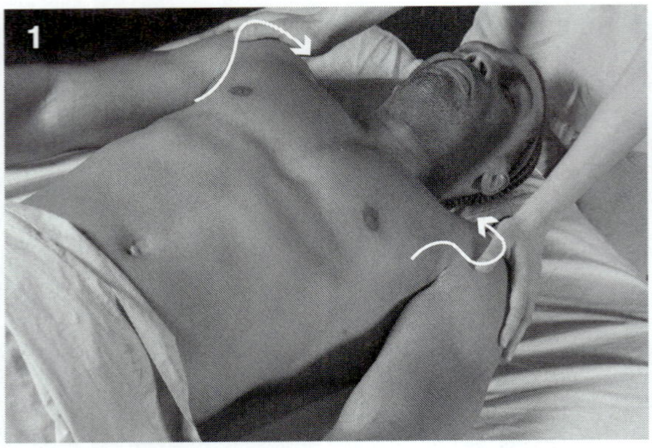

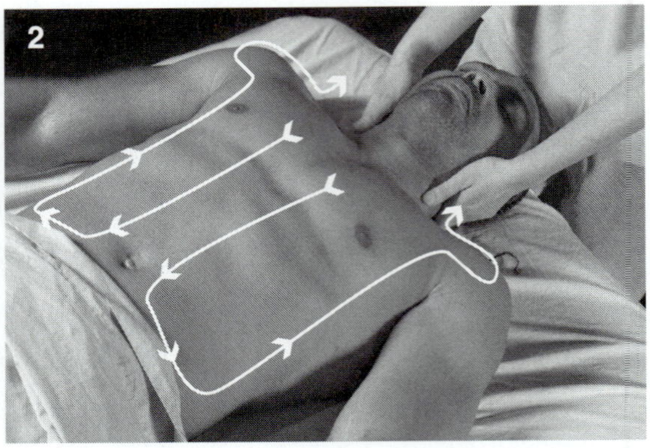

그림 8-44d 스트로크는 어깨를 지나서 목까지 올라간다. 이 동작을 여러 번 반복한다.

이렇게 되면 신체 전면의 마사지가 마무리된다. 이때 고객을 덮고 있는 탑커버(top cover)또는 덮개(wrap)를 다시 안전하게 덮는다. 그리고 고객에게 엎드리는 자세(prone : facedown)를 취하도록 지시하고 적당한 드레이핑(draping) 절차를 따르는 것이 필요하다. 머리 · 목 · 등 · 가슴 · 다리 등 필요하면 발목에 베개 또는 덧베개를 제공해 주어서 고객을 편안하게 해준다.

3. 다리 뒷면의 마사지(massage the back of leg)

① 한쪽 다리에 드레이핑한 것을 풀어 준다. 이 부위의 마사지는 다리 앞쪽 마사지 절차와 유사하다.

② 윤활제를 사용하여 고객의 피부에 접촉을 시작하고 가벼운 경찰법을 실시한다.

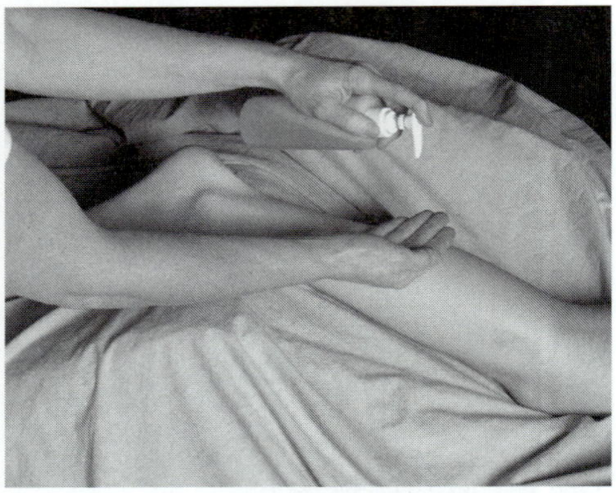

그림 8-45a 마사지를 시작하기 전에 다리 뒷면의 드레이핑한 것을 벗겨 내고 윤활제를 발라서 준비한다. 이때 손등은 고객의 피부에 기대고 윤활제를 손에 붓는다.

③ 바깥쪽에 위치한 손으로 스트로크를 이끌어 나간다(안쪽 손은 따라간다). 각각의 스트로크 경로에서 위로 올라갈 때는 압력을 증가시키고 되돌아올 때는 압력을 가볍게 하며 마찰법을 실시한다. 3~5회 반복한다.

④ 종아리와 허벅지에서 장골능(crest of ilium)까지 유날법(petrissage)을 실시한다(그림 8-45a~g).

⑤ 마찰법(effleurage)을 3~5회 실시한다.

⑥ 특히 단단하고 경직된 부위가 있으면, 압박, 비틀기, 돌리기, 심부 마찰법 등과 같이 더욱 세심하게 마찰법 동작을 실시한다. 손꿈치 또는 팔꿈치를 이용하면 둔근(gluteal muscles) 전체와 슬건(hamstrings)에 매우 효과적일 수 있다(그림 8-46a~h).

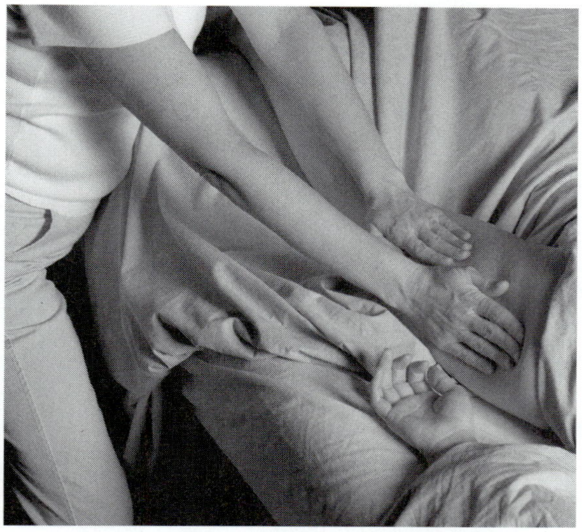

그림 8-45b 경찰법을 실시한다. 스트로크는 심장 방향으로 실시한다.

NOTE : 다리의 외측면에 스트로크를 이끄는 손을 올려놓고 둔근(gluteal muscles)과 관골능(iliac crest) 위로 올라갔다가 외측면을 따라서 내려온다. 동시에 다리 중앙에 있는 손은 둔근주름(gluteal crease)까지 올라가고 다시 다리의 중앙을 따라 내려온다. 두 손을 모두 시작 지점으로 가져온다. 이 동작은 3회 이상 반복한다.

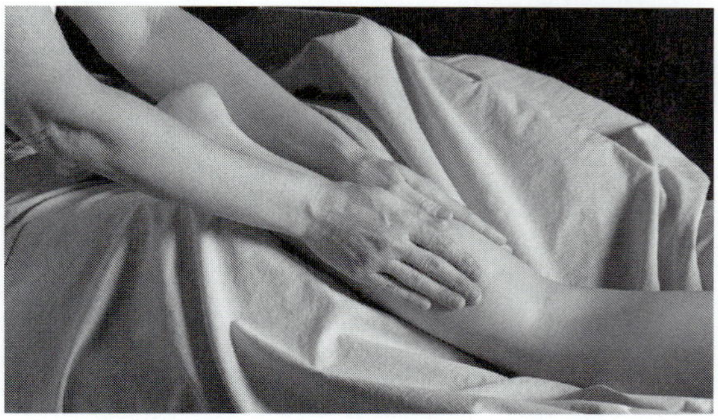

그림 8-45c 두 손을 이용해서 다리의 위쪽 방향으로 스트로크한다.

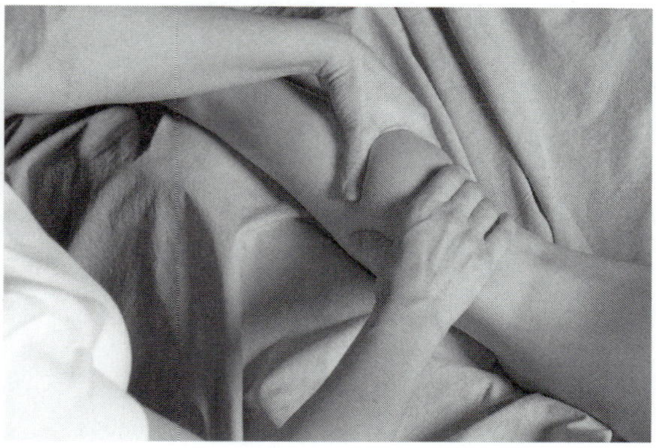

그림 8-45d 종아리 근육을 안마한다.

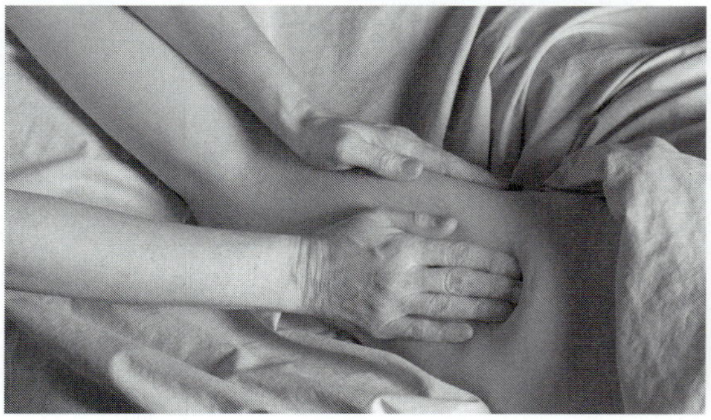

그림 8-45e 다리와 허벅지 근육에 원형동작(circular motion)으로 안마를 실시한다.

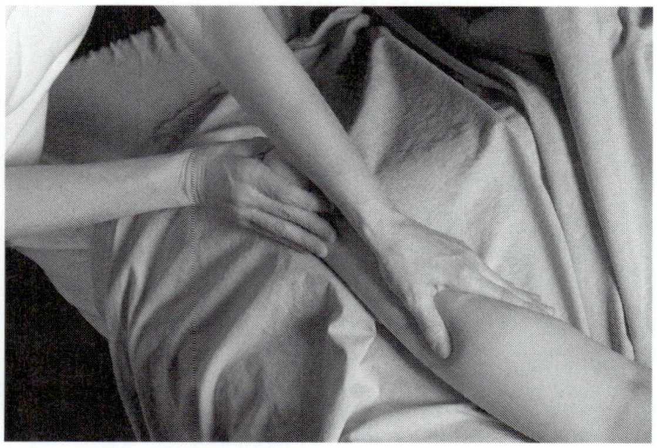

그림 8-45f 종아리에 심부 스트로킹(deep stroking)을 깊게 실시한다.

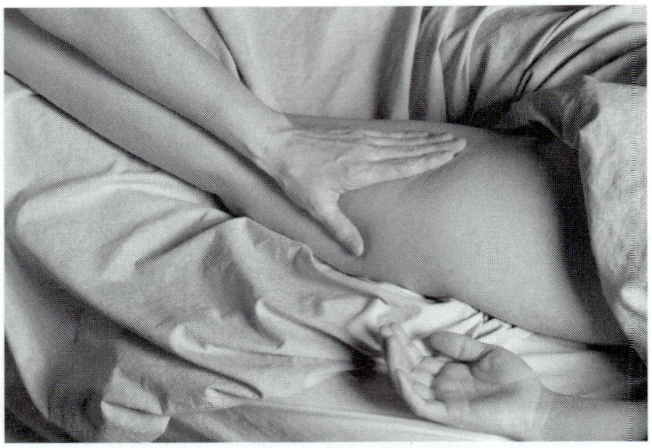

그림 8-45g 다리 뒷면에 심부 스트로크를 위해서 v-스트로크(v-stroke)를 지속한다.

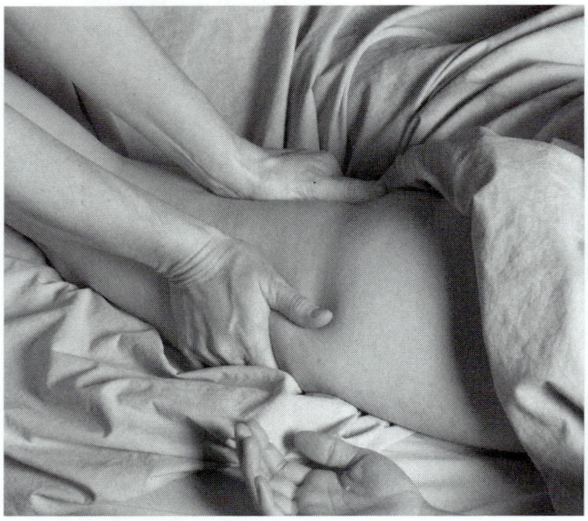

그림 8-46a 다리 전체에 당기기(fulling)를 실시한다.

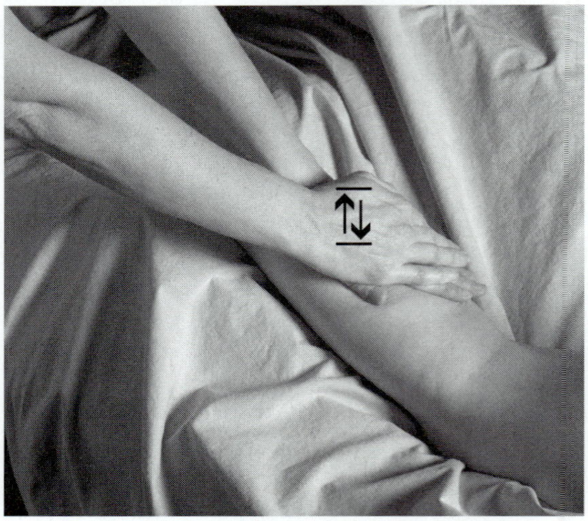

그림 8-46b 다리에 압박동작(compression)을 실시한다.

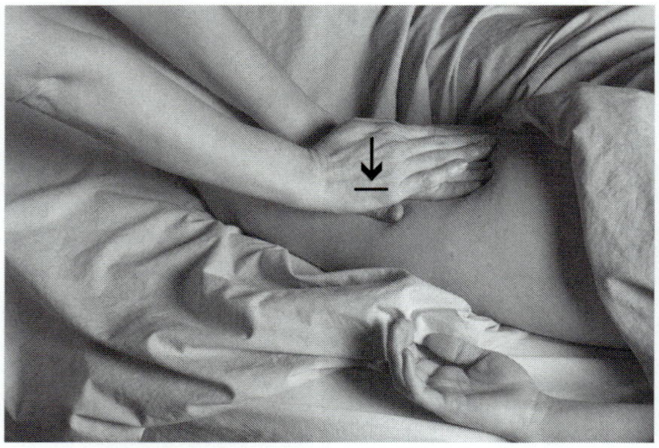

그림 8-46c 허벅지 뒷면에 압박을 실시한다.

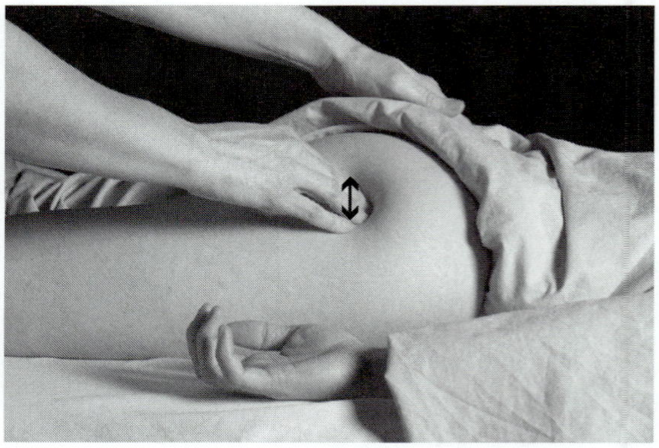

그림 8-46d 둔근 부위(gluteal area)에 손가락을 이용하여 마찰법(friction)을 실시한다.

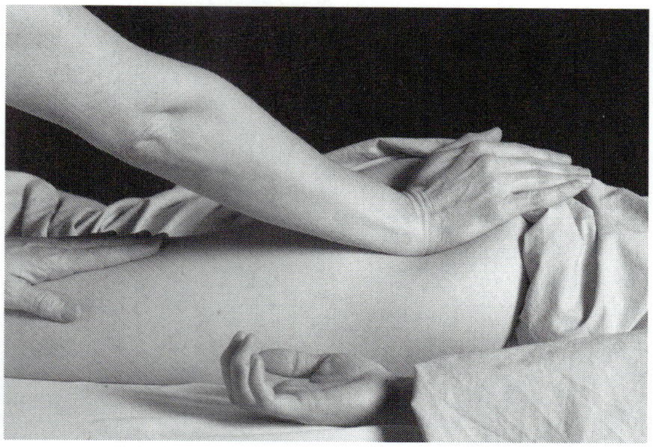

그림 8-46e 손목을 이용하여 깊게 하는 마찰법(deep friction)이나 깊게 하는 압박(deep compression)을 둔근에 실시한다.

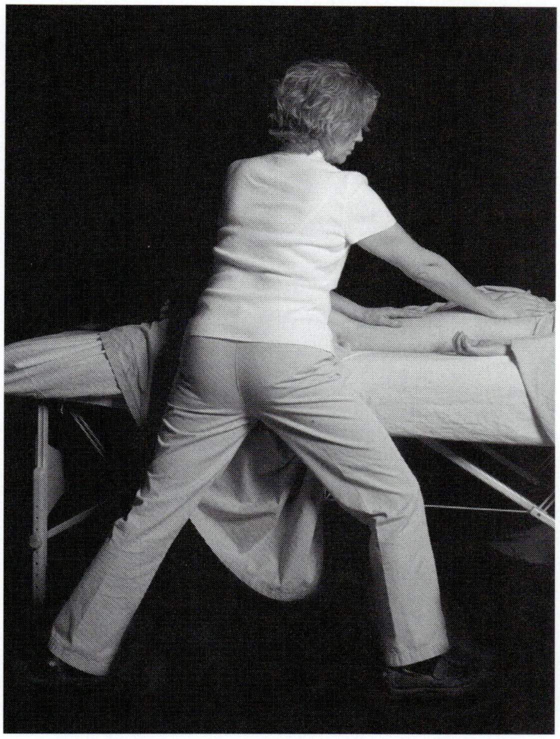

그림 8-46f 깊게 압력을 가할 때는 언제나 적당한 신체역학을 이용해야 한다.

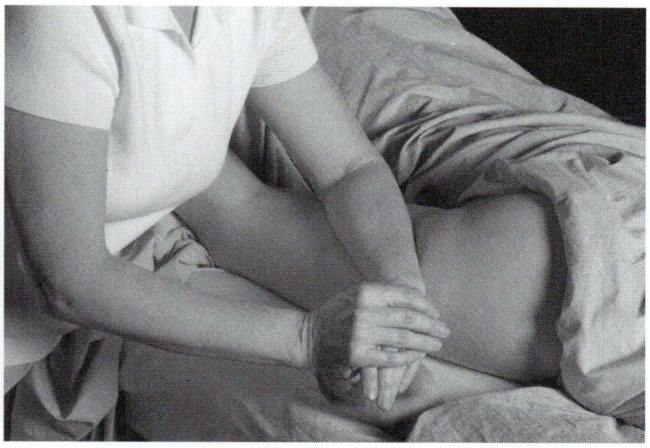

그림 8-46g 팔꿈치를 이용해서 다리 뒷면 심부근육에 활주법(deep gliding)을 실시한다.

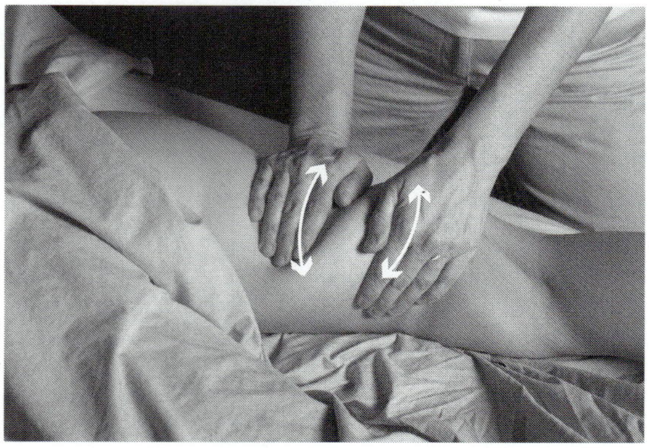

그림 8-46h 허벅지 뒷면에 비틀기(wringing)를 실시한다.

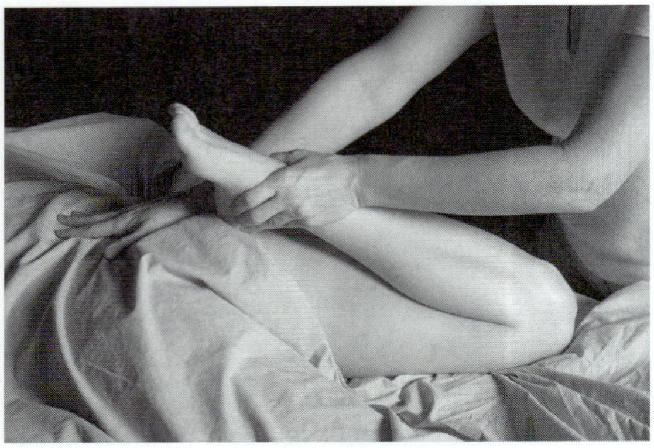

그림 8-47a 고객의 무릎을 수축시킨다. 발꿈치가 둔근(gluteal muscles)에 닿도록 눌러 준다.

⑦ 경찰법을 반복한다.

⑧ 관절운동을 실시한다. 고객의 발목을 잡고, 발을 엉덩이 쪽으로 움직이면서 부드러운 압박으로 무릎을 수축시킨다. 그리고 허벅지 안쪽 근육을 스트레칭하면서, 발목이 점차적으로 큰 원을 그리게 하여 고관절(hip joint)을 회전시킨다.

⑨ 필요할 경우 다리에 타진법(percussion)을 실시한다(그림 8-48a~b).

⑩ 마지막 스트로크로 경찰법(effleurage)을 반복하면서 서서히 부드럽게 가벼운 스트로크(또는 신경 스트로크)로 변화시킨다.

⑪ 다리를 다시 감싸고 다른쪽 다리에 지금까지의 과정을 반복한다.

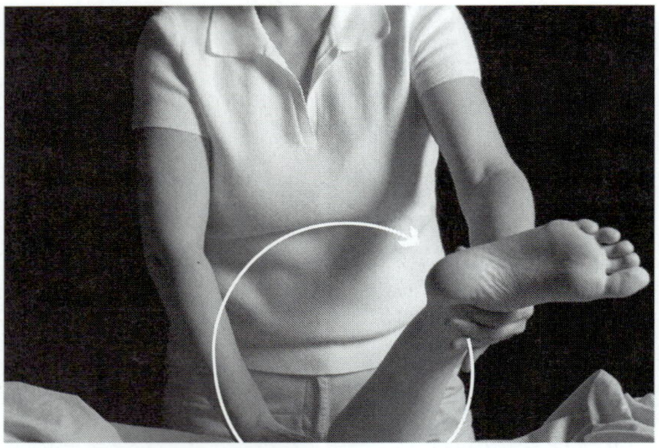

그림 8-47b 무릎을 받치고 하퇴(lower leg)를 회전(circumduction)시킨다.

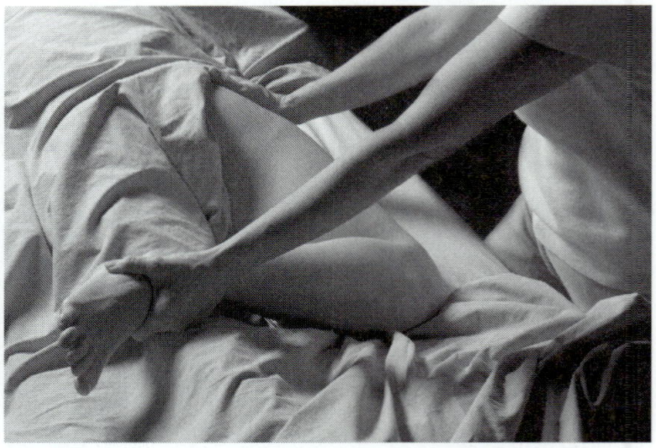

그림 8-47c 무릎을 수축시키고 엉덩이를 옆쪽으로 돌려 준다.

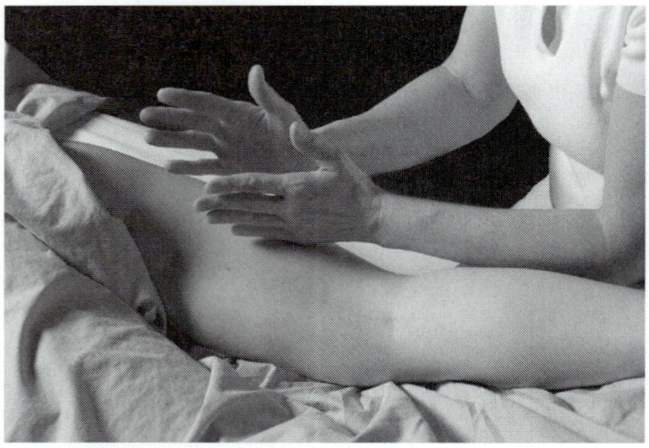

그림 8-48a 다리 뒷면에 타진법(percussion)을 실시한다. 손의 부위를 근섬유와 같은 방향으로 정렬시킨다.

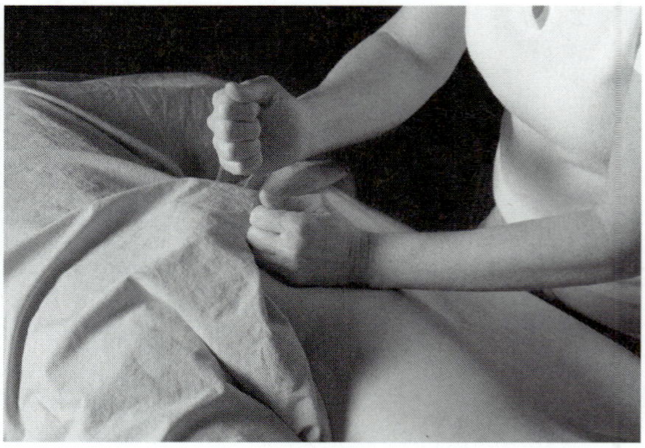

그림 8-48b 둔근 부위에 타진법을 실시한다.

4. 등 마사지(massage the back)

잘 이루어진 등 마사지가 없다면 마사지는 끝난 것이 아니다. 일반적으로 등 부위는 고객이 기대하는 마사지 부위이기 때문이다. 이곳에 할 수 있는 마사지에는 수백 가지의 손 기법이 존재한다.

척추 · 골반 · 어깨 주변의 긴장을 풀어줄 때에 사용되는 마사지는 표면 스트로크(extremely superficial stroke)로부터 팔꿈치나 또는 무릎을 이용한 심부 마사지까지 그 범위가 다양하다.

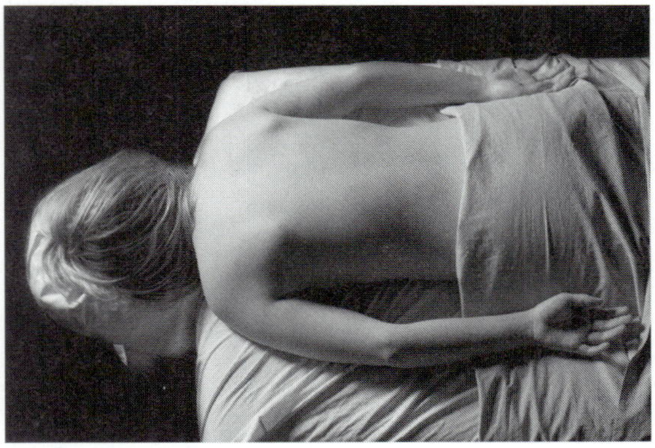

그림 8-49a 드레이핑을 조절하여 등 마사지를 준비하고 윤활제를 사용하여 가벼운 경찰법(effleurage)을 실시한다.

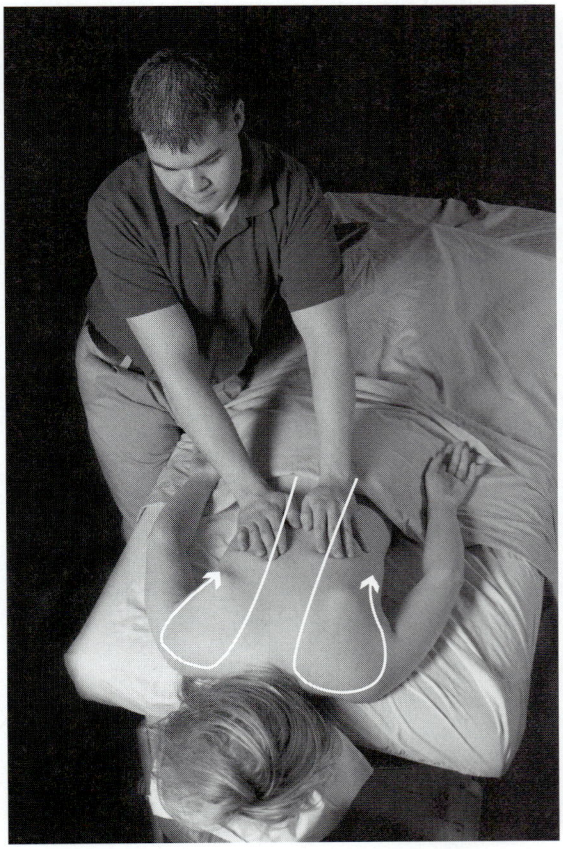

그림 8-49b 둔열(gluteal cleft)에서부터 등에 긴 스트로크를 위쪽 방향으로 실시한다. 등의 중심선에 손의 척골(ulnar) 옆 부분을 이용하고 한 손의 손가락과 다른 손의 손가락이 닿을 정도로 가깝게 하여 마사지를 실시한다.

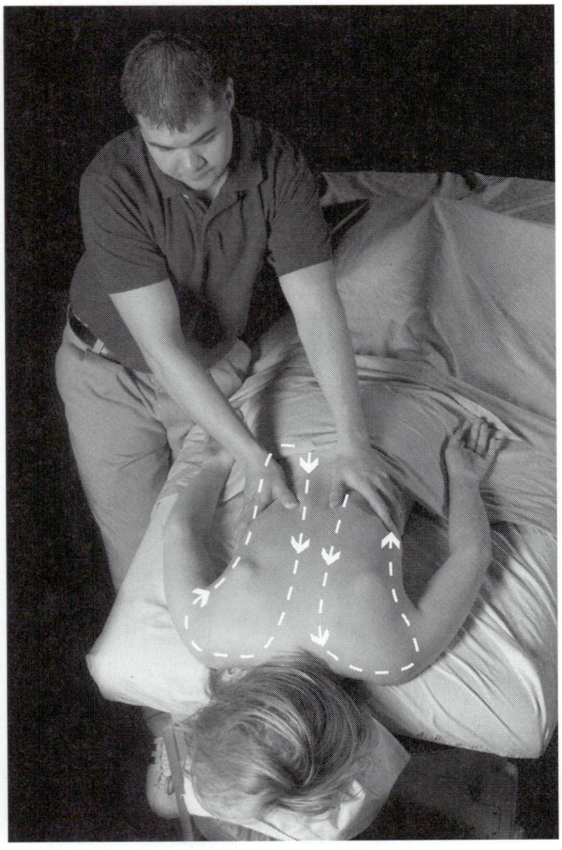

그림 8-49c 경찰법을 몸 옆쪽으로 내려오면서 지속하고, 시작지점으로 돌아온다. 압력은 전체 스트로크에 일관되게 분배시켜서 실시한다.

다음은 치료를 받는 사람들이 이완된 몸 상태를 유지할 수 있도록 기본적으로 실시하는 부드러운 마사지 순서이다.

① 적절한 드레이핑(draping) 절차를 따른다.
② 고객 옆에 서서 윤활제를 바르고 마찰법(effleurage)을 실시한다.
③ 둔열(gluteal creft)의 맨 위에서부터 길게 하는 경찰법을 실시한다. 길게 하는 활주법(gliding)은 척추를 따라서 목덜미(nape)까지 올라간다.
④ 손을 바깥쪽으로 움직이고 어깨 위를 거쳐서 엉덩이 방향으로 몸의 옆면을 따라 내려온다. 그런 후에 손을 돌려서 시작지점으로 돌아온다. 이 동작을 5~8회 반복한다. 동일한 압력으로 잡아당기고 밀어 주는 스트로크를 실시해 준다(그림 8-49a~c).
⑤ 유날법(petrissage)을 실시한다. 치료사가 서 있는 반대쪽의 고객 옆 둔근부위(gluteal region)에서 시작하여 엉덩이 아래쪽부터 위쪽 겨드랑이 부위까지 몸의 옆면을 마사지한다. 손을 척추에 가까운 부위로 움직여서 위치시킨다(척추와 신체외측극단의 중간 부위). 그 후에 둔근 부위(gluteal region)를 안마하며 내려간다. 승모근(trapezius muscles), 어깨 위쪽, 목과 함께 척추를 따라서 마사지한다.
⑥ 교차하는 스트로크로 몸의 옆쪽에서부터 척추의 가시돌기(spinal process) 쪽으로 목 마사지를 실시한다. 허벅지 맨 위쪽까지 내려가고 다시 어깨 방향으로 돌아온다(그림 8-50a~c).
⑦ 몸을 반대쪽으로 바꿔서 단계 2~6까지 반복한다.
⑧ 고객의 팔꿈치를 치료사 쪽으로 가깝게 놓고, 손을 겨드랑이로부터 약 15cm 정도 거리의 테이블 위에 놓는다. 몇몇 마사지 치료사들은 고객의 손을 외전(abduction)시켜서 등 위에 올려놓고 견갑골(scapula)을 들어 올리는 동작을 실시하기도 한다. 이 자세는 많은 안마 동작과 마찰법 동작으로 견갑골의 모든 부위를 쉽게 마사지할 수 있게 해준다. 그리고 원근(teres), 승모근, 능형근(rhomboids), 극하근(infraspinatus) 등에도 적용할 수 있다.

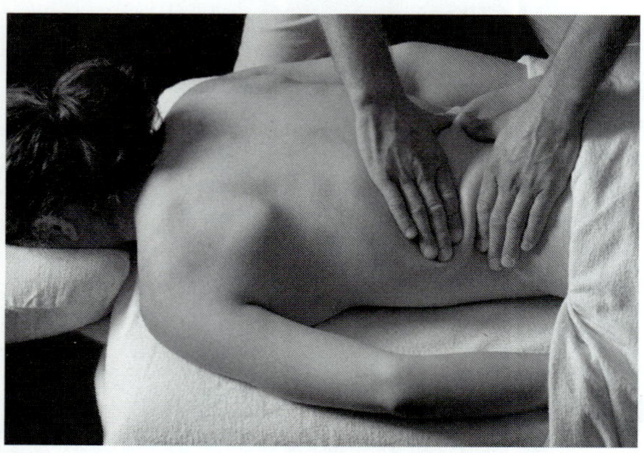
그림 8-50a 당신의 반대쪽으로 고객 몸의 옆면 전체에 유날법(petrissage)을 여러 번 반복 실시한다.

⑨ 관절운동을 실시한다. 고객의 손은 계속 옆쪽에 두고 한 손으로 어깨 위쪽을 잡는다. 손가락을 오훼돌기(coracoid process)에 가까운 패임(notch) 안으로 잘 집어넣고 손잡이처럼 잡아서 이용한다.

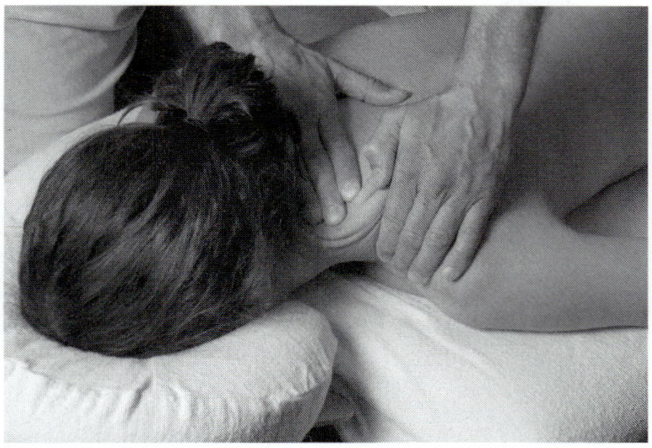
그림 8-50b 승모근에 하는 유날법을 주의 깊게 보아야 한다.

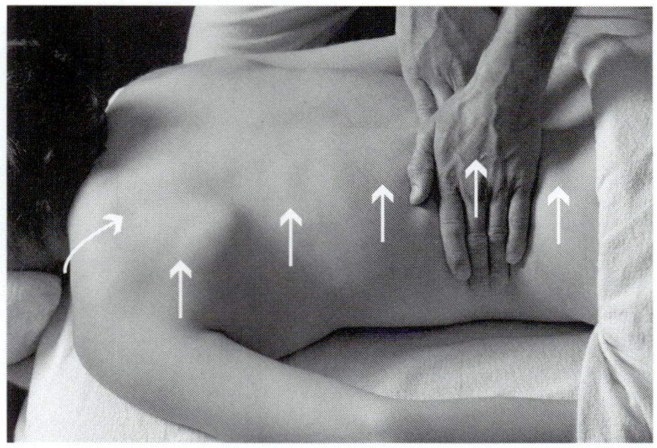
그림 8-50c 교차로 하는 스트로크를 옆면 전체에 아래 위로 실시한다.

반대쪽 손은 견갑골의 바로 아래 면에 올리고, 견갑골 아래쪽 모서리에 V자로 만든 엄지손가락과 집게손가락을 잘 맞추어 넣는다. 흉곽(rib cage)으로부터 견갑골을 들어 올려서 회전시킨다. 비록 이 동작들이 필요없는 것처럼 보여도 어깨의 여러 문제를 해결하는 데 도움이 된다.

⑩ 팔꿈치를 외전(abduction)시키면 상완(upper arm)은 몸에서 직각을 이루고 팔뚝은 상완과 각을 이루면서 이완된다. 두 손을 매우 가깝게 놓고 팔꿈치를 받쳐 준다. 그런 후, 손을 위아래로 부드럽게 흔들고(swing), 이완시키기 위해 어깨를 회전한다(그림 8-51a~e).

⑪ 등의 반대쪽 면에 단계 8~10까지의 모든 동작을 반복해서 실시한다.

⑫ 둔근 부위에 심부 안마(deep kneading)와 마찰법(friction)을 실시한다.

⑬ 등 전체 부위에 경찰법(effleurage)을 반복한다.

⑭ 등에 비틀기 마찰법(wringing friction)을 실시한다. 등을 가로지르며 앞과 뒤로 움직이고 목까지 전체적으로 올라갔다가 다시 내려오면서 마사지를 한다.

⑮ 원형 마찰법(circular friction)을 척추근육이 융기한 부분에 실시한다.

⑯ 척추를 따라 양쪽으로 '손으로 걷기(hand walking)' 동작을 실시한다. 척추의 천골(sacrum) 바로 아래 기저부에서부터 시작한다. 손바닥 전체 부위를 이용하여 척추부터 몸의 옆부분까지 심부 경찰법을 실시한다. 이것은 압박법(compression stroke)으로 활주하는 것과 거의 비슷하다. 신중하게 체중을 스트로크에 싣는다. 고객의 등 위로 '손으로 걷기동작(hand walking)' 을 하면서 마사지 부위를 이동시킨다.

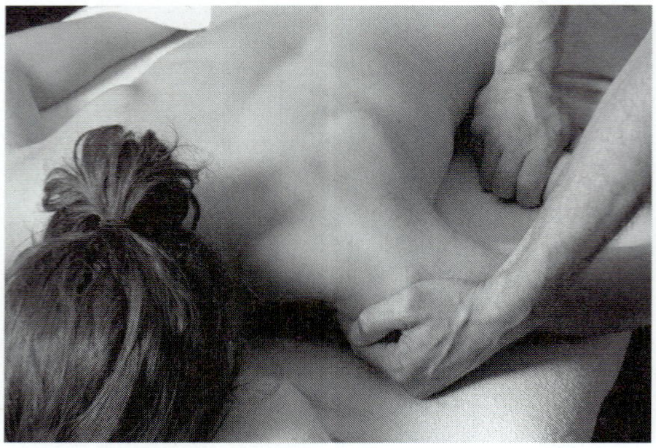

그림 8-51a 견갑골을 들어 올리는 팔의 위치

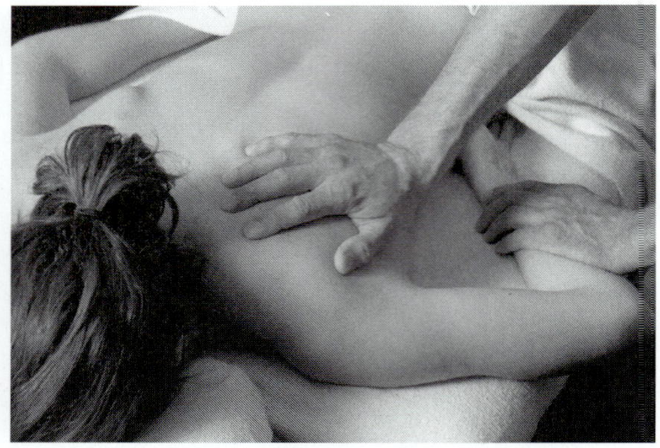

그림 8-51b 견갑골 근육에 마찰법(friction)과 압박(compression)을 실시한다.

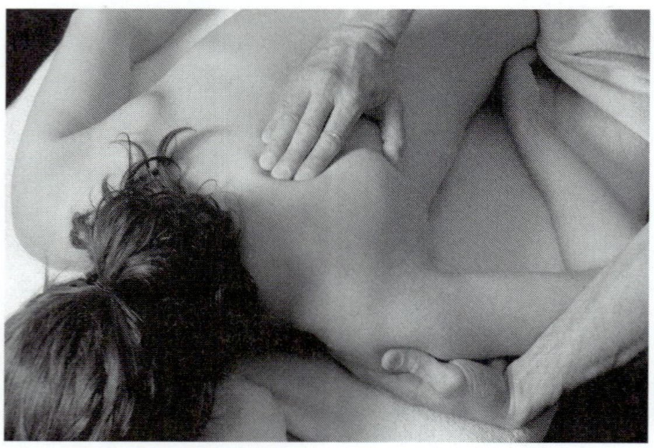

그림 8-51c 견갑골을 들어 올려서 깊게 압박하고 척추연(vertebral border)아래에 마찰법을 실시한다.

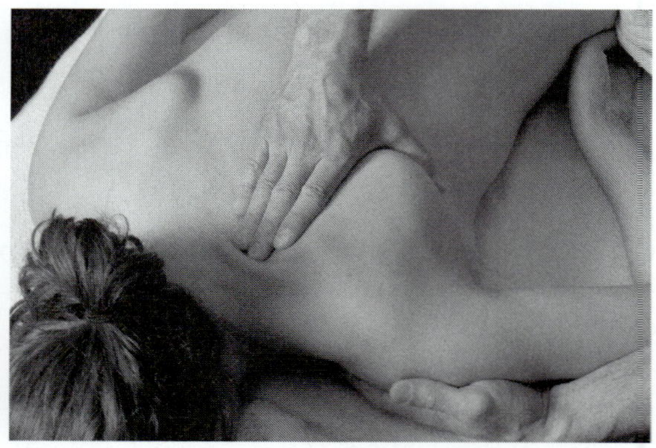

그림 8-51d 견갑골을 스트레칭으로 회전시킨다.

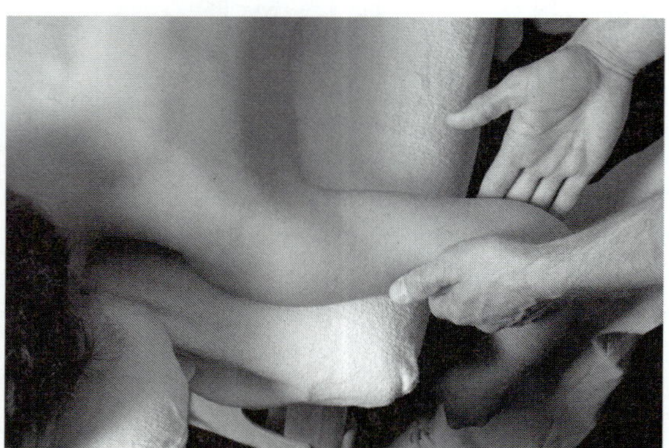

그림 8-51e 팔꿈치 부위를 잡고 팔뚝을 앞뒤로 흔들어줌으로써 어깨를 회전시킨다.

좀 더 적은 체중을 실어서 11번과 12번 늑골 사이와 신장(kidney) 부위를 마사지 한다. '손으로 걷기' 동작은 흉추(thoracic vertebrae) 부위에서 시작하여 등 전체에 실시한다. 그 후에 천골(sacrum)로 내려온다.

⑰ 척추기립근(sacrospinalis)을 진동시킨다. 한쪽 손의 두 번째 손가락을 고객의 척추 기저부 옆에 약 2인치 정도 떨어진 곳에 위치시킨다. 손가락을 약간 구부려서 척추기립근 중간의 극돌기(spinus process)를 각 옆면을 따라 눌러 준다. 반대쪽 손을 고객의 등에 놓여있는 손 위에 위치시키고 고객의 몸을 따라 단계적으로 천천히 진동(분당 약 120회)을 주며 아래쪽으로 힘있게 압박한다. 두 손으로 척추를 활주하며 올라간다.

각각의 가시돌기(spinal process)에 앞뒤로 3~10회 진동(vibrationg)을 주고, 가볍게 흔드는 동작(jiggling)을 실시한다. 특히 척추 부위에 긴장된 부분이 있는지를 주의 깊게 살펴본다. 긴장된 부위가 있을 때에는 좀 더 추가적인 마사지를 실시한다. 이 방법으로 척추를 따라 모든 방향으로 올라가면서 7번 경추(seventh cervical vertebrae)까지 마사지를 실시한다(그림 8-52a~h).

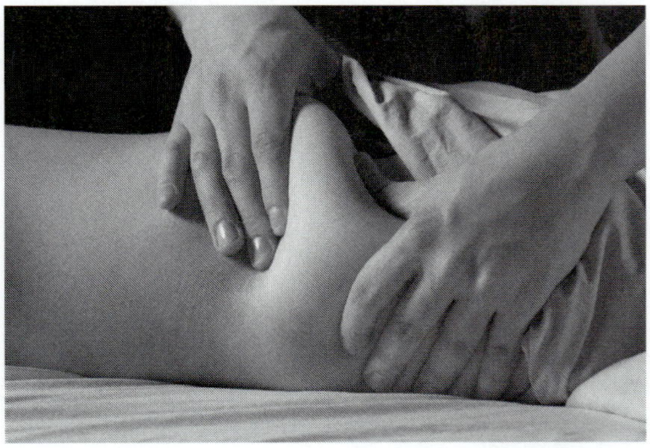

그림 8-52a 둔근 부위(gluteal area) 전체를 깊게 안마한다.

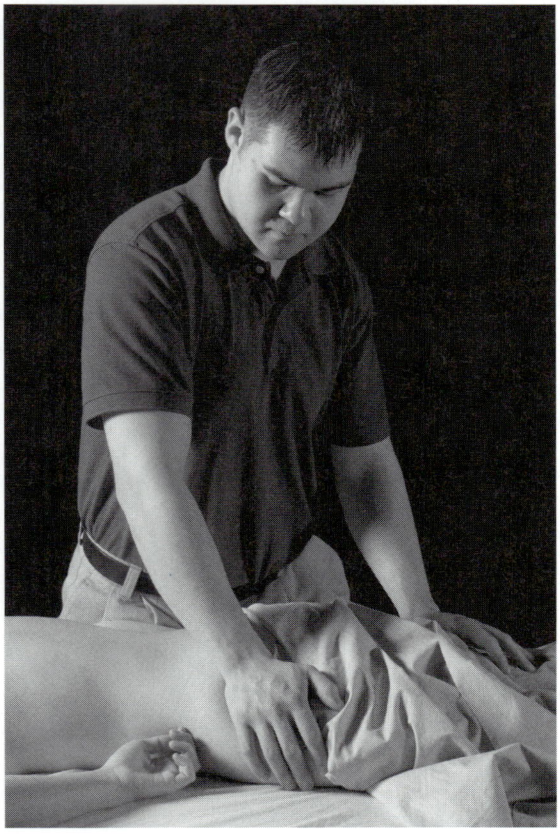

그림 8-52b 둔근(gluteal muscles)에 마찰법(압박)을 실시한다.

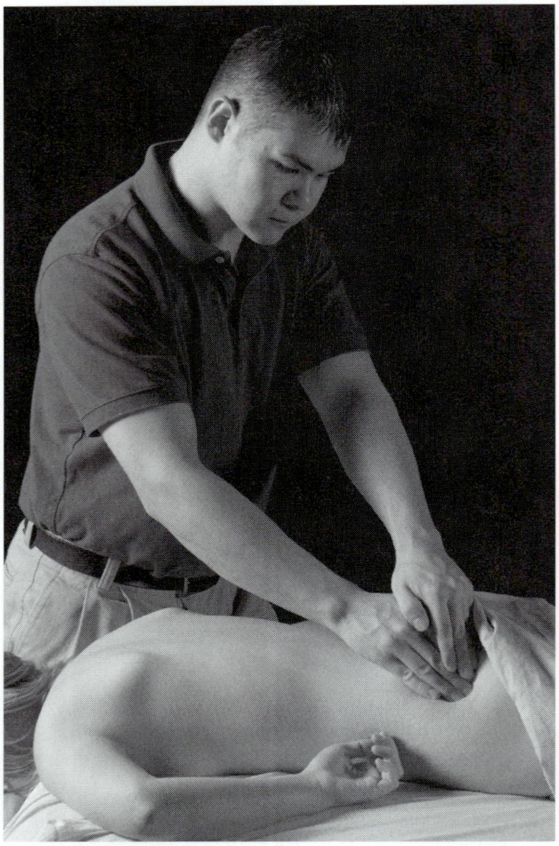

그림 8-52c 둔근(gluteal muscles)에 손가락을 이용한 마찰법을 실시한다.

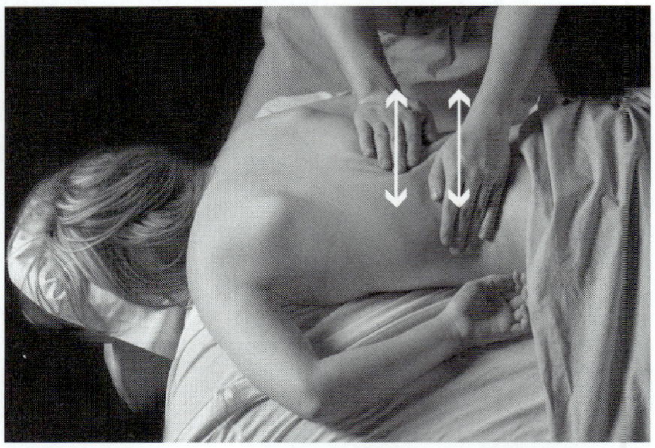

그림 8-52d 비틀기(wringing) 동작을 등 전체에 위와 아래로 실시한다.

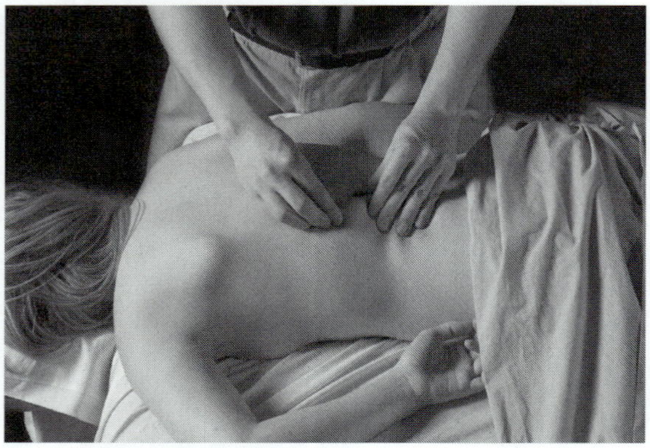

그림 8-52e 척추 주변을 안마한다.

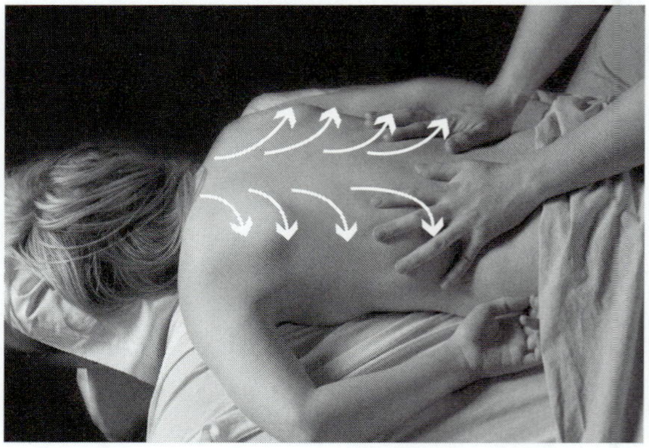

그림 8-52f 등에 팬스트로크(fan stroke)를 실시한다.

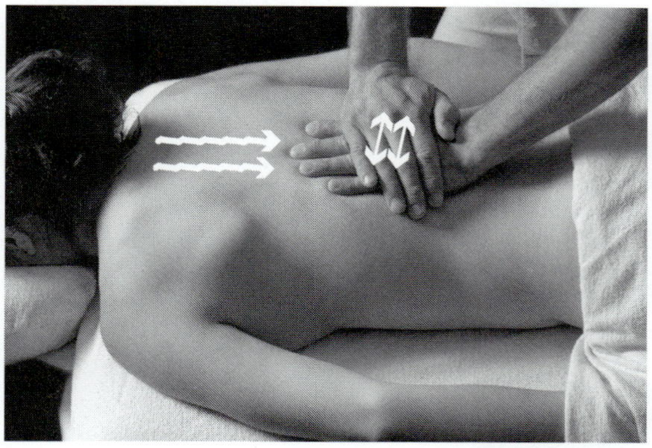

그림 8-52g 척추기립근(sacrospinalis)을 따라 진동을 준다.

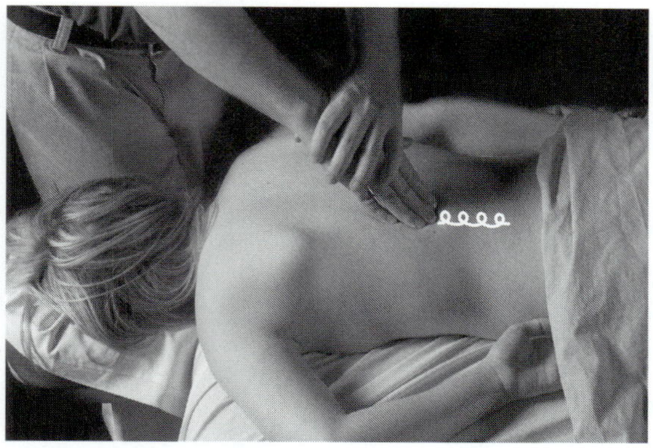

그림 8-52h 한쪽 손끝으로 척추를 따라 근육에 마찰법을 실시한다. 반대쪽 손은 마사지하는 손을 지탱해 주면서 척추의 양쪽 면을 따라 움직인다.

⑱ 많은 종류의 타진법(percussion) 동작은 필요에 따라 선택할 수 있다. 해킹(hacking)은 둔근과 다리 뒤쪽을 포함하는 등 전체에 걸쳐서 가볍게 실시한다(타진법은 신장(kidneys) 주변에는 실시하지 않는다). 또한 주먹으로 두드리기(beating)는 신체의 두꺼운 부위에 적용할 수 있다.

마지막으로 자극하는 마사지를 실시하며, 가볍게 손바닥으로 두드리기(slapping)는 몸 전체에 실시할 수 있다(그림 8-53a~d).

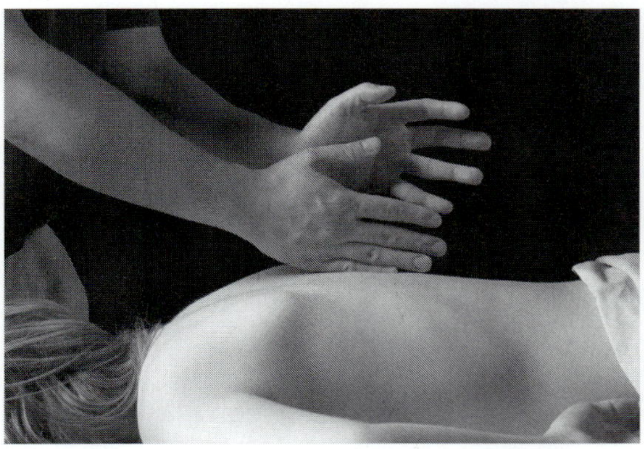

그림 8-53a 등에 하는 해킹(hacking) 동작

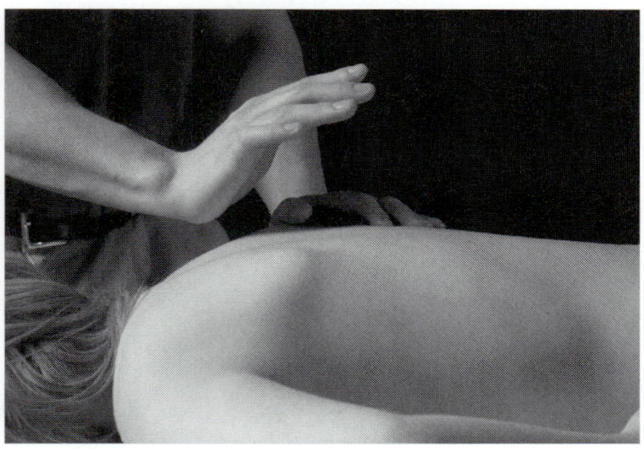

그림 8-53b 등에 실시하는 손바닥으로 두드리기

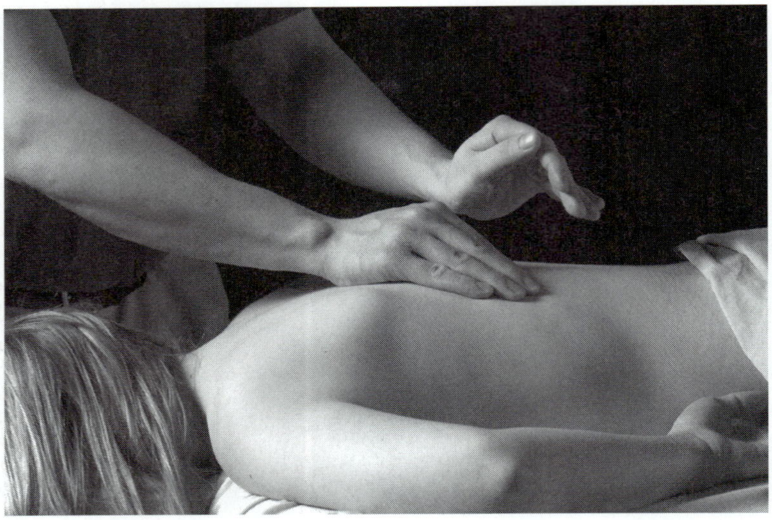

그림 8-53c 등에 실시하는 컵핑(cupping) 동작

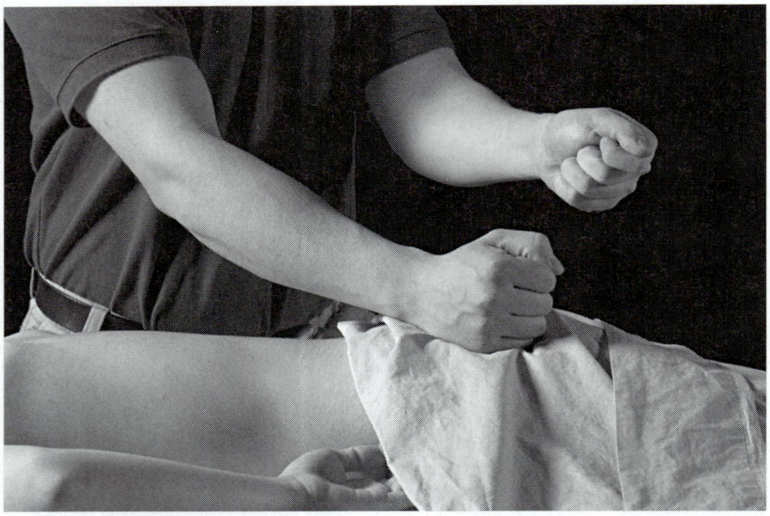

그림 8-53d 둔근(gluteal muscles)에 실시하는 주먹으로 두드리기(beating)

⑲ 케어링 스트로크(caring stroke)로 등 마사지를 마무리한다. 케어링 스트로크는 마사지 테이블 머리 쪽에서 선 자세로 실시하는 활주법에 포함된다. 손을 등의 윗부분에 놓고 손가락을 1번과 2번 흉추(thoracic vertebrae)에 밀착시킨다. 그리고 척추 전체 길이를 따라 활주법을 실시한다.

손을 둔근 쪽으로 이동시키고 몸통 옆면을 따라 겨드랑이(axillary area) 부위까지 올라간다. 삼각근(deltoids) 위를 부드럽게 활주하여 승모근(trapezius)을 거쳐서 후두부(occiput)까지 올라가고, 다시 시작지점으로 돌아온다. 이 동작을 여러 번 반복한다(그림 8-54a~b).

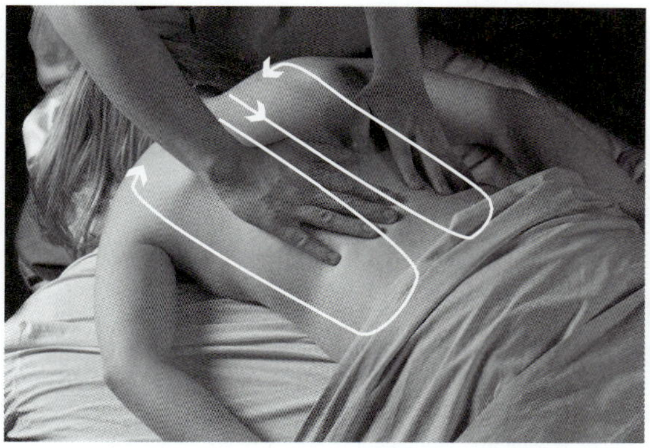

그림 8-54a 경찰법(effleurage)-케어링 스트로크를 고객의 머리 위치부터 시작하여 목덜미를 따라서 진행하다.

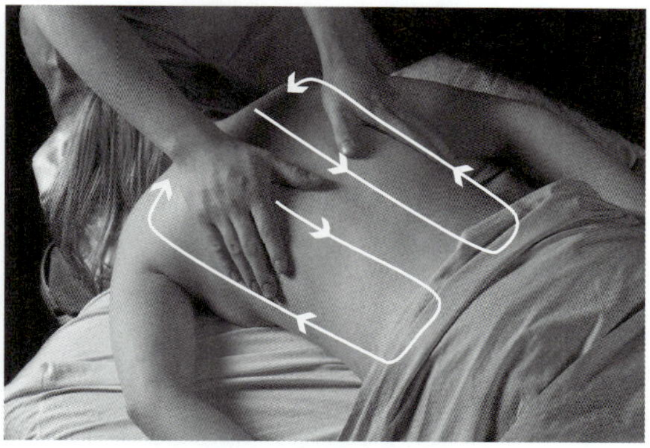

그림 8-54b 등을 따라 내려가면서 경찰법을 지속하고 둔근(gluteal muscles)을 거쳐서 몸통의 옆면을 통해 위쪽으로 올라온다. 그런 후에 어깨를 지나서 목덜미까지 올라온다.

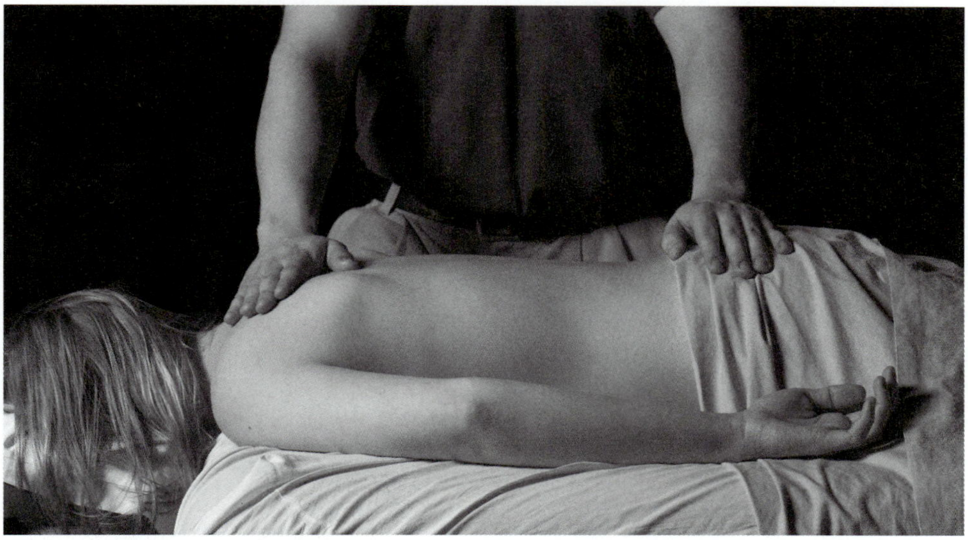

그림 8-55 척추 기저면과 목의 기저면, 또는 머리위에 잠시 동안 가볍게 접촉을 함으로써 고객에 대한 마사지를 종료한다.

5. 마무리 마사지(a finishing touch)

전신 마사지를 마무리할 때는 한쪽 손을 천골(sacrum)에 놓고 다른 손을 척추의 맨 위쪽에 놓은 후에 그 자세를 몇 초 동안 유지한다. 이때 필요에 따라 가벼운 흔들기(rocking)를 실시할 수 있다(그림 8-55). 마사지는 최면과 같이 고객의 정신적 감수성을 이완 상태로 가져갈 수 있다.

마사지가 끝나고 고객이 완전히 이완되어 있을 때 마사지 치료사는 고객의 심신이 편안해지는 데 도움을 줄 수 있다.

예를 들면, 마사지 치료사가 손을 고객에게 얹고 "편안해지고 이완된 기분을 느껴 보세요."라든가, "오늘 밤은 긴장이 풀린 상태에서 잠을 잘 겁니다." 또는 "평소보다 더욱 편안하게 느낄 수 있을 겁니다."라고 말하는 것이다. 이런 긍정적인 위로의 말은 고객이 완전히 깨어나기 직전에 이루어져야 한다.

몇 분 동안 방해하지 말고 고객이 완전히 이완되도록 놓아둔다. 그 후 고객이 일어나 앉을 수 있도록 도와준다. 드레이핑이 적당하게 위치해 있는지를 반드시 확인하고, 필요하다면 마사지 테이블에서 고객이 내려오는 것을 도와준다. 고객이 탈의실로 가는 것을 지켜보고, 옷을 입으면 고객과 질문 또는 조언을 나누는 시간을 가져야 한다.

6. 마사지의 완료(completion of massage)

마사지가 끝난 후 고객이 현실로 돌아오기 전에 짧은 시간 동안 휴식할 수 있게 해야 한다. 이런 휴식시간은 매우 좋은 효과를 준다. 고객의 신체구조에서 넓은 부위의 바디워크(bodywork)를 실시했을 때는 더욱 중요하다. 잠시의 이완은 고객이 생리적 · 신경적 감각을 조정하는 데 도움이 된다.

마사지를 통하여 무엇을 하고 무엇이 기대되는지에 대해 고객에게 알려 주는 일은 중요하다. 특히 마사지가 처음인 고객이라면 더욱 중요하다. 예를 들어 마사지가 끝났을 때, 신체의 배출 시스템을 유지하기 위해서 충분한 물의 음용을 조언하고 이것은 마사지가 신체 조직 내의 활동을 증진시키는 수단이 될 수 있으며, 순환과정에서 체액의 교환율을 증가시킨다고 설명해 준다.

증가(increase)라는 말은 신진대사를 통한 노폐물을 세포로부터 내보내 전신 순환 시스템으로 들여보내는 것을 의미한다. 배출 시스템에서 기타 유해물질이 사용되므로 그때 노폐물에 대해서 다룰 것이다.

물과 그 밖의 건강음료를 통한 수분보충은 신장(kidneys), 결장(colon), 폐(lung)에 충분한 체액을 제공함으로써 배설과정과 발한작용(perspiration)에 도움이 된다.

그렇기 때문에 고객에게는 마셔야 하는 물의 양에 대해서 지침을 줄 필요가 있다. 특정 양을 제안하는 것은 어렵지만 일반적으로 약 4.4리터가 적당하다. 만약에 마사지 치료가 오후에 이루어졌다면 약 2.2리터의 물을 마시고 다음날에는 4쿼트의 물을 마시는 것이 좋다.

7. 마사지 후유증(aftereffect of massage)

어떤 고객은 마사지 이후에 특정 후유증을 경험한다. 따라서 이런 증상이 건강에 대한 위험신호가 아니라는 것을 말해 줄 필요가 있다. 일반적인 후유증은 마사지를 처음 받았거나 두 번 정도 마사지를 받았을 때에 느껴진다. 가벼운 두통이 생기고 속이 안 좋으며 매스꺼움이나 감기증상을 느끼는 몇몇 고객들은 불평을 할 수도 있다.

하지만 이러한 반응은 순환계의 신진대사과정에서 노폐물이 증가했기 때문에 나타난다. 특정 증상의 경험은 신체기관의 고로에서 나타나며, 마사지 동작의 강도는 고객이 견딜 수 있는 적당한 강도로 진행해야 한다.

고객은 마사지 이후에 일정기간 동안 간헐적으로 후유증상을 갖는다. 따라서 신체적으로 문제가 발생했을 때 고객은 치료사에게 전화를 걸어서 문의할 수 있어야 한다.

요약(summary)

이 단원에서 치료사는 고객을 가장 편안하게 해주는 베개와 덧베개를 제공하는 것과 자세 및 보온과 정숙함을 제공하는 드레이핑의 2가지 방법, 그리고 마사지를 실행하는 과정 중 고객을 마사지 테이블에 안전하게 올라가고 내려오게 하는 절차, 마사지 차례에 따른 실행 순서 등을 배웠다.

일반적인 마사지 작업부터 특정 부위에서 다시 일반적인 마사지로 돌아오는 일련의 스트로크와 표면에서 심부까지 다시 표면으로 돌아오는 마사지에 대한 지침을 얻을 수 있었다.

유사한 순서는 각각의 신체 부위에서 사용할 수 있고, 각각의 신체 부위는 적절한 치료를 다른 부위와 함께 받을 수 있다. 만약 고객에게 또 다른 부위에 특정 문제점이 있다면 이런 부위에는 각별히 신경써야 한다.

전신에 시행하는 전체적인 마사지는 이완작용을 한다. 마사지 수기법(manipulation)의 효과는 마사지의 강도 · 기간 · 깊이 · 속도 · 폭 또는 길이 등에 따라 매우 다양할 수 있다. 즉, 전체 마사지의 효과는 강도 · 기간 · 속도 · 깊이 · 손 기법의 선택, 그리고 손 기법이 적용되는 순서 등에 의해 결정된다.

이 단원에는 이완과 전신 마사지를 위한 2가지 가능한 순서 또는 지침이 포함되어 있다. 순서는 일반적인 전신 마사지를 위한 형태일 뿐이다. 학생들은 이 순서에 따르는 것이 효과적이고, 이후에 완전한 마사지를 문제없이 실행할 수 있을 것이다. 그러나 순서에 너무 집착하지 말아야 한다.

마사지 치료사는 마사지하는 조직(tissue)에 대해 집중하고, 피드백을 위해 고객에게 질문한 후에 원하는 부위에 최상의 기법을 실행하면 된다.

마사지 경험이 생기면 실습에 대한 효과를 스스로 인정하게 되고 당신이 배울 기술과 손 기법을 조화롭게 즉석에서 실시할 수 있을 것이다.

창조적 마사지는 당신만이 가질 수 있는 최상의 스타일을 만들고 고객의 욕구와 기대를 알게 되는 경험을 할 수 있게 된다. 전신 마사지의 편성에 대한 가능성은 매우 광범위하다.

논리적 순서에 따라서 마사지가 구성된다는 사실을 기억하며 마사지를 즐겨야 한다. 또한 각 부위별 스트로크를 이용하여 신체 부위에 접촉을 하고, 각 신체 부위별로 신체적 경험에 따라 철저하게 마사지해야 한다.

복습과 토론을 위한 질문

1. 마사지 치료사는 얼마나 자주 비누와 물로 손을 씻어야 하는가?
2. 고객이 테이블에 오르고 내릴 때에 보조해야 하는 이유는 무엇인가?
3. 고객이 오한을 느끼는 것을 어떻게 예방할 수 있는가?
4. 드레이핑(draping)의 2가지 방법을 간단히 설명하라.
5. 마사지 치료사는 드레이핑(draping)을 제외하고 어떻게 고객의 체온을 유지시킬 수 있는가?
6. 마사지 치료사가 고객의 몸에 상처를 내는 것을 어떻게 피할 수 있는가?
7. 고객에게 불안감 또는 부상을 가져오기 때문에 피해야 하는 마사지 동작은 무엇인가?
8. 마사지 전과 후에 고객이 음식물을 섭취하는 것이 좋은가?
9. 마사지에 소요되는 평균시간은 어느 정도인가?
10. 고객의 몸이 어떤 상태일 때에는 마사지를 절대로 해서는 안되는가?
11. 신체 마사지 전에 준비과정에서 요구되는 주의사항은 무엇인가?
12. 고객이 신체 마사지를 처음 받을 때에 사용되는 가장 일반적인 자세는?
13. 마사지 동작의 일반적인 순서는 어떻게 되는가?
14. 신체 마사지를 마친 후에 최종적으로 고려할 사항은 무엇인가?
15. 마사지 후에 나타나는 후유증은 무엇이 있으며, 왜 나타나는가?
16. 고객에게 충분한 양의 물을 마시게 하는 이유는 무엇인가?

마사지 절차
Therapeutic Procedure

CHAPTER
9

학습 목표(Learning Objectives)

1. 치료 절차의 4가지 분야를 설명할 수 있다.
2. 치료 마사지 단계를 위한 고객의 접수과정을 조사(assessment)할 수 있다.
3. 자세와 보행에 대한 평가를 할 수 있다.
4. 수동적 · 능동적, 그리고 저항적 운동에 대한 검사(assessment)를 할 수 있다.
5. 연부조직 장벽(barriers)을 확인할 수 있다.
6. 손 기법을 이용하여 서로 다른 조직층과 피부결(texture)을 구분할 수 있다.
7. 각 단계별 전략에 대한 최종평가(assessment) 방법을 설명할 수 있다.
8. 고객의 욕구에 따른 구체적인 실행을 할 수 있다.
9. 고장성 조직(hypertonic tissue)에서의 협착(constriction)을 확인 · 완화하는 방법을 설명할 수 있다.
10. 평가의 중요성을 설명할 수 있다.

서론(introduction)

9장에서는 가능한 한 많은 전신 마사지 과정을 설명하였다. 마사지 치료사는 전신 마사지에 필요한 수없이 많은 과정 중 하나를 선택할 수도 있고, 고객의 요구에 따라 특정 신체 부위에 마사지를 맞출 수도 있다.

사람들은 전신 마사지를 통하여 긴장을 완화하고 기분전환과 스트레스 감소 효과를 느끼기 위해 마사지를 찾는다. 그러나 통증완화 또는 부상회복을 위한 마사지를 찾을 때에는 더욱 특별한 치료방식을 포함하는 것이 적합하다.

치료적 마사지(therapeutic massage)는 고객의 욕구와 기대에 가장 적합한 방향으로 수정될 수 있다. 연부조직의 구성요소 또는 신체기능이 무엇이며 어디에 있는지를 알아보고 적당한 치료를 시술 없이 제공하기 위해서는 더 넓은 범위의 훈련 및 연습과 마사지 치료사에게 필요한 전문성과 연관된 더욱 정교화된 치료용 서류가 요구된다.

이 장에서는 치료적 연부조직 시술에 반응하며 연부조직 상태를 더욱 명확히 확인할 수 있는 치료적 방법론(therapeutic methodology)을 소개할 것이다.

치료 절차(therapeutic procedure)

간단한 병력(medical history)을 수집하고, 수축과 통증이 있는 상태에 의해 결정되는 절차를 조사(assessment)하며, 더욱 명확히 나타나는 상태에 대한 치료계획을 개발하고, 적절한 치료의 실행과 그 결과에 대한 평가하는 것이다.

치료 절차(therapeutic procedure) : 간단한 병력(medical history)을 수집하고, 수축과 통증이 있는 상태를 위한 절차를 조사하며, 더욱 명확히 나타나는 상태에 대한 치료계획을 개발하고, 적절한 치료의 실행과 그 결과에 대한 평가를 이번 장에서 논의할 것이다.

① 검사(조사, assessment)
② 계획(planning)
③ 실행(performance)
④ 최종평가(evaluation)

검사에는 현재의 상태를 이해하는 과정(process)에서 이용할 수 있는 정보를 다시 확인하는 것이 포함된다. 조사를 통하여 방법과 전략을 결정하기 위한 조사단계와 조사기간 동안 발견된 측정상태에 대해 준비하는 치료기법의 선택에서 계획단계에 필요한 정보를 얻을 수 있다.

실행은 선택된 기법의 실제 적용을 말하며, 평가는 몸의 상태를 위해 선택된 절차의 효과에 관해서 단계별 결과치를 검토하는 과정이다.

모든 정보는 고객관련 파일에 세심하게 정리해야 한다. SOAP표는 치료 절차의 각 부문에서 얻은 정보를 기록하는 데 매우 적합한 서류이다(SOAP표에 대한 내용은 6장을 참조).

치료 과정(therapeutic process)을 통해 마사지 치료 프로그램 코스에서 다양한 방법의 마사지를 실행할 수 있다. 이것은 장기간의 목표설정과 단기 계획, 그리고 실제 마사지 단계가 진행되는 동안에 매우 유용하게 이용된다. 치료 방법이 공식화되고 논의된 후에 치료가 이루어지면 조사는 어떤 향상이 있었고 치료 이상으로 요구되는 것이 무엇인가를 측정한다.

단기 계획은 한 개의 단일한 단계만을 말하는 경우도 있다. 이 경우의 조사 과정은 그 범위가 그렇게 넓지 않을 수도 있으나, 구체적인 불평에 더 초점이 맞춰진다. 고객의 욕구를 고려하고 지시사항과 금기사항을 결정한 후에 치료계획을 짜야 한다. 치료단계가 마무리되면 그 결과를 단계의 효율성 측면에서 평가한다.

치료 절차는 치료적 마사지의 적용기간 동안 지속적으로 이루어져야 한다. 마사지 치료사는 마사지를 계속 진행하는 동안, 손으로 조직의 상태를 지속적으로 평가하고 있어야 한다. 조직의 질(quality of tissue)과 조직의 구성(constriction) 또는 사지(limbs)의 동작과 서로 다른 마사지 동작에 대한 고객의 반응은 마사지 치료사가 다음 동작을 계획하는 데 필요한 정보를 지속적으로 제공해 준다.

평가과정(evaluation process)은 마사지 치료사가 철저한 치료효과와 피드백을 이끌어내기 위해서 중요하므로 지속적으로 평가해야 한다.

치료 마사지를 위한 고객 접수 (client intake for therapeutic massage)

마사지를 받는 이유는 매우 다양하다. 'Opinion Research Corporation' 에 의해 이루어진 2005년 조사에 따르면 마사지를 받아 본 응답자 중 23%가 긴장완화 또는 스트레스 감소를 목적으로 마사지를 받았다고 대답했다. 53%는 마사지가 건강에 좋아서, 그리고 17%는 자신 스스로 만족하기 위해서 마사지를 받는다고 대답했다.

가장 우선적인 관심사는 통증완화, 상해재활, 근육통 또는 경직(muscle soreness or stiffness), 관절의 운동성(mobility), 다른 연부조직의 기능장애 등이라고 대답했다. 사전 고객상담은 6장에서 이미 논의하였다.

치료 마사지를 위한 사전상담은 이미 앞에서 논의한 모든 요소들이 포함된다. 단지 고객의 특별한 조건에 부합하는 서비스를 제공할 수 있는 기술과 마사지 치료방법을 위한 광범위한 조사과정(assessment)이 포함된다.

사전 상담의 주된 과정은 마사지 치료사와 고객 사이의 신뢰감을 성립하기 위한 것이다. 마사지 치료사들은 고객의 의견을 수용하여 진실되고, 전문적이며 신뢰할 수 있는 모습을 보여주어야 한다. 이때 한결같은 목소리 톤으로 고객을 만나는 것은 상호간에 신뢰감을 형성하는 데 도움을 준다.

깊은 신뢰감은 상호관계를 강화하여 치료효과를 증대시킨다. 그렇기 때문에 열린 의사소통을 위한 환경을 만들어야 한다. 고객의 말에 귀를 기울이고 고객의 요구나 관심을 반드시 확인해야 한다. 또한 경청하는 기술도 연습해야 한다.

고객이 이야기할 때는 계속해서 시선을 맞추고 고객이, 당신이 자신의 말을 듣고 있다고 확신할 수 있도록 반복하여 반응한다. 치료 단계 전 · 후나 진행 중에도 고객의 피드백을 받아들여야 한다.

표 9-1 고객접수 양식

고객 접수 양식

이름 ____________________ 접수날짜 ____________________
주소 ____________________ 전화번호 ____________________
우편번호 ____________________ 이메일 주소 ____________________
생년월일 __________ 나이 ______ 성별 ______ 주민등록번호 __________
직업 ____________________ 회사명 ____________________
사무실 주소 ____________________ 사무실 연락처 ____________________
혼인여부 ____________________ 배우자 성명 ____________________
자녀이름 및 연령 ____________________
기존에 마사지를 받으신 적이 있습니까? ______ 받았다면 누구에게 받았습니까? ______
저희 서비스를 어떻게 아셨습니까? ____________________

1차 건강관리 담당자 ____________________ 전화 ____________________
담당자 주소 __________ 시 · 도 __________ 동 __________ 우편번호 __________
저희가 당신의 건강관리 담당자와 상담해도 되겠습니까? ____________________
다른 건강관리 담당자는 뒷장에 적어두십시오. ____________________

보험회사 ____________________ 보험증권번호 ____________________
보험계약자 이름 ____________________
보험 ID번호 __________ group __________ 청구번호 __________
손해 사정인 성명 ____________________
손해 사정인 주소 __________ 시 · 도 __________ 동 ______ 우편번호 __________
전화번호 ____________________ 보험 증명일 ____________________

긴급연락처 ____________________ 전화 ____________________
고객과의 관계 ____________________

나는 마사지 서비스가 건강을 돕기 위해 구성되었으며, 의사 치료를 대체할 없다는 것을 알고 있습니다. 나는 마사지 치료가 질병의 원인을 알아내거나, 약을 처방하는 데 사용할 수 없다는 것을 인지하고 있습니다. 마사지 단계가 진행되는 동안 정보가 교환되는 것에 동의합니다.

고객 서명 ____________________ 일자 ____________________

접수의 범위는 고객의 방문목적과 마사지 치료의 목적에 의해 결정된다. 치료 마사지를 위한 고객접수 과정은 고객이 문의를 하거나 예약을 했을 때부터 시작되고, 고객이 치료 과정에 대해 동의하고 마사지가 시작될 때까지 지속된다.

접수는 치료적 관계에 가장 좋은 방법을 결정하는 데 필요한 정보를 교환하는 것이다. 고객접수는 고객의 상황에 따라 변하는 여러 가지 부분을 포함한다.

이중 몇 개를 살펴보면 다음과 같다.

① **예약** : 고객이 방문하는 것을 결심하게 된 우선적인 이유와 마사지 치료사의 서비스가 고객의 욕구에 부합되는가에 대해서 알아보아야 한다.

② **첫인사와 상담** : 추가적인 시간은 첫 상담에서 접수서류를 작성하며 계획할 수 있다(표 9-1). 그리고 방문 이유 · 방침 · 절차와 같은 정보를 교환한다.

③ **조사** : 조사과정은 고객 인터뷰, 병력, 관찰, 촉진(palpation), 그리고 운동범위의 검사로 구성된다.

④ **치료계획**(treatment plan) : 관련정보를 조사과정(assessment process) 동안 수집하였다면, 하나의 단계 또는 여러 단계별 계획을 설정한다.

⑤ **고지에 입각한 동의**(informed consent) : 조사결과와 치료계획이 마사지 치료사와 고객 간에 논의한 이후에 고객은 고지에 입각한 동의(informed consent)를 하고 마사지 단계를 시작한다.

검사기술(assessment technique)

치료 마사지는 정확하고 철저한 검사(assessment)가 이루어져야 성공적으로 실행될 수 있다. 어떤 마사지를 고객에게 적용할 것인지 또는 고객이 또 다른 건강 전문상담을 받은 적이 있었는지 등에 대한 부분을 판단하는 것과 함께 고객의 상태를 자세히 알아두어야 한다.

검사의 범위는 마사지를 시행하기 위해 필요한 치료 계획과 관련이 있다. 만약 긴장완화를 위하여 방문할 계획이라면 금기사항은 없고, 고지에 입각한 동의를 통해 교환될 수 있는 정보만으로도 충분히 치료단계를 진행할 수 있다.

고객이 가지고 있는 특별한 문제를 해결하거나 몇몇 연부조직의 기능장애를 위해 방문하는 경우에는 더 자세한 조사를 통해 가장 적합한 치료 과정을 결정하는 데 도움이 되는 몸의 상태와 기능장애에 대한 정보를 알아두어야 한다. 검사도구(assessment tools)는 치료의 양상(modality)에 따라 다양하게 선정한다. 일반적인 조사서류에는 고객의 병력(medical history), 철저한 관찰, 기능적 조사, 구조를 알기 위한 촉진 등이 포함된다(표 9-2).

표 9-2 고객접수 양식 (앞면)

고객 병적 기록

성명 ______________________ 일자 ______________________

주소 ______________ 자택전화 ______________ 기타 연락처 __________

우편번호 ______________ e-mail 주소 ______________________

생년월일 ______________ 나이 __________ 직업 ______________

우리의 서비스에 대해서 누가 소개를 했습니까? 아니면, 어떻게 알고 찾아오셨습니까? __________

우리에게 찾아오신 이유는 무엇입니까? ______________________

우리의 서비스로 어떤 결과를 얻고 싶으십니까? ______________________

지금 당신의 상태 또는 그 유사한 상태 때문에 의사나 다른 건강관리사에게 찾아가신 적이 있으십니까? ______________________

그들의 이름과 연락처를 적어주시고 저희가 그들과 연락하는 것을 허락하십니까? __________

언제 이런 증세가 나타났고, 어떻게 시작되었습니까? ______________________

다음의 몸 상태를 나타내는 내용을 잘 보시고, 현재의 몸상태에는 ○를 과거의 몸상태에는 ×를 표시해 주십시오. ______________________

___ 만성통증(부위)	___ 천식	___ 학습장애	___ 관절통(부위)
___ 피로	___ 우울증	___ 근육통(부위)	___ 호흡질환
___ 불면증	___ 기타 통증(부위)	___ 폐 또는 호흡기 상태	(호흡이 빨라짐)
___ 집중력장애	___ 두통(부위)	___ 손발이 차가움	___ 기억력감퇴
___ 무감각(부위)	___ 발목부종	___ 청각장애	___ 골절(부위, 시기)
___ 하지정맥류	___ 시각장애	___ 염좌(부위)	___ 고혈압
___ Contacts	___ 관절염	___ 저혈압	___ 마비
___ 골다공증	___ 림프수종	___ 신경계 질환	___ 활액낭염
___ 심장병	___ 알레르기	___ 건염	___ 소화불량
___ 발진	___ 척추측만	___ 식욕부진	___ 피부질환
___ 골괴사(bone disease)	___ 설사	___ 종양 / 암	___ 현기증
___ 변비	___ 대상포진 / 헤르페스	___ 호흡곤란	___ 팽만감
___ 생리전증후군	___ 부비동 이상	___ 궤양	(gas/bloating)
___ 자궁절제	(Slnus condition)	___ 소화 질환	___ 폐경
	___ 장 질환	___ 피임	___ 섭식장애
	___ 전립선	___ 공항증 / 불안	___ 생식기 이상
	___ 과잉 행동 장애		

이밖에 이상 증세가 있다면 아래에 적어주시기 바랍니다. ______________________

표 9-2 고객접수 양식 (뒷면)

전염병 또는 소아질환(병명 및 발병시기) ______________________
선천성 또는 후천성 장애(자세히) ______________________
수술경력(부위, 시기) ______________________
상해 또는 상해의 원인이 된 사고 ______________________
목록에 없는 다른 질병 또는 건강상태 ______________________
____

사용하는 의약품, 치료약, 약초, 보충제를 사용빈도까지 모두 기록 ______________________
____
____

아래의 목록 중 섭취하는 것이 있습니까? 전체 사용 양을 적어주십시오.
카페인 __________ 니코틴 __________ 알코올 __________
설탕 __________ 흥분성 마약(recreational drugs) __________
당신이 참여하고 있는 스트레스를 줄이는 활동(운동, 마사지, 취미활동, 스포츠 등)에 대해 형태와 빈도를 작성해 주십시오. ______________________
____
____

당신의 건강상태, 또는 웰빙생활에 관련된 다른 의견을 작성해 주십시오. ______________________
____

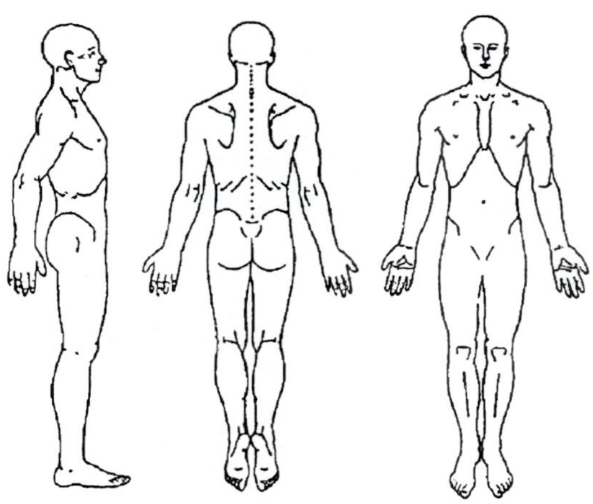

위의 그림에 통증을 경험했던 부위가 있다면 × 표를 해주시고 몸이 이상하다고 판단되는 부위에 ○ 표해 주십시오.
나는 나의 과거와 현재의 건강상태에 대해서 내가 아는 모든 것을 알려 줄 것이며, 나의 건강상태가 어떤 변화에 대한 정보라도 치료사에게 알려줄 것입니다.

고객 서명 ______________________ 일자 __________

검사의 목표는 기능장애가 있는 조직을 가능한 한 명확하게 확인하는 것이다. 그리고 가능하면 문제의 원인을 파악해야 한다. 간단한 고객의 병력으로 고객의 병과 연관된 사회적 · 생리적 · 정신적 요소에 대한 건강상태의 배경을 알 수 있다. 고객정보와 병력에 관한 서류는 고객이 처음으로 방문했을 때에 작성한다.

고객정보 서류는 고객의 나이 · 직업 · 취미와 마사지 서비스를 찾은 이유에 대해서 적도록 되어 있다. 이 서류는 고객의 과거나 최근의 신체상태와 고객의 기대와 걱정에 대해 기본적인 정보를 다양하게 알아볼 수 있도록 설계할 수 있다.

병력관련 서류를 통해 큰 질환, 약물치료, 수술, 외상(traumas), 알레르기와 같은 고객의 과거 진료상황 등의 정보를 알 수 있다. 또한 고객의 최근 상태가 어떤지를 알고 있는 의사와 다른 건강관리 담당자에 대한 자세한 정보도 포함된다.

그리고 고객이 가지고 있는 특정한 신체상태에 대한 질문과 함께 건강관리 담당자들의 연락을 허락하도록 고객의 동의를 받을 수 있다. 이때 고객의 병력에 대한 해당부위를 표시할 수 있는 인체관련도표(diagram of body)가 포함된다.

고객에게 다른 건강 전문가에 의해서 작성된 정보를 치료사가 공유하는 것을 위한 별도의 "의료정보 양도서류"에 사인을 하여 동의의사를 명확하게 밝혀둔다(표 9-3).

마사지 치료사는 접수서류와 병력 양식을 기재한 후에 다시 한 번 검토하여야 한다. 고객과 마사지 치료사 사이의 상담이나 인터뷰는 마사지 단계의 계획을 명확하게 만들어 준다. 서류를 통해서 얻는 정보는 고객과의 인터뷰를 통해서 고객의 병 · 욕구 · 기대가 확실히 결합된 것이어야 한다.

표 9-3 의료정보 양도 서류

의료정보 공개양식(Release of Medical Information Form)

고객성명 ______________________ 전화번호 ______________________

주소 ____________________________________ 우편번호 ______________

나는 나에게 직접적으로 관여하는 신체 및 건강치료사 ____________________ 에게 나의 건강을 지키기 위한 목적을 위해서 필요한 의료기록 또는 다른 개인 건강 정보를 이용할 수 있는 권리를 부여합니다.

이 승인은 __________ 부터 __________ 까지 기간 또는 내가 위의 치료사를 만나는 동안 유효합니다.

서명 ________________________________ 일자 __________________

마사지를 어떻게 진행할 것인가, 그리고 기존에 다른 건강관리를 받은 적이 있는지 또는 마사지를 진행하기 전에 고객의 담당의사와 연락을 해봐야 하는가에 관한 서류상의 정보를 명확하게 하기 위해 완성된 서류를 다시 확인하고 고객에게 질문을 해야 한다.

만약 이 과정에서 불확실한 부분이 발생한다면 신중하게 대처해야 한다. 의심이 가는 증상에 관하여 더욱 명확하게 하기 위해서 전문의사 또는 다른 건강관리사와 상의하고 그의 관리하에 마사지를 시행하여야 한다.

서류와 인터뷰에서 얻은 정보를 통해 어떤 신체 부위에 병이 침범했고, 상태가 만성인지 급성인지, 무엇이 질환을 악화시키고 호전시키는지 등 질환의 원인에 관한 정보를 알아야 하며, 또 병은 언제 · 어떻게 시작되었고, 그 상황에서 환자가 무엇을 했으며, 어떤 치료를 받았는지, 치료를 받았다면 누구한테 받았는지, 또 그 치료가 어떤 도움이 되었는지, 악화되었다면 무엇 때문인지 등을 살펴야 한다.

몸에 이상이 생기게 된 어떤 사건이 있었는가? 몸의 이상이 갑자기 나타났는가? 아니면 점진적으로 나타났는가? 몸의 이상이 어떻게 진행되었는가? 고객이 몸의 이상을 처음 인지한 신체 부위는 어디인가? 이런 이상이 처음인가? 얼마나 자주 나타났으며, 마지막으로 나타난 것은 언제인가? 등과 같은 질문과 함께 얼마나 오래 몸의 이상이 진행되었고 지속되었는지 또는 간헐적인지 등에 대해서도 확인해야 한다.

만약 통증이 있는 상태라면 그 위치를 확인해야 한다. 손가락 또는 손의 통증이 원래의 발생위치에서 얼마나 이동하였는가? 통증이 어떤 영향을 미치는가? 무엇이 통증을 악화시키고 호전시키는가? 일상생활이 통증에 의해 영향을 받는가? 통증의 강도와 빈도는? 통증이 간헐적인가? 얼마나 자주 나타나고 통증이 재발했을 때에 어떤 현상을 유발하는가? 통증이 심한지? 심하지는 않는지? 통증이 방사통(radiating pain)인가? 등과 같은 질문들로 몸의 이상에 대해서 고객이 어떻게 대처했는지와 문제 해결을 위한 방법을 알 수 있다.

몸의 이상을 해결하려는 고객의 의지에 대해서 알아본 후에는 그 내용을 서류에 적고 다음에 이루어질 평가를 위해 고객 파일에 첨부한다.

이러한 과정에서 마사지 치료사는 고객의 우선적인 문제가 무엇이고 어떤 치료 서비스가 효율적인 것인가 등에 대해 알 수 있다. 또 복잡한 구조와 패턴 또는 병과 관련된 원인을 확인할 수 있는 추가적 조사를 통해 더 정확한 해결방법을 결정할 수 있다.

인터뷰를 하고난 후의 접수과정(intake process)은 관찰 또는 시각적 검사(visual assessment), 다양한 기능적 조사, 촉진, 그리고 의심이 가는 증상 또는 몸에 나타나는 양상에 대한 다양한 조사 등을 함께 진행한다.

다양한 검사를 통한 정보는 통합 · 분석되어 치료에 많은 도움이 된다. 검사결과와 치료 시에 선택할 수 있는 사항 또는 치료방법을 고객과 논의한다. 그리고 치료계획 또는 관리계획(care plan)을 세우면 마사지 치료사와 고객 간의 동의가 이루어진다. 고객이 관리계획(care plan)에 서명할 때 다시 한 번 고지에 입각한 동의에 관한 부분을 말해 준다. 고객의 서명은 접수과정의 끝이고 치료 절차의 실행 또는 적용단계가 시작되는 것을 의미한다.

주관적 조사결과와 객관적 조사결과 (subjective and objective finding)

인터뷰와 단계별 검사를 통해 얻게 된 정보는 사실상 주관적이거나 객관적일 수 있다. 주관적 정보(subjective information)는 현 상태에 대한 고객의 경험을 고객의 진술로 얻는 것이다.

구체적으로 이 때의 정보는 고객이 어떤 몸의 이상을 어느 부위에서 느끼는지에 대한 것이다. 언제 몸의 이상이 시작되었는가? 지속적인가 아니면 간헐적인가? 무엇이 몸의 이상에 영향을 미쳤는가? 호전되었는가? 아니면 악화되었는가? 이러한 다양한 테스트를 하는 동안 고객은 경험과 더 추가적인 느낌에 대해서 설명할 것이다.

마사지 치료사(또는 다른 관찰자)는 관찰 · 촉진 · 특별 테스트와 같은 정량적이고 일반적으로 측정할 수 있는 조사를 객관적 정보를 통해 얻는다.

Arndt-schultz 규약

생리적 과정을 활성화하는 약한 자극(weak stimuli)에 관해서 다루는 내용으로, 강한 자극(strong stimuli)을 못하게 하는 것이다. 만약 근육에 압력을 가하는 치료적 개입(therapeutic intervention)이 너무 강하면 신경계가 그 개입에 잘 반응하지 못하고, 척수(spinal code)부터 근육까지 메시지를 전달하지 못할 것이다. 만약 너무 적은 압력을 통해 개입이 이루어진다고 해도 신경계는 반응하지 않을 것이다.

10점 척도에서 6~7수준의 강도일 때에 메시지가 반사궁(reflex area)을 나와서 근육으로 이동됨으로써 신경계는 치료적 개입에 대해서 반응할 것이다. 고객에게 전통적인 '통증을 최소화하라(grin in bear it)' 라는 방법은, 통증의 특징을 변화시키기에 좋은 방법이 아니라는 점을 인식시켜야 한다.

통증 척도(pain scale)

주관적 통증척도(subjective pain scale)는 고객이 경험하는 상대적 불편함(relative discomfort)을 측정하는 유용한 기준이다. 고객은 자신의 통증을 묘사하는 방법으로 자신의 통증에 등급을 매길 수 있다. 이것은 치료적 기술을 실행하는 데 있어서 마사지 치료사의 지침이 되고, 치료단계에서 고객의 문제가 얼마큼 개선되었는가를 평가하는 데 사용된다.

통증척도는 고객이 경험하는 불편함과 통증을 0~10의 척도(또는 1~5)로 표기한다. 0(또는 1)은 불편함이 없다는 것을 의미하고 10(또는 5)은 견딜 수 없는 극도의 고통을 뜻한다. 통증 척도는 사전 조사단계에서 불편함을 호소하는 고객에게 적용할 수 있으며, 고객은 치료 후 치료단계의 효율성을 결정하기 위하여 불편함에 대해서 다시 등급을 매길 수 있다.

또한 통증척도는 발통점 완화(trigger point release)와 같은 치료에 이용되는 적당한 압박의 정도를 결정할 때도 이용한다. 예를 들어, 발통점(trigger point)에 압박을 가할 때에 고객에게 불편함의 수준이 어느 정도인지를 물어보고 통증의 수준이 6~7사이 정도가 될 때 말해줄 것을 지시한다.

6~7의 수준은 치료에 가장 효과적인 압박의 양이다. 만약 고통의 정도가 6~7 이상으로 올라가면(8~10사이), 고객은 불편함에 대해서 방어하려고 할 것이고, 결과적으로 어떤 치료적 이득도 얻을 수 없게 되며 마사지 치료사에 대한 신뢰 또한 잃게 될 수 있다.

관찰(observation)

관찰은 조사과정에서 중요한 역할을 한다. 고객 조사(assessment)에서의 관찰은 고객이 문을 열고 마사지 업소에 들어와서 떠날 때까지 지속적으로 이루어진다. 고객의 신체언어(body language) – 얼마나 참고 있는지, 서 있는 자세, 움직이고 앉는 동작 – 는 통증과 긴장이 있는 위치를 알려줄 수 있다. 또한 신체언어의 관찰은 고객의 감성적 구조와 자존심을 들여다볼 수 있게 해주기도 한다. 그러므로 고객이 통증을 피하고 감추려고 하는 동작을 신중하게 살펴보아야 한다.

마사지 치료사는 시각적 관찰(visual observation)을 통해 신체 구조적 정렬의 정도와 균형, 좌우 비대칭, 피부색과 피부손상 등을 파악할 수 있다. 좌우대칭(bilateral symmetry)을 살펴보는 것은 고객의 구조적인 부분과 움직임을 보기 위한 것이다.

철저한 조사는 좌우대칭을 정확히 판단하는 데 도움이 된다. 개인적 표준을 가지고 다양한 사례와 비교하면서 고객의 정상적인 부분을 먼저 살펴본 후에 비정상적인 부분이 표준에서 얼마나 편향 또는 이탈되었는지를 살펴본다.

몸의 한쪽이 경직되었거나 더 높게 유지되고 있는지를 자세히 살펴보아야 한다. 보행(gait)의 균형이 맞고 정상적인가? 고객이 똑바로 서 있는가 아니면 한쪽으로 기울어져 있는가? 또는 등이 굽어 있는가?

관찰(observation)은 자세(posture)와 보행(gait)을 살펴볼 때에 더 정확한 형식으로 실시해야 한다.

자세의 평가(posture assessment)

자세를 평가하는 것은 고객이 중력에 대해서 똑바로 선 자세를 어떻게 유지하고 있는가를 관찰하는 것이다. 자세(posture)는 지면에 몸의 질량이 균등하게 분배되

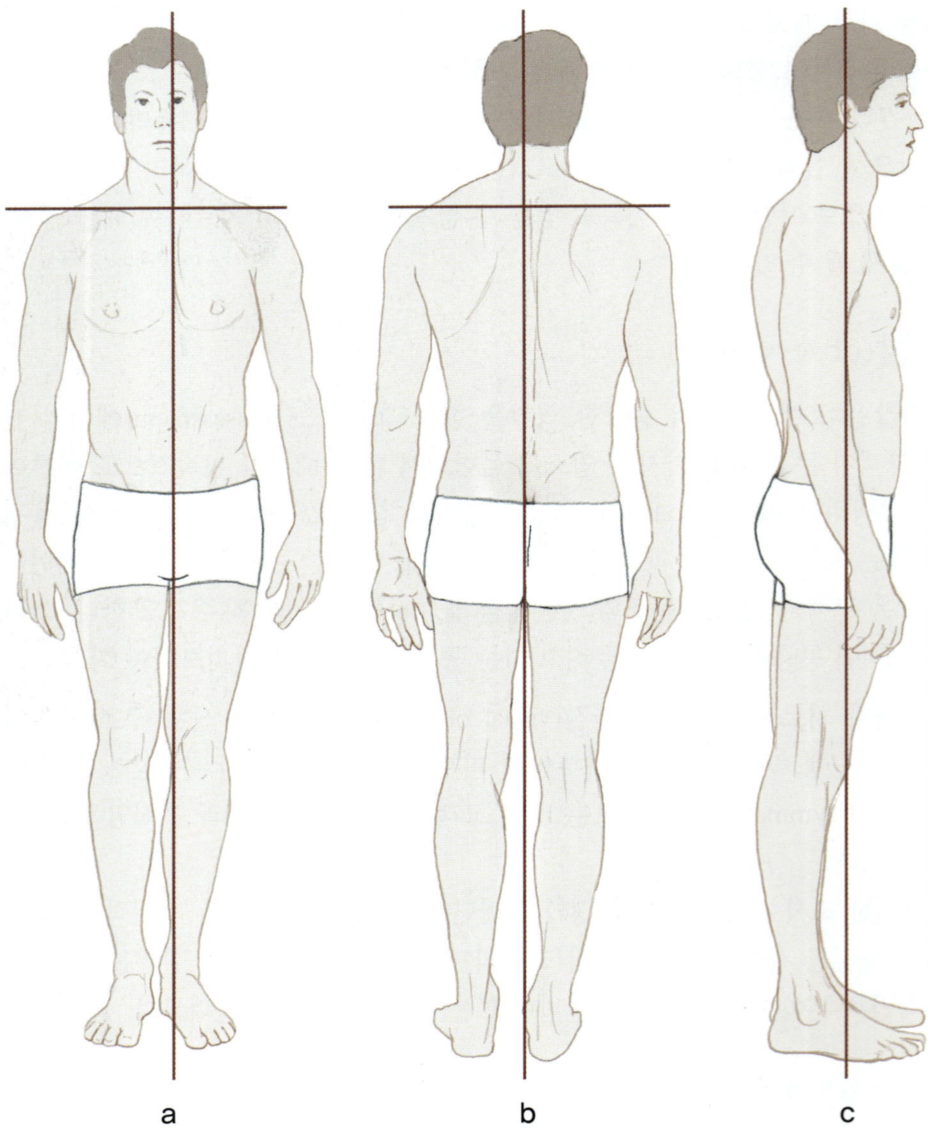

그림 9-1 자세의 앞(a), 뒤(b), 측면(c)을 관찰한다. 자세를 수직선 또는 눈금으로 나눈 것은 편향된 부위를 살피는 데 도움이 된다.

어 몸 중심선이 몸의 무게 중심을 지나가야 한다(그림 9-1~2).

고객이 가장 바른 자세일 때 정상적인 긴장을 유지한다. 그렇지만 자세를 잡아 주는 근육이 최적의 상태가 되지 못하면 근육은 무게중심에 맞추어 신체질량을 즉각적으로 재분배할 것이다. 이렇게 되면 근육이 위축되어 관절과 연결조직(connective tissue)에 스트레스를 주게 된다.

자세를 관찰하면 근육의 불균형 및 구조적 편향(deviation)에 대한 많은 징후를 알 수 있다. 자세적 결함(discrepancy)은 주동근(agonist) 또는 길항근(antagonist)의 불균형에서 나타나며, 서 있는 고객의 몸을 4분면으로 나누면 가장 효과적으로 관찰할 수 있다. 발에서 시작하여 발의 균등한 각도와 중앙선이 동일한 거리에 위치하는가를 보고, 족궁(arch)이 발목을 지탱하는지를 살펴본다.

뒤쪽으로는 아킬레스 건이 지면과 수직을 이루고 있는가? 골반이 양 옆으로 또는 앞뒤로 회전되었거나 기울어져 있는가? 등을 확인하고, PSIS부터 ASIS까지의 각도가 수평에서 12도 이상 기울어져서는 안 되므로 그것 또한 확인해야 한다.

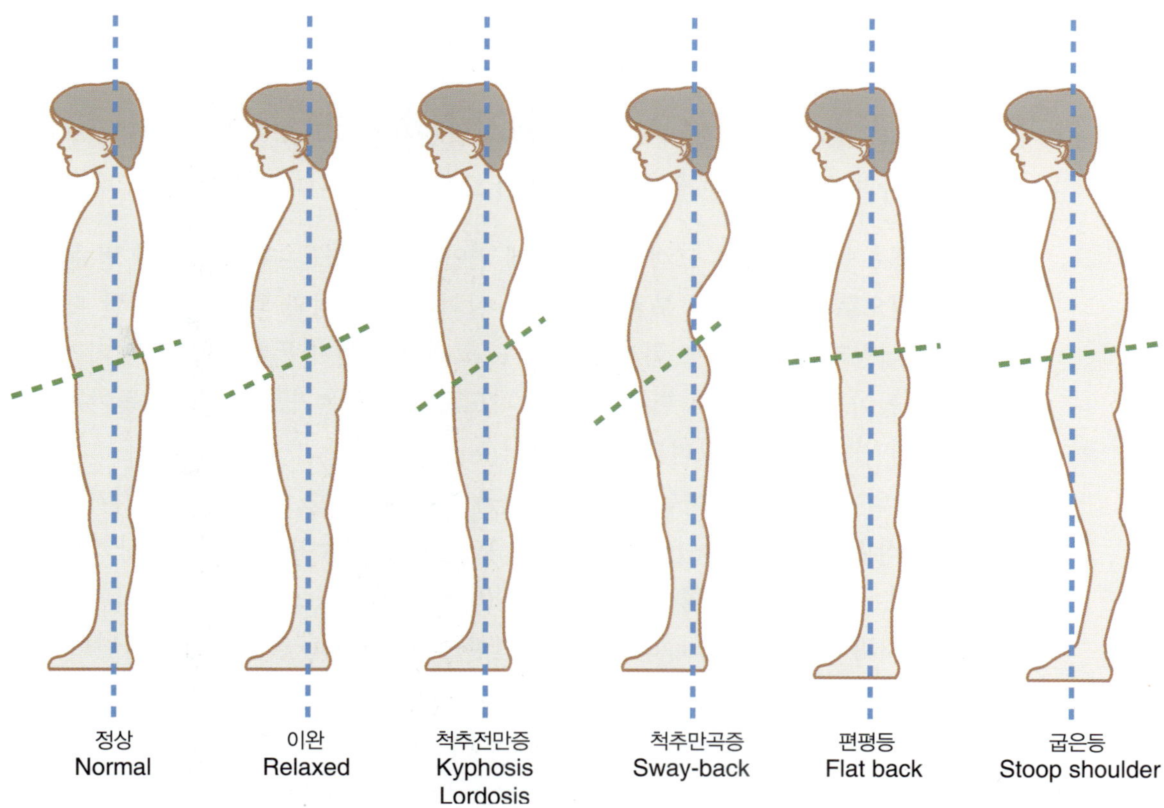

그림 9-2 정상자세 (수직선) 그림 왼쪽부터 정상, 이완, 척추후만증 또는 척추전만증, 척추만곡증, 편평등, 굽은등

만약 고객이 바른 자세를 가지고 있다면 앞뒤에서 보았을 때의 수직선은 정확하게 몸을 양분할 것이다. 측면에서 몸을 위 아래로 가로지르는 선은 귀 · 어깨 · 팔꿈치 · 관골구(acetabulum) · 무릎 · 발목을 지나간다.

수직이분선을 연장시켰을 때 치골결합(symphysis pubic)과 흉골병(manibrium) 및 광대뼈(zygomatic arch) 앞쪽이 수직으로 일직선이어야 정상이다. 사람을 관찰할 때에는 몸의 한쪽이 다른 쪽보다 높은지를 주의깊게 보아야 하고, 엉덩이와 어깨의 견봉쇄골관절(AC joint) 및 손과 귀 그리고 눈이 수평을 이루고 있는지를 살펴보아야 한다.

회전된 부위를 살펴보아야 한다. 몸통에서 회전된 부분이 있는가? 팔이나 다리가 회전되었는가? 머리가 회전되었거나 기울여졌는가? 등을 확인한다.

신체균형이 원래의 위치에서 벗어나는 것은 자세를 만드는 근육의 위치가 변형되었기 때문이다. 또한 신체는 나이를 먹을수록 중력에 의해 몸의 정상적 위치에서 편차가 증가한다.

마사지 치료사는 자세를 검사할 때 척추굴곡(spinal curves)을 주의 깊게 봐야 한다. 관상면(coronal plane)과 시상면(segittal plane)을 벗어난 정도와 자세의 경계가 위로 올라가거나 돌아간 차이를 살펴보아야 한다. 그리고 비대칭적 · 해부학적 자세도 살펴볼 필요가 있다.

이러한 조사결과는 신체의 기능장애를 발생시키는 부위를 확인하는 것부터 다른 조사과정을 통해 얻게 되는 정보까지 모든 것을 종합하는 것이다.

똑바로 눕는 자세로 고객이 테이블에 편안하게 누웠을 때에 다시 한 번 몸의 좌우대칭으로부터 편향된 부위가 있는지 살펴본다. 신체의 외형을 관찰할 때는 구조적 대칭과 골격대칭도 함께 관찰한다. 고객의 자세가 똑바로인가? 머리가 기울거나 돌아갔는가? 다리 한쪽이 다른 각도로 돌아갔는가? 엉덩이의 높이는 어느 정도인가?를 자세히 살펴본다.

약간의 신체편향은 대부분 근육의 불균형이 원인으로, 근육이 약해지거나 근육이 긴장함으로써 나타난다. 때로는 한쪽 근육의 긴장이 과도해지거나 약해지는 현상이 일어나서 반대쪽 근육을 고장성(hypertonic)으로 만들고 수축이 일어나게 하는 것과 같은 주동근(agonist) 또는 길항근(antagonist) 불균형이 나타난다. 몇몇 마사지 형태와 연부조직에 대한 손 기법(manipulation)은 이러한 불균형을 감소시키는 데 매우 효과적이다.

변색(discoloration), 정맥류(varicosities), 피부결(skin texture)의 차이, 반흔(scar) 등 비정상적인 부분에 대해서 주의를 기울이고 발적(redness), 신체 부위의 발열,

팽창(swelling) 등과 같은 피부상태를 확인한다. 기존의 외상 또는 병의 징후가 보이면 그에 맞는 치료법을 지시하거나 마사지를 실시하지 말아야 한다.

자세의 만곡(distoration)은 좋지 않은 업무습관이나 병이 있는 상태 또는 나이에서 오는 신체적 · 감성적 · 외상성 장애(trauma)로 인한 광범위한 영향 때문이다.

몸의 전체 균형을 맞추려는 대상작용은 신체 한 부위의 편향이 다른 부위로 옮겨가는 원인이 될 수 있다. 대상작용은 일반적으로 연결조직과 자세근육의 긴장이 증가하여 나타난다. 자세근육이 더욱 경직되어 정상에서 벗어난 신체는 통증과 기능장애를 증가시키게 된다.

보행 평가(gait assessment)

보행(gait)을 평가하는 단지 몸의 움직임을 평가하는 것으로 자세를 평가하는 것과 유사하다. 보행(gait)의 평가는 컴퓨터, 비디오카메라 등 정교한 측정도구를 이용하면 더 정확히 측정할 수 있다.

마사지 치료의 목적과 관련해서 마사지 치료사의 눈은 하나의 모니터링 장치이다. 가능한 한 많은 정보를 수집하기 위해 고객의 보행(gait)을 앞 · 뒤 · 양쪽 측면에서 보아야 한다. **보행 평가**(gait assessment)는 고객이 마사지 치료사 앞에서 편안하고 이완된 상태로 다양한 속도를 이용해 걸으면서 이루어진다.

> **보행 평가(조사)**
> 몸이 수축되거나 이상 상태와 연관되는 사람의 걷는 방법을 관찰하는 것이다.

걸을 때 스텝은 규칙적이고 부드러워야 하고 한쪽 발의 뒷꿈치는 바닥에 닿고 반대발의 체중이 부드럽게 발의 무지구(ball)로 이동해야 한다. 다리 동작은 무릎과 발이 위치하는 방향으로 동선을 따라 움직여야 한다. 몸통은 몸의 무게중심보다 위쪽에서 균형을 맞추어야 하고 골반은 각 스텝마다 약간씩 이동하게 된다.

팔은 신체 옆면에서 다리와 서로 반대 방향으로 편안하게 흔든다. 오른발이 앞쪽으로 나갈 때에는 왼손을 앞쪽으로 흔들고, 반대쪽 팔다리도 같은 형태로 움직여야 한다. 손은 엄지손가락이 앞쪽을 향하도록 편하게 하고 앞뒤로 똑바로 흔든다. 머리는 척추의 맨 위에서 균형을 잡아줘야지만 동작이 물 흐르듯이 부드러워진다.

관찰에 있어서 다음과 같은 고려사항이 있다. 걸음을 시작할 때 골반이 과도하게 기울어지지는 않는가? 각 발이 스텝마다 정확히 지면에 닿는가? 발은 발꿈치에서 발가락 방향으로 지면을 차는 형태의 동작을 이루는가? 스텝이 서로 대칭인가? 보폭의 넓이가 대칭인가?

걸음의 전체적인 면에서 엉덩이 · 무릎 · 발목이 똑바로 일직선으로 유지되는가? 발과 발가락이 자연스럽게 움직이게 해주는 고관절은 충분한 신전이 있는가? 등이 그것이다.

마사지 치료사는 보행을 조사할 때 발 또는 팔이 교차하는지, 아니면 회전을 하는지 또는 동작이 제한되는지 등과 같은 모든 불균형을 기록해 두어야 한다. 또한 통증이 있는지도 조사해야 한다.

수축된 신체구조를 인지할 수 있는 보행 평가를 통해 정보를 수집할 수 있다. 이렇게 수집된 정보는 몸의 다른 부위를 결정하는 데 도움이 되는 평가와 어떻게 개입을 할 것인가를 정하는 과정에서 나타난 결과들과 통합된다.

> **동작범위(range of motion)**
> 관절의 한쪽 관절 마디 끝에서 다른쪽 마디 끝으로 움직이는 것이다.

관절 동작범위의 평가(assess range of motion)

관절의 운동성이나 동작의 질(quality)에서의 불균형을 알아보는 **관절 가동범위**(range of motion)에 대한 검사와 그 검사의 결과는 중요하다. 가동범위는 관절의 전체범위 중에서 움직일 수 있는 범위를 말하며, 마사지 치료사는 이 동작의 범위와 특징을 평가하여야 한다. 이때 능동 · 수동 · 등척성 운동(isometric)을 통해서 관절과 관련된 조직의 정보를 제공받는다.

> **수축조직(contractile tissue)**
> 근육수축이 일어나는 동안 긴장이 일어나는 섬유조직이다. 여기에는 근섬유, 건(tendon), 근육의 부착점(muscle attachment) 등이 포함된다.

영국의 James Cyriax 박사는 경부조직(hard tissue)과 연부조직(soft tissue)의 상해를 분리시킬 수 있는 모든 관절과 연관된 광범위한 테스트 체계를 개발하였다. 그는 몇몇 용어와 개념을 분류하고 다시 정의내렸다.

> **비활성조직(inert tissue)**
> 뼈, 인대, 신경과 같이 수축되지 않는 조직이다.

가동범위를 평가할 때 매우 중요한 이 개념들에는 수축조직, 비활성 조직, 종말감각, 관절낭 양상 등이 있다.

① **수축조직**(contractile tissue)은 근육수축이 일어나는 동안 긴장이 일어나는 섬유조직이다. 여기에는 근섬유, 건(tendon), 근육의 부착점(muscle attachment)이 포함된다.

② **비활성 조직**(inert tissue)은 뼈, 인대, 활액낭(bursa), 혈관, 신경, 신경막, 연골(cartilage)과 같이 수축되지 않는 조직이다.

> **종말감각(end feel)**
> 운동이 끝나는 시점에서 나타나는 동작의 질의 변화이다.

③ **종말감각**(end feel)은 마사지 치료사가 관절을 최대로 가능한 범위 내에서 수동적으로 움직일 때에 마사지 치료사가 느끼는 감각의 질(quality)과 연관된다.

> **관절낭 양상(capsular patterns)**
> 근육의 수축에 의해 조절되는 특정 관절의 비례한계(proportional limitation)와 관련된다.

④ **관절낭 양상**(capsular patterns)은 근육의 수축에 의해 조절되는 특정 관절의 비례한계와 관련된다.

가동범위를 평가할 때에는 개인적 표준을 결정하는 데 도움이 되는 정상적인 부위를 먼저 검사한다. 그리고 능동운동을 실시한 후에 수동운동을 실시하고, 마지막으로 저항운동을 실시한다. 또한 검사를 할 때에는 객관적 · 주관적 결과를 관찰하고 기록한다.

객관적 결과는 근력이나 관절운동의 범위와 같이 마사지 치료사의 눈으로 확인한 것과 느낀 것이다. 주관적 결과에는 고객이 느끼는 통증 정도와 불편함 그리고 통증에 대한 고객의 반응이 포함된다. 일반적으로 객관적 결과는 측정할 수 있으나, 주관적 결과는 느끼거나 인지해야 한다.

능동운동의 평가(assess active movements)

능동운동의 평가는 가동범위 내에서 신체 부위를 움직이려는 고객의 능력과 의지를 인지하는 것이다. 고객은 특정 가동범위에서 움직이도록 지시받은 뒤 어떤 보조 없이 동작을 실시한다. 만약 전체 동작이 부드럽고 무리없이 이루어진다면 관절과 관절에 연관된 연부조직(soft tissue)은 문제가 없는 것이다.

수축조직과 비활성 조직은 모두 능동운동과 관련된다. 만약 관절운동에 명확하게 한계가 있고, 통증과 머뭇거리는 동작이 있다면 더욱 세심한 평가가 요구된다.

동작 중 특정한 통증이 나타나면 마사지 치료사는 통증이 발생하는 동작의 시점과 통증의 위치 및 강도와 특징 그리고 통증에 대한 고객의 반응 등을 반드시 주의 깊게 살펴보아야 한다. 그리고 동작의 한계가 나타난다면 한계가 발생하는 지점을 확인하고 통증이 수반되는지를 살펴야 한다.

수동운동의 평가(assess passive movements)

수동운동을 평가할 때에 마사지 치료사는 고객의 관절을 최대한 이완된 상태로 유지시키면서 동작의 최대범위까지 움직이게 한다. 그리고 수동운동을 하는 동안 마사지 치료사는 관절운동의 수준과 질(quality)을 평가한다. 마사지 치료사는 관절에 과운동성(hypermobile) 또는 저운동성(hypomobile)이 일어나는지를 감지할 수 있고, 동작의 명확한 중단이나 관절잡음(crepitus) 또는 통증이 수반되는지를 확인해야 한다.

고객의 반응은 자세히 관찰해야 하고, 불안(apprehensiveness)이든 의지부족(unwillingness)이든지 어느 쪽이든 반드시 중요하게 다루어야 한다.

종말감각(end feel)은 수동동작의 평가에서 매우 중요하다. 종말감각은 동작범위의 한계까지 사지(limb)를 수동적으로 움직일 때에 마사지 치료사가 느끼는 감각이다.

종말감각은 관절과 연관된 조직의 상태 및 심한 손상 등을 인지 하는 것으로 일반적으로 경성 종말감각, 연성 종말감각, 탄력있는 종말감각의 세 가지로 구분된다.

① **경성 종말감각**(hard end feel)은 뼈 대 뼈(bone-against-bone)의 느낌이다. 이것은 무릎과 팔꿈치 신전과 같은 것으로, 정상적인 동작범위 끝에서 추후 동작의 무통한계(painless limitation)에서 일어난다.

② **연성 종말감각**(soft end feel)은 고통 없이 무릎과 팔꿈치를 굴곡할 때에 나타난다. 추후동작이 발생할 때 연부조직에서는 완화된 한계(cushioned limitation)가 나타난다.

③ **탄력있는 종말감각**(springy end feel)은 매우 일반적이다. 관절이 동작한계점에 도달했을 때 섬유조직의 스트레칭에 의해 나타난다. 엉덩이 굴곡과 신전에서 찾아 볼 수 있다.

정상적인 종말감각은 극단적으로 옮기는 것이 필요 없고 통증이 없는 동작범위의 끝에서 일어난다. 통증 또는 식별 가능한 동작한계를 통해 비정상적 상태나 손상이 있다는 것을 알 수 있다. 만약 동작의 끝에 도달하기 전에 통증은 나타나지만 근육의 저항 또는 경련이 없다면 활액낭염(bursitis) 또는 관절낭염(capsulitis)이 있는 것으로 판단할 수 있다.

동작을 진행하는데 갑작스러운 근육통증반사 또는 경련(spsam)이 일어난다면 우리의 몸은 신체를 보호하려 할 것이다. Cyriax박사는 이것을 '공감각' 이라고 정의하였다. 더욱 격렬하고 심한 상해는 더 큰 통증과 경련을 가져온다. 이것은 의료적인 진단이 반드시 필요한 부분이다.

수동적 동작의 평가로 비활성 조직(inert tissue)의 상태를 알 수 있다. 동작의 한계와 통증은 기능장애의 척도이다. 완전하고 통증이 없는 동작의 범위는 관절과 관절 관련 구조가 건강하다는 의미이다. 통증은 없지만 동작범위에 제한이 있는 경성 종말감각은 퇴행성 관절염(osteoarthritis)을 의미하는 것이다.

양쪽에 통증과 한계가 있으면 이는 관절전체에 관절낭염 또는 관절염(arthritis)이 있다는 것이다. 한 쪽에서만 나타나는 통증이나 제한은 일반적으로 스트레칭 또는 압박된 조직과 연관이 있다.

좀 더 복잡한 조직은 분리해서 구체적인 평가를 해야 한다.

저항운동의 평가(assess resisted movements)

저항 또는 등척성(isometric)운동은 수축조직(contractile tissue)－근육 건 근육부착－의 상태를 평가한다. 이 방법은 일반적으로 근육 검사(muscle test)로 알려져 있다. 수축조직 손상은 약화(weakness)와 통증(pain)으로 알 수 있다. 저항운동의 평가 또는 근육검사를 실행할 때 마사지 치료사는 신체 부위를 자연스러운 위치에 안정시켜 놓고 고객에게 특정 방향으로 신체 부위를 움직이게 한다.

고객이 근육을 수축할 때 마사지 치료사는 움직이는 신체 부위에 대해 반대방향으로 저항을 가한다. 그렇게 되면 사지(limb)는 움직이지 않고 정지할 것이다. 비활성조직(inert tissue)의 반응을 최소로 만들 수 있는 관절운동은 제외하고 연관된 근력과 수축조직의 상태를 파악한다. 특정근육을 검사하는 것과 별개로 특정운동을 하도록 신체 부위를 정하고 고객에게 지시한다.

수축조직(contractile tissue)이 관련되었을 때 능동운동과 저항운동은 둘 다 긍정적인 결과를 가져온다. 수동운동은 수축조직이 스트레칭되는 효과를 제외하고는 어떤 효과도 없을 것이고 통증과 경련이 다시 일어날 것이다.

근육검사로 특정 동작과 연관된 근육의 상태에 대해 알 수 있다. 다른 신체적 평가(assessments)를 할 때와 같이 신체의 한쪽 부위와 다른쪽 부위를 비교하는 것이 중요하다. 검사는 비교를 위해 정상적인 부위부터 시작한다.

강하고 통증이 없는 근육검사는 근육조직이 건강하다는 것이다. 강하고 통증이 있는 근육검사는 작은 근육의 경직(강도 1~2수준)과 같은 수축조직의 손상을 알려준다.

약하고 통증이 없는 근육검사는 신경의 공급 및 순환방해, 근육으로의 에너지 공급 또는 순환 방해를 알려준다. 근육에 근력이 없으면 근육과 건(단계 3의 긴장)이 갈라질 수 있고 신경분포가 감소할 수 있다. 매우 약하고 통증이 있는 근육검사는 심한 손상과 인대 파열 가능성 또는 골절 등을 의미한다.
이런 경우에는 의사에게 진료를 받도록 해야 한다. 일반적으로 상태가 심할수록 통증도 심해진다.

연부조직의 장벽(soft tissue barriers)

연부조직의 장벽(soft tissue barriers)

효과적인 손 기법을 사용할 수 있는 각 연부조직에서 한계로 나타나는 운동의 질(quality)에 대한 두드러진 생리적 변화이다.

저항적 장벽(resistive barriers)

병리적 장벽(pathological barriers)으로도 잘 알려진 것으로, 조직이 가동 범위에서 움직일 때, 운동에 대해 저항하는 첫 번째 징후이다.

생리적 장벽(physiologic barriers)

능동 · 수동운동을 하는 동안 운동이 쉽게 이루어질 수 있는 범위이다.

해부적 장벽(anatomical barriers)

특정 조직의 해부적 동작 한계를 말하는 것이다. 해부적 장벽을 넘어서 동작이 이루어지면 상해, 조직과 조직을 지탱해주는 구조에 타박상을 입히는 원인이 된다.

연부조직을 조사하고 치료할 때 마사지 치료사는 **연부조직의 장벽**(soft tissue barriers)에 대해 알고 있어야 한다. 이 장벽은 조직이 효과적으로 조절될 수 있게 하는 각 조직 간의 한계를 의미하는 것이다. 연부조직의 장벽에 나타나는 민감도(sensitivity)는 마사지 치료사가 치료결과를 얻기 위해 조직에 사용하는 압박의 양을 보다 잘 조절할 수 있게 해 준다.

연부조직의 장벽은 조직의 압박이나 스트레칭 및 관절운동을 할 때에 고려해야 할 사항이다. 예를 들어, 건강한 사지(limb)는 정상적인 동작 범위 내에서 수동적으로 움직일 때, 움직이는 과정에서 어떤 저항도 없이 자유롭게 움직일 것이다. 동작 범위 끝에 도달하게 되면 마사지 치료사는 노폐물을 조직 밖으로 내보내고 신장되는 아주 작은 저항을 느낄 수 있을 것이다. 이것이 **저항적 장벽**(resistive barriers)의 시작이다.

고객은 저항적 장벽의 시작을 느낄 수도 있고 느끼지 못할 수도 있다. 신장법을 조직이 신장이 될 때까지 운동의 끝까지 지속한다. 그리고 고객이 '최대한 멀리 갔다' 라고 생각할 때가 **생리적 장벽**(physiologic barriers)을 의미한다. 이때 더 큰 힘을 주면 고객이 불편함을 느끼게 된다.

해부적 장벽(anatomical barriers)은 조직이 최대로 스트레칭되는 지점이다. 더욱 진행되면 조직에 손상을 입힐 수 있다.

연부조직의 장벽은 조직의 상태에 따라서 매우 다양하게 이루어질 수 있다. 예를 들어, 자유롭고 통증이 없는 동작은 생리적 장벽까지는 쉽게 잘 이루어지고, 해부적 장벽은 특정 저항에 부딪히기 전까지 잘 이루어진다. 그러나 손상된 조직 또는 집안 내력이나 능동적 발통점(trigger point) 또는 다른 상해가 있을 경우 생리적 장벽은 동작 초기에 저항에 부딪힐 수 있다.

장벽(barriers)은 압박을 실행하고 근막 스트레칭을 위한 손 기법을 실행할 때에 고려해야 할 부분이다. 발통점(trigger point) 위에 압박을 실행할 때에는 먼저 제한적 장벽(restrictive barriers)을 고려할 수 있는 결절(notch)에 접촉한다. 그러면 고객의 민감점(불편하지는 않은)에 접촉을 하는 것과 구별할 수 있을 것이다.

압박이 증가할 때에 생리적 장벽에 도달하게 되면 고객은 종종 통증이 수반되는 불편함을 느낄 것이다. 치료사는 조직에 손상을 입히고, 운동신경 종말(end plate)에 상해를 입히며, 조직에 타박상을 주고, 잠재적인 발통점을 활성화 할 수 있는 해부적 장벽에 접근해서는 안 된다.

조직이 운동범위 내에서 움직이고, 조절될 때 세 가지 형태의 장벽을 고려할 수 있다.

자유롭고 유연한 운동범위는 유연하고 움직이기 쉬운 조직의 범위와 연관된다.

① **저항적 장벽**(resistive barriers) 또는 **병리적 장벽**(pathological barriers)은 운동에서의 저항에 대한 첫 번째 징후이고, 연부조직의 이상에 대해 평가 치료할 때에 중요한 사안이다.
② **생리적 장벽**(physiologic barriers)은 수동 또는 능동운동을 하는 동안 동작이 쉽게 이루어지는 범위를 의미한다. 생리적 장벽은 해부적 장벽 내에 포함되고 운동 범위 내에서 연부조직의 끝을 편안하게 신장하는 것을 말한다.
③ **해부적 장벽**(anatomical barriers)은 특정조직의 해부적 동작 한계와 관련된다. 해부적 장벽을 넘어서서 움직이는 것은 상해의 원인이 되고 조직과 구조의 균형을 깨뜨리는 원인이 된다.

> **자유롭고 유연한 운동범위(freely flexible range of movements)**
> 유연하고 움직이기 쉬운 조직과 연관된다.

생리학적 · 제한적 장벽은 조직과 관련된 해부학적 동작 한계 내에서 나타난다. 장벽의 접근은 정상 운동범위 내에서 비정상적으로 제한되거나 통증이 나타남으로써 조직의 병리적 상태를 반영한다.

생리학적 · 제한적 장벽은 경화(bind) 상태를 반영하고 수축근육조직과 근막에 연관된 완화상태를 반영한다. 건강한 조직을 손으로 자극하거나 가능한 범위에서 운동을 실시할 때 운동의 안정은 운동이 이루어지는 동안 감지된다.

조직이 동작이 가능한 외측한계(outer limits)에 접근했을 때에 먼저 경화가 나타난다. 최초로 마주치는 경화는 운동방향에서의 저항적 장벽을 의미한다. 점점 힘을 증가시킴에 따라 동작은 증가된 경화와 저항이 있는 제한적 장벽을 거쳐서 생리적 장벽에 이를 때까지 지속된다.

수축조직(contractile tissue)이 수축되거나 상해를 입었을 때, 생리적 장벽은 정상적 동작한계의 끝에 도달하기 전에 나타난다. 만약 더 많은 힘을 가하면 동작은 더 많은 경화가 나타나는 생리적 장벽을 거쳐서 해부적 장벽까지 지속되게 된다.

생리적 장벽 이상의 운동은 일반적으로 과도한 불편함의 원인이 되고 더 많은 외상(trauma)을 가져오게 하며, 해부적 장벽 이상으로의 운동은 조직손상의 결과를 가져온다(그림 9-3).

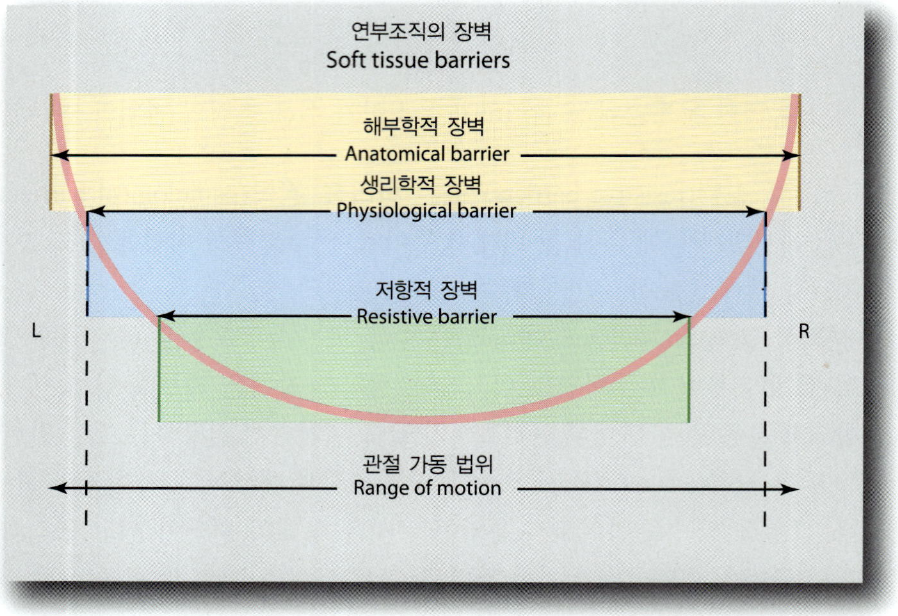

그림 9-3 연부조직의 장벽
관절 가동 범위, 저항적 장벽, 생리적 장벽 및 해부적 장벽

연부조직 상태가 건강하지 못한 경우에는 적은 힘에도 장벽에 접근될 수 있기 때문에 마사지 치료사에게 있어서 정확한 민감도(sensitivity)는 중요하다. 최상의 치료 반응은 제한적 장벽과 생리적 장벽 사이에서 반응을 유도해 낼 수 있는 힘을 적용하는 데 달려 있다.

촉진기술(palpation skills)

많은 형태의 바디워크(bodywork)를 통한 단련은 몸의 상태를 만져서 신체연부조직에서 일어나는 미묘한 변화까지 느낄 수 있는 기술이 요구된다.

침술(acupuncture)과 진단(diagnosis)은 심부와 표면 맥박의 미묘한 차이를 읽어내고 경혈(acupuncture point)의 정확한 위치를 촉진한다. 침술과 일본식 지압(shiatsu) 및 jin shin do, 그리고 다른 방법들은 아시아에서 유래한 것이다. 몸의 혈을 확인하는 데에는 촉각과 이러한 혈의 미묘한 변화를 확인하는 방법에 의존한다.

두개천골요법(craniosacral) 마사지 치료사는 신체구조를 만져보고 치료할 때에 두개리듬(cranial rhythms)과 다른 미묘한 조직의 변화를 살펴봄으로써 촉진(palpation)을 통해 근막이완의 근막 선택과 변화가 확인된다.

촉각(sense of touch)은 마사지 치료사의 가장 강력한 도구 중의 하나이다. 촉각은 고객에게 마사지 치료사가 얼마나 가깝게 접촉하는가에 따라서 달라지며, 마사지 치료사와 고객의 몸 사이의 의사소통을 의미한다. 촉진기술을 개발하고 조직의 특성과 정상상태였을 때와의 차이를 느끼며, 적절한 치료기술로 대응할 수 있어야 바람직한 마사지 치료사라 할 수 있다.

촉진(palpation)은 마사지 치료사의 손을 통해 고객의 몸에 마사지할 때 제1의 평가도구로 개발된 기술이자 예술이다. 촉진기술(palpation skills)은 경험을 통해 얻게 된다. 마사지 치료사의 손은 극단적인 민감도 · 온도 · 피부결 · 습기, 그리고 대상조직의 미묘한 밀도변화를 구별하는 능력을 가지고 있기 때문에 촉진은 효과적인 평가도구가 된다.

성공적인 마사지 치료사가 되기 위해서는 정상적인 연부조직과 비정상적인 연부조직에 대한 느낌의 차이를 알 수 있는 기술을 개발해야 할 것이다. 마사지 치료사는 골화구조(bony structure), 골격의 정렬(skeletal alignment), 각각의 근육, 조직의 단단하고 부드러운 상태, 협착(constrictions), 경련(spasm), 섬유종, 긴장대(taut bund), 그리고 근육내 결절(nodules) 또는 발통점(trigger point)을 촉진으로 확인할 수 있어야 한다.

촉진은 몸의 이상부위를 확인하는 사전검사단계에서 이용할 수 있고, 목표조직(target tissue)을 지속적으로 확인하며, 치료과정 중 연부조직의 변화를 살펴볼 때 폭넓게 사용된다. 손은 연부조직에 손 기법을 전달하는 주요 운송수단이며, 동시에 손 기법에 반응하는 표면 아래쪽 조직을 잘 살펴볼 수 있게 한다.

비록 많은 마사지 치료사들이 검사 과정에서 가장 먼저 촉진을 사용한다고 해도 앞에서 말한 여러 평가기술들과 함께 사용할 때 가장 정확한 평가를 할 수 있다. 특히 방사통(radiating pain) 또는 관련통(referred pain)이 있는 상태에서의 관찰과 진단은 통증의 원인에 의해서 분류된다. 그 후의 촉진은 통증원인의 정확한 위치를 알아내는 데 사용된다.

다른 평가기술과 마찬가지로 좌우 양쪽을 비교하는 것은 촉진에서도 중요하다. 비록 많은 문제가 신체에 전반적으로 영향을 미쳤다고 해도 좌우 양쪽을 비교하면 개별부위에 대해서 무엇이 정상적인 부분인가를 평가하고 기능장애와 같은 문제가 있는지를 판단하는 데 도움을 준다.

촉진을 통한 평가는 객관적 · 주관적으로 이루어진다. 마사지 치료사는 신체조직을 촉진할 때, 조직의 특징과 고객의 반응 모두를 주의 깊게 살펴보아야 한다.

마사지 치료사는 가볍게 촉진으로 시작하여 조직의 깊은 부위에 대해 긴장, 손상, 통증의 징후를 찾아간다.

촉진을 이용한 평가는 표면에서부터 심부까지 다양한 수준에서 이루어질 수 있다. 가장 표면적인 수준으로는 몸 바로 위에서의 검사가 있다. 이 때는 피부를 완전히 만지지 않고 체온변화를 감지해야 한다.

부위가 따뜻한 것은 활동 또는 염증의 증가를 보여주는 것이고, 부위가 차가운 것은 울혈(congestion)과 순환감소를 알려주는 것이다.

미묘한 에너지 장은 손바닥을 접촉하여 약한 압력을 주는 수준으로도 느껴질 수 있다. 이것은 높은 활동부위를 알 수 있게 하고, 또한 아무런 느낌이 없을 때 몸에 이상이 있음을 알 수 있게 한다.

다음 수준의 촉진은 피부표면이다. 체온 · 피부결 · 색 · 수분에 주목한다. 체온의 상승과 표면의 수분이 심부조직(deeper tissue)의 상태를 말해준다. 염증(inflammation)에 대한 부분은 국부 마사지에서 금지되어 있음을 명심해야 한다. 염증의 징후는 발열, 발적(redness), 통증, 팽창(swelling) 등이 있다. 촉진은 또한 고객이 경험했을 만한 감각상실, 민감해진 감각, 또는 감각손상과 같은 비정상적인 감각형태를 발견하게 해 준다.

피하조직(subcutaneous tissue)과 표층근막(superficial facsia)에 대한 촉진이 다음 평가단계이다. 표층근막은 피부와 피부 밑에 위치한 근육, 그리고 다른 조직을 연결시켜 주는 역할을 하고, 이 조직들이 독립적으로 움직일 수 있게 분리해 준다. 피부돌리기는 촉진단계에서 중요한 기술이다. 이 동작은 피하결합조직(subcutaneous connective tissue)의 신장성에 관한 임상정보를 제공해 준다.

조직층 촉진검사에 관한 표현

다양한 조직 결의 상태는 하나 또는 그 이상이 사용될 수 있는 촉진검사 과정을 통해 느낄 수 있다. 다음은 서로 상반되는 연속적 의미를 가진 용어들이다.

- 표면(superficial) – 심부(deep)
- 고통이 없는(nonpainful) – 고통스러운(painful)
- 차가운(cold) – 뜨거운(hot)
- 저운동성(hypomobile) – 과운동성(hypermobile)
- 부드러운(smooth) – 거친(rough)
- 얇은(thin) – 두꺼운(thick)
- 건조함(dry) – 촉촉한(moist)
- 부드러운(연)(soft) – 딱딱한(경)(hard)
- 압축된(compressible) – 견고함(rigid)
- 유연한(flexible) – 경직된(stiff)
- 급성(acute) – 만성(chronic)
- 제한된(circumscribed) – 확산된(diffuse)

피부돌리기(skin rolling)에서 피부와 표면결합조직은 심부조직에 의해 위쪽으로 들어 올려진다. 조직의 신장성에 대해서도 촉진을 실시할 수 있다. 손바닥 또는 손바닥을 이용한 약간의 압박(compression)은 피부와 심부조직 사이의 탄력성 있는 완충부(springy cushion)를 느낄 수 있게 해 준다.

피부촉진은 표면 아래쪽에 위치한 조직의 위에서 활주하여야 한다. 비록 한 방향으로 움직이는 것이 다른 여러 방향으로 움직이는 것보다 더 자유롭고 편하더라도 짧은 거리를 여러 방향으로 실시한다. 경직되고 고착화된 형태의 근막은 심부조직의 기능장애를 의미한다.

표층근막에는 표면림프절과 혈관이 위치한다. 맥박은 표면동맥(superficial arteries)을 촉진함으로써 느낄 수 있으며, 림프절(lymph node)은 작은 완두콩 크기부터 강낭콩 크기만큼의 작은 결절(nodules)과 같이 느껴진다.
림프절은 목 옆, 겨드랑이 부위, 샅 부위에서 종종 만질 수 있다. 커진 림프절은 건강 이상 신호이므로 이런 경우에는 고객이 의사의 진단을 받도록 하여 팽창된 결절의 원인을 규명할 수 있도록 한다.

다음 단계는 골격근과 그것과 관련된 결(texture), 구조(structure)에 대한 촉진이다. 깊은 촉진에는 수직으로 조직층을 통과하고 가로지르는 압박이 포함된다. 전단(shear)은 조직층 간에 수평으로 움직이는 동작이다. 근육은 쉽게 만질 수 있는 특유의 결에 의해 형태가 결정되는 결합조직이 층을 이루면서 조직되고 고정되는 수축섬유(contractile fibers)에 포함된다. 근육을 촉진할 때 마사지 치료사는 조직의 일관성과 결을 잘 관찰해야 한다. 근육은 이완된 상태일 때 어느 정도 유연하고 섬유방향을 쉽게 확인할 수 있는 균등한 결을 가지고 있다.

근육 전체를 촉진할 때 정상적인 형태－근섬유를 가로질러 움직일 때의 평평하고 부드러운 결 ; 압력을 근육에 가할 때 부드럽고 유연하며 통증이 없이 견고함－는 근조직의 모든 방향을 덮고 있는 피부와 피하조직에 알맞은 동작을 할 수 있게 한다.

비정상적인 특징을 가진 조직은 근막(muscle sheaths)과 표면 아래쪽에 위치한 구조의 위에서 이루어지는 동작이 제한되고, 점착성(ropey) 또는 섬유성 근조직과 긴장 또는 경련이 있는 근육조직은 만지면 통증이 있다. 그리고 압박을 주었을 때 통증을 느끼는 과민성 결절(hypersensitive nodule)이 있는 피부 위쪽에서의 움직임이 제한된다.

수축된 근육은 더 밀집되고 단단해진다. 그리고 가동범위가 매우 제한적이며, 유연성도 떨어진다. 이는 근섬유와 긴장대(taut band)의 손상과 관련된 근육에서 일반적으로 촉진할 수 있다. 일반적으로 긴장대(taut band)는 근육의 길이를 조절하는데, 이 부위는 단단하게 느껴지고 이곳의 근섬유다발(fibrous bundle)은 실제로 잡아당길 수 있다.

또한 긴장대(taut band)는 기존에 생긴 상해와 변형된 근육 또는 습관적으로 과도하게 긴장되는 부위와 관련이 있다. 때때로 긴장대(taut band)에는 하나 또는 그 이상의 과민성 지점－발통점－이 있다. 이때 촉진은 과민성 지점과 부위를 알아내는 데 효과적이다.

긴장대(taut band)의 발통점(trigger point)을 찾아내고 줄이는 것은 연부조직(soft tissue)의 통증과 기능장애를 치료하기 위한 가장 효과적인 방법 중 하나이다. 결합조직은 근육의 끝 방향으로 갈라지고 근섬유가 구성된다. 그리고 근섬유 끝에 로프 모양의 건(tendon) 또는 넓은 건초의 형태로 근육부착이 이루어진다.

근건접합부라고 알려진 이 부위는 발통점과 과로에 의한 미세외상(micro trauma)을 알 수 있는 과민성 지점(hypersensitive point)을 촉진하는 일반적인 부위이다. 건(tendons)은 근육 끝에서 골격 부착부까지 촉진할 수 있다. 이곳은 건골부착부로 알려져 있으며, 근육이 심한 스트레스를 받았을 때에 유연성을 판단하는 부위이다.

마사지 치료사는 근육부착부(muscle attachments) 또는 구조적 정렬을 나타내는 뼈의 경계부위를 촉진할 수 있다. 뼈의 경계부위 촉진은 골반이 기울거나 회전된 것과 같은 구조적 불일치를 관찰하는 데 도움이 된다. 관절 주변에 위치한 골화조직(bony tissue)의 촉진으로 비정상적으로 발달하고, 석회화(calcification)된 조직을 알 수 있다.

또한 치료사는 골격구조의 위치와 규칙성을 주의 깊게 보아야 한다. 골화조직 촉진의 다음 단계는 관절, 그리고 이것과 연관된 인대이다. 관절은 두 개의 뼈를 연결하고, 인대는 관절의 뼈와 연결된(강하고 어느 정도 유연한) 결합조직이다.

인대(ligaments)는 동작하기에 충분한 탄력과 유연성을 가지고 있다. 그리고 동시에 관절을 고정시킬 만큼의 탄력을 가지고 있다. 관절을 과도하게 움직이거나 인대를 촉진할 때에 통증반응이 나타나면 일반적인 기능장애를 생각해 볼 수 있다.

관절은 보통 능동관절운동 또는 수동관절운동을 통해서 촉진된다. 운동동작은 동작범위에서 부드럽고 자유로우며, 통증이 없는가 등으로 평가할 수 있다. 관절 범위의 끝에 도달했을 때, 관절에서의 종말감각 또한 주의깊게 보아야 할 부분이다.

촉진이 복강(abdominal cavity)의 내장기관에서도 이루어진다. 간(liver)과 대장(large intestine)은 쉽게 촉진할 수 있다. 그리고 요근(psoas muscle)은 복근(abdominal muscles)과 내장(viscera)을 통해 촉진하고 마사지할 수 있다. 마사지 치료사는 촉진검사를 하는 동안 깊은 위치의 구조도 촉진할 수 있다(그림 9-4).

촉진할 수 있는 구조(structures)
- 피부(skin)
- 피하근막(subcutaneous fascia)
- 혈관(blood vessels)
- 림프절(lymph nodes)
- 근초(muscle sheaths)
- 근복(muscle bellies)
- 근건접합부(musculotendinous junction)
- 건(tendons)
- 심부근막(deep fascia)
- 인대(ligaments)
- 뼈(bone)
- 관절 간극(joint spaces)
- 복부내장(abdominal viscera)와 복부구조

그림 9-4 촉진할 수 있는 구조(structures)

단지 피부를 촉진하거나 피하근막만을 촉진하는 것인가? 근초를 촉진하거나 근복에 촉진이 스며들었는가? 임상의가 근건접합부 또는 건 자체에 촉진을 하였는가?

완벽한 계층적 촉진은 촉각으로 할 수 있는 기술의 개발이 필요하고, 조직의 결(texture)을 발견할 수도 있어야 한다. 같은 깊이에 있는 주변 조직 또는 반대쪽 부위 조직 간의 차이를 어떻게 구분하는가?

연부조직의 촉진은 마사지 치료사가 고객의 정상 연부조직 개개의 느낌을 결정하고 해부적 변형을 발견하며, 연부조직의 손상 또는 이상을 발견하는 데 도움을 준다. 조직의 결 상태를 평가하는 기술의 개발은 시간과 연습이 필요하다.

조직을 정확하게 감지하는 능력은 조직에 긍정적 영향을 미치는 적절한 치료 방법과 고객에게 효율적인 결과를 제공할 수 있는 지식과 기술이 함께 있어야 한다. 이러한 능력을 갖추어야 실력있는 마사지 치료사라고 할 수 있다.

급성 상태와 만성 상태(acute and chronic conditions)

급성과 **만성**은 몸의 상태 · 통증 · 질병을 묘사하는 말이다. 급성은 짧은 기간 동안 갑자기 발병하는 상태를 말하고, 만성은 오래 끌거나 진행중인 상태를 의미한다.

급성 통증(acute pain)은 날카롭고 확인할 수 있는 사건 또는 질병에 대한 징후이고 질병이 활발해지는 것을 경고하는 것이다.

일반적인 징후들은 일시적으로 나타나지만, 만성 통증(chronic pain)은 오랜 시간에 걸쳐서 지속적 · 간헐적으로 나타난다. 때때로 통증이 무뎌지고 넓게 퍼지며, 오래도록 원인을 알 수 없는 경우가 많다.

급성 (acute)
짧은 기간 동안 갑자기 발병하는 상태를 말한다.

만성 (chronic)
오래 끌거나 진행 중인 상태를 의미한다.

급성 질환은 빠르게 발병하고 짧게 끝나는 반면에 만성 질환은 천천히 진행되며 치료가 힘들거나 불가능하다. 그리고 1주, 1개월, 1년 또는 평생 남아 있을 수 있다.

급성 연부조직 상해(acute soft tissue injury)

급성 상해(acute injury)는 일반적으로 외상을 입었거나 경부조직 또는 연부조직의 혹사가 원인이며 자연스럽게 치유과정을 거쳐서 회복된다. 염증반응으로 알려진 이 과정은 손상조직의 회복과 재조직(reorganization)에 초점을 맞추면 완벽하게 예측할 수 있다. 염증(inflammation) 단계는 급성 시기(acute phase)와 아급성 시기(sudacute phase), 그리고 재생시기(regenerative phase)와 재구성 시기로 구분할 수 있다.

히스타민은 조직이 상해를 입었을 때, 팽창 · 열 · 상해 부위의 압통(tenderness)을 가져오는 국소혈관확장(vasodilation)과 혈관삼투압능력(vasopermeability)이 증가되는 원인을 줄여준다. 이보다 먼저 국소활동, 그리고 전신활동은 항상성(homeostasis)을 회복하는 다양한 생물학적 과정을 실행한다.

TART

촉진을 구체화하여 연부조직 기능장애를 다룰 때에 사용하는 평가조항은 TART로 설명할 수 있다.

T : **표면조직과 심부조직의 결**(texture of the superficial and deep tissue) : 정상조직의 변화는 긴장대(tuat band), 점착성 조직(adherent tissue), 고장성 조직과 이완성 조직(hypertonic or flaccid tissue)으로 나타날 수 있다.

A : **신체구조의 불균형**(asymmetry in body structure) : 신체구조의 불균형(asymmetry in body structure)은 신체구조의 회전과 만곡(curvature) 또는 좌우비대칭에 의해서 발견할 수 있다. 불균형은 좌우 양쪽의 동작 · 색깔 · 온도에서 차이가 나타난다는 것을 알아야 한다.

R : **신체 부위의 관절과 연관된 단일 또는 그 이상의 가동범위**(range of motion)를 말하다. 여기에는 동작의 질(guality), 종말감각(end feel), 제한된 범위(restricted range) 또는 과도한 가동범위(excessive range)도 포함된다.

T : **부위 또는 특정 조직에서의 압통**(tenderness) 또는 통증을 말한다. 통증은 한 부위에서 나타날 수 있고, 압통은 부위를 촉진할 때에 유발될 수 있다. 압박을 인지하는 능동근막발통점(active myofascial trigger point)에 압박이 가해질 때는 통증이 나타난다.

국소적으로 세포아조직(fibroblasts)이 손상된 조직을 치유하는 임의의 피브린(fibrin) 네트워크를 준비하는 동시에 죽거나 손상된 조직으로 많은 간질액이 유입된다.

처음에는 상해의 특징이나 고객의 건강상태에 따라서 몇 시간에서 몇 주 동안 상해 부위가 약해져 있다. 섬세한 섬유소 구조를 붕괴시키는 마사지 또는 특정치료는 실시하면 안 된다. 이 기간의 적절한 치료는 휴식(rest), 얼음찜질(ice), 압박(compression), 거상(elevation)이다.
휴식, 얼음찜질, 압박, 거상의 중요한 역할은 상해가 있는 조직의 끝을 다른 조직과 분리시키고 부위의 팽창을 줄여서 근막의 층이 상해가 있는 조직과 연관되는 것을 막아주는 것이다. 또한 통증을 없애주는 역할도 한다.

재구성시기(regenerative phase)에는 콜라겐 섬유(collegen fibers)－임의로 조직들을 함께 묶는 연결고리를 만들어 낸다.－가 생산된다. 이러한 과정을 통해 손상된 조직의 흉터와 근막초(fascial sheaths) 사이에 섬유교차결합(fibrous cross-linking)이 만들어지고 조직의 복원능력이 향상된다. 그러나 만약 복원능력이 약해지면 근막에서 교차결합과 흉터는 기능에 부정적인 영향을 미칠 수 있다.

이 단계에서 조직은 매우 섬세해진다. 부드러운 치료기법은 기능과 함께 복원능력을 향상시키는 콜라겐 체계를 정렬시키는 데 사용할 수 있다. 촉진기법은 부드럽게 긴장주기(tensioning)와 늘려주기(lengthening) 및 가벼운 횡섬유(cross-fiber) 마찰법 등이 있다.

실습은 고객이 편안함을 느낄 수 있는 수준이나 통증을 참을 수 있는 수준 안에서 부드럽고 수동적인 동작범위로 실시한다. 체중의 지지가 없는(non weight bearing) 능동동작범위로 운동성을 회복시키고 강하고 유연한 반흔조직(scar tissue)을 만들어 낸다.
경련을 감소시키는 데 도움이 되는 촉진을 주변조직에 적용하면 순환을 활성화하고 허혈(ischemia)을 줄이며, 배액(drainage)을 활성화한다.

콜라겐 생산과 교차결합은 재구성시기에도 지속적으로 이루어지고 조직의 인장력이 증가한다. 그렇지만 유연성과 기능성은 감소할 수도 있다. 이는 근막들을 효과적으로 결합하게 해주는 반흔형성과 콜라겐 교차결합(cross hatching) 때문이다.

길항근을 사용하는 ROM, MET같은 손 기법은 천천히, 그리고 신중하게 상해 조직을 가능한 범위 내에서 최대로 늘려 준다. 또한 부드러운 스트레칭을 통해 섬유증(섬유종)을 감소시키고, 조직의 모든 기능적 활동이 회복되게 도와준다.

유연성의 회복을 위해 가벼운 운동을 통해 조직의 근력과 생기를 되찾게 해준다. 급성 상해에 대한 일반적인 생리반응은 주변조직에서 일어나는 경련에 의한 것이다. 이는 상해를 입은 조직에 반흔을 형성하는 과정 후에 나타나는 일반적인 증상이다. 상해를 입은 조직이 복원된 후에 급성 상해가 오랜기간 동안 유지되면 만성상태가 될 수 있는 발통점(trigger point)과 허혈(ischemia)이 발달된다.

급성과 만성 상태의 치료방법은 매우 다르다. 대부분의 급성 상태나 급성 상해에는 마사지나 바디워크(bodywork)가 금지된다. 급성 질환(acute illness)은 때때로 열을 동반하는데, 이때 또한 마사지를 실시하지 않는다. 조직 파괴가 있는 급성 상해는 조직이 안정되고 침윤(infiltration)과 팽창(swelling)이 진정될 때까지 마사지를 해서는 안 된다.

아급성 시기(subacute phase)에는 부드러운 늘리기와 횡섬유(cross-fiber) 기술이 사용되며, 과정은 짧고 빈도를 높여서 시행한다. 때때로 매일 이루어지기도 하고 하루에 2회가 실시되기도 한다.

만성 상태에서의 마사지 과정은 일반적으로 오랫동안 이루어지지만 자주 실시하지는 않는다.

계획단계에서의 사전정보 이용 (use assessment information to plan sessions)

조사가 완료되었을 때, 마사지 치료사는 고객이 예약한 이유에 대해서 명확히 이해하고 있어야 한다. 병력, 접수서류, 인터뷰, 관찰, 다양한 테스트 등에서 얻은 정보는 고객의 상태와 관심사를 더 잘 이해하기 위해서 통합하고 분석해야 한다. 동작의 평가에서 얻은 정보는 통증과 협착(constriction)으로 인해 나타나는 제한(restrictions)이 어떤 조직과 구조가 연관되었는지를 확인하는 데 도움을 준다.

신중하게 이루어지는 촉진은 병이 침범한 조직을 확인할 수 있게 한다. 평가(assessment)를 통해 얻어진 정보를 이용하면 마사지 치료사가 고객의 욕구에 부합하는 더 나은 치료계획을 개발할 수 있다. 치료계획의 개발은 각 단계 또는 일련의 단계를 위한 목표를 수립하는 일이다(그림 9-5).

치료적 마사지 실행을 위한 목표

① 더욱 효율적으로 신체기능을 돕는다.
② 고객의 자기인식(self-awareness) · 균형 · 유동성(fluidity)의 증가를 돕는다.
③ 통증을 완화시킨다.
④ 순환기능을 향상시킨다.
- 허혈의 감소
- 독소 배출

⑤ 연부조직의 정상화
- 고장성 근육조직을 이완시킨다.
- 저장성 근육조직을 촉진/강화시킨다.
- 수축된 근막을 늘려 준다.

⑥ 유연성과 ROM을 향상시킨다.
⑦ 전체 기능의 재활을 돕는다.
⑧ 이완/스트레스를 경감시킨다.

그림 9-8 치료적 마사지 실행을 위한 목표

목표는 반드시 현실적이고 성취 가능한 것이어야 한다. 조사를 통한 결과와 함께 고객의 관심사와 욕구는 목표를 세울 때에 고려해야 한다.

단계별 전략과 치료적 중재(interventions)는 목표를 위해 일할 때에 선택할 수 있다. 각 단계별 평가는 이러한 전략의 실행 이후에 목표가 이루어졌는지 또는 목표달성에 필요한 치료계획의 변경이 있었는지를 판단하는 것이다.

평가결과와 선택된 목표에 관한 치료계획은 다음의 내용을 포함한다.

① 더 나은 검사를 위해서 고객을 다른 건강전문가에게 추천함.
② 마사지 대신에 또는 마사지와 통합하여 이루어지는 치료를 위해서 다른 건강 전문가에게 추천함.
③ 마사지 치료에 필요한 단계의 횟수와 빈도
④ 치료의 길이와 고객특성에 따라서 마사지 형태(전신 마사지 또는 특정 부위 마사지)의 결정
⑤ 열처리(heat)나 얼음찜질(ice) 또는 수치료법(hydrotherapy)과 같은 다른 방법들의 이용
⑥ 어떤 마사지 기법을 이용할 것인지를 결정
⑦ 어떤 결과가 기대되고, 언제 그 결과가 나타날 것인가?

지속적 교육의 역할
(role of continuing education)

현재의 마사지와 바디워크 관련 직업에는 다양한 형태 또는 시스템이 있다(방법에 관한 일부 내용에 관해서는 15장 참조). 각각의 방법은 인간에 대한 서로 다른 관점을 가지고 있고, 최적의 조건에서 신체의 편향되는 상태를 평가하는 서로 다른 관점을 가지고 있다. 그리고 정상이고 균형잡힌 상태로 되돌아가기 위한 신체 치료에 대해 다른 관점을 가지고 있다.

몇몇 방법은 신체적 · 정신적 · 정서적 · 정력적 또는 영적인 것처럼 서로 다른 수준에서 이루어진다. 더욱 관심이 있는 학생은 다른 여러 방법들을 조사해 볼 것을 권장한다. 지속적인 교육은 학습, 더 깊은 이해, 추가적 기술, 인체 특성에 대한 더 많은 인식을 진전시키는 것이 중요하다.

정확한 사전검사는 마사지 치료사가 고객에게 최고의 효과를 줄 수 있는 치료방법 및 마사지 기술과 방식을 구성할 수 있게 해 준다. 여러 가지 치료 방법과 전문기술은 마사지 치료사의 기술이나 지식과 연관되고, 마사지 치료사의 전문기술은 마사지 실행의 자격을 주는 척도이다.

사전검사결과와 치료계획은 고객과 상의하여 결정한다. 마사지 치료사와 상의함으로써 고객은 치료 과정에 적극적으로 관여할 수 있다.

일반적으로 큰 효과가 있는 치료에 적극적으로 참여하는 고객은 치료하는 과정에서 더 빠르게 반응하고 지속적인 치료에 더 잘 따르는 경향이 있다.

검사결과를 고객과 상의하는 이유는 신체의 기능에 대해서 고객에게 알려주고, 고객이 가지고 있는 신체적 특성에 대해서 알게 해주기 위해서이다. 고객은 이런 과정을 통해 문제의 원인을 바로잡게 해줄 수 있는 것이 무엇인가에 대해서 경험적 선택을 할 수 있게 된다. 추가적인 치료전략을 논의하는 과정에서도 고객의 참여가 가능하다.

고객의 몸상태에 따라 원하는 치료방법을 선택할 수 있게 해 준다. 치료전략을 고객과 상의하여 치료가 어떻게 구성되어 있는지 그리고 실제 치료단계 동안 기대할 수 있는 결과가 무엇인지 등을 고객이 명확하게 인식할 수 있도록 해 준다.

검사결과 및 치료계획에 대해서 고객과 의논할 때, 전문용어의 사용은 고객이 이해하지 못할 수도 있다. 하지만 몇몇 고객은 다른 고객과 달리 전문용어 사용에 더 흥미를 가질지도 모른다.

신체상태를 표시할 수 있는 표와 차트를 이용하고, 치료과정에서 기대되는 효과와 위험가능성에 대해 설명하며 선택된 기술에 대해서 이야기해 준다. 필요하지 않은 전문적 사항을 제외한 충분한 정보를 고객에게 제공해 주고 고객의 질문에 대답해 준다.

검사결과와 제안된 치료계획을 고객이 이해하고 동의하였을 때 다시 한 번 고객에게 동의를 받고 마사지 단계를 진행한다. 마사지 과정 중 어느 때라도 동의한 부분은 수정 또는 취소할 수 있는 고객의 권리를 언제나 존중해 주어야 한다.

실행(performance)

치료 절차를 실행할 때, 치료사는 적절한 기술과 방법을 적용한다. 정상상태와 균형, 그리고 기능의 회복을 위한 평가가 이루어지는 동안에 욕구와 관심 그리고 발견된 특성을 다루는 기술과 방법을 적용한다. 평가가 끝나고, 치료계획이 정해졌을 때에 실제로 치료가 시작된다. 선택된 전략에 따라 많은 방법을 적용하여 신체 마사지를 진행시켜 나간다.

치료효과를 높이는 핫팩(hot pack), 아이스팩(ice pack), 얼음 마사지, 뜨거운 물 목욕과 샤워는 마사지 치료 이전에 실시할 수 있다. 이와 함께 다른 치료 방법도 사용한다. 만족할 만한 결과를 만들어 내기 위해 함께 이용할 수 있는 다양한 형태의 전기자극과 초음파 그리고 운동을 이용한다.

치료 과정의 평가와 계획단계는 실제 치료 마사지가 진행되는 동안 이루어지는 절차에 대한 청사진을 제공한다. 마사지 치료사는 단계에 따라 마사지를 시작할 때까지 정상적 상태가 어떤 것인지, 사용할 접근법과 방법은 무엇인지 등을 알고 있어야 한다. 그런 후에야 고객에게 마사지를 시작할 수 있다.

손을 고객의 몸에 접촉시키고 연부조직의 손 치료가 시작된다. 비록 마사지 과정이 정해져 있어도 조직 내에서 나타나는 특정 상태와 관련해서 치료 방법을 변경할 수 있다. 마사지 치료사는 마사지의 처음부터 끝까지 각 신체 부위를 다룰 때에 평가과정을 계속 실시해야 한다.

마사지 치료사가 마사지를 실행하면서 신체 부위에 접근할 때에 시각으로는 신체의 위치와 대칭 그리고 그 부위의 색깔을 주의 깊게 보아야 한다. 첫 번째 접촉으로 체온 · 피부결 · 피부의 수분량 등을 알 수 있을 것이다. 그리고 심부접촉으로 결합조직과 근육조직에 대한 정보를 얻을 수 있어야 한다. 마사지를 실행하는 동안의 이러한 평가는 지속적으로 단계를 명확하게 하는 데 도움이 된다.

단계의 처음부터 끝까지 고객의 반응을 주목해야 하는데, 이 반응들은 말이나 미세한 움직임 또는 마사지가 실시된 조직의 변화로 나타날 수 있다. 오랜시간 동안 지속되는 고객의 침묵은 압박 또는 불편함을 표시하는 얼굴 표정, 소리 또는 얼굴 찌푸림과 같은 고객의 신호이다.

마사지 치료사는 지속적으로 고객에게 피드백을 받아내야 하고, 그로 인해서 마사지 단계를 수정할 수 있어야 한다. 마사지의 실제 실행에 있어서 조사와 평가가 지속적으로 이루어져야 하고 이를 통해 세워 놓은 계획이 수집된 새로운 정보에 의해서 실제 마사지 단계에서 조정 · 변경될 수 있다.

치료적 마사지는 대화와 같다. 마사지 치료사는 듣고 관찰하고, 고객을 진찰해서 몸 상태를 읽는다. 즉, 마사지 치료사의 손은 고객의 몸과 손끝의 접촉에 대한 반응을 듣고 고객의 몸은 손에서 이루어지는 치료를 들어서 반응하는 것이다.

이러한 반응을 듣고 느끼는 것으로 마사지 치료사가 다음에 실시할 마사지 방법을 선택하는 자료를 제공한다. 그러므로 치료적 마사지는 밀접한 상호작용이 이루어져야만 한다.

연부조직 기능장애를 위한 마사지 치료 (massage therapy for soft tissue dysfunction)

근골격계의 기능장애(musculoskeletal dysfunction)는 종종 자세의 편향과 동작의 제한에 의한 고통이 수반된다. 이것은 신체를 과도하게 사용하고, 충분히 이용하지 못하며, 잘못 사용하거나 너무 많이 사용한 경우 또는 외상에 의한 결과이다.

연부조직 관련 통증, 근막통증, 근육통, 또는 경련, 허혈(ichemia) 모두는 연부조직에 대한 개입과 치료적 마사지 기술에 잘 반응한다. 긴장, 제한된 동작과 구조의 비대칭 및 국소통증(localize pain) 또는 관련통(referred pain), 스트레스 또한 치료적 마사지가 필요한 증상들이다.

연부조직을 위한 마사지의 목적은 통증을 줄이고 순환을 회복시키며, 조직에 산소를 공급하고, 과도한 긴장을 줄이는 것이다. 그리고 동작의 기능적 범위를 향상시키며, 회복된 부위를 전체 부위와 연결되게 해준다.

연부조직 개입에 반응하는 몸상태

- 연부조직 통증(soft tissue pain)
- 섬유증(섬유종)
- 긴장(tension)
- 반흔조직(scar tissue)
- 비대칭(asymmetry)
- 오래된 상해부위(old injury sites)
- 통증에 의한 제한적 동작(restriced movement due to pain)
- 과반응 지점과 부위(hypersensitive points or areas)
- 수축된 근육에 의한 제한적 동작(restriced movement due to constricted muscle)
- 발통점(trigger point)
- 고장성 근육(hypertonic muscle)
- 근육의 taut band(taut band in muscle),
- 저장성 근육(hypotonic muscle)
- 스트레스(stress)

기능장애 · 통증 · 외상이 회복된 근육 또는 신체 대상작용(compensations)과 적절한 회복단계는 회복을 유지시켜 준다. 특별한 금기사항이 없는 조직을 결정하는 신중한 조사과정 후에 첫 번째 단계로 조직의 순환과 신경근 반응을 회복시켜야 한다.

두 번째 단계는 근육조직 내의 발통점(trigger point)과 섬유성 제한(fibrous restriction)을 줄이고 유연성을 회복시키는 것이다. 이 경우에는 근육의 근력과 지구력을 강화시키는 것이 필요하다. 무엇보다 기능장애가 나타난 원인을 확인하고 가능한 한 제거하는 것이 중요하다.

단일한 발병 상태가 급성 기능장애인 경우, 그 원인을 확인하고 없애는 것은 단순하다. 그러나 만성 상태의 경우, 원인을 제거하는 것은 매우 힘들며, 이를 제거하는 것은 개인의 습관과 업무에 대한 부분적인 변경을 의미할 수도 있다.

이 두 가지의 경우, 치료를 마사지 업소에서만 이루어져서는 안 되고 운동과 같이 집에서 할 수 있는 치료가 포함되어야 하거나, 기능장애가 발생한 환경을 바꿔주는 일상생활의 변화가 필요하다.

고장성 근육과 저장성 근육(hypertonic and hypotonic muscles)

일반적인 구조적 신체와 자세 불균형은 수축된 근육이나 고장성 근육 또는 근육군 및 자세의 편향이나 협착(constriction)과 관련된다. 수축된 조직은 고장성 근육계나 협착 또는 근육을 지탱하는 근막 안에서 나타난 섬유증(섬유종)이 원인이다. 동작범위와 관련된 조직의 진단과 촉진으로 어떤 조직이 관련되어 있는지를 알 수 있다.

신체 부위를 진단하고 촉진을 할 때, 치료가 필요한 근육이 포함된 특정 부위의 범위 이상을 살펴보는 것이 필요하다. 근육이 수축되고 과사용되었을 때, 길항근(antagonist : 반대동작에 반응하는 근육)은 이완되고 약해지며, 저긴장성(hypotonic)이 된다.
그 증거로 약화된 근육이 발견될 경우, 가끔씩 반대편 근육 또는 협동근이 과도한 사용으로 인한 경직이나 고긴장성(hypertonic)을 나타내는 것을 볼 수 있다.

이러한 상황이 오래 지속되면 고장성 또는 긴장된 조직의 이완이 중요하다. 저긴장성 길항근(hypotonic antagonist)을 자극하고 강하게 하는 것을 치료계획에서 중요하게 고려해야 한다.

만약 근육(긴장된 근육)에 발통점(trigger point)이 있다면, 발통점을 경감시키고 근육을 정상 길이로 돌아가게 하는 촉진과정이 중요하다.

동시에 길항근(antagonist)을 자극하거나 강하게 하는 것을 억제하고 균형을 닺추면 길항근과 짝을 이루는 고장성 근육에 영향을 미칠 것이며, 결과적으로 더 균형잡힌 구조가 이루어질 것이다.

연부조직상태에 따른 효과적인 기술

기술	효과
① **지향적 마사지**(directional massage)	
• 활주 기술(gliding technique)	
– 표면활주(superficial gliding)	해당부위와 접촉. 윤활제를 스며들게 한다. 표면조직결을 평가한다. 순환을 증대시킨다. 부교감신경계를 자극한다. 진정시키고, 긴장을 완화한다.
– 심부활주(Deep gliding)	조직의 결을 평가한다. 순환을 증대시킨다. 결합조직을 부드럽게 한다. 유착(adhesions)된 부위를 분리시킨다.
• J-스트로크(J-stroke)	수축된 근막을 스트레치하고 정렬시킨다.
② **cross-fiber 마사지** (Cross-fiber technique)	
• 손가락을 이용한 이완 또는 특정부위(point) 이완	결합조직 또는 수축조직(connective tissue)의 평가. 결합조직을 부드럽게 한다. 반흔조직(scar-tissue)을 감소시킨다. 섬유조직(fibrous tissue)을 넓혀준다.
• 광범위한 cross-fiber 마사지	수축조직과 결합조직의 평가. 연부조직의 유착을 부드럽게 하고 감소시킨다.
③ **발통점(trigger point) 완화**	발통점 위치, 평가, 활성화를 감소시키는 기술
• 수동적 포지셔닝	발통점과 taut band의 완화 근골격 피드백 회로(feedback circuits)의 재배치
• 발통점 압박(trigger point pressure)	발통점 활성화를 감소시킨다.
• 허혈적 압박(Ischemic Compression)	
• MET	유연성과 동작범위의 회복
④ **수동적 / 능동적 관절운동**	
• 수동적 관절운동	수축된 조직의 길이를 회복 관절의 힘을 길러준다.
• 수동적 포지셔닝 또는 자세이완기술(position release technique)	고장성 수축 조직의 이완과 신경근 회로의 병리적 회복에 도움을 준다.
• 근육에너지 테크닉(muscle energy technique ; MET)	근육을 정상적 길이로 회복시키는 데 도움 약화된 고장성 근육에 자극을 준다.

그림 9-6 연부조직 상태를 다루는 효과적인 기술

연부조직 기능장애를 다루는 마사지 기술 (massage techniques to address soft tissue dysfunction)

비정상적이고 기능장애가 있는 연부조직에 예외적으로 조직적인 마사지 기술을 직접 사용할 수 있다(그림 9-6).

마사지 기술은 기능장애가 있는 조직에 직접 손 기법을 이용하거나 아니면 일반적인 기술로 조직을 회복시키는 차원에서 신경근(neuromuscular)계 매커니즘에 영향을 미치는 간접적인 방법으로 실시한다.

많은 효과적인 기술은 건강 또는 긴장완화 마사지에서 사용하는 방법과 유사하다. 그러나 기능장애가 있는 조직을 직접 다룬다는 점이 다르다. 다른 기술은 신체에 적용되었을 때, 더 나은 효과를 위해 변경되거나 합쳐진다.

마사지 기술은 비정상적 조직을 확인하고, 기능을 정상화 또는 회복시킴으로써 해당부위를 전체 부위와 다시 연결되고 통합될 수 있게 한다.

마사지를 할 부위를 예상하는 것은 조사와 계획단계에서 결정된다. 그리고 마사지가 실행되는 동안 실제 신체접촉을 해야 할 특정 조직은 마사지 치료사가 확인한다. 마사지 치료사는 표면활주법과 가벼운 횡섬유검찰법을 통해서 비정상 조직을 촉진하고 확인할 수 있을 것이다. 이렇게 마사지 기술이 선택되고 진행되면 조직은 정상화될 것이다.

발통점은 부위이완, 허열압박(ischemic compression), 근육 에너지 테크닉(muscle energy technique ; MET) 등으로 경감될 수 있다. 근막협착(fascial constrictions)은 심부 활주법(deep gliding), J-스트로크(j-stroke), 횡 섬유마찰법, 스트레칭으로 감소시킨다. 그리고 저장성 근육(hypotonic muscle)은 MET, J-스트로크, 운동을 통해 강화시킬 수 있다. 마지막으로 수동관절운동과 표면 활주법은 조직을 주변 부위와 전체 부위에 통합시키고 재연결하는 데 도움을 준다.

지향적 마사지(directional massage)

지향적 마사지는 직접적으로 실시하는 마사지 로크와 관련된다. 목표는 대부분의 근막과 이와 관련된 부분들이다. 일반적인 지향적 마사지(directional massage) 스트로크에는 표층 · 심부 활주법, J-스트로크, 횡섬유경찰법이 이용된다.

① 활주법(gliding stroke)

활주법은 표층 또는 심부에 실시할 수 있다. 표면 활주법은 진정효과로 고객의 신체 부위에 마사지 치료사의 접촉을 소개하는 것이다. 마사지 윤활제를 사용하고 국부순환(local circulation)을 강화하며, 심부 마사지를 위한 준비 동작이다.

표면활주는 조직 특성에 대한 정보를 제공하고, 조직의 결(texture), 밀도, 온도와 같은 불규칙적인 것들에 대해 확인하는 데 사용된다. 표면활주는 손가락과 손바닥 또는 엄지손가락을 이용하여 실시한다(그림 9-7a~b).

표면 활주법은 때때로 심부기술 사이에서 변화를 주는 역할을 한다. 그리고 치료의 강도를 완화시키고, 기술의 효과를 통합시키며, 치료 부위에서 손을 떼고 마사지를 종료할 때에 부위의 느낌이 완전하고 편안해지도록 해주는 완전 스트로크이다.

심부 활주법은 일반적으로 엄지손가락, 가볍게 쥔 주먹, 팔뚝, 팔꿈치 등을 이용해서 실시한다. 이 기술은 표면 아래쪽에 있는 근섬유 방향으로 실시된다(그림 9-8a~c).

활주 동작이 피부에서 부드럽게 움직일 수 있게 약간의 윤활제만을 이용한다. 압박의 정도는 점진적으로 조직심부층에 이루어지고, 상태에 따라 정해진다. 피부에 가벼운 압박으로 시작하고, 심부의 근막과 근육조직에 직접적인 방향으로 압박을 증가시키면서 지속한다.

활주법의 비율 또는 속도는 깊이에 따라서 다양할 수 있고, 각각의 스트로크가 적용되는 목적에 의해서도 다양하게 나타난다. 스트로크는 한쪽 근육접합부에서 반대쪽까지 근육의 방향을 따라 이루어지는 쓰다듬기는 일반적으로 원위(distal)에서 근위(proximal) 방향으로 이루어진다. 때로는 상황에 따라서 반대 방향으로 근육을 가로지르면서 스트로크가 이루어지기도 한다.

심부 활주법(deep gliding)은 미국식 신경근 치료에서 널리 이용되는 기술이다.

이 방법은 섬유조직, 긴장대(taut band), 근막(myofascial), 발통점(trigger point)과 같은 긴장된 부위에 잘 적용된다. 치료 시 이 기술은 조직 밖으로 노폐물을 배출시키고 유착(adhesions)을 분리시키며, 긴장된 수축조직과 근막을 부드럽게 하는 데 이용된다.

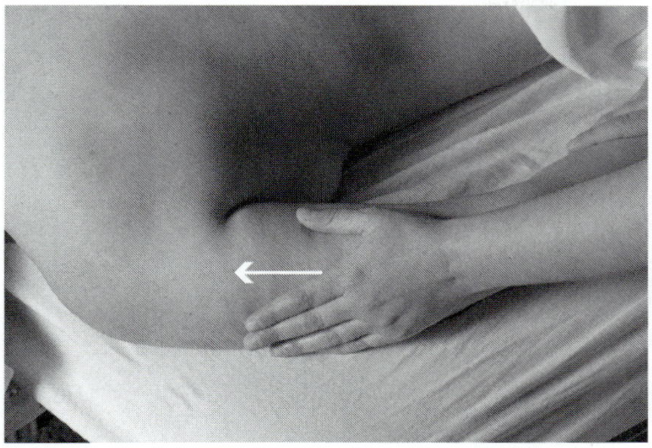
그림 9-7a 손을 이용한 표면활주법

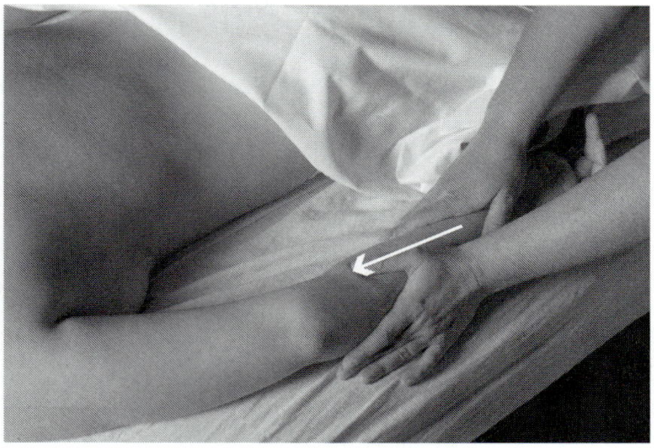
그림 9-7b 엄지를 이용한 표면활주법

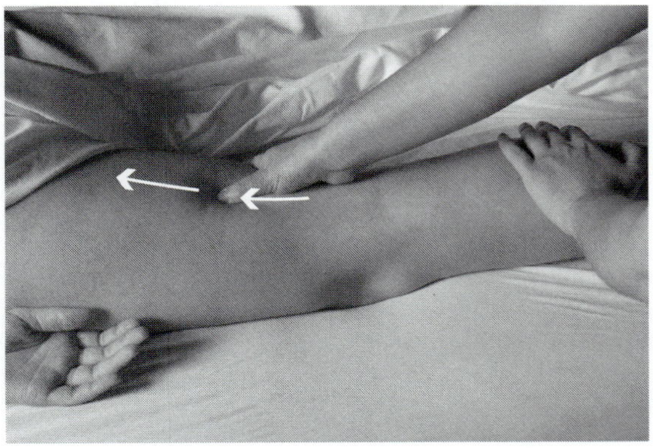
그림 9-8a 엄지를 이용한 심부 활주법

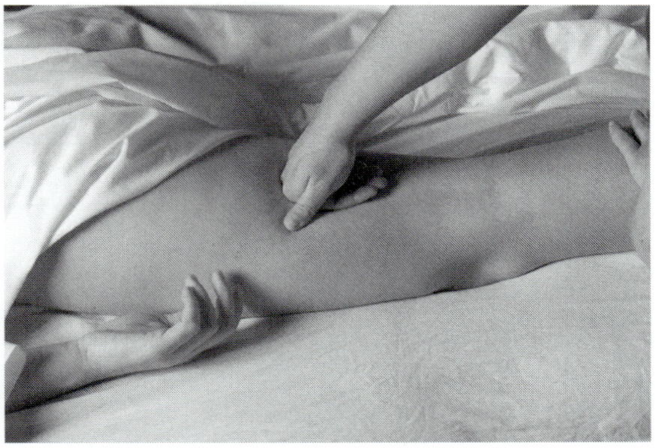
그림 9-8b 가볍게 쥔 주먹을 이용한 심부 활주법

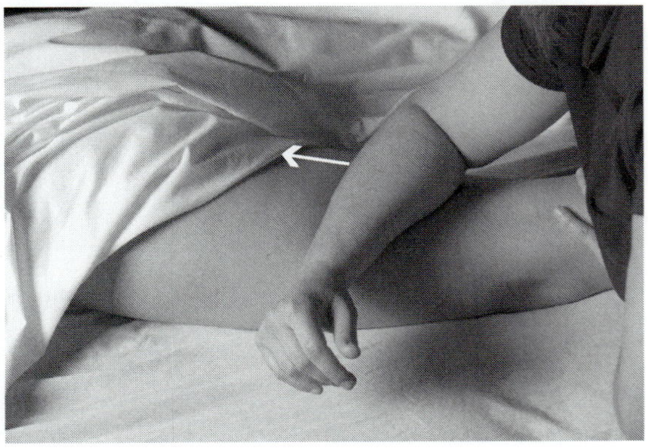
그림 9-8c 팔뚝을 이용한 심부 활주법

② J-스트로크(J-stroke)

J-스트로크는 근막을 압박하는 데 사용하며, 골지건 기관 또는 방추세포(spindle cells)에 직접 사용한다. J-스트로크는 일반적으로 하나 또는 두 엄지손가락을 이용하지만 손끝으로도 실시할 수 있다(그림 9-9a~c, 그림 9-10).

이 기술은 조직의 표면층에서 심부층으로 이동하며 이루어지는 마찰법(friction)의 한 종류이다. 엄지손가락 끝 옆면을 피부와 가볍게 접촉시키고 스트로크를 하려는 반대방향으로 약간 당긴다. 그런 후에 섬유조직 아래쪽과 연결된 조직으로 깊게 움직인다.

엄지손가락은 갈고리 모양으로 회전시키며, 동시에 심부 스트로크는 스트로크가 진행하려 했던 방향-표면 아래에 위치한 근육 또는 건의 섬유방향-으로 스트로크를 실시한다. 가능한 한 표면조직에서 움직이는 스트로크는 엄지손가락이 피부를 활주하지 않으면서 이루어져야 한다.

J-스트로크는 3~5회 같은 지점에 반복될 수 있다. 그리고 근육이 마사지 되는 방향을 따라서 뒤쪽(스트로크 방향의 반대방향)으로 진행해 나갈 수 있다.

J-스트로크는 근육 부착부부터 시작하고 근육에서 골화부착부(bony attachment) 방향으로 3~5회 스트로크를 한 후, 근육체(muscle body)쪽으로 이동한다. 이것을 마사지를 실시한 위치와 조금씩 겹쳐 가면서 2~3회 반복하고, 전체 근육에 적용될 때까지 지속한다.

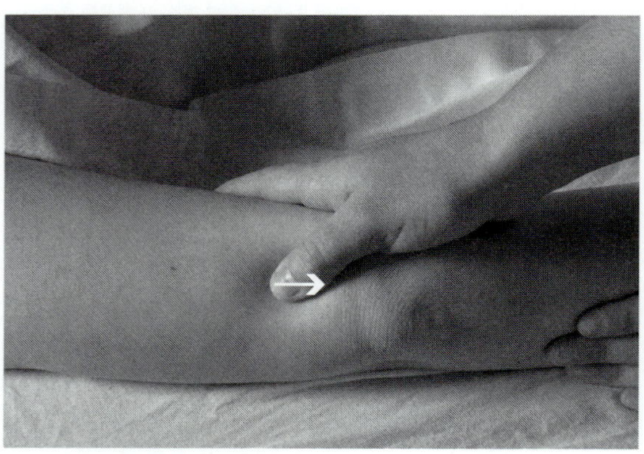

그림 9-9a 피부접촉을 통해 J-스트로크(J-stroke)를 시작한다.

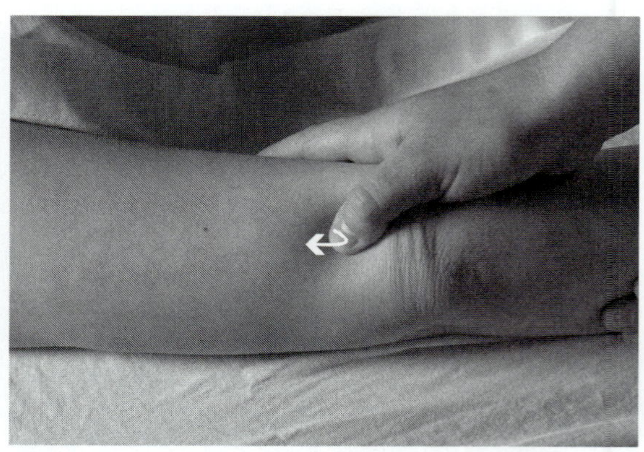

그림 9-9b 표면조직 뒤쪽으로 가볍게 J-스트로크를 진행한다.

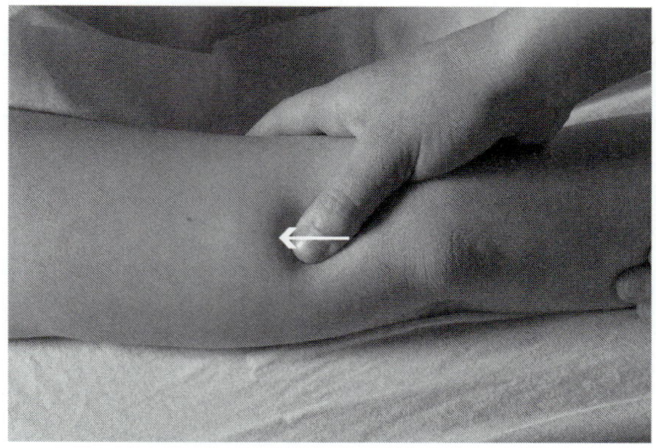

그림 9-9c 심부조직(deeper tissue)을 압박하면서 피부 위에서의 활주 없이 가능한 한 멀리 스트로크 방향으로 움직인다.

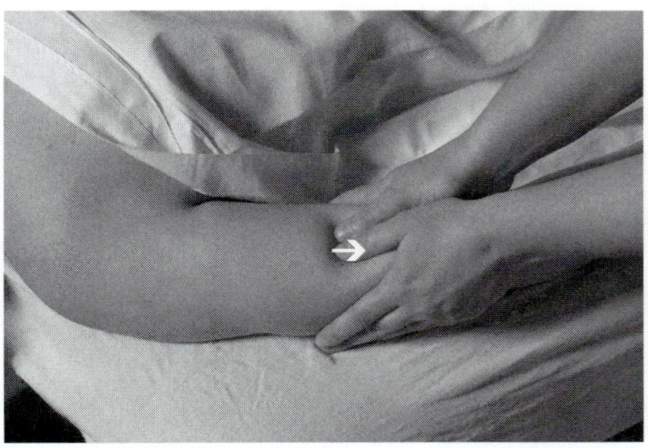

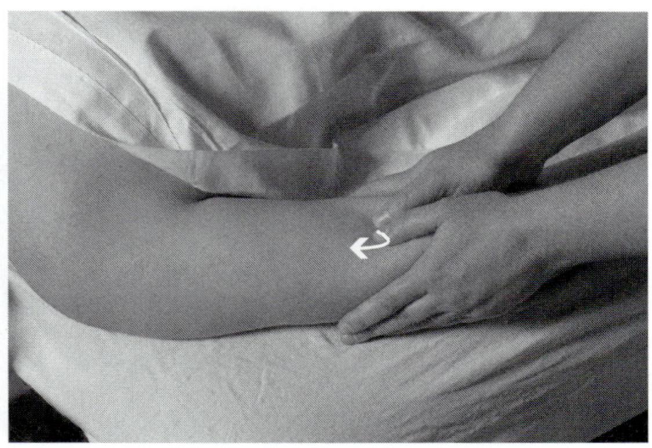

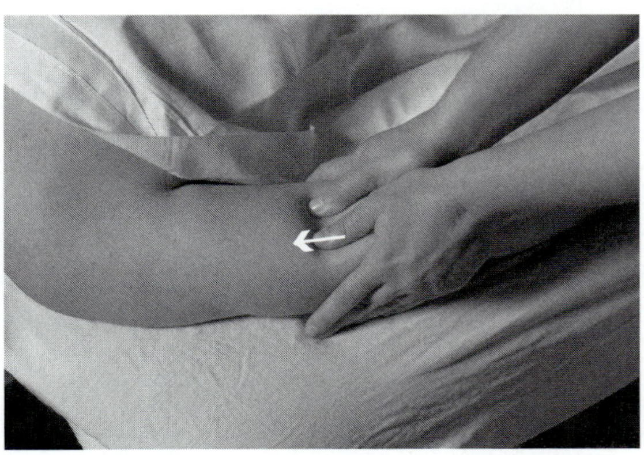

그림 9-10 근육의 넓은 범위를 담당하는 두 엄지손가락을 이용한 J-스트로크

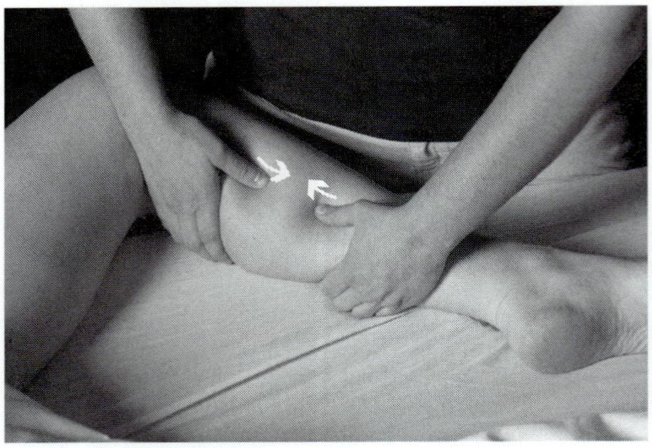

그림 9-11a 고장성(hypertonic) 또는 경련이 일어난 근육을 안정시키고 근육 중앙 쪽으로 J-스트로크를 실시한다.

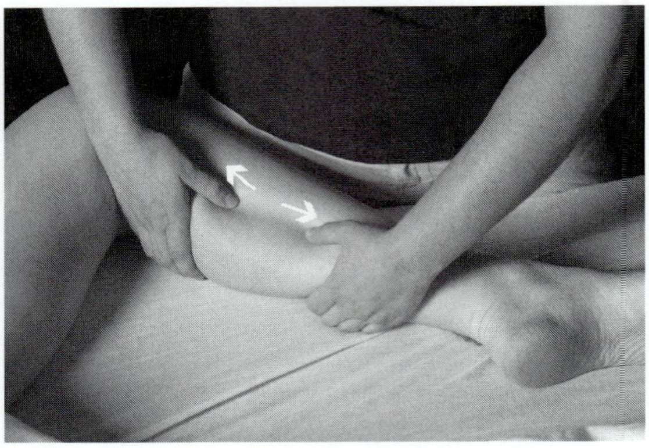

그림 9-11b 저장성 근육(hypotonic muscle)을 자극하며, 근육 중앙으로부터 멀어지게 실시한다.

스트로크는 근막이 경화(bind) 상태를 안정시키고 J-스트로크를 이용해서 근막의 제한(restrictions)을 감소시키는 쪽으로 이루어진다. 근막에 엄지손가락과 집게손가락으로 약한 압력을 주고 한쪽 방향으로 움직인다. 그런 후에 가장 쉽고 가장 멀리 움직일 수 있는 방향으로 이루어진다.

J-스트로크는 근육의 상태에 따라서 근육을 자극하거나 진정시키는 데 이용될 수 있다. 근육체(muscle body)의 긴장된 조직에 있는 근육 중앙부에 지향적 마사지(directional massage)를 직접 실시함으로써 고장성 근육을 진정시킨다. 근방추(spindle)에는 직접 부하를 가하지 않는다.

근육체(muscle body)에서의 마사지는 두 손이 근섬유가 짧아진 근육과 근방추세포가 밀집한 근육을 다루는 것이다(그림 9-11a).

저장성 근육(hypotonic muscle)의 자극은 중앙부에서 멀어지면서 반대 방향으로 실시한다. 그리고 근섬유를 스트레칭하고 근방추세포(spindle cells)을 활성화시키며 접촉을 통해 근육을 촉진시킨다(그림 9-11b).

③ 횡 섬유마찰법(cross-fiber friction)

횡 섬유마찰법 또는 횡 마찰법(transverse friction)은 섬유 방향과 지각으로 실시하는 방법이다. 가벼운 압박이 적용될 때, 발통점과 수축된 섬유조직과 연계된 긴장대(taut band)를 발견하는 데 도움이 되는 검사방법이다.

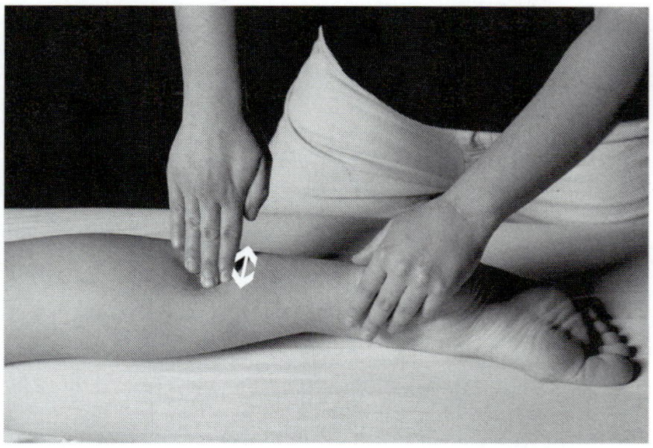

그림 9-12a 손가락을 이용한 횡적 섬유마찰법

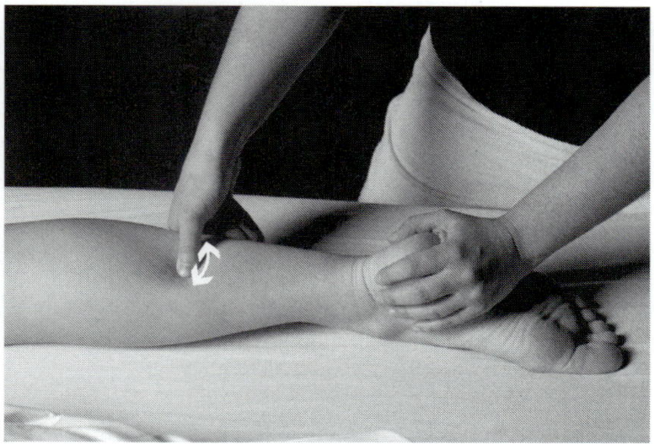

그림 9-12b 엄지손가락을 이용한 횡적 섬유마찰법(cross-fiber friction)

심부조직에 보다 명확하게 직접 적용되는 횡 섬유마찰법은 국부상해와 염증(inflammation)에 수반되는 결합조직(connective tissue)의 유착 원인인 섬유증(섬유종)을 감소시키고, 근막층(fascial layer)을 분리시키는 치료방법이다. 이것은 수축능력을 방해하는 유착(adhesions)이 있는 근육에서 손상된 부위에 직접 다가갈 때에 매우 효과적이다.

손상은 근복(muscle belly)이나 근건접합부 또는 건(tendons)에서 나타날 수 있으며, 외상(trauma), 미세외상(microtrauma), 상해(injury)가 있는 어느 곳이든지 나타날 수 있다.

횡 섬유마찰법은 근막초(fascial sheaths) 간의 유착을 감소시키는 데 도움이 되고 동시에 상해부위에 단단하고 유연한 반흔조직(scar tissue)의 구조를 촉진시킨다. 횡 섬유마찰법은 일반적으로 손 끝면을 이용하여 실시하고(그림 9-12a), 엄지손가락을 이용하기도 한다(그림 9-12b).

가장 먼저 피부와 접촉한다. 그런 후에 피부와 표면조직에서 근육과 건 섬유의 수직 방향의 심부조직 위를 앞뒤로 움직인다. 엄지손가락과 손가락은 심부조직 위쪽의 표면에서 움직이지만 활주하지는 않는다. 스트로크의 길이는 충분히 얇게 나누고(tease) 돌리면서(roll) 길게 한다. 그리고 심부섬유를 분리시키고 스트로크는 근막 또는 긴장대(taut band)에서 벗어나지 않게 충분히 짧게 실시한다.

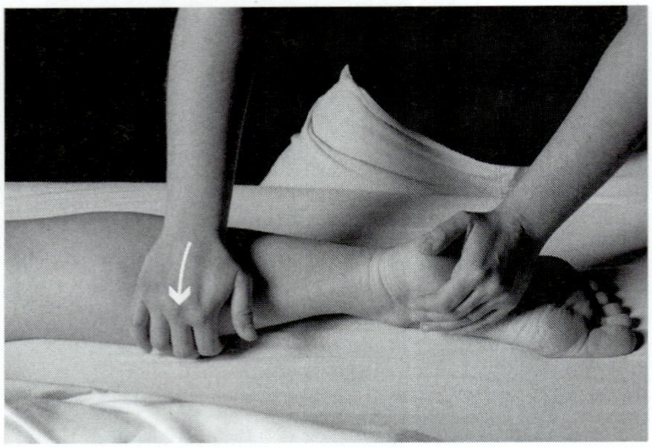

그림 9-13 넓은 부위에 하는 횡섬유마찰법(cross-fiber friction)은 손을 이용한다.

충분한 깊이로 압박하고 심부섬유(deeper tissue)를 촉진시키고, 고객이 불편함을 느끼거나 놀라서 피하거나 또는 웅크리게 하는 깊이까지는 실시하지 않는다. 넓게 하는 횡 섬유경찰법(cross-fiber stroke)은 다소 약하게 압박 하는 방법으로 손바닥을 이용해서 실시한다(그림 9-13).

압박은 근육섬유 방향의 가로로 움직이면서 근육체(muscle body)에 대고 근육 아래쪽에 위치한 뼈 방향으로 가한다. 이것은 근육조직을 펴고 넓히는 목적을 위해 이루어진다. 더 섬세하고 특별한 치료가 필요한 긴장대(taut band) 또는 섬유조직염(fibrositis)의 징후가 있는 섬유조직에 주의를 기울여야 한다.

충분한 압력은 어느 정도인가?
(how much pressure is enough?)

바디워크(bodywork)를 할 때, 적당한 압력의 양은 바디워크의 형태와 실행하는 기술 및 고객의 상태와 목표조직의 상태 등에 따라 매우 다양하다.

예를 들어, 손으로 하는 림프배액(lymph drainage)을 실시할 때에는 압력이 매우 가볍게 이루어진다. 그러나 이에 반해서 심부 활주법(deep gliding)이나 횡 섬유마찰법 또는 허혈(ischemic) 압박법과 같이 심부에 있는 결합조직 치료에서의 압력은 상당히 커진다. 큰 치료효과를 위한 적당한 압력의 양은 사용되는 기술과 목표조직의 위치 · 상태 · 손 기법의 목적에 따라 달라진다.

압력은 대부분의 연부조직 기법에서 목표조직이 경고반응을 보이거나 조직에 손상을 입히지 않는 정도로 연부조직을 충분히 촉진시킨다. 또한 접촉이 있는 부위에 점진적 방법으로 적용되고, 조직에 침범하지 않고 고객을 놀라게 하지 않는 선에서 압력을 점차적으로 증가시킨다. 더 깊은 마사지를 실시할 때 천천히 들어갔다가 잠시 멈추면 조직에 더 많은 효과를 줄 수 있다.

압력의 양은 사람과 신체 부위에 따라 다르며, 치료 반응을 위한 적정한 압력은 목표조직의 결(texture)과 민감도에 따라서도 다르게 나타날 것이다.

최적의 치료적 압박은 고객에게서 나타나는 자율방어 반사(automatic defensive reaction)가 없이 최상의 치료적 반응을 유도해 낼 수 있어야 한다. 만약 압력이 너무 갑작스럽고 강하게 이루어진다면, 고객은 방어체계에 의해 어떠한 치료적 노력에 대해서도 부정하게 됨으로써 마사지 치료사와 고객의 상호관계에 대한 신뢰가 손상될 것이다. 그리고 조직 상해의 원인이 될 수도 있다.

혈청 생활력(Orthobionomy)을 개발한 영국의 아더(Arthur Pauls)박사는 손으로 만질 수 있는 조직이 치료적 압력에 반응하는 것을 반동(rebound)이라고 정의하였다. 반동은 조직이 압박을 받고, 신장될 때에 신경근(neuromuscular) 반사와 고유 반사를 일으키기에 충분한 탄력적이고 빠르게 반응하는 능동적 피드백에 관한 것이다.

허열 압박과 같이 어떤 한 지점을 압박할 때 반동은 저항적 장벽과 해부적 장벽 사이에서 촉진된다. 고객에게서 '아!' 하는 반응이 나오게 하는 수준으로 한 지점을 천천히 눌러 주면 반동을 찾을 수 있을 것이다. 압력은 그 지점을 촉진시킬 만큼, 그리고 치료행동이 이루어졌을 때에 반응하는 신체조직의 활동적 변화를 감지할 수 있을 만큼 충분해야 한다.

관절운동을 실시할 때에는 동작이 가능한 만큼 사지(limb)를 움직이고 약간 뒤쪽으로 굽히면서 자세를 고정시킨다. 최적의 치료구역인 반동구역(rebound zone)이 있는 조직은 신체가 치료적 활동에 대해 가장 잘 반응하도록 한다.

발통점과 섬유종(trigger points and fibrosis)

발통점은 근막 · 건 · 인대에서 찾아볼 수 있는 과민성 지점과 유사하고 일반적으로 고장성 기능장애가 있거나 통증이 있는 근육에서 나타나는 과민성 결절이다. 발통점의 문제를 제거하고 근육을 회복시키며, 신체의 통증을 없애고 기능을 회복시키기 위해서는 근육의 길이를 정상으로 돌려야 한다.

치료 마사지의 3가지 목표는 ① 섬유종을 줄이고, ② 발통점을 제거하며, ③ 수축근육조직을 정상적인 길이로 회복시키는 것이다. 이 목적에 부합되는 마사지 기술은 수동적 배치와 지향적 마사지 기법, 그리고 근육 에너지 시스템이다. 발통점의 완화 기술과 자세이완기법 및 근육 에너지 테크닉은 15장에서 다루도록 하겠다.

단계별 의도와 연관되는 결과의 확인

최종평가(evaluation)는 기대한 목표 · 목적과 연관되는 과정의 결과물을 검사하는 것이다. 또한 평가는 고객과 마사지 치료사에게 목표를 성공적으로 이룰 수 있는 선택된 치료단계의 효과를 통합하는 중요한 부분이다. 결과에 대한 검사는 지속적인 치료에 있어서 중요하다.

평가는 미래의 유사한 상황에서 유사한 치료를 실시할 때에 필요한 이론적 근거를 제시해 주고, 더욱 이상적인 결과를 성취하기 위한 방법 또는 모든 과정의 근거를 확인시켜 준다. 마지막으로 평가는 목표에 도달할 수 있게 하거나 또 다른 전문성을 성취할 수 있게 해주는 데 도움을 주며, 주관적이고 객관적이다.

대부분의 평가는 고객이 치료에 대해서 어떻게 느끼는가에 대한 부분이 중요하다. 자세 · 운동성 · 통증 그리고 기능의 수준은 치료의 성공을 알려주는 것에 대해 재평가될 수 있다.

평가는 치료적 과정의 다양한 시간에서 이루어진다. 조사과정 이후의 평가를 참고하여 진행의 유무와 어떻게 절차를 진행할 것인지를 결정한다. 평가는 단일 단계 이후에 할 수 있고, 선택된 방법과 기법의 효과성을 결정하는 단계의 실행과정에서도 이루어질 수 있다.

만약에 여러 단계에서 평가가 이루어져야 한다면 각 단계가 끝난 이후의 평가는 치료 절차를 지속적으로 진행하는 것을 결정하는 데 도움을 줄 것이다. 평가는 장기간에 걸친 더 나은 향상과 선택된 치료의 효과 그리고 진행될 절차의 조정을 주의 깊게 보는 마사지 절차를 따르는 것의 시작이다.

일련의 단계의 끝에서 실시하는 평가는 미래에 사용될 절차를 결정하는 데 도움을 준다.

복습과 토론을 위한 질문

1. 치료적 절차의 4단계는 무엇인가?
2. 치료적 절차에서 각 단계의 목적은 무엇인가?
3. 치료적 절차는 치료적 마사지에서 어떻게 이행되는가?
4. 검사단계의 중요한 5가지는 무엇인가?

5. 통증척도란 무엇이고, 치료적 절차에서 어떻게 이용되는가?
6. 동작범위를 조사할 때 사용되는 운동의 3가지 유형은 무엇인가?
7. 저항적 장벽과 생리적 장벽, 그리고 해부적 장벽의 차이는 무엇인가?
8. 연부조직에서의 최소 7가지 수준으로 촉진할 수 있다
9. 제임스(James Cyriax) 박사에 따르면 수축조직, 비활성 조직, 종말감각은 무엇인가?
10. 정상적인 상태에서 종말감각의 3가지 분류는 무엇인가?
11. 비정상적 종말감각의 특징은 무엇인가?
12. 만성 연부조직상태와 급성연부조직상태의 차이는?
13. 급성연부조직 상해의 초기단계에는 어떤 치료를 실시하는가?
14. 치료계획을 세우는 데에는 어떤 정보가 이용되는가?
15. 검사결과와 치료계획을 왜 고객과 상의해야 하는가?
16. 어떻게 치료적 마사지를 강력한 대화처럼 할 수 있는가?
17. 지향적 마사지의 3가지 유형은 무엇인가?
18. 치료적 절차를 평가하는 것의 중요한 장점은 무엇인가?

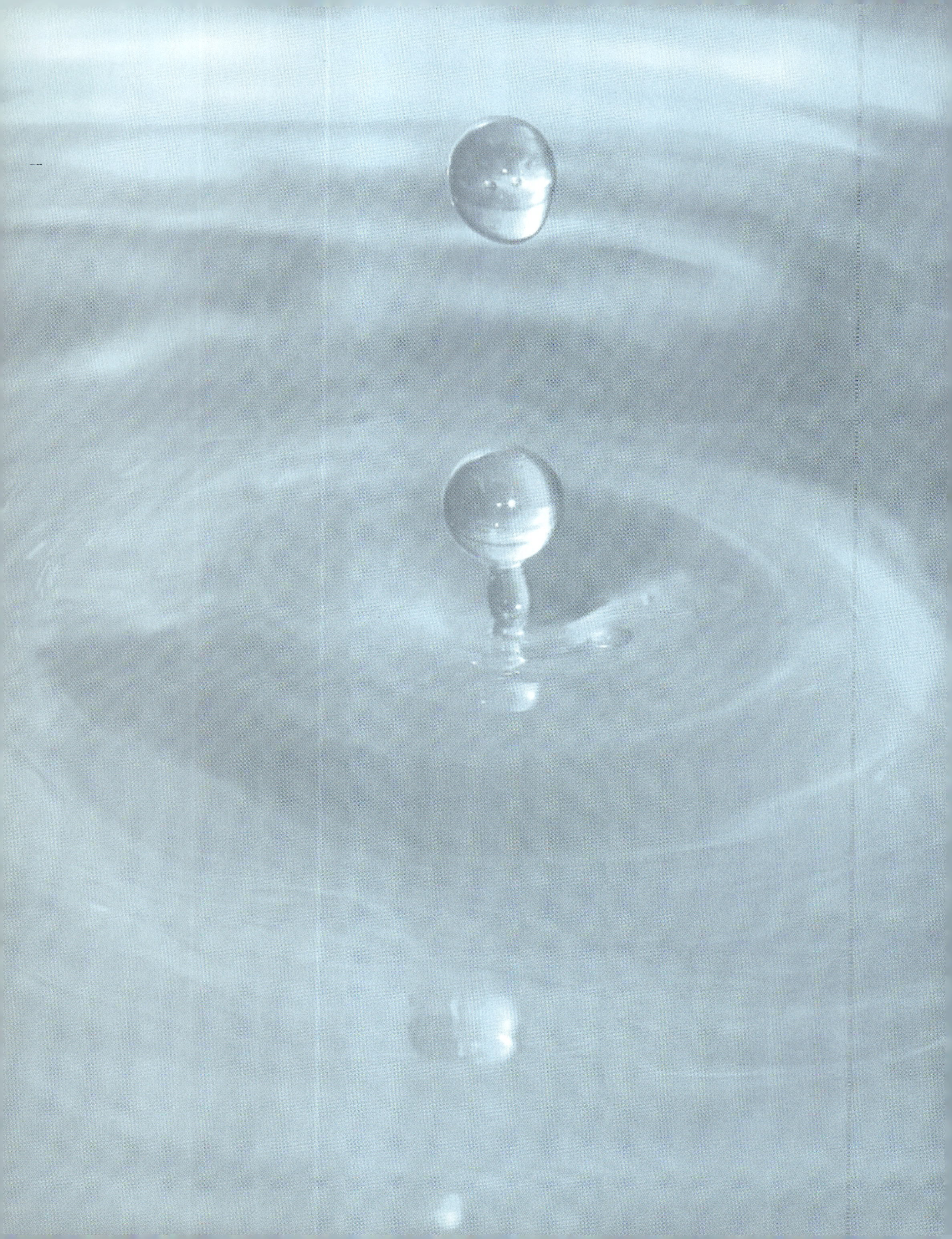

운동/스포츠 마사지
Athletic/Sports Massage

CHAPTER
10

학습 목표(Learning Objectives)

1. 운동/스포츠 마사지를 정의할 수 있다.
2. 운동 마사지의 목적을 설명할 수 있다.
3. 근피로의 발생에 대해 설명할 수 있다.
4. 운동 마사지의 주요 장점(benefit)을 설명할 수 있다.
5. 운동 마사지의 금기증을 설명할 수 있다.
6. 신체의 주요 압박 지점을 찾아낼 수 있다.
7. 운동선수를 위한 마사지 및 준비운동의 중요성을 설명할 수 있다.
8. 운동 또는 스포츠 활동과 발생 가능한 손상 간의 관계를 설명할 수 있다.
9. 4가지 기본적인 운동 마사지의 적용과 각각의 목표를 설명할 수 있다.
10. 스포츠 마사지에서 일반적으로 쓰이는 마사지 기법을 설명할 수 있다.
11. 연부조직의 손상 여부를 확인할 수 있다.

서론(Introduction)

먼 고대부터 마사지는 전쟁으로 인해 피로하고 지친 군인들이 로마로 돌아왔을 때에 그들을 회복시키고 활기차게 하는 데 이용되었다. 그리고 로마의 운동선수들은 마사지와 목욕의 회복 효능을 즐겼다.

유럽과 러시아의 훌륭한 운동선수들은 마사지를 오랫동안 그들의 격렬하고 지속적인 훈련의 일부분으로 포함시켰다. 1972년 당시 '나는 듯이 빠른(flying) 핀란드인'이라고 불렸던 라세비렌(Lasse Viren)은 올림픽 시합에서 5,000미터, 그리고 10,000미터 종목에서 금메달을 따기 위해 아주 힘든 훈련 중에도 매일 심부마찰 마사지를 하였다. 1980년에는 잭 매겔(Jack meagher)과 패트우톤(Pat Bougton)이 미국에서 스포츠 마사지를 주제로 한 책을 최초로 발간하였다.

미국에서 마사지는 최대의 노력(effort)으로 최소의 물리적 손상효과를 가지고 운동선수의 수행능력을 더 향상시킬 수 있는 효과적인 이점이 있다고 인정받았고, 1984년 LA 하계올림픽에서 최초로 마사지를 모든 운동 시합에 사용할 수 있게 되었다. 이후 마사지는 수많은 나라의 운동 시합에 사용할 수 있게 되었다.

많은 운동선수들의 훈련요법 중 한 부분에 일반적인 마사지를 포함시켰으며, 그로 인해 트레이너들에게도 마사지가 국소적 신체 손상의 재활에 있어 치료의 수단으로 이용해 왔다.

1980년대는 스포츠 마사지가 연부조직 손상과 기능장애, 그리고 통증에 적합한 치료로 인정을 받는 시발점이 되었다. 스포츠 마사지를 위해 개발되거나 사용되는 많은 마사지 기법들은 연부조직 손상 그리고 일상생활의 수행에서 당하는 손상에 적절한 조치이다.

마사지의 목적

운동 마사지(물론 스포츠 마사지라고도 불린다)란 올바른 해부생리학적 지식, 유산소와 체력훈련에 대한 이해와 함께 운동선수의 수행력을 강화시키기 위한 특수한 마사지 기법을 적용하는 것을 말한다. 운동 마사지는 신체의 자연적 회복 과정에 의해 그들의 최대 잠재력을 얻을 수 있고, 격렬한 신체적 훈련과 유산소 운동(conditioning)을 더 많이 할 수 있게 한다.

한편 마사지는 손상의 잠재적 위험을 가지고 있는 연부조직의 상태를 확인하고 위험을 제거함으로써 손상 발생 가능성 저하에 도움이 되며, 손상된 근육조직의 가동성과 유연성 회복을 도울뿐만 아니라 회복하는 시간을 줄여 준다.

운동 마사지는 정확하게 이루어졌을 때 피로와 손상을 회복하는 데 낭비하는 시간을 줄일 수 있다. 일반적인 원칙을 따르는 스포츠 마사지를 받는 것은 선수 생명을 연장시킬 수도 있다.

적절한 스포츠 마사지(또는 장애를 가진 운동선수들을 위한 스포츠 마사지)는 장애를 가진 사람들에 관한 추가적인 지식과 훈련이 요구된다. 이는 정신적 장애(장애인 올림픽에 의한 경험) 또는 신체적 장애(절단수술을 받은 자, 휠체어를 탄 사람 또는 시각 또는 청각의 손상을 받은 이들)를 포함한 것이다. 비록 장애를 가진 운동선수들이 매체의 관심과 인정을 받고 있지 않더라도 그들의 마사지 치료와 운동훈련에 대한 욕구는 다른 운동선수들만큼 중요하다.

현재로선 적절한 스포츠 마사지에 관한 책이 없다. 하지만 최근에는 관련 기사가 나오고 있으며, 여러 나라 소수의 테라피스트들이 이런 주제에 관한 것을 가르치고 전문화하고 있다(더 많은 정보는 「American Massage Therapy Association」에서 얻을 수 있다). 비록 장애를 가진 사람들이 다른 사람들에 비해 횟수는 다를 수 있으나 같은 스포츠 마사지 기법을 사용한다. 예를 들면, 뇌성마비를 가지고 있는 육상선수에게 행해지는 운동 이전의 마사지는 근육을 강하게 하기보다는 이완할 수 있게 한다.

대부분의 운동선수들은 움직이는 것에는 매우 민첩할지라도 역기를 들거나 물건을 옮기는 데는 시간이 필요할 것이다. 그러나 다른 모든 사람들처럼 최고의 수행력을 보이기 위해 어떤 것이 필요한지를 아는 사람은 그 자신뿐이다.

운동/스포츠 마사지 치료사(Therapist)

우수한 스포츠 마사지 치료사가 되려면 해부학적 · 생리학적 · 운동학적 · 생화학적인 부분의 이해와 함께 마사지 기법을 알고 있어야 한다. 그리고 신체의 다양한 구조에 익숙해야 한다. 특히 중요한 것은 골격계와 근육계이지만, 순환계와 신경계를 아는 것도 중요하다. 통증이 있을 때 신체의 움직임에 관한 연구인 운동학의 이해는 마사지 치료사가 특정 스포츠의 움직임과 관련된 구조를 인지하는 데 도움이 된다. 마사지 치료사는 어떤 근육과 근육군이 특정 스포츠에서 많이 사용되는지를 이해하고 있어야만 한다.

생화학은 신체 전체 움직임의 통합을 설명한다. 예를 들면, 발을 놓는 방법은 무릎 · 엉덩이 · 허리 · 어깨 그리고 머리의 움직임에 영향을 미친다. 신체 특정 부위의 긴장은 신체 다른 부위의 잘못된 정렬과 긴장을 나타낸다. 왜냐하면 신체는 서로 유기적으로 움직이며 특정 부분에서 긴장을 야기할 수 있기 때문이다.

신체 한 부위의 구조적 일탈(deviation)은 몸 전체를 반영하지만 종종 구조적 불균형의 형태로 나타난다. 이러한 일탈은 압박이 가해졌을 때 손상을 가져오며, 더 심한 일탈은 더 빠르게 손상을 일으킨다.

생리학은 서로 다른 부위를 지지함으로써 완전한 유기체로서 일을 하는 각각의 조직의 역할을 이해하는 데 중요하다. 운동 · 좌상 · 손상 등의 신체반응을 더 많이 이해하는 마사지 치료사일수록 운동선수에게 더욱 더 효과적인 마사지를 제공할 수 있을 것이다.

스포츠 생리학의 원칙은 체력과 지구력의 향상과 적절한 자극은 조직에 과부하를 적용함으로써 신체를 더 큰 부하에 적용시킨다는 것이다.

> **과부하(overload)**
> 피술자에게 운동 프로그램을 적용하는 동안 인체에서 익숙한 부하보다 더 큰 부하가 적용된 상태

조직에 받아들일 수 있을 만큼의 과부하를 적용한 적절한 신체상태는 회복의 시간을 보내고 나면 새로운 수준의 능력에 적응하게 된다. 만약에 훈련 강도가 신체의 회복 능력을 초과하는 것이라면 손상이 나타날 것이다.

격렬한 훈련과 시합, 그리고 일상생활에서의 근력과 지구력은 한계를 넘기기도 한다. 그 결과는 다음의 것들을 포함한다.

① 조직에서 생성된 대사산물의 증가
② 근육 또는 결합조직의 좌상(이는 미세열상의 주요 손상 범위이다)
③ 염증과 연관된 섬유증(inflammation and associated fibrosis)
④ 제한된 움직임으로 인한 경련과 통증

이러한 것들은 운동의 부정적인 효과이다. 숙련된 운동 마사지의 적용은 이러한 각각의 상태를 효과적으로 억제(counteracts)시킬 수 있다. 보통 근육은 피로에서 회복되기 위해 48~72시간이 필요하지만 운동 마사지는 이러한 회복시간을 50%까지도 감소시킬 수 있다.

운동 마사지의 이로운 효과

운동 마사지의 목표는 운동선수의 수행력(performance) 강화이다. 수행은 효율성 · 정확성, 그리고 운동선수가 움직일 수 있는 자율성에 의해 통제된다. 효율성은 훈련(training)과 신체상태(conditioning)에 달려 있으며, 운동 마사지는 더 높은 강도의 훈련을 할 수 있게 한다. 통증 · 경련 · 긴장은 움직임의 자율성을 제한한다. 독립적인 움직임이 없으면 정확성에 장애가 나타난다.

다음은 운동 마사지의 이로운 효과이다.

① 충혈(hyperemia)을 일으켜서 성장에 필요한 산소와 영양분을 만들며, 신체 부위의 회복을 돕는다.
② 순환과 림프(lymph)를 자극해서 대사산물을 빠르게 제거한다. 전투 피로(combating fatigue)에서 휴식 시보다 3~5배 더 효과적이다.
③ 넓은 근육 · 건 · 인대를 신장한다.
④ 근 경련을 감소시킨다.
⑤ 문제가 있는 부위를 확인 · 제거하는 것을 돕는다.
⑥ 근초 사이의 유착을 깨트린다.

⑦ 염증이나 외상으로 인해 생긴 유착을 깨트리거나 섬유증을 분리시킨다.
⑧ 손상의 결과로 생긴 교원질 섬유의 재정렬을 돕고 강하고 유연한 반흔을 생성한다.

더 격렬한 형태의 운동을 하는 선수들에게는 일반적인 마사지보다 운동 마사지를 사용하였을 때 추가적인 장점이 있다.

운동 마사지의 성과는 다음과 같다.

① 손상의 위험을 줄이고 수행능력을 더 좋게 한다.
② 수행능력의 최고점(peak)에 더 빠르게 도달하고 유지하게 한다.
③ 근육이 더 빠르고 힘차게 반응할 수 있게 하는 유연성을 향상시킨다.
④ 문제(trouble)가 있는 지점을 찾아내고 제거하여 손상을 예방한다.
⑤ 과도한 산의 생성으로 인한 근경직(muscle stiffness)을 크게 줄이며, 강한 운동 이후에 더 빠르게 회복할 수 있게 한다.
⑥ 허혈성 통증과 경련 및 고정(splinting)과 긴장으로 인한 통증을 줄인다.
⑦ 횡섬유증(transverse fibrosis)으로 인한 힘의 소실 없이 빠르고 강하게 손상 부위의 치료를 돕는다.
⑧ 이완과 회복을 더 빠르게 하는 기회를 제공한다.
⑨ 선수 생명을 연장시킨다.

운동 마사지 기법

다양한 마사지 기법에 대한 완전한 지식과 그것의 적절한 적용으로 마사지 치료사가 능력을 평가할 수 있다. 운동 마사지의 많은 기법은 무찰법, 유찰법, 주무르기, 수동적 · 능동적 관절 움직임(movement), 경타법, 진동법, 그리고 마찰법과 같은 고전적인 스웨덴식 마사지와 동일하다.

스웨덴식 마사지와 스포츠 마사지의 주요 차이점은 마사지 속도가 시합 이전에 2~3배 더 빠르게 것이다(시합 후의 마사지 속도는 느리게 한다). 하지만 특별히 주의해야 하는 스포츠 마사지의 몇 가지 치료기법들도 있다.

① 압박법(Compression Strokes)

압박은 근복(belly)에 규칙적인 누르기 동작으로 적용된다. 압박법은 혈액의 양을 증가시켜서 오랫동안 근육에 많은 양이 남아있게 하는 방법으로 이러한 **충혈(hyperemia)**은 운동 이전과 회복 중, 그리고 재활 마사지에 효과적이다.

> **충혈(hyperemia)**
> 근육 내 혈액의 양이 증가하는 것이다.

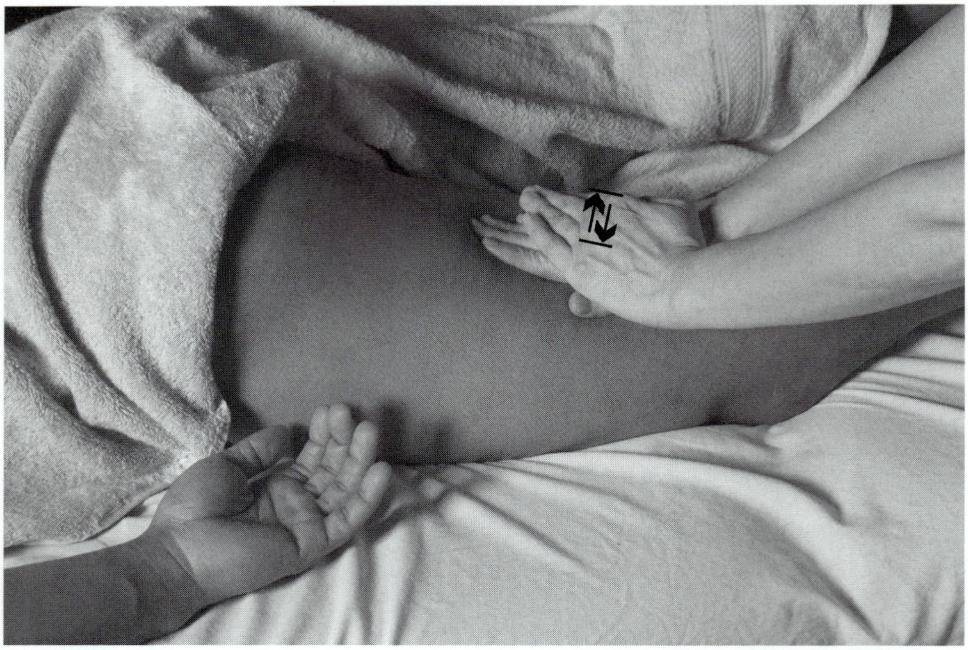

그림 10-1 압박법은 근복에 손바닥으로서 적용한다.

운동 마사지의 압박법은 뼈를 고려하여 손바닥으로 근육에 반복적인 압박을 가하는 방법을 사용한다. 압박의 깊이는 가볍게 시작해서 점차 근육이 이완할 때까지 깊게 한다. 이러한 절차는 3회 또는 그 이상, 각 근육의 부분별로 반복하며 근복 주위에는 특별히 주의를 한다. 크고 넓은 근육들은 전체에 여러 번 시행해야 효과가 있다.

압박은 섬유들을 분리시키고 근육을 넓어지게 하면서 근육 내의 순환 증진을 촉진한다. 압박하는 움직임이 짧고 횡적으로 아주 깊게 적용되면, 근육을 신장시키고 근섬유와 근속 내 부종 후에 섬유증의 결과로 생기는 근막 내의 유착을 분리시킨다.

보통 압박을 적용하는 과정 중 근육의 특별한 부위에서 섬유화 띠나 결절 또는 놀라는 지점을 확인할 수 있다.

뭉쳐있는 근육과 근막을 이완시키기 위해 압박에서 횡섬유 마사지로 변화시키면 약간 신장된다. 또한 압박은 간질액의 움직임을 강화시킨다.

압박의 가장 중요한 목표는 근육조직에 충혈을 생성하는 것이다. 깊은 압박은 근섬유를 신장하거나 넓히거나 분리시키고 히스타민과 아세틸콜린을 배출시킨다. 이것은 마사지 실행한 부위 근처의 혈관을 확장시키고 투과성을 높여서 지속적인 충혈을 형성할 수 있게 만든다(그림 10-1).

② 심부 압박법

심부 압박법은 보통 엄지손가락이나 손가락 끝 또는 경우에 따라 팔꿈치로 시행한다. 압박의 양은 개인의 통증 역치와 조직의 상태에 따라서 달라지며, 압박의 강도는 점차적으로 증진하여 적용해야 한다.

심부 압박은 근육 · 근막 · 건 · 인대 · 관절낭 또는 골막에서 발견될 수 있는 약한 부위에 효과적으로 사용된다.

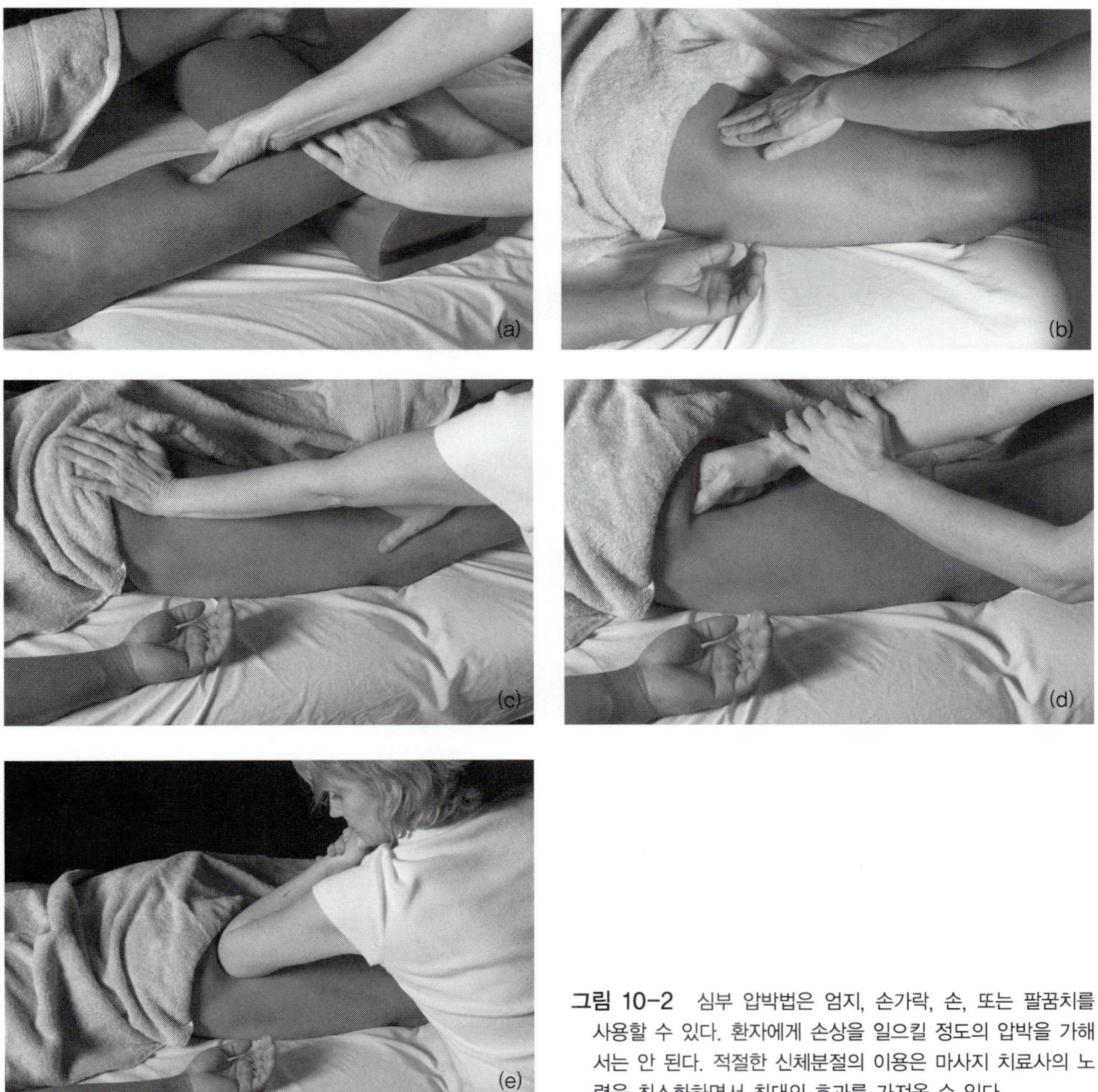

그림 10-2 심부 압박법은 엄지, 손가락, 손, 또는 팔꿈치를 사용할 수 있다. 환자에게 손상을 일으킬 정도의 압박을 가해서는 안 된다. 적절한 신체분절의 이용은 마사지 치료사의 노력을 최소화하면서 최대의 효과를 가져올 수 있다.

만약에 그 지점의 압박이 통증을 방사하거나 다른 부분으로의 퍼짐을 유발한다면 그 지점을 '활성적 발통점'이라고 간주한다. 발통점은 근육조직 내의 긴장된 띠에서 발견되며 활동적(일상생활 속에서 연관통을 만들어 냄) 또는 잠재적(압박이 적용될 때에만 통증을 생성)일 수 있다.

압박은 발통점에 사용되어 발통점을 비활성화하고 연관된 부위의 기능을 증진시킨다. 치료되지 않고 남아있는 발통점은 통증 있고 제한된 움직임을 유발할 수 있다. 압박 지점은 보통 근육의 미세열상, 경련과 연관된 약한 부위이다. 위치는 보통 근건 접합부 또는 부착지점 근처이다.

발통점 또는 압박점이 확인되었을 때에는 압박을 그 지점에 직접 적용한다. 이때 압박의 양은 조직의 상태나 운동선수의 허용범위 내에서 결정된다. 압박은 운동선수의 근육을 긴장할 정도로 크게 하면 안 된다.

운동선수가 느끼는 불편함의 강도 비율을 1~10으로 나타냈을 때 불편함의 수준은 5~6 정도여야 한다. 마사지 치료사가 짧은 시간 동안 같은 양의 압박을 유지한 후의 강도평가는 2로 줄어들 것이다. 이것은 그 지점이 비활성화되었다는 지표이고 이로 인해 마사지 치료사는 계속 치료를 지속할 수 있다(그림 10-2a~e).

③ 횡 또는 교차섬유 마찰법

횡 또는 교차섬유 마찰법은 건이나 근육 또는 인대 등의 섬유에 90도 각도로 가로질러 마찰함으로써 적용한다. 횡마찰 마사지의 연부조직 손상 치료를 위한 적용은 영국의 제임스 시리악스(James Cyriax)에 의해 대중화되었다.

교차섬유 마찰법은 섬유증을 경감하는 데 효과적이며, 치료 중인 손상부위에 강하고 유연한 반흔조직을 형성한다. 또, 섬유조직의 유착을 부드럽게 하거나 예방할 수 있다. 하지만 건과 건초 사이에 거친 결정체의 부위를 형성함으로써 때때로 통증이 있는 건염을 일으키기도 한다.

교차섬유 마찰법은 좌상 · 염좌 · 구축 · 반흔조직 · 유착이 생길 수 있는 상황의 아급성과 급성기에 사용된다.

일반적으로 교차섬유 마찰법에는 지지 손가락이나 엄지를 사용하며, 섬유에 수직으로 행하여진다. 다른 형태의 마찰, 즉 손가락 · 피부 · 표층부 조직의 움직임과 마찬가지로 깊은 조직방향에 대해 수직으로 적용한다.

교차섬유 마찰법의 압박은 목표 조직에 도달할 정도로 충분히 깊어야 하지만 운동선수가 통증을 참을 수 있는 정도에 머물러야 한다. 압박은 목표로 하는 섬유조

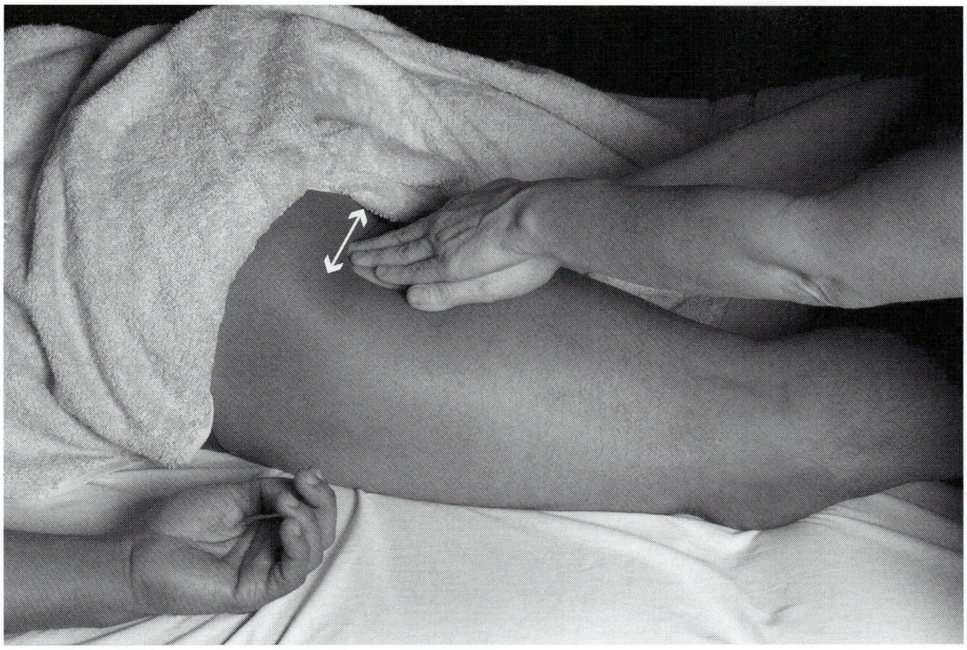

그림 10-3 교차섬유 혹은 횡단 마찰법은 좌골결절에 부착한 슬괵근에 적용한다. 압박은 손상 부위에 충분히 도달할 정도로 깊게 그리고 그 부위 전체를 커버할만큼 넓게 해야 한다.

직의 섬유를 잡아뜯거나 치지 않고 충분히 넓혀야 한다.

넓은 교차섬유 마찰법은 위치에 따라 엄지 · 손가락 · 손의 뒷축 · 손가락 마디 또는 주먹을 가볍게 쥐어 사용할 수 있으며, 한 번에 하나의 근육군 이상에 사용할 수 있다. 그리고 그것은 근육을 신장하고 섬유를 분리시키는 데 사용된다. 국소 교차섬유 마찰법은 유착을 깨거나 섬유조직을 부드럽게 만드는 것을 목표로 하여 손상 부위에 직접 적용해야 한다(그림 10-3).

④ 흔들고 밀기

근육을 깊은 강도로 안정화하는 좋은 방법은 근육 전체 또는 사지를 세게 흔들거나 미는 것이다. 이는 긴장도를 낮출 뿐만 아니라 근막을 부드럽게 하고 림프액의 움직임을 향상시킨다. 흔들기는 신체 부위를 잡고 위 · 아래 혹은 앞 · 뒤로 흔들어서 뼈 주위에 살을 부드럽게 한다.

예를 들면, 바로 누운 자세에서 무릎은 구부리고 발은 테이블에 평평하게 하여 무릎을 잡고 힘차게 후외측과 전방으로 움직여서 허벅지와 종아리 근육들을 흔든다. 또는 양손으로 손목을 잡고 할 수 있다. 팔을 가볍게 잡아당기고 전체 팔과 어깨를 위 · 아래로 강하게 흔든다.

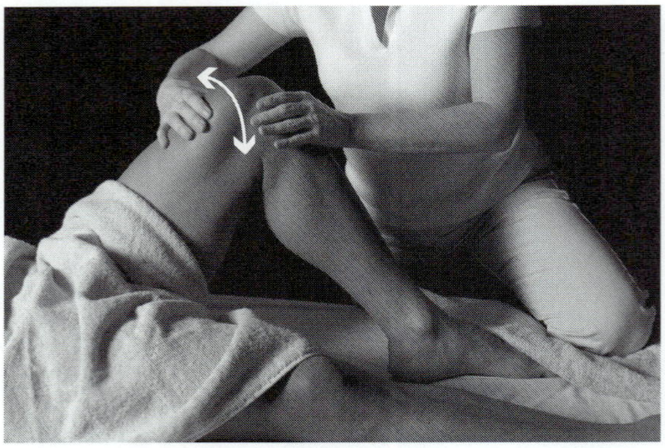

그림 10-4a 무릎을 구부리고 종아리와 허벅지 부위를 양 옆으로 빠르게 움직인다.

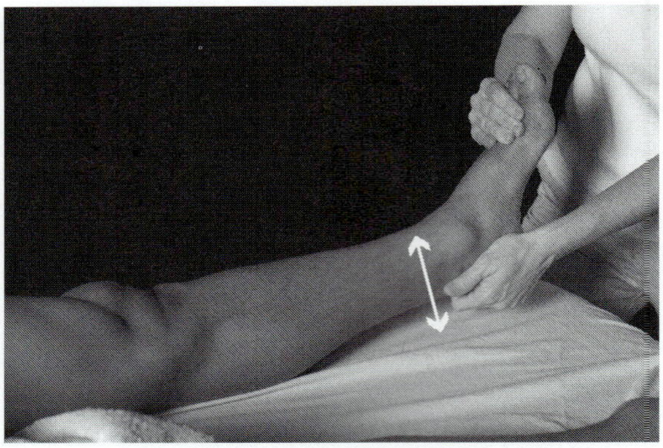

그림 10-4b 다리를 흔들기 위해 발목을 잡고 보기와 같이 잡아당긴다. 그리고 다리 전체를 테이블 위아래로 강하게 튀게 한다. 이때 무릎이 과신전되지 않도록 조심한다.

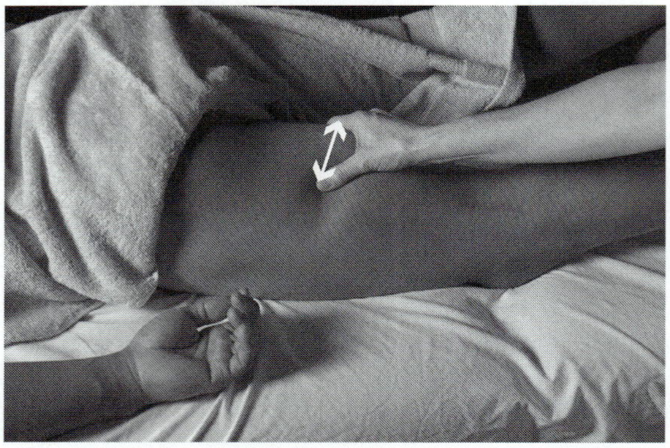

그림 10-4c 슬괵근 밀기. 가볍게 근육을 쥐고 앞뒤로 밀기를 실시한다.

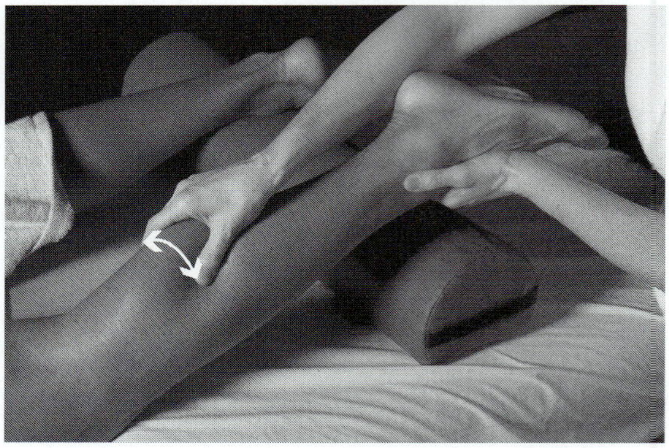

그림 10-4d 종아리 근육 밀기

사지를 흔들 때 어떤 관절에서 특히 팔꿈치와 무릎의 과신전을 피하는 것은 중요하다. 근육을 미는 것은 근복을 가로질러 마사지하는 손을 가볍게 쥐고 축을 가로질러 외측으로 근육을 강하게 움직인다. 흔들고 밀기는 빠르게 앞뒤로 움직이면서 근육을 이완시킨다(그림 10-4 a~d).

⑤ 능동 관절 움직임

1950년대 초반 Herman Kabat 박사는 소아마비 · 뇌성마비 · 척수손상 · 정형외과적 장애와 같은 상태의 재활에 사용되는 수많은 능동 움직임 운동을 만들어 냈다. 운동은 특수한 유형에 반대되는 움직임과 테라피스트 보조의 능동적 운동이 사용된다. 가배트 박사는 Sherington의 상호약화, 상호억제, 등척성 후 이완, 그리고 방사과정의 생리학적 원칙을 치료적 근거로 했다.

가배트 박사 이후에 기법의 발달은 물리치료사 Margaret Knott와 Dorothy E. Voss에 의해 계속되었다. 1954년에 이러한 치료체계는 고유수용성 신경근 촉진이라는 이름으로 알려졌으며, 약어인 PNF로 더 많이 쓰인다.

오늘날 PNF는 여전히 신경학적 그리고 연부조직 이상의 재활에 가장 효과적인 치료체계로 가장 널리 사용되고 있다. 능동적 신장운동은 PNF의 원칙으로부터 빌려온 운동 마사지에서 사용한다. PNF 신장은 상호억제와 등척성 후의 이완을 근거로 한다.

PNF를 수정한 능동관절 가동법의 다른 형태는 근에너지 기법이라고 부른다(근에너지 기법은 12장에서 다룬다). 근에너지 기법은 근 경련을 경감하고, 유연성을 향상시키며, 근력회복을 돕는다. PNF 신장기법 또는 근에너지 기법은 손상된 근육(affected muscle)을 포함한 신체부위를 통증을 느끼는 부위까지 늘리고 다시 불편함 또는 통증이 없는 지점까지 움직인다.

그 다음 마사지 치료사는 이러한 자세로 신체부위를 지지하고 환자는 근육을 5~30초 정도 수축 후에 이완한다. 그 과정을 근 경련 감소와 가동성 회복 때까지 손상된 관절 또는 근육의 관절 가동범위를 증가시키기 위해 몇 회(several times) 반복한다.

주의 : 이러한 기법들의 범위는 환자가 경험하는 통증에 따라 조절되어야 한다. 만약 통증에 의해 환자의 어떤 움직임이 부자연스러워진다면 움직임은 금기이다.

운동 마사지의 적용

운동 마사지에는 네 가지 기본 적용법이 있다. 각각은 다른 목표를 가지며, 다른 접근을 요구한다.

① 운동 전 마사지 : 모든 운동 시합에 대한 운동선수의 준비 활동 이전에 행한다.
② 운동 후 마사지 : 운동 후 조직의 정상화와 선수의 회복을 위해 사용된다.
③ 회복 또는 훈련 중 마사지 : 운동선수에게 더 적은 손상으로 더 힘든 훈련을 할 수 있게 한다.
④ 재활 마사지 : 재활기간 중 손상을 빠르게 회복시키고 재손상 위험을 낮춘다.

1. 운동 전 마사지

운동 15분~4시간 전에 행하는 마사지는 힘든 활동을 위한 신체의 준비에 사용된다. 마사지는 짧게(10~30분) 자극하는 기법으로 활동을 할 신체부위에 한다.

운동 전 마사지의 주요 목표는 순환을 증진시키고 사용된 신체부위의 유연성을 증가시키는 것이다.

운동 전 마사지는 빠른 속도로 강하게 적용한다. 매우 힘든 운동을 하는 선수와 장애를 가진 운동선수들을 제외하고 이것은 이완적인 움직임을 위한 것이 아니다. 운동 전 마사지는 근육을 따뜻하고 느슨하게 하여 특정 근육부위에 혈액공급의 증가(충혈)를 유발한다. 이렇게 하면 운동선수가 더 빠르게 수행 최대점에 도달할 수 있고 수행력을 길게 유지할 수 있다. 유연성의 증가는 운동선수의 손상위험을 줄여주고 힘 · 속도 · 지구력을 높여준다.

운동 전 마사지는 적절한 준비운동을 대신할 수 없으며, 운동 외적인 것을 준비하는 데 목적을 두는 부차적인 것이다. 운동선수가 먼저 마사지를 받는 것이 좋은 것은 아니다. 왜냐하면 운동선수의 사기와 수행에 역효과를 가져올 수 있기 때문이다. 운동 전 마사지는 너무 깊게 하거나 유착을 없애는 것 또는 근 경련을 없애는 것이 아니다.

운동 전 마사지는 보통 옷을 입은 상태에서 하기 때문에 매끄럽지는 않다. 특수한 기법들에는 압박, 가벼운 교차섬유 마찰법, 흔들기, 밀기, 굴리기, 문지르기, 관절범위 가동술, 신장 등이 있다.

2. 운동 후 마사지

운동 후 마사지는 운동을 한 이후 한 시간이나 두 시간 이내에 실시하며 15~60분 정도로 실시할 수 있다. 운동 후 마사지의 목표는 순환증진, 대사산물 제거, 근긴장 및 경련 감소, 그리고 신경계 안정이다. 이러한 종류의 마사지는 대사산물을 빠르게 제거하고, 근 피로의 회복에 마사지를 하지 않고 휴식할 때보다 3~4배 정도 효과적인 것으로 나타났다.

이러한 기법은 혈액과 림프액이 근육 또는 신체 중심이나 심장으로 향하는 움직임을 강화한다. 산소 고갈의 결과로 생성된 젖산과 피루브산이 근육에서 빠져나오면 지연성 근육통을 막고 신체를 회복하는 데 걸리는 시간을 감소시킨다.

운동 후 마사지는 격렬한 운동이나 시합 이후 근육의 긴장 등을 진정시키는 수단으로 사용된다. 순환을 증진시키고, 신경계를 진정시키며, 시합으로 인한 신체적 · 정신적 긴장을 이완시킨다.

운동 후 마사지에서 가장 효과적인 기술은 가벼운 심부 무찰법, 문지르기, 압박, 밀기, 일반적인 마찰 움직임, 그리고 가벼운 신장이다. 모든 움직임은 운동 중에 사용된 신체부위의 '제거(stripping out)' 에 목적을 둔다.

많은 선수 혹은 팀들은 운동 전, 그리고 운동 후 마사지를 제공하기 위한 마사지 치료사를 고용한다. 때때로 스포츠 마사지 치료사는 시합 중에 마사지를 하기도 한다. 그것은 달리기, 자전거 경주, 수영, 그리고 스키 시합뿐만 아니라 올림픽 그리고 신체장애자 올림픽에서도 보편화되어 있다.

격렬한 시합 이후에는 운동선수를 안정시키고 수분을 보충하며 마사지할 부위를 찾는다. 운동 후 마사지의 첫 번째 단계는 운동선수의 상태를 평가하기 위한 짧은 인터뷰를 수행하는 것이다. 마사지 치료사는 이상 고온 혹은 저체온, 경련, 또는 근육 좌상의 징후를 알아야 한다.

운동선수에게 물어 볼 수 있는 질문에는 다음과 같은 것들이 있다.

① 기분이 어떠십니까?
② 시합 이후에 물이나 다른 것들을 마셨습니까?
③ 불편함이나 어떤 문제를 가지고 있습니까?
④ 운동을 마친 지는 얼마나 되었습니까?
⑤ 시합을 어떻게 수행하셨습니까?
⑥ 경기 중 어떤 문제가 있었습니까?
⑦ 당신의 신체 중 특별히 주의해야 할 부위가 있습니까?
⑧ 마사지를 실시할 때, 불편하다면 말씀해 주십시오.

인터뷰 동안, 기분 저하나 피로의 징후를 운동선수 가까이서 관찰하는 것은 중요하다. 대화 중에는 운동 선수가 신발을 벗고 테이블에 앉도록 한다. 이때 물집, 찰과상, 타박상, 경련, 또는 좌상을 찾아내야 하며 필요한 경우 보조 치료사의 도움을 받는다. 운동 후 마사지가 진행되는 동안 가벼운 대화를 계속하는 것도 좋은 방법이다.

운동 후 마사지는 운동선수가 원하는 부위와 운동하는 동안 사용된 근육군에 집중된다. 시간이 있다면 이완성을 강화시키기 위해 신체의 휴식을 포함시키는 것도 좋다. 마사지는 스포츠 의복에 의해 매끄럽지 않을 수 있으므로 만약 적절한 장소가 있거나 개인 편의시설을 사용할 수 있다면 드러난 부분에 약간의 윤활제를 사용할 수도 있다.

일반적인 신체부위와 관련된 각각의 절차는 다음과 같다.

① 장시간 무찰법과 그 부위를 붉어지게(flush out) 문지름.
② 부위 전체를 가볍게 압박
③ 밀고 당겨서 사지를 흔듬.
④ 관절가동기법(ROM)과 가벼운 신장
⑤ 무찰법의 반복
⑥ 가볍게 마사지 부위의 근위부에서 원위부로 신경을 따라 스트로크

3. 운동 중 마사지

운동 중 마사지(또한 회복적 · 예방적 · 지속성 마사지라고도 불림)는 운동선수에게 가장 유익한(beneficial) 마사지 중 하나이다. 이것은 운동에 효과적이며, 운동선수가 높은 강도로 훈련할 때에 손상의 위험을 줄여준다.

훈련 마사지는 피와 림프액의 흐름을 증가시켜서 더욱 효과적으로 산소와 영양분을 세포에 공급하고 대사산물을 제거한다. 이러한 이점은 더욱 높은 강도와 많은 횟수의 훈련을 할 수 있게 하여서 수행력을 전반적으로 향상시킨다.

일반적으로 처음에 실시하는 스트로크(initial stroke)를 통해 훈련시간 동안 조직을 따뜻하게 하고 특별한 치료가 필요한 압박부위(stressed area)를 찾을 수 있으며, 구축과 통증을 있는 근육조직의 제한을 해소할 수 있다. 마사지는 미세 외상으로 생기는 국소적 교차섬유 유착을 제거하여 근육 반응과 유동성을 증가시킨다. 또한 근육의 뭉침을 줄임으로써 근 수축과 이완의 효율을 높여주며, 이것은 근 반응을 좋아지게(finer-tuned) 한다.

회복 마사지의 다른 이점은 이전의 손상으로 인해 생길 수 있는 횡단유착(transverse adhesions)을 완화하는 것이다. 이것은 근력을 증가시키고 순환을 좋게 하며, 재손상의 위험을 줄인다. 또한 운동성과 유연성을 증가시키며, 수행력을 더욱 향상시킨다. 운동선수는 최대의 능력을 더 빠르게 자주 향상시키고, 손상 위험을 줄이며 더욱 오랫동안 유지할 수 있다.

마사지의 과정은 각 종목과 관련된 특정한 신체부위와 근육군뿐만 아니라 관련 없는 다른 부위 모두에 시행한다. 훈련 중 마사지는 근육의 영양성과 유연성 및 활기를 최고로 유지할 수 있게 한다.

4. 회복 마사지 기법

회복 마사지 기법은 적용 방법에 따라 다양하다. 운동 전 · 후의 마사지, 심부 교차섬유 마찰법, 발통점 치료, 능동관절 신장법, 신경근 기법을 포함한 운동 마사지

의 주요 기법은 연부조직의 손상과 긴장(constrictions)을 경감시키는 것이다. 무찰법과 유찰법도 사용되지만, 낮은 강도로 실시된다.

이 단계에서 매우 효과적인 마사지 치료사의 보조적 관절운동은 매우 다양하다. 이것은 근 에너지 기법, 좌상-역좌상 기법(strain/counterstrain), PNF 신장을 포함한다. 기법에 관한 것은 18장에서 더 다루도록 한다.

마사지를 적용할 수 있는 운동 상황의 다양성 때문에 치료절차를 세우는 기준은 없다. 하지만 아래와 같이 효과적인 치료계획을 선택할 수는 있다.

환자(client)를 인터뷰할 때에는 다음과 같은 것을 알아내는 것은 중요하다.

① 운동선수와 관련된 스포츠
② 현재 손상 부위의 범위와 위치
③ 이전 손상과 수술 부위의 범위와 위치
④ 훈련 계획과 앞으로 있을 시합
⑤ 훈련 중 함께하는 운동 마사지의 범위(extent)

마사지 치료사는 환자가 하는 정기적인 스포츠를 파악하여 관련된 근육 부위를 주의깊게 살펴볼 수 있다. 그러면 치료가 가장 필요한 특정 근육근을 알 수 있다.

이전에 손상되었던 부위가 다시 손상 부위가 될 수도 있다. 종종 근육이 움직일 수 없는 지점까지 근육을 움직여 손상이 발생하기도 한다. 그리고 손상 부위에서는 근막이 함께 묶여지기도(bound or stuck) 한다. 특히 경련이나 열상이 나타났을 때의 손상은 협력적(synergistic) 또는 길항적(opposing)으로, 잠재적이거나 중요한 문제를 가진 근육상태를 나타낸다.

훈련계획은 특정 스포츠에서 이 운동선수가 얼마나 중요한 선수인지와 매주 활동(weekend warrior)의 손상경향을 나타낸다. 또한 얼마나 많이, 얼마나 자주 운동선수가 훈련 프로그램 중에 마사지를 하길 원하는지는 마사지 치료사가 마사지 강도와 빈도를 결정하는 데 도움을 준다. 만약에 훈련이 한 번 혹은 두 번 정도라면 마사지는 하지 않는다.

하지만 운동선수가 많은 훈련계획을 가지고 있다면 철저한 예비 마사지를 제공할 수 있다. 마사지는 손상된 부위와 지속적이고 강한 사용을 요구하는 부위에 체계적으로 이루어져야 한다.

첫 마사지(first massage)는 본래 섬유증 부위나 긴장된 부위 같은 약한 부위와 경련, 근다발 부위를 깊은 압박으로 찾아내는 추적-조사 과정이다.

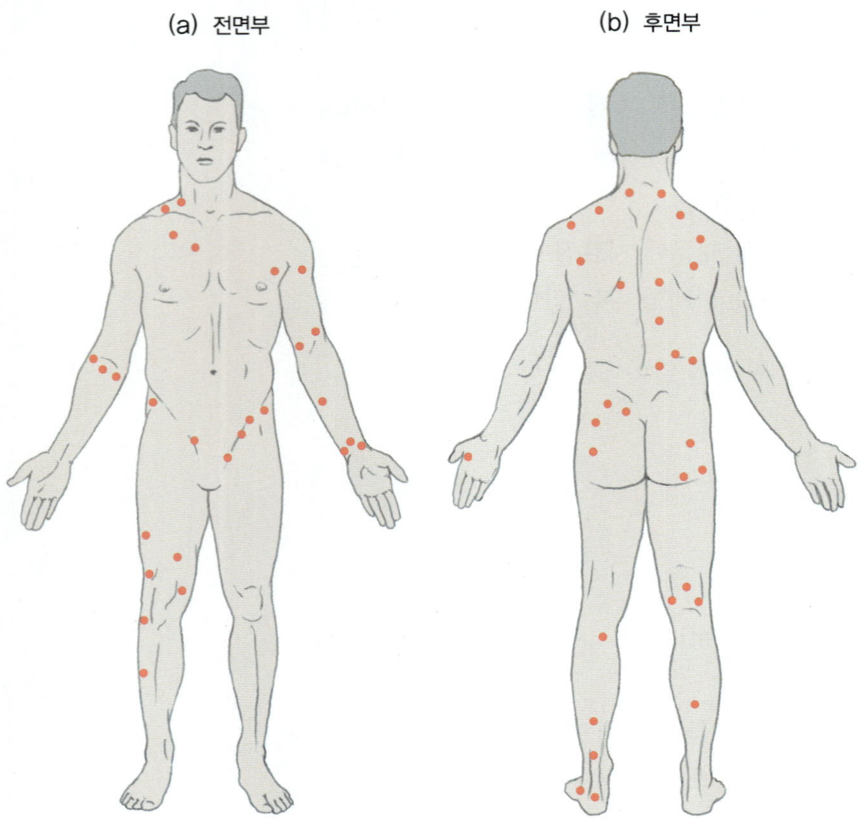

그림 10-5 신체의 주요 약한 부위(tender point)

이러한 근육의 띠나 다발은 보통 피부 아래에서 긁어 모으거나(snap) 이동시킬 수 있는(roll around) 조직이나 덩어리가 발달한 것처럼 보인다.

하지만 건강하고 유연한 근육은 전체적으로 부드럽다. 인체의 근육 문제는 일반적으로 촉진할 때 통증으로 나타난다.

근육은 근육 중심부(발통점) 내의 긴장된 띠를 가지거나 건초 또는 건을 포함한 끝지점(압박점)이 약하다. 또한 근막과 결합조직이 있는 근건 접합부도 마찬가지이다.

왜냐하면 많은 근섬유의 정지점이 이 부위이며, 그 부위는 좌상이나 미세외상이 일어나기 쉽기 때문이다. 또 이 부위는 혈관의 비율이 낮아서 근피로가 가장 먼저 발생한다. 따라서 때때로 근육이 손상되려고 할 때 이 부위에서 조짐을 보이기도 한다(그림 10-5).

약한 지점에 실시하는 깊은 압박은 손상(trouble) 가능성의 단서를 제공한다. 약한 부위와 연관된 근육의 조기 치료는 운동선수의 수행력에 악영향을 미치기 전에 손상(injury)의 장기화를 막는다. 일단 손상(trouble)이 확인되면 발통점을 비활성화하고 그 후에 신장과 넓힘(broaden), 그리고 강화의 절차를 수행하여 근육의 림프액과 혈액순환을 증가시킨다.

일부 회복 마사지의 적용은 깊고 강하게 하려는 경향을 보인다. 심부 기법이 통증기법을 의미하지는 않는다. 모든 중재는 운동선수가 통증을 참을 수 있는 정도 안에서 실시되어야 한다. 운동선수는 불편함을 치료하기 위해 마사지 치료사의 깊은 호흡과 이완 기법을 따르려고 한다.

마사지 치료사는 치료 중 운동선수의 근육이 더욱 굳어졌다면 절대 지속해서는 안 된다. 이 경우 손상을 일으키거나 상태를 악화시킬 수 있다. 운동선수와 마사지 치료사는 운동선수의 능력과 건강 상태를 향상시키기 위해 함께 치료해야 한다.

만약에 회복 마사지가 너무 깊고 강하게 실시된다면 운동선수에게는 높은 강도의 운동을 한 것과 같기 때문에 훈련 강도가 약해지거나 하지 못하게 될 것이다. 시합 이전에는 강한 회복 마사지를 실시해서는 안 된다. 마사지와 시합 사이에는 신체가 근력 · 속도(speed) · 시기(timing)의 변화에 적응하는 2일 정도의 기간을 두어야 한다.

재활 동안의 마사지(Massege during Rehabilitation)

재활 마사지의 초점은 외상 조직의 기능 회복에 있다. 외상을 관리하는 가장 좋은 방법은 예방이다. 훈련기간 동안 마사지는 잠재적인 손상 위험이 있는 부위가 외상으로 치닫기 전에 그 부위를 풀어주는 데 매우 효과적이다. 마사지는 외상이 실제로 발생하였을 때에도 재활 프로그램에서 중요한 역할을 담당하며, 치료의 전략은 외상의 성질에 따라서 다양하다.

재활 스포츠 마사지는 다음과 같은 목적으로 시행된다.

① 외상이 치유되는 데 소요되는 시간을 단축시킨다.
② 부종을 감소시켜 준다.
③ 강하고 유연한 반흔 조직의 형성을 돕는다.
④ 운동 범위를 유지하거나 증가시킨다.
⑤ 근육에 댄 부목을 제거하게 해 준다.
⑥ 외상의 결과로 생성된 발통점을 찾아내고 비활성화한다.
⑦ 운동선수들이 훈련에 더 빠르게 복귀할 수 있도록 도와주고 외상의 재발 위험을 줄여 준다.

많은 치료적 기법들은 각각의 치료 단계와 증상의 정도에 따라서 손상 치료에 도움을 준다. 손상의 종류에 따라 적절한 기법을 적용하는 것은 중요하다. 마사지 치료사들은 스포츠 손상에 대해 잘 알고 있으며 치료적 스포츠 마사지에 능숙하고, 자격있는 강사의 지도로 적절한 훈련을 받은 후에 치료를 실시해야 한다.

마사지 치료사들은 재활 마사지를 시행하기 이전에 적절한 평가와 치료 기법에 잘 훈련되어 있어야 한다. 능숙하게 마사지를 적용할 때 마사지는 완벽히 기능하여 치유기간을 감소시키지만 부적절한 마사지는 치유기간을 더 길게 하고 더 심각한 부상을 초래한다.

재활 마사지를 적용하는 일반적인 규칙은 다음과 같다.

① 염증이 있을 때나 급성기 동안은 손상 부위를 직접적으로 마사지하지 않는다.
② 손상된 급성기 근육이나 섬유성 조직을 신장시키지 않는다.
③ 통증을 유발해서는 안 된다. 통증은 모든 기법의 적용에 지침이 되며, 통증이 적을수록 더 많은 효과를 얻을 수 있다.
④ 심부 교차섬유 마찰법과 신장은 염증이 소실된 이후에 적용해야만 치유과정이 원활하게 진행된다.
⑤ 치료 효과가 의심스러우면 시행해서는 안 된다.

마사지 치료의 이점은 매우 많다. 적절한 치료의 빠른 적용은 손상에 의한 통증과 부종을 크게 감소시킨다. 적절한 치료는 손상된 조직이 벌어지는 것을 막아줌으로써 손상의 치유과정을 촉진하고 인체가 과도한 반흔 조직을 생산하지 않게 한다. 적절한 마사지 치료는 순환을 증진시키고 체액과 손상을 받은 조직의 과도한 유실을 막아준다. 순환이 증진되면서 더 많은 영양분이 조직의 재활에 공급되고, 조직은 강하고 유연해지며, 보다 빨리 치유된다.

많은 연구에서 마사지의 치료 시 근육 손상에 따른 섬유화를 막아 주고, 횡유착의 출현은 거의 보이지 않는다고 보고하였다.

적절한 치료와 빨라진 손상 치유는 운동선수의 재활시간이 최소화 됨을 의미한다. 재활기간 동안 치료가 계속되면 수행에 미치는 나쁜 영향 또한 적어진다. 치료는 운동선수가 훈련하지 않는 기간이나 그밖에 시간에도 선수가 훈련 스케줄에 복귀할 때까지 하루에 한두 번 또는 3일에 한 번씩 주어진다.

새로 발생한 손상에 대한 마사지 치료는 의사의 승인과 함께 잘 훈련된 마사지 치료사에 의해서만 적용되어야 한다.

운동 손상(Athleic injuries)

특정 스포츠에서 최고가 되기 위해 한계까지 혹은 한계를 넘도록 능력을 끌어올리는 것은 운동선수들에게 당연한 일이다. 혹독한 훈련과 경쟁에 참여하기 때문에 선수들의 몸은 지속적으로 스트레스와 긴장과 피로 때로는 미세손상 및 심한 손상에 노출된다. 운동선수들이 최대로 노력하는 것은 신체를 혹사하는 과정이다.

대부분의 운동 손상은 외상의 결과 또는 신체의 부위에 반복되는 과도한 스트레스의 결과이다. 외적 손상은 종종 골절이나 관절의 탈구 그리고 인대의 마모 형태로 나타난다. 손상은 대체로 사고가 일어나거나 예방이 불가능하게 발생한다.

손상의 두 번째 유형은 보다 흔하고 일반적인 것으로 근육의 좌상이나 인대나 건의 염증과 마모 및 단축의 형태로 연부조직을 침범한다. 이것은 보통 피로, 과도한 훈련, 불완전한 조직, 근 약화, 불균형이나 생체 역학적 편향의 결과이다. 이러한 손상의 대부분은 마사지와 적절한 치료에 의해 예방과 치료가 가능하다.

운동 손상은 손상의 발생 원인과 기간에 따라 분류된다. 급성 손상은 갑작스럽고 명확한 발병 원인이 있고, 보통 상대적으로 기간이 짧다. 급성 손상의 예로는 탈구, 염좌, 좌상, 열상, 골절, 타박상 등이 있다.

좌상과 염좌에 의한 부작용은 마사지에 잘 반응한다. 좌상은 근육조직 또는 건의 찢어짐을 수반하며, 염좌는 인대와 관련된다.

좌상과 염좌의 심각한 정도는 다음과 같이 등급화되어 있다(그림 10-6a~c).

- **단계 Ⅰ** : 가벼운 통증
  손상이 없거나 거의 없이 섬유성 조직의 심한 과신장
  완전한 운동범위, 완전한 근력 사용이 가능하다.
- **단계 Ⅱ** : 중도, 중등도 통증
  부종과 변색이 가능하다.
  섬유성조직의 열상
  운동 범위와 근력의 감소
- **단계 Ⅲ** : 즉각적인 통증
  심각한 또는 완전한 조직 파열
  광범위한 부종과 조직 변형
  근력이나 운동 범위의 완전한 소실

급성기에 마사지는 금기이다. 그러나 즉각적인 응급처치는 종창에 의한 2차적인 손상을 최소화할 수 있다. 급성 연부조직 손상의 응급처치는 처음 24~48시간 동안 통증과 부종 및 근 경련의 감소를 돕기 위해 RICE(rest, ice, compression, elevation)가 시행된다.

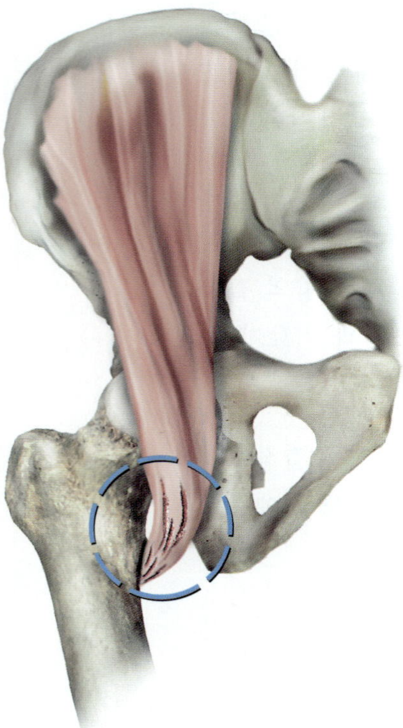

그림 10-6a Grade Ⅰ : 미세 손상과 함께 과신장된 섬유성 조직

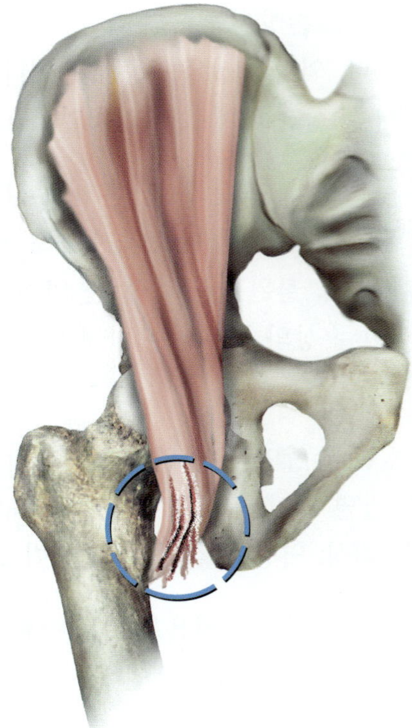

그림 10-6b Grade Ⅱ : 섬유성 조직의 열상

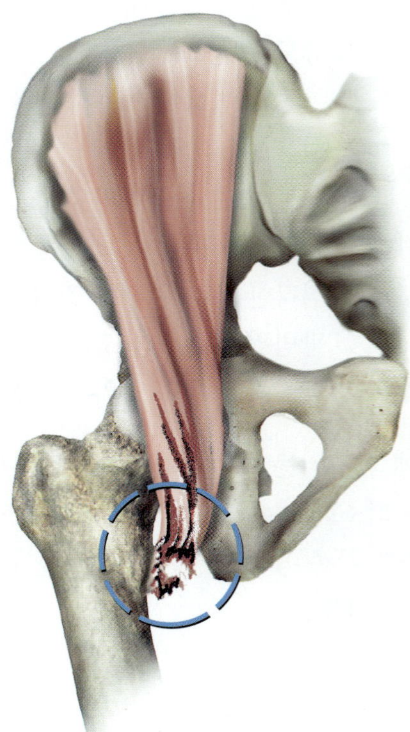

그림 10-6c Grade Ⅲ : 기능 소실을 동반한 심각한 섬유성 조직의 열상

화상이나 신경 손상을 피하기 위해 냉을 적용할 때에는 신중해야 한다. 냉 마사지는 대략 10분 동안 지속적으로 피부에 직접 시행한다. 얼음을 주머니에 넣고 피부와 얼음 사이에 얇은 천을 대고(가벼운 타월로 싸거나 베개에 주머니를 넣는다) 시행 할 때에는 15~20분 정도 적용한다.

얼음물이 가장 좋은 방법이지만 시중에 판매되는 얼음 팩이나 얼린 콩 주머니를 사용할 수 있다. 환부에 차가운 것을 가능한 한 빨리 대어주는 것이 중요하다. 30분 이내에 냉을 적용함으로써 치유시간은 반으로 줄어든다. 그리고 하루 또는 이틀의 휴식 후 손상은 아급성기로 접어든다.

대부분의 부종과 염증은 가라앉고 조직은 치유과정에 들어간다. 치유촉진을 돕기 위해 순환을 증가시키는 데에는 대조욕을 사용할 수 있다(20분 냉, 10분 온). 일련의 과정은 냉으로 시작해서 냉으로 끝나야 한다.

혈액순환을 증진하기 위해서 손상 부위에서 떨어진 곳부터 마사지를 시작하고 조직이 회복될 때에 강하고 유연한 반흔조직을 형성하도록 조직에 움직임을 주기 시작한다. 이때 손상 부위를 악화시키거나 조직에 더 많은 손상을 주지 않기 위해서는 각별한 주의가 요구된다.

통증은 선수와 마사지 치료사에게 기법의 강도를 결정하는 척도가 된다. 조직이 회복되고 강해지면 치료의 강도는 선수가 모든 훈련에 참가할 수 있을 때까지 점점 증가된다.

만성 외상은 서서히 발생하고 장기간 지속되는 경향이 있으며, 종종 재발한다. 대체로 만성 외상은 반복적이고 과도한 활동의 결과이며, 때때로 과사용 증후군(overuse syndrome)이라고 한다. 반복적이고 심한 스트레스는 건, 근육, 근건접합부, 건골막 접합부 등의 결합조직에 미세한 병변을 초래한다. 이것에는 국소적이고 낮은 강도의 염증, 선택적 근경련(긴장된 bsnd), 병변 부위의 순환 감소, 통증, 기능 부전을 순차적으로 초래한다.

만성 손상의 예로는 만성 근경련, 테니스 엘보, 하퇴 연부조직 손상(Shin splints), 건염, 근막염, 장경인대 증후군 등이 있다. 비록 통증의 경감이 중요하지만 가능하다면 손상의 원인을 확인하고 제거하는 것도 중요하다.

연부조직의 병변과 손상(Soft Tissue Lessions and Injury)

골격근은 근육조직, 혈액과 다른 체액, 신경조직, 다양한 결합조직으로 이루어져 있다. 골격근은 수축에 의해 힘을 골격 지렛대에 전달하여 움직임을 만들 수 있게 정렬되고 지지된 수축 섬유의 배열을 가진 독특한 구조로 되어 있다.

근육조직은 수축성이 있는 독립되고 평행한 다발로 배열된 섬유성 조직(근속)으로 이루어져 있고, 근속은 복잡하게 얽힌 결합조직에 싸인 수많은 평행한 근 섬유로 이루어져 있다.

결합조직은 운동을 일으키는 섬유가 수축할 때 근육이 붙어 있는 구조물에 힘을 가하는 방식으로 근섬유를 지지하고, 몸 전체에 걸쳐서 연속적인 그물과 같은 뼈대를 형성한다. 결합조직은 주로 액체 기질(fluid matrix, ground substance)과 넓은 범위에 걸쳐서 인체 구조를 지지하고, 묶어주며, 연결해 주는 교원질 섬유(collagen fiber)로 구성되어 있다. 교원질 섬유는 결합조직에 장력을 제공한다. 결합조직의 경도와 섬유의 다양한 수분 비율에 따라 근육의 근막과 건 및 인대와 뼈에 이르기까지 다양한 배열의 섬유성 결합조직이 형성된다.

근육계는 움직임을 만들기 위해 함께 일하는 수축성 있는 섬유성 조직을 구획화하고 고도로 체계화한 계통이다. 섬유성 조직은 복잡한 결합조직망에 의해 지지되고 체계화된다. 결합조직은 근육을 기능적인 조직으로 체계화하며 근복과 근섬유까지 안쪽으로 확장하면서 각각의 근육을 둘러싼다. 또한 결합조직은 복잡한 혈관과 신경의 망상 조직을 위한 지지구조를 형성한다. 결합조직은 근육의 끝에서 뼈와 다른 구조물들에 연결되는 건을 형성한다(그림 10-7).

근상막 (epimysium)

단일의 근육을 단단히 덮고 있는 결합조직 층이다.

근주막 (perimysium)

근육을 근섬유의 다발로 분리한다.

근속 (fascicle)

근섬유의 다발이다.

각각의 근육을 단단히 둘러싸고 있는 결합조직을 **근상막**이라고 한다. **근주막**은 근상막에서 안쪽으로 뻗어서 근육을 근섬유의 다발 또는 **근속**으로 나눈다.

근속에는 각각의 근육이 **근내막**이라고 하는 섬세한 결합조직으로 단단하게 덮여 있다. 근초(sarcolemma, 세포막)와 근내막은 근세포 가까이에 연결되어 있으며 근섬유가 수축하면서 짧아질 때 바르게 움직이게 하는 역할의 단위가 된다.

결합조직은 근섬유를 하나로 묶어서 '근육과 건'이나 '건과 뼈' 그리고 '뼈와 뼈' 사이를 연결한다. 이렇게 근 섬유의 활동을 뼈대로 이동시켜주며 지레 역할을 하는 결합조직의 복잡한 체계가 없다면 운동이나 자세의 안정성은 불가능할 것이다.

연부조직의 손상은 과신장과 한 층 또는 그 이상의 결합조직층에서 교원섬유가 파괴된 결과이다. 근육 내 또는 근육 사이에 미세 손상이나 긴장된 근육, 인대의 열상 등 결합조직의 장력 범위를 넘어선 과도한 스트레스는 결국 교원섬유의 손상을 야기한다(그림 10-8).

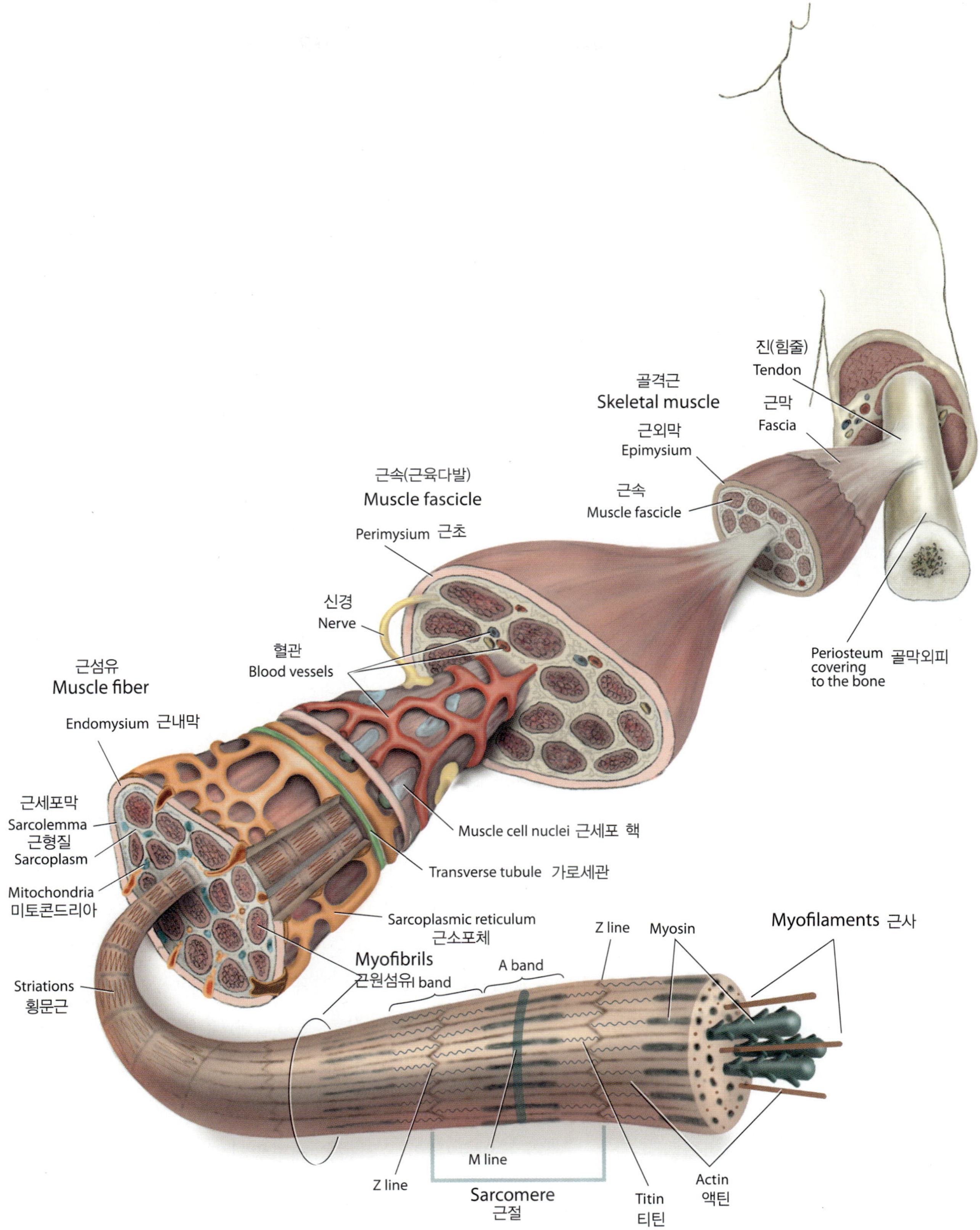

그림 10-7 근육은 체계적으로 구획화되어 있고 여러 결합조직에 의해 지지되는 수축성 기관이다.

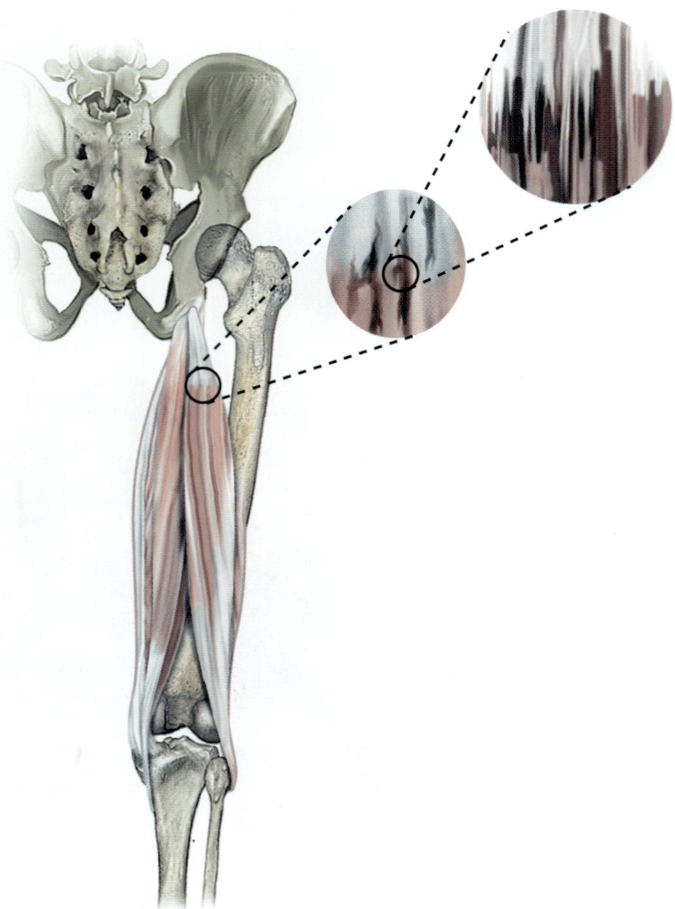

그림 10-8 교원섬유의 연속성이 끊어지는 한계를 넘어서 당겨지거나 신장될 때에 연부조직의 손상이 일어난다.

모든 연부조직 손상의 치유과정은 본질적으로 같다. 세포의 손상은 염증반응을 일으키고 세포액이 세포간 공간으로 빠져 나온다. 부종의 긍정적인 역할은 손상 부위를 움직이지 못하게 하고 백혈구와 섬유아세포가 풍부한 환경을 만듦으로써 인체의 자연 치유과정을 통한 손상 치료를 시작하게 한다.

부종의 부정적인 역할은 조직에 더 많은 손상을 주는 압력을 형성하고 손상 부위와 결합조직 간에 분리를 초래하며, 치유를 느리게 만드는 것이다. 그리고 염증과 부종은 통증을 수반한다.

체액은 손상 2시간 이내에 섬유아세포를 풍부하게 운반해 오고 손상된 조직을 보호하기 위해서 새로운 교원섬유를 생성하는데, 교원섬유의 형성은 2, 3일 안에 최대에 도달한다. 섬유아세포는 교원섬유를 생성하여 일정하지 않은 방향으로 거미줄과 같은 망상조직을 만들어서 주위의 구조물에 붙는다.

교원섬유의 형성은 손상된 부위를 재결합시키며 반흔 조직을 만든다. 손상된 조직이 아닌 다른 구조물을 연결하는 섬유의 엇갈린 형성은 비정상적인 유착을 만들어서 치유된 조직의 가동성과 유연성을 제한한다.

조직이 손상을 받을 때 발생하는 종창은 근막 사이에 공간을 만든다. 종창이 조직을 분리시킬 때마다 교원섬유는 분리된 조직을 붙인다. 즉 더 많은 종창이 발생하면 교원섬유는 더 많은 섬유증과의 유착을 형성한다. 손상이 심하면 심할수록 손상된 조직의 분리가 크면 클수록 반흔 조직의 형성은 더 많아지게 된다. 그리고 장기간 부종이 감소됨에 따라 섬유증은 인접한 근막층이 서로 붙은 채로 남는다.

> **근내막 (endomysium)**
> 근섬유를 덮고 있는 섬세한 결합조직이다.

> **지구력 (endurance)**
> 어려움과 스트레스에 견디는 힘 · 활동 · 특성

이러한 유착은 장기간 동안 근육의 움직임을 제한한다. 결과적으로 섬유증은 가동성과 유연성을 감소시키고 힘의 감소와 재부상의 위험을 남기게 된다. 이러한 상태는 응급처치와 스포츠 마사지 치료로 현저하게 감소될 수 있다.

적절한 응급처치는 부종을 크게 감소시키고 동반되는 2차적 외상의 위험을 줄인다. 종창이 줄어들면서 손상된 조직의 양단간의 공간과 연관된 결합조직층이 최소화된다. 또 이것은 반흔 조직 · 섬유증 · 유착의 형성을 최소화한다.

조직이 치유됨에 따라 마사지를 포함한 적절한 치료는 새로운 조직이 힘의 방향에 따라 형성되는 것을 촉진한다. 적절하게 적용된 횡마찰 마사지는 원치 않는 섬유 간의 유착을 파괴하여 강하고 유연한 조직을 만들기 위해 교원섬유가 정렬되는 것을 돕는다.

금기증(Contraindications)

운동선수의 의사(학교나 기관에 고용되어진)는 병력을 듣고, 시즌 전에 평가를 하며, 선수에게 건강관리와 손상의 관리에 대해 조언할 책임이 있다. 그리고 의사는 병과 손상을 치료하고 선수의 재활을 책임져야 한다. 마사지 실습생 또는 훈련자가 마사지가 손상의 치료 또는 재활에 참여할 때는 의사의 지도 아래에서 일하고 그들의 지침에 따른다.

의사 또는 마사지 치료사들은 치료에 책임을 지거나 의료 과오로 판단되는 어떠한 행동도 피해야 한다. 태만은 경솔한 행동이나 적절하게 행동하는 데 실패하고, 합리적인 주의를 기울이지 못한 것을 말한다.

선수들은 언제나 위험의 부담이 있다는 것과 의사나 마사지 치료사가 선수에 대해 잘못된 판단을 내린 것에 책임지지 않을 것임을 알고 있다. 스포츠 마사지는 선수의 의사로부터 조언받은 것을 제외한 어떤 비정상적인 조건이나 급성 손상, 질병 등에서는 금기이다.

아마추어 선수나 학교의 대표선수들이 마사지 치료사에게 서비스를 요청하는 경우가 있다. 프로 운동선수들과 마찬가지로 이들에게 마사지를 적용할 때도 같은 금기가 적용된다. 고객들은 그들 자신의 건강에 대해 책임을 져야 하며 필요하다고 생각되면 의사의 보고를 제출해야 한다.

심장질환, 빈혈, 당뇨, 갑상선 질환, 간과 폐의 질환, 암, 피부질환, 정맥류, 고혈압, 내부의 손상, 창상 등의 상태는 마사지에서 금기이다. 이러한 경우, 마사지는 의사의 지시를 계속적으로 받은 숙련된 마사지 치료사에 의해서만 행해져야 하며, 의사의 추천과 환자의 요청이 있을 경우에만 할 수 있다.

일반적인 문제 부위와 추천되는 마사지
(General problem areas and suggested massage)

다음은 회복기의 마사지를 시행하는 동안 잠재적인 스트레스를 발생시키는 흔한 부위이다.

발목과 발(The foot and ankle)

뒤꿈치는 조깅이나 달리기 등의 스포츠 활동에서 많은 충격을 받으며, 근육은 압력에 의해서 통증을 느낄 수 있다.

마사지 : 환자는 엎드린 상태로 테이블의 끝에 발을 놓고 발에 일반적인 마사지를 적용한다. 걸상에 앉는 것이 편하다면 걸상에 앉아도 된다. 통증 부위에 엄지나 다른 손가락으로 심횡부 마사지를 적용하고, 교차섬유 마사지를 10번을 셀 동안 적용한 후 잠시 쉰다. 이 과정을 반복한 후에는 발을 굴곡 · 회전시킨다.

① 아킬레스 건(Achilles' Tendon)

발꿈치 바로 위에 있는 아킬레스건은 건초에 덮여 있다. 만약 발목에 좌상을 입거나 발꿈치 건의 부착부에서 당겨진다면 아킬레스 건은 붓거나 통증이 있을 것이다. 그리고 스트레스 점은 장딴지에 형성될 것이다.

마사지 : 근건 접합부에 엄지로 10분 또는 그 이상 직접적인 압박을 가한 후에 교차섬유 마찰법을 시행한다. 건에 직접적인 압력을 가하는 것을 반복한 후에 엄지로 압박을 가한다. 장딴지 근육에 관련된 섬유증이나 결절을 찾는다.

주의 : 아킬레스건과 같은 섬유건에 심부압박을 가하는 것은 금기이다. 왜냐하면 이는 당겨짐이나 찢어짐과 같은 비정상적인 상태를 촉진하는 경향이 있기 때문이다. 아킬레스건은 건초에 싸여있기 때문에 교차섬유 마사지를 하기 전에 건을 신장시켜주는 것이 필요하다. 이것을 시행하기 위해서는 환자를 엎드려 눕힌 다음에 발목을 배굴시켜 준다. 한쪽 엄지로 건을 한쪽으로 옮기고 반대측 손으로 횡 마사지를 건염 부위에 적용한다.

② 중족골 부위의 경련과 피로(Metatarsal Cramp or Fatigue)

선수들은 때때로 발 근육의 근 경련과 팽팽함 및 연축으로 고통받는다.

마사지 : 엄지의 끝부분으로 무지 근처의 스트레스 점에 압력을 가함으로써 발

을 안정된 상태로 유지한다. 그리고 심부 교차섬유 마찰을 10~20까지 세는 동안 실시한 후 잠시 풀어준 뒤에 과정을 되풀이한다. 소지 근처의 스트레스 점으로 엄지를 이동시킨 후에 같은 과정을 되풀이한다. 발꿈치 근처의 스트레스 점을 체크하고 심부압박을 발가락에서 발꿈치 방향으로 적용하여 발바닥의 건을 늘려 준다.

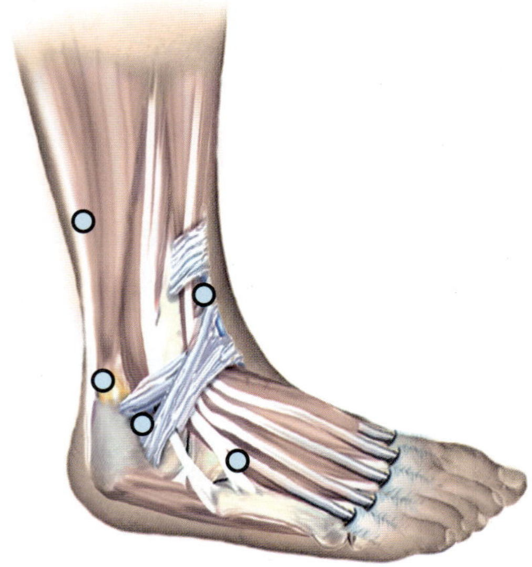

그림 10-9 발과 발목의 흔한 스트레스 점

③ 발목의 좌상과 뒤틀림(Ankle Strains and Twists)

발과 발목은 스포츠에서 중요한 역할을 하며, 스트레스를 많이 받는 운동때문에 손상과 피로의 주된 대상이 된다.

마사지 : 엄지와 시지로 압박과 교차섬유 마찰법을 발목뼈 주위의 스트레스 점에 적용한다. 20을 세는 동안 계속하며, 풀어주고 반복한다. 이것은 고통을 느낄 수도 있으므로 부드럽게 시행되어야 한다.

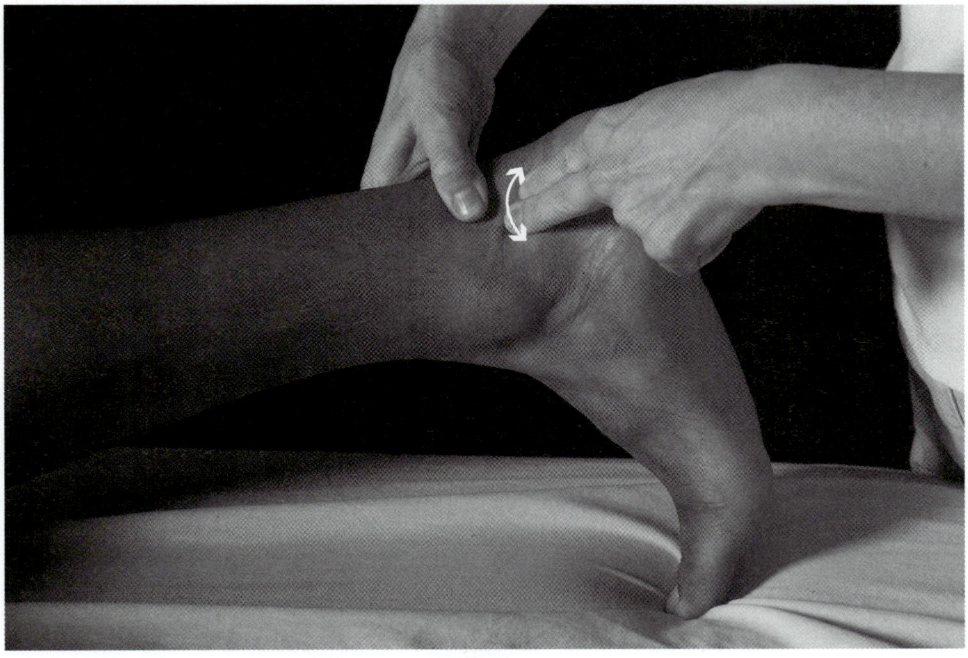

그림 10-10 횡 마찰법을 아킬레스건과 같이 건초에 싸인 건의 병변에 적용할 때, 마찰이 적용되는 동안 건은 신장되어 있어야 한다. 발은 배굴되어야 한다. 건은 한 손의 엄지로 한쪽으로 옮겨 놓는다. 횡 마찰법은 반대편 손가락으로 병변 부위에 직접적으로 적용해야 한다.

마찰을 부드럽게 발가락에서 발꿈치 방향으로 발등에 적용한다. 외측 발목의 스트레스 점으로 이동하여 10을 세는 동안 직접 압박을 가한다. 풀어주고 동작을 반복한다. 발을 흔들고 회전시킨 후 발을 모든 방향으로 신장시킨다. 마찰법으로 마사지를 끝낸다.

대퇴와 종아리와 무릎(The thigh, Calf, and Knee)

스키와 스케이트를 비롯하여 아이스하키 · 서핑 · 승마 · 사이클 등과 같은 스포츠는 모두 빠른 반사와 근육의 힘을 요구한다. 그리고 이러한 스포츠에서는 경부와 어깨, 등이 스트레스를 받는다. 또한 허리와 둔부의 근육도 스트레스와 팽팽함을 경험한다. 종종 힘든 작업을 수행하고 난 후에는 무릎과 대퇴 부위에 통증이 있다.

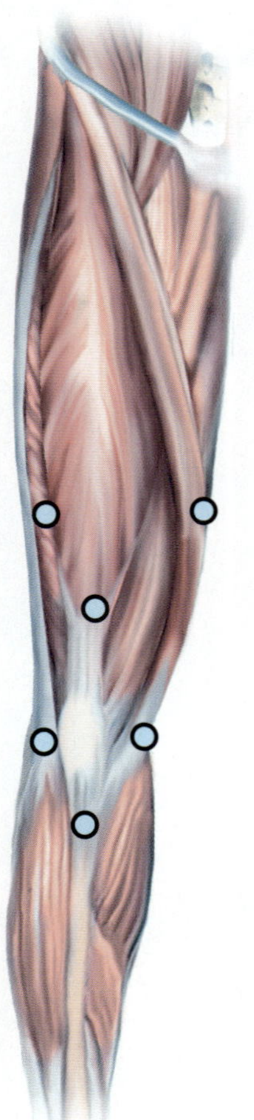

그림 10-11 무릎 주위의 흔한 스트레스 점

마사지 : 손가락 끝으로 무릎의 스트레스 점에 직접 압박을 가한다. 그 후에 교차섬유 마찰을 시행한다. 이것을 몇 회 반복한다. 무릎에 손가락 끝으로 회전 마찰을 적용한다. 주먹으로 회전 마찰을 적용하면서 끝낸다.

대퇴와 서혜부의 스트레스 부위를 찾아서 10을 세는 동안 엄지로 압력을 가한다. 풀어주고 이것을 몇 회 반복한다. 10을 세는 동안 교차섬유 마찰법을 적용하고 대퇴 전체를 압박한다. 무릎에서 대퇴부로 심부 압박 · 흔들기 · 찌르기 · 구르기를 적용하면서 마사지를 끝낸다.

① 골프 무릎(Golf knee)

골프에서 무릎을 비트는 동작은 때때로 인대에 염좌를 입을 때까지 무릎을 회전시킨다. 골프는 가벼운 운동인 것 같지만 무릎과 등에 손상을 일으키기도 한다.

마사지 : 스트레스 점을 찾는다. 중지나 엄지를 이용하여 직접 압박을 가하고, 20을 셀 때까지 유지한다. 풀어주고 동작을 반복한다. 20을 세는 동안 교차섬유 마찰법을 적용한다. 풀어주고 동작을 반복한다. 슬개골 주위를 마찰해 준다. 동작은 부드럽게 해야 한다.

② 종아리(Calf)

테니스와 같은 스포츠는 종아리와 발목의 근육에 스트레스를 주게 되고 때때로 경련을 유발한다.

마사지 : 환자를 앉힌다. 무릎을 구부리고 발목을 굴곡하는 동작을 몇 회 반복한

다. 슬관절의 외측에서 스트레스 점을 찾는다. 10을 세는 동안 엄지로 직접 압박을 가해 준다. 동작을 풀어주고 반복한다. 다음으로 교차섬유 마찰을 스트레스 점에 적용한다. 발목의 스트레스 점에 직접 압박과 마찰을 반복한다.

손바닥을 이용하여 종아리 전체에 심부 압박을 가한다. 근육의 섬유성 띠를 따라 교차섬유 마찰을 적용하고, 발꿈치에서 무릎으로 심부압박을 적용한다. 잇따라서 흔들기와 찌르기 및 경찰법을 적용한다.

③ 달리기 선수의 근경련(Runner's Cramp)

달리기 선수는 종종 근 경련, 연축, 팽팽함, 종아리의 당겨짐 등에 의해 고통 받는다. 이때 냉은 경련이 있는 부위에 적용될 수 있다. 선수에게 경련이 있는 근육을 살짝 신장시키면서 길항근을 수축하고 몇 회 반복하게 한다(상반 신경지배).

마사지 : 마사지를 하기 위해서 선수를 테이블 위에 엎드리게 한다. 경련이 가라앉은 후에 무릎을 몇 번 구부린다. 발목도 몇 번 구부리고 회전시킨다. 슬관절 아래에 스트레스 점을 찾아서 10을 세는 동안 엄지로 압력을 적용한 후 이완시키고, 이 동작을 반복한다. 발목에 스트레스 점을 찾아서 같은 동작을 몇 번 반복한다.

지속적이고, 강한 압박을 종아리에 가한다. 스트레스 점을 10을 세는 동안 압박하고, 풀어 준 후에 교차섬유 마찰을 시행한다. 그리고 압박을 반복한다. 발꿈치에서 무릎 방향으로 심부 압박을 몇 번 적용한다. 무릎에서 발목으로 종아리 근육을 흔들어 주며, 찔러 주고 그 부위에 경찰법을 적용한다.

④ 슬괵근의 좌상(Strain to Hamstring)

얼마 동안 하퇴의 지속적인 수축을 요구하는 스포츠는 좌상을 일으킬 수 있다. 이러한 스포츠의 예로는 댄스나 장거리 달리기 등이 있다. 일반적으로 좌상은 대퇴의 후부 중간부에서 무릎의 후부까지 잘 발생한다.

마사지 : 엄지를 이용하여 둔부 주름과 무릎의 뒤쪽에 스트레스 점을 찾는다. 10을 세는 동안 직접적인 압력을 가하고 풀어주는 것을 반복한다. 교차섬유 마찰을 10을 세는 동안 적용한다. 풀어주고 반복한다.

발목을 지지하는 동안 무릎을 조금 굴곡한다. 손바닥을 사용하여 둔부에서 무릎으로 대퇴 후부 전체에 압박을 가한다. 풀어주고 반복한다. 무릎에서 엉덩이로 슬괵근을 따라 깊은 스트로크(deep stroke)를 10회 정도 적용하면서 마사지를 끝낸다.

엉덩이, 종아리, 둔부, 서혜부(Hip, Leg, Buttock and Groin)

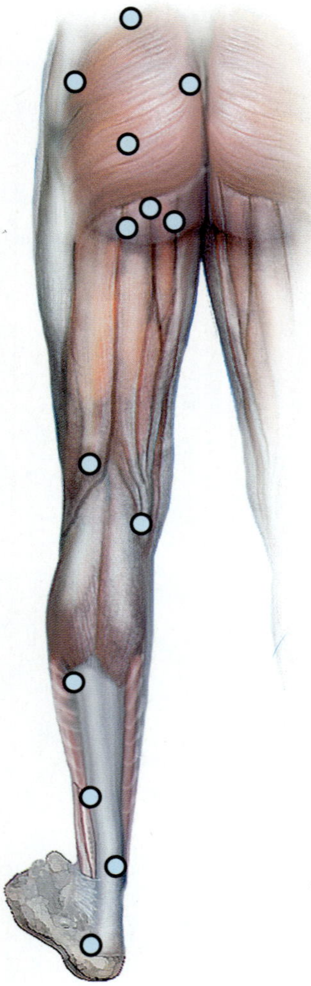

그림 10-12 둔부와 다리 후면의 흔한 스트레스 점

골프와 같은 스포츠는 뒤틀림과 스윙의 동작 때문에 뒤쪽에 긴장을 유발한다. 엉덩이 부위에는 마사지 치료사가 고려해야 할 4개의 주요한 스트레스 점(엉덩이 외측 · 다리 · 둔부 · 서혜부)이 있다.

마사지 : 선수를 테이블에 엎드리게 한다. 엄지의 끝으로 둔부 전체에 직접 압력을 적용한다. 팽팽한 스트레스 점을 찾는다. 10을 세는 동안 압력을 적용하고, 풀어 준 후에 동작을 몇 회 반복한다. 이 부위에는 팔꿈치를 조심스럽게 사용하면 매우 효과가 있다.

20을 세는 동안 교차섬유 마찰을 적용한다. 풀어주고 동작을 반복한다. 엄지로 하퇴의 외측에 직접 압력을 10을 셀 때까지 가한다. 그리고 풀어주고 반복한다. 종아리의 중간 외측에 직접적으로 압력을 가한다. 둔부와 장골능을 따라서 압력 지점을 찾은 후에 10을 세는 동안 심부 직접압력을 가한다. 풀어주고 동작을 반복한다.

각각의 아픈 부위에 교차섬유 마찰법을 10을 세는 동안 적용한다. 풀어주고 동작을 반복한다. 교차섬유 마찰을 10을 세는 동안 더 반복한다. 풀어주고 동작을 반복한다. 엄지나 팔꿈치로 직접압력을 10을 세는 동안 다시 적용하고, 풀어 주는 동작을 반복한다. 교차섬유 마찰을 반복하고 심부 흔들기나 진동으로 끝낸다.

팔꿈치와 팔(The Elbow and Arm)

팔과 팔꿈치에 있는 근육은 테니스와 같은 활동으로부터 과사용이나 좌상에 의해 약해질 수 있으며, 근육은 뻣뻣해지고 통증이 생길 수 있다. 일반적으로 전완의 신전근이 자주 침범된다. 급성기 동안 이러한 상태는 팔꿈치의 외측상과 근처에서 염증 · 부종 · 강렬한 통증으로 나타난다.

마사지 : 10을 세는 동안 손의 축(무지구 부분)으로 손목에 압박을 가한다. 팔목에서 시작하여 팔꿈치와 어깨로 올라갔다가 다시 팔꿈치로 내려오면서 팔 전체에 적용한다. 팔꿈치의 측면에 압력점을 찾아서 10을 셀 동안 엄지로 직접압력을 가한다. 3회 또는 그 이상 풀어주고 압력을 가하는 동작을 반복한다.

교차섬유 마찰법(cross-fiber friction)을 사용하여 다음 압박점으로 옮겨 간다. 근육의 길이 방향을 따라 엉켜있는 것처럼 보이는 곳에 교차섬유 마찰을 반복한다. 근육을 따라 압박을 몇 회 더 시행하고 정지부에서 기시부로 심부 굴곡을 적용한 후에 흔들기와 찌르기를 시행한다. 같은 과정을 다른 스트레스 점에 반복하고, 전체 팔에 부드러운 압박 · 수동적인 관절운동 · 신장 · 부드러운 경찰을 끝낸다. 선수에게 휴식을 지시하고, 증상이 사라질 때까지 매일 치료를 반복해야 한다(그림 10-13).

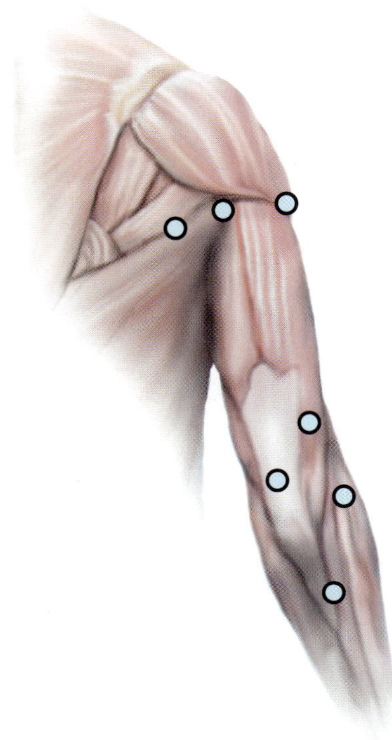
그림 10-13 팔꿈치와 팔의 흔한 스트레스 점

손목(The Wrist)

손목의 인대 · 건 · 근육은 잡는 동작과 장기간의 장력에 의해서 손상을 받을 수 있다.

마사지 : 압력점을 찾는다. 손끝을 이용하여 스트레스 점에 직접 압박을 적용하고 10을 셀 동안 유지한다. 풀어준 후에 몇 회 반복한다. 교차섬유 마찰을 열을 셀 동안 적용한 후 풀어주는 것을 반복한다. 엄지로 손목 주위에 교차섬유 마찰을 적용하고 반복한다.

이것을 15~20을 세는 동안 시행하고 풀어준 후 반복한다. 손의 축으로 연속적인 압박을 가한다. 손목에서 시작하여 팔꿈치까지 팔목 전체에 압박을 가한다. 이러한 과정을 몇 회 반복한다.

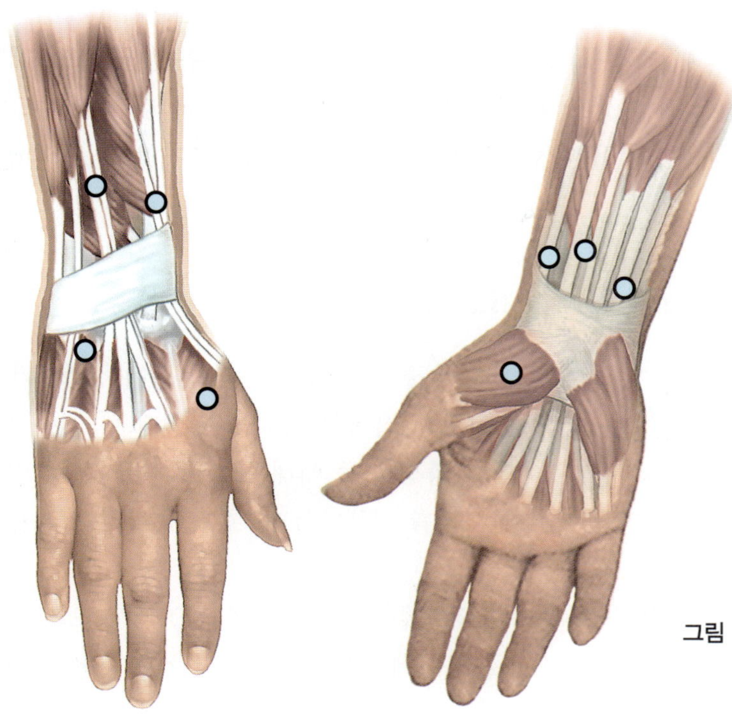
그림 10-14 손목의 흔한 스트레스 점

스트레스 점에 10~20을 세는 동안 직접 압력을 가하고 풀어주는 것을 반복함으로써 마사지를 끝낸다.

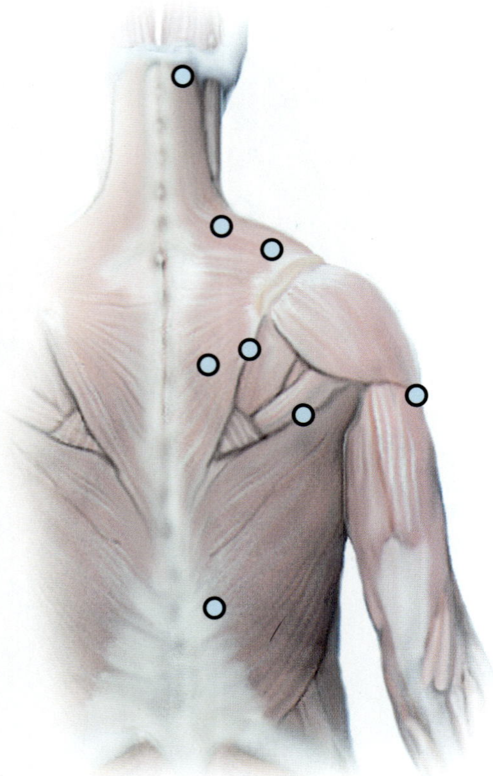

그림 10-15 등과 어깨의 흔한 스트레스 점

등, 어깨, 경부(Back, Shoulder and Neck)

등과 어깨의 근육은 역도, 볼링, 골프 등의 스포츠에서 종종 좌상을 입는다. 견관절 손상은 야구, 볼링, 농구 등의 팔과 어깨의 과도한 활동을 필요로 하는 스포츠 때문에 발생한다. 그리고 대부분의 이러한 손상은 회선근개와 주위의 근육에서 일어난다.

마사지 : 선수를 테이블에 엎드리게 한다. 10을 세는 동안 엄지를 사용하여 스트레스가 많은 부위에 심부 압박과 교차섬유 마찰을 적용한다. 풀어주고 이러한 과정을 4번 반복한다. 어깨 하방과 목의 측면에 교차섬유 마찰을 10을 세는 동안 적용한다. 부위 전체에 시행될 수 있도록 풀어주고 반복한다.

견갑골 부위에서 스트레스 점을 찾는다. 10을 세는 동안 직접 압박을 적용한 후 풀어주고 반복한다. 10을 세는 동안 교차섬유 마찰을 적용하고 풀어주고를 반복한다.

이 과정을 몇 회 반복한다. 견갑골 부위 주변에서 스트레스 점을 찾고 10을 세는 동안 직접 압력을 가한다. 풀어주고 10을 세는 동안 교차섬유 마찰을 다시 시행한다. 손바닥을 이용하여 압박을 시행하고 마사지를 마친다.

등과 허리(Midback and Lower Back)

마사지 : 선수를 테이블에 엎드리게 한다. 극 돌기 양측의 근육 밴드에서 스트레스 포인트를 찾는다. 10을 세는 동안 엄지로 직접적인 압력을 가한다. 풀어주고 모든 방향은 등의 아래로 반복한다. 이러한 과정을 등 아래쪽으로 내려가면서 몇 회 반복한다. 환자의 호흡에 맞추어서 마사지를 시행하는데, 호기에 압력을 적용하고 흡기에 풀어 준다.

엄지로 교차섬유 마찰을 10을 세는 동안 적용한다. 풀어 준 후 1 인치 정도의 아래로 옮겨서 동작을 반복한다. 손바닥으로 근육에 압박을 몇 회 가한다. 근육의 바깥쪽에 교차섬유 마찰을 엄지로 적용한다. 교차섬유 마찰로 돌아가서 엄지로 10

을 세는 동안 적용한다. 풀어 준 후 동작을 반복한다.

이러한 과정을 몇 회 동안 반복한다. 엄지로 심부 압박을 어깨위에서 꼬리뼈까지 아래로 시행한 후에 올라오면서 흔들기와 진동을 근육에 적용한다. 엉덩이에 손의 축으로 압박을 적용하고, 경찰로 부위를 쓸어내린다.

라켓볼 어깨(Racquetball Shoulder)

이것은 테니스 엘보와 다소 비슷하지만 좀 더 심각한 경향을 보인다.

마사지 : 스트레스 점에 10을 세는 동안 직접 압력을 가한다. 배부와 경부에 20을 세는 동안 마찰을 적용한다. 그리고 어깨에 압박을 적용한다. 풀어주고 동작을 반복한다. 허리에서 시작하여 어깨까지 전체 배부에 마사지를 시행한다.

삼각근에 마사지를 적용한다. 어깨에 압력점을 찾아서 심부 압박을 10을 세는 동안 적용하고 풀어 준다.

계속해서 교차섬유 마찰로 10을 세는 동안 시행한 후에 풀어주고, 근섬유를 신장시키기 위해서 심부 압박으로 압박을 가하면서 마친다. 장력을 낮추기 위해서 환부에 흔들기를 적용한다. 반복적인 압박을 스트레스 점에 한번 더 적용하고 경찰법을 전 부위에 적용한다.

삼두근 좌상(Triceps Strain)

이는 근육이 과사용되거나 스트레스를 받았을 때에 주로 발생하는 상태이다.

마사지 : 스트레스 점을 찾는다. 엄지나 손끝을 이용하여 열을 세는 동안 직접 압력을 적용한다. 풀어주고 동작을 반복한다. 일련의 과정을 부드럽게 몇 회 반복한다. 팔꿈치에서 어깨로 심부 압박을 적용한 후에 흔들어 주고 부위를 쓸어내린다.

서혜부(The Groin)

서혜부는 승마 · 체조 · 축구 등의 스포츠에서 더욱 당겨지기 쉽다. 이는 대퇴 심부의 상부에 있는 박근(두덩정강근)과 내전근(모음근)의 과신장에 의해서 통증이 유발되는 상태이다.

마사지 : 선수는 환측 다리가 아래로 오도록 옆으로 눕는다.

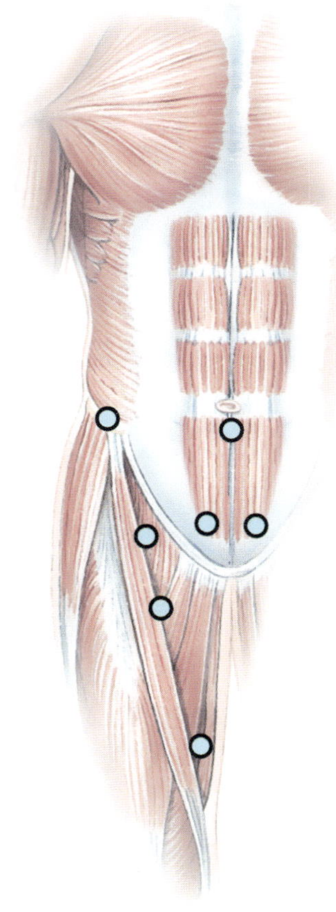

그림 10-16 서혜부와 복부의 흔한 스트레스 점

위쪽의 무릎은 구부리고 아래쪽의 다리는 쭉 편다. 선수의 뒤에 서서 손바닥으로 대퇴 안쪽에 압박을 가한다. 엄지를 사용하여 압박과 교차섬유 마찰을 20을 세는 동안 적용한다. 풀어주고 동작을 반복한다.

이 부위는 연약하므로 부드럽게 적용하여야 한다. 연축이 있는 부위를 찾아서 손끝으로 압박을 가한다. 풀어주고 동작을 반복한다.

흉부와 복부(The Chest and Abdomen)

운동을 하는 동안, 특히 역도와 같은 스포츠에서는 흉근과 늑간근이 좌상을 입을 수 있다. 연축 · 쓰림 · 압통이 있을 수 있다.

마사지 : 선수는 등을 바닥에 대고 몸을 이완시킨 채로 눕는다. 회전 압박을 손바닥을 이용하여 흉골에서 시작하여 쇄골 쪽으로 가슴과 어깨를 가로지르면서 흉부의 근육에 적용한다. 유두는 민감하고 손상이 가기 쉬운 부위이므로 남자라고 할지라도 유두 주위나 또는 유두 위의 움직임은 피해야 한다. 마찰과 함께 압박을 가한다. 흉부의 근육 위로 손날을 이용하여 가벼운 타진(잘게 써는 동작)을 적용한다. 가슴부위 전체 위를 가벼운 압박을 가하여 끝낸다.

경기 전과 후의 마사지의 일반적인 절차 (General Procedure for Preor Post-Event Massage)

이 장에서 우리는 스포츠 마사지의 종류와 기법들을 살펴보았다. 훈련과 재활에서 마사지는 훈련시설이나 진료소에서 일반적으로 행해졌고, 몇 가지의 마사지 기기(swedish, sports, lymphatic, shiatsu 등)를 이용하기도 했다. 이러한 환경에서 마사지 치료사는 고객과 친밀해져야 하며 고객의 요구에 익숙해져야 한다. 그리하여 고객의 다음 방문에도 자신이 이미 배웠던 치료기법들을 사용하여 치료 계획을 세울 준비시간을 가질 수 있다.

그러나 경기 전 · 후에 마사지를 제공하는 스포츠 마사지에서는 마사지 치료사가 할 수 있는 일반적인 절차를 준비하고 스포츠의 종류나 선수의 손상 정도 또는 주된 호소에 따라 다르게 마사지를 적용하는 것이 좋다. 이러한 일반적인 과정을 더 많이 경험할수록, 마사지 치료사는 편안한 패턴을 찾기 시작할 것이며, 경험으로 어떤 운동선수에게 어떤 기법이 가장 적당하고 언제 적합하지 않은지를 알 수 있다. 예를 들어 신체를 지지하는 쿠션을 사용하는데, 이는 마라톤 선수나 160km를 자전거로 막 달려온 선수들에게 매우 편안할 것이다.

다음은 마사지 치료사가 도 대표 팀이나 국가대표 또는 국제적인 경기에서 마사지를 제공하는 일원이 되었을 때 사용되는 일반적인 스포츠 경기 마사지의 과정이다. 아래 사항들은 스포츠에 나타나는 흔한 문제들 뿐만 아니라 특이한 문제들에도 부가적인 아이디어를 제공해 준다.

선수가 마사지실을 찾았을 때에는 당신에 대해 소개하고 인터뷰를 하라. 다음은 질문의 예이다. 이러한 질문이 중요한 이유는 마사지 치료사에게 선수의 전반적인 태도와 사고방식 및 집중력의 정도와 치료의 초점 등에 관한 생각을 제공하기 때문이다. 치료를 위해 대기하고 있는 선수에게도 이러한 질문은 해 두어야 한다.

경기 전

① 무슨 종목이며 언제 시작합니까?
적당한 속도와 치료시간의 양을 결정한다. 선수의 필요에 따라 스포츠의 특성을 반영하여야 한다.

② 훈련은 잘 되었습니까? 준비는 되었습니까?
그들의 사고방식을 결정한다. 선수는 실망하거나 준비가 되었거나 걱정하거나 초조하거나 차분하거나 집중하거나 갈망하거나 한다.

③ 훈련 동안에 마사지를 받았습니까?
훈련 동안 마사지를 받은 적이 있거나 한 주에 한 번 또는 한 달에 두세 번을 정기적으로 받았다면 선수는 마사지 치료사를 위해서 무엇을 해야 할지, 그가 익숙한 기법과 압력 등을 이야기해 줄 것이다. 만약 받은 적이 없다면, 당신은 선수의 수행에 영향을 줄 수 있는 심부 또는 발통점에 마사지를 해서는 안 된다.

④ 당신은 급성 또는 만성 손상이 있습니까?
마사지 치료사에게 선수가 민감한 부분이 어디인지를 알게 해 주고 선수가 받아야 할 특별한 치료가 무엇인지를 알게 해 준다.

⑤ 어떤 점에 초점을 맞추어서 치료를 했으면 좋겠습니까?
테이블 위에 선수는 하나의 인격체임을 기억하라. 그가 달리기 선수라면 그는 다리에 초점을 맞추길 원할 것이고, 수영 선수라면 상체에 맞추길 원할 것이며, 그가 불안하다면 긴장해소를 원할 것이다. 선수와 함께 일할 때에는 잘 듣는 것이 가장 중요한 요소이다.

⑥ 마사지를 할 때 누르기가 너무 깊거나 가볍거나 견디기 힘들다면 말해 주십시오.
좋은 의사소통 관계로 시작하라.

경기 후

① 경기를 마친 지는 얼마나 되었습니까?
선수가 안정을 취할 시간이 얼마나 될지를 인지하게 해준다(정신적 · 육체적으로).

② 무엇을 먹거나 마셨습니까?
영양제나 액체로 자신의 영양을 보충했는가를 알게 해준다.

③ 정리운동을 끝내고, 스트레칭을 했습니까?
마사지를 시작하기 전에 정리운동을 하는 것이 중요하다. 정리운동은 회복이 시작되게 한다.

④ 당신의 수행에 대해 어떻게 생각합니까?
선수의 마음 상태가 실망스러운지, 흥분되는지, 다음 단계를 계속하도록 결정하는지, 무엇을 향상시키기를 원하는지 등을 알게 해 준다.

⑤ 경기 중에 어떤 부상(낙상 · 경련 · 손상 등)이 있었습니까? 만약에 그렇다면, 응급처치나 의학적인 처치를 받았습니까? 지금은 기분이 어떻습니까?
마사지 치료사로 하여금 문제가 있는 부위에 즉시 집중할 수 있게 해 주거나 선수가 전문적인 의료 협조를 필요로 하는지 등을 결정하게 해 준다.

⑥ 어디를 치료해 주었으면 좋겠습니까? 내가 어디에 초점을 맞추었으면 좋겠습니까?
약하거나 손상을 당한 부위나 그의 진정 · 회복 · 긴장해소 과정을 보충해 줌으로써 더 빨리 회복할 수 있도록 선수의 요구가 충족되도록 해 준다.

⑦ 마사지를 할 때, 불만족스러운 점이 있거나 견디기 힘들다면 즉시 말해 주십시오.

의사소통의 관계

(예외는 있지만) 경기 전에는 경기 후보다 빠른 속도로 실행되어야 함을 기억하라.

(바로 눕거나 엎드린 상태로) 선수를 테이블에 눕게 하라. 바로 누운 자세에서 허리에 긴장을 감소시키기 위해 무릎에, 그리고 엎드린 자세에서(또는 발이 테이블의 가장자리에 걸려 있는 경우) 종아리에 경련을 감소시키기 위해서 발목에 받침을 대어 주는 것을 잊어서는 안 된다.

견갑골 풀어 주기(Scapula Release)

팔을 머리 위로 올리고 2~3초 동안 견인력을 적용한다. 팔을 다시 체간의 외측에 붙이고 손을 허리에 위치시킨다(먼저 어깨의 손상이 있는가를 살피고, 팔을 편안하게 위치시킨다).

테라피스트의 아래쪽 손을 어깨 아래에 놓고, 위쪽 손을 견갑골 척추연 주위에 집어넣은 다음, 부드럽게 견인을 적용한다(그림 10-17a~c).

선수의 신발 벗기를 도와줄 수 있다(경기 후라면, 그는 잘 모르고 있겠지만 물집을 찾아라).

엎드린 자세 – 등/상체 (Prone-Back/Upperbody)

① 등에서부터 부드러운 흔들기로 시작한다. 그리고 양쪽 다리로 내려간다. 이 시기에는 상태를 평가하고, 긴장되거나 민감한 부위를 찾는다.
② 압박을 주면서 둔부에서 시작하여 기립근을 따라 승모근과 능형근 그리고 견갑골 주위 근육으로 올라간다. 계속해서 흔들기를 적용한다.
③ 다음으로 손끝이나 손의 축을 이용하여 회전 마찰을 같은 부위에 적용한다.
④ 선수의 반응을 살피면서 직접 압박을 스트레스 점에 적용한다.
⑤ 목의 기저부에서 시작하여 후두부까지 회전 마찰을 엄지로 적용한 후에 목을 부드럽게 만져 준다.

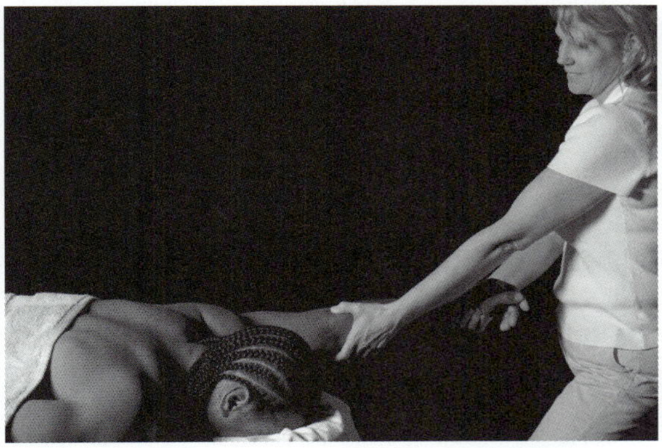

그림 10-17 a 팔을 머리 위로 하여 2~3초 동안 견인한다.

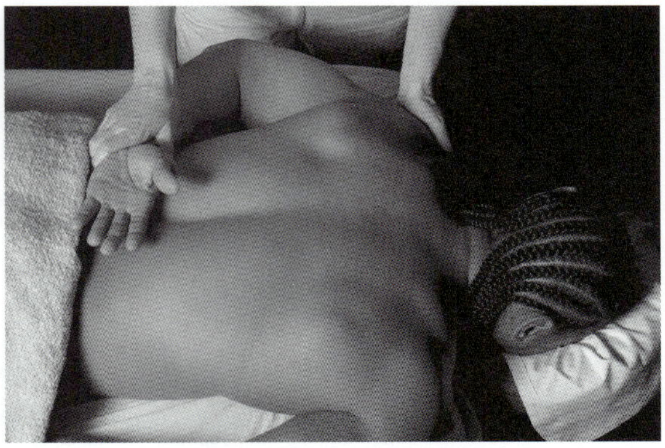

그림 10-17 b 팔을 다시 체간의 외측에 붙이고 손을 허리에 위치시킨다. 먼저 어깨의 손상이 있는가를 살피고, 팔을 편안하게 위치시킨다.

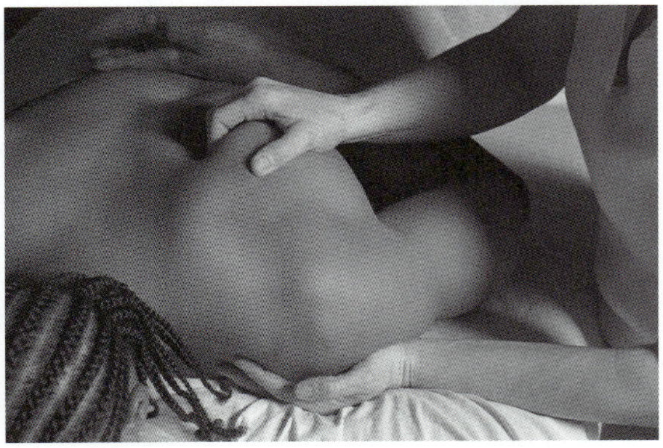

그림 10-17 c 치료사의 아래쪽 손을 어깨 아래에 놓고, 위쪽 손을 견갑골 척추연 주위로 감싸서 부드럽게 견인을 적용한다.

⑥ 상승모근의 근복부에 압박을 시행한 후 부드러운 유날법을 사용할 수 있다.
⑦ 삼두근에 압박을 적용한다.
⑧ 팔을 테이블 가장자리에 걸어둔다. 양손으로 이두근과 삼두근 주위를 잡고 밀기를 시행한다. 팔을 다시 테이블에 올려놓는다(See sidebar for stretch).
⑨ 경기 전에 가벼운 고타법을 시행할 수 있다.
신체의 반대편에 이 과정을 반복한다.

슬괵근 스프레딩 (Spreading)

슬괵근에 양쪽 주먹을 붙여서 압력을 가하고 천천히 주먹을 분리하면서 섬유를 떨어뜨린다(그림 10-18 a, b).

엎드린 자세-하체 (Prone-Lower body)

① 무릎을 90도로 구부리고 양손으로 발목을 잡은 후에 다리를 테이블에서 살짝 떼서 부드럽게 흔들어 준다. 다리를 펴서 발을 받침대 위로 다시 올린다.
② 둔부와 슬괵근에 압박을 가한다(2~3회).
③ 밀기를 하고 나서 슬괵근에 유날법을 시행한다.
④ 슬괵근을 펴준다(sidebar와 함께 그림 10-18a와 b를 참고한다).
⑤ 비복근에 압박을 적용한다.
⑥ 비복근을 잡고 들어 올려서 부드럽게 흔들어 준다.
⑦ 무릎을 90도로 구부리고 무릎에서 아킬레스 건 쪽으로 비복근에 *writing motion*을 해 준다.
⑧ 다리를 들고 흔들어 준다(step 1에서와 같이).
⑨ 대퇴 사두근 스트레칭 : 발꿈치를 둔부로 옮겨서 선수가 참을 수 있는 범위 안에서 2~3초간 유지한다. 풀어주고 몇 번 반복한다.
⑩ 고관절의 내회전과 외회전 : 한 손으로 둔부를 잡고 다른 한 손으로 발목을 잡은 다음에 다리를 외회전 시킨 후, 둔부근과 이상근의 스트레칭을 위해서 내회전시킨다.
⑪ 무릎을 90도로 구부린 상태에서 발목을 시계 방향으로, 그리고 시계반대 방향으로 회전시켜 주고 비복근의 스트레칭을 위해서 발목을 배굴시켜 준다. 다리를 다시 편다.
⑫ 발(경기 중 선택적으로) : 주먹이나 손가락 관절 또는 엄지를 이용하여 발바닥에 압박과 회전 마찰을 적용한다. 고타법으로 끝낼 수 있다(경기 후에는 물집이 있는지를 확인한다).

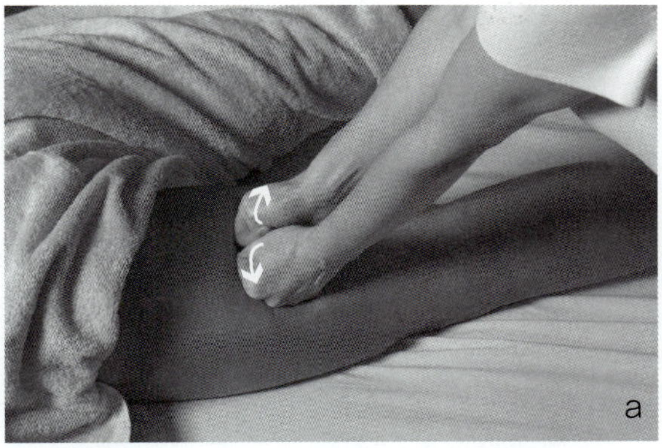

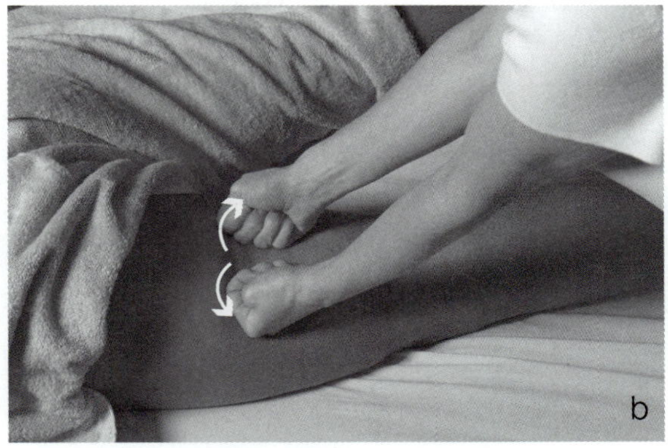

그림 10-18 슬괵근 스프레딩 : 슬괵근에 양쪽 주먹을 붙여서 압력을 가하고 천천히 주먹을 분리하면서 섬유를 떨어뜨린다.

⑬ 다른 쪽 다리에 반복한다.
선수에게 돌아 누우라고 하기 전에 부드러운 흔들기를 몸 전체에 적용한다.

바로누운 자세 - 하체(Supine-Lower Body)

대퇴 사두근(Musculus Quadriceps Femoris)

① 테이블 가장자리에 서서 양쪽 발목/발끔치를 양손으로 받치고, 몇 초간 견인한다. 풀어주고 다리를 흔든다. 견인과 흔들기 동작을 다시 반복한다.

② 대퇴부에 근위부에 원위부로 대퇴 사두근 전체에 압박을 적용한다.

③ 대퇴사두근을 밀어 젖힌다.

④ 왼쪽손을 다리 아래(슬괵근)에 두고 다른 한손을 사두근 위에 둔다. 농구공을 튀기듯이 다리를 들었다가 놓는다.

⑤ 펴기 기법을 슬괵근에 적용했던 것처럼 적용한다.

⑥ 무릎을 90도 구부리고 고관절을 90도 굴곡 시켜서 무릎을 가슴으로 갖다 대고 관절가동 범위 운동을 고관절에 적용한다. 다리를 다시 테이블에 올려둔다.

대퇴 사두근 스트레칭

선수를 측면으로 눕히고 척추를 곧게 유지한다.
하퇴는 무릎과 고관절에서 구부린다(무릎에서 가슴).
대퇴(항상 테이블과 평행하게 유지한다)는 위쪽 손으로 발목을 잡고 무릎을 구부린다(선수가 발목을 잡을 수 없는 경우에는 수건으로 발목 주위를 감싼다).
슬괵근은 다리를 신전하는 데 처음으로 사용된다. 그리고 선수(또는 마사지)는 좀 더 많은 사두근의 신장을 위해서 발목을 당긴다.
2초 동안 유지한 후에 시작 자세를 풀어 준 다음, 5회 또는 그 이상 반복한다.
신체는 스트레칭하는 동안 정렬되어 있어야 하고, 사두근이 최대로 스트레칭 되었을 때 뒤쪽으로 굴러서는 안 된다.
신장은 사두근의 가장 윗 부분에서 느낄 수 있다(그림 10-19 a, b).

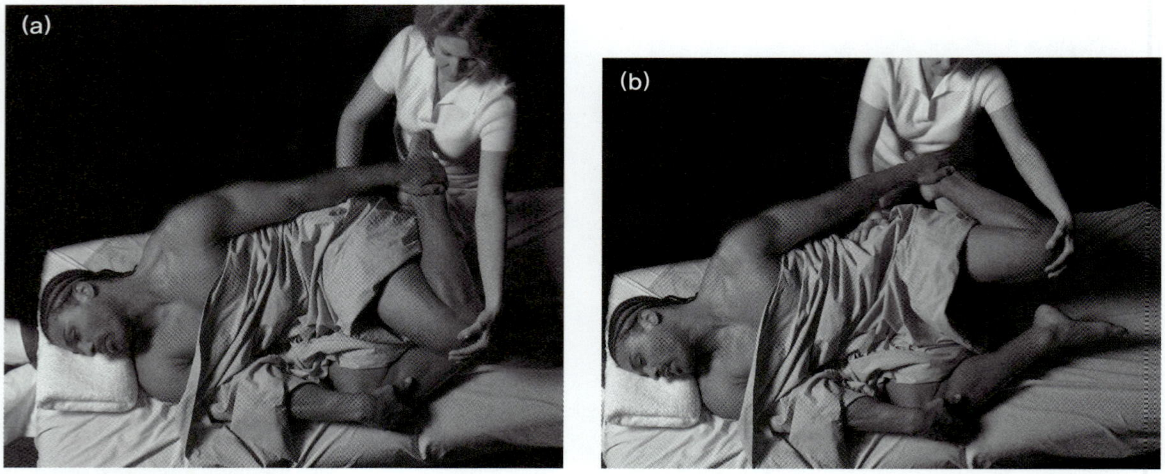

그림 10-19 대퇴 사두근 스트레칭

무릎과 하퇴(Knee and Lower Leg)

① 엄지를 대립해서 경찰법을 슬개골 주위에 적용하거나 교차섬유 마찰을 무릎 위와 아래의 건과 인대에 적용한다.
② 전 경골근과 비골근에 압박을 적용한다.
③ 엄지로 전경골근에 회전 마찰을 적용한다.
④ 발을 배굴하여 비복근을 스트레칭한다.
⑤ 다리를 다시 당긴다.
⑥ 다른 다리에 반복한다.

상체(Upper Body)

가슴과 팔(Chest and Arms)

① 손을 잡고 어깨 높이로 테이블의 외측 가장자리 쪽으로 팔을 든다. 주관절을 굴곡하고, 팔을 흔든다. 팔을 제자리에 놓는다.
② 흉근과 삼각근과 이두근과 전완에 압박을 적용한다.
③ 삼각근과 이두근과 전완에 유날법을 적용한다.
④ 손끝으로 손바닥과 손목 주위에 마찰을 적용한다.
⑤ 긴 경찰 압박을 팔에 적용한다.
⑥ 어깨에 ROM을 시행한다.
⑦ 팔을 흔들어 줌으로써 끝낸다.

어깨, 목, 손(Shoulder, Neck and Hand)

① 테이블의 머리 쪽에 서거나 앉아서 어깨의 상승모근에서 시작하여 목 부위로 유날법을 적용한다.
② 목을 부드럽게 스트레칭한다(목을 좌우로 구부리고 들어 올린다).
③ 손끝으로 견갑골에 회전 마찰을 적용한다.
④ 손을 어깨에 올리고 누른다(어깨를 발 쪽으로 누른다).
⑤ 신경압박과 부드러운 흔들기로 마무리한다.
복부의 마사지(선택적으로) Abdominal Massage(Optional)
⑥ 선수는 무릎을 구부리고, 발을 테이블에 편안하게 붙인다.
⑦ 유날법으로 복부 전체에 부드럽게 시작하여 점 점 강하게 적용한다.
⑧ 회전 경찰을 시계 방향으로 복부에 시행한다.

재검토와 토론을 위한 질문

1. 스포츠 마사지란 무엇인가?
2. 적응적 스포츠 마사지에 대해서 정의하라.
3. 인체의 해부학과 생리학의 철저한 이해에 더하여, 마사지 치료사(Therapist)가 알아야 하는 4개의 인체 계통과 그 기능은 무엇인가?
4. 과부하의 원리란 무엇인가?
5. 운동의 부정적인 영향에는 어떤 것이 있는가?
6. 스포츠 마사지에 가장 흔히 쓰이는 기법은 무엇인가?
7. 압박의 1차적 목표는 무엇인가?
8. 스포츠 마사지에서 충혈(hyperemia)이라는 용어는 무엇을 의미하는가?
9. 스포츠 마사지에서 심부 누르기(deep pressure)는 어떻게 사용되는가?
10. 연부조직 손상에서 횡단 마찰 마사지의 사용을 유명하게 만든 사람은 누구인가?
11. 스포츠 마사지에서 교차섬유 마찰법을 사용하는 목적은 무엇인가?
12. 스포츠 마사지의 4가지 기본적인 적용방법은 무엇인가?
13. 각각의 스포츠 마사지를 적용하는 목표는 무엇인가?

14. 운동에서 마사지가 가장 유익하다고 생각되는 때는 언제인가?
15. 스트레스 점이란 무엇인가? 그리고 일반적으로 스트레스 점이 위치하는 곳은 어디인가?
16. 마사지 치료사가 항상 적절한 기법을 적용해야 하는 이유는 무엇인가?
17. 스포츠 손상의 치료에 가장 좋은 방법은 무엇인가?
18. 재활 마사지의 유익한 장점은 무엇인가?
19. 손상의 치유시간에 마사지 치료는 어떻게 영향을 끼치는가?
20. 새로운 손상에 대한 스포츠 마사지를 적용할 수 있는 자격이 있는 사람은 누구인가?
21. RICE란 무엇인가?
22. 급성 손상과 아급성 손상의 차이점은 무엇인가?
23. 급성 근육 손상이 있는 부위에 적용될 수 있는 마사지 기법은 무엇인가?
24. 좌상(strain)과 염좌(sprain)의 차이점은 무엇인가?
25. 스포츠 마사지가 금기되는 때는 언제인가?

CHAPTER

11

의학적 마사지

Massage in Medicine

학습 목표(Learning Objectives)

1. 역사적으로 의학에서 마사지가 지녀온 역할에 대해 설명할 수 있다.
2. 미국에서 마사지가 대체의학으로서 부흥하게 된 이유를 설명할 수 있다.
3. 대체(alternative), 보충(complementary), 통합(integrative)의학의 차이를 구분할 수 있다.
4. 통합의학으로서 마사지의 역할에 대해 설명할 수 있다.
5. 통합의학에서 환자의 역할에 대해 서술할 수 있다.
6. CAM을 정의할 수 있다.
7. 병원에서 마사지를 어떻게 적용할지에 대해 설명할 수 있다.
8. 의료적 마사지에 대해 정의할 수 있다.
9. 마사지 치료에 대한 보험금 청구 절차를 설명할 수 있다.

역사를 통해 본 의학과 마사지

역사적으로 많은 마사지 기술들이 치유와 의료행위의 일부로서 발전하고 사용되어 왔다. 페르시아 · 이집트 · 일본과 중국의 고대의학 문헌에서도 마사지가 의료의 한 부분이었던 것을 볼 수 있다. '*massage*' 라는 용어가 19세기 말까지 의학 문헌에 나타나진 않지만, 히포크라테스와 아스킬피아드(asclepiad) 시대의 그리스에서는 의료 목적으로 마사지와 유사한 치료법들을 사용했다는 증거가 있다.

로마 문화에서도 운동, 식단, 목욕과 함께 마사지는 건강을 보전하는 중요한 수단이었다. 로마 제국의 붕괴 이후 중세 암흑시대가 시작되었는데 이 시기에 새로 쓴 의료서적과 역사서적은 거의 없으며 고대 문헌 역시 대부분이 소실되었다.

로마 제국이 쇠퇴하던 시기에 아랍 왕국이 번성하였다. 페르시아에서는 라지(Rhazes)나 아비켄나(Avicenna) 같은 의사들이 질병 치료와 건강 유지를 위한 문지르기(rubbing)와 운동을 포함하는 의료기법에 관한 중요한 책들을 저술하였다.

16세기경, 서양 의료계에서는 다시 역학적 요법(mechanotherapy)을 활용하기 시작했다. 프랑스 의사 Amprose Pare(1517~1590)은 치료과정에서 마찰(friction) 치료의 긍정적인 효과에 대해서 기술하였다. 또한 1569년 이탈리아의 Mercurialis는 다른 치료법들과 도수치료를 함께 사용했을 때의 이점에 대해 서술한 「*De Arte Gymnastica*」를 출판하였다. 16~18세기의 영국 · 프랑스 · 이탈리아와 독일의 문헌에는 건강유지와 질병 치료의 목적으로 사용된 마사지와 유사한 치료를 비롯한 운동과 물리적 치료법들에 대해 기술되어 있다.

1700년대부터 오늘날까지 미국과 유럽의 의학문헌들에서는 마사지 기술에 관한 부분이 발견되고 있다. 문지르기(rubbing), 마찰(friction), 체조(gymnastics), 의료운동(medical movements)과 의료적 문지르기(medical rubbing) 같은 기술들이 언급되어 있다.

Per Henrik Ling은 의료 체조(medical gymnastics)라고 불렀던 운동 체계를 발전시켰고, 왕립 스웨덴 중앙 체조협회를 설립하였다. 그리고 그 곳에서 1839년 자신의 생을 마감할 때까지 Ling system을 가르쳤다. 운동 치료(Movement Cure) 또는 스웨덴 운동으로 알려지기 시작한 이 기법의 인기는 유럽 전체로 퍼져 나갔다.

1859년 찰스(Charles Fayette Taylor) 박사는 영국으로 건너가서 이 치료법을 배운 뒤 뉴욕으로 돌아와서 임상에 적용하며 치료법을 전파했다. 같은 시기에 그의 형 글지(George Henry Taylor)도 스톡홀름에 있는 sotherberg institute에서 운동 치료에 대한 모든 교육을 마치고 뉴욕으로 돌아와서 동생 찰스와 함께 그 일을 하였다. 그들은 일년 동안 함께 활동한 후, 1899년에 그들이 사망할 때까지 각자 이 치료법을 환자에게 적용하면서 알게 된 기법에 대한 저술 활동을 했다.

1902년 보스턴의 의사 Douglas Graham는 「*Manual Therapies*」와 「*A Treatise on Massage*」를 출판했다. 그는 이 책에서 마사지의 효과에 대해 서술하였고 그것은 의료계로부터 신뢰를 받는 데 공헌하였다.

James Menell(1880~1957)는 1917년 「*Physical Treatment by Movement, Manipulation and Massage*」라는 책을 출판하였다. 그는 보건직 공무원이면서 영국에서 마사지 강사로 활동했고 초기 물리치료 발전에 매우 큰 영향을 끼쳤다.

Mary McMillan은 훈련을 받은 뒤에 미국으로 건너가서 포틀랜드(Portland)와 메인니(Maine)의 어린이 병원에서 마사지와 의료 체조 지도자로서 활동한 후에 Walter Reed 병원에서 자리를 잡았다. 그녀는 세계 1 차대전 동안 재활원 교관이었고 1921~1925년까지 하버드 의학대학교에서 물리치료를 가르쳤다. 그곳에서 그녀는 「Massage and Therapeutic Exercise」라는 결정적인 책을 저술하였다.

정형외과적 치료를 위한 마사지의 사용은 약 1945년까지 미국에서 지속적으로 발전하였다. 물리치료로서의 마사지는 세계 1, 2 차 대전 때의 전상자들에 대한 재활을 위해 급격히 확산되었다. 그리고 마사지는 1940년대와 1950년대의 유행성 소아마비 환자들을 위한 일반적인 처방이었다.

하지만 1940년과 1950년 사이에 물리치료적 마사지는 너무 힘들고, 많은 시간과 힘든 훈련이 필요하다는 이유로 감소하였다. 물리치료는 운동과 약품 그리고 치료를 위한 기계적 도구들에 더욱 의존하기 시작했다. 미국 의료계에서 마사지의 사용은 1950년대 이후에는 거의 찾아볼 수 없었다.

의학에서 마사지의 사용이 감소했다 하더라도 운동과 마사지는 육체적 건강의 증진과 유지에는 깊은 관련이 있었다. 또한 스웨덴식 마사지(스웨덴식 운동, 수치료, 때로는 관주와 투열치료도 포함)는 건강한 삶을 살고자 하는 사람들에게 여전히 인기가 있었다. 스웨덴식 마사지 치료사들은 헬스클럽이나 온천 또는 요양소 및 리조트 등에서 일할 수 있었다.

예로부터 도수치료 및 마사지와 유사한 방법들의 시술은 의료의 한 부분으로 여겨졌다. 물리적 도수치료와 적용에서의 마사지 시술은 대체의학이나 민간요법으로 발전하였다. 1950년대 마사지의 암흑기 이후, 1960년대와 1970년대의 인간 잠재력 운동(human potential movement)기 동안 마사지는 재부흥하였다.

미국에서의 마사지 재부흥은 **대증의학** 밖에서 시작되었다. 고전적인 스웨덴식 마사지는 반사학(reflexology), 지압술(shiatsu, acupressure)과 같은 다른 대체치료법들과 통합되었고, Riechian therapy, Rolfing, Alexander Technique, Feldenkrais와 Trager 같은 개발자의 이름을 딴 여러 치료법들이 나타나기 시작하였다.

> **대증의학 (allopathic medicine)**
> 약물요법과 수술을 통한 질병이나 손상의 치료

그 중에서도 James Cyriax의 교차섬유기술(Cross-fiber techniques)과 Simons과 Travell에 의해 기술된 통점치료(Trigger-point therapies)가 널리 활용되면서 유명해졌다. 영국 접골사인 Stanley Lief와 Boris Chaitow는 신경근 기법(NMT)을 개발하였으며, 이 기법은 Judith Walker와 Paul St. John에 의해 미국에서 널리 알려졌다. 또한 John Upledger는 두천골 기법을 개발하였다.

1980년대 마사지는 고강도 운동의 스트레스 감소, 수행능력 향상, 연부조직의 상처치유 촉진 효과 때문에 운동선수들에게 인기를 얻었다. 운동선수의 연부조직 상태를 향상시키는 효과가 입증된 몇몇 기법들은 일반인들의 과긴장성 또는 기능장애의 완화에도 효과적이었다.

마사지는 간단한 이완이나 기분을 좋게 만드는 데에서 효과적이며, 개인의 건강 상태를 증진시키기 위한 수단으로 발전하였다. 이 모든 기법들은 서양 의료계의 밖에서 발전하였고 대체의학으로 여겨졌다. 차츰 많은 사람들이 건강을 증진시키고 유지하기 위해 대체의학 서비스를 정기적으로 찾기 시작했다.

마사지와 유사한 기법들은 대체의학으로서 건강유지와 치유기법이라는 큰 틀을 형성하며 통합되었다.

대체의학과 보충의학 (Alternative and complementary medicine)

1960년대에 시작된 마사지와 다른 대체요법들의 인기는 1990년대까지 꾸준히 이어졌다. 1990년 David Eisenberg의 조사에서 미국인들은 연간 137억 달러를 대체의학을 위해 사용한다고 나타났다. 마사지는 카이로프락틱과 이완기법에 이어서 세 번째로 많이 사용되는 기법이었다. 반면 같은 시기의 미국에서 병원진료를 위해 사용된 총 지출액은 128억 달러로 추정된다.

대체의학(alternative medicine)

의사들에게 일반적으로 받는 것과 다른 형태의 의료

보충의학(complementary medicine)

'대체의학'을 대체하는 용어이고 시술자들이 환자를 위해 독립적으로 의료행위를 할 수 있다는 것을 내포하는 용어

대체의학이라는 용어는 사람들이 일반의사를 찾아가는 대신에 대체의학 의사들을 찾는다는 것을 뜻한다. 사실 많은 환자들은 같은 질병을 가지고 일반의사와 대체의사 모두를 찾아가지만, 주치의에게 알리지 않고 같은 질병으로 대체의사를 찾는 경우가 많이 있다.

1980년대에는 **보충의학**이라는 용어가 생겨났고 인기를 얻기 시작했다. 이것은 환자를 위해 대체의사들이 독립적으로 시술할 수 있다는 것을 의미한다. 용어의 변화는 대체의학에 대한 인식의 변화를 가져왔다. 몇몇 대체기법들은－그 중에 마사지－점점 사회적으로 받아들여졌고 의학계에도 받아들여졌다.

보충 · 대체의학(CAM)의 정의

정의와 기술관련 패널, CAM 조사방법위원회, 대체의학 기구, 국가 보건기구, Bethesda, 메릴랜드(Maryland)는 1995년 4월 보충 · 대체의학을 역사적인 관점에서 사회문화적으로 지배적인 건강 관리체계보다, 모든 건강관리체계와 방법과 기법들 그리고 관련 이론들과 믿음을 포함하는 광범위한 범위의 치료수단이라고 정의했다. CAM은 건강을 증진시키고 질병을 치료 · 예방함으로써 그 사용자들에 의해 정의된 다양한 방법과 이론들을 포함한다. CAM 기법들 사이의 경계와 CAM과 전통적인 의학체계 사이의 경계는 모호하고 고정되어 있지 않다.

국가 건강기구로서 보충 · 대체의학 국립 센터(The National Center of Complementary and Alternative Medicine ; NCCAM)의 설립은 CAM 치료에 대한 연구를 증가시켰다(http://nccam.nih.gov). 입법안 2440에 의해 1998년 가을에는 NCCAM가 설립되었다.

2000년 7월 13일 클린턴 대통령은 CAM에 대한 백악관의 정책은 지속적이고 신빙성 있는 조사를 통해 국민을 보호하고 국민의 이익을

증진시키는 방향으로 입법적 · 행적적 조치를 취할 것을 약속했다. 임상연구 결과들이 〈*Journal of the American Medical Association*〉 뿐만 아니라 여러 권위있는 의료 · 과학 저널에 소개되었다.

미국 전역에 걸친 학계와 병원에서 이에 대한 연구는 계속되었다. 보고된 임상적 결과에 의해 더 많은 의사들이 다양한 방법의 CAM 치료법을 환자의 치료에 적용하는 것을 지지하고 있다. 또한 더 많은 의사들이 자신의 건강유지를 위해 CAM 치료를 사용하고 있다. 거의 절반 정도 되는 미국 의학전문대학에서 CAM 강의를 개설하고 있다.

보충 · 대체의학(CAM)은 전통적인 서양의학에서 연구하지 않고, 다루지 않았던 많은 분야의 치료 이론과 방법들을 포함하고 있다.

대체 대 보충 대 총체적(holistic) 대 통합의학

보충 · 대체의학은 서양 의학의 틀 밖에서 발전한 여러 치료법들을 포함하고, 수술적 또는 생화학적 이론을 항상 근거로 하지는 않는다.

보충 · 대체의학 요법(Cam Modalities)

CAM에는 여러 가지 건강유지와 치유를 위한 기법들이 포함되어 있다.

침술(Acupuncture)
알렉산더 기법(Alexander technique)
아로마테라피(Aromatherapy)
아유르베다(Ayurveda)
바이오 피드백(Biofeedback)
킬레이트 치료(Chelation therapy)
중국 허브 의학(Chinese herbal medicine)
카이로프락틱(Chiropractic)
색깔 치료(Color therapy)
식단 요법(Diet therapy)
민간 요법(Folk medicine)
선 치료(Glandular therapy)
유도 심상 치료(Guided imagery)
허브 의학(Herbal medicine)
동종 요법(Homeopathy)
웃음 치료(Humor therapy)
수치료(Hydrotherapy)
심상(Imagery)
광선 치료(Light therapy)
마사지(Massage)
묵상(Meditation)
음악 치료(Music therapy)
자연 요법(Naturopathy)
신경언어 프로그램(Neurolinguistic Programming)
영양 상담(Nutrition counseling)
애완동물 치료(Pet therapy)
기도와 영혼 치료(Prayer and spirtual healing)
영기 치료(Reiki)
지압(Shiatsu)
음파 치료(Sound therapy)
시각 치료(Visualization)
요가(Yoga)

보충요법인가, 대체요법인가?

2002년에 국가의학도서관에서는 대체의학을 보충의학의 범주로 분류했다. 이것은 대체의학이 현재로서는 전통적인 대증요법의 일부분으로 통합되지 않았다는 것을 의미한다. 전통적인 치료와 함께 사용되는 것을 보충요법라고 하며 전통적인 치료 대신에 사용되는 것을 대체요법이라고 한다.

CAM이라는 용어는 잘 알려져 있으며, 1998년 국가 보건기구 내의 NCCAM의 설립이 부분적인 역할을 하였다. CAM은 총체적 의학과 심신(body-mind)치료 또는 통합의학 등의 용어들로 대체하여 사용하기도 한다. 그러나 이 치료법들은 각각의 특성을 가지고 있다.

총체적이란 용어는 '전체를 본다'는 것을 의미한다. 총체의학은 건강유지와 치료를 위해 증상 자체보다는 한 사람의 전체적인 것을 모두 고려해야 된다는 의학이다. 인간의 건강은 주위의 모든 것에 영향을 받는다. 총체의학은 영혼과 육체적 · 정신적 · 감정적 · 사회적, 그리고 환경적인 모든 요소들을 고려해야 한다는 것이다.

총체적 치료는 음악치료와 함께 마사지 · 지압 · 영기요법(Rieki) 또는 최면요법 등을 받거나 보호자와 함께 하기도 하는 의학적 중재방법이다. 이런 요소들은 모두 환자의 치료에 도움이 된다. 또한 총체적 접근은 건강과 건전한 생활방식 그리고 치료 과정에 대한 적극적인 참여를 강조하며 식단, 심상, 긍정적 사고, 묵상 등 동기를 부여해 줄 수 있는 것들이 일반적으로 함께 사용된다.

심신의학은 정신적인 힘이나 사고과정이 인체 건강에 미치는 영향을 고려하는 것이다. 이 기법에는 긍정적인 태도, 영기, 유도된 심상(guided imagery)뿐만 아니라 묵상, 이완요법, 타이차이(tai chi)와 요가 등도 포함된다. 심신반응은 정신신경면역학의 연구를 근거로 해서 자연치유와 플라시보 효과 등을 사용한 치료법이다.

통합의학
(integrative medicine)
보충 · 대체의학과 대증의학의 조합

통합의학은 보충 · 대체의학과 대증의학이 합쳐진 것이다. 통합 모델에서 의사, 마사지 치료사, 침술사, 영양사와 여러 건강관리사를 포함하는 건강관리팀과 환자는 협의를 통해 환자의 건강유지를 위해 가장 효율적인 치료계획을 세운다.

통합의학은 환자의 건강에 가장 도움이 될 수 있는 방법들을 효율적으로 조합한다. 마음 · 신체 · 영혼 · 감정과 환경적 요인들이 모두 부분적으로 환자의 치유과정에 영향을 미친다. 여러 가지 수단들이 환자의 건강유지를 위해 조합될 수 있다.

Andrew Weil에 의하면, 대체의학이란 말은 실마리를 제공하고 보충의학이 그것에 살을 붙인다. 하지만 통합의학은 실제 의료 모델로 받아들여질 것이라고 했다. 이것은 정신세계와 철학의 만남이다. 그러나 Dr. Weil의 모델에 의하면, 의사들의 인식이 바뀌었고 통합의학이 성과를 거두었지만 여전히 의사가 지시자이고 어떤 치료법을 선택할지를 결정한다.

그 반면에 실제 통합 모델에서는 환자가 지도자이고 환자는 기본적으로 자신에게 무엇이 필요한지를 알고 있다. 환자가 자신의 건강에 대해 관심 있고 적절한 정보가 제공된다면 그들은 스스로 선택할 수 있다.

1993년 David Eisenberg는 1990년 미국 전역을 대상으로 만성적으로 심각한 건강상의 문제를 가진 환자에게 비전통적인 치료법과 CAM기법들을 사용한 사례에 대한 조사 연구를 「*the New England Journal of medicine*[1)]」에 소개하였다.

그 중 34%가 비전통적인 치료기법을 이전에 적어도 1회 이상 사용했다고 답하였다. 83%의 응답자들은 같은 건강상태로 대체의학 시술원과 대증요법 기관을 모두 방문한 적이 있다고 답하였다. 그러나 72%의 응답자들은 대체의학 치료를 받았음을 주치의들에게 알리지 않았다.

1997년 Eisenberg의 또다른 연구[2)]에서는 40%의 미국인과 30~55세 절반 이상이 대체의학 치료를 받은 적이 있다고 답하였다. 실제로 1997년에는 약 6 억 2900만 명의 환자가 대체의학 치료를 받은 것으로 추정되고 이와 비교해서 일차 대증요법기관을 찾은 환자는 3 억 8600만 명으로 추정된다.

이 두 조사는 대다수의 대체의학 치료를 받은 환자들이 대증요법 의사들 또한 찾는다는 것을 나타낸다. 1997년도 연구의 또 다른 결과에 따르면 미국인은 27억 달러 이상을 대체의료를 위해 사용한다. 그리고 이것은 미국에서 병원치료를 위해 사용하는 것보다 많다.

---

1) D.M. Eisenberg, R. C. Kessler, C. Foster, N. E. Norwalk, D. R. Calkins, T. L. Delbanco, "Unconventional Medicine in the United States : Prevalence, Costs and Patterns of Use," *New england Journal of Medicine 328* (4) : 246-253, 1993

2) D. m. Eisenberg, R. B. Davis, S. L. Etner, S. Appel, S. Wilke, M. Van Rompey, R. C. Kessler, "Trends in Alternative Medicine Prevalence and Costs 1990-1997 : Results of a Follow Up National Survey," *Journal of the American Medical Association 280*, 1569-1575, 1998

지압요법과 마사지 (Chiropractic and Massage)

대부분의 마사지 치료사들은 지압요법(카이로프락틱) 사무실에서 일한다. 지압요법과 마사지 기법의 관련성은 각 사무실마다 다양하다. 종종 마사지 치료사들은 지압요법 사무실 내의 일정 공간을 임대해 독립적으로 활동하기도 한다.

마사지 치료사들은 스스로 진료 계획을 세우고 지압요법사로부터 완전히 독립적으로 활동하기도 한다. 다른 경우에는 사무실의 안내원이 모든 진료계획과 치료비를 관리하기도 한다. 상황에 따라 지압요법사들이 환자의 연부조직의 치료가 필요할 때 마사지 치료사에게 의뢰하기도 한다. 지압요법사들은 도수치료를 쉽고 더욱 효과적으로 환자에게 적용하기 위해 근육의 이완과 연부조직의 치유에 도움이 되는 마사지를 권하기도 한다.

일부 환자들은 지압요법사에게 도수치료를 받은 후에 마사지 받기를 원하기도 한다. 환자들은 지압요법이나 마사지가 각각 적용되는 것보다 조합되어 함께 치료받는 것이 더욱 효과적이라고 느낀다. 지압요법사들은 환자의 연부조직상태에 대해 진단을 내리고 치료계획에 마사지를 넣기도 한다.

마사지 치료와 지압요법은 동반 손상이 잦은 골격구조의 정렬이나 연부조직 손상의 치료를 함께 다룰 수 있다. 마사지 치료사들은 연부조직의 순환 증진 · 경련 감소와 진통효과 · 관절가동범위 증가 등을 위해 많은 시간을 할애하고 그 다음에 지압요법사가 쉽게 환자의 전체적인 골격의 정렬과 기능 향상을 위한 도수치료를 적용한다.

통합의학(Integrative Medicine)

통합의학은 환자에게 최고의 효과를 주기 위해 대증의학과 보충 · 대체의학 기법을 조합한 것이다. 통합 의료 프로그램은 환자가 처음에 원했던 거시적인 건강 증진을 위한 환자 중심의 치료계획을 세우는 것을 돕는 데 초점을 맞춘다. 그리고 이 치료계획은 환자의 건강 증진을 위한 요구의 변화와 건강에 대한 다양한 측면을 고려해야 한다.

전통적인 약물요법, 진단적 의료 관리와 검사 같은 전통의학(conventional medicine)과 허브 치료, 동양의학, 침술, 물리치료, 영양치료, 운동(movement)과 운동평가 등의 보충 · 대체의학 양쪽 모두의 다양한 범위에서 환자에게 필요한 치료중재를 포함한다.

통합의학은 또한 스트레스 감소나 심신 중재(Body-mind intervention)를 위한 바이오 피드백, 마사지, 예술 음악 치료, 요가나 묵상과 같은 방법들을 포함한다. 위에서 살펴본 것과 같이 이런 치료 계획들은 기본적으로 성숙한 믿음과 환자와 시술자 간의 존경을 바탕으로 개개인이 지닌 선천적인 치유능력이 더해졌을 때에 큰 효과를 얻을 수 있다.

통합의학은 증상 호전을 위해 여러 기법들을 조합하고 통증과 불안을 조절하는 능력을 높이며, 그리고 스트레스를 더 잘 관리하고 삶의 질을 높일 수 있어서 만성 질병을 가지고 있는 환자를 돕는 데 기여할 것이다.

관절염이나 두통에서부터 심장병이나 암같이 삶을 위협하는 질병을 가진 만성 질환자는 전통적인 의료관리와 함께 통합적인 방법들을 사용함으로써 그들의 육체적인 문제뿐만 아니라 건강을 정상적으로 회복할 수 있을 것이다. 의사와 통합의학팀(integrative medical team)의 밀접한 협력과 환자가 자신의 총체적인 의료관리를 하기 위한 통합적인 치료와 서비스를 선택하는 것이 중요하다.

통합의료는 과학과 전통이 잘 조화된 건강관리 프로그램이다. 환자는 총체적 인간으로서 치료받을 수 있고, 하나의 독립적인 개인으로서 존경받을 수 있다. 통합의료 프로그램을 받고 있는 환자는 자신이 원하는 가시적인 건강상태의 회복을 위하여 건강관리 프로그램을 스스로 선택하도록 권장받는다.

치료사는 환자의 말에 항상 귀를 기울이고 존경과 배려로 대하며 치료계획 수립을 위한 동반자로 생각한다. 환자는 자신의 삶의 방식과 잘 조화된 대증 의료 프로그램 뿐만 아니라 허브 치료, 침술, 마사지, 바이오피드백, 요가와 스트레스 감소기술 같은 보충 · 대체의료적 중재 또한 추천 받는다.

치료 계획은 환자의 선천적인 치유과정을 고려하고 각 환자의 필요에 맞게 구성되고 환자는 자신에게 가장 적절한 치료적 중재를 선택하기 위해 다양한 대증의료와 보충 · 대체의료 기법들을 분류할 수 있도록 도움을 받는다.

미국 전역의 많은 건강 센터와 병원들은 통합의료 센터를 개설했다. 이 센터들은 서양 대증의료계의 주요 흐름으로 자리 잡은 다양한 형태의 보충 · 대체의학 서비스를 제공한다. CAM 시술자들은 여러 분야에서 자신들의 치료기법을 환자에게 적용할 수 있다. 시술자들은 환자의 건강을 유지 · 향상시키기 위한 통합의료 서비스팀의 일원이다. 많은 통합의료 서비스들은 병원 직원과 외래환자 그리고 지역사회에 제공된다. 또한 많은 경우에 병원 입원 환자들에게도 감독관의 지시하에 적절한 상황에서 이러한 의료 서비스를 제공할 수 있다.

통합 클리닉이 병원과 관련되어 있기 때문에 이와 같은 클리닉에서 사용되는 CAM 기법은 의료계 뿐만 아니라 일반 사회에서도 인정받고 있다. 통합의료 프로그램은 의료계 스스로 변화의 요소로서 자리 매김할 수 있도록 한다. 이전의 질병 중심이나 의사와 기술 중심의 병원 서비스에서 건강 · 환자 중심의 서비스로 옮겨가고 있다. 그리고 이것은 건강관리에 대한 인체와 정신 및 지역사회의 통합에 의해서 이루어진다.

의료계에서 다른 형태의 마사지나 CAM 치료기법에 대한 이해가 높아짐에 따라 환자들은 주치의가 인정하는 전통적인 치료기법과 CAM이 통합된 형태의 의료 서비스를 제공받을 수 있을 것이다. CAM 기법을 적용한 환자의 긍정적인 보고들은 의료계의 변화된 인식의 일부분이다. 의료계와 지역사회의 인식 변화는 통합 클리닉과 그 곳에서 시술하는 시술자들 그리고 이러한 의료 서비스를 받고 효과를 얻은 환자들에 의해 지속적으로 이루어져야 한다.

통합의료를 이용하는 환자들에게 마사지는 종종 가장 먼저 선택되는 CAM 기법들 중의 하나이다. 마사지는 직접적으로 손상부위를 치료하는 기법이고 다른 치료법들을 보충하기 위한 부가적인 치료이다. 마사지 치료는 수많은 병리적 상태와 연관된 스트레스를 줄이고 통증을 조절하는 가장 효과적인 기법 중의 하나이다. 그래서 마사지는 CAM 중에서 가장 인기 있고 환자의 요구가 많은 치료법이며, 가장 친숙한 치료법이기도 하다. 마사지 치료는 CAM과 통합 클리닉의 가장 핵심이 되는 치료법이라고 할 수 있다.

다양한 보충 · 대체 치료법이 있는 것과 같이 적절한 상황이나 환자의 요구에 따라 통합의료에서는 다양한 형태의 마사지를 사용하고 있다. 스웨덴식 마사지, 신경근치료, 통증점기법, 두개천골(cranioscral)기법, 롤핑(Rolfing), 도수 림프 순환 촉진기법(manual lymph drainage technique), 유아 마사지, 전 · 후 마사지와 영기요법(Reiki), 치료적 접촉(therapeutic touch)과 지압 같은 에너지 요법 등이 통합 클리닉에서 사용되고 있다.

고전적인 서양식 · 스웨덴식 마사지는 환자가 힘든 치료를 받는 도중에 오는 통증을 줄이고자 할 때 주로 사용되었다. 암 치료, 수술 전 준비, 수술 후 회복 또는 외상 이후 등의 특별한 상황에서는 세심한 주의가 필요하다.

마사지는 신체를 이완시키고 건강을 증진시키며, 힘든 침습적 치료를 받는 환자의 불안이나 걱정을 완화시킬 수 있다. 마사지는 직접적인 접촉이고 사람 간의 교류이다. 그러므로 이것은 건강을 지키는 중요한 열쇠이다.

통합의료 클리닉에서는 림프절 절제수술 후나 선천적인 림프절 문제에 의해 림프종이 있는 환자를 돕기 위해 림프 순환촉진치료가 사용된다.

마사지 서비스는 환자의 특별한 상태에 적용할 수도 있다. 이는 환자 자신의 요청일 수도 있고 통합의료팀 코디네이터나 환자 주치의의 의뢰일 수도 있다. 이런 마사지들은 통증을 줄이고 특정부위의 관절가동 범위와 기능을 증진시키거나 과도한 반흔 조직의 형성을 억제하기 위한 정형적 마사지이다. 보험회사로부터 진료비를 받고자 한다면 환자 주치의의 진단서가 필요하다.

통합 클리닉에서 근무한 경험은 다른 치료법들에 대해 더 많은 지식을 얻는 데 도움을 줄 것이다. 다른 CAM 치료기법에 대한 지식이 있는 마사지 치료사들은 환자에게 다른 형태의 CAM 치료를 추천할 수도 있고 환자를 위해 더 나은 치료법을 제안할 수도 있다. 오늘날 마사지는 환자에게 다른 CAM 치료법들을 접하게 하는 기회의 창이 되었다.

특히 병원과 연계된 통합 클리닉에서 일할 경우에 마사지 치료사들은 병원에서 설정한 기준과 과정을 따라야 한다. 프로토콜에는 각각의 CAM 서비스들이 포함되어 있을 것이다. 과정과 절차는 환자를 위한 치료의 기준을 설정하고 CAM 시술자와 병원 직원들, 그리고 관리책임자들 간의 관계를 정립하는 것이다. 그리고 더 나아가서 전문적인 기준을 반영하고 모든 치료기법들은 병원 정책안에 속하고 합법적이라는 것을 명시하게 된다.

건강관리 신임기구의 관절위원회는 일상적으로 병원 운영정책과 병원에서 행해지는 치료가 적절한가에 대해 재검토를 한다. 이 조사기간 동안에는 프로토콜이나 정책과 절차는 반드시 명확히 명시되어야 하고 병원에서 설정한 전문적 기준에 충족된 다음에 수행될 수 있다.

통합 클리닉이 병원의 한 부서이거나 마사지 치료사들이 병원에 고용되어 있다면 마사지 치료사들은 병원의 신용도를 유지하기 위해 특정 수준 이상의 치료능력을 갖추고 있어야 한다. 이 치료능력은 필기시험과 치료에 대한 시범 및 구두시험 또는 이 세 가지가 조합된 형태로 평가된다.

마사지 치료사가 분만 센터 같은 특정 부서에서 일하고 있거나 산후 마사지를 시술하고 있는 경우, 마사지 치료사는 임산부의 자세에 대한 지식을 갖추고 있어야 하고 산모를 치료할 때의 주의점에 대해 숙지해야 한다. 그리고 경막 외와 제왕절개술에 대한 지식을 갖추고 있어야 한다. 또한 각각의 마사지 기법에 대한 수행능력 평가가 동반될 것이다.

기록 유지(Record Keeping)

통합의료팀에서 일할 때에는 분명하고 정확한 기록이 요구된다. 통합 클리닉에서 일할 경우, 특히 병원 내의 부서에서는 마사지 치료사들은 반드시 병원 규정을 따라야 하고 환자의 안전과 개인 정보에 대한 비밀을 유지해야 한다. 환자기록은 환자와 시술자 그리고 시술자들 사이의 정보전달 수단을 제공한다.

기록은 반드시 환자를 시진한 것과 적용한 기법에 대해 정확하게 이루어져야 한다. 이 기록은 다양한 치료방법 간의 중요한 정보전달 수단이며, 책임자가 환자의 진전을 확인할 수 있고 이를 바탕으로 환자의 건강관리 계획을 결정할 수 있다.

마사지 서비스는 환자 차트에 기록되어야 한다. 그리고 분명하고 정확한 언어로 시행된 치료에 대해 기술해야 한다. 마사지에 대한 기록은 평가 · 제공된 마사지의 형태, 치료의 효과, 환자의 상태변화와 추후 치료계획에 대한 의견이 포함되어야 한다. 대부분의 병원에서는 중앙 차트 체계를 사용한다. 의사, 간호사, 물리치료사와 CAM시술자들은 모두 같은 차트에 기록한다.

SOAP이라는 기록체계는 가장 일반적으로 의료계에서 사용되고 있으며, CAM 시술에도 적절하다. 그러나 차트의 많은 부분은 치료에 대해 묘사적인 설명을 요구한다. 그러므로 시술자들은 차트 기재 방법을 배우고 병원의 기록 절차를 따라야 한다.

병원에서의 마사지(Hospital-Based Massage)

병원에서의 마사지는 병원 환경 속에서 시행된다. 마사지 치료사는 병원에 고용될 수도 있고 프리랜서일 수도 있다. 또한 통합 클리닉과 연계되어 일하는 직원이거나 단지 의료봉사자일 수도 있다. 또한 때때로 마사지 치료사들은 물리치료과와 관련될 것이다. 마사지 치료사의 서비스는 병원 직원이나 환자 또는 환자의 가족들에게도 제공될 수 있다.

병원 직원에게 마사지를 제공하는 것은 실수의 감소, 업무능력 향상, 일에 대한 능률 향상, 병가의 감소, 노동자 보상 요구의 감소와 환자 치료의 질을 높이는 데 기여할 수 있다. 그리고 환자에게 마사지를 시행하는 것은 숙면 유도, 진통제 사용의 감소, 조기 퇴원과 병원 치료와 관련되어 더 큰 만족감을 주는 데 기여할 수 있다.

하지만 환자에게 마사지를 시행할 때에는 환자 주치의의 처방이나 의뢰가 필요하다. 처방전의 유무는 상관없지만 주치의의 추천이나 마사지에 대한 허가는 반드시 있어야 한다. 처방전은 보험금이 청구되기 전에 발급되어야 하는데, 마사지 치료사가 병원에 고용되어 일하고 있고 처방전을 가지고 있다면, 병원의 환자 진료비 청구 서비스를 통해 마사지 적용에 대한 의료수가를 받을 수 있다.

대개의 환자는 마사지를 요청한다. 서비스제공에 대해 일반적으로 현금을 지불하므로 마사지 치료사는 마사지 시술 직후에 환자에게 직접 치료비를 받게 된다.

서비스는 대개 병원 침상에서 수행된다. 마사지 치료사들은 다양한 형태의 환자와 만나게 되는데 항상 의료기구는 조심스럽게 다루어야 한다. 마사지 치료사들은 병원에서 마사지를 수행할 때에 환자의 병리적 상태나 적응증 및 금기증 등을 정확히 인지하고 있어야 한다.

병원은 딱딱하고 차가운 공간이다(그림 11-1). 하지만 환자에게 마사지를 제공하는 것은 환자의 병원 생활에 생기를 불어넣고 전반적인 건강에 대한 인식을 향상시키는 데 기여할 것이다. 마사지가 불안감소와 숙면유도 및 진통제 사용감소에 효과가 있다는 연구결과가 있다.

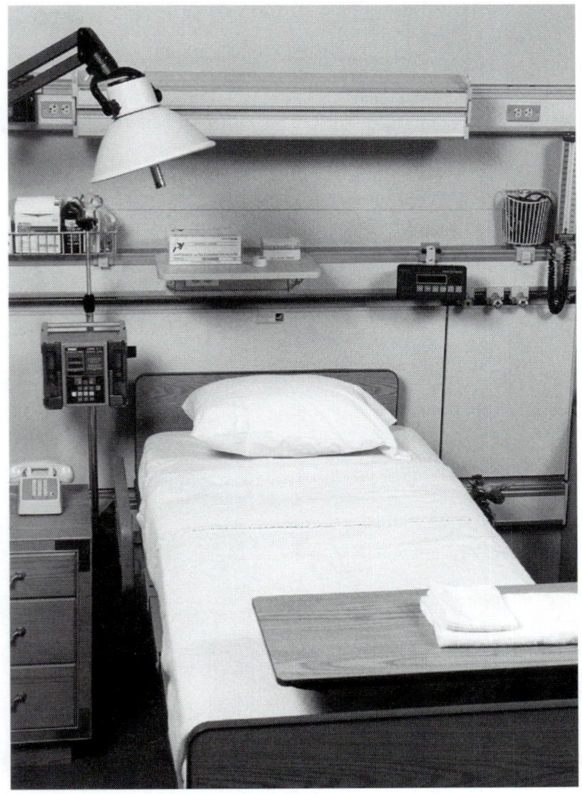

그림 11-1 환자가 병원생활을 하는 동안 마사지 치료사의 마사지를 통해 불안, 숙면유도, 전반적인 건강에 대한 인식을 향상시킨다.

병원에서 마사지가 시술되는 영역은 산전, 산후, 수술 전과 암 치료 센터 등이다. 수술 전의 마사지는 환자의 불안을 감소시키는 데 기여한다. 또한 이것은 수술 후 환자의 회복시간을 줄이는 역할을 담당한다.

분만 센터에서의 마사지는 일반적으로 보조적인 수단이다. 마사지는 분만 시에 이완을 촉진하고 산통에 의한 요통을 감소시킨다. 지압은 수축을 유발하고 분만 과정을 쉽게 만든다.

암 치료 동안 마사지는 힘든 치료에 의해 지친 환자의 기분을 전환시키는 데 도움을 준다. 방사선 치료나 수술 전에 적용된 마사지는 치료에 대한 불안감을 감소시키는 데 효과가 있다. 또한 마사지는 통증을 경감시킨다. 수술 후와 치유 초기의 마사지 시행은 반흔형성을 감소시키고 부종을 줄이며 환자의 기분을 좋게 하는 데 기여한다. 교통사고 등에 의한 외상 후에 오기 쉬운 인체의 부적절한 정렬을 바로잡는 데에도 효과적이다.

고전적인 스웨덴식 마사지는 환자의 스트레스를 경감시키기 위해 종종 변형되어 적용된다. 마사지 치료사는 환자의 질환에 따라 세심한 주의를 기울여야 한다. 마사지 치료사가 현재 환자의 병리적 상태나 주의점 및 금기증을 숙지하고 있어야 하는 것은 당연하다. 또한 환자 주치의의 권유도 고려하여야 한다.

특히 우리에게 병원의 '접촉(touch)' 이란 것은 익숙하지 않은 문화이다. 대부분의 치료과정이 침습적인 환경에서 행해지고 우리에게 민감한 접촉에 의한 치료는 그리 많지 않다. 병원에서 마사지나 치료적 접촉을 시술함으로써 우리는 마사지에 의한 따뜻한 손길로 건강관리를 이끌어 갈 수 있다.

간호에서 치료적 보조도구로써의 마사지 (Massage as a Therapeutic Aid In Nursing Practice)

마사지는 환자의 회복기 동안에 적용할 수 있는 효과적인 치료법 중 하나이다. 실제로 마사지와 운동은 환자 회복을 위한 수단으로 종종 처방된다. 스웨덴식 마사지는 간호사들이 자주 사용하였다. 이때의 기본적인 도수기법은 타진법(경타법, effleurage)과 유날법(petrissage) 및 마찰법(friction)과 관절가동법이다.

환자의 정신적 · 육체적 건강을 증진시키기 위해 관절가동화나 도수치료 등과 같은 기본적인 마사지 기법들이 환자의 간호에 도움을 준다. 전형적이지 않은 형태의 질병을 가진 환자를 위한 특화된 치료기법들이 있다. 이런 특별한 형태의 마사지의 경우에 환자의 주치의는 물리치료사에게 치료절차의 일부를 할당한다.

이런 형태의 치료를 하는 물리치료사들은 간호사와 함께 환자관리에 대한 교육을 받아야 한다. 운동, 마사지, 전기치료, 수치료와 특정 기법과 관련된 치료법들은 특정한 병이나 손상을 위한 치료로 사용된다. 예를 들어, 슬관절이나 고관절 대치술을 시행한 환자는 마사지 전에 열 또는 냉을 이용한 치료가 선행되어야 한다.

마사지는 연부조직 손상과 관절 손상의 치료에 효과적이고, 다양한 범위의 질병 치료를 위해 처방된다. 신경피로, 불면증, 두통, 긴장, 스트레스나 다른 여러 장애의 치료를 위해서도 마사지를 이용한다.
간호사나 건강관리 시술자들이 인체 여러 장기의 기능에 대해 다양한 형태의 마사지가 어떠한 효과를 내는지를 알기 위해서는 병리학 · 생리학 · 해부학에 대한 총체적인 이해가 필요하다. 환자에게 언제 마사지를 적용할 때가 효과적이고, 어느 시점이 금기인지를 아는 것은 중요하다.

마사지 치료사들은 간호사나 다른 건강관리 전문인들과 같은 윤리적 규범을 가지고 있어야 하며, 환자의 편안함이나 사생활과 자존심에 대해 고려해야 한다. 마사지 치료사와 간호사의 주요한 차이는 간호사는 병원과 의사의 치료가 필요한 건강상의 문제나 손상을 가지고 있는 환자를 다루는 것이고, 마사지 치료사들은 의사의 감독 하에 일할 수도 있지만 개인시설과 건강관리 시설 또는 체육 시설 등에 고용되어 일할 수도 있다.

마사지 치료사들은 대개 마사지가 질병이나 손상의 회복을 위한 치료의 목적으로 사용되는 곳보다는 고객의 건강관리의 하나로 수행되는 곳에서 일한다.

간호나 건강관리에서 마사지는 육체적 · 정신적 재활 과정의 한 부분이다. 사람이 아프거나 손상을 입었을 때에는 불안이나 초조한 감정을 느낀다. 그리고 이것은 종종 부적절한 휴식과 불면증을 야기한다. 좋은 마사지는 환자를 편안하게 하고 이완을 도우며, 불안함을 잊게 하는 데 도움을 준다.

환자가 회복기에 침상생활을 할 때, 근육은 긴장성을 잃고 관절은 경직된다. 그리고 피부는 더 민감해져서 환자가 돌아눕거나 움직일 수 없다면 욕창이 생긴다. 환자는 마사지를 통해서 이런 문제를 예방할 수 있다.

마사지는 환자에게 편안함을 제공할 뿐만 아니라 백혈구와 적혈구 수를 증가시키고 조직에 영양을 공급하는 순환을 증진시킴으로써 치유를 촉진한다. 그리고 적절하게 수행된 마사지는 림프계의 흐름을 향상시킨다. 또한 뇌와 신경으로의 혈류 공급을 증진시키고, 이것은 환자의 수의적인 움직임이 더 잘 일어나게끔 하여, 소장과 대장의 연동운동을 증진시킴으로써 변비를 예방한다. 전 연령에 걸친 환자에게 마사지가 효과적이라는 수많은 예가 있듯이 많은 의사들이 환자의 회복 촉진을 위한 보조 수단으로 마사지를 추천한다.

간호와 건강관리에서의 마사지의 금기증 (Contraindications for Massage in Nursing and Health Care)

고객의 건강을 관리하는 시술자(practitioner)와는 달리, 건강관리 시설의 간호사나 마사지 치료사들은 환자들의 치료 역할을 수행한다. 환자의 질병이나 손상의 시기에 따라 어떤 종류의 마사지가 효과적인지를 결정해야 하고, 또한 마사지가 환자의 치료에 전혀 도움이 되지 않는지 여부도 결정해야 한다. 또한 마사지가 환자 주치의에 의해 승인되었는지를 확인하는 것은 중요하다.

마사지는 인체 손상부위로의 체액, 혈액, 영양분과 산소의 공급을 원활하게 한다. 그러나 마사지가 환자에게 적용되지 말아야 하거나 손상부위에 적용하는 것이 금기인 시기가 있다. 주치의는 환자의 근육이나 피부의 약화를 기록하고 마사지의 금기증을 인식하게 된다. 그리고 간호사나 마사지 치료사는 주치의의 감독이나 허가없이 마사지를 적용해서는 안 된다.

다음은 일반적인 마사지의 금기증이다.

① 출혈(내부 또는 외부)
② 발적, 종양(growths), 손상 등의 피부 문제
③ 새로 형성된 반흔조직, 딱지(scabs), 상처와 화상 부위
④ 감염, 부종 부위, 통증, 염증, 발열부위
⑤ 오심, 구토, 열
⑥ **부종**(edema) : 과도한 림프액은 발이나 다리의 부종을 야기하는데, 특히 노인에게서 자주 발생한다. 의사들은 종종 이런 형태의 부종 완화를 위해 림프혈류에 직접적용하는 부드러운 타진법이나 림프 순환치료 등을 추천한다.
⑦ **정맥류성 정맥** : 혈압이 증가함에 따라 다리 정맥이 확장되고 늘어난다. 초기에는 주변 조직에 대해 마사지를 적용할 수 있지만 직접적인 부위에 적용하지는 않는다.
⑧ **관절염이나 활액낭염 같은 감염된 관절** : 통증이나 염증이 있을 경우에는 직접적인 부위에 마사지를 적용하지 않는다.
⑨ **암** : 암의 증상이 있거나 암과 관련한 어떠한 의심이라도 있을 경우, 직접적인 부위의 적용 뿐만 아니라 그 주변부위에 대해서도 마사지를 적용해서는 안 된다.

다음은 암이나 마사지의 금기증과 관련된 경고 징후들이다.

다음의 증상 중 어떠한 증상이라도 발견되면 의사에게 의뢰하여야 한다.

① 정상적으로 치유되지 않는 통증
② 기태(mole), 피부연성 섬유종(skin tag)
③ 사마귀의 색깔이나 크기가 변할 경우
④ 팔이나 가슴 속의 종괴(lumps)
⑤ 영구적인 쉰소리, 기침 또는 목의 통증

⑥ 내부장기의 비정상적인 기능(방관이나 장의 기능 변화)
⑦ 출혈
⑧ 영구적인 소화불량 또는 연하곤란

의료적 마사지(Massage as Medicine)

현재 마사지와 도수치료는 의료계에서 다시 유행하고 있다. 마사지의 효과에 대한 연구가 계속되 있으며, 환자들은 마사지의 가치를 주장하며 주치의들에게 마사지 의뢰를 요청하고 있다. 이에 따라 더 많은 의사들이 마사지 처방을 내리고 있다. 의사에 의해 처방된 마사지의 일부는 병원이나 통합의료 센터 등에서 수행되고 있다. 그러나 대부분 의료적으로 처방된 마사지는 개인의 독립 사무실에서 수행되고 있다. 환자가 진단받은 건강상태의 호전을 위해서는 의료적인 마사지를 고려해야 한다.

의료적 마사지는 의사에 의해 진단받은 병리적 증상의 완화를 위한 목적으로 처방된 마사지를 말한다. 의료적 마사지는 일반적으로 건강 증진을 위한 의료적 목적으로 환자에게 적용되며, 치료의 일부분이다. 의료적 마사지 치료사들의 역할은 환자의 건강상태에 대해 직접적 · 긍정적으로 영향을 줄 수 있는 기술을 적용하는 것이다. 그렇기 때문에 마사지 치료사는 환자의 병리적 상태와 건강을 증진시킬 수 있는 치료기법들을 잘 알고 있어야 한다.

또한 스웨덴식 마사지, 신경근 치료, 두천부 치료, 근막 이완술, 림프 순환촉진, 암환자를 위한 마사지, 정형적 마사지, 통증점 치료, 연부조직 가동화, 침술 등의 다양한 기법들을 알고 환자의 상태와 마사지 치료사의 기술에 따라 적절히 조합하여 사용해야 한다. 의료적 마사지는 의사가 진단하고 처방한 환자의 문제 해결을 위해 특별히 사용되는 데, 진단 · 처방 관련 부위의 치료에 초점을 맞춘다.

의료적 마사지는 환자가 진단 받은 부위에 적용되거나 현존하는 문제를 완화하기 위해 적용된다. 마사지는 연부조직의 기능증진, 긴장도 완화, 관절가동범위 증진과 연관통을 완화시키는 데 사용되고, 마사지에 영향을 받지 않는 병리적 상태와 관련된 불안과 스트레스를 조절하거나 완화시키는 데 도움을 주고자 처방된다.

의료적 마사지의 적용기간은 치료적 절차를 따른다. 미래에는 특정 상태에 있거나 손상을 입은 고객들은 상태를 향상시키고 손상을 치료하기 위해 의료적 마사지를 찾게 될 것이다.

의료적 마사지가 효과적인 질환들

의료적 마사지는 여러 상태에 효과적일 수 있다. 특히 스트레스나 근골격계 질환의 경우에 컨디션을 높여준다. 다음은 마사지를 필요로 하는 질환들이다.

- 불안
- 운동 손상
- 요통
- 수근관 증후군
- 부종
- 감정적 스트레스
- 섬유근육통/섬유염
- 두통
- 불면증
- 편두통
- 근막 동통
- 목 동통
- 퇴행성 관절염
- 손상 후 재활
- 반속적 좌상
- 좌골신경통
- 염좌/좌상
- 측두하악관절 기능장애
- 건염, 건 손상
- 흉곽출구 증후군
- 편타손상(whiplash)

의사나 지압요법사들이 먼저 고객의 상태를 진단하면 고객은 마사지를 위한 처방전이나 의뢰서를 받게 될 것이다. 환자의 간단한 건강기록과 과거력은 고객의 상태나 관심(concern)을 이해하는 데 도움을 줄 것이다.

첫 치료 때에는 전체적인 환자 평가를 통해 어떤 조직과 관련이 있는지를 파악해야 한다. 마사지 치료사는 진단된 질병의 적응증과 금기증에 대해 즉시 파악해야 한다. 기법을 결정하고 치료계획을 세우고 난 후에 치료를 시작한다.

마사지 치료사는 환자의 상태를 낫게 하는 적절한 치료를 하는지 알기 위해 환자의 반응과 조직의 상태를 지속적으로 관찰한다. 마사지는 의사의 진단에 따라 발병 부위에 적용된다. 의료적 마사지는 대부분 짧게 자주 적용한다. 환자의 상태가 더 이상 호전이 기대되지 않는 수준에 도달했을 때, 치료는 성공한 상태이고 더 이상의 치료를 하지 않는다.

마사지를 위한 보험 손해배상 (Insurance Reimbursement for Massage)

미국 전역의 물리치료사들은 의사나 지압요법사에게 의뢰받은 환자를 치료하고 보험회사로부터 의료수가 지급을 받은 경우도 있고 그렇지 못한 경우도 있다.

보험회사에 보험수가를 청구하기 위해서는 고객과 보험회사와 관련되었을 때의 허와 실을 알아야 한다.

마사지는 치료적 마사지로 연부조직의 중재를 통해 고객의 손상을 경감시켜 주는 매우 가치 있는 일이다. 의사가 권고하고 처방한 일반적인 마사지는 치료가 될 수도 있는 반면에 고객에게 도움이 되지 않을 수도 있다.

그렇지만 마사지 치료사는 고객에게 기꺼이 서비스를 제공해야 하고 보험회사와 손해배상에 대한 소송을 진행하는 동안 참을성 있게 기다리고, 싸워야 하며 보험회사 청구를 위해 필요한 서류업무를 준비해야만 한다. 일반적으로 손해배상 지불은 공평하게 이뤄진다. 하지만 보험회사는 더 많은 정보나 소송 재검토를 요구할 것이다. 때때로 서비스에 대한 마사지 치료사의 보상이 줄거나 심지어는 거절된 후에 몇 달이나 몇 년이 지나도록 기다림이 계속되기도 한다.

청구에 대한 적절한 지식은 다시 제출되는 소송이 즉각 취하되거나 보험회사에 지불해야 하는 기한이 길어지는 가능성을 줄여 준다. 적절한 청구 요청은 소송을 준비할 때의 세부사항과 회사 대리인과 명백한 의사소통, 그리고 고객 경과(progress)의 서류작업과 정보를 계산하는 동안 정확한 기록을 갖고 있는지를 고려해야 된다.

보험 제공자들은 광범위하고 다양한 유형이 있다. 서비스를 제공하는 마사지 치료사들은 대부분 손해배상을 하지 않는다. HMO와 PPO는 그룹에 등록되어 있는 마사지 치료사가 아니라면 마사지 치료사의 서비스에 대해서는 책임을 지지 않는다. 심지어 마사지 서비스는 대개 적은 비율의 기부자(subscriber)에게만 유용하게 작용한다. 예를 들어, 의료보험이나 고용자보험과 같은 정부건강보험에는 마사지 서비스를 청구하지 못한다. 대부분 주요 의료보험 정책도 이 서비스에 책임을 지지 않는다.

마사지 치료에 대한 보험은 아마도 노동자들의 보상과 자동차 보험, 그리고 개인손상(personal injury-PI) 정도일 것이다. 워싱턴 주에서는 면허를 소지한 마사지 치료사가 의사처방을 받은 환자에게 서비스를 행하는 것을 손해 배상하는 법률이 1996년 보험회사의 요청에 의해 통과되었다. 플로리다 주에서도 역시 몇 가지 서비스 유형에 대한 마사지 치료사의 손해배상에 관한 법률이 보험회사의 요청에 의해 통과되었다.

마사지 치료사로서, 당신의 보험사례를 수용하기로 결정하였다면 이는 보다 쉽게 보험을 진행해 나가고 요령을 습득해 가는 좋은 생각이다.

한 두가지 보험소송을 경험하는 동안 정확하게 기재하는 요령과 필요한 서류를 제출, 보험대리인과 의사소통하는 것 등 복잡한 일을 배워야 한다.

보험소송의 적절한 서류정리법은 상당한 시간이 요구된다. 당신의 일에 몇몇의 보험 고객들을 수용하기로 결정하였다면, 소송을 정리하기 위한 계산 서비스와 계약에 대해 고려하는 것이 당신과 고객이 함께 있을 수 있는 시간을 벌어 줄 것이다.

소송 결과

진행이 끝난 보험 청구는 표준화가 잘 되어 있다. 보험사건과 보험회사의 계산에 대한 작업을 할 때에 따르는 절차는 진행이 복잡하더라도, 실제로 보험회사는 진행을 단순화하고 지불기한을 증가시키려 할 것이다. 보험 손해배상의 이익을 얻으려면 조직 · 명확한 서류 · 불굴의 노력 · 인내 · 세부사항에 대한 주의와 신속함이 요구된다.

마사지 치료에 대한 소송 절차를 보험회사가 고려하려면, 먼저 마사지 치료의 의료적 필요성을 고려하게 해야 한다. 임상적 필요성은 의사나 카이로프락터 또는 물리치료사에 의해서만 결정될 수 있고, 소개 서류와 처방전을 통해 서류화가 된다. 마사지 치료사에게 치료를 받을 때에는 치료 빈도와 기간이 포함된 처방전과 임상적 필요성에 대한 진술이 포함되어야 하며, 미리 정해진 진단은 의사가 환자를 재평가할 때까지 계속 제공되어야 한다. 보험회사는 그들이 처방전에 제시한 마사지 서비스를 계산에 반영해야 한다.

평가기간에 있는 마사지 치료사가 의사 처방전에 지시된 것 이상으로 고객의 손상과 관련된 상태를 인식하였다면, 마사지 치료사는 보험소송에 연루될 수 있기 때문에 추가적인 상태를 포함하는 처방전을 의사에게 다시 써 달라고 요청해야 한다. 고객은 의사에게 돌아가서 진단에 추가된 상태를 물어보거나 마사지 치료사가 관찰한 것을 의사에게 말하고 정보를 준다. 그리고 의사가 처방전 수정을 고려하였는지를 물어볼 수 있다.

반면에, 치료기간 동안 추가적인 상태를 마사지 치료사가 건의했을지라도 그는 처방전에 기록된 상태대로 일한 것만 보험회사에 청구할 수 있다.

새로운 고객과의 첫 예약이 이뤄졌을 때, 이것이 보험사건인지를 결정하게 된다. 고객의 첫 만남에서 필요한 정보를 갖고 왔다면, 고객이 첫 만남에 도착하기 전에 전화상으로 필요한 예비정보를 보험회사 사정인으로부터 얻기가 수월해진다. 고객에 대한 어떤 정보를 제공하기 전에 항상 보험회사로부터 진술을 얻게 된다.

증명(Verification)이나 허가(Authorization)

새 보험고객에게 어떤 마사지를 시작하기 전에 고객의 보험증권으로 책임을 질 수 있는 마사지 서비스를 전화상으로 보험사정인에게 정보를 얻어야 한다. 당신은 고객의 정보에 대한 연락을 받기 전에 다음 정보를 갖추어야 한다.

고객명, 보험증권 소유주, 보험회사 명칭, 보험사정인의 이름과 전화번호, 보험인증번호(사회 안전번호), 소송번호 그리고 사고/손상 날짜, 당신이 의사나 카이로프락터로부터 받은 처방전과 소개서류를 갖고 있어야만 한다. 처방전은 진단명과 마사지 치료가 행해지는 빈도와 기간을 포함한 치료계획이 포함되어야 한다.

다음과 같은 정보가 포함되어 있어야 한다.

① 고객은 마사지 치료사인 당신의 서비스에 대한 보상 범위를 갖고 있습니까?
② 최근의 **소송절차상의 용어 코드**가 무엇입니까?
③ 치료 빈도 또는 재정적인 보상 범위에 제한이 있습니까?
④ 제한점은 무엇입니까? ⑤ 세금 공제가 됩니까? ⑥ 상속분과 재산이 얼마여야 만족하실 수 있습니까? ⑦ 세금공제 갱신은 언제 됩니까? ⑧ 보험 손해 배상에 대한 벌금은 몇 % 입니까? ⑨ **Co-pay**가 있습니까? 있다면 무엇입니까? 노동자에게 보상이 된다면 소송절차를 취하기 위한 허가를 얻을 수 있다.

> **소송절차상의 용어 코드 (Current procedural terminology(CPT) code)**
> 의사 · 마사지 치료사 · 환자와 보험회사 사이의 의사소통의 기초와 공통 언어를 제공하고 임상적 서비스를 분류하며 정량화하는 미국의료협회에 의해 발전되고 유지되는 것

> **Co-pay**
> 서비스 시기에 환자가 책임을 질 일에 대한 벌금의 몫

작업자의 보상은 서비스가 행해지기 전에 허가가 요구된다. 허가 전에 어떤 서비스가 제공되는 것은 보험회사 운송인에 의해 손해배상을 해야 한다. 작업자의 보상에 대한 규칙은 주 별로 다르다. 어떤 소송을 수용하기 전에 마사지 치료사의 주에 있는 작업자 보상 부서에 정보를 요구하고 서비스 매뉴얼에 대한 벌금을 물어보아야 한다. 작업자의 보상은 일반적으로 손상 시기에 고객의 고용인에 의해 지정된 보험회사로부터 제공된다.

고객이 당신에게 와 있을 때에, 의사로부터 소송대리인이나 매니저 이름, 대리인의 전화번호, 그리고 소송번호가 적힌 처방전을 받아서 갖고 있어야 한다. 처방전은 진단명, 처방된 치료, 치료 빈도, 치료기간 그리고 의사의 면허 번호와 서명이 포함되어야 한다. 처방전은 '마사지 치료'를 처방했거나 마사지 치료사의 치료범위 내에서 특정한 CPT코드를 포함해야 한다.

보험진술을 위해 요구되는 고객정보

다음 정보는 고객의 보험에 책임이 있는 당신이, 서비스가 보험운송인으로부터 확인이나 허가를 얻기 위해 요구되는 것이다. 확증을 얻기 전에 고객에게 제공하는 어떤 서비스도 지불 받을 것을 기대하면 안 된다. 확증을 얻었다고 할지라도 손해배상을 위해 당신이 제출한 모든 서비스를 지불할 것이라고 보장할 수 없다. 당신이 확증을 위해 고객부터 보험회사까지 접촉하기 위해서는 다음 정보가 필요할 것이다.

① **처방전이나 의사의 소개서에 포함되는 것 :**
- 의사의 이름과 면허 번호
- 진단(ICD-9코드)
- 처방된 치료(CPT 코드)

② 보험 정보
- 보험에 가입된 사람의 이름
- 보험회사명
- 보험사정인의 이름과 전화번호
- 보험에 가입된 이름이 다르다면 보험계약자의 이름
- 보험증권 번호
- 소송 번호
- 손상 날짜

당신이 보험사정인에게 말하는 동안 보험에서 무엇을 책임질 것인지 확인한다.

① 보험에서 마사지 치료사의 서비스를 책임질 의지가 있는가?
② 처방된 치료에 대한 CPT코드가 손해배상 받을 수 있는 것이 확실한가?
③ 각 치료와 진단에 허용되는 시간은 어떻게 되는가?
④ 치료기간이나 치료 빈도는 어떻게 허용되는가?
⑤ 세금 공제에 관한 질문 :
- 얼마나 세금 공제가 되는가?
- 충분히 세금 공제가 되고 있는가?
- 언제 이것이 갱신되는가?

⑥ co-pay에 관한 질문 :
- co-pay 체재가 있는가?
- 이것은 얼마인가?

⑦ 보상범위 정보의 비율에 대한 질문
입증된 것이 지불을 보장하지는 않는다는 것을 기억해야 한다.

보험사정인이나 보험소송대리인과 대화할 때는 대화 내용을 서류화해야 한다. 날짜와 시간(분까지) 및 마사지 치료사와 함께 이야기한 사람들의 이름과 말한 내용을 정확하게 기록해야 한다. 회사가 당신을 다른 사람으로 옮겨서 그 업무처리가 차단이 된 상황이라면 당신을 이동시킨 사람의 이름과 정확한 전화번호를 얻어야 한다.

그 고객에게 어떤 서비스가 수행되기 전에 전화상으로 고객의 보험보상범위에 대한 진술을 항상 갖고 있어야 한다. 전화 대화와 팩스 또는 메일로 보험회사 운송인에게 보상범위에 대한 서류화된 증거를 요청하는 동안 인증된 것을 다시 증거 서류로 한 것과 전화 위임이나 진술을 끝까지 찾게 된다.

보험소송 고객을 위한 서류

초기 면접 동안 보험 소송을 하는 고객은 여러 가지 형식과 예비 과세액을 갖추어야 한다. 첫 면접에서 의료정보 양도형식과 지불형식에 대한 동의에 고객이 서명을 해야 한다. 수용된 형식과 의사의 처방전은 보상범위 진술을 위한 보험사정인과의 대면에 대한 충분한 정보를 갖추게 된다.

보험 고객을 위한 자료

처음 방문 동안 고객에게 다음을 포함하는 여러 가지 자료의 기재가 요청된다.

① 고객이 사용하는 형식 : 이 형식을 정보가 포함된 HCFA1500 형식으로 바꿀 수 있게 디자인되었다.

① 의무기록 형식 : 형식이나 분리된 자료의 부분이 될 수 있다.

② 의료정보 개방형식(그림 11-2) : 이는 보험회사나 의사 또는 대리인과의 비밀 정보를 공유하기 위해 요구된다.

③ 지불형식을 위한 동의서(그림 11-3) : 이는 보험에서 책임지지 않는 어떤 보수에 고객이 책임을 져야 한다는 진술이다.

④ 보조금 형식에 대한 위탁(그림 11-4) : 이는 보험운송인이 당신과 치료사의 서비스를 정확하게 계산하여 댓가를 지불하도록 한다.

⑤ 동의형식 정보

⑥ 초기 평가형식 : 이것은 의사의 진단과 관련된 최근 결과를 포함해야 한다.

보험 고객의 예비 방문은 요청된 자료를 기재하는 여분의 시간과 초기 평가의 수행이 요구된다. 보험회사는 초기 평가가 요구되는 여분의 시간 동안 배상을 할 수도 있고 안 할 수도 있다.

의료정보 개방형식

고객명 ______________________________

주소 ______________________________

나는 이것으로 나의 질병 · 손상이 지속된 날짜와 관련된 관리/평가 또는 채무의 지불의 목적으로 다른 정보필요성이나 어떤 의료적 기록이 내 사건과 직접적으로 관련이 있을 때에 의사나 보험회사 또는 대리인에게 정보 개방을 허가한다. 이 허가는 이것의 제공자와 보험회사에서 기록되며 내가 무효로 하기까지 여기에 서명된 날짜로부터 유효하게 유지된다.

고객 서명 ____________________ 날짜 ____________________

그림 11-2 의료정보 개방형식(Medical information release form)

지불형식에 관한 동의서

나는 전문적인 서비스에 지불되는 모든 사례금에 책임지는 것을 이해한다. 미리 만들어진 다른 협정이 아니라면 모든 사례는 서비스 시기에 지불할 의무가 있다. 보험이 서비스에 대한 비용을 지불한다면 나는 같이 지불하는 것, 보상범위에서 지불되지 않은 비율, 그리고 세금공제를 포함하는 것에는 어떤 지불도 책임이 없다는 것을 이해한다. 보험 미납이나 거절에 대해서 나는 협정이든지 전체 지불액을 설정하는 데 기여했고, 모든 사례를 책임져야 하는 것을 이해한다.

나는 당신의 시간을 소중히 생각하여 취소를 요구할 때는 12시간 전에 공지를 할 것이고, 적절한 공지없이 약속을 취소하는 것에 책임질 것이다.

고객명 ______________________________

주소 __________________ 시 __________ 주 ____ 우편번호 __________

고객 서명 ____________________ 날짜 ____________________

그림 11-3 지불형식에 관한 동의서(Agreement for payment form)

보조금 위탁서

나는 나의 보험제공자에 의해 의료적으로 필요한 치료를 받는 나의 권익 보호를 위해 보험제공자가 제출하는 의료 소송에 사용되는 모든 비용과 나의 건강관리 제공자 ________에게 정확한 지불을 하고 재산을 위탁하기 위해 ________________를 명한다.

고객명 ________________________________

주소 ________________________ 보험증권번호 ________________

고객 서명 ____________________ 날짜 ____________________

그림 11-4 보조금 위탁서(Assignment of benefits form)

의료정보 양도형식은 법률에 의해 요구되고 고객의 건강(손상과 관련됨)과 관련된 정보를 공유하기 위해 보험회사에서 허가를 받아야 하며, 그 사건에 연관된 변호사들이나 법조인 및 다른 보건 개업의사와 관련이 있다. 환자의 허가 없이는 어떠한 환자 정보도 유출해서는 안 되며, 필요한 정보와 그들의 직업상 그 사건에 포함되거나 관련된 것만을 제공해야 한다.

지불형식에 대한 동의는 보험회사나 법적인 양도 내에서 지불하지 않는 서비스에 대한 댓가를 고객이 책임질 수 있도록 하는 것이다. 고객은 보조금 형식의 양도에도 서명을 해야 하며, 운송인이 치료사가 행하는 서비스에 대해 직접적으로 소송 보조금을 보낼 수 있도록 하기 위해서 첫 번째 소송에서 보험회사로 보내게 되는 복사본에도 서명해야 한다.

다른 복사본은 앞으로의 소송에서 사용될 수 있기 때문에 고객 서류에 저장하고 고객은 형식에 서명하기가 어렵다면 적당한 빈칸에 “서류에 서명함”이라고 기재하면 된다.

다른 중요한 형식은 보험회사가 다루는 서비스에 영수증을 줄 때에 필요하다. 영수증은 보험회사와 고객, 그리고 치료사의 활동기간에 필요한 모든 정보를 포함해야 한다. 영수증은 다음 정보를 포함해야 한다.

- 서비스 날짜
- 고객명
- 서비스 비용

- 지불과 정산서
- 과거와 현재의 비교
- ICD-9(진단)와 CPT(절차) 코드
- 마사지 치료사의 이름 · 주소 · 전화번호, 제공자 번호
- 고객의 다음 예약

처음 평가하는 동안 고객의 손상이나 불평과 관련된 상태를 신중하게 서류화한다. 의사의 처방전은 선택된 절차를 적용할 신체의 특정부위를 일러준다. 지시된 부위의 조직을 촉진하고 예비 평가형식에 있는 특정 근육의 상태를 기록한다. 근긴장, 발통점(trigger point), 과긴장이나 저긴장, 염증, 부종 또는 다른 상태가 나타난다. 치료기간에 따라 이런 상태의 변화를 기록한다.

치료적 마사지를 수행하거나 보험지불에 관한 서류를 정리할 때, 모든 마사지나 치료기간은 정확하게 서류화해야 한다. 보통 이런 서류는 고객 서류 내에서만 보관하고 보험 회사가 요청하지 않는다면 소송 서류의 정리는 포함하지 않는다. 서류는 SOAP 노트 유형이 제출되어야 한다.

당신이 보험회사로 서류를 제출해 달라고 요청을 받았거나 사건이 법정으로 갔다면, 대리인에게 간결한 고객기록을 정확히 보관하고 있어야 한다.

치료적 목적으로 마사지를 시행했을 때, 처방전이나 의사가 요구하거나 보험회사로부터 손해배상이 예상될 때, 각각의 모든 치료 기간에 대한 정확한 서류를 갖고 있어야 한다. 서류는 치료가 진행되는 동안 개인의 기록과 서비스에 대한 영수증을 형식에 포함해야 한다. 경과(progress)나 각각의 치료기간 서류를 작성하면 치료의 과정과 진행에 따라 마사지 치료사와 고객을 도움이 된다.

서류는 의료인이나 보험회사, 심지어 변호사나 법조인과 같이 관련이 있는 사람들 간의 의사소통을 위해 요구된다. 정확한 치료기간 기록은 그 치료가 행해진 것에 대한 자료로 제공된다. 이는 치료 진행을 증명하고, 그들이 이익을 위해 지속적인 지불을 재검토하고 결정함으로써 보험회사에 아주 중요한 작용을 한다.

보험회사는 임상적으로 필요하다고 생각되는 서비스에만 지불을 한다. 보험업자는 서비스 제공자에 의해 제출되는 서류를 읽어 보고 임상적 필요성을 결정하게 된다. 고객의 임상 기록, 특히 최근 손상이나 상태와 관련된 것은 의사가 쓴 소개서와 처방전 및 당신의 초기 평가 그리고 당신의 마사지 치료 서비스에 손해배상을 할 것인지 말 것인지 보험업자가 결정하게 하는 당신의 경과(progress) 노트가 필수 자료가 된다.

대부분의 서류는 서비스에 대한 영수증을 제외하고 고객에게 제공된 복사본과 부기(bookkeeping)를 위해 보관되는 복사본이 고객 서류 내에 남아있게 된다. 고객의 의료기록에 관한 복사본은 초기평가, 의사의 소개서와 처방전, 기간 기록 그리고 보조금 할당이 보험회사로 보내지는 초기소송과 함께 부가물로 HCFA1500 형식이 포함된다.

> **HCFA1500 형식**
> 의료비용 지출에 대한 보험을 계산할 때, 서비스 제공자에 의해 사용되는 보건 의료 재정 관리부에서 만든 표준화된 형식

보험 운송인에게 보내지는 모든 자료의 복사본은 보관되어야 한다는 것을 기억하라. 같은 사건에 대한 소송의 추적 진술은 보험회사가 요청한 치료기간, SOAP, 노트와 각 소송 진술과 같이 보내지는 처방전이 없다면 HCFA1500형식만 요구된다. 자료가 제출된 소송에 관하여 특별한 회사 정책을 결정하기 위한 초기 진술 동안 소송 사정인에게 요구한다.

보험회사는 SOAP형식에 따르는 설명형식의 경과 기록을 더 선호한다. 약어는 사용할 수 없다. 약어를 사용한다면 모든 기록에 단서가 포함되어야 한다. 치료기간 기록은 정확하게 인쇄하거나 기재해야 하고 읽고 이해하기 쉬워야 한다.

초기 SOAP 자료는 고객명, 의사명, 마사지 치료사명, 서비스 날짜, 위치, 자료의 서두에 방문 유형(초기 또는 연속물 내 숫자)을 포함한다.

S(subjective) 부분은 상태에 따른 고객 경험을 포함하고 불평과 증상, 이것이 시작되는 방법과 시기 및 이것이 보다 좋은지 나쁜지를 결정하는 것, 행해진 것과 결과 그리고 치료에 대한 고객의 인상과 반응을 포함한다.

O(objective) 부분은 어떤 시험이나 테스트의 결과뿐만 아니라 시각적이고 촉각적인 치료사의 관찰결과를 포함한다. 보험을 계산할 때, 모든 객관적이고 주관적인 결과물들은 의사의 처방전에 있는 진단과 정확하게 일치해야 한다는 점을 기억해야 한다.

의사 기록의 A(assessment) 부분은 마사지 기간의 기능적인 결과뿐만 아니라 의사의 진단이나 결과를 포함한다. P(plan) 부분은 기대되는 결과 · 기간 · 유형을 포함하는 의사가 지시한 치료계획을 말한다.

추적기간 동안 SOAP 자료는 다소 간략해진다. 서두는 초기 치료기간 자료와 같은 정보를 포함한다. S 부분은 환자의 최근 정보, 상태와 관련된 최근의 경험, 이전의 마사지 치료기간 동안의 반응이나 반작용 등을 포함한다.

O 부분은 어떤 시험이나 평가의 결과뿐만 아니라 마사지 치료사의 시각적 촉각적 관찰 결과를 포함한다. A 부분은 치료기간의 결과로서 마사지 치료사의 관찰이나 고객 기록에 대한 어떤 기능적인 성과를 기록한다. P 부분은 제시하고 이용한 운동과 절차 등을 기술한다.

HCFA 1500 형식

보험회사는 계산 목적으로 기준화된 형식을 채택하였다. HCFA1500형식은 보건의료재정관리부에서 개발한 것으로, 지금은 보험업계를 통해서 사용되며, 회사마다 다른 형식으로 인한 혼란을 없애 준다.

의료보험과 고용보험 서비스 센터(Center for Medicare and Medical Services ; CMS)는 동일한 형식을 사용하며, 의료보험과 고용보험의 B 서비스 부분의 계산을 위해 CMS1500형식이 언급되었다. HCFA1500형식과 CMS1500형식은 동일하고 상호교환할 수 있다.

HCFA1500형식은 광학식 문자판독인식(optical character recognition ; OCR) 소프트웨어에 의해 읽혀지도록 계획된 것으로 특별히 빨간 잉크로 인쇄되기 때문이다. 그 형식은 이상적으로 타자기를 사용하거나 컴퓨터용에서 검정 잉크를 사용해서 채워야만 한다.

손으로 쓴 형식은 컴퓨터로 인식되지 않고 지불이 지연되는 결과를 초래할 수 있다. 형식이 손으로 쓰여진 것이라면 검정 잉크를 사용하여 판독하기 쉽게 한다. 또한 컴퓨터를 사용한다면 모든 기재사항이 분명하게 읽히도록 적절히 프린터를 정렬해야 한다. 모두 대문자를 사용하고 쉽게 읽을 수 있는(Courier 또는 Arial체, 10또는 12 포인트) 폰트를 사용해야 한다.

복사, 스테이플, 종이 클립, 테이프 또는 접는 방식을 사용하면 안 된다. HCFA1500형식의 준비를 위한 보조프로그램을 개발한 몇몇 소프트웨어 회사는 고객 수입과 기록 자료로부터 얻은 고객정보를 이용한다.

모든 필요한 정보를 HCFA1500형식으로 이동시키기 위해 당신의 수입형식이 구성된다. HCFA형식은 제공되는 서비스(CPT 코드)에 속하는 절차 코드의 사용이나 의사의 진단(ICD-9코드)에 속하는 진단코드와 서비스가 제공되는 곳에 나타나는 서비스 코드의 위치가 요구된다.

> **ICD-9 코드**
> 의사가 진단한 환자의 상태를 나타내는 십진법 체계. ICD-9코드는 International Classification of Disease(국제 질병 분류)의 약어이다. 현재 9판이 발행되었고 미국에서 매년 발행된다. 건강 서비스와 건강 관리 재정 행정

ICD-9코드는 미국 보건 서비스와 보건 의료 제정 관리부에서 의사가 진단하는 환자의 상태와 관련하여 발행하였다. ICD-9는 국제질병분류의 9번째 개정판으로 임상적 수정의 국제적인 분류를 위한 두문자어(acronym)다. 그 시스템은 세계보건기구(WHO)에 의해 처음 생겨났고 미국 내에서 수정되었다. 모든 보건 상태는 보험형식에서 질병의 일정한 기록을 위해 사용되는 소수로 정하기로 했다.

임상적 진단과 ICD-9코드에 해당하는 것은 의사에 의해 제공되는 것만 유용하다. 의사나 내과의사의 진료소에서 처방전에 ICD-9코드를 포함하기를 더 선호한

다. 당신이 ICD-9나 CPT코드 없이 처방전을 받게 된다면 의사 진료소에 연락하여 코드를 물어봐야 한다.

보통 의사 진료소에서 적절한 코드 제공에 대해서는 매우 협조적일 것이다. 마사지 치료사로서 이것은 당신이 진단하고 ICD-9코드를 제공하는 기회가 늘어나게 된다는 것을 기억해야 한다. 그렇지만 이것은 HCFA1500형식에 고객의 상태에 관한 정확한 ICD-9코드를 입력하기 위한 치료사의 책임이기도 하다.

최근의 절차 코드는 미국 의학협회에 의해 개발된 것이며, 정확하게 분류하고 의료 서비스를 정량화한 것이다. 코드는 의사 · 치료사 · 환자 그리고 보험회사 사이의 의사소통을 위한 토대와 공통 언어를 제공한다. CPT코드는 각각의 기록된 절차에 따른 허용된 수수료도 목록으로 정리한다.

코드가 최근에 인식되고 배상되는 데 대해서는 보험사정인과 명확하게 하는 것이 필요하다. 노동자의 보상 소송은 CPT코드의 사용에도 요구된다. 그렇지만 노동자의 경쟁은 매년 그들의 사례 목록에서 책임지는 코드만을 갱신하고, 대부분 최근 사례 목록을 얻기 위해 주 내에 있는 진료소와 접촉하여 정보를 얻게 된다.

CPT코드는 의료적 특징에 따라 정렬되고, 임상적 훈련의 특정 레벨이나 자격에 따라 특정 코드를 사용하게 된다. 마사지 치료는 건강진단 의학과 관련한 분류로 나누게 된다. 당신은 그 코드에 대한 적절한 실습을 해야 하며 당신이 설명할 수 있는 테크닉과 법률이 적용되는 정도를 계산해야 한다.

당신의 실습 범위 내에서 사용하기 위해 실습되고 인증된 코드만을 사용해야 한다. 이번 문서(2005)의 최근 개정판에서 마사지 치료사에 의해 사용되는 일반적인 CPT코드를 제시하였다. 손해배상을 고려하는 코드에 대해서는 보험사정인과 항상 확인해야 한다.

- 970110 하나 또는 그 이상의 부위에 물리치료의 적용 ; 예를 들어 핫팩이나 콜드팩
- 97124 하나 또는 그 이상의 부위에 행해지는 치료적 절차 ; 각각 15분간 적용되는 타진법(effleurage), 유날법(petrissage), 그리고 경타법 [tapotement(stroking, compression, percussion)] 등을 포함하는 마사지
- 97139 하나 또는 그 이상의 부위에 행해지는 치료적 절차 ; 각각 15분간 적용 목록화 하지 않은 치료적 절차(상술)

주의 : Shiatsu, Reiki, Qi gonge 등과 같은 절차를 신중하게 기록하자. 당신은 이를 사용하는 절차와 이유를 서술해서 제출하는 것이 요구된다.

- 97140 매뉴얼 치료 테크닉(예 : 가동술(mobilazation) / 도수치료(manipulation), 림프 부종 배농법, 도수 견인) ; 하나 또는 그 이상의 부위에 각각 15분 적용

주의 : 이 코드는 97250(1999년 삭제됨)에서 대체되었다. 모든 치료에 이 코드가 사용된다. 97124를 표준 마사지로 보아야 한다.

코드는 종종 변한다. 마사지와 다른 보조적인 건강훈련이 광범위하게 발전하면서 다양한 치료를 기술하는 새로운 코드를 고려해야 하기 때문이다. 최근에는 CPT코드 내의 변화에 대해 계속 알려지고 있다. CPT코드는 새로운 CPT 매뉴얼이 매년 발행되는 동시에 매년 개정되고 있다. 매뉴얼은 대부분 주요 도서 판매인에 의해 팔리거나 미국의학협회나 다른 웹 사이트(www.ama-assn.org)를 통해 얻을 수 있다. 하지만 코드 책을 구입하는 것보다는 치료사가 의사 진료소나 보험 운송인이 사용하는 적절한 코드를 결정하는 것이 더 낫다.

코드를 사용한 것이 입증된 새로운 사건이 시작될 때에는 각각의 소송 대리인과 교섭하게 된다. 보험회사는 예비 고객 방문 동안 평가한 것에 대해 돈을 지불할 수 있고 지불하지 않을 수도 있다. 보험회사가 평가를 하고자 그것에 대해 돈을 지불을 한다면 이 서비스를 담당하고 이용하는 코드가 무엇인지를 보험 대리인에게 물어봐야 한다.

보험은 일반적으로 매번 서비스 날짜마다 최대 4번, 15분 진행으로 "건강 검진 의료"의 한 시간 동안에 대한 돈만을 지불할 것이다. 많은 운송인들이 신체의 특정한 부위에 2가지 단위의 절차만을 허용한다. 각 CPT 절차는 15분씩 증가할 때마다 서술하고, 4번 증가하면 한 시간으로 선정한다. HCFA 1500 절차를 목록으로 만들 때, 각 라인에 한 단위씩 놓는다. 이것은 그의 실전 범위 내에 적절하게 사용되는 코드를 알기 위한 마사지 치료사의 의무이다.

주에 있는 작업자의 보상은 모든 절차가 기록되어 있는 CPT코드가 책임지는 작업자의 보상 기준에 따라 손해배상 규모를 결정한다. 이것은 모든 노동자의 보상 소송에 허가를 얻기 위해 필요하다. 노동자의 보상 허가에 대한 요청이 있을 때, 회사의 보험 대리인에게 그 정책을 보낼 것을 요청하고, 주 노동자 보상 임무를 해서는 안 된다.

마사지 치료사는 허가 후에 노동자의 보상 보험에 대한 지불 계획을 수용하고 고객은 보험회사로 지불되는 것 이상의 어떤 것도 부과하지 않는다는 데 동의한다. 치료사는 각 절차에 허용된 보수와 담당절차를 포함하는 주 노동자 보상 임무의 서비스 매뉴얼을 위한 보수 또는 소송 가이드를 요구할 수 있다.

HCFA 1500 형식에 대한 서비스 코드는 24b이고 박스에 배치하였다. 즉, 마사지 치료사가 사용하는 다음의 코드들이다.

- 11 진료실
- 12 집
- 21 입원
- 22 외래
- 34 호스피스
- 61 입원 재활 시설
- 62 외래 재활 시설

완성된 HCFA 형식은 상태를 진단하기 위해 제공되는 특별한 서비스와 이런 서비스의 개별적인 가격과 전체 가격을 포함한다. 당신의 세금 I.D.번호와－사회안전 번호나 당신의 고용인의 등록번호－서비스를 제공하는 주소, 당신의 사업 또는 광고 주소를 포함해야 하고, 그 서류에 날짜와 서명을 적어야 한다.

완성된 HCFA 형식은 지지하는 부속품과 함께 보험 대리인에게 보내진다. 이것이 초기 서류라면, 처방전의 복사본, 초기 평가, 인쇄된 치료기간 경과기록(Progress note), 그리고 보조금 할당 형식을 포함한다. 이때 보험회사는 의료적 필요성이 고려되는 의료적 치료에 대해서만 지불할 것이다.

회사는 의사의 소개서와 처방전 및 초기 방문과과거 기록과 개인 경과 기록을 포함하는 서류에 따라서 의료적 필요성에 대한 결정을 한다. 이런 자료가 완전하고 명백하다는 것은 중요하다. 보험운송인은 소송진술 후에 포함되는 각각의 치료기간에 대한 경과 기록 형식은 요청할 수도 있고 하지 않을 수도 있다.

당신의 치료와 문서는 손해배상을 위해 보험회사가 고려하는 환자의 불평에 관한 의사의 처방 및 진단과 일치해야만 한다는 것을 기억해라. 소송을 제기할 때는 신속해야 한다. 고객의 첫 번째 방문 후에 가능한 한 빨리 첫 번째 소송을 제기해야 한다. 한 가지 양식에 2가지나 3가지 이상의 치료가 포함된 것은 선호하지 않으며. 작은 소송은 보다 빠르게 지불된다. 항상 갖고 있는 모든 복사본을 보험조정인에게 보낸다.

보험회사는 그들이 제출받은 때로부터 30일 이내의 소송에 책임을 질 의무가 있다. 당신이 6주(편지가 배달될 시간을 포함) 내에 어떤 통지를 받지 못했다면, 소송 기준을 알아보기 위해 보험사정인과 만나야 하며, 자료를 조사해야 한다.

이 자료는 전화, 날짜와 시간(분까지 기재), 당신이 이야기 한 사람, 이야기 내용, 이야기할 때의 말투 등이 포함되어 있다. 대리인은 소송이 재검토 중이라고 하거나 더 많은 자료가 대화 도중에 필요하다고 할 것이다. 보수를 거절하거나 줄이겠다고 하는 것은 옳다는 확신과 어떤 자료에 대한 믿음이 있기 때문이다.

보험사정인과 일할 때는 되도록 외교적이어야 한다. 그들을 적보다는 동맹으로 여기는 것이 좋다. 외교적으로 실패했다면 계속 진행하기 위해서 인내심과 적극성이 요구된다. 보험회사가 계속 청구에 대한 실행이나 지불을 연기하면 고객에게 일러주고 고객이나 그의 대리인이 회사와 접촉하도록 한다.

상환 청구의 다른 방법은 당신의 주 보험 간부를 만나서 당신이 관여된 일에 대해 제기하는 것이다. 모든 것이 실패하고 그 소송이 거절되거나 보수가 줄어들었다면, 고객을 만나서 그 결과를 알리고 당신이 서명한 동의서를 고객에게 상기시켜서 고객이 지금 그 평가에 정당한 책임이 있음을 말해줘야 한다.

요약(Summary)

마사지가 건강증진법이나 의료적 치료의 한 부분으로 첫 발을 내딛기 시작하면서 많은 기법들이 수행되고 있다. 실제 마사지라는 용어가 쓰여진 것은 19세기 말이지만 페르시아 · 이집트 · 중국 · 한국 · 일본의 최초 의학서들은 마사지와 유사한 형태의 기법들을 포함하여 다양한 형태의 치료에 대해 언급하고 있다.

역사적으로 세계 여러 문화에서 마사지와 유사한 기법들이 치료기법의 하나로 쓰여져 왔다.

서양문화에서는 마사지 기법에 대한 문헌이 1700년대부터 의학문헌에서 발견되고 있다. 1800년대 초반, Per Henrik Ling은 그가 의료적 체조(medical gymnastics)라고 부른 운동 체계를 개발하였는데, 이것은 운동 치료(movement Cure) 또는 스웨덴식 운동으로 유럽 전역에서 인기를 얻었고 마침내 미국으로까지 퍼져나갔다.

George 와 Charles 형제는 유럽을 여행하며 여러 학교에서 이 치료 기법에 대해 연구했고 1859년 뉴욕으로 돌아와서 1899년에 그들이 사망하기 전까지 이 기술을 시술하고 교육하며 이 기법에 대한 책을 저술하였다.

20세기의 전반기 동안 마사지는 물리치료의 형태로 의학계에서의 입지를 넓혀갔다. 세계 1, 2차대전에서 돌아온 상의군인의 재활을 위해 병원과 요양소 등에서 시술되었다. 물리치료는 소아마비 환자의 치료를 위해서도 사용되었다.

1950년까지 물리치료에서의 마사지 사용은, 힘들고 시간이 많이 소비되며 고도의 훈련이 필요하다는 이유로 감소하였다. 물리치료는 운동과 다양한 형태의 기계 및 약품과 치료를 위한 기계적 기법들에 더욱 의존하기 시작했다. 미국 의료계에서의 마사지의 사용은 1950년 이후에는 거의 사라졌다.

스웨덴식 마사지는 자연 건강치료와의 연관성을 통해 유지되었고, 헬스클럽 · 온천 · 요양소 · YMCA와 리조트 등에서 시행되었다. 마사지는 1960년대와 1970년대에 걸쳐 대증요법 이외에 인간의 잠재능력 회복운동 기간 동안 다시 나타나기 시작했다. 이때 전통적인 스웨덴식 마사지는 반사학, 지압, 침술과 다른 대체기법에 의해 통합되었다.

1980년대에 마사지는 고도의 훈련에 의한 스트레스와 연부조직 치료를 촉진시키는 효과가 입증되어 운동선수들 사이에서 인기를 얻었다. 운동선수의 연부조직 상태 증진에 효과가 있는 많은 기법들이 일반인의 과긴장과 통증 또는 기능장애에도 효과가 있었다. 고객들은 대체요법의 하나로서 그들이 느끼는 통증과 고통을 치료하기 위한 마사지 서비스를 찾았다. 마사지는 침술, 영양치료, 허브 치료 등 다른 기법들과는 달리 전통적인 대증의료의 한 부분으로 받아들여졌다.

1991년 David Eisenberg의 연구에선 많은 사람들이 대체의료 서비스를 찾고 있다고 나타났다. 이 연구에서는 대체의료를 찾는 사람들이 지출한 총 비용이 병원 진료를 위한 비용보다 많다고 밝혔다. 또한 대체의료를 찾는 고객들은 대부분 그들의 주치의에게 알리지 않고 같은 건강상태의 증진을 위해 병원과 대체의료 기관 모두를 찾는 것으로 나타났다.

1980년대에는 보충의학이란 용어가 인기를 얻었다. 보충의학은 대체의학처럼 대증요법을 대체한다는 것이 아니라 이를 보충한다는 개념을 내포하고 있다. 1998년 보충 · 대체의학에 대한 지속적이고 신빙성있는 연구의 증진과 이를 통한 대중의 이익 증대를 위해 국가 건강기구로서의 보충 · 대체의학 국립 센터가 설립되었다. 그 후 미국 전역에서는 마사지와 보충의학의 효과에 대한 연구가 병원을 비롯하여 학교와 사립 클리닉 등에서 계속되었다. 보고된 자료에 의해 더 많은 의사들이 치료의 처방에 CAM기법의 사용을 포함시켰다.

통합의학은 환자 개인의 치유과정을 존중하고 각 개인의 요구에 맞추어 치료계획을 세우기 위한 대증의학과 보충 · 대체의학의 조합이다. 이는 환자에게 최고의 효과를 내기 위한 치료계획을 위해 대증의학과 보충 · 대체의학의 광범위한 범위에서 다양한 치료기법을 포함한다. 환자는 자신의 개인적인 필요를 위한 최고의 치료계획을 세우기 위해 다양한 분야의 대체 요법 시술자들과 의사로 구성된 통합의료팀을 만난다.

통합의학은 증상을 줄이고 통증과 불안을 조절하는 능력을 향상시키며, 스트레스를 관리하고, 삶의 질을 향상시키는 기법들을 조합하여 만성질환을 가진 환자를 치료하는 데 특히 효과적이다. 의사와 통합의료팀 그리고 환자 간의 밀접한 협력은 전체적인 치료계획을 통합할 수 있는 치료와 서비스의 선택을 가능하게 한다.

통합의료 클리닉은 종종 병원과 연계되어 있고 여러 분야의 대체 · 보충 서비스를 병원환자와 직원들에게 제공한다. 병원과 연계된 프로그램에서 일하는 마사지 치료사들은 병원의 방침과 치료 과정을 따라야 한다. 이것은 시술자와 병원 직원과 관리자들 사이의 관계를 비롯하여 전문적인 규범과 모든 치료는 병원의 방침이나 그 밖의 법률에 의해서 시술됨을 이야기하는 것이다. 병원의 과정을 따르는 정확한 기록은 시술자들 사이의 정보공유와 총 책임자가 환자의 상태를 파악할 수 있는 수단이 되고 이를 통해 환자와 상담을 한다.

21세기의 마사지는 개인 건강 관리에 대한 통합적인 부분의 하나로 재부흥되었다. 마사지가 일반적인 기준에서 통증이나 스트레스를 관리할 수 있고 암이나 다른 질병의 치료를 위한 통합된 치료계획의 일부로서 건강증진을 원하는 개인에게 있어서 일반적인 선택이 될 것이다.

마사지의 효과에 대해 증명하는 연구가 계속되고 환자들의 그 가치를 인정해서 주치의에게 마사지 의뢰를 요청한다면 더 많은 의사와 환자들이 의료적 치료의 한 부분으로 마사지를 고려할 것이다. 의사나 카이로프락틱사에 의해 진단된 질병의 치료를 위해 처방된 마사지는 의료적 마사지로 고려될 수 있고, 이는 의료적 치료의 일부분이 된다. 마사지 치료사는 환자의 상태를 직접적 · 긍정적으로 개선하기 위해 다양한 형태의 마사지를 적용할 것이다. 의료적 마사지는 특히 근골격계와 스트레스와 관련된 상태에 효과적이다.

의료적 마사지를 원하는 고객은 의사에게서 마사지를 위한 처방을 받아야 한다. 이때 처방전에는 진단과 마사지 기법 및 치료 빈도와 환자가 다시 의사에게 평가받을 때까지의 기간 등이 명시되어 있어야 한다. 마사지 치료기간은 전체적인 평가, 치료계획, 마사지, 그리고 평가를 하는 치료적 절차를 따라야 하고, 마사지 서비스는 의사의 진단에 의해 손상 부위에 직접적으로 시행된다. 의료적 마사지는 대개 짧게 자주 시행된다. 환자의 상태가 더 이상 증진이 없는 수준에 이르면 치료목표를 달성한 것이고 더 이상의 치료는 적용되지 않는다.

의료적 마사지가 의사의 처방에 의해 시행되기 때문에 특정 보험 수가의 청구가 가능하다. 환자와 그들의 보험회사와의 문제에 대해 치료사가 반드시 고려해야 되는 거짓과 진실이 많이 있다. 고객 치료는 매우 보람 있는 일이지만, 보험금 청구를 위한 추가적인 서류작성과 때때로 보험회사를 상대하는 일은 많은 시간이 요구되고, 기대하는 만큼의 결과를 얻지 못할 수도 있다.

대부분의 의료규정, HMOs와 PPOs 및 정부 의료보험이나 의료보조제도는 마사지 치료사의 서비스를 위한 수가를 제공하지 않는 반면, 교통사고에 의한 개인 손상과 노동자 보상제도는 의사나 카이로프락틱사에 의한 처방이 있을 시에 보험금이 지급된다.

보험청구서를 쓰는 일은 복잡하지 않고 표준화되어 있는 편이다. 성공적인 수가의 청구를 위해서는 서류 구비를 비롯하여 보험회사에 분명한 의사전달과 정확한 환자 상태에 대한 기록과 의료비 청구내역의 확인 시에 세밀한 주의가 요구된다. 그리고 의료적 불가피성이 반드시 성립되어야 한다.

고객은 반드시 ICD-9 코드와 CPT코드를 포함한 마사지 의뢰에 관한 진단서를 가지고 있어야 한다. 그리고 보험회사에 대한 보험금을 청구할 때에는 반드시 마사지가 처방전 상에 명시되어 있음을 확인시켜야 한다.

보험회사들은 각기 다른 보험금 청구 양식을 요구한다. 그러나 대부분의 다른 기록을 포함하는 보험회사들은 표준 HCFA 1500형식을 사용한다. 어떠한 서류가 필요하고 보험금 지급 대상이 되는지를 확인하기 위해 보험회사 직원을 만나는 일은 필수적이다.

인내심과 지속적인 요구는 환자에게 제공된 서비스의 수가를 받기 위해 필수적이다. 의료수가 지급은 몇 달 혹은 심지어 몇 년이 걸릴 수도 있다. 몇몇 경우에서는 수가 청구액보다 수령액이 적거나 지급되지 않을 수도 있다. 이 경우에 고객은 자신이 받은 서비스에 대해 보험회사가 지급하지 않은 비용을 지급할 책임이 있다.

역사적으로 마사지는 근골격계 질환이나 재활을 위해 의료와 밀접히 관련되어 왔다. 미국의 20세기 중엽까지 쇠퇴했던 마사지는 보충 · 대체 치료에서 가장 인기 있는 기법으로 재탄생하였다. 20세기 후반기와 21세기를 잇는 시기에 지속적인 연구 및 훈련과 환자의 요구가 마사지를 건강관리 체계에서 실용적이고 가치 있는 요소로 자리매김하게 했다.

복습과 토론을 위한 질문

1. Charles Fayette Taylor와 George Henry Taylor의 공통점은 무엇인가?
2. CAM의 정의를 기술하라.
3. 대체의학과 보충의학을 구분하여 설명하라.
4. 통합의학이란 무엇인가?
5. 통합의학에서의 마사지의 역할은 무엇인가?
6. 의료적 마사지는 무엇을 고려해야 하는가?
7. 암의 초기 7가지 경고 징후는 무엇인가?
8. 의료적 마사지의 정의를 기술하라.
9. 왜 마사지 치료사는 보험금 청구를 위해 환자에게 마사지를 적용하기 전의 확인을 얻어야 하는가?
10. HCFA 1500형식은 무엇인가?
11. ICD-9코드는 무엇인가?
12. CPT코드는 무엇인가?
13. 보험금 청구를 위해 어떤 서류를 준비해야 하는가?

기타 치료법

Other Therapeutic Modalities

CHAPTER

12

학습 목표(Learning Objectives)

1. 산전 마사지에 대한 효과를 설명할 수 있다.
2. 산전 마사지에 대한 금기증을 설명할 수 있다.
3. 림프 마사지에 대한 효과를 설명할 수 있다.
4. 림프계의 기본 기능에 대하여 설명할 수 있다.
5. 구조 통합(structural integration ; ST)의 목적을 설명할 수 있다.
6. 발통점(trigger point)에 대한 정의와 호발 부위를 묘사할 수 있다.
7. 발통점 치료를 설명할 수 있다.
8. 신경근 치료에 이용되는 기술을 설명할 수 있다.
9. 근 에너지 기법에 이용되는 기술을 설명할 수 있다.
10. 수동적 자세(passive positioning)와 신체접촉요법(지압요법 ; bodywork)의 형태에서 볼 수 있는 결합된 수동적 자세를 정의할 수 있다.
11. 침술과 지압에 대한 기본 철학(원리)을 설명할 수 있다.
12. 신체의 압점(pressure point)과 관련된 지압(shiatsu)을 묘사할 수 있다.
13. 반사학을 묘사할 수 있다.

소개

최근에 감성적 · 정신적 · 신체적 건강 유지와 관련된 다양한 마사지 치료에 대한 관심이 다시 늘어나고 있다. 이러한 마사지들은 신경계를 진정시키고 체액의 움직임을 증대시키며, 충분한 이완과 관련된 기술들이다. 최근의 이러한 추세로 인해 스웨덴식 마사지가 점점 줄어들고 있는 실정이다.

이러한 마사지 기법에는 극동국가, 즉 일본과 중국처럼 극동에서 시작된 치료원리와 신체접촉을 이용한 접촉요법(bodywork) 등이 속한다.

이 책에서는 모든 치료 방법들에 대한 자세한 내용을 소개하지 않지만 우수한 학생들과 마사지 치료사들이 그들의 환자(고객)에게 더 나은 서비스를 제공하기 위한 섬세한 기술 연마와 다양한 형태에 관한 연구를 지속적으로 수행할 수 있도록 도움을 제공한다. 학교나 치료실에서는 진보적인 프로그램을 이용한 지속적인 교육을 통해 새로운 기술에 관심을 갖고 마사지 전문가에게 그러한 치료 기술들을 활용해 보는 것이 필요하다.

이러한 소재에 대한 다양한 문헌들은 이 책의 관련서적 목록에 포함되어 있다. 임상 치료사들은 이 장에 실린 간략한 개요를 통해 다양한 치료 기술에 대한 기본 개념을 습득할 수 있을 것이며, 또한 우수한 학생들은 이 장의 마지막 부분에 소개되어 있는 또 다른 체성 치료법(somatic therapies)의 일부를 통해 탐구의 열정을 얻게 될 것이다.

산전 마사지(Prenatal Massage)

임신기간 동안 여성의 몸은 임신과 아기 출산에 순응하는 많은 몸의 변화를 경험하게 된다. 이러한 변화는 신체적 변화와 호르몬 변화로 나뉜다. 신체적 변화에는 복부와 가슴의 확대, 그리고 몸무게의 증가가 대표적이다. 특히 몸무게의 증가와 체중심의 이동은 하지와 고관절 및 요추 부위의 긴장을 증대시키게 된다.

호르몬의 변화는 출산을 준비할 수 있도록 결합조직과 인대의 이완을 유발하며, 또한 엄마로서 갖는 경험에 대한 감정의 기복을 조절하게 될 것이다.

일반적으로 건강한 산모는 마사지를 통해 엄마와 아이 모두에게 좋은 영향을 미친다. 적절한 마사지의 적용은 이완을 돕고 순환을 증진시키며 신경을 진정시키는 효과를 준다. 산전 마사지는 다른 일반적인 마사지와 비슷하게 적용되나, 금기증에 주의하여야 한다.

자세(positioning) : 고객은 보다 나은 안락함을 위해 다양한 자세를 선택할 수 있다. 임신 초기, 즉 복부가 팽창하기 전에는 바로 누운 자세나 엎드린 자세에서 일반적인 마사지들이 적용된다. 그러나 태아의 형태가 충분히 보이기 시작하는 시기부터는 엄마의 안락함과 태아의 안전을 반드시 확보해야 한다.

만약 이러한 시기에 산모가 바로 누운 자세를 취한다면 마사지 치료사는 산모를 반 누운 자세로 만들어 주고 산모의 허리에 베개를 대어 준다. 그리고 무릎 밑에는 복부와 허리 근육의 이완을 위해 베개나 베개받이(bolster ; 6 또는 8 인치)를 받쳐 준다(그림 12-1).

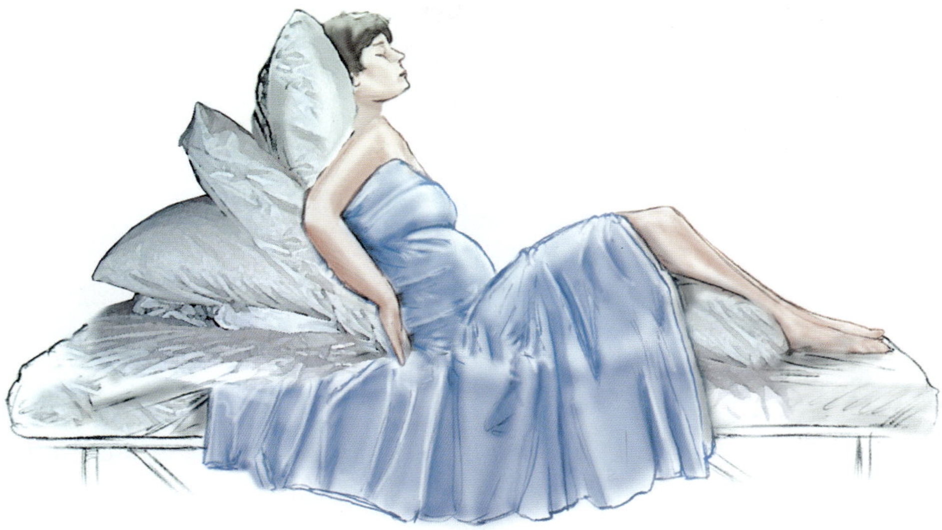

그림 12-1 지지된 반 누운 자세는 임신 후기에 산모의 안락함과 안전에 도움을 준다.

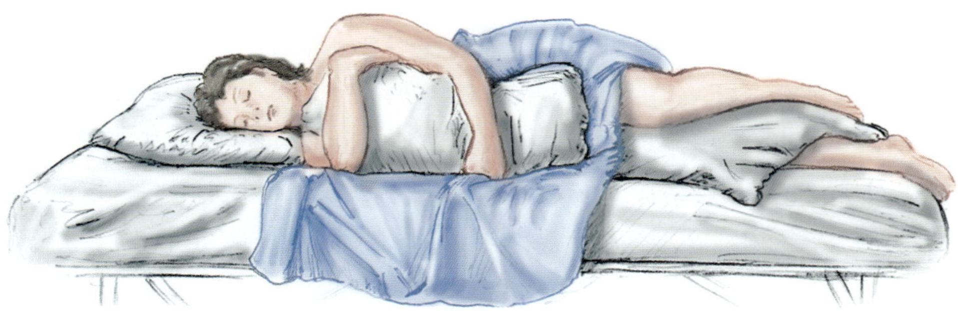

그림 12-2 옆으로 누운 자세는 임신기간 중 안락함을 제공한다.

그러나 임신 중반에 들어서면서 바로 누운 자세를 취할 때는 주의를 기울여야 하는데, 이는 태아의 무게로 인해 하행대동맥(내림대동맥)을 압박하고 태반으로 가는 혈액의 지연을 유발할 수 있기 때문이다.

임신 말기부터는 옆으로 누운 자세를 선호하게 되는데, 이런 자세에서는 머리 · 자궁 · 무릎 사이에 보다 많은 베개를 받쳐주어야 한다. 만약 치료 기간 중 어느 시기라도 출산의 징조가 보인다면 이 자세는 불편하게 될 것이다.

바로 누운 자세를 주로 취하는 임신 2~3개월 사이에도 복부가 팽창하게 되면 산모의 머리와 가슴 및 골반과 다리 사이에 베개를 받쳐 줌으로써 더욱 더 안락한 자세를 얻을 수 있다. 임신용 베개는 6~8인치 정도로 쿠션이 좋아야 하며, 커진 복부와 가슴을 위해 베개에서 이 부위들과 닿는 부위는 제거한다.

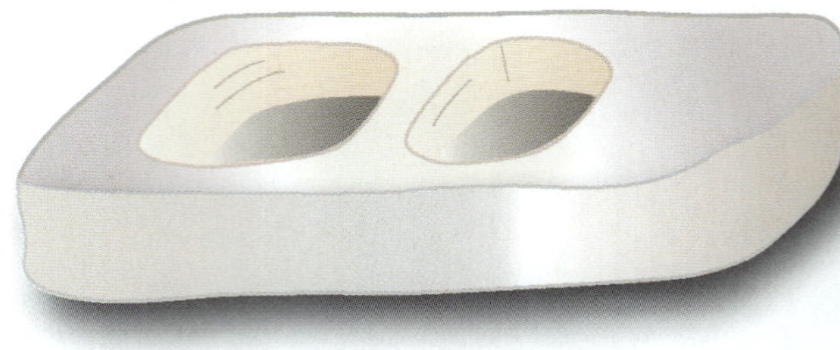

그림 12-3 복부나 가슴 부위가 제거된 임신용 베개를 이용하여 산모가 엎드린 자세에서도 보다 안전하고 편안함을 느낄 수 있도록 해 준다.

산전 마사지를 할 때에는 이렇게 특별히 고안된 업무용 쿠션이나 베개받이를 이용하여 산모에게 보다 안락한 자세를 제공할 수 있다(그림 12-3).

신체에서 불편함을 느낄 수 있는 부위

신체 부위에서 임신 기간 동안 특별히 주의를 기울여야 할 부위는 목과 등 및 요부(허리) · 고관절(엉덩관절) · 다리 · 발 부위 등이다. 임신 기간 동안에 자연스럽게 형성되는 머리-전방이동 자세(head-forward position) 때문에 목과 등은 자주 과긴장 상태에 노출된다. 이러한 긴장은 두통을 유발시킬 수도 있다. 목의 경우는 산모가 바로 누운 자세나 옆으로 누운 자세에서 쉽게 평가될 수 있다.

허리에서는 좀 더 특별한 긴장 상태를 보이는데, 이는 특별히 임신 말기에 접어들면서 복부의 과도한 팽창으로 인한 체중 증가와 호르몬 변화로 인한 인대의 이완 때문이다. 허리에 대한 마사지는 옆으로 누운 자세나 또는 임신용 베개를 이용하여 바로 누운 자세에서 진행될 수 있다.

복부와 복부 외측의 근육들은 자라고 있는 태아를 위해 신장되어 있으며, 과체중 상태이므로 긴장되어 있다. 경찰법과 가벼운 유날법은 긴장된 근육에 진정과 이완의 도움을 줄 것이다. 그러나 임신 기간 동안에 복부에 직접 마사지를 적용하는 것은 금기이다.

체중 증가와 발과 다리 부위에 오는 작은 팽창과 피로감들은 활동 저하를 가져오는데, 이는 통상적으로 부드러운 마사지를 통해 팽창과 피로감을 줄이는 데 도움이 된다. 만약에 작은 부종을 수반하였다면 경찰법을 적용해야 한다. 그러나 부종이 심하게 왔다면 마사지는 절대 금기이며, 의사의 지시를 따르도록 처방해 준다.

산모가 테이블 위에서 편안한 자세를 취하도록 도와주어야 하는데, 먼저 발판식 의자로 테이블에서 쉽게 내려가고 올라갈 수 있도록 도와주고, 적당한 수의 베개와 베개받이는 편안한 자세를 만들어 준다. 욕실의 구조 역시 쉽게 출입할 수 있도록 만들어야 하는데, 이는 성장기의 태아가 엄마의 방광을 자극하여 배뇨의 시기와 횟수를 증가시키기 때문이다.

이러한 것들은 간단한 마사지와 관련된 계획에 속한다. 대부분의 임신기 여성들은 불편함 때문에 누운 자세에서 45~50분을 넘기지 못한다. 따라서 이들은 임신 기간 동안 즐거움과 평온을 얻을 수 있는 방법으로 평온과 위안의 효과가 있는 마사지를 찾게 된다.

산전 마사지에 대한 금기증

임신기 여성에게 마사지를 적용할 때에는 특별히 주의해야 할 사항들이 있다. 먼저 산전 마사지를 시작하기 전에, 마사지 치료사는 산모에게 마사지를 하는 이유와 또는 마사지를 할 수 없는 이유들에 대해 충분히 설명해야 한다. 마사지의 금기증은 입덧과 구역질 및 설사와 질분비물이나 질출혈을 경험한 여성들에게 해당된다.

또한 고혈압 · 팔과 다리에 과도한 팽창(붓기) · 복부 통증 · 태아의 움직임 저하 등도 금기증에 해당되며 만약 이러한 증상의 위험 징후를 발견한다면 즉시 의사에게 의뢰하도록 한다. 때때로 임신 후반기에 경험할 수 있는 독혈증(toxemia)형 자가전증(pre-eclampsia) 역시 금기증에 해당된다.

이 질환은 고혈압과 부종(머리 · 손 · 발의 팽창) 및 체내의 나트륨 저하 등의 부작용을 일으킨다. 또한 과체중과 단백뇨 등의 증상도 보인다. 이 질환의 전조 증상으로 두통과 현기증이 있고 심한 경우에는 경련을 일으킬 수 있다. 만약에 독혈증이 의심되는 산모가 있다면 지체 말고 의사에게 알려야 한다.

하지 정맥류는 혈관에 대한 황체호르몬(progesterone)의 영향에 의해 다리에서 올라오는 혈액에 대해 높은 압력을 생성시키는 질환으로 임신 기간 중에 자주 발생한다. 이런 경우에는 손상 주위를 중심으로 가벼운 경찰법을 시행할 수 있다.

만약에 산모에게 다른 건강상의 문제가 있다면 마사지를 시행하기 전에 1차 의료 담당자로부터 산모에 대한 충고나 허가를 받을 필요가 있다. 임신기간 중 마사지를 시행할 때, 위와 같은 금기증 요소가 발견되면 반드시 마사지를 중단하여야 한다.

임산부는 임신기간 중 생기는 문제에 대해 그녀의 주치의에게 식이요법과 운동 및 마사지 등에 대해 조언을 구하게되며, 이에 대해 많은 의사들이 마사지에 대한 긍정적인 대답을 해주고 있다.

분만 시의 마사지

의사들은 산모 분만 시 나타나는 근수축에 대한 이완 방법으로 산모의 복부와 대퇴(넙다리뼈) 부위에 가벼운 경찰법 마사지를 권유하고 있다. 요통 역시 고정되고, 지속적인 역압(counterpressure)을 적용할 때에 효과를 볼 수 있다. 분만 근수축에 대한 역압은, 천골(엉치뼈)부위가 있는 척추의 양쪽면에 대해 적용한다.

분만 후의 마사지

가끔 산모들 중에는 임신 기간부터 분만 후까지 마사지를 요구하는 경우도 있다. 특히 분만 후 마사지를 통해 목이나 어깨 및 요부(허리) 부위의 긴장을 감소시키는 효과를 얻을 수 있기 때문이다. 만약에 분만 후 운동과 식이요법 및 마사지를 같이 병행한다면 느슨해진 근육의 탄력성과 정상 체중 회복에 큰 도움을 줄 것이다.

림프 마사지

림프 또는 림프성 마사지는 스웨덴식 마사지의 한 분야이다. 덴마크 코펜하겐의 Emil Vodder(Ph.D)가 1930년에 처음으로 림프배액마사지(lymph drainage massage)를 기술하였는데, 그 당시에는 에마일 박사가 의사가 아니라는 이유로 1960년까지 그의 기술을 치료적 가치로 인정받지 못했다. 그러나 그는 림프 마사지의 효과를 발견하고 오늘날까지 마사지 기술이 널리 이용될 수 있도록 발전시킨 공로자로 인정받고 있다. 에마일 박사의 방법은 가볍고 율동적이며, 나선형의 손 움직임을 통해 체내 림프 흐름의 속도를 증가시켜 준다.

1967년 독일인 의사인 Johannes Asdonk는 20,000명이 넘는 환자(고객)를 대상으로 과학적인 연구를 하였으며 이를 바탕으로 림프 배액 마사지의 적응증과 금기증에 관한 책을 출판하였다. 현재 많은 유럽 국가의 의사들은 림프 배액 마사지를 림프 부종의 중요한 치료법으로 소개하고 있다.

최근에는 프랑스의 Bruno Chikly 박사에 의해 표층과 심층구조의 림프 움직임에 대한 흐름과 주기를 좀 더 명확하게 알게 되었고, 또한 림프의 흐름에 도움을 주는 림프 배액 마사지 기술이 좀 더 체계적으로 발전되었다.

림프 마사지에 대한 연구가 시작되기 전에는 개인의사나 학생들은 해부학적 지식을 통해, 특히 림프계에 대한 지식을 습득해야 했다. 림프 배액 마사지는 엄격한 실습과정이 요구되는 기술이며, 현재 에마일 박사의 방법과 부르노 방법을 미국과 캐나다 및 유럽 등지에서 가르치고 있다. 학생과 마사지 치료사가 이 마사지에 관심이 있다면, 면허가 있는 지도자에게 등록하여 교육 받기를 당부하고 있다.

림프 계통

림프계는 림프관과 림프절로 이루어진 혈관계의 부속물이며, 심장으로 들어가는 순환계 액체의 또 다른 경로이다. 폐쇄 경로를 가진 혈관계와 비교했을 때 림프계는 한 방향이다.

> **정맥각 (angulus venosus)**
> 쇄골하정맥(빗장밑정맥)과 내경정맥(속목정맥)이 연접하는 곳이다.

림프계의 시작은 간질액(interstitial fluid)에서 끝이 막혀있는 림프 모세관으로 유입하면서 시작하여 심장으로 혈액이 들어가기 전에 쇄골하정맥(빗장밑정맥)과 내경정맥(속목정맥)이 연접하는 정맥각을 통해 다시 정맥혈관으로 들어가면서 끝이 난다.

림프계의 구성은 림프와 림프관 그리고 림프절로 구성되며, 림프관은 림프 개시부위(림프 모세관)와 예비 림프 수집기(pre-collectors) 및 림프 수집기, 그리고 림프관(ducts) 또는 림프관 줄기(trunks)로 구분된다.

림프관

림프 모세관의 벽은 평편한 단층구조의 내피세포로 되어 있다. 이 세포의 외벽에는 주위 조직과 연결되는 가는 계선사(anchoring filaments)가 있다(그림 12-4).

결합조직 안에서 조직의 움직임이나 유압은 필라멘트를 잡아당겨서 모세혈관 벽 사이의 공간을 열어주고 조직액이 림프 모세관으로 들어갈 수 있도록 해준다.

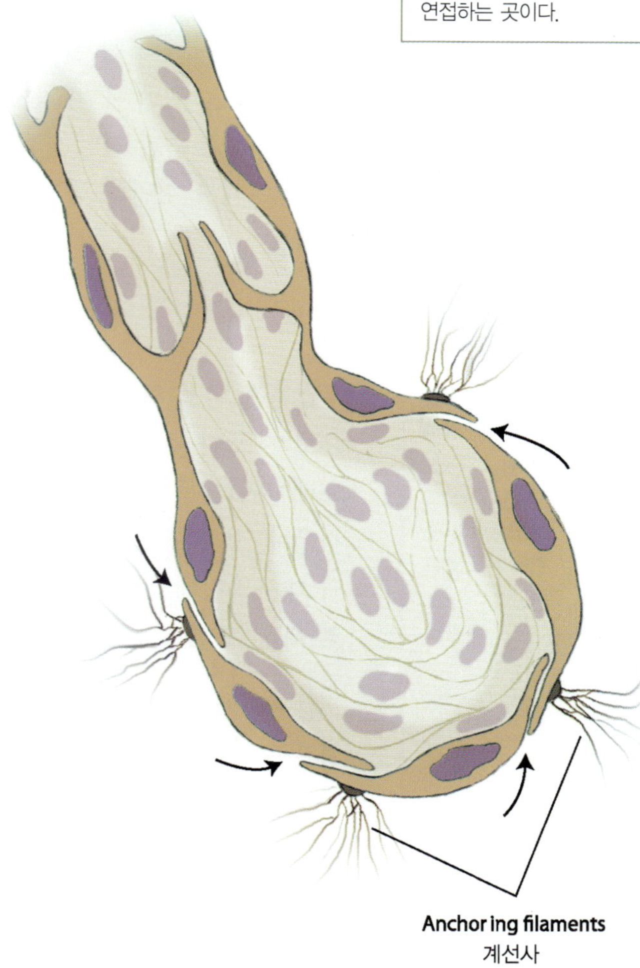

그림 12-4 계선사(anchoring filaments)가 있는 림프 모세관의 개시 부위

이와같이 계선사의 역할은 림프 배액 마사지를 통해 필라멘트를 세게 당겨서 림프 계통의 흐름을 증대시키는 데 중요한 부분을 차지한다.

림프 모세관의 벽 사이에 있는 공간은 마치 가는 밸브처럼 세포 사이의 공간에서 모세혈관으로 들어가는 유체들을 조절한다. 모세혈관 내부에 있는 림프는 모세혈관에서 가늘고 큰 예비림프 수집기를 통해 림프계로 유입되는데, 이 곳에는 이첨판(bicuspid valves)이 있어 림프의 역류를 막고 큰 림프 수집기로 바로 유입될 수 있도록 도와준다.

림프 집합관은 림프를 림프절로 운반하는 가장 중요한 수송관이며, 계속해서 더 큰 림프관이나 림프관 줄기로 들어간다. 림프 집합관의 벽은 몇 개의 세포들로 구성된 두꺼운 벽을 형성하며, 전신을 갈 수 있도록 도와주는 평활근들이 포함하고 있다. 림프 집합 혈관의 평활근들은 자율신경계의 지배를 받으며, 특히 부교감신경의 자극에 의해 더욱 더 활성화된다.

림프관이나 림프관 줄기는 림프를 다시 심장으로 들어가는 혈관인 심부정맥(목 부위에 있는)으로 운반하는 가장 큰 림프관이 포함되어 있다. 소장의 벽에는 소화계를 통해 흡수된 지방을 유미관(lacteals)을 통해 멀리 운반하는 특별한 림프관이 있다. 이때 유미관을 통해 수집된 유체(milky fluid)를 유미즙(지방, chyle)이라고 한다.

림프

> **유미즙 (지방, chyle)**
> 반투명의 액체로 대부분이 지방으로 구성되어 있으며, 이는 소장으로부터 흡수되어 유미관을 통해 림프 계통으로 들어간다.

림프는 림프 계통으로 흡수된 간질액이다. 간질액은 혈장에서 유래되어 지속적으로 세포와 결합조직을 세척한다. 조직은 이런 간질액으로부터 영양분을 받고 노폐물이나 독소 등을 다시 체액으로 내보낸다. 만약 이러한 간질액이 없다면 조직은 곧 마르고 퇴화되어 버린다. 이러한 체액의 80~98%는 분해되지 않는 가스와 대사과정에서 생긴 부산물, 그리고 물로 구성된다. 그리고 이들은 다시 혈관으로 재흡수되고, 2~20%는 림프 계통으로 다시 흡수되어 림프가 된다.

림프의 96%는 물로 구성되어 있으며 나머지는 단백질 · 지방 · 호르몬 · 효소 · 림프구 · 식세포 · 조직파편 · 세포조직 · 박테리아 · 바이러스 · 독소 등과 암조직까지 포함한다. 림프 안에 재흡수되는 공간은 정맥 모세혈관보다 4~5배가 더 크다. 이 공간은 림프 모세관으로 들어오는 큰 단백질이나 항원 그리고 부피가 큰 다른 부산물 또는 정맥계로 흡수되는 독소 등을 흡수할 수 있다.

오염균이 있다면 매우 위험할 수 있는데 이는 혈관계를 통한 왼쪽 자유 순환이 오염균을 수입 림프관(들림프관)을 통해 림프 안으로 운반시켜서 림프절에 머무르게 할 수 있기 때문이다. 이곳에 있는 항원이나 손상된 세포 그리고 독소는 활동을 하고 난 후, 부서지거나 림프구에 의해 사라지고 또는 해롭지 않은 물질로 전환되어 수출 림프관(날림프관)을 통해 림프절에서 나오게 된다.

결국에는 독소는 림프관을 통해 빠져 나가서 혈관계통으로 다시 들어간 다음에 간이나 신장 및 폐나 소화계통에서 제거된다.

일반적으로 림프는 심장으로 향한다. 건강한 신체의 천층 림프(얕은 림프)의 흐름은 비폐쇄계통(nonobstructed system)으로 배액 부위에서 림프절의 근접부위로 향하게 된다. 즉, 림프의 흐름은 림프 모세관에서 예비림프 수집기로 향하게 되며, 더 큰 림프 집합관에서 림프절로 향하게 된다.

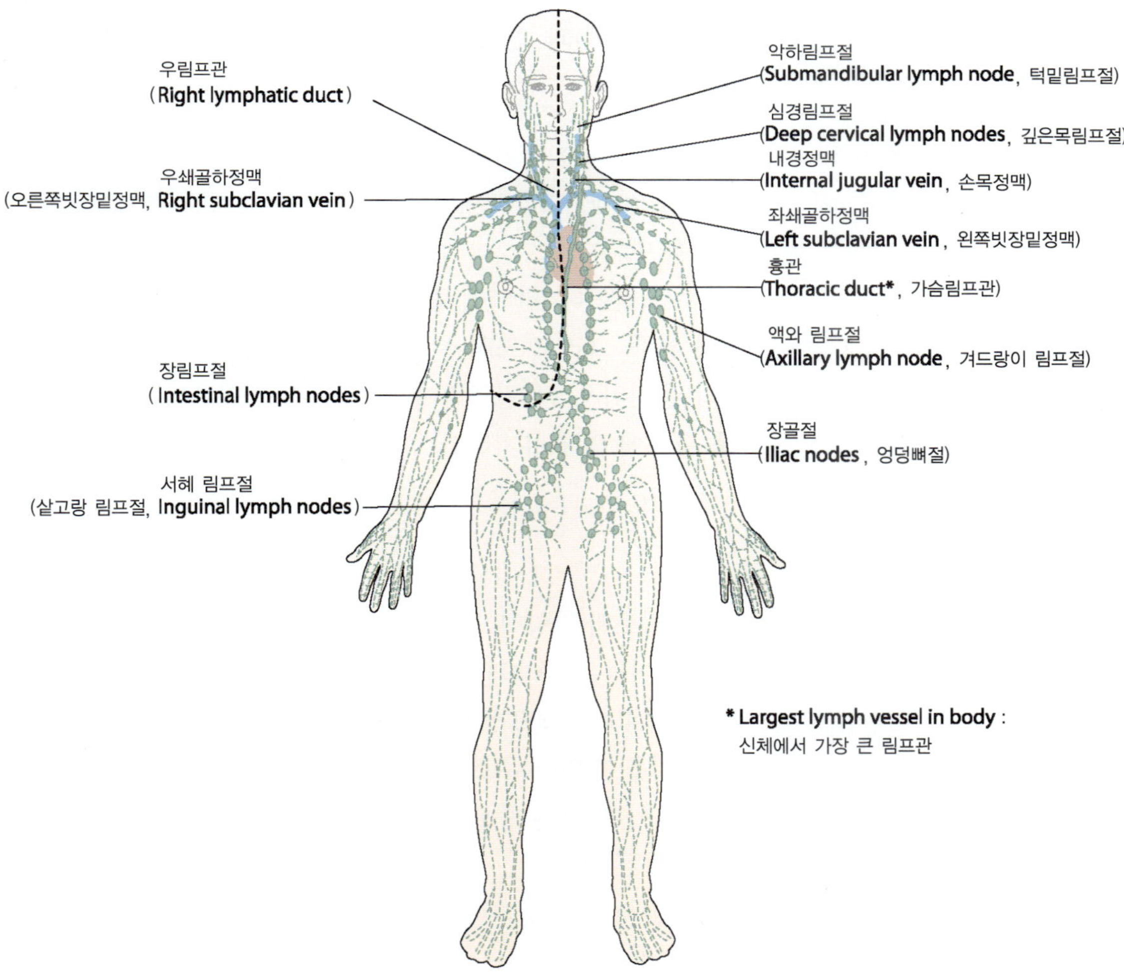

그림 12-5 오른쪽 흉관과 림프관에 의해 배액되는 신체의 림프 부위

림프절에서 림프는 다시 심부 집합관(collecting vessels)으로 들어가서 두 곳으로 향하는데, 하지로부터 시작하는 가슴림프관과 상지로부터 시작하여 목의 기저부위에 위치한 정맥 등의 재흡수 부위로 들어가게 된다. 오른쪽 상지와 머리 및 목 그리고 허리선(belt line) 위쪽의 오른쪽 몸통에서 오는 림프는 정맥혈로 재흡수되기 전에 위치한 우림프관(right lymphatic duct)으로 들어간다.

이 우림프관은 우내경정맥(오른쪽속목정맥)과 우쇄골하정맥(오른쪽빗장밑정맥)의 연접 부위에 위치한다(그림 12-5).

하지로부터 오는 림프는 서혜 림프절(샅고랑 림프절)을 거쳐서 흉관의 기저부에 있는 유미조(가슴림프관팽대, cisterna chyli)로 들어간다. 이것은 유미관으로부터 오는 유미즙과의 결합을 의미한다. 왼쪽 상지와 머리 및 목에서 오는 림프는 정맥계통으로 재흡수되기 전에 위치한 좌흉관으로 들어간다.

이 좌흉관은 좌내경정맥(왼쪽속목정맥)과 연접하고 좌쇄골하정맥(왼쪽빗장밑정맥)의 근접부위에 위치한다.

림프의 흐름을 방해하는 요소에는 여러 가지가 있다. 신체 활동량 저하, 스트레스, 피로감, 감정적 외상 등이 그것 이다. 그리고 수술은 림프절을 재배치시키고 림프 흐름을 차단하는 반흔 조직을 만든다.

림프의 순환은 생명유지의 필수 조건이다. 만약에 림프 순환이 느려진다면 노폐물들은 축적되고 그곳에서 썩게 된다. 그리고 조직은 부풀어 올라서 부종의 징후를 보이게 된다. 이러한 림프의 움직임은 큰 림프관이 있는 평활근(민무늬근)의 활동과 정상 호흡 및 신체 근육 활동에 의해 유지된다.

림프절

림프절은 림프 조직의 작은 덩어리로서 다양한 크기와 모양을 가지고 있지만 일반적으로 2.5cm 이하의 길이이다. 이들은 구슬과 콩 모양의 단단한 구조로 림프관을 따라 놓여져 있으며, 신체에 약 400~1000개 정도가 있다.

천층(얕은)의 림프절은 손목 부위를 제외한 주로 관절이 접히는 부위에 위치하는데, 천층림프(얕은림프)의 흐름을 유도하는 중요한 림프절의 위치는 목과 액와(겨드랑) 및 서혜(샅고랑) 부위에 위치한다.

신체에 있는 림프절의 절반 정도는 복부의 심부에 위치하여 내장기나 신체의 다른 장기로부터 오는 림프를 수집한다. 충혈되거나 부풀어 오른 피부 밑에서 림프절을 쉽게 촉진할 수 있다.

림프절의 기능은 다음과 같다.

① 림프에서 오는 독소나 다른 원소들의 여과
② 림프구나 포식세포(식세포)의 활동으로 생긴 이물질의 파괴와 분해
③ 정맥계로 재흡수된 조직액에 의한 림프의 농축
④ 림프구와 단핵구의 생산

림프절은 일반적으로 넓게 분포되어 있으며, 아래와 같은 곳에 위치한다.

① 하악 림프절(아래턱 림프절, submaxillary nodes)은 하악골(아래턱) 밑에 위치
② 전이부 림프절(앞쪽귀모양 림프절, preauricular nodes)은 귀의 앞쪽 부위에 위치
③ 후이부 림프절(뒷쪽귀모양절, postauricular nodes)은 유양돌기(꼭지돌기, mastoid process) 부위에 있는 귀의 후미에 위치
④ 후두 림프절(뒤통수절, occipital nodes)은 두개골(머리뼈)의 기저부에 위치
⑤ 천경 림프절(얕은목절, superficial cervical nodes)은 흉쇄유돌근(목빗근, sternocleidomastoid muscle) 부위와 그 주위에 위치
⑥ 심경 림프절은 경동맥(목동맥, carotid artery)과 내경정맥(속목정맥) 부위에 위치
⑦ 액와 림프절(겨드랑이 림프절)은 겨드랑이(armpit) 부위에 위치하는데 이는 상지에서 오는 림프들로 구성된 곳으로, 즉 팔과 복부의 상부벽, 유선(젖샘, mammary gland), 흉곽(가슴우리)의 벽 등에서 배액된 림프가 모이는 곳이다.
⑧ 활차상 림프절(윗도르래림프절, supratrochlear nodes)은 팔꿈치에 위치
⑨ 서혜 림프절(샅고랑 림프절)은 서혜부(groin)에 위치하는데 이는 하지에서 오는 림프들로 구성된 곳으로, 즉 다리와 외부생식기(external genitalia), 하복부벽 등에서 배액된 림프가 모이는 곳이다.
⑩ 슬와 림프절(오금림프절, popliteal nodes)은 무릎 뒤쪽에 위치
⑪ 복부와 골반강에도 많은 림프절들이 있다.

림프절은 면역 계통과 림프 계통의 한 부분이다. 면역 계통은 림프구와 그리고 염증이나 항원 및 박테리아나 바이러스 그 밖의 세포 잔해물에 반응하는 세포들을 생산한다. 이중 림프구는 신체의 면역반응에 관여하고 감염에 대한 저항과 상처 치유에 크게 작용한다.

가장 중요한 첫 번째 림프 기관은 골수와 흉선이며 이곳에서 대다수의 림프구가 생산된다. 골수에서 생산된 림프구는 흉선(가슴샘)으로 이동 · 성숙되어 T-림프구가 된다. 신체에 어떠한 항원이 들어오면 B-림프구가 항체를 만들어서 이를 중화시키고 미래의 위험으로부터 신체를 보호하는 면역반응을 유발시킨다. T-림프구는 항원을 파괴시키는 기능을 한다.

두 번째 림프 기관에 속하는 것은 비장(지라, spleen), 편도(tonsils), 인두편도(선양, adenoid), 충수(막창자꼬리, appendix), 림프절 등이다. 두번째 림프 기관에 있는 T-림프구는 항상 문제되는 물질과 마주칠 준비를 하고 있다. 림프구는 모든 조직을 통과할 수 있고 특히 중추신경계를 제외한 점막 · 결합조직 · 피부 및 모든 신체 기관에 풍부하게 존재한다.

체액에 대한 마사지의 효과

신체에 있는 유체(fluid) 순환계에 대한 마사지 효과의 이해는 매우 중요하다. 림프와 정맥계 순환은 마사지를 통해 촉진될 수 있다. 특히 림프 마사지는 림프계에서 림프의 움직임을 촉진한다. 림프 마사지를 통한 이러한 자극은 림프절의 활동을 증가시켜서 림프구의 생산을 촉진하고 이를 통해 신체 대사활동을 증진시켜서, 고여있는 간질액과 독소, 그리고 간질액에서의 단백질 추출 등을 도와서 독소나 부산물로부터 신체를 자유롭게 만들어 준다.

또한 항원과 반응하는 림프구의 수를 증가시켜서 면역반응을 높여준다. 아주 약하고 율동적인 림프 마사지는 이완을 촉진시키고, 특히 부교감신경계를 자극하여 스트레스나 우울증, 그리고 불면증 등을 완화해 준다.

따라서 림프 마사지는 신체 내 화학반응의 균형을 잡아주고 조직의 제거나 재생에 관여하며, 기관의 기능을 회복시켜 주고 면역계의 기능을 증진시켜 주는 효과가 있다.

림프 마사지의 금기증

림프 마사지의 금기증은 일반적으로 스웨덴식 마사지의 금기증과 동일하다. 단약에 환자(고객)의 상태에 대한 의문점이 생긴다면 주치의에게 의뢰하고 의사나 또 다른 공인된 건강 실무자의 감독이나 관리하에서 마사지를 시행한다.

림프 마사지의 금기증은 다음과 같다.

① 급성 감염이나 고열

② 염증(발열, 충혈, 팽창, 통증)
③ 심장질환 ; 선천성 심장 질환, 조절되지 않는 고혈압, 심부전
④ 정맥 폐쇄증(정맥염, 혈전증)
⑤ 출혈(bleeding), 출혈(hemorrhage), 삼출성 욕창(weeping sores)
⑥ 악성 질병 ; 종양이 존재하는 암 ; 임파종
림프 마사지는 국부 림프절 수술 후에 생기는 2차 림프 부종을 관리하는 데 좋은 효과를 볼 수 있다. 이러한 기술은 치료 동의서에 사인한 후에 환자(고객)의 동의와 의사의 감독하에서 경험이 있는 마사지 치료사가 진행한다.
⑦ 원인을 알 수 없는 부종 ; 신장, 심장, 간기능 장애 등으로 발병된 부종도 피한다. 만약에 어떠한 의심이 나는 상황에 직면했을 때에는 무조건 의사의 의뢰를 요청한다.

림프 마사지 기술

부드럽고 율동적이며 다소 원형적이고 느린 움직임을 갖는 림프 마사지 기법은 마사지를 적용하는 부위에서 림프가 림프 모세관을 통해 림프절로 잘 들어갈 수 있도록 도와준다. 가벼운 원형적 움직임(light circular movement)은 림프관으로 림프의 흐름을 증진시키기 위해 마치 파도와 같은 움직임을 만든다.

마사지 치료사의 손을 가볍게 환자(고객)의 피부 위에 대고 부드럽고 느리게 피부의 피하층을 움직여준다. 여기에 적당한 압력은 30~230g/6cm^2 사이로 주는 것이다. 그러나 민감한 조직이나 부종이 있는 부위는 좀 더 가볍운 압력을 준다. 기술적인 면에서 피부와 접촉하는 손의 움직임은 다소 원형형이나 타원형의 움직임을 만들며, 림프의 흐름에 대하여 직접적으로 적용할 때는 좀 더 약한 압력을 적용한다.

1분에 5회나 10회 정도의 리듬으로 적용하되 환자(고객)에 따라 조금씩 차이는 둘 수 있다. 치료의 반복에 있어서는 먼저 같은 부위를 몇 차례 적용한 후에 다음 부위로 이동한다. 많은 실습과 인지 능력 개발을 통하여 마사지 치료사는 림프 움직임에 대한 리듬을 조율할 수 있다.

림프 마사지의 대상(target)은 진피(dermis) 아래에 있는 아주 가는(a few millimeters) 천층(얕은)의 림프 모세관이다. 왜냐하면 신체에서 70% 정도의 림프 순환이 바로 이 천층(얕은)에서 이루어지고 있기 때문이다. 손의 압력은 아주 약하게 적용하되, 만약 심부에 있는 기관이나 조직에 적용할 때는 좀 더 강한 압력을 적용한다. 즉, 압력은 피하조직의 체액을 느낄 수 있을 정도로만 적용한다.

얼굴 부위 같은 민감한 부위에는 아주 가벼운 압력을 적용하고 다리와 팔 같은 조금 두꺼운 조직에는 가벼운 압력을 적용한다. 그리고 서혜(샅고랑) 부위나 축성(axial) 부위에 있는 림프절을 적용할 때는 좀 더 강한 압력을 줄 수 있다.

접촉과 압력

피부 접촉은 손바닥과 엄지 그리고 다른 손가락들의 연부 접촉면을 이용하여 대우 가볍게 실시한다(그림 12-6). 이때 압력은 미세한 림프 모세관으로 림프 흐름이 충분히 이루어질 수 있도록 적용한다. 그러나 너무 강한 압력은 림프를 붕괴시키고 모세혈관에서 조직액의 여과량을 증가시켜 결과적으로 림프 마사지에 대한 역효과를 가져올 수 있다. 림프 마사지의 매우 가볍고 원형적인 움직임은 부드럽고 율동적이며, 환자(고객)의 신체 리듬과 조화를 이루며 행하는 것이다.

리듬

마사지의 리듬은 매우 느리다. 손의 움직임은 환자(고객)의 자연스러운 리듬에 따라 진행하고, 원형적 움직임의 진동은 4~10초 간격으로 이룬다. 이로 인해 잔잔한 파동과 함께 단일화된 림프액의 움직임을 강화한다.

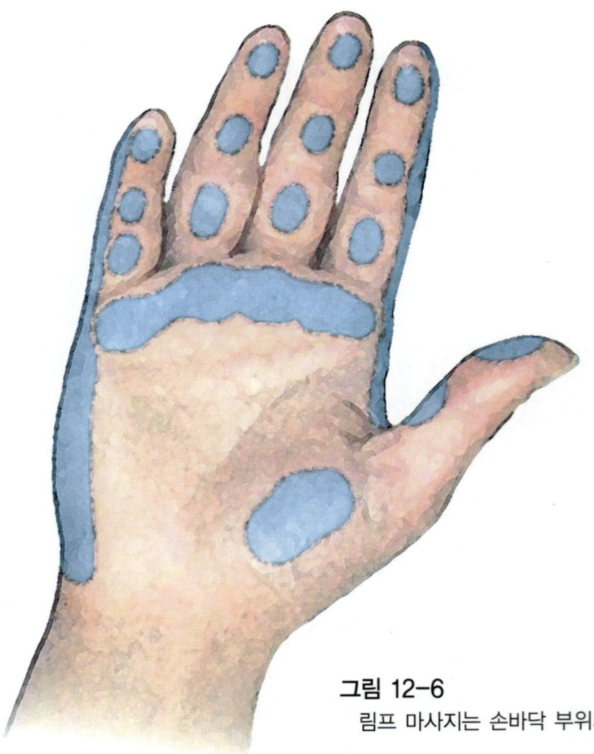

그림 12-6
림프 마사지는 손바닥 부위의 연부 접촉면을 이용한다.

빈도

손의 움직임은 적용할 근접 부위에서 5~7회 정도로 반복하며, 경우에 따라서는 증감이 가능하다. 이를 통해 림프액의 흐름이 원활해지면서 좀 더 부드럽고 따뜻한 온기를 느낄 수 있게 된다.

림프 배액 마사지의 성공 여부는 마사지 치료사의 전문 기술이나 민감성에 달렸다. 마사지 치료사는 다양한 손의 움직임을 통해 치료의 효과를 성취할 수 있도록 노력해야 한다. 예를 들어, 신체의 혈관 내(혈관안의 공간)에서나 혈관외(조직간 공간)에서의 조직액들의 이동은 마사지 기법 중 쓰다듬기(stroke)를 통해 성취할 수 있다.

움직임의 경로

움직임의 순서는 일반적으로 선택된 림프절이 있는 곳이나 림프가 다시 정맥혈로 합쳐지는 정맥각 부위에서 배액 마사지의 시작과 끝이 진행된다. 목과 머리 부위에 대한 림프 마사지의 시작과 끝은 흉절절흔(복장뼈패임)과 가까운 쇄골(빗장뼈)의 위와 아래 부위에서 시작하고 다시 여기서 끝을 맺는다.

사지에 대한 림프 마사지의 시작과 끝도 림프절이 있는 액와(겨드랑)부와 서혜(샅고랑)부 주름이 있는 부위에서 시작하고 끝을 맺는다.

림프 마사지의 순서는 먼저 근위부에서 림프에 대한 마사지를 완벽하게 진행한 후에 원위부로, 그리고 다시 원위부에서 근위부로 되돌아오면서 림프절 부위에 대한 마사지를 한번 더 시행하는 것으로 끝낸다.

움직임은 먼저 림프절에서부터 시작하고 그 다음 림프절을 따라 림프의 흐름이 원활할 수 있도록 손의 방향을 움직인다. 팔 부위에서 마사지 치료사 손의 움직임은 액와(겨드랑) 부위에서 시작하여 손목 방향으로 내려오고 다시 매우 느린 리듬으로 림프의 흐름이 팔의 내측 부위를 통해 액와(겨드랑이) 부위 림프절로 원활히 흐를 수 있도록 시행한다.

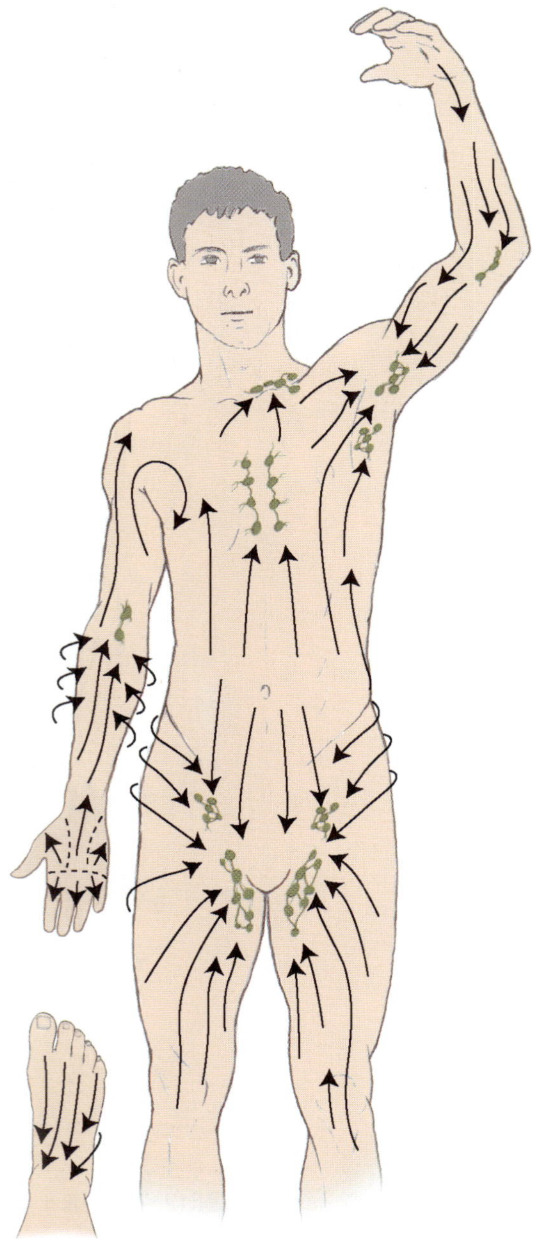

그림 12-7a 신체 전면에서 천층(얕은)의 림프 흐름의 방향

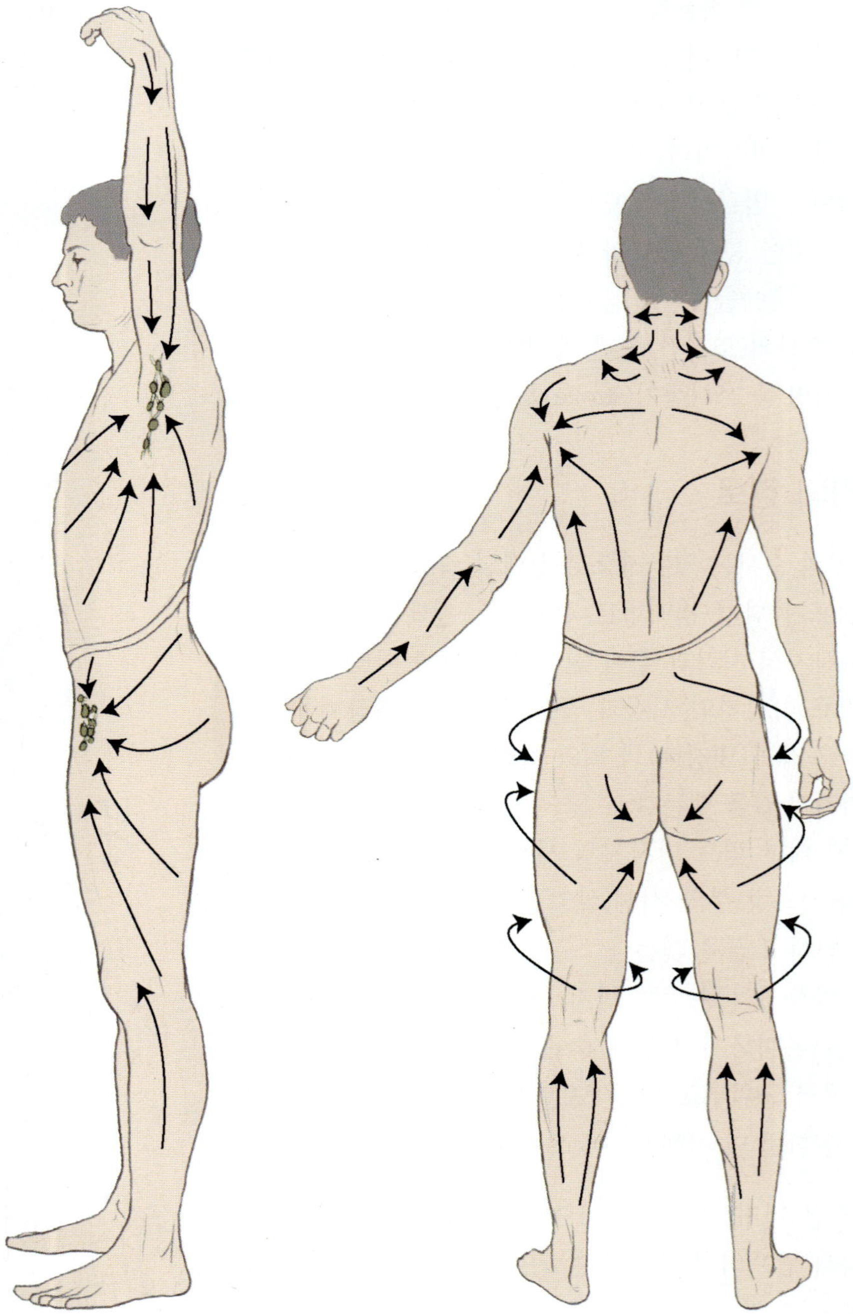

그림 12-7b 신체의 후면과 외측면에 대한 림프 흐름의 방향

비슷한 방법으로 다리에서도 서혜(샅고랑) 림프절이 있는 서혜(샅고랑) 주름부위부터 시작하여 발이 있는 아래쪽 방향으로 내려오는데, 먼저 서혜(샅고랑)부 방향으로 림프의 흐름을 유도하고 그 다음 발이 있는 아래쪽 방향으로 마사지를 한 다음, 다시 서혜(샅고랑) 림프절 방향으로 마사지를 한 후에 끝낸다.

특히 다리에 대한 림프 마사지는 대퇴(넙다리뼈)와 하퇴(아래다리)를 나누어서 설명할 수 있는데 먼저 대퇴(넙다리뼈) 후면의 움직임인 첫 번째 방법으로 대퇴(넙다리뼈) 내측 부위로 가서 바로 서혜(샅고랑) 림프절 방향으로 움직이는 방법과 두 번째로 대퇴(넙다리뼈) 외측을 둘러서 전면으로 간 후에 서혜(샅고랑) 림프절 방향으로 향하는 움직임이 있다. 그 다음으로 하퇴(아래다리) 후면에서 움직임으로 소량의 림프절이 있는 무릎 후면의 슬와(오금) 부위를 향해 움직인다.

체간(몸통)에서 천층 림프관(얕은림프관)의 흐름은 일반적으로 근접해 있는 림프절로 집중한다. 배꼽 위치와 비슷한 허리선(belt line)을 기준으로 위쪽의 림프 흐름은 같은 쪽 신체 부위의 액와(겨드랑이) 림프절 방향으로 흐르고, 아래쪽의 림프 흐름은 같은 쪽 신체부위의 서혜(샅고랑) 림프절 방향으로 흐른다(그림 12-7a~b).

마사지 치료사는 림프 마사지를 시술하기 전에 림프 계통에 대한 기능을 철저히 익혀야 한다. 림프 마사지를 통해 림프 계통 안에서 림프의 움직임을 강화할 수 있다. 마사지는 주로 림프 계통이 정맥과 합쳐지는 곳인 우흉 림프관(오른쪽가슴림프관)의 연접 부위와 내경(속목)정맥의 연접 부위와 근접한 쇄골하(아래빗장뼈)정맥 및 흉골(복장뼈)과 관절하쇄골(빗장뼈) 주위부 등에서 시작한다.

림프 마사지의 절차

아래에서 설명하는 마사지 절차는 반드시 공인된 자격증을 가지고 있는 교사의 감독하에 이루어져야 한다.

1. **목** : 목에는 많은 림프절이 집중되어 있는데, 이들은 귀나 코 및 입으로 들어오는 감염의 침입으로부터 기관을 보호하는 역할을 한다. 이 곳은 림프가 좀 더 원활하게 빠져 나가도록 해주기 때문에 임상적으로 중요한 곳이다.

   림프 마사지는 림프의 순환이 끝나는 부위이자, 목의 기저부로 쇄골(빗장뼈)의 상부이며, 흉골(복장뼈)과 붙어 있는 곳의 주변에서 시작한다.

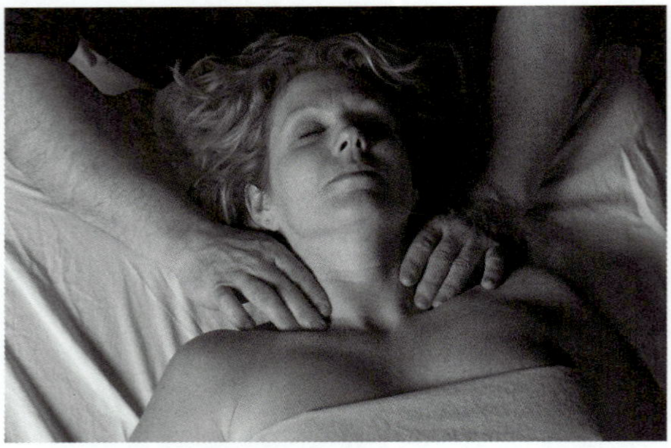

그림 12-8a 마사지를 시작할 때 마사지 치료사의 손 위치는 정맥각과 가까운 쇄골(빗장뼈) 상부 내측에서부터 시작한다.

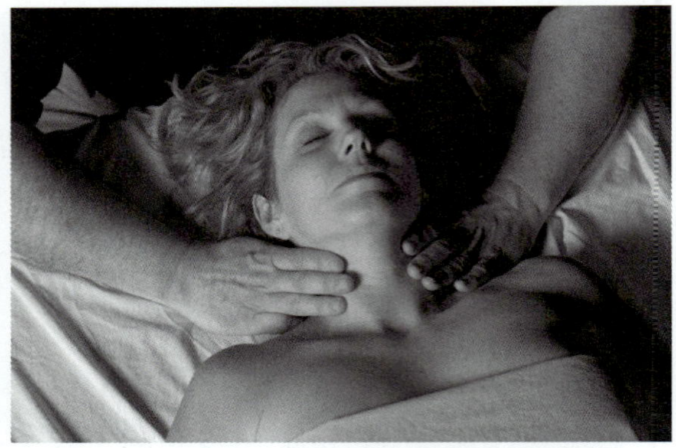

그림 12-8b 손을 위로 옮겨 계속적으로 느린 움직임으로 마사지를 계속한다.

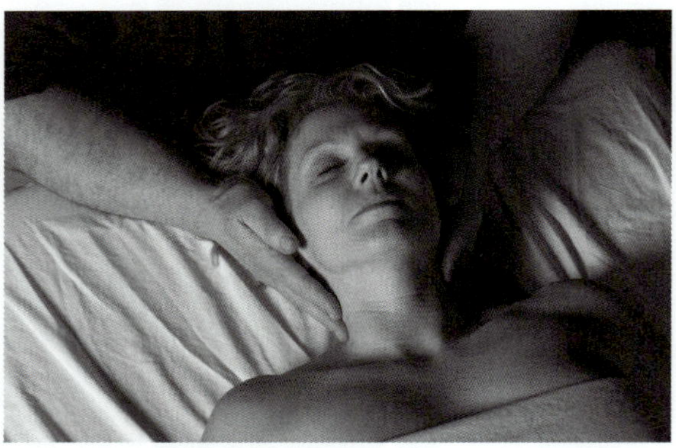

그림 12-8c 이어지는 마사지 기법은 목의 순환 증진을 위해 림프의 움직임을 아래 방향으로 원활히 흐를 수 있도록 도와준다.

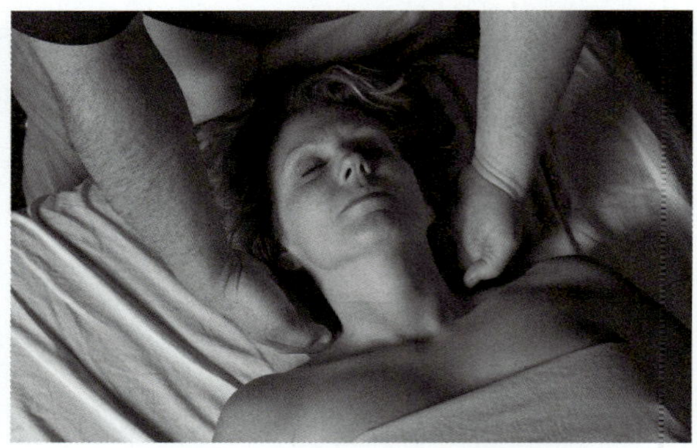

그림 12-8d 목의 기저부 꼭대기에서부터 목의 양쪽 후면을 감싸면서 내려온다.

환자(고객)는 침대에 바로 누운 자세를 취하며, 마사지 치료사는 환자의 머리 위로 가서 의자에 앉은 자세를 취한다(그림 12-8a).

마사지 치료사의 네 손가락의 접촉 부위는 양쪽 목 부위에 해당되는 쇄골(빗장뼈)의 상부 내측 부위이다. 작고 가볍게 그리고 원형이나 타원형의 움직임으로 내경(속목) 정맥과 쇄골하(빗장밑) 정맥의 연접 부위인 정맥각 부위로 림프의 흐름이 원활할 수 있도록 도와준다.

마사지는 매우 천천히 적용하는데 같은 부위에서 원형의 움직임이 1분에 6~10회 정도 일어나도록 적용하고, 이를 몇 번 반복하여 시술한다. 손의 움직임은 매우 가볍게 위아래로 움직이면서 림프의 흐름이 목의 기저부로 원활하게 향할 수 있게 부드럽고 원형적인 움직임으로 계속 진행한다(그림 12-8b).

마사지를 5~10회 반복 한 다음 치료 부위로 옮겨서 지속적으로 느리고 부드러운 물결 움직임으로 림프의 흐름을 목 아래를 향해 원활할 수 있도록 도와준다(그림 12-8c).

목의 외측면 전체에 대한 마사지는 흉쇄유돌근(목빗근)의 전면에서부터 승모근(등세모근)이나 두판상근(머리널판근)의 외측면까지, 목의 기저부에서부터 귀의 저부까지 그리고 목의 꼭대기 부위인 후두부(뒤통수부위)까지 진행한다(그림 12-8d). 여기까지는 머리와 목 부위에 대한 하향 중심의 천층(얕은) 경찰법 순서이다.

2. **흉부**(가슴)**와 액와**(겨드랑이) **부위** : 가슴의 중앙과 상부에 있는 천층 림프관(얕은림프관)은 쇄골(빗장뼈)과 정맥각 부위로 흐른다. 그러므로 흉골(복장뼈)과 쇄골하(빗장뼈밑) 면을 따라 가벼운 원형 쓰다듬기를 통해 림프의 흐름을 정맥각 부위로 증진시킬 수 있다.

이러한 마사지는 쇄골(빗장뼈)의 아래 방향에서 액와(겨드랑이)의 주름진 곳으로 계속 진행하면서 림프의 흐름을 정맥각으로 바로 흐르게 도와준다.

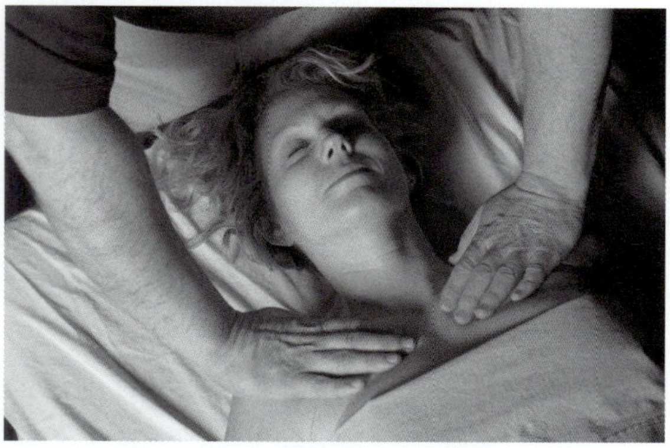

그림 12-9a 림프의 흐름을 쇄골하(빗장뼈밑) 부위에서 정맥각을 향하게 한다.

액와(겨드랑이) 림프절에서 시작된 림프는 심부 수집혈관으로 흘러서 쇄골(빗장뼈) 중간 부위와 정맥각으로 향한다. 액와(겨드랑이) 림프절 마사지의 시작은 양쪽의 액와(겨드랑이) 주름 깊은 곳에 손가락을 부드럽게 대고 쇄골(빗장뼈) 중간 부위로 움직인다(그림 12-9a~b).

액와(겨드랑이) 림프절 촉진은 환자(고객)의 팔을 외전(벌림), 그리고 외회전(가쪽돌림)시에 더 쉽게 촉진할 수 있다(그림 12-10a~c).

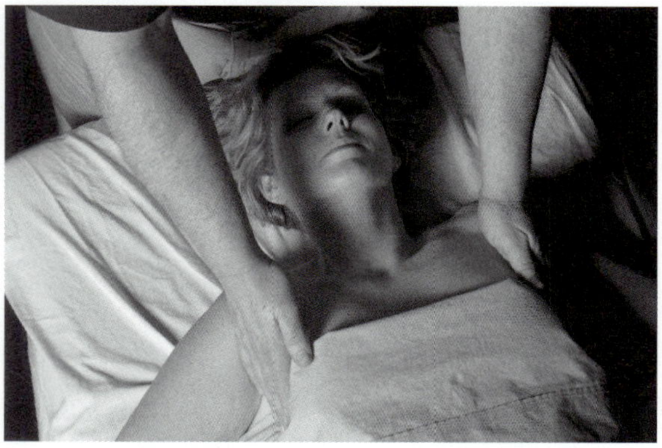

그림 12-9b 액와(겨드랑) 림프는 쇄골(빗장뼈) 중간 부위를 향하게 한다.

부드럽고 원형적인 파도 같은 움직임을 면이 고르지 못한 액와 부위에 적용할 때, 환자(고객)의 위와 같은 자세는 더욱더 실용적이다. 액와(겨드랑이) 부위 역시 느린 움직임으로 같은 부위에 몇 번씩 반복하여 시술한다.

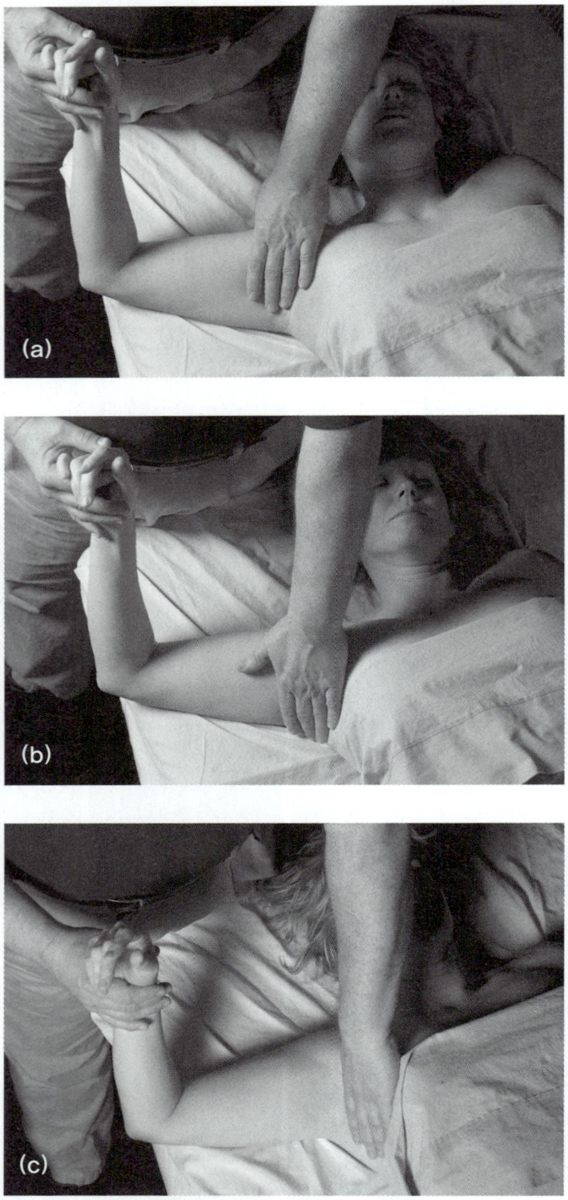

그림 12-10 액와(겨드랑이) 부위는 외전(벌림)과 외회전(가쪽돌림)에 의해 좀 더 쉽게 촉진할 수 있다.

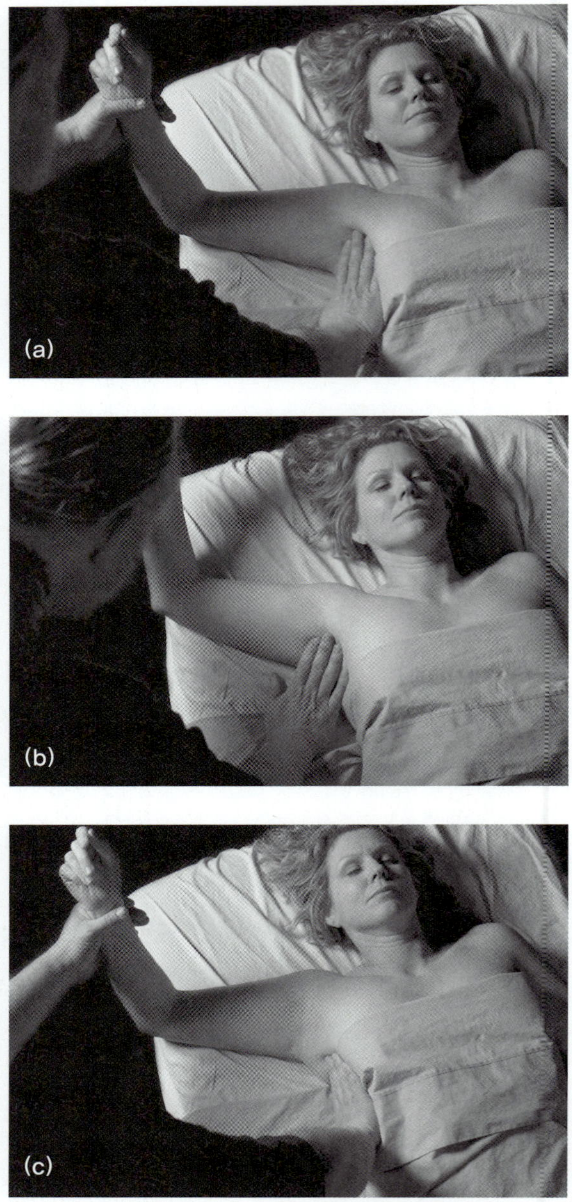

그림 12-11 환자(고객)의 팔이 외전(벌림)되어 있는 상태에서 치료사는 액와(겨드랑이) 림프절이 있는 (a) 전면과 가슴 (b) 후면 (c) 아래면을 마사지한다.

지속적으로 림프 심부를 쇄골(빗장뼈) 중간 방향으로 마사지하고 체간 림프관(lymphatic trunks)과 정맥각이 있는 쇄골하(빗장뼈밑) · 쇄골상(빗장뼈 위) 부위를 마사지하고 나면 마사지는 끝이 난다.

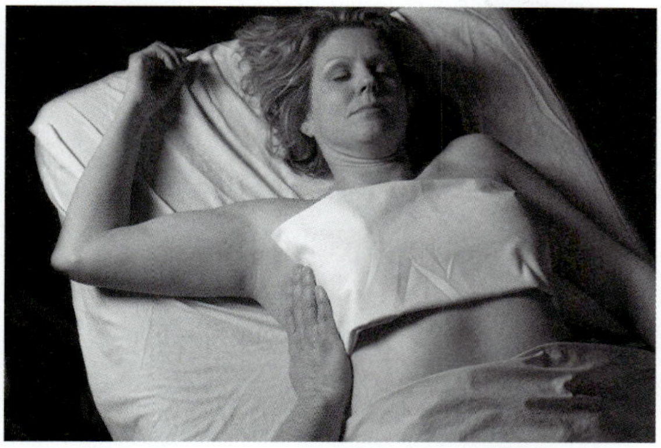

그림 12-12a 림프 마사지는 액와(겨드랑이) 부위와 근접한 체간 외측에서 시작한다.

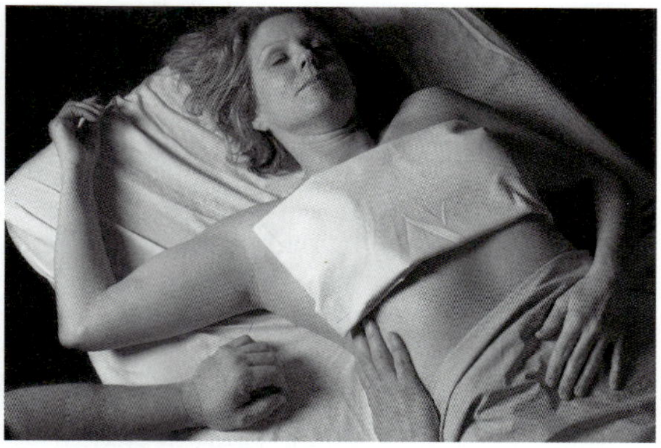

그림 12-12b 계속해서 액와(겨드랑이) 부위를 따라 같은 쪽 아래 방향으로 마사지한다. 경우에 따라서는 두 손을 사용할 수도 있다.

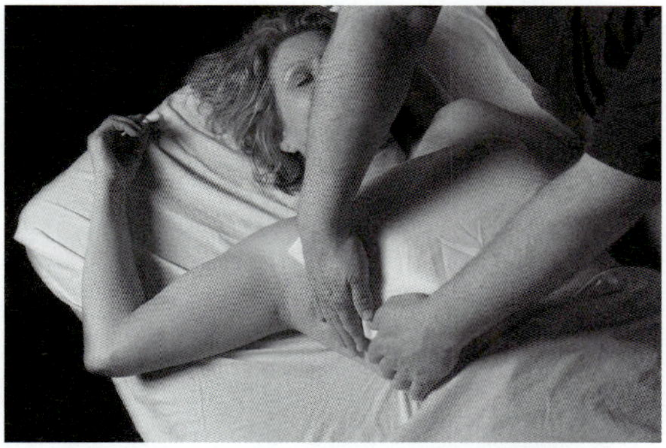

그림 12-12c 체간에 마사지를 적용할 때는 필요에 따라 침대 반대편에서 선 자세로 할 수 있다.

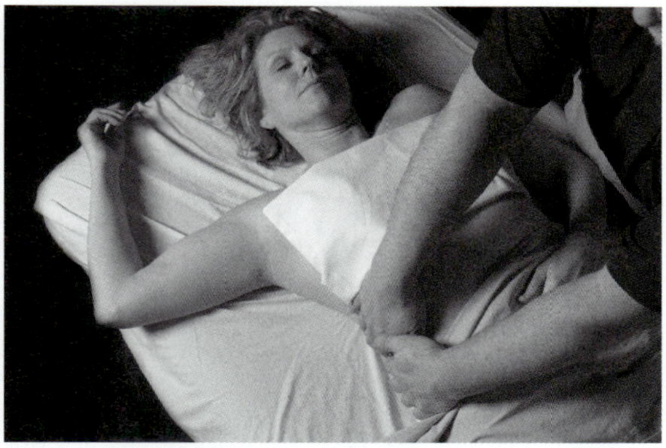

그림 12-12d 액와(겨드랑이) 부위로 다시 올라가기 위해서는 체간 옆면의 끝 부위까지 마사지를 지속한다.

마사지를 적용할 때 마사지 치료사의 위치는 환자(고객)의 머리 위에서 의자에 앉은 자세로 시작하여 필요에 따라 환자(고객)의 옆으로 와서 서 있는 자세로 치료할 수 있다.

상복부

1. **액와**(겨드랑이) **부위**(계속) : 상복부에서 흐른 림프는 천층 림프관(얕은 림프관)을 통해 같은 쪽 액와(겨드랑이) 림프절로 흐른다(예외적으로 액와 림프절이 수술로 제거하거나 다른 손상 등을 입었을 때에는 근접한 다른 복부 경로를 택한다).

계속해서 마사지 치료사는 환자(고객)의 옆쪽에서 선 자세로 액와(겨드랑) 부위에 대해 손가락의 연부 접촉면을 이용하여 부드럽게 촉진하면서, 느리고 율동적이며 원형적이고 물결같은 움직임으로 액와 심부까지 마사지한다. 이때 치료사는 서로 다른 방향에서 각각 시작하여 액와(겨드랑이) 전체에 대해 적용할 수 있도록 한다(그림 12-11a~c).

2. **체간에 대한 상복부** : 가슴부위 · 유방 · 상부 체간(몸통)에서 오는 천층 림프(얕은림프)는 같은 쪽 액와(겨드랑이) 림프절 방향으로 흐른다. 이 부위에 대한 마사지는 액와(겨드랑이) 주름 근접 부위에서 시작하는데(그림 12-12a~b), 한 손 전체를 이용하거나 또는 필요에 따라 두 손을 이용할 수도 있다(그림 12-12c~d).

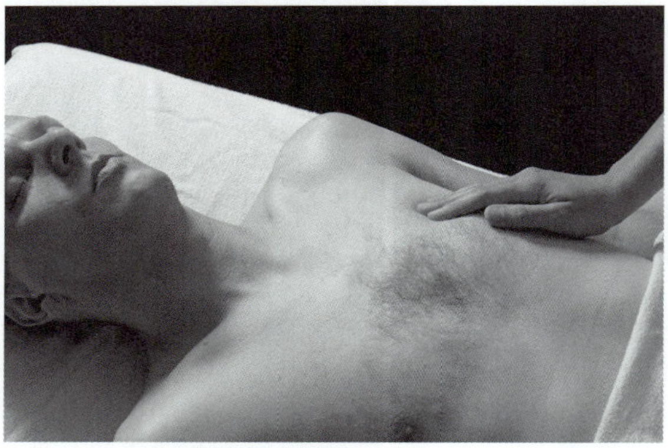

그림 12-13a 림프를 가슴 부위에서 액와(겨드랑이) 부위로 흐르게 한다.

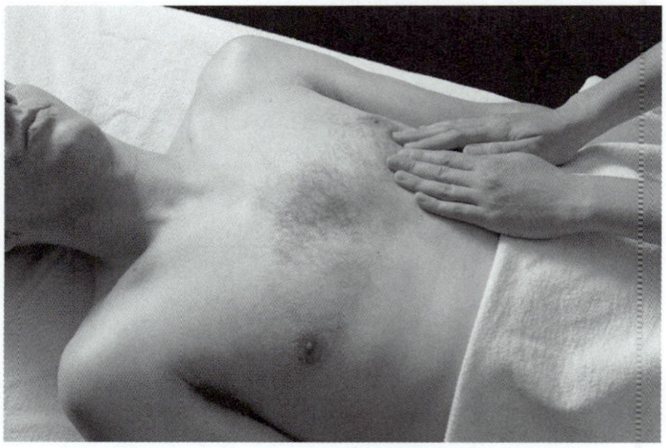

그림 12-13b 경우에 따라 두 손을 사용한다.

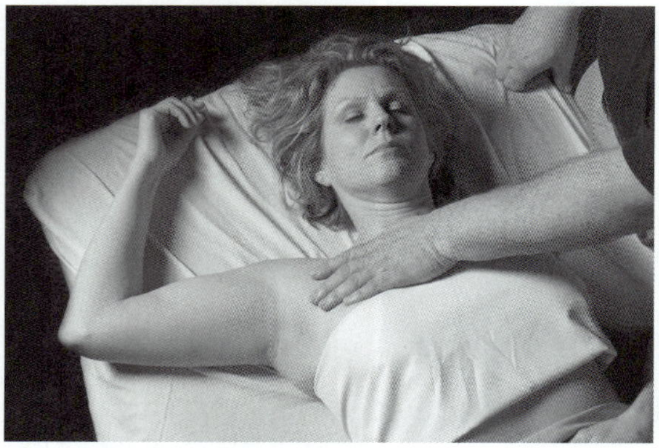

그림 12-14a 여성일 경우 가슴 부위를 천으로 감싼 후, 가슴 위의 부분부터 마사지를 적용한다.

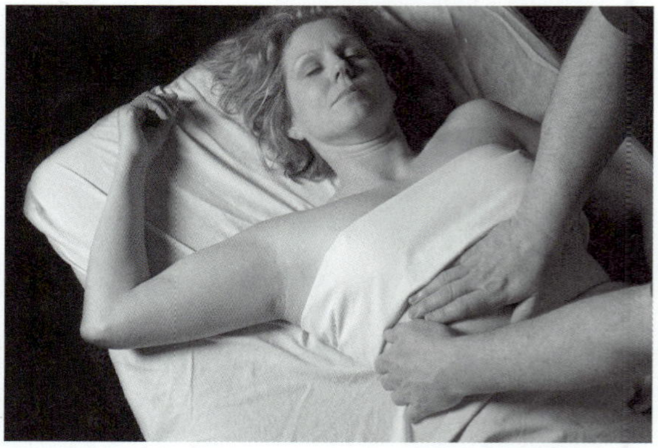

그림 12-14b 그 다음 가슴 아래부분에 마사지를 적용하되, 가슴 부위는 피하도록 한다.

가능한 한 손 전체를 액와(겨드랑이) 부위에 밀착시키고 부드럽고 원형적이며 물결 같은 움직임으로 액와(겨드랑이) 림프절 방향으로 마사지한다. 같은 부위에 느리고 율동적인 움직임으로 5~10번 정도 반복하고, 그 다음 인접한 부위로 옮겨서 반복적으로 적용한다.

적용 부위는 주로 흉곽(가슴우리) 외측면과 전면 부위이며, 액와(겨드랑이) 아래에서 흉곽(가슴우리) 저부까지 마사지를 한 다음, 다시 액와(겨드랑이) 부위로 반복하여 림프의 흐름이 액와(겨드랑) 쪽으로 원활하게 흐를 수 있도록 도와준다.

같은 방향의 가슴 부위 마사지는 먼저 액와(겨드랑이) 근처에서 가슴 부위로 면적을 확대하여 움직였다가 다시 액와(겨드랑이) 부위로 되돌아온다. 이때 림프의 모든 방향(손의 방향)은 액와(겨드랑이) 림프절 방향을 향하도록 한다. 남성일 경우 액와(겨드랑이)에서 시작하여 먼저 젖꼭지선 아래로, 그 다음 젖꼭지선 위를 향해 움직인다(그림 12-13a~b).

여성일 경우 위와 아래에 적용하되, 가슴에 대한 마사지는 피한다.

가슴 부위에 대한 림프 마사지는 주변 조직에도 좋은 영향을 미친다. 이에 대한 내용은 다음 범위에서 소개한다. 공부에 열심인 학생들은 질 좋고 유익한 서비스를 제공하는 이러한 림프 치료에 대해 더 많은 관심을 가질 것이다. 그러나 일부 지역에서는 가슴 마사지가 불법으로 되어 있다. 상복부의 마사지는 액와(겨드랑이) 림프절에 대한 반복 마사지나 팔에 대한 마사지로 이어질 수 있다.

3. **팔** : 림프는 팔에서부터 흘러서 액와(겨드랑이) 림프절로 들어온다. 액와(겨드랑이) 림프절의 접촉을 위해 팔을 외전(벌림) 그리고 외회전(가쪽돌림)시켜서 액와(겨드랑이)를 노출시키고 이 자세에서 팔 아래면을 지지해준다.

마사지는 액와(겨드랑이) 주름이 있는 곳에서 시작하여 정맥각 방향으로 림프의 흐름을 유도한다. 두 손의 연부 접촉면을 이용하여 부드럽고 율동적인 움직임으로 액와(겨드랑이)의 전면과 후면 및 내측면에 마사지를 시행한다(그림 12-15a~c).

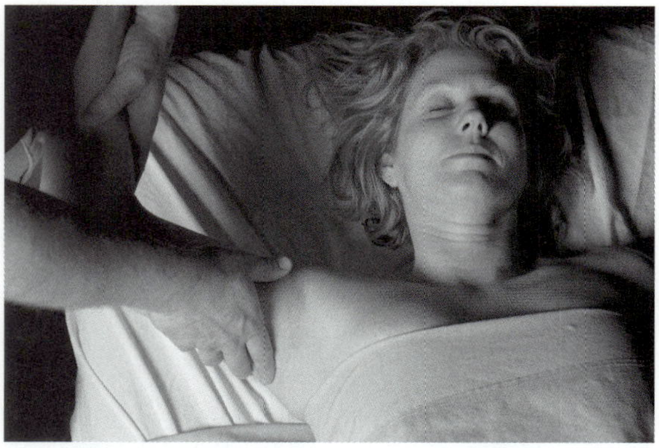

그림 12-15a 팔에 대한 림프 마사지는 액와(겨드랑이) 부위에서 시작한다.

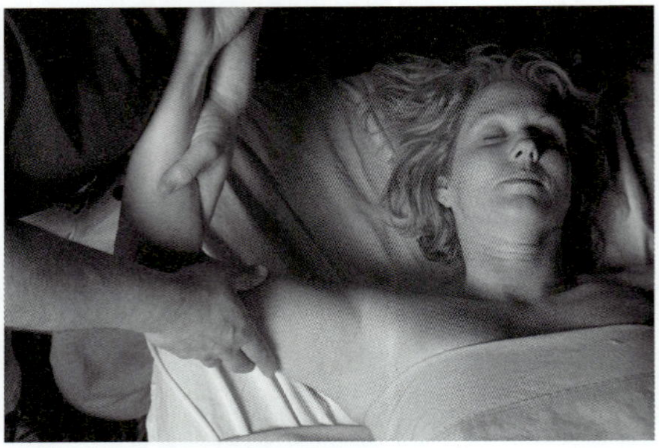

그림 12-15b 그 다음으로 상완(위쪽팔) 부위로 내려와서 액와(겨드랑) 방향으로 마사지한다.

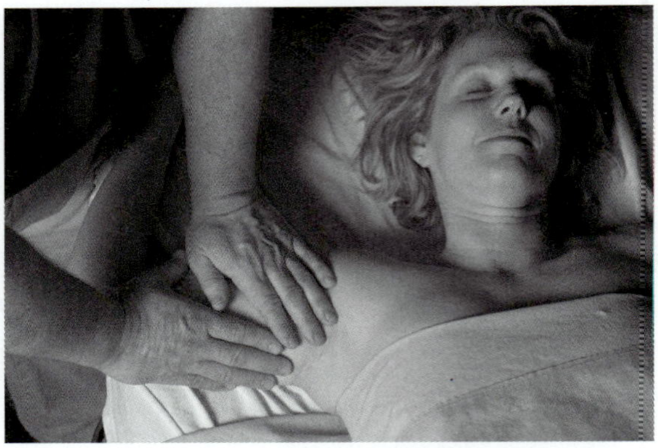

그림 12-15c 팔의 내측면에 대해서는 한 손이나 또는 두 손 모두 사용할 수 있다.

각 자세에서는 1분이나 또는 그 이상이 걸릴 수 있다. 액와(겨드랑이) 전체를 완전히 감싼 다음, 상완(위팔) 부위를 걸쳐서 팔꿈치까지 내려왔다가 다시 액와(겨드랑이)로 올라간다. 똑같은 방법으로 반대쪽에 적용한다.

계속해서 어깨 부위에 한 손이나 두 손을 이용하여 마사지를 하는데, 특히 삼각근(어깨세모근) 위에서 손바닥이나 손가락 접촉면을 모두 사용하여 부드럽고 느리고 원형적이며 물결 같은 움직임으로 림프 마사지를 시행한다(그림 12-16a).

약 1분 정도나 5~10회 정도 적용 후, 인접 부위로 내려와서 계속 진행하는데(그림 12-16b) 전완과 손 · 손가락까지 포함하며 마사지 적용 시에는 항상 액와(겨드랑이) 방향을 향해 마사지 치료사의 손을 움직인다(그림 12-16c).

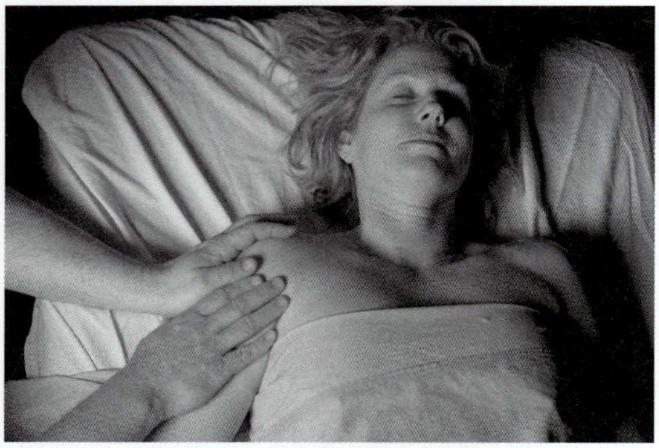

그림 12-16a 팔에 대한 마사지는 한 손이나 두 손을 이용하여 어깨 부위로 진행된다.

손가락까지 내려온 후, 다시 어깨 방향으로 반복하여 움직인다. 만약에 울혈이 있거나 근위 림프관의 흐름을 위해 다시 마사지를 적용할 때에는, 좀 더 많은 시간이 필요할 것이다. 팔에 대한 마사지의 마지막 단계는 손에서부터 어깨까지 매우 가벼운 경찰법을 적용하는 것이다.

림프 마사지에 대한 순서를 간략하게 요약하면, 중심이 되는 림프절에서 시작하여 계속해서 근위에서 원위로, 그리고 다시 근위로 되돌아오는 과정이다. 이러한 과정은 모든 신체 부위에 적용한다. 결론적으로 양쪽 상복부에

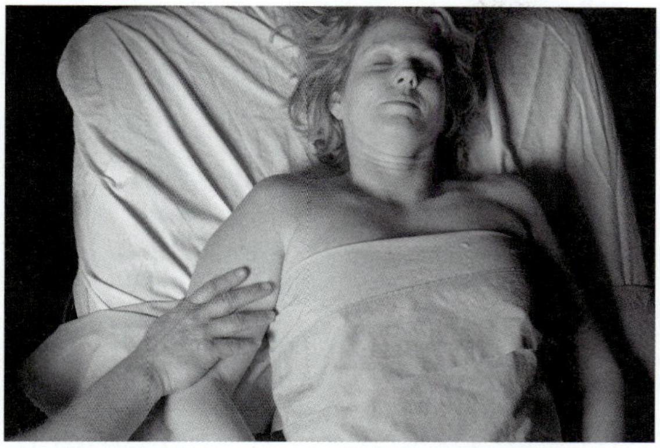

그림 12-16b 계속해서 그 아래 부위를 시술하고, 림프의 흐름은 항상 겨드랑이 림프절 방향으로 유도한다.

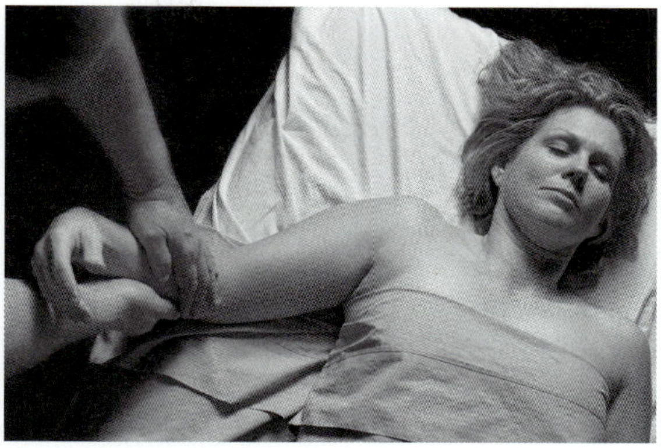

그림 12-16c 전완에 대한 마사지는 림프의 흐름을 전완 주위(연부면)와 위쪽 (겨드랑) 림프절 쪽으로 유도하는 것이다.

대한 림프 마사지는 마사지 치료사가 테이블 옆쪽으로 옮겨와서 액와(겨드랑이) 부위와 쇄골(빗장뼈)의 위와 아래, 그리고 정맥각 부근인 목의 기저면으로 이어진다.

4. **아래 사분역**(lower quadrant) : 아래사분역에서 내려오는 천층 림프(얕은림프)는 먼저 서혜인대(샅고랑인대) 아래에 있는 림프절로 향하고 그리고 또 다른 방향인 심부 장골(엉덩뼈)림프절과 흉관(가슴관) 끝 아래 부위에 있는 유미조(가슴림프관 팽대) 및 복강(배안) 심부 등으로 향한다. 아래사분역의 상위면은 배꼽 높이에 해당되는 허리선과 거의 일치한다.

하복부(아래배)로부터 오는 천층 림프관(얕은 림프관)은 아래로 흘러서 같은 쪽 서혜 림프절(샅고랑 림프절)로 향하고, 고관절(엉덩관절)과 둔부(볼기) 및 요부(허리)로부터 오는 천층림프관(얕은림프관)은 주로 신체 옆쪽을 경유하여 앞쪽에 있는 서혜 림프절(샅고랑 림프절)로 향한다.

하지에서 오는 림프 역시 서혜(샅고랑) 주름 부위로 올라오고 대퇴(넙다리뼈) 옆쪽에서 오는 림프도 대퇴(넙다리뼈) 앞쪽을 지나서 서혜 림프절(샅고랑 림프절)로 들어온다(그림 12-17).

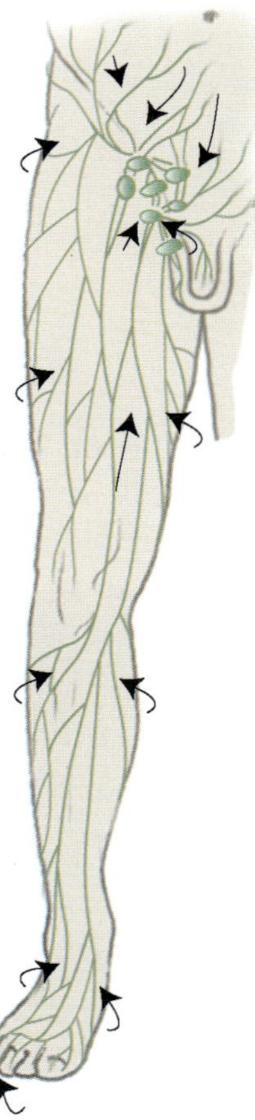

그림 12-17 아래 사분역의 천층림프관(얕은 림프관)과 중요한 림프절

아래 사분역에 대한 마사지는 서혜 림프절(샅고랑 림프절)에서 시작한다. 서혜 림프절(샅고랑 림프절)이 위치한 곳은 사람에 따라 매우 민감하고 간지러운 부위이며 생식기와 매우 근접한 부위이다.

따라서 치료 전 환자(고객)와 충분한 대화를 통해 서혜(샅고랑) 부위에 대한 정보를 얻어야 한다. 그리고 이 부위에 대해 마사지를 시작할 때, 환자(고객)에게 마사지 치료사의 손의 위치와 움직임에 대한 설명이 필요하다. 최대한 조심스럽고 부드러운 접촉이 필요하며, 우수한 기술이 요구된다.

5. **다리 전면** : 다리에 대한 마사지는 하복부에 해당되는 서혜 림프절(샅고랑 림프절)에서 시작하며, 서혜인대(샅고랑인대) 하방을 따라 내려가면서 적용한다. 다리 전면의 마사지 시작 자세는 고관절(엉덩관절)의 작은 굴곡(굽힘)과 외측회전(가쪽돌림) 및 외전(벌림) 자세이며, 굴곡(굽힘)된 무릎에 대해선 치료사의 몸이나 베개 등으로 지지하여 준다(그림 12-18a).

첫 번째 접촉은 서혜인대(샅고랑인대) 외측 상부이며 손가락의 연부 접촉면을 이용하여 부드럽고 느리게 율동적인 움직임으로 림프의 흐름을 심부 림

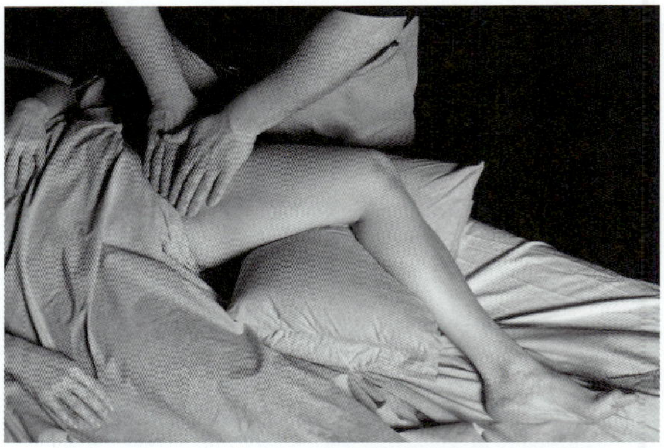

그림 12-18a 서혜 림프절(샅고랑 림프절) 위치에서 시작하며, 작은 굴곡(굽힘)과 외전(벌림) 자세는 서혜 림프절(샅고랑 림프절)의 촉진을 쉽게 해준다.

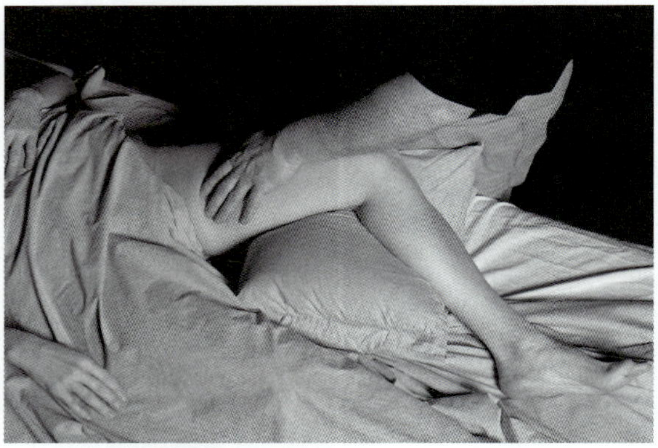

그림 12-18b 다리의 내측 아래로 계속 적용한다.

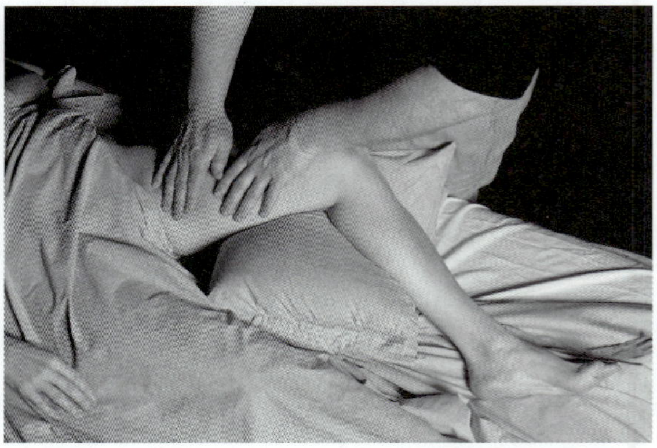

그림 12-18c 다리의 넓은 부위를 감싸기 위해 두 손을 사용한다.

프관으로 유도한다. 이러한 물결 같은 움직임을 10~20회 정도 반복하고 그 다음 내측 하방(두덩정강근 아래면까지)으로 계속 적용한다(그림 12-18.b).

다리는 계속 같은 자세를 취하여 서혜(샅고랑) 주름에서 무릎까지 대퇴(넙다리뼈) 내측면을 쉽게 촉진할 수 있도록 한다. 서혜 림프절(샅고랑 림프절)의 근위부터 작은 움직임으로 시작하여 5~10회 정도 느린 반복 후에 점차적으로 움직임을 크게 하면서 대퇴(넙다리뼈) 내측 끝 부위에 위치한 무릎까지 적용한다(필요에 따라서는 두 손 사용)(그림 12-18c).

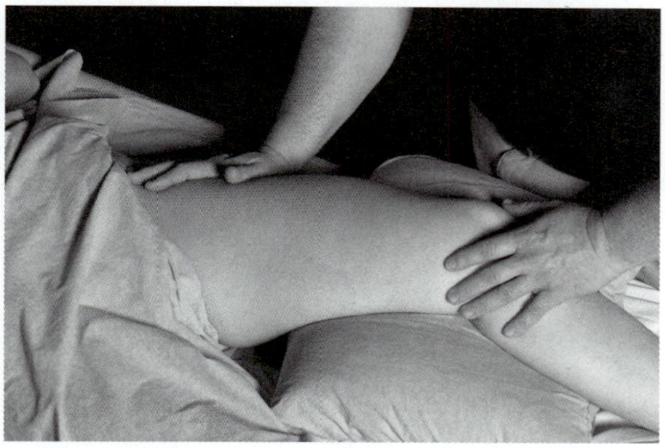

그림 12-19a 마사지는 대퇴(넙다리뼈)의 외측 상부에서 서혜 림프절(샅고랑 림프절) 방향으로 적용한다.

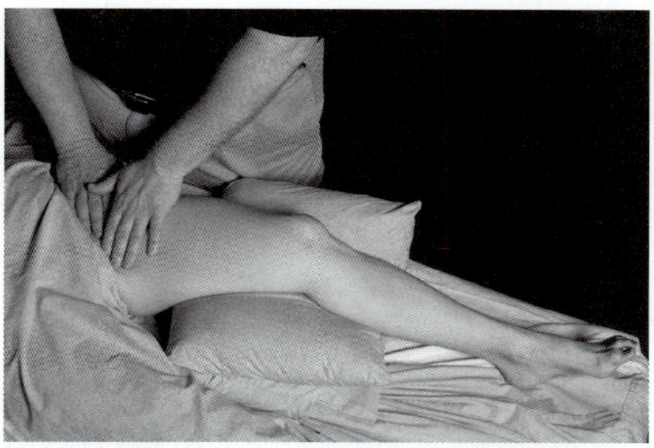

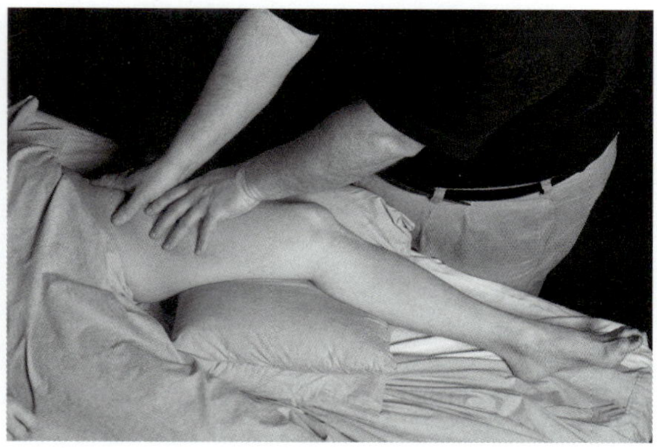

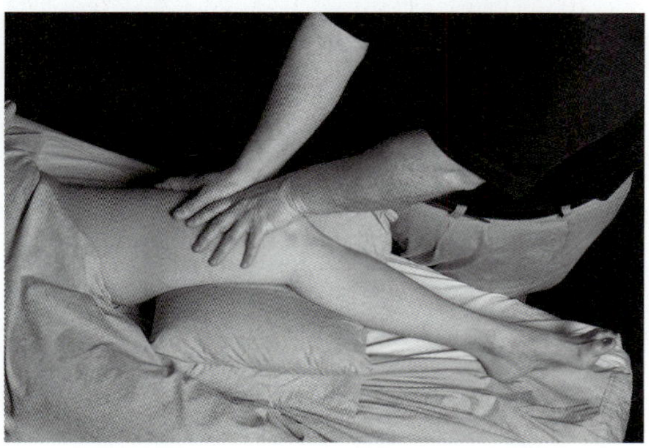

그림 12-19b 대퇴(넙다리뼈)의 넓은 부위는 두 손을 사용하고 마사지는 서혜 림프절(샅고랑 림프절) 근위에서 다리 아래로 적용하되, 림프의 흐름은 항상 서혜 림프절(샅고랑 림프절) 방향으로 유도한다.

이 시점에서 좀 더 완벽한 치료를 원한다면 마사지의 역순으로 무릎에서 고관절(엉덩관절)까지 가벼운 경찰법을 적용할 수도 있다. 계속해서 무릎의 내측면에서 다시 시작하는 마사지는 다리의 위쪽을 향해 올라가서 서혜림프절(샅고랑 림프절)에서 마무리하는데 이러한 역동작은 빠른 속도로 이루어져야 한다.

마사지 테이블 위에서 다리를 곧게 편 자세를 취한 후 마사지를 계속 시행한다(그림 12-19a). 마사지는 장골(엉덩뼈)과 근접한 대퇴(넙다리뼈)의 윗부분에서 시작하며, 시간을 줄이기 위해 두 손을 사용하여 다리의 넓은 부위를 마사지한다. 두 손의 모든(손바닥과 손가락) 연부 접촉면을 이용하여 부드럽고 느리며, 원형적이고 물결 같은 움직임으로 마사지를 적용한다.

1분 정도 혹은 5~10회 반복 후에 인접한 아래 부위로 옮겨서 다시 진행한다(그림 12-19b). 마사지는 최종적으로 발까지 적용하며(그림 12-19c~e), 마사지를 하는 동안 모든 방향은 서혜 림프절(샅고랑 림프절)을 향하도록 한다.

아래로 내려와 다리 전체에 대한 마사지가 끝나면 그 다음에는 반대 방향 즉 서혜 림프절(샅고랑 림프절)이 있는 곳으로 같은 방법으로 짧은 시간 안에 마사지를 적용한다.

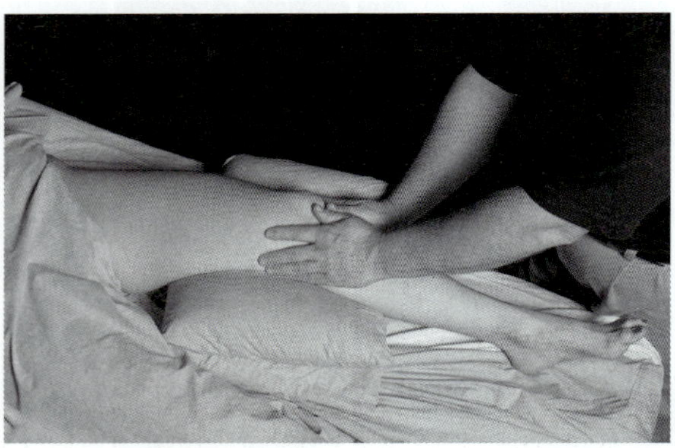

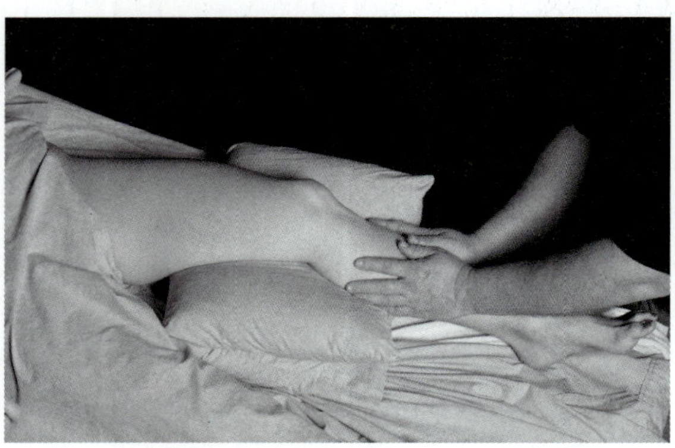

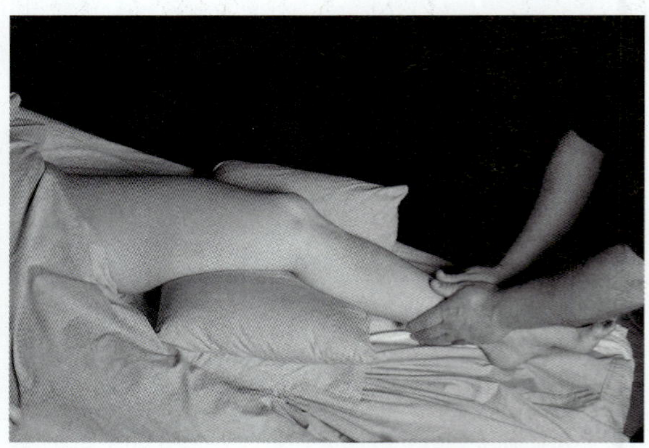

그림 12-19c 계속해서 하퇴(아래다리)에 적용하되 림프의 흐름은 다리 위쪽을 향하도록 유도한다.

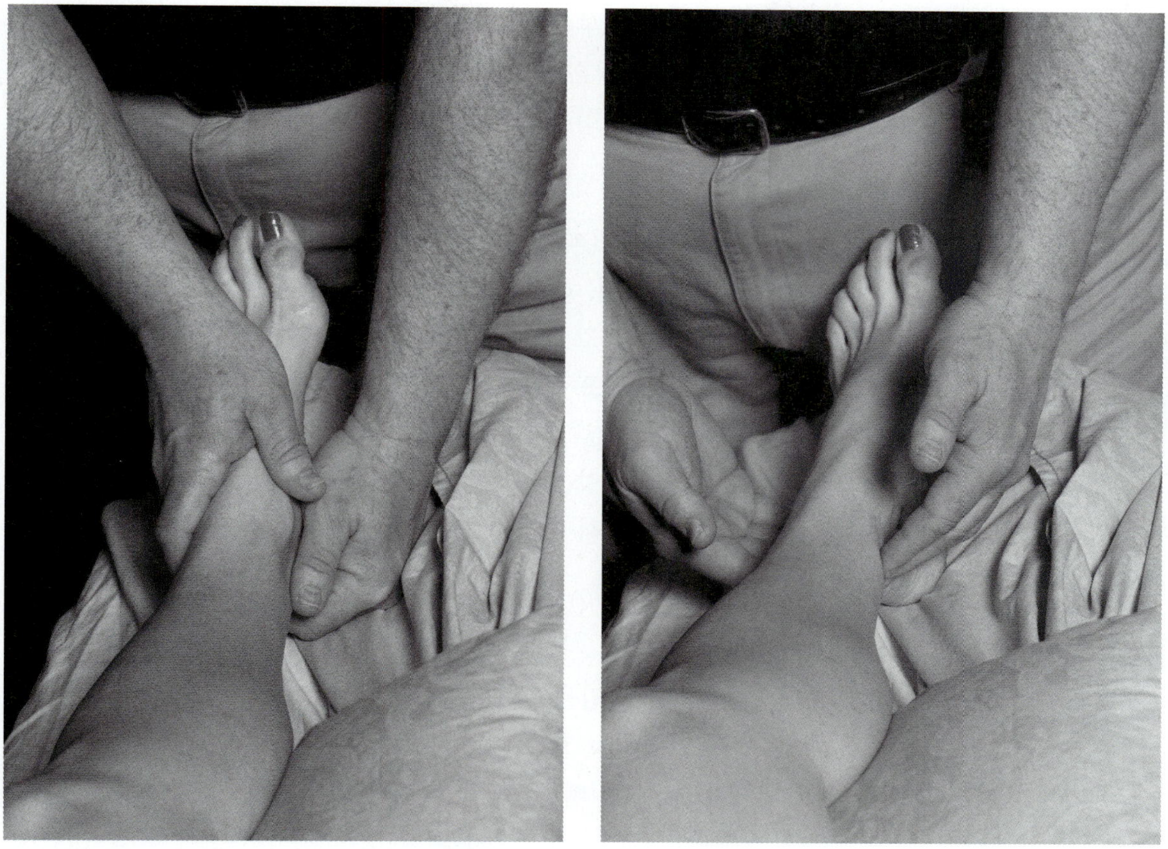

그림 12-19d 발목에서 시작하여 발까지 마사지한다.

마사지의 마무리는 몇 번의 가벼운 경찰법 쓰다듬기로 끝낸다.

6. **하복부**(아래배 ; lower abdomen) : 하복부(아래배) 부위의 마사지는 서혜 림프절(샅고랑 림프절) 위에서 아래에 있는 림프절 방향으로 적용한다. 서혜 림프절(샅고랑 림프절)에 대한 마사지가 끝나면 서혜인대(샅고랑인대) 상면과 위앞엉덩뼈가시(ASIS) 내측면에 대한 마사지를 한 손이나 두 손을 이용하여 5~10회 정도 부드럽게 서혜 림프절(샅고랑 림프절) 방향으로 적용한다.

   마사지를 복부(배) 상면에 다시 반복하여 적용하고 배꼽 아래 부위에도 같은 방법으로 적용한다.

7. **다리 후면**(뒤) : 환자(고객)는 엎드린 자세를 취하고 아래사분역의 후면(뒤)에 위치한 천층림프(얕은림프)의 흐름을 서혜 림프절(샅고랑 림프절) 방향으로 유도한다(그림 12-20).

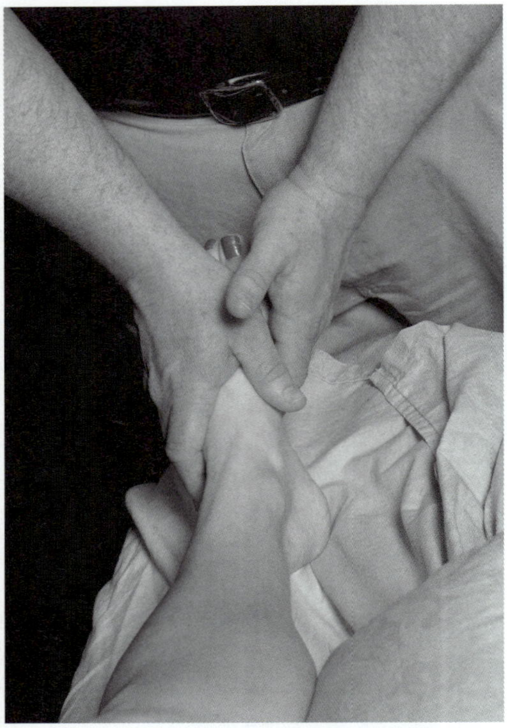

그림 12-19e 발의 밑바닥을 지지하면서 발끝까지 마사지한다.

이 부위의 상부에 위치한 요부(허리), 고관절(엉덩관절), 둔부(엉덩이)의 림프는 외측을 경유하여 신체 앞쪽에 있는 서혜 림프절(샅고랑 림프절)로 향한다. 따라서 이곳에 대한 마사지의 적용은 림프의 흐름을 따라 같은 방향으로 시행한다.

대퇴(넙다리뼈) 후면(뒤)에 있는 림프의 흐름은 두 방향으로 나누어지는데, 하나는 내측면을 타고 서혜 림프절(샅고랑 림프절)로 향하고 또 다른 하나는 외측면을 돌아서 전면을 경유하여 서혜 림프절(샅고랑 림프절)로 향한다. 이러한 흐름은 대퇴(넙다리뼈) 후면의 중심에서 림프의 흐름이 분수처럼 갈라져 흐르는 모양을 연출한다. 따라서 대퇴(넙다리뼈) 후면에 대한 마사지 역시 이러한 림프의 흐름을 따라 적용한다.

다리 후면(뒤)의 외측부에 대한 림프 마사지는 대전자(큰돌기) 주위에서 시작하여 림프의 흐름을 전면으로 향하게 한다. 이러한 움직임을 통해 림프의 흐름이 엉덩이 위쪽이나 또는 무릎 방향으로 흐르게 될 것이다.

대퇴(넙다리뼈) 후면의 내측 부위에 대한 림프 마사지는 좌골결절(궁둥뼈결절) 주위의 엉덩이 주름 부위에서 앞쪽의 서혜 림프절(샅고랑 림프절) 방향으로 마사지한다. 그리고 계속해서 무릎 방향으로 내려갔다가 다시 내측 상부로 올라간다. 마사지를 하는 동안 항상 림프의 방향을 서혜 림프절(샅고랑 림프절) 방향으로 유도한다.

분수모양 (watershed)

림프의 흐름이 서로 다른 배액 부위로 흘러 들어가는 것을 말한다.

하퇴(아래다리) 후면에 있어서는 천층림프관(얕은림프관)의 흐름을 무릎 뒤쪽에 있는 슬와(오금) 방향으로 유도한다. 슬와(오금) 림프절에서시작된 몇 개의 림프관은 서혜 림프절(샅고랑 림프절)을 우회하여 골반강 안의 심부 림프절로 들어간다.

환자(고객)의 무릎을 약간 구부린 상태에서 손가락의 연부 접촉면을 이용하여 가볍고 부드러운 움직임으로 무릎 뒤쪽 상부에 있는 주름진 곳에 마사지를 적용한다. 이곳에서 10~20회 정도 반복 적용한 후, 아래 부위인 무릎 뒤쪽 부위를 다시 10~20회 정도 반복 적용한다. 계속해서 하퇴(아래다리)의 아래 부위로 내려간 다음 하퇴(아래다리) 후면에서 발목 부위까지 마사지를 적용한다.

이렇게 엉덩이에서부터 발목까지 전체적인 마사지가 끝나면 다시 좀 더 간략한 순서와 느린 움직임으로 발목에서 엉덩이까지 마사지를 적용하고, 가벼운 경찰법으로 다리에 대한 림프 마사지를 끝낸다.

8. **위 뒤(등쪽) 사분역** : 등(back) 부위에서 생성된 천층 림프(얕은림프)는 근접한 림프절 부위로 흐른다. 배꼽을 기준으로 허리 상부는(요추 1번 높이) 같은 쪽 액와(겨드랑) 부위로 흐르고, 허리 하부는 신체의 전면을 돌아서 서혜 림프절(샅고랑 림프절) 방향으로 흐른다. 따라서 등에 대한 림프 마사지는 이러한 흐름과 같은 방향으로 시행한다.

액와(겨드랑)와 근접한 상부 등쪽의 림프 마사지는 액와 림프절(겨드랑 림프절) 방향으로 마사지하고 계속해서 척추 밑으로 내려가서 흉곽(가슴우리) 후면과 외측면에 대한 마사지를 지속한다.

환자(고객)가 엎드려 있는 동안 어깨와 상완(위팔) 후면(뒤)에 액와 림프절(겨드랑 림프절) 방향으로 마사지를 함께 적용한다. 이곳에 대한 마사지가 끝나면 환자(고객)를 바로 누운 자세를 취하게 하여 다시 액와 림프절(겨드랑 림프절)과 쇄골(빗장뼈) 상부와 하부 및 정맥각 부위에 대한 마사지를 실시하고, 마지막으로 부드럽게 목과 어깨의 이완을 위한 마사지를 적용한다.

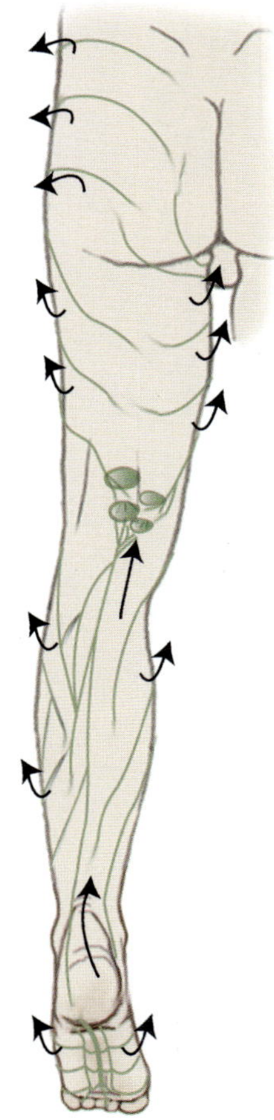

그림 12-20 하복부 등쪽에 있는 천층 림프(얕은림프)의 흐름

림프 마사지는 뛰어난 진정효과와 이완효과가 있다. 이를 통해 마사지 치료사는 짧은 순간 환자(고객)를 이완시킬 수 있다. 이러한 마사지가 끝나면 환자(고객)가 어떠한 어지러움도 없이 쉽게 옆으로 돌아누워 앉을 수 있도록 도와주고 가정에서 스스로 쉽게 할 수 있는 자가 마사지 기술이나 운동 등에 대해 알려준 후, 환자(고객)가 침대에서 탈의실로 갈 수 있도록 도와준다.

두개(뇌머리)천골(엉치뼈)요법

두개천골요법은 1970년대 John Upledger, D.O.에 의해 발전했는데, 한 번은 그가 환자의 척수에서 이물질(plaque)을 제거하는 수술에 참여하다가 우연히 환자의 심박수와 호흡과 연관된 척수의 율동적인 움직임을 발견한다. 이러한 발견은 그가 흥미를 느끼기에 충분했다. 왜냐하면 그 당시 어떠한 책과 학자들에게서도 이러한 현상에 대해 듣지 못했기 때문이다.

따라서 그는 1930년대 초부터 두개골(뇌머리뼈)의 구조와 움직임에 대해 연구하여 이를 체계적으로 발전시킨 Willian Sutherland의 이론을 공부하게 된다. 그 당시 모든 과학계나 의학계에서는 머리 안에 두개골(뇌머리뼈)이 단단하게 고정된 구조로 되어있다고 믿었다. 그러나 Upledger는 수술할 때 목격한 척수 안의 율동적인 움직임을 통해 두개골(뇌머리뼈) 역시 움직임이 일어날 수 있을 것으로 생각하였다.

그는 1975년부터 1983년까지 미시칸 주립대학의 생역학(biomechanics) 교수와 임상실험학자로 근무하면서 해부학자 · 생물학자 · 생물공학자 · 생물물리학자 등과 함께 두개골(뇌머리뼈)의 움직임에 대해 연구하였다. 이 연구를 통해 그는 Sutherland의 이론을 확인하였고, 더 나아가서 움직임에 대한 실질적인 이론적 배경(두개천골계)을 좀 더 쉽게 이해했으며, 이를 근거로 그는 두개천골요법을 발전시키게 된다.

1985년 그는 플로리다의 Palm 해안 근처에 연구와 교육을 목적으로 Upledger 학회를 창립하여 최신 두개천골요법 기술을 제공하기 시작하였다. 현재 6만 명 이상이 두개천골요법의 교육을 수료하였다. 여기에는 접골사, 의사, 카이로프락터, 심리학자, 치과의사, 물리치료사, 한의사, 마사지 치료사 등이 포함되어 있다.

두개(뇌머리)천골(엉치뼈)요법

손을 이용하여 매우 부드러운 방법으로 두개천골계를 평가하고 생리학적 기능을 증진시켜 주는 치료기법이다.

두개(뇌머리)천골(엉치뼈)계

두개천골요법은 손을 이용하여 매우 부드러운 방법으로 두개천골계를 평가하고 생리학적 기능을 증진시켜 주는 치료기법이다. 두개천골계는 뇌척수액과 수막(뇌척수막)을 포함한 반폐쇄형(semiclosed) 수압계(hydraulic system)이다. 뇌척수액은 뇌와 척수를 감싸서 이들을 보호하고, 체액(fluid)의 출입을 조절하는 생리학적 구조이며, 뼈와 관련되어 있다.

수막(뇌척수막)은 총 3개의 층으로 구분되는데 먼저 내층에 속하는 연막(연질막)은 뇌와 척수에 붙어 있고 풍부한 혈관을 가지고 있어서 이들 신경조직에 영양공급을 하는 역할을 담당한다. 중간층에 속하는 지주막(거미막)은 연막(연질막)과 경막(경질막)을 구분하는 얇은 층으로 뇌척수액이 흐르는 공간을 제공하며, 척추의 움직임(돌림, 굽힘, 꼬임)에 있어서 수막(뇌척수막)의 각 층이 독립적으로 움직일 수 있도록 도와준다.

마지막으로 외층에 속하는 경막(경질막)은 비수축성 결합조직의 약간 질긴 층으로 뇌척수액을 포함한 중추신경계를 둘러싸고 있는 층이다. 즉, 수압식의 두개천골계를 둘러싸고 있는 층이다. 이러한 경막(경질막)은 척수를 둘러싸고 있는 근막과 천골(엉치뼈) 및 두개골(뇌머리뼈) 등과 가장 근접한 구조이며 이러한 해부학적 구조 때문에 두개천골 리듬을 신체 각 부위에서 촉진할 수 있다.

두개천골요법을 적용하는 동안 시술자는 매우 가벼운 접촉(니켈(nickel)의 무게와 비슷하게)으로 두개천골계 내의 뇌척수액의 흐름에 의한－이론적으로 생성될 수 있는－율동적인 움직임을 감지한다. 또한 시술자는 두개골(뇌머리뼈)이나 천골(엉치뼈) 및 꼬리뼈 등에 붙어 있는 두개천골막의 경계부위에서 일어나는 물결 모양의 움직임에 대한 속도와 진폭 및 대칭성과 크기 등에 관해 파악해 두어야 한다.

두개천골 리듬을 가장 쉽게 촉진할 수 있는 부위는 머리의 두개골(뇌머리뼈) 부위인데 이곳은 신체의 근막계와 경막(경질막)이 결합되어 붙어 있는 곳이기 때문이다. 그러나 더 많은 훈련을 통해 두개천골 리듬을 신체 어느 곳에서나 인식할 수 있어야 한다. 두개천골계의 일반적인 움직임은 1분에 6~12회 정도의 굴곡(굽힘:수축)과 신전(폄:팽창) 과정을 통하여 움직인다.

두개(뇌머리)에서 굴곡(굽힘)형태는 두개골(뇌머리뼈)의 짧아진 전후방과 길어진 횡단면을 촉진할 수 있고, 반대로 신전(폄)형태는 두개골(뇌머리뼈)의 길어진 전후방과 짧아진 횡단면을 느낄 수 있다. 두개천골 움직임은 신체의 근막을 통하여 알 수 있는데 먼저 굴곡(굽힘)을 통하여 신체가 넓어지고 부드러운 외회전(가쪽돌림)이 형성되며, 신전(폄)을 통하여 신체가 매우 작은 범위 내에서 좁아지고 내회전(안쪽돌림)이 형성된다. 이러한 두개(뇌머리)의 움직임을 쉽게 인식할 수 있는 부위는 발목과 대퇴(넙다리뼈) 및 흉곽(가슴우리)과 머리 부위이다.

훈련을 통하여 두개천골 움직임의 파동과 심혈관 파동 및 호흡을 쉽게 구별할 수 있다. 두개천골 움직임은 가능한 시술자의 손 전체 부위를 이용하여 가벼운 접촉을 통해 촉진하고 관찰할 수 있으며 이러한 움직임의 특성과 크기 등은 기록하여 두는 것이 좋다.

조용하고 긴장을 풀 수 있는 공간에서 환자(고객)는 바로 누운 자세로 얼굴은 천장을 향해 두고, 마사지 치료사는 테이블의 머리쪽으로 의자를 두고 앉아서 환자(고객)의 머리 부위를 향해 엄지는 측두부(관자부위)에 그리고 손바닥과 나머지 손가락은 머리의 뒷부분을 향해 가볍게 댄다.

이때 환자(고객)는 눈을 감고, 치료사는 환자(고객)의 머리에 가벼운 압력으로 손을 완전히 밀착시킨 상태를 유지한다. 잠시 후에 마사지 치료사는 그의 팔에서 느껴지는 고유 수용기의 정보를 인식하여 파동에 의해 좁아지고 넓어지는, 다시 말해서 두개의 커짐과 작아짐을 느낄 수 있다.

두개천골요법은 비침습성이고 간접적으로 적용되며, 두개천골의 부드러운 움직임을 위한 몸의 균형 회복과 제한된 장벽(barriers)들의 이완을 위한 기법이다. 움직임을 제한하는 요소나 비정상적인 움직임이 촉진될 때, 반대 기법(indirect technique)을 통하여 제한으로 인한 대상작용에서 좀 더 나은 움직임을 위한 이완을 시도할 것이다.

움직임을 관찰(촉진)할 때, 마사지 치료사는 그 움직임이 일어나는 순서에 따라 손을 움직인다. 시술자는 반대 기법을 적용하기 위해 자유롭게 일어나는 움직임의 방향을 따라서 같이 움직여야 한다. 움직임이 최대한 끝까지 왔을 때, 시술자는 자연스럽게 움직임을 멈춘다. 이는 비정상적인 움직임을 통해 일어나는 두개천골의 순환을 막기 위한 것이고, 그 부위를 잡아준다.

그리고 또 다른 방향(움직이기 쉬운 방향으로 더 나아가려는 움직임)으로 움직임이 계속 일어날 때, 마사지 치료사는 역시 가볍게 조였다가 풀어주고 다시 멈춘다. 이는 이러한 순환으로 인해 더 확장되는 조직을 잡아주기 위함이다.

이러한 움직임을 여러 번 반복하는데, 이 반복은 더 이상 움직임이 일어나기 쉬운 방향으로 움직임이 일어나지 않을 때까지 또는 두개천골계가 조용하고 고요해질 때까지 반복한다.

이러한 상태와 연관된 것이 바로 평온점(still point)이다. 평온은 몇 분 동안 지속될 것이다. 평온점을 유도한 뒤에 시술자는 잡고 있던 부위를 부드럽게 놓아 주고 다시 움직임을 관찰한다. 평온점이 어느 정도 가라앉고 나면 제한적인 움직임이 없어지거나 거의 사라진 상태에서 좀 더 대칭적인 형태의 두개천골 움직임이 나타날 것이다.

두개천골계의 어느 한 부분의 제한은 전체 시스템에도 영향을 미친다. 그런데 이러한 치료는 원위 부위에서 일어나는 징후에도 효과를 줄 것이다. 어떠한 제한이나 막힘에도 치료는 매우 가벼운 조정(adjustment)으로 적용해야 한다.

두개천골요법은 통증과 기능장애와 연관된 신체의 생리적 범위에 폭 넓게 영향을 미치고 중추신경계의 기능 증진을 통한 건강 증진과 질병에 대한 신체 저항력을 보강해 준다.

두개천골요법에 관심이 있는 마사지 치료사는 웹사이트(www.upledger.com)를 통해 Upledger 학회에 접속하여 세미나 등의 교육을 받을 수 있다.

심부조직 마사지

심부조직 마사지는 다양한 요법과 마사지 기법을 근육과 근막의 심부조직 방향으로 적용하는 기법이다. 이 기법은 긴장에 대한 생리적인 이완과 조직(tissue)간 결합에 초점을 맞추지만, 때로는 지압요법(bodywork)이나 심리적 이완요법에도 사용된다. 대부분의 심부조직 마사지는 다양한 근막층에 효과적이다.

특히 결합조직의 층별 공간을 느슨하게 만들어 주고 근육조직을 지지해 주는 효과를 얻을 수 있다. 심부조직 마사지 기법들은 이 마사지를 발전시키고 특성화한 사람의 이름을 붙였는데, Ida Rolf의 이름을 따라 Rolfing ; Milton Trager의 이름을 따라 Trager ; Joseph Heller의 이름을 따라 Hellerwork ; 그리고 Moshe Feldenkrais의 이름을 따라 Feldenkrais 라고 명칭을 붙였다. 몇 가지 기법을 간략하게 소개하면 다음과 같다.

심부조직 마사지

다양한 요법과 마사지 통하여 근육과 근막의 심부조직 방향으로 마사지를 적용하는 기법이다.

구조 통합(Structural Integration)

구조 통합이란 신체의 중심축(central axis)을 중심으로 신체구조를 정렬하다는 의미를 가지고 있다. 이러한 행위는 근육의 근막을 수기조작(manipulating)으로 접근하는 방법으로 조절하고, 이 구조 통합의 단계가 끝난 후에 환자(고객)들은 신체와 정신적 균형을 종종 경험할 수 있다.

살아가면서 접할 수 있는 신체적 · 정신적 외상은 근육주위의 결합조직 사이의 엉킴이나 수축으로 움직임이 줄어드는 원인이 된다. 이러한 제한은 근섬유와 근속(근다발) 또는 근육 전체에 영향을 미치는데, 앉아 있을 때나 걸을 때 그리고 서 있을 때의 습관적 나쁜 자세가 원인이다. 이러한 나쁜 자세는 부모를 보고 배우면서 나타날 수 있다. 이는 환경적인 요소로, 처벌에 따른 각기 다른 반응이나 심리적인 요소 등이 여기에 속한다. 결과를 성취하기 위한 방법을 제대로 알고 있는 마사지 치료사로부터 구조 통합의 올바른 효과를 얻을 수 있다.

롤핑 요법(Rolfing)

롤핑 요법은 구조 통합의 한 종류이며, 생화학자인 롤프(Ida Rolf) 박사에 의해 소개된 심부결합조직 마사지의 종류이기도 하다. 롤프 박사는 정상적으로 건강한 신체에서 척추와 신체 각 분절은 바른 정렬을 가지고 있으며, 이를 통해 각 기관의 기능이 올바르게 수행된다는 사실을 발견하였다.

그러나 유년시절이나 성인으로 몸이 형성되는 시기(청소년기)에 잘못된 자세습관으로 신체중심선이 중심에서 벗어나거나 또는 신체 정렬이 좋지 않게 만들어지는 경우가 있다.

이는 구조적인 문제로 이어질 수 있는데, 즉 바르지 못한 신체 정렬로 인해 근육과 결합조직의 긴장을 증가시켜서 정상적인 내장 기관의 기능을 방해할 수 있는 것이다. 따라서 롤프 박사는 롤핑 요법이라는 치료체계를 고안하여 신체의 올바른 구조 정렬을 강조하였다.

롤핑 요법의 목적은 신체 자세를 다시 만들고 근육이나 결합조직을 재정렬하는 데 있다. 이를 통해 근육의 유연성과 외형(appearance)을 증진하고 감각을 새롭게 할 수 있다.

롤핑 요법은 중압(heavy pressure)을 이용하여 손가락이나 손가락 관절부(kunckle) 및 주먹이나 팔꿈치 등으로 환자(고객)의 신체를 조심스럽게 압박한다. 10번의 치료시기를 한 시간 동안 적용하는데, 신체의 여러 부위를 시술한다.

롤핑 요법의 금기증은 다른 마사지 종류와 비슷하다. 그리고 만약 치료 적용에 의문이 생긴다면 환자(고객)의 주치의에게 자문을 구한다. 롤핑 요법의 시술자는 감독관이나 공인된 강사를 통한 지속적인 연구를 필요로 할 것이다.

신경생리학적 치료법

최근에 생겨난 다양한 치료 방법들은 근골격계에 영향을 주는 신경생리학적 치료접근법을 추구하고 있다. 이러한 추세는 적당한 긴장도와 기능을 유지하기 위한 근골격계와 신경계 간의 신경학적 피드백(feedback)의 중요성을 강조하고 있기 때문이다. 자주 발생하는 기능장애와 통증의 결과로 신경근육 간의 반응이 변화하거나 장애를 받을 수 있다.

신경생리학적 치료법들은 주로 조직의 평가 방법과 조직의 정상화를 위한 연부조직 수기조작기법으로 사용되며, 기능증진과 통증 조절을 위한 신경학적 회로(loop)의 재계획(reprogram)을 위해서도 사용된다. 이러한 신경생리학적 치료법으로는 발통점 치료 · 신경근 치료 · 수동 자세 치료 등이 있다.

> **발통점(Trigger-point Therapy)**
> 원위지점의 압박에도 비정상적인 통증을 유발하는 부위로, 기능장애의 수축성 조직을 동반한 과과민성(hyperriirtable) 결절 부위이다.

발통점 치료(Trigger-point Therapy)

근골격계 기능장애에는 관절운동 제한과 근막 통증과 근육단축, 그리고 공통적으로 근막 발통점을 덮고 있는 수축된 조직까지 포함된다. 대부분의 경우에 발통점의 활동이 저하되면 통증도 감소하고 근골격계의 기능도 호전한다.

발통점들은 원위지점의 압박에도 비정상적인 통증을 유발하는 부위로, 기능장애의 수축성 조직을 동반한 과과민성(hyperriirtable) 결절 부위이다. 이러한 발통점들은 위치한 신체부위에 따라, 촉진시에 연관통의 존재 여부에 따라 서로 다른 특성들을 가진다.

발통점은 Travell과 Simons(근막통증과 기능장애, 2판, 1998)가 분류하였는데, 주로 발통점의 위치와 압력에 반응하는 특징에 따라 분류되었다.

① **활성**(active) 근막 발통점은 근육에 형성된 단단한 띠(taut band) 모양의 과감각성 부위를 말하고, 이는 근육의 최대 신장을 막고 통증을 유발하며 손으로 압박할 때 제한된 감각을 유발한다.

② **잠복성**(비활성, latent) 근막 발통점은 압박할 때 다른 부위로 연관통을 나타내지 않는 연한(tender)조직으로 되어 있다. 그러나 지속적인 스트레스를 받으면 활성 발통점으로 발전한다.

③ **중심성**(central) 발통점은 근육의 중심 가까이에 위치하여 활성 또는 잠복성을 나타내는 발통점으로 활동하는 근육의 운동종판과 밀접하게 연관이 있다.

④ **귀속성**(attachment) 발통점은 근건 접합부나 근육의 골막부착부에 위치하여 중심성 발통점에 의해 생긴 단단한 띠의 긴장이 지속될 때에 형성된다. 귀속성 발통점은 종종 비활성화되는 경우가 있는데, 이는 중심성 발통점이 비활성화될 때에 발생한다.

⑤ **근원성**(primary or key) 발통점은 하나의 근육에 존재하며, 다른 근육의 위성 발통점을 활성화한다. 또한 근원성 발통점의 활동성이 퇴화되면 위성 발통점의 활동성도 사라진다.

⑥ **위성**(satellite) 발통점은 근원성 근막 발통점의 기능장애의 결과로 형성된다. 위성 발통점은 연관통 부위에서나 근원성 발통점을 가지고 있는 근육에 대한 길항근(대항근)이나 고정근의 역할을 하는 근육에서 주로 발생한다. 대부분의 위성 발통점은 근원성 발통점의 비활성화로 활동성을 멈춘다.

⑦ **연합성**(associate) 발통점은 근원성 발통점에서 시작하여 다른 근육에 동시에 형성되고, 같은 압력에 활성화되거나 또는 과활성화 된다. 그러나 근원성 발통점의 비활성화로 연합성 발통점이 사라지지는 않는다.

Theory & Practice of
THERAPEUTIC MASSAGE

PART Ⅲ
설비 치료마사지

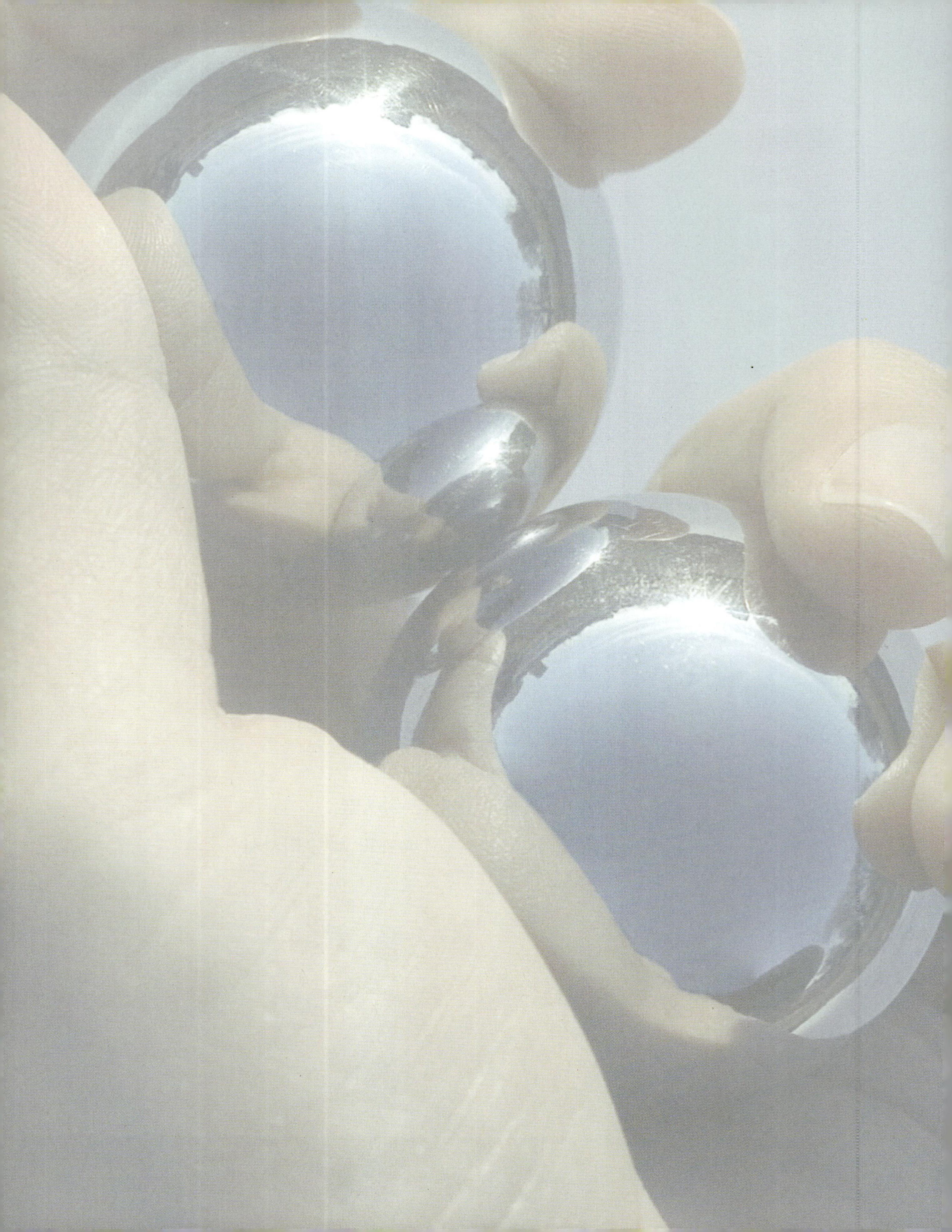

수(水)치료
Hydrotherapy

CHAPTER
13

학습 목표(Learning Objectives)

1. 체온에 따른 온열(heat)과 한랭(cold)의 사용을 설명할 수 있다.
2. 마사지 전문가가 사용하는 치료적 기구의 종류를 설명할 수 있다.
3. 마사지 전문가가 사용할 수 없는 치료적 기구의 종류를 설명할 수 있다.
4. 몸에 온열를 적용할 수 있는 기본적인 다섯 가지 방법을 설명할 수 있다.
5. 냉 치료를 정의할 수 있고, 냉 치료를 적용할 수 있는 기본적인 세 가지 방법을 설명할 수 있다.
6. 치료의 보조수단으로 수치료를 설명할 수 있다.
7. 물의 온도를 달리 했을 경우, 신체에 미치는 효과를 설명할 수 있다.
8. 신체에 미치는 다양한 물의 치료법에 대한 효과를 설명할 수 있다.
9. 다양한 목욕 요법의 금기사항 및 안전수칙과 시간적 한계를 설명할 수 있다.

서론(Introduction)

일반적으로 신체 마사지는 손으로 행해지지만, 이것은 손 마사지와 여러 가지 물리요법을 통합한 다양한 치료법이다. 이러한 치료들은 혈액순환을 돕고, 신체효능의 증가와 독소 제거 및 이완을 촉진한다.

전기치료기구의 사용

전기 자극을 이용한 수많은 치료 방법들은 연부조직(soft tissue), 신경 손상의 치료 또는 재활에 매우 효과적이라고 알려졌다. 대표적인 예로 초음파, 저 · 중주파 전기 자극, 전자기 자극, 특정한 진동수나 파동을 이용한 치료기 등이 있다.

치료기구의 사용은 의료적 감독하에 자격이 주어진 전문가에 의해서 수행되어져야 한다. 전기를 이용하는 대부분의 치료기구 사용은 치료 마사지의 범위에 포함되지 않는다.

치료사(therapist)는 사용하는 전기기구의 사용법과 적응증뿐만 아니라 금기증에 대해서도 충분한 지식이 있어야 한다. 어떠한 기구도 잘 훈련된 테라피스트의 손을 대체할 수는 없지만 기계를 수기요법(Manual Therapy)과 함께 사용하면 다양한 효과를 얻을 수 있다. 기구는 주로 테라피스트의 에너지 소비를 줄이고 다양한 치료의 효과를 증가시키기 위해 사용한다. 모든 전기기구들은 안전한 작동을 위해 반드시 정기적으로 점검해야 한다.

신체 마사지에 많이 사용되는 전기기구 중 하나는 진동 마사지기이다. 적용 방법과 원하는 결과에 따라서 이완과 자극 효과를 일으키는 데 사용된다. 현재 다양한 진동기구들이 판매되고 있는데, 진동기구들을 사용함으로써 마사지의 효과를 높일 수 있는 동시에 테라피스트의 육체적 수고를 줄일 수 있다.

온열(Heat)과 한냉(Cold)의 사용과 효과

정상적인 체온은 37℃이다. 생리학적으로 몸은 항상 이 온도를 유지하려고 한다. 온열과 한냉을 몸에 적용할 때에는 특정한 생리학적 변화가 발생한다. 이러한 변화와 범위는 온도 · 적용시간 · 신체적용부위 · 신체부위 열전도성에 따라 다르다. 온도의 차이가 클수록 더 극적인 효과를 나타내는데, 만약에 치료온도가 체온과 같다면 생리학적 반응은 거의 없거나 작다. 그리고 단시간의 치료는 장시간 치료와는 다른 효과를 나타낸다.

예를 들면, 냉의 짧은 적용(2~5초)은 자극 효과를 나타내는 반면, 장기간 적용(10~30분)은 신진대사 활동을 억제시킨다. 국소 적용은 특정 부위에 효과를 나타내는 반면, 전신적용은 몸 전체에 효과를 가져온다. 일부 열의 적용은 국소부위 직접효과와 반사효과를 나타낸다. 치료적 측면에서 열과 냉의 적용은 강력한 생리학적 효과를 기대할 수 있다.

온열이나 한냉을 사용하는 치료는 엄격한 감독 하에 적용하거나 피해야 한다. 결빙점 이하의 온도나 46℃ 이상의 온도를 사용할 때에는 조직의 손상을 입힐 수 있다. 21℃ 이하에서 지속된 전신치료를 할 경우에는 체온저하를 야기할 수 있고, 43.3℃ 이상에서 지속된 전신치료를 할 때에는 고체온증을 야기할 수 있으며, 두 상태 모두 위험성이 크다.

열의 적용은 혈관확장과 혈액순환을 증가시킨다. 열의 전신적용은 열이 났을 때와 같이 체온이 상승한다. 즉, 충분한 발한작용, 맥박의 증가, 백혈구 수의 증가 등이 나타난다. 국소적용은 국소 홍반(혈관 확장으로 인한), 대사작용의 증가, 백혈구 이동, 국소 근육의 이완, 약간의 무감각 등을 야기할 것이다.

냉의 빠르고 짧은 적용은 자극적인 반면에, 지속적인 적용은 대사작용을 감소시킨다. 또한 냉의 전신적용은 체온을 떨어뜨린다(저체온증). 냉의 적용은 중요한 치료법이고 의학적 이점이 있다고 할지라도 반드시 감독하에 행해져야 한다.

냉의 국소적용은 신경 감각 · 순환 · 근 경련 · 강직을 감소시킬 수 있고, 점액낭염 · 연부조직 손상 · 화상 · 신경통 등의 급성 통증 완화에 중요한 역할을 하는 무감각 · 감각 손실 · 진통효과를 나타낸다.

열의 적용

열 적용에는 여러 가지 방법이 있다. 기구의 선택은 치료될 부위와 그 부위의 상태 및 적용 목적에 따라 다르다. 열 적용을 위한 기구들은 다음과 같다.

① 건조열
- 열 패드
- 적외선
- 사우나

② 습열
- 침수욕
- 스프레이(pulsating spray)
- 습열 찜질
- 한증막

③ 투열 치료기
- 단파
- 극초단파

열 패드(Heating Pads)

열 패드는 전기담요와 비슷한 전기열 요소를 포함하는 플라스틱 커버 패드로 건조열을 국소적으로 쉽게 적용할 수 있다. 그리고 치료사가 다른 일을 하고 있는 동안, 몸의 국소부위 적용에 유용하다. 열은 주로 3단계로 적용할 수 있다.

일부 열 패드는 수분열의 적용을 위해 만들어진다. 화상과 전기적 충격으로 인한 부상을 예방하기 위해서는 반드시 제작자들의 교육이 필요하다.

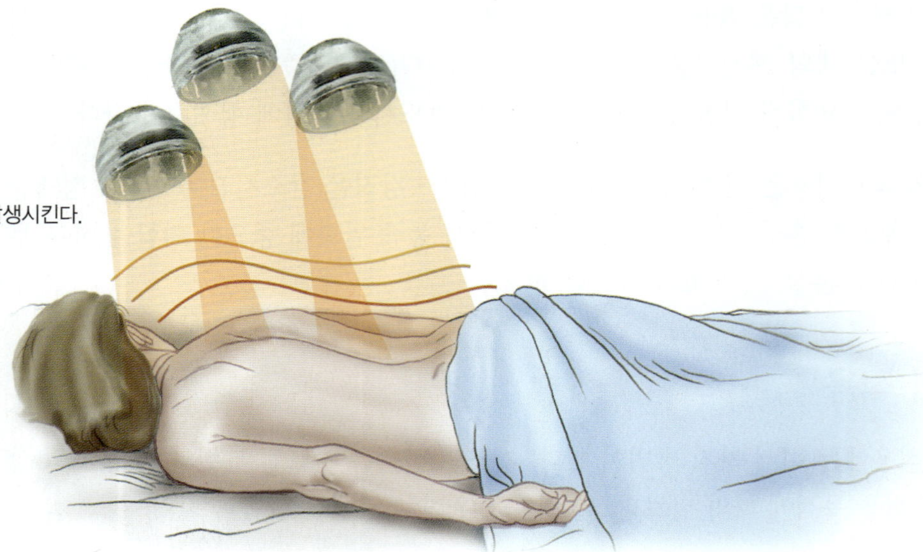

그림 13-1
적외선은 피부로 흡수되어 열을 발생시킨다.

적외선(Infrared Radiation)

적외선은 백열전구나 전지로부터 생산된다. 태양열의 따뜻함은 적외선 때문이다. 방사선이 피부로부터 흡수됨으로써 몸에서 열이 발생하는데, 그 열은 표면의 순환과 감각신경 말단의 진정작용 증가에 의한 결과이다. 이것은 근 긴장과 근 경련의 이완 및 통증의 완화와 표면 조직 쪽으로의 영양 공급 능력의 증가에 의한 결과이다(그림 13-1 참조).

수치료(hydroTherapy)

수치료는 물의 세 가지 형태를 몸에 이용한 치료방법이다.

침수욕(Immersion Baths)

신체부위가 물속에 있으면 침수욕이라고 간주한다. 치료의 목적에 따라 다양한 신체부위에 냉·온수가 사용된다. 치료 목적을 위하여 물을 사용하는 것을 수치료라고 한다. 물은 냉·온 적용을 위한 효과적인 수단이다.

우리 몸은 물로 둘러싸여 있으며, 냉·온의 우수한 전도체 역할을 하기 때문이다. 수치료는 다음 장에서 자세히 다룰 것이다.

스프레이(Pulsating Shower)

스프레이는 습열과 적절한 압력을 결합한 효과적인 방법이다. 이 결합은 감각신경을 진정시키고 말초순환을 증가시키며 증가된 순환은 대사 부산물을 제거함으로써 영양분을 회복한다.

신경 진정은 통증을 감소시키고, 근 긴장과 근 경련의 이완과 스트레스를 줄인다.

온습 팩(Moist Heat Packs)

온습 팩은 일반적으로 물 탱크에서 데워지고 테리천으로 싸여 있으며, 몸 위에 얹게 되는 화학적인 젤이 들어 있는 팩이다. 팩은 온습 팩의 통에서 가열 · 보관되고, 몸의 부위에 따라 다른 모양, 여러 종류로 구성된다.

실리카 겔은 열을 유지하고 몸으로 이동시키는 전도의 수단이다. 온습팩은 핫 팩과 마찬가지로 테라피스트가 다른 일을 하는 동안 몸의 일부에 적용할 수 있다(그림 13-2).

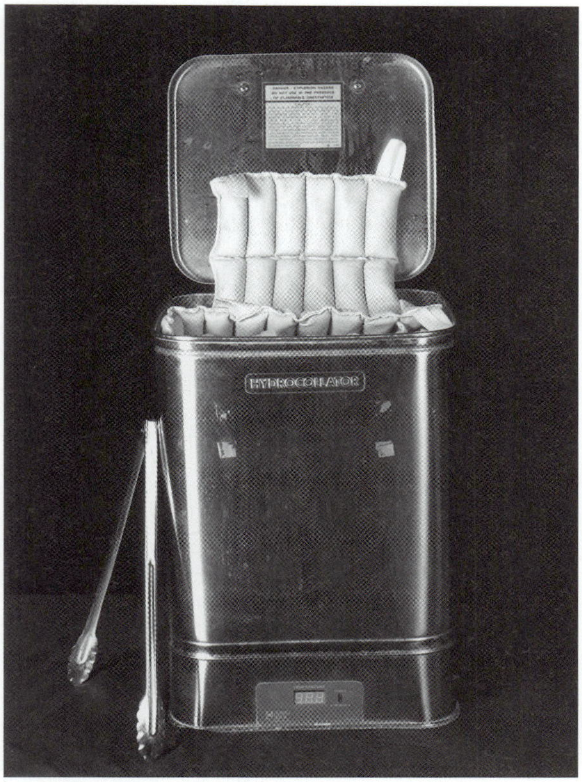

그림 13-2 온습 팩은 적용 전에 물 탱크에서 가열된다.

한증막과 사우나 (Steam and Sauna Baths)

한증막의 열은 증기 발전기에 의해 생산된다. 사우나 열은 건조 열에 의해 생산된다. 한증막의 온도는 48~54.5℃인 반면에 사우나 온도는 82~87℃이다. 한증막은 열과 증기 방에서 얼굴을 바깥으로 내놓은 밀실의 형태를 갖추고 있다.

왜냐하면 한증막에서의 열은 과포화된 수증기에 의해 제공되기 때문이다. 이것은 발한작용을 이용해서 온도를 낮추려는 신체의 능력을 급격히 떨어뜨린다.

사우나는 건조열에 의해 데워진 방인데, 이것이 바로 사우나가 한증막보다 더 뜨거운 이유이다. 둘 다 충분한 땀을 발생시키지만, 반드시 과도하게 가열되는 것과 체액이 교체되는 것은 피해서 사용해야 한다. 심장질환이 있거나 당뇨병 또는 다른 질환이 있는 사람은 한증막과 사우나를 사용하기 전에 반드시 주치의와 상담해야 한다.

> **투열요법(Diathermy)**
> 투열요법은 조직에 열적 진동 전자기파를 적용하는 방법이다.

투열요법(Diathermy)

조직에 진동 전자기파를 적용하는 방법이다. 진동파는 열을 발생시키는 분자회전과 이온진동을 야기한다. 투열요법은 특별한 기구와 훈련을 필요로 하며 치료적 마사지의 범위 밖에 있다.

> **한냉치료(Cryotherapy)**
> 치료 목적으로 차가운 성분을 적용하는 것이다.

한랭치료(Cryotherapy)

치료의 목적을 위해 차가운 성분을 적용하는 것을 '한랭치료' 라 한다. 한랭치료의 주된 목표는 조직의 온도를 낮추는 것이다. 냉을 몸에 적용하면 몸에서 열이 빠져나오는데, 냉의 국소적 적용은 통증 · 염증 · 부종 부위에 효과가 있다.

이것은 통증을 줄이고 팽창을 막기 위해 혈관을 수축시키는 것이다. 과도한 냉의 적용으로 조직에 동상이 발생하지 않도록 단시간에 이루어져야 한다.

얼음의 적용은 적용 부위의 감각변화가 적용시간의 척도가 된다. 얼음 적용 시에 처음으로 느끼게 되는 것은 차가움이고, 이 차가움은 통증, 쑤시는 느낌, 때로는 타는 듯한 느낌 등으로 이어진다. 그런 후 진통효과, 즉 통증에 대한 감각이 사라진다. 이러한 무감각이 생길 때에는 냉 적용을 일시적으로 멈춘다. 치료는 필요에 따라서 1시간에 한 번씩 적용한다.

얼음은 연부조직 손상 시의 응급처치용이다. 연부조직 손상, 즉 염좌나 삐게 될 경우에 표준응급처치로 RICE를 적용한다. RICE란 R-휴식, I-얼음, C-압박, E-거상을 뜻한다. 이는 부종과 과도한 부종으로 인한 통증 및 2차 연부손상을 줄인다. 부종이 가라앉기 시작하면 조직의 치유를 위하여 제한적으로 마사지를 시작할 수 있다.

냉 치료는 냉 치료 자체에 다른 치료 기구를 함께 사용할 수 있다. 국소 염증을 일으키는 부종의 경우, 얼음은 통증과 부종을 진정시키는 데에 큰 작용을 한다. 열과 냉을 번갈아 가면서 적용하는 것은 부위의 치유 촉진을 위하여 순환을 증가시키는 좋은 방법이다.

냉의 적용

냉 적용을 위한 원천은 다음과 같다.

- 침수욕
- 아이스 팩
- 얼음 마사지
- 온도 팩과 조절기를 포함한 압박기
- 배포쿨런트 스프레이

침수욕(Immersion Baths)

몸 전체 혹은 몸의 일부를 시원하거나 차가운 물에 담그는 것이다. 시원하거나 차가운 욕은 다음 장에서 자세히 다룬다. 사지, 즉 발 · 발목 · 손 · 손목 · 팔꿈치에 적용 시에는 냉수욕이 가능하다. 세면기나 욕조에 60%의 얼음과 40%의 물을 준비한다. 그리고 적용 부위(발, 손, 전완, 팔꿈치)를 냉기와 통증이 멈출 때까지 얼음 물에 담갔다가 욕조에서 나온 후에 치료한다.

아이스 팩(Ice Pack)

아이스 팩은 신체의 특정 부위에 국소적용할 때 사용한다. 이것은 통증을 완화시키고, 부종을 예방하며, 염증 반응을 감소시키는 데 효과적이다. 염좌나 삠 등 연부조직 손상의 조기치료에 사용되며, 급성 관절과 신경 염증 치료에도 효과적이다.

시중에서 판매되고 있는 재사용이 가능한 아이스 팩은 종류와 크기가 다양하다(그림 13-3). 이러한 것들은 화학적 젤이 들어 있는 플라스틱 팩들이다. 팩 은 필요 시에 바로 사용하기 위하여 냉동고에 보관한다.

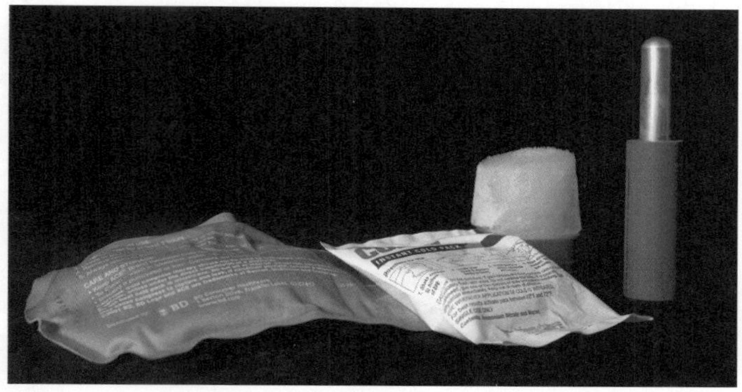

그림 13-3 시중에서 판매하고 있는 재사용이 가능한 아이스 팩은 종류와 크기가 다양하다. 팩은 필요할 때 사용하기 위하여 냉동고에 보관한다.

팩은 피부와 직접 닿는 것을 피하기 위해 테리천으로 싸는데, 피부에 직접 적용하면 동상의 위험이 있으며 비위생적이기 때문이다. 팩 속의 화학적 젤은 빙점에서도 잘 조절할 수 있으므로 신체 적용 시에 용이하다(그림 13-4).

시중에 판매되고 있는 아이스 팩이 없을 경우, 얼음을 비닐 주머니에 넣어서 사용해도 효과적이다. 밀폐비닐(Ziploc) 주머니나 비닐 얼음 주머니로도 훌륭한 아이스 팩을 만들 수 있다. 단, 주머니가 새지 않도록 해야 한다.

얼음 덩어리나 얼음 조각을 $^{1}/_{3}$ 정도로 채우고 밀봉하여 원하는 부위에 직접 적용한다. 그리고 붕대나 타월로 감아서 아이스 팩을 고정한다(그림 13-5a~e).

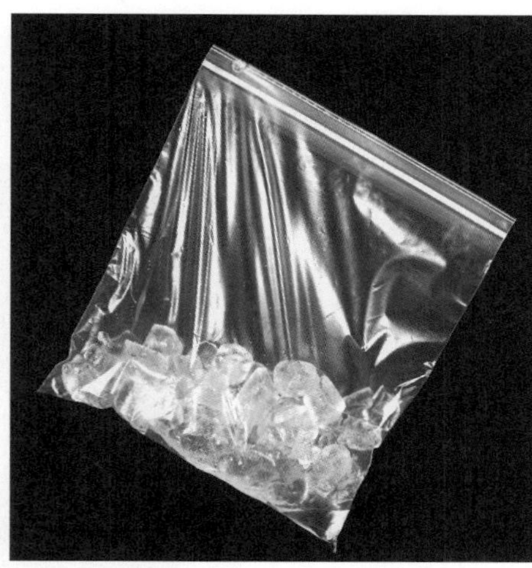

그림 13-4 저렴한 아이스 팩은 얼음 조각이나 각 얼음 덩어리를 봉인한 비닐 주머니에 넣어서 사용한다.

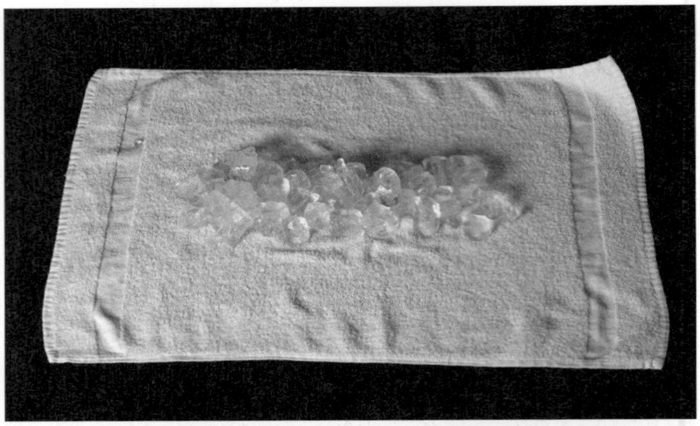

그림 13-5a 수건에 얼음을 싸서 이용할 수 있다. 잘게 부서진 얼음을 수건 중앙에 놓는다.

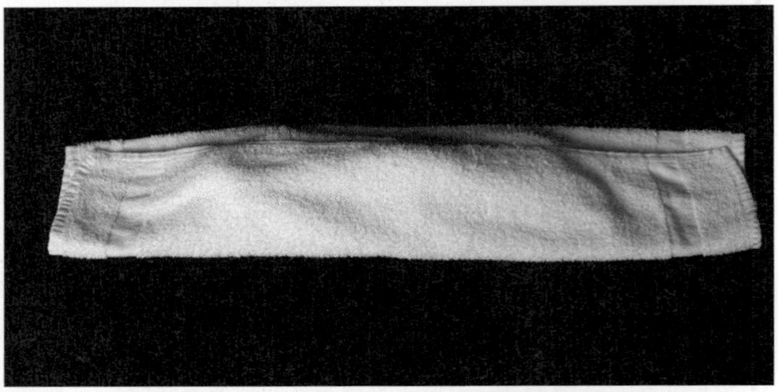

그림 13-5b 수건의 옆 부분을 그림과 같이 접는다.

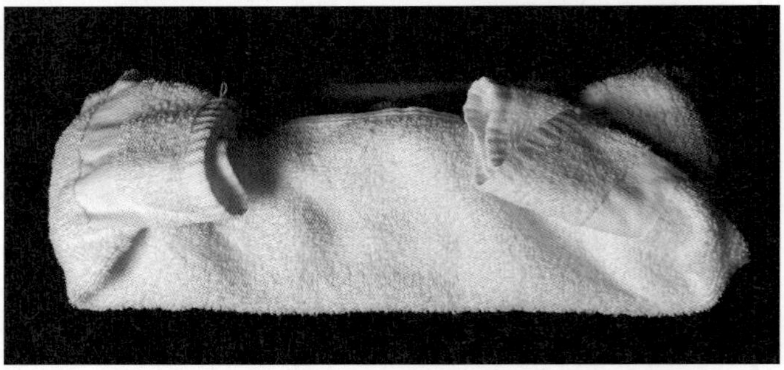

그림 13-5c 수건의 가장자리를 그림과 같이 접는다.

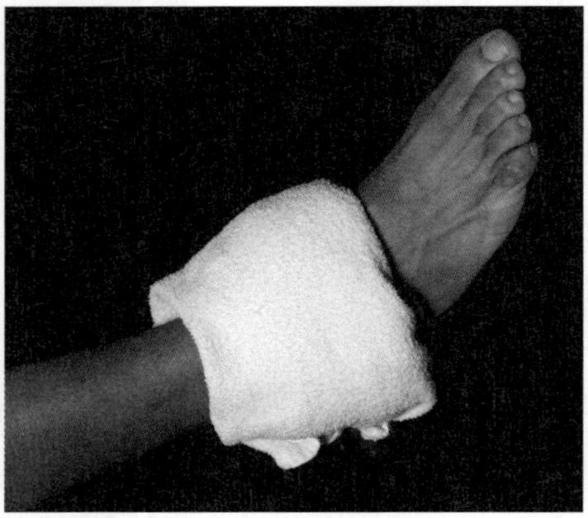

그림 13-5d 얼음 타월을 몸의 적용 부위에 두른다.

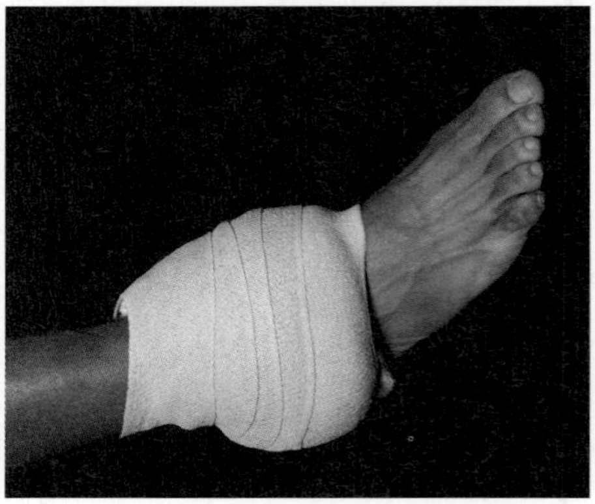

그림 13-5e 고정시키기 위해 아이스 밴드를 타월에 두르고 압박한다.

아이스 마사지

한랭치료의 다른 방법은 얼음 마사지를 적용하는 것이다. 얼음 마사지는 얼음 덩어리를 활액낭, 건, 소근육과 같은 좁은 부위에 올려 놓는 냉의 국소적용법이다. 상업적인 아이스 컵에 물을 채우고 냉동실에 얼려서 사용할 수 있다.

이 컵에는 테라피스트가 손이 얼지 않고 아이스 마사지를 할 수 있도록 손잡이가 부착되어 있다(그림 13-6a~c).

막대 얼음사탕을 만들어서 사용할 수도 있다. 얼음 마사지는 국소 통증 · 염증 · 부종을 줄이고, 근 경직을 멈추는 데 효과적이다.

> **아이스 마사지 (Ice massage)**
> 얼음 마사지는 얼음 덩어리를 활액낭, 건, 소근육과 같은 좁은 부위에 올려 놓는 냉의 국소적용법이다.

조절기를 포함한 압박기(Compressor Units with Controls)

압박기는 몸에 적용하는 팩을 통해 순환되는 체액의 온도를 내려준다. 팩은 크기가 다양하고, 매트를 일반적으로 사용한다(이는 고열을 조절하기 위해 사용된다). 작은 팩은 사지 등 국소 부위에 적용하는데, 온도는 기구의 제어기에 의해 조절된다. 이 기구들은 비교적 비싼 편이고, 외상환자를 치료하는 병원에서 주로 사용한다.

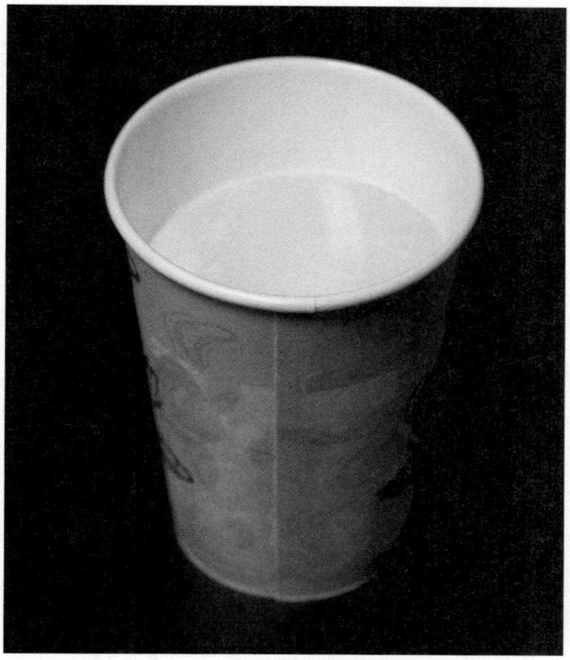

그림 13-6a 아이스 마사지를 실시할 때, 스티로폼 컵에 물을 넣은 후에 얼려서 사용하면 유용하다.

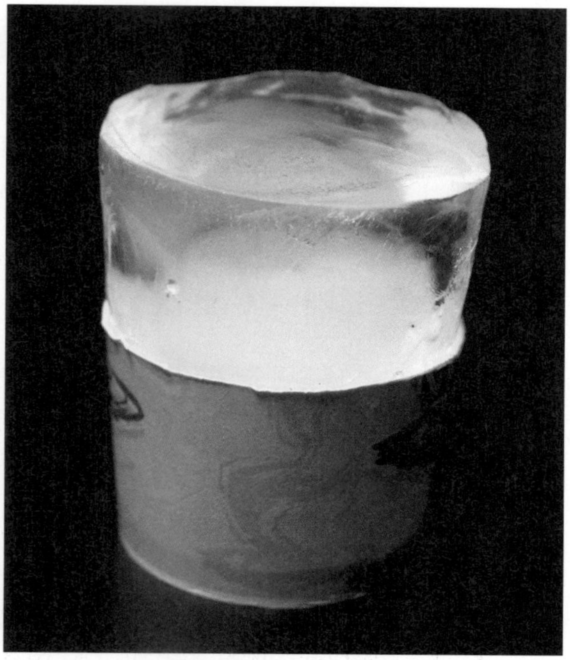

그림 13-6b 물이 얼면 냉동실에서 컵을 꺼낸 후에 컵의 윗부분의 반을 제거한다.

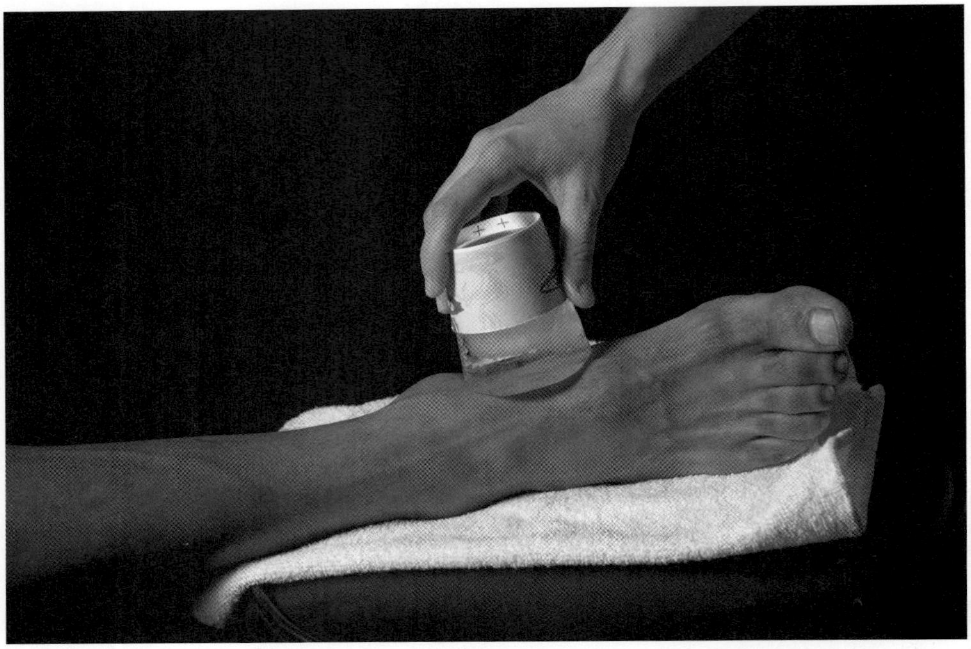

그림 13-6c 컵의 아랫부분을 잡고 마사지를 실시한다.

배포쿨런트 스프레이(Vapocoolant Sprays)

풀루로 메탄이 병 속에 압축되어 있으며, 배포쿨런트 스프레이로 사용된다. 스프레이가 피부에 닿으면 빠르게 증발이 일어나는데 이는 피부를 급속히 냉각시킨다. 압통점(trigger-point) 치료에 사용되는 피부 마취제로 효과적이고 근육을 스트레칭시킨다. 이때 피부가 동상에 걸리지 않도록 주의한다.

교대욕(Contrast Baths)

냉 · 온을 번갈아서 사용하는 것은 국소 순환을 증가시키는 효과적인 방법 중 하나이다. 냉과 온의 적용은 혈관 수축과 혈관 확장을 각각 유발한다. 국소 순환 증가는 외상으로 인한 강직과 통증을 완화하고 상해와 상처 부위의 치유를 촉진한다.

교대욕을 실시할 때에는 두 개의 욕탕이 필요하다. 하나는 40~43℃의 뜨거운 물로 채우고, 다른 하나는 얼음물로 채운다. 먼저 몸을 뜨거운 물에 3~5분 정도 담그는데, 환자가 뜨거운 물에 익숙해질 때까지 지속한다(뜨겁다고 느껴지지 않을 때까지).

그리고 온탕에서 나온 후 30초~2분 동안 얼음물에 들어가거나 환자가 찬물에 익숙해질 때까지 들어가 있는다. 환자가 냉탕에 들어가 있는 동안 온탕에 처음 온도와 맞추기 위하여 뜨거운 물을 첨가한다. 이 과정을 3~6회 반복하고 차가운 물로 마무리한다. 치료는 항상 냉탕에 몸을 담가서 끝낸다.

수치료 (Hydrotherapy)

수치료는 물을 액체 · 고체 · 기체의 세 가지 형태로 신체에 적용하여 치료하는 것이다. 마사지를 적용할 때 수치료는 신체의 건강기능을 돕는 촉진제이다.

물은 치료적으로 가치있는 특정한 성질이 있다. 비교적 싸고 쉽게 이용할 수 있을 뿐만 아니라 열을 흡수하고 전도하는 능력도 있다. 얼음과 같은 고체 형태는 냉각기구의 효과가 있고, 수증기 형태에서는 얼굴 마사지나 한증막으로 사용할 수 있으며, 액체 상태에서는 스프레이나 침수욕으로 사용할 수 있다.

물의 온도는 신체에 영향을 미치므로 물의 온도와 체온이 어떤 관계가 있는지 이해하는 것은 중요하다. 사람의 정상체온은 37℃이고, 물의 끓는 점은 100℃이며, 물의 빙점은 0℃이다.

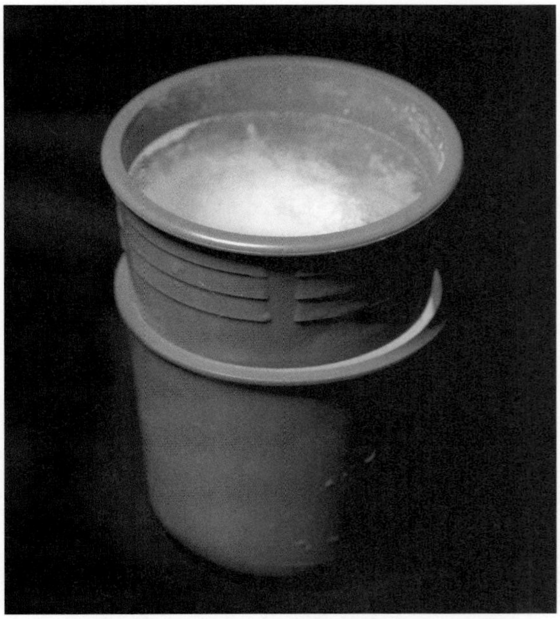

그림 13-7a 사중에 판매되는 컵은 유용하다.

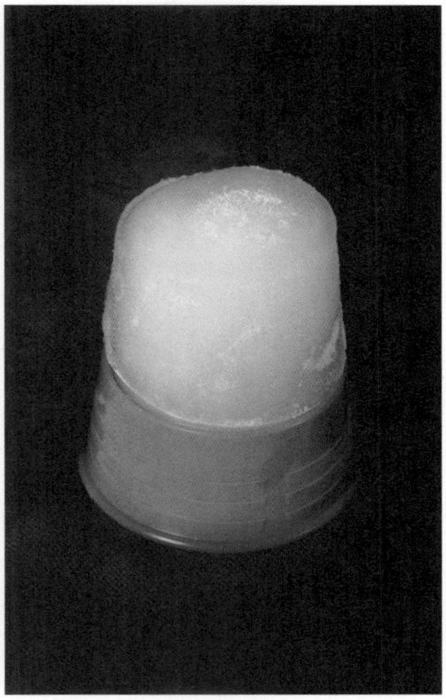

그림 13-7b 손잡이를 이용하면 테라피스트의 손을 얼음으로부터 보호해준다.

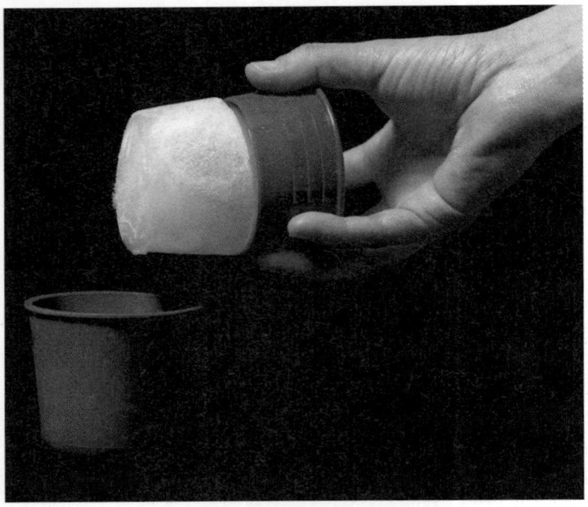

그림 13-7c 컵의 아래 부분을 잡고 사용한다.

너무 높거나 낮은 온도의 물은 조직을 손상시킬 수 있으므로 사용해서는 안 되고, 체온보다 높은 물의 온도(37℃ 이상)는 뜨거운 것으로 간주하며, 정상 체온보다 약간 낮은 온도는 미온수(33~35℃)로 간주한다. 21~26℃의 물은 시원한 것으로 간주하고, 12℃ 이하의 물은 차가운 물로 간주한다.

수치료로 인한 신체 변화는 온도적 · 물리적 · 화학적으로 분류한다. 물의 온도에 따른 효과는 체온보다 높거나 낮은 온도의 물을 적용하여 얻는다. 이것에는 체온보다 높거나 낮은 욕탕 및 랩이나 팩을 이용한다.

물리적인 효과는 몸 표면에 스프레이, 월풀(Whirpool), 마찰 등을 적용함으로써 생기는 압력을 이용한다.

또한 화학적 효과는 물을 섭취함으로써 소화와 배설을 도와서 나타난다.

수치료를 효과적으로 사용하기 위해서는 다음과 같은 장치가 필요하다.

- 욕조와 샤워기
- 냉 · 온 수도꼭지
- 스프레이 부착기
- 욕조 온도계
- 타월, 담요, 목욕솔, 스펀지, 이태리타월 등
- 대리석과 비슷한 재료로 된 조각
- 휴식용 소파와 담요 또는 덮개
- 환자를 위한 가운과 슬리퍼

목욕 보조물

비누, 목욕 소금, 오일, 파우더, 거품용 타블렛은 목욕 중 사용할 수 있는 준비물이다. 비누는 몸을 씻는 데 사용된다. 목욕 소금은 비누의 작용을 증가시키고 특히 센물에서 효과적이다. 목욕 오일 또한 비누의 작용을 증가시킨다.

거품용 타블렛은 이산화탄소로 된 거품을 생성하는데, 이 거품은 몸에 적절한 자극을 준다. 파우더, 오일, 수분 로션은 목욕 후에 사용한다. 오일과 수분 로션은 피부를 매끄럽게 하고 목욕 중 잃은 유분을 보충해준다.

목욕 (Bath)

신체가 물이나 수증기에 의해 둘러싸여 있는 상태이다.

수치료의 종류

수치료에는 다음과 같이 다양한 방법이 이용된다.

① **목욕** : 몸이 월풀, 욕조, 한증막 등과 같은 곳에서 물이나 수증기 등에 의해 싸여 있는 상태이다.
② **스프레이** : 몸에 샤워기나 바늘 스프레이와 같이 한 줄기 혹은 여러 줄기의 물을 적용한다.
③ **스펀지** : 스펀지, 천, 손 등을 이용하여 액체를 몸에 사용한다.
④ **토닉 마찰** : 몸에 냉수 마찰을 이용해서 자극이나 토닉 효과를 낸다.
⑤ **샴푸** : 물, 비누와 함께 씻는 데 사용된다.
⑥ **월풀, 저쿠지**(Jacussi), **온탕** : 대부분이 물꼭지 또는 교반기를 이용해 여러 방향에서 물의 흐름을 만드는 큰 욕조기구이다. 이와 같은 종류는 몸을 이완시킨다.
⑦ **기타 방법** : 압력 · 주머니 · 찜질을 사용한다.

수치료의 금기사항

냉 · 온을 포함한 수치료는 환자가 심장질환, 당뇨병, 폐질환, 신장염, 고혈압, 저혈압, 피부병 등이 있을 경우에는 시행하지 않는다. 테라피스트는 환자에게서 의심스러운 상태가 발견되면 반드시 상담을 해야 한다.

수치료에 대한 신체의 반응

수치료는 물의 간단한 물리적인 성질을 바탕으로 한다. 즉, 물은 피부에 많은 혈관이나 신경 등에 냉 · 온기와 압력을 전달할 수 있다. 신체에 미치는 물의 효과는 온도 · 치료시간 · 적용면적에 따라 매우 다양하다. 피부의 여러 신경말단에서 발생하는 혈액순환과 감각은 수치료의 영향으로 강화된다.

피부표면의 평균온도는 33.3℃이다. 피부 온도와 비슷한 물은 몸에 두드러진 효과를 나타내지 않는다. 만일 물의 온도가 피부와 다르다면 몸에 열을 전달하거나 흡수하게 되고, 혈관과 신경이 거대한 연결조직에 자극 효과를 가져오게 된다. 그렇기 때문에 피부의 온도와 물의 온도가 차이 날수록 치료의 효과도 커진다.

스프레이(Spray)
몸에 한 줄기 혹은 여러 줄기의 물이 작용된다.

스펀지(Sponging)
몸에 스펀지, 천, 손 등을 이용하여 액체를 적용한다.

토닉 마찰(Tonic Friction)
자극 효과를 높이기 위하여 찬물을 몸에 적용한다.

샴푸(Shampoo)
물과 비누를 사용하여 씻는다.

월 풀(Whirpool)
월풀성 물살을 만드는 강력한 기구가 달린 원형 장치를 이용한다.

저쿠지(Jacuzzi)
여러 방향에서 물줄기를 만드는 기구가 달린 원형 장치를 이용한다.

핫 욕조(Hot Tube)
가열 장치가 달린 기구를 이용한다.

각각의 물 적용 방법들은 순환계, 신경계, 배설계의 작용을 촉진하거나 진정시킬 것이다. 수치료를 사용하는 테라피스트는 신체에 대한 냉수 · 온수 · 미온수의 특별한 효과에 대해 잘 알고 있어야 한다.

냉수의 효과

신체에 냉수를 적용할 때는 즉각적이고 일시적인 효과나 2차적 혹은 지속적인 효과가 나타난다. 냉수 적용은 순환계를 개선하거나 신경을 자극하고 체세포의 기능적 활동을 활발하게 하는 데 유용하다. 냉수 적용의 지속적인 사용은 신체에 역효과를 나타내므로 반드시 엄격한 감독하에 사용해야 한다.

냉수 적용의 즉각적 효과는 다음과 같다.

① 피부가 냉각된다.
② 표면의 혈관이 수축되고 혈액이 신체 내부로 몰린다.
③ 신경 감각이 무뎌진다.
④ 체세포의 기능적 활동이 느려진다.

냉수 적용을 중지하면 몸에 다음과 같은 2차적인 반응이 나타난다.

① 피부가 따뜻해지고 이완된다.
② 표면혈관이 확장되고 피부에 많은 피가 몰린다.
③ 신경 감각이 정상으로 돌아온다.
④ 체세포의 기능이 회복된다.

온수의 효과

온수 적용의 일차적인 반응은 일시적으로 신체 내부에서 피부 표면으로 피가 몰리는 현상으로, 국소 혈관이 확장되고 혈액순환이 증가한다. 2차적 반응은 온수적용을 중단한 후에 나타나는데, 혈액이 신체 내부로 들어간다.

온수를 지속적으로 적용하면 피부의 기능이 증가되고 땀을 많이 발생시킨다. 또한 적절한 온수 적용은 혈관 · 근육 · 신경의 이완 작용을 하고, 체세포의 기능을 촉진시킨다.

일반적으로 피부는 46℃를 초과한 물의 온도에 내성을 가질 수 없고, 물이 이 온도를 넘으면 상해와 화상을 일으킬 수도 있다. 하지만 피부는 보통 60℃ 정도의 수증기 온도에 대해서는 내성을 가지고 있다.

환자의 냉 · 온에 대한 내성 감각 정도를 아는 것이 중요하다. 목욕물의 온도는 신뢰할 수 있는 방법으로 측정해야 하므로, 수중의 이동식 온도계로 측정한다.

특별한 수치료(Special Water Treatments)

압박기, 팩, 고온습포(Fomentations) 등을 이용한다.

목욕 종류

모든 목욕의 목적은 두 가지로, 외부의 청결과 신체의 기능을 자극하는 것이다.

목욕은 물의 온도와 방법에 따라 다음과 같이 분류한다.

- 냉수욕
- 시원한 목욕
- 미온욕
- 소금욕
- 온욕
- 고온욕
- 좌욕

① 냉수욕 · 시원한 목욕 · 미온욕(Cool Bath)

시원한 목욕이 적용 기간과 활력 상태에 따라 유익하고 환자의 체력을 비축한다 할지라도 만일 환자가 냉수욕이나 샤워를 마친 후에 오한 · 떨림 · 입술의 파래짐과 소름 증상을 나타낸다면 환자의 신체 반응은 좋지 않다는 것을 의미한다. 반대로 환자의 기분이 상쾌해지고 따뜻함을 느낀다면 이 환자는 냉수욕을 계속해도 안전하다는 것을 의미한다.

단기간의 냉수욕이나 냉 스펀지에 거친 타월을 부드럽게 문질러서 마찰을 함께 한다면 더욱 더 오래 할 수 있을 것이다. 하지만 냉수욕과 샤워의 평균 시간은 3~5분을 넘지 않아야 한다. 시원한 목욕은 모든 목욕 중 특히 따뜻한 날씨일 때에 최적의 온도를 제공한다. 미온욕은 신체에 진정과 이완 효과를 가져오며, 신경이 예민하고 자극에 민감한 사람들에게 추천된다.

② 소금욕(Salt/Saline bath)

소금욕은 32~34℃에서 행해지고, 순환계를 자극하여 두드러진 토닉 효과를 일으킨다. 이 효과는 바닷물에서 하는 자연욕의 효과와 비슷하다. 보통 물이 담겨 있는 욕통에 소금을 3~5파운드 정도 넣고 그 속에 환자가 10~20분 동안 침수하고 있는다.

③ 고온욕 · 온욕(Hot or Warm bath)

온욕이나 고온욕은 지친 신경을 진정시켜 주고, 근육을 이완하며, 불면증을 해소하는 데 도움을 준다. 일반적으로 시원한 샤워는 온욕 이후에 행하는데, 피부 혈액 중 일부를 신체 내부로 밀고, 모공을 닫으며, 신체를 상쾌한 상태로 일정시간 유지시켜 주기 때문이다.

온욕이나 고온욕은 긴장된 신경을 이완시킨다. 몸을 고온에 적응시키기 위해서는 먼저 욕탕에 따뜻한 물을 넣고, 환자를 욕탕에 들어가게 한 후에 욕탕의 물이 목표 온도가 되었는지 살펴본다.

테라피스트는 아래의 안전수칙을 명심해야 한다.

① 고온욕을 하기 전이나 고온욕을 하는 도중에 손목의 맥압을 잰다.
② 환자가 고온욕 중일 때에 음료를 준다.
③ 만약 환자가 불쾌한 반응을 호소한다면 이마나 목 뒷부분에 찬 습포를 댄다.

과도한 냉수욕이나 온욕은 건강한 고객에게만 사용해야 한다. 고객이 최상의 건강상태가 아닐 때에 사용한다면 상해를 초래할 수도 있기 때문이다. 고온욕과 온수 샤워는 몸에 지나친 자극과 심장에 무리를 줄 수 있는 반면에 냉수욕과 냉수 샤워는 신경계에 치명적인 충격을 줄 수 있다.

④ 좌욕(Sitz or Hip bath)

좌욕은 오직 둔부와 골반 부위를 고온수, 미온수, 냉수 혹은 고온수와 냉수의 교차수에 담그는 것이다. 고온좌욕에서는 5~10분이 적절하고, 냉 좌욕에서는 3~5분이 적절하다. 좌욕의 효과는 주로 물의 온도와 적용시간에 따라 달라지는데, 일반적으로 고온좌욕의 온도는 40~43℃이다.

좌욕은 만성 변비에 탁월할 뿐만 아니라 신장 · 방광 · 생식기에도 좋은 영향을 미친다. 좌욕에는 큰 세면대나 욕조가 적합하다. 좌욕을 위해서는 세면대나 욕조에 약 6인치 정도, 혹은 환자의 둔부가 잠길 정도의 물을 넣는다. 세면대를 사용할 때(발이 밖으로 나오는 경우)에는 담요를 이용하여 발을 따뜻하게 감싸 주어야 하고, 타월을 무릎 밑에 놓아서 편안함을 더해 준다.

캐비닛 바스(cabinet bath)

캐비닛 바스는 증기 혹은 스팀 캐비닛이라고 한다. 마사지 치료에 사용하기 위해 환자의 머리를 밖으로 내놓고 치료하는 동안 기댈 수 있는 모양의 똑바로 세워진 구조이다.

이 기구는 열을 발생시켜 환자의 몸 주위에 고온 다습한 공기들을 내보낸다. 또한 이 열은 환자의 정신 이완과 충분한 발한 작용을 일으킨다.

열의 강도와 시간은 조절장치를 이용해서 저 · 중 · 고 단계로 조절하며, 사용설명서를 반드시 숙지해야 한다. 모든 환자가 캐비닛 바스에 효과를 보는 것은 아니다. 환자의 건강상태가 좋지 않을 때는 단시간, 중간 정도의 온도로 적절하게 사용하는 것이 좋다. 또한 심장질환이나 고혈압과 같은 질환이 있는 환자는 치료 전에 반드시 의사와 상담해야 한다.

치료 시간

캐비닛 욕은 10~15분 정도로 실시한다. 이때 테라피스트는 환자의 편안한 정도와 열에 대한 반응 정도를 수시로 살펴야 한다. 온도를 점차 올린다면 환자의 열에 대한 내성은 커질 것이다.

만일 환자의 몸 상태가 좋지 않거나 맥박과 체온이 비정상적이거나 치료 경과가 좋지 않다면 치료를 연기해야 한다. 열 치료는 충분한 발한작용을 한다. 캐비닛 바스 이후에는 미온욕과 같은 중간 단계의 토닉을 한다. 치료가 끝난 후엔 환자의 몸을 따뜻하게 해주어 한기가 드는 것을 막는다.

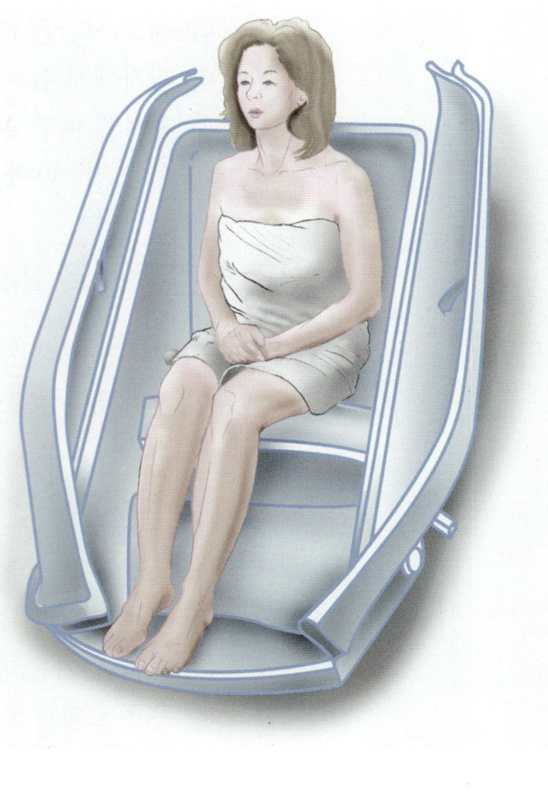

그림 13-8 바스 캐비닛 욕조에 환자를 앉힌다.

소용돌이 자극 (Whirpool Bath)

월풀 목욕은 몸의 일부를 약한 압력이 나오는 욕조에 담그는 것이다. 이것은 혈액순환과 근육 이완 및 신경 안정에 효과적이며, 관절염 · 염좌 · 뒤틀린 근육 · 통증완화 같은 상태에서 물리치료사가 많이 사용한다.

월풀 목욕에는 다음과 같은 장비가 필요하다.

① 월풀 욕조
② 목욕 매트와 타월
③ 가운과 슬리퍼(일회용)
④ 로션과 오일
⑤ 욕조 온도계
⑥ 얼음 팩
⑦ 얼음 압박물(필요에 따라)
⑧ 수영복

과정

① 월풀 욕조에 적당량의 물을 넣고 온도를 측정한다. 일반적으로 40~43℃가 적당하지만 경우에 따라 더 차갑게 해도 좋다.
② 정해진 무균 물질을 물 속에 넣는다.
③ 환자에게 욕조로 안전하게 들어가는 방법을 설명한다.
④ 치료 시간은 15~30분 정도로 한다.
⑤ 환자에게 쉬는 시간 · 샤워 · 말리기 등의 방법을 설명한다.
⑥ 치료에 대한 환자의 이점 · 반응 · 효과 등과 같은 사항들을 기록한다.
⑦ 사용 전 · 후에는 욕조의 청결을 유지한다.

이완중간욕(Relaxing Neutral Tub Bath)

이 치료는 긴장 완화와 진정 작용에 효과가 탁월하다. 중간 온도인 34~36℃의 물이 담겨 있는 욕조에 몸을 담근다. 치료시간은 15~25분 정도이다.

필요한 장비는 다음과 같다.

① 욕조와 온도계
② 목욕 타월과 욕실용 매트
③ 샤워캡, 가운, 슬리퍼
④ 목욕 오일과 로션
⑤ 목욕 천
⑥ 압박천과 찬물이 담겨있는 세면대
⑦ 공기 베개와 타월

과정

① 방의 온도가 환자에게 적당한지를 확인한다.
② 환자에게 과정에 대해 설명해 주고 옷 입는 법을 가르쳐 준다.
③ 욕조에 물을 적당히 넣는다.
④ 온도가 적절한지를 확인한다. 34~36℃의 물이 적절하다.
⑤ 환자가 욕조에 들어가는 것을 도와주고, 환자의 머리 아래에 공기 베개와 타월을 놓는다.
⑥ 환자의 몸에 큰 타월과 목욕 천을 덮는다.
⑦ 15~25분 정도 휴식하도록 돕는다. 필요에 따라 적당한 물을 더 넣어서 온도를 맞춰 준다.
⑧ 환자가 욕조에서 나오는 것과 몸을 말리는 것을 도와준다.
⑨ 가운과 슬리퍼를 준다.
⑩ 환자가 휴식을 취하게 한다. 환자 카드에 치료에 대한 반응이나 효과 등을 기록한다. 사용 후에는 깨끗이 청소한다.

러시아 목욕

러시아 목욕은 몸의 발한 작용을 일으키기 위해 몸 전체에 수증기를 공급하는 방법을 사용한다. 이 치료는 세정 · 이완 · 대사 증가 등의 주요 이점이 있다.

필요한 장비는 다음과 같다.

① 석판 혹은 기댈 수 있는 의자를 갖춘 한증막
② 석판 위에 깔 패드나 목욕용 천
③ 목을 보호하기 위한 타월
④ 타월이 덮여 있는 공기 베개
⑤ 머리를 보호하기 위한 샤워캡
⑥ 가운과 슬리퍼
⑦ 압박복과 찬물이 들어 있는 세면대
⑧ 음료
⑨ 욕조에 넣을 적절한 물질

과정

① 43~60℃ 정도의 한증막을 준비한다.
② 환자의 맥박과 체온을 잰다.
③ 환자를 석판 위에 눕힌다. 환자의 머리 아래에 베개를 놓는다.
④ 큰 타월과 목욕용 천을 환자의 몸 위에 덮는다.
⑤ 필요에 따라 환자의 머리를 차갑게 해준다.
⑥ 필요에 따라 환자의 맥박을 잰다.
⑦ 환자에게 치료 중 음료 마시는 방법에 대해 알려 준다.
⑧ 환자를 5~15분 정도 쉬게 한다.
⑨ 이 과정이 끝나면 환자에게 따뜻한 물과 찬물에서 샤워하는 방법을 알려 준다.
⑩ 환자가 몸을 말리는 것을 도와준다.
⑪ 치료 후 환자를 쉬게 한다.

복습과 토론을 위한 질문

1. 전기 치료 기구를 사용하기 전의 주의사항은 무엇인가?
2. 열적용 시에 효과는 무엇인가?
3. 한랭치료(Cryotherapy)에 대해 정의하라.
4. 냉의 국소적용의 이점은 무엇인가?
5. RICE는 무엇을 의미하며, 어디에 사용되는가?
6. 교대욕이란 무엇인가?
7. 교대욕의 주된 효과는 무엇인가?
8. 수치료(hydrotherapy)에 대해 정의하라.
9. 물을 이용한 치료의 주된 효과는 무엇인가?
10. 물의 특성 중 치료적 수단으로 가치 있는 특성은 무엇인가?
11. 몸에 수치료를 했을 때에 나타나는 효과의 3가지 분류를 설명하라.
12. 수치료의 금기증은 무엇인가?

13. 냉 적용의 3가지 이점은 무엇인가?
14. 냉 적용이 바람직하지 않을 때는 어떤 경우인가?
15. 온수(Hot water) 적용의 이점은 무엇인가?
16. 높은 온도를 피부에 안전하게 적용하는 방법은 무엇인가?
17. 목욕의 두 가지 목적은 무엇인가?
18. 고온욕과 온욕의 온도는 몇 도가 적당한가?
19. 냉 목욕, 냉 샤워, 냉 좌욕의 적정 시간은 얼마인가?

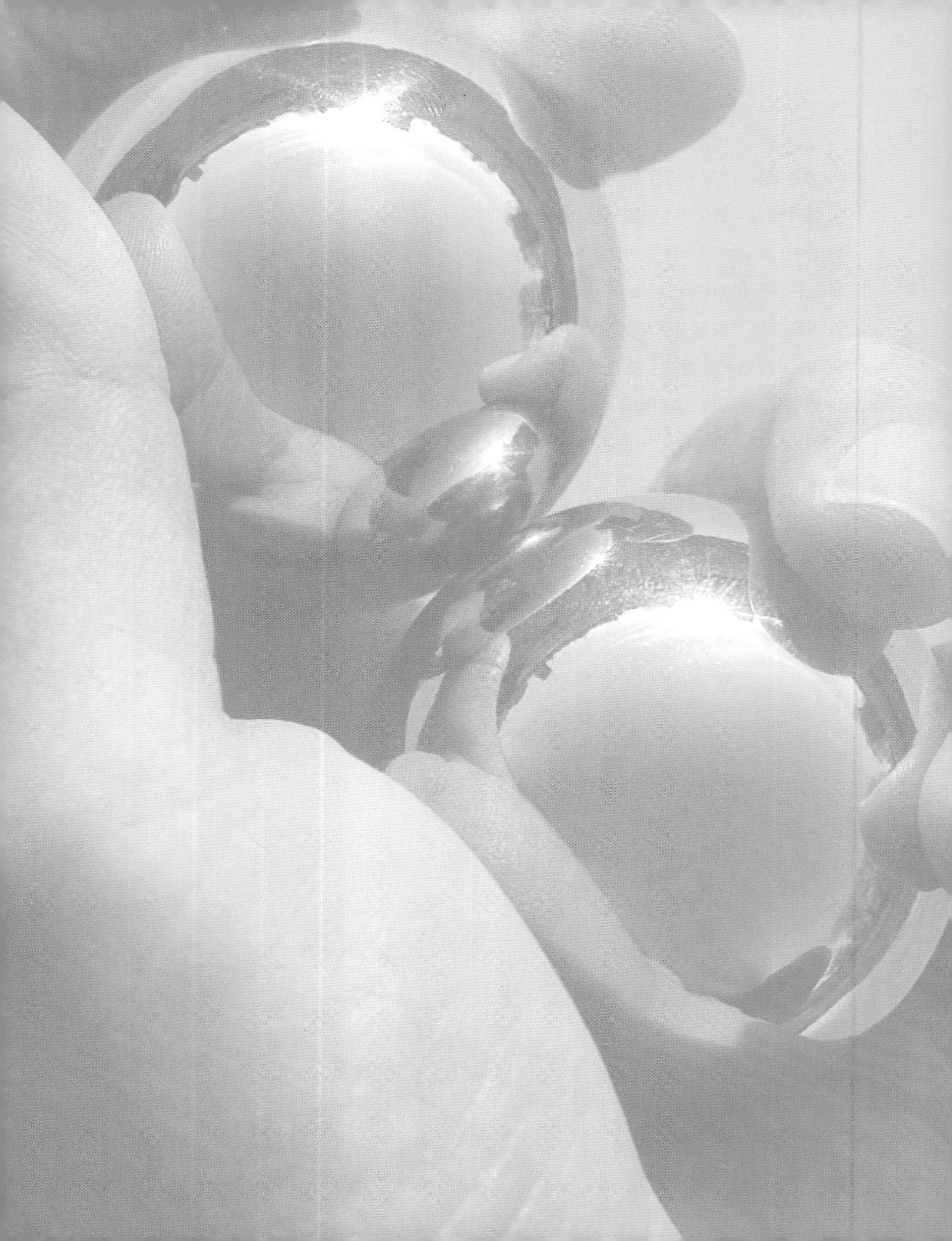

스파 세팅 마사지
Massage in the Spa Setting

CHAPTER
14

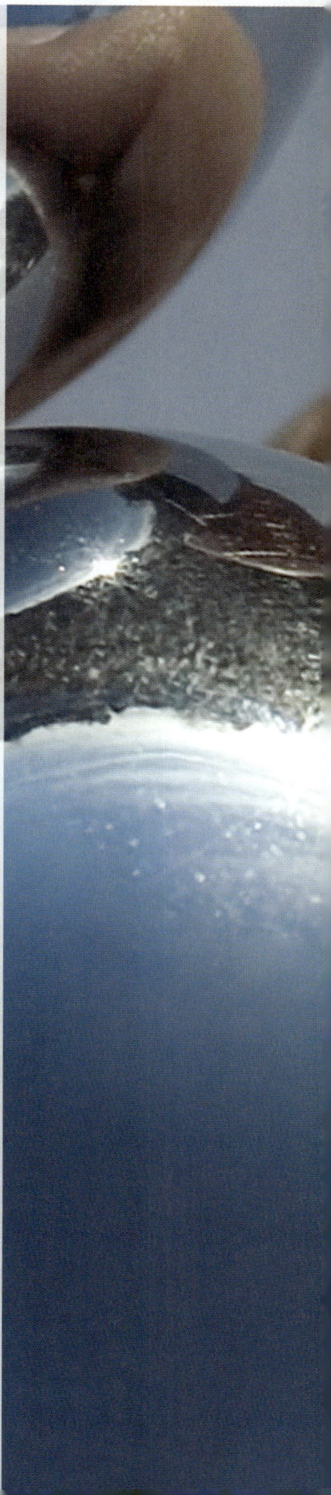

학습 목표(Learning Objectives)

1. 스파의 역사적 발달 과정을 설명할 수 있다.
2. 고객분포, 테라피스트들이 일하고 있는 다양한 스파 유형을 포함한 스파 산업의 현황에 대해 설명할 수 있다.
3. 마사지 치료사들에게 수행되는 가장 대중적인 스파 서비스를 나열하고 설명할 수 있다.
4. 효과적인 스파 마사지의 중요한 특징에 대해 설명할 수 있다.
5. 스파 각질제거 과정과 스파 바디 랩 과정을 수행할만한 능력에 대해 설명할 수 있다.
6. 스파에서 사용되는 특수 수치료 장비와 기타 기기에 대해 설명할 수 있다.
7. 고객 서비스와 기타 마사지 이외의 기술 등의 마사지 치료사를 만드는 자질을 설명할 수 있다.
8. 스파 마사지 치료사의 경력과 전망에 대해 설명할 수 있다.

서론(Introduction) – 스파란?

국제스파협회(ISPA)에 따르면 스파란 "몸과 마음, 정신의 조화로운 건강을 유지할 수 있는 다양한 전문 서비스를 통해 마음 · 신체 · 정신의 웰빙을 추구하는 곳"이다. 이 공식적인 정의에는 고객을 위해 매일 일하는 스파의 소유주, 운영자, 직원들이 포함되어 있다. 몇몇 고객들은 스파를 외면적 즐거움과 만족스러운 서비스를 받는 곳이라고만 생각하지만, 일부 스파는 스파에서 제공할 수 있는 치료적 특성과 심지어는 삶을 변화시키는 가치를 향한 성장을 계속하고 있다.

스파는 경영자 만큼이나 그 종류가 다양하다. 자연 속에 위치하여 다이어트, 내면 정화, 신체 적성을 강조하는 전원풍의 시설을 갖춘 곳이 있는 반면, 도시 중심부에 위치하여 최첨단의 피부관리를 제공하는 현대식 시설을 갖춘 곳도 있다(그림 14-1, 12-2).

국제스파협회(International Spa Association ; ISPA)

국제스파협회는 세계 스파산업의 발전을 위해 스파 소유주, 운영자, 기술자, 자문가, 작가, 마케터, 제품공급자로 구성된 규범을 정하고 정보를 공유하며 스파 시장의 개발 방향에 대해 결정하는 기구이다.

수백 명의 직원을 거느린 큰 스파가 있는 반면에 오직 몇 명이 서비스를 제공하는 작은 스파도 있다. 또한 수 백만 달러의 고가 장비가 있는 곳도 있고 그런 장비를 전혀 갖추지 못한 곳도 있다. 일부에서는 심리 상담, 건강 진단, 주술적 미래 예언, 와추(Watsu), 그룹 치료, 터키식 목욕의식, 암벽 등반, 테니스 교실, 요리교실, 체중감량, 스키, 여성 전문 요양원 등 다양한 서비스를 제공한다.

최근 들어 스파는 특정 고객을 대상으로 하거나 특별 서비스를 제공하는 등 점점 전문화되고 있는데, 이 내용은 추후 '스파 시설의 현황'에서 상세히 설명될 것이다. 이러한 전문화는 다음 두 가지의 이유 때문에 스파산업 교육이 필요하다. 먼저 일반 시민들은 최선의 선택을 하기 위해 스파에 대해 알아야 한다.

두 번째는 스파 직원들과 잠재적 직원들은 끊임없이 발전하는 스파 형태와 안전하고 효과적인 서비스 방식을 배울 필요가 있기 때문이다.

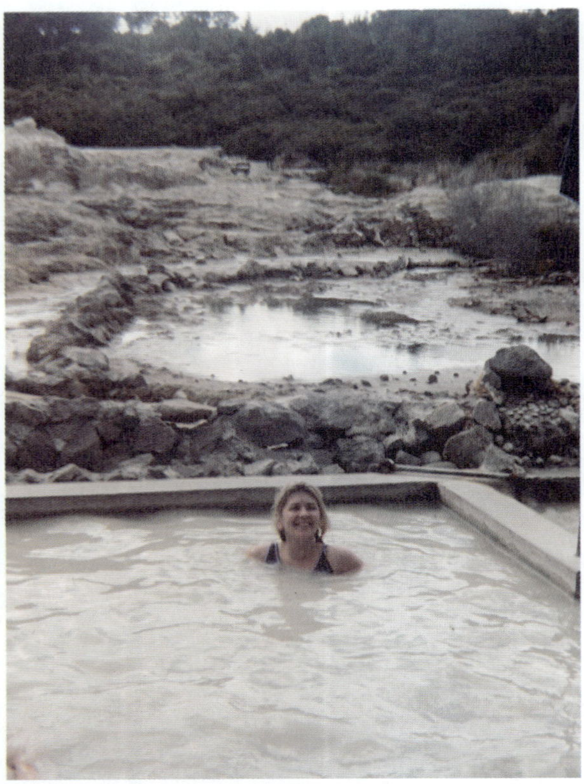

그림 14-1 일부 스파는 뉴질랜드의 로터루아에 위치한 것처럼 전원에 세워진 곳도 있다.

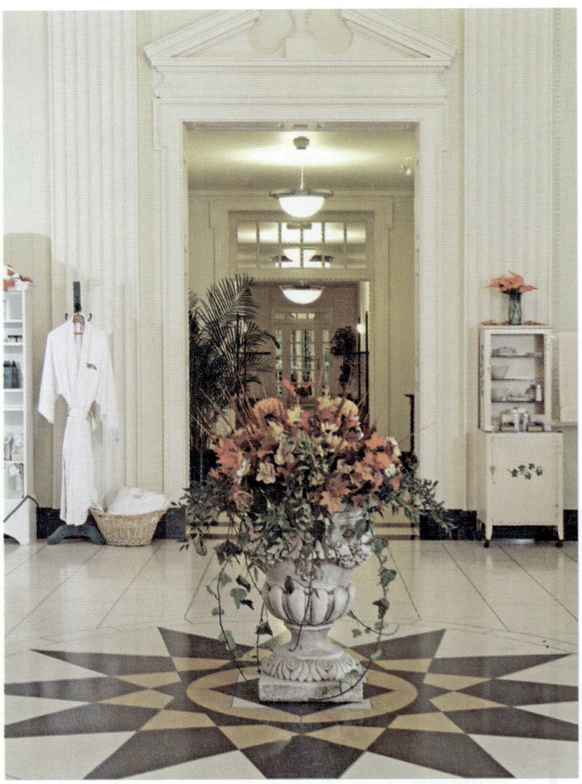

그림 14-2 일부 스파는 현대적이고 고급스럽다. 루스벨트식 베스, 사라포가 스프링 (Roosevelt Baths, Saratoga Springs, NY).

분화된 시설의 공통점은 ISPA의 정의에서 찾을 수 있다. 스파(일하는 사람 포함)는 다양한 전문 서비스를 통해 웰빙을 추구하는 곳이다. 그러므로 스파에 대한 헌신적인 애정뿐만 아니라 전적인 서비스를 제공할 수 있는 기술이 필요하다. 기술을 배우고 스파 산업에 종사할 경우의 미래에 대해 알 수 있다.

인턴 테라피스트는 무엇을 알아야 하는가? 일을 하기 위해 어떤 서비스가 요구되는가? 얼마나 많은 종류의 마사지를 배워야 하는가? 성공을 위해 마사지 이외에 어떠한 기술이 중요한가? 스파에서 직업을 갖기가 얼마나 어려우며 단독 개업을 위한 이상적인 시기는 언제인가?

스파는 1천 년 동안 인간의 치료와 건강을 위한 시설을 현대화하였다. 오랜 전통이 있는 스파를 방문하는 것도 테라피스트의 역량을 높이는 데 도움이 된다.

스파의 역사 개요

세계의 스파의 기원에 대해 알기 위해서는 스파 경험－물의 주요 특징에 대해 스파란 말의 기원이 단서를 제공한다－과 물이 스파에 어떻게 쓰였는지를 알아보는 것이 매우 중요하다. 물은 모든 스파 서비스의 필수 재료이다.

스파가 발생한 곳은 치료와 원기 회복에 대단히 좋은 환경이었다. 우리는 고고학적인 자료와 고서를 통해 초기 스파는 대부분이 자연샘이나 로마에서와 같이 수로로 물의 방향을 고쳐서 향하게 한 곳에서 발생되었다는 것을 알 수 있다.

스파란 정확히 무엇을 의미하는가? 여러 가지 근거를 살펴보면 이 단어는 각 단어의 첫 자를 합친 두 문자어라는 것을 알 수 있다. 라틴어로는 'sanitas per aqua' 라는 뜻으로 발음은 다르게 하지만 '물을 통한 건강' 이라는 의미는 항상 같다. 또한 이 단어는 라틴어인 'spagere' 라는 말에서 유래했는데, 샘이나 수원지 같은 곳에서 흐르는 물을 의미한다.

그리스와 로마의 기원

고대 아테네 그리스와 로마에서 모두 목욕은 중요한 문화였고, 이 때문에 서양의 전통 스파가 이 곳에서 기원하였다. 로마제국 시민의 1인당 물 소비량은 300갤런이었는데, 이는 현대 미국의 50갤런에 비교하면 아주 큰 수치이다. 이때 목욕은 매우 중요한 문화였지만, 단순히 씻는 장소가 아닌 건강과 활력을 불어넣는 사교적 장소를 의미했다. 큰 목욕탕은 수천 명을 수용할 수 있었다(그림 14－3).

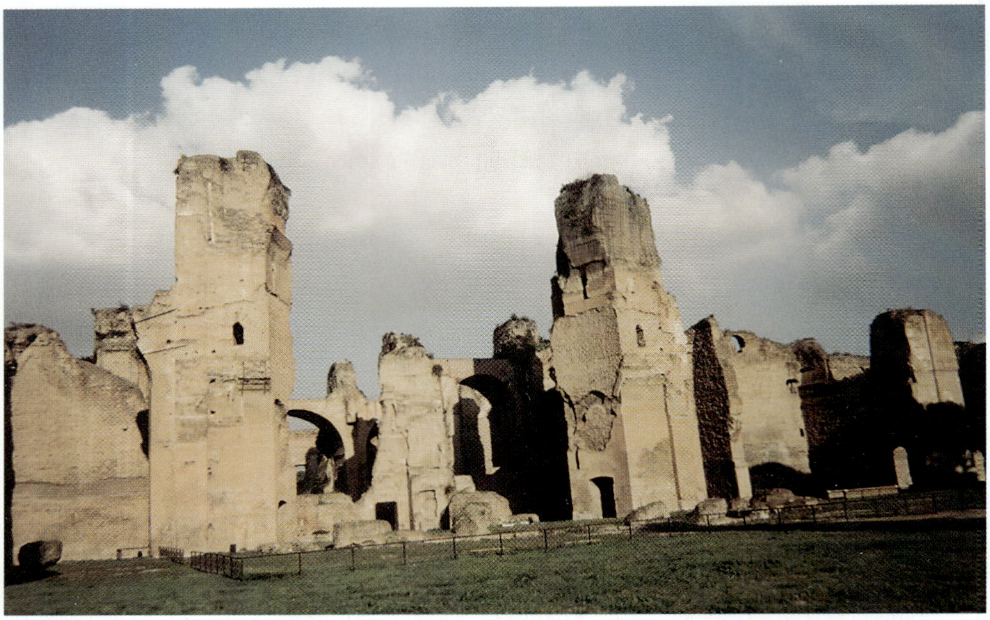

그림 14-3 카라칼라(Caracalla)로 알려진 고대 로마의 스파 또는 목욕탕의 유적

시인들은 그곳에서 시를 낭송했고, 정치적인 논점을 의논하였다. 물론 마사지도 행해졌다. 목욕탕의 주인은 하이포커스트(Hypocaust, 로마식 온돌)라 부르는 용광로같은 방 위에 다양한 온도의 방을 만들었다.

이러한 초기 목욕탕은 건설 · 유지하는 데 많은 돈이 들었지만, 당시의 지배자였던 로마 황제들은 관대함과 위대함이라는 이유로 사람들에게 이를 장려하였고, 입장료가 매우 싸서 대부분의 시민이 목욕탕을 이용할 수 있었다. 그리고 노동과 마사지조차도 노예들에 의해 제공되었다.

로마 시민들이 세계 각국으로 퍼져나감에 따라 목욕 문화도 세계로 퍼져나갔다. 많은 로마인들이 수원지가 있는 곳에 목욕탕을 건설했고, 이에 따라 북 아프리카에서부터 영국까지 다양한 나라에서 스파가 생겨났다.

이곳의 스파는 오늘날도 대부분 인기를 누리고 있으며, 일부 영국의 목욕탕은 엄청난 최신식 개혁을 하고 있다.

하맘 (Hammam 또는 Hamam)

오랜 전통을 지닌 각질제거, 목욕, 마사지 의식을 위한 오스만 문화의 터키식 스팀 베스.

정교한 클렌징, 각질제거와 마사지 의식이 있는 터키식 스팀 목욕으로 수세기에 걸쳐 내려왔으며, 오스만 문화에 중요한 역할을 담당했다.

터키식 하맘

로마의 온천에서 유래된 하맘(hammam)은 이슬람 양식과 문화의 중요한 일부이다. 하맘에서는 여자와 남자가 따로 목욕을 했고 종교적인 중요성을 가진 사교모임의 장소였다. 고온의 수증기가 나오고 입욕자가 몸을 문지르며, 마사지를 하는 중심방은 빛이 산란되어 엄숙한 분위기의 스파라기보다는 예배당의 분위기였다. 하맘의 일부 형태는 몇 세기 동안 아라비아인들에 의해 통합되었다.

이슬람의 창시자 마호메트는 그의 추종자들에게 하맘 속의 열기가 "spreader oh warmth(따뜻함의 전파자)" 즉, 풍요로움을 향상시킨다고 생각하여 발한 목욕을 권장했다. 그리고 그는 그의 추종자들이 풍요롭게 번성하기를 바랐다.

영국과 미국을 포함한 서양의 나라들은 하맘의 개념에 상업적으로 다양한 변화를 준 터키식 목욕을 도입했다. 그 개념은 터키와 이슬람 국가들 사이로 널리 퍼져 나갔다.

온센 (Onsen)

일본의 화산 지형으로 생겨난 자연 스파으로 마사지와 여러 이완 치료를 받을 수 있다.

배니아 (Bania)

러시안 풍의 공중 한증탕이다.

아시아 스파의 기원

몇 세기 동안 자연의 뜨거운 수원지는 아시아 사람들의 삶에 특별한 의미가 되었다. 일본과 같은 일부 문화에서는 스파를 신성하게 여기기도 하는데, 온천(onsen)이라고 불리는 스파는 대중 목욕탕이나 개인이 명상과 치유를 하는 곳으로 사용된다.

온천은 자연 발생적인 실외 구조로, 다양한 온도의 공간에서 마사지와 수치료 등이 제공된다. 일본인은 이 곳에 휴양소 이상의 의미를 부여한다. 즉, 특별한 풍습이 행해지는 영적인 장소로 생각한다.

대만과 같은 다른 아시아권 문화에서는 오래전부터 지금까지 마사지와 허브 치료가 전해 내려오고 있으며, 리조트와 호텔에서 현대식 유럽의 영감을 받은 스파와 함께 행해지고 있다.

유럽 스파

유럽은 스파와 스파테라피의 오랜 전통을 갖고 있는데, 이전에 언급되었던 로마 문화의 확장과 맥을 함께 한다. 독일의 바덴 바덴(Baden Baden)과 Bad 베리쇼펜, 이탈리아의 몬테카티니(montecatini)와 Terme ni Saturnia, 영국 · 벨기에의 스파 마을 등 오래된 스파가 있는 곳이 많다. 체코슬로바키아 · 헝가리 · 불가리아 외 다른 여러 유럽의 나라에서도 역사적인 스파 문화를 가지고 있으나, 스파가 발생한 장소는 아직도 '스파타운(spa town)' 이라고 부른다(그림 14-4).

이 마을들은 주위의 수자원으로 인해 생겼으며 그 곳에는 테라피스트들이 일하고 있다. 게다가 핀란드는 그들의 사우나로, 러시아는 그들의 banias로 유명하지만 우리가 생각하는 완전한 스파 시설을 갖춘 곳은 아니다.

나무로 된 사우나 (Sweat Lodge)

아메리카 원주민들의 발한 작용, 정화, 목욕 등을 위한 밀폐된 공간이다.

참가자들이 기도하며 노래하는 동안, 한쪽에서는 가열된 스톤 위에 물을 부어서 열을 발생시켰다.

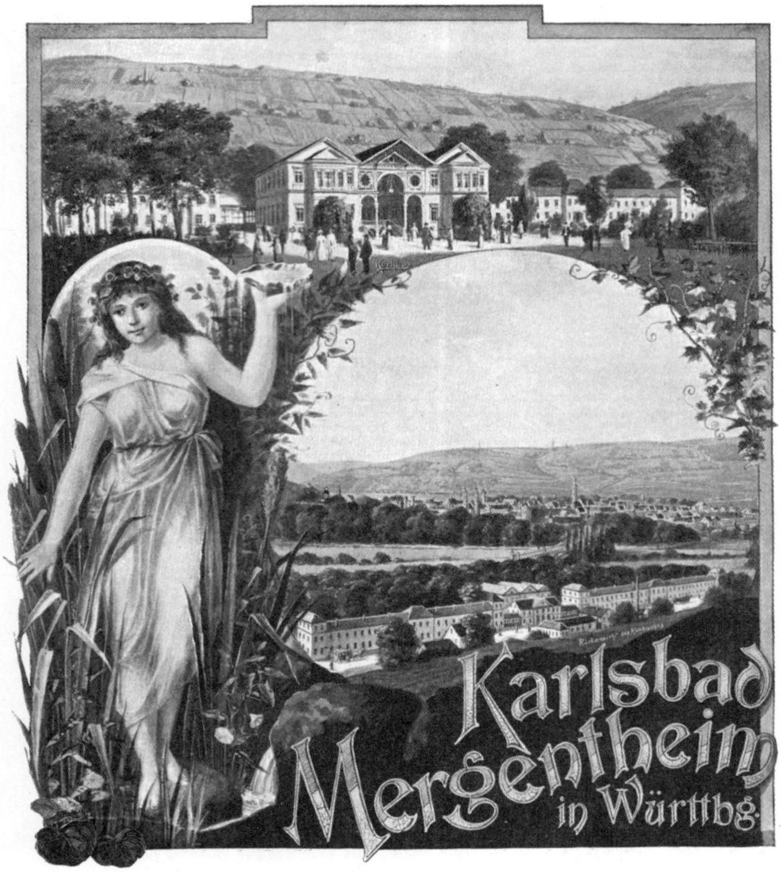

그림 14-4 전형적인 스파타운 독일 칼스바트에서의 초기 유럽 스파 광고

유럽인들은 오랜 세월 동안 치료목적으로 스파를 이용했다. 실제로 독일어 'Kur(쿠르)'는 1800년대 세바스찬 크나이프가 새로운 치료 시스템을 사용하면서 이름 붙은 스파의 동의어이다. 그의 치료법은 열 · 냉 · 침수욕을 사용한 수치료와 허브요법, 운동요법, 적절한 식이요법을 모은 것이었고 이것이 변형되어 현대 스파테라피의 형태와 철학이 되었다.

유럽에서, 스파 철학은 신세계에서 보다 치료적 · 의학적인 면에 중점을 두었다. 많은 유럽인들은 건강을 위해 스파를 방문하여 치료를 받았다. 그리고 스파를 방문한 고객은 대부분 스파에 있는 의료진들의 진료를 받았다.

진료 후 받은 처방에는 신체 건강의 증진을 위해 치료적 물과 미네랄이 들어 있는 온천수 등에서의 다양한 침수욕이 권장되었을 듯하다.

최근 들어서 일부 유럽 스파는 심미적인 것과 건강에 관련된 것을 제공하는 미국식 스파를 받아들이면서 한편으로는 그들의 전통방식인 의학적 치료를 유지하고 있다.

초기 아메리카 대륙

북미대륙에서는 핫스프링(고온욕)이 오랜 동안에 치료 수단으로 신성하게 여겨왔다. 원주민들은 예외적으로 이 장소에서의 전쟁이나 사냥을 금지하는 데 동의했다. 또한 그들은 초기에 키바(Kivas) 또는 천막이라고 불리는 좁은 장소에서 가열된 돌에 물을 부은 후에 개인 스파를 만들어서 사용했다.

19세기와 20세기 초반에는 스파와 같이 건강을 관리하는 시설이 여러 지역에 세워졌다. 특히 알칸사스(그림 14-5)의 핫스프링과 서부 버지니아 주의 백 유황 온천, 뉴욕의 사라포가가 유명하다. 존하비 켈로그는 미시간 주에 battle jgreek

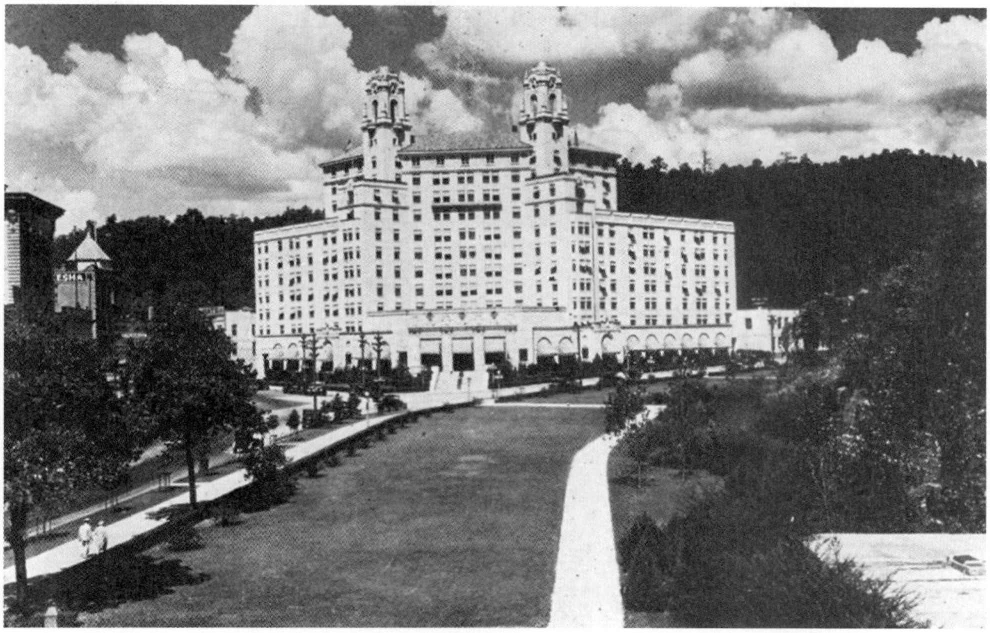

그림 14-5 미국 알칸사스의 핫스프링에서와 같은 헬스스파나 요양소는 20C초 인기를 누렸으며, 수천 명의 사람들이 마제스틱 같은 매혹적인 새로운 호텔들을 방문하도록 했다.

sanatorium을 열었다. 초기 핫스프링의 헬스 스파들에서의 전형적인 치료는 미네랄 물에 담그기를 포함하였고(그림 14-6) 이것은 매우 유명해졌다. 예를 들어, 새러토가의 스파는 1700년대 처음으로 원주민에 의해 백인 정착자들에게 천연의 상태로 소개되었고, 1900년대 초반까지 넓은 시설로 하루에 수천 명의 방문객을 수용할 수 있었다.

하지만 20세기 초반부터 중반까지 스파의 인기는 감소했다. 대부분의 이러한 활동이 체중감소 목적의 단식원으로 가는 것으로 한정되었기 때문이다. 하지만 1900년대를 통하여 스파 시설은 건강 · 활력 · 식이요법 · 웰빙 전반에 걸쳐 한층 더 현대화되었는데, 이러한 스파로는 1950년대에 문을 연 캘리포니아의 Golden Door가 있다. 이 당시 스파는 최신식 시설로 계속해서 확장되어 나갔다.

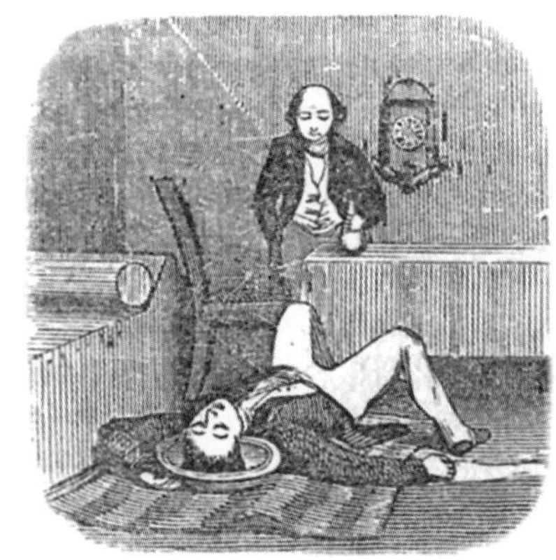

그림 14-6 헤드스파는 과거 요양소에서 머리에 대한 급성 질환을 치료하는 데에 이용되었다.

스파 산업의 현황

오늘날 스파 산업은 급진적이고 끊임없이 변화하는 경제의 일부분이며, 과거의 20년 동안 가공할 만한 속도로 발전해 왔다. 또한 공식적인 서비스업의 일부이며, 최상의 전문화된 서비스를 제공하고 있다.

서비스산업(Hospitality Industry)

서비스업은 호텔 · 리조트 · 레스토랑과 고객 서비스와 이와 관련된 전문 서비스로 구성된다.

최근 스파에 대한 인식이 커지고 스파산업이 발달함에 따라 더 많은 사람들이 이득을 보고 있다.

미국의 경우, 1995년의 시설수가 2,674개였던 데 반해 2004년 12,102개로 늘어나 (International Spa Association's 2004 spa Indrstry Profile 인용) 5배가 되었다. 2004년 136백만 명이 스파를 방문하여 112억 달러를 소비했다. 따라서 마사지 치료가 더 대중적으로 인식되었고 스파 고객 중 60%가 마사지 치료를 받았다.

2003년과 2004년 스파산업이 급격히 성장함에 따라 전문가들은 적절한 성장의 발판을 마련할 수 있는 새로운 국면에 접어들었다고 내다보고 있다. 그러나 수많은 스파 시설이 생겨나는 데 비하여 스파 사업의 이익과 직원은 크게 증가하지 않고 있다.

스파 소유인과 관리인들은 고객의 요구에 맞춰서 직원 서비스의 질적 향상에 초점을 두고 있다. 따라서 훈련이 잘된 직원들이 점점 유리해지고 있는 것이다.

비록 스파를 방문하는 고객들의 배경이 다양하지만, 특정한 집단이 일반인보다 스파를 더 자주 이용한다. 예를 들어, 고객의 70%는 여성이다. 스파 이외의 장소에서 마사지 치료를 받는 이들의 평균 연령이 30세인 데 반해, 스파를 이용하는 고객의 평균나이는 약 40세이며 단골 고객일수록 연령이 비교적 높다. 소득과 학벌 또한 결정 요인인데, 스파 이용자들의 평균 소득은 70,000 달러가 넘고 $^1/_2$ 이상이 대학을 졸업한 것으로 나타났다.

스파의 특성을 결정하는 데 다양한 트렌드가 작용한다. 수지 엘리스(Susie Ellis – Spa Finders의 대표)에 따르면 2005년의 스파 트렌드는 다음과 같다.

① **체중 감량** : 많은 사람들이 체중 감량을 위해 스파를 방문한다.

② **고급화** : 스파는 고급스러움을 상징한다. 심지어 일생에 있어서 단 한 번뿐인 기회라도 스파에서의 고급스러운 경험을 위해 기꺼이 돈을 지불한다.

③ **모녀 관계** : 사람들은 친구나 연인 등 그들이 사랑하는 사람과 스파를 이용하기를 원한다. 이 점을 이용해서 모녀를 위한 특별 패키지 제품을 만들면 사업에 많은 도움이 된다. 어린이와 10대들도 훌륭한 고객이 될 수 있지만, 가족 단위의 제품을 강조하는 스파에서 어린 고객을 만나는 것은 쉽지 않다.

④ **남성** : 스파가 여성에게 더 인기있기는 하지만 남성 고객수 또한 급격히 증가하고 있다. 스파에서의 남성 이용자는 30%밖에 되지 않지만 연간 30억 달러가 넘는 소비를 하고 있다(그림 14-7).

현대 스파의 종류

음식점이 손님에게 다양한 가격 · 메뉴 · 서비스 · 분위기를 제공하듯이 스파 또한 그들의 고객에게 여러 선택권을 부여한다. 각각의 특성에 따라 여러 종류의 스파가 있지만, 크게 여섯 가지로 분류할 수 있다. 데이 스파(Day spa), 리조트 / 호텔 스파, 클럽 스파, 미네랄 스프링 스파(Mineral spring spa), 메디컬 스파(Medical spa), 데스티네이션 스파(Destination spa)가 그것이다.

표 14-1을 보면 각각의 특징에 대해 더 자세히 알 수 있다. 물론 이 모든 종류의 스파는 "몸과 마음과 정신이 조화로운 건강을 유지할 수 있는 다양한 전문 서비스를 통해 전신적인 웰빙을 추구하는 것"을 지향한다.

현대에는 다양한 철학과 방법으로 여러 계층의 고객들을 유치한다. 다음의 두 가지가 좋은 예가 된다.

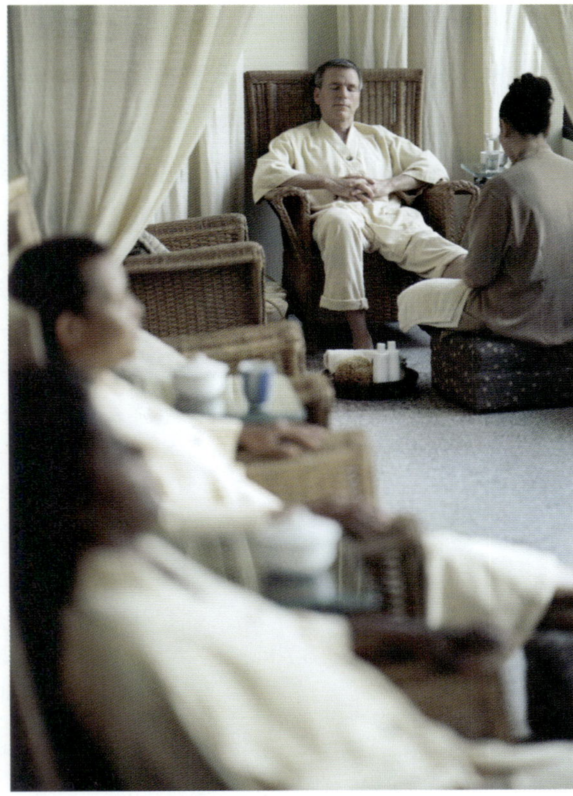

그림 14-7 근래에는 스파에 남성 고객들이 늘고 있다.

- **캐니언 랜치 스파**(Canyon Ranch Spa) : 세계에서 가장 잘 알려진 목적형 스파 중의 하나이며, 테라피스트들이 가장 일하고 싶어하는 곳이기도 하다. 1979년 애리조나의 사업가였던 멜 작커만에 의해 설립되었다. 그는 사업적으로는 성공했지만 흔히 앉아서 일하는 스트레스를 많이 받는 사람들처럼 과체중인데다 건강까지 좋지 않았다.

  부인과 캘리포니아의 스파에 다녀온 뒤, 그는 스파에 관한 새로운 사업을 구상했다. 사업을 시작한 후 급격히 성장하여 1980년대에는 매사추세츠 주로 확장 · 이전하였고, 1990년대에는 라스베가스의 베네션 리조트에 첫 번째 스파 클럽을 개업하였다.

지금도 꾸준히 성장하여 '캐니언 랜치 삶(Canyon Ranch Living)' 이라고 불리는 플로리다의 '건강한 라이프 스타일' 이라는 단체도 있으며 올랜도 근처의 리조트 스파 등 여러 곳에 시설을 갖추고 있다. 더 스파(The Spa)는 글로벌 브랜드가 되었고 세계의 수많은 부유한 사람들의 관심을 끌고 있다. 이 곳에서는 수많은 의사, 심리학자, 피트니스 전문가, 영양사, 바디전문가, 주방장, 임상전문가 등이 주당 수천 달러의 보수를 받으며 일하고 있다.

표 14-1 스파의 종류

스파의 종류	시설수 (2004년 기준)	특 징	위 치	이용 고객
데스티네이션 스파 (목적 스파, Destination spa)	191	준비된 고객에 한해 서비스를 숙박 시설과 함께 제공한다. 고급 장비를 이용하여 맞춤식 서비스를 제공한다.	산업단지나 거주지에 인접해 있기도 하고 떨어져 있기도 하다.	건강과 복지를 위해 주당 2,500~6,000 달러를 소비할 수 있는 개인이나 연인이 주 고객이다.
리조트 / 호텔 스파 (Resort/Hotel spa)	1,662	스파, 리조트, 여객선 등의 내부에 위치한다. 고객이 보다 쾌적하게 여가를 보낼 수 있게 해 준다. 일부는 데스티네이션 스파와 비슷하다.	모든 주요 리조트와 최고급 호텔의 기능을 강화하기 위한 목적으로 존재한다.	중산층의 가족과 연인 및 스파 매니아나 일반 여행자와 동반자가 골프나 테니스를 즐기는 동안 스파를 즐기기 위해 오기도 한다.
데이 스파 (Day spa)	8,734	몇 시간 혹은 낮 동안 스파를 즐기기 위한 곳이며, 숙박 시설은 없다. 한 사람이 운영하는 곳에서부터 대형 리조트까지 다양하다.	헤어 숍, 마사지 클리닉, 다용도 룸, 쇼핑몰, 공항 등에 위치한다.	이용 고객은 서민층에서 상류층까지 다양하며 가격과 서비스 또한 다양하다.
클럽 스파 (Club spa)	706	주로 피트니스 서비스를 중심으로 제공한다.	도시의 많은 피트니스 클럽이 스파시설을 필수항목이라고 생각하며, 다목적 라이프스타일 클럽일수록 이러한 경향이 강하다.	육체적으로 활동적인 중산층이 주 고객이다.
메디컬 스파 (Medical spa)	471	메디컬/덴탈 스파는 의학적 치료 혹은 의학에 가까운 치료를 메디컬 전문가의 감독하에 행한다.	메디컬/덴탈 서비스가 리조트의 내부에 위치하기도 하고 단독으로 개업하기도 한다.	장기간 스파 혹은 스파와 같은 서비스와 드는 비용을 지불할 수 있는 고소득층이 주 고객이다.
미네랄 스프링 스파 (Mineral spring spa)	338	실제 미네랄 스파 지역에 위치하여 그들의 프로그램과 치료법을 적용한다.	스파 형식으로 단독 개업하거나, 미네랄 스파지역에 있는 리조트 내에 위치하기도 한다.	주말여행 가족에서부터 최고급 호텔 투숙객까지 다양하다.

이것이 오늘날 스파 산업의 최고 단계라고 볼 수 있다.

- **조이 스프링 데이 스파**(Joy Spring Day Spa) : 스파 시설이 반드시 억만 장자 투자가들의 지지를 받는 대형 벤처일 필요는 없다. 작은 스파라도 캐니언 랜치와 비슷한 수준의 서비스와 치료를 제공할 수 있다. 이러한 스파 중의 하

나가 바로 조이 스프링 데이 스파이다.

이곳은 오직 한 여성이 소유 · 운영한다. 조이 스프링은 몇 년 동안 캘리포니아의 해안마을에 위치하고 있었다. 이 스파의 소유인은 최근 LA에 다른 스파를 열기 위해 이 곳을 처분하였다. 이곳의 대기실은 두 개의 의자와 옷장, 선반 한 개로 이루어져 있다.

작은 분수가 있어서 평온한 분위기이다. 작은 규모의 선반 위 책들과 선물 아이템을 신중하게 골랐으며, 눈에 띄게 배열해 놓은 것이 특징이다. 치료실 내부에는 스팀 캐비닛, 마사지 테이블 외에는 별로 갖춘 것은 없지만 고객이 이 곳에서 시간을 보낼 때는 마치 세상이 사라진 것 같은 평온한 휴식을 취할 수 있을 것이다(그림 14-8).

스파에 관한 소문과 진실

소문 : 10번의 마사지를 쉬지 않고 해야 한다.

진실 : 비록 극소수의 일부 경영자들이 그들의 테라피스트들에게 과로한 업무를 요구하기는 하지만, 최근 경향은 테라피스트들을 보호하자는 쪽으로 흘러간다. 체력을 소진한 직원은 고객과의 관계에서 봤을 때도 좋지 않다.

최대한 많아야 하루에 5~6 차례, 각 치료 사이에 10~15 분의 휴식을 취해야 한다. 게다가 바디 스크럽과 바디 랩과 같은 스파 기구는 테라피스트의 손만큼 효과가 있지는 않다.

스파는 크기에 관계없이 여러 사람들에게 많은 서비스를 제공할 수 있기 때문에

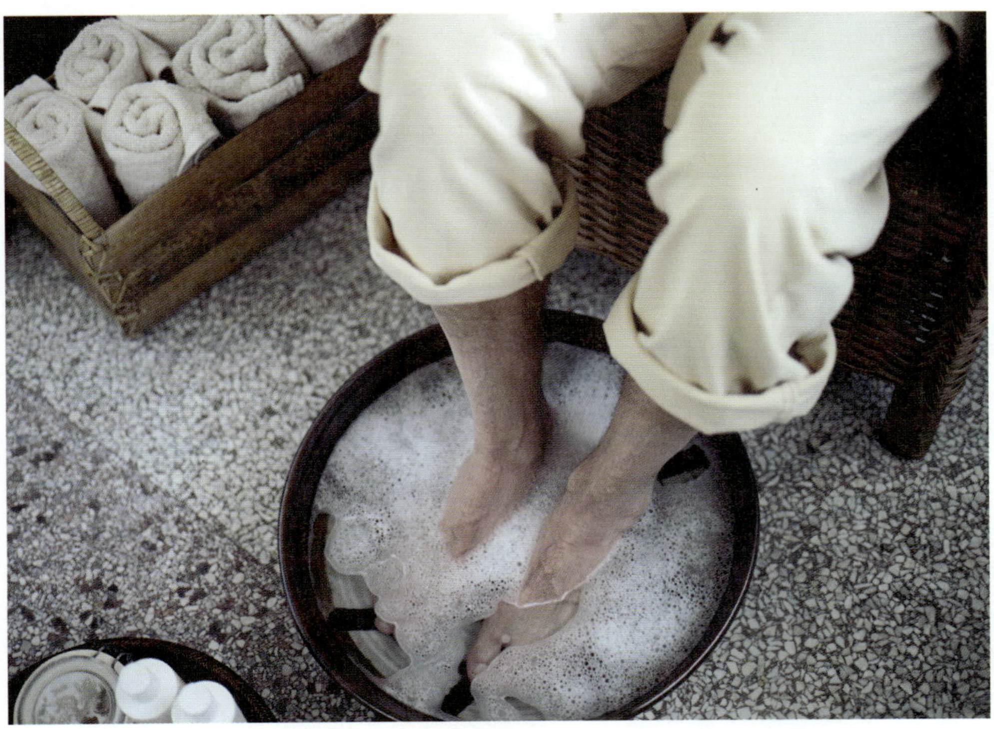

그림 14-8 발을 담그기 위한 대야와 같은 간단한 도구를 효과적으로 사용하면 고급스러운 서비스를 제공할 수 있다.

캐니언 랜치나 조이 스프링 모두 스파로 불려질 권리가 있다. 운영의 규모나 제공되는 서비스의 폭도 중요하지만, 고객과 테라피스트의 치료적 교감 또한 스파의 성공 여부를 가늠하는 중요한 기준이다. 캐니언 랜치의 사장 멜 쥬커만은 이 사실을 깨닫고 스파에서 트리트먼트를 강조하기 위해, 사업을 시작한 첫 1년간은 매일 스파에 나가서 허브 랩 관리를 받았다고 한다.

스파 산업에서의 마사지 – 실제 기대감 충족시키기 (Massage in the SPA Industry-Forming realistic expectation)

크든 작든 스파에서의 일은 다양한 변수가 있기 때문에 처음에는 사람을 의기소침하게 만들 수도 있다. 매스컴, 가십 기사 등 정보 부족으로 인하여 일부 학생들과 인턴 테라피스트들은 스파에서의 일에 대해 불충분한 혹은 잘못된 인식을 갖는다.

이러한 인식은 마사지업계를 통해 퍼져 나가서 사람들은 진실에 대한 직접적인 확인없이 근거없는 이야기를 퍼뜨리게 된다. 스파 산업에 대한 공통적으로 잘못된 인식은 '스파에 관한 소문과 진실' 에 밝혀 두었다.

이는 스파에서 일하는 마사지 치료사의 역할에 대한 기대의 현실적 기준을 갖는 데에 중요한 역할을 한다.

이 주의사항에서 가장 관련된 정보는 다음 세 가지 주요 주제들로 분류된다.

① 무엇을 하기를 기대하는가?
② 무엇을 알기를 기대하는가?
③ 어떤 행동을 할 것으로 기대하는가?

다음 섹션에서는 업계에서 테라피스트들이 그들의 잠재적 역할을 상상할 수 있도록 스파 일의 세 가지 필수요소를 알아보기로 한다.

스파에 관한 소문과 진실

소문 : 스파에서 이루어지는 마사지의 종류는 오직 팸퍼링(Pampering) 마사지 뿐이다.

진실 : 다수의 스파에서는 고객의 기호에 따라 부교감 신경, 신경근, 근막 등을 포함하는 다양하고 진보적인 바디워크(bodywork) 기술을 제공한다. 일부 스파에서는, 이런 테크닉 교육을 지원하기도 한다.

소문 : 스파에서의 보수는 터무니없이 적다.

진실 : 스파는 높은 경상비를 지출하므로 비용을 줄여야 하지만 일반적으로 테라피스트들은 경상비용 없이 시간당 20~40 달러를 번다.

소문 : 스파에는 동기요인 없이 실력이 부족한 테라피스트들만 있다.

진실 : 스파에도 동기요인이 많고 실력있는 테라피스트들이 많이 있다. 일부 치료사는 치료에 집중을 하여 개발을 하기도 한다. 다른 일부는 슈퍼바이저, 수석 테라피스트와 디렉터 등의 지위로 빠르게 승진하기도 한다. 스파에서의 경력을 바탕으로 다른 목표를 추구하는 사람도 있다.

소문 : 고객이 계속 바뀌기 때문에 테라피스트는 심도깊은 일을 오랫동안 하지는 못한다.

진실 : 데이 스파나 클럽 스파 등의 경우에는 3/4 정도가 재방문 고객들이다. 리조트와 데스티네이션 스파에서조차도 테라피스트는 고객이 체류하는 동안이나 다시 방문했을 경우에도 고객들과 반복적으로 일을 할 수 있다.

스파 시설에서의 마사지 실행 (Massage Practice in the SPA setting)

마사지 치료사의 첫 번째 의무는 마사지이다. 마사지는 치료사가 마사지하는 법을 훈련받은 이유이며, 마사지 치료사는 마사지를 하기 위해 스파에 고용된 것이다. 따라서 스파에 고용된 테라피스트들은 자신의 의무를 성공적으로 수행해야 한다. 또한 마시지 치료사는 치료실 안에서 마사지를 할 때도 자신이 스파라는 큰 구조조직에 포함되어 있음을 알아야 한다.

스파는 스파만의 특별한 전례와 기준으로 마사지를 하며 발전해왔다. 마사지할 때는 바디랩이나 바디 스크럽같은 특별한 기법이나 아유르베다(Ayurveda), 인도네시아식 허브를 이용한 독소관리 등의 이국적인 방식이 추가될 수도 있다. 그리고 수치료와 샤워 등의 방법이 필요할 수도 있다. 마사지 치료사들은 각 스파마다 가지고 있는 이러한 마시지 방식을 숙지해야 한다. 그러나 스파에서 실질적으로 마사지할 때는 정보 입력 과정, 하루에 시행할 수 있는 최적의 마사지 횟수, 서비스 시간, 고객 맞이, 준비, 청소 등의 사항을 아는 것도 중요하다.

아유르베다(Ayurveda)
고대 인도 의학과 치유적 체계이다. 이것은 최근 바디 스크럽, 페이스 트리트먼트, 마사지와 같은 스파 치료에 활용된다.

실행범위(Scope of Practice)

마사지 치료사는 스파시설에서도 다른 전문 시설에서와 마찬가지로 마사지의 수행 시 다음과 같은 제한사항이 있다.

스파에서 고려해야 할 사항은 다음과 같다.

① 많은 고객들은 첫 마사지를 받으면 마사지에 예민하게 반응한다. 첫 마사지는 전신에 절제된 가벼운 압을 가하는 것이 적당하다. 심지어 전문적인 테라피스트가 바디워크에 전문성을 갖고 스파 고객과 교감을 나누고자 하더라도 종종 그에 대한 충분한 준비가 되어 있지 않아 고객들은 역반응을 보이기도 한다. 치료사들은 고객이 요구하지 않은 경우나 명확한 의사소통을 한 경우가 아니라면 스웨디쉬 마사지를 기본으로 하고 스트로크 동작을 제한해야 한다.

② 사람들은 종종 스파를 방문하는 동안 보다 나은 건강해지길 원한다. 특히 다이어트, 영양, 생활양식에 대해 관심을 가지고 있다. 하지만 마사지 치료사는 이 분야의 전문가가 아님을 반드시 기억해야 한다.

③ 일부 사람들은 만성질환, 비만, 심장질환 등 다른 질환을 앓는 상태로 스파를 방문한다. 이런 상태의 사람들을 도와주고자 하는 테라피스트들은 알코올 중독기관, 다이어트, 생활양식이 어떻게 마사지와 관련되고 스파에서 어떤 방법을 제공하는지에 대해 알려준다.

스파는 많은 질환의 치유를 돕지만, 확실히 확인되지 않거나 증명되지 않는 어떤 효과도 속단할 수 없다는 것이다. 일반적으로 테라피스트들은 다음과 같은 허브, 클레이와 해조류 같은 특수제품과 마사지 치료에 의해 온열효과를 주는 것을 포함한 스파 서비스를 합법적으로 수행할 권리가 있다.

④ 많은 스파에서는 온수를 사용하기 때문에 테라피스트들은 반드시 열의 사용에 대한 모든 금기사항을 완벽하게 숙지해야 한다.

입력 과정(Intake procedure)

각 스파는 그들만의 독특한 입력(기록) 방법을 가지고 있다. 심지어 일부는 의사의 방문, 스트레스 검사와 철저한 신체검사 등을 포함하는 광범위한 심사 과정을 사용하기도 한다. 일부 스파는 고객의 경험을 기록하고 치료를 추천하며, 테라피스트가 업무시간 동안 사용할 수 있는 매우 중요한 정보를 모으는 데에 30분 정도 걸리는 잘 훈련된 기록 전문가가 있다.

> **입력(intake) 전문가**
> '수용전문가(Hospitality Coordinator)', '스파의 수위'라고도 불린다. 고객이 스파에 머무는 동안 고객과 맞는 적절한 트리트먼트 시행 여부, 치료사, 서비스 등의 관련 사항을 연결시키는 역할을 한다.

이러한 시설들은 보통 데스티네이션 스파, 메디컬 스파, 미네랄 스파 등의 범주로 구분된다. 일부 리조트와 클럽 스파도 광범위한 입력 방법을 활용한다. 그러나 다른 스파들은 단지 응급상황에 필요한 정보와 마사지에 대한 고객 요청을 포함하는 최소한의 입력 양식을 갖고 있다. 대부분의 데이 스파에서는 심사 과정이 거의 없고, 몇몇은 아무런 요구도 하지 않는다.

테라피스트들은 마사지 교육을 받는 동안 SOAP 메모와 병력 차트를 공부하는데 이러한 과정은 확실히 가치가 있지만, 많은 스파에서 그러한 자료가 부족한 것은 그리 바람직한 일은 아니다. 처음 고객을 대할 때 스파 테라피스트들은 자신의 재량을 발휘하는 것이 중요하다. 어떠한 종류의 입력 형태를 사용하든지 그 형태의 장점을 최대한 살려야 한다. 만약 스파에서 장점을 살리지 못한다면 고객에게 의학적 상태와 금기증에 대해 직접 질문하는 것이 허용되어야 한다.

어떤 스파에서는, 특히 헤어와 에스테틱에 기초한 데이 스파에서는 정신적인 건강 상태보다는 피부 관련 입력형 질문에 초점을 맞춘다. 왜냐하면, 그들의 주요 임무가 미용 업무와 화장품 판매이기 때문이다.

이러한 패러다임은 많은 스파에서 이루어지고 있다. 일부 치료사들은 고객정보 입력과정이 부족하여 경영진과 마사지 치료사 사이에서 긴장감을 줄 수 있다. 만약 그러한 경우라면 치료사가 스파 경영에 입력 과정을 제안할 수도 있다.

하지만 권한이 없다면 테라피스트가 직원과 고객 사이에서 좋지 않은 마음가짐으로 계속 일하는 것보다는 이를 받아들이든지 아니면 다른 직장을 구하는 게 현명한 선택일 것이다.

마사지 횟수(Number of Massage)

마사지는 스파에서 가장 일반적인 서비스이기 때문에 몇 가지로 나누어 연속적으로 시행할 필요가 있다. 대부분의 스파에서는 치료과정 사이에 테라피스트들이 적어도 15분 또는 최대 30분 동안 휴식한다. 그러나 일부 스파에서는 휴식시간이 기껏해야 5분 정도이다.

오늘날에는 스파 소유주들은 자신의 직원들의 건강을 위해 점차 이런 무리한 스케쥴을 지양하고 있다. 왜냐하면 테라피스트가 무리하게 일을 하다가 그만두면 손목관절 증후군으로 보상을 받아야 하기 때문에 사업상 좋지 않기 때문이다.

스파에서 테라피스트가 하루에 할 수 있는 마사지 횟수는 제한되어 있다. 마사지 횟수는 경우에 따라 다르지만 하루 표준횟수는 5번이다. 그러나 일부 스파에서는 하루 평균횟수가 다를 수 있다. 예를 들어, 일부 스파 테라피스트들은 하루에 2회 또는 3회만 마사지를 한다. 그래서 테라피스트들은 3가지 바디 스크럽, 바디랩이나 특별한 서비스들을 포함하여 총 8종류의 마사지까지 할 수 있다.

프리랜서로 일하는 테라피스트들은 정직원이 아니다. 고객이 최대 서비스를 요청할 때 테라피스트들은 8종류 또는 그 이상의 마사지를 제공한다. 하루 최대량의 마사지를 강행했을 경우에는 다음 날 무리가 있을 수 있다. 그렇기 때문에 많은 테라피스트들은 열정적으로 스파 산업에 입문하지만 몇 년 뒤에는 건강을 해치게 되어 환멸감을 느끼기도 한다.

일부 스파에서는 테라피스트들에게 지나친 마사지 수행을 강요한다. 하지만 테라피스트의 복지를 고려하지 않으면 그 스파는 이직률이 높아지고 고객만족도가 낮아지기 마련이다. 마사지 횟수에 대한 제한 법률은 없지만 테라피스트들에게 과한 마사지를 요구하는 스파들은 스파 산업에서 평판이 좋지 않기 때문에 테라피스트들은 정당하게 마사지 제한 횟수를 요구할 수 있다.

스파에 장기간 근무한 테라피스트들은 고객만족과 자신의 건강 사이에서 균형을 유지할 수 있도록 자신만의 리듬을 찾는 것이 좋다. 이 리듬은 각 테라피스트마다 다르다. 어떤 테라피스트는 하루 3번 혹은 4번의 서비스를 행하거나 한 주에 20번 서비스를 행하는 것 중에 선택을 하는 경우도 있다.

테라피스트들은 다른 스파 치료와 차이를 두기 위해 더욱 긴 마사지 서비스를 수행하기도 한다. 일부 혹은 대개의 젊은 테라피스트들은 몇 주간 여러 가지 마사지를 끝까지 수행하곤 한다.

마사지와 스파 서비스 시간 (Timing of Massage nad Spa Service)

스파 마사지

스파 시설의 테라피스트에 의해 제공되는 모든 마사지 서비스를 말한다. 스파의 기본은 스웨디쉬 마사지를 의미할 때가 많지만 기구를 사용하는 경우도 포함된다.

일부 마사지 치료사는 스파에서 엄격하게 마사지 시간의 제한을 번거롭고 귀찮아 한다. 테라피스트가 계속 시간에 신경쓰다 보면 마사지의 질이 떨어질 수 있고 그 시간 내에 같은 마사지를 계속 반복함으로써 틀에 박힌 진부한 마사지가 되고 만다. 테라피스트들은 스파 시스템 안에서 그들의 일을 새롭게 만들 수 있는 방법을 찾을 필요가 있다.

이러한 도전은 질높은 스파 마사지에 기초가 된다. 테라피스트들은 가능한 한 모든 고객에게 최상의 서비스를 제공하려고 한다. 따라서 습관적으로 각각의 치료에 할당된 시간을 넘기게 된다. 이것은 스파 전체의 원활한 흐름을 막는다.

예약부터 프론트 데스크, 락커룸에 이르기까지 약속시간에 정확히 도착한 고객을 기다리게 하는 것은 좋지 않다. 그래서 적어도 다음 치료의 5분 전에는 마사지를 끝내야 한다. 바디랩과 스크럽 같은 서비스는 마사지보다 더 많은 준비시간이 필요하므로, 이러한 점을 고려해서 마사지를 실행해야 한다.

만약 고객이 약속시간보다 늦게 도착했다면 고객에게 치료가 정시에 끝나야 함을 사전에 알려야 한다. 그리고 스파에서 고객이 예약을 하지 않아도 마사지를 해주도록 방침을 정했다면 테라피스트는 마사지를 해야 한다.

또한 테라피스트와 고객에게 시간적 여유가 있다고 해서 의도적으로 긴 시간 마사지를 제공하는 것은 좋은 방법이 아니다. 일부 고객만 시간을 초과한 긴 마사지를 받거나 스파 서비스를 받는 것은 다른 고객에게 좋지 않은 이미지를 줄 수 있기 때문이다.

스파는 대개 각 마사지 시간과 스파 서비스 시간을 규정해 두고 있다. 고객들은 이 시간에 준비와 씻는 것은 포함되지 않는다고 생각한다. 그래서 75분의 마사지를 예약 장부에는 90분으로 기록한다. 이 시간의 전후에 실질적인 핸드 치료가 이루어져야 한다. 대부분의 스파에서 일반적인 전신 마사지 시간은 50분이고, 옵션에 따라 목과 어깨 또는 발과 같은 특정 부위에 20~25분의 마사지가 추가되어서 75분이 된다.

대부분의 스파는 정책을 숨기고 전체 또는 부분적 서비스를 뺀 요금을 고객에게 부과한다. 이런 경우, 테라피스트는 스파의 보상구조와 내부 정책에 따라 보상을 하게 될 수도 있다. 테라피스트에게 남는 시간이 있다면 마사지실을 정돈하고 차트를 정리하거나 청소를 하는 등 생산적인 활동을 해야 한다.

고객맞이(Guest Greetings)

마사지 치료사는 클리닉이나 사무실, 또는 고객의 가정 등 장소에 관계없이 고객을 진심으로 맞이해야 한다. 스파 디렉터는 자신의 테라피스트가 매사에 성의를 보여주기를 원하고, 고객들도 높은 기대를 갖는다. 그리고 모든 행동에 있어서 그들의 전체 노하우가 반영된다는 것을 알아야 한다. 일부 스파에서는 고객을 만날 때 마사지실로 안내하고 치료에 대해 설명하고, 천을 덮고, 마사지하는 동안에, 그리고 작별인사까지 무엇을 말하고 행동해야 하는지를 정확히 적은 매뉴얼을 가지고 있다.

스파에서 일하는 테라피스트들은 이 매뉴얼을 대부분의 장소에 붙이고 기억할 필요가 있다. 더욱이 스파는 테라피스트에게 세부사항까지 요구한다.

다음은 대부분의 스파에서 고객을 맞이할 때 적용하는 일반적인 가이드 라인이다.

① 처음 만났을 때에는 우선 악수를 청한다. 첫인사에서 고객에게 자신감을 심어준다.
② 친밀감과 신뢰감 형성을 위해 고객과 직접 눈을 맞춘다.
③ 천천히 정확하게, 자신을 소개한다. 바로 다음과 같이 말한다. “안녕하세요, 김지우님, 저의 이름은 엘렌입니다. 오늘 당신에게 발리식 마사지(Balinese Ritual)를 시행하겠습니다.”
④ 고객은 어디로 갈지 정확하게 모르기 때문에 마사지실로 안내한다.

⑤ 마사지하는 동안 압박과 편안함에 대해 질문하는 것 외에 고객의 반응을 요구하지 않는다.
⑥ 스파에서 허락한다면 치료 후 준비되어 있는 물, 차 또는 건강에 좋은 가벼운 음식물을 제공한다.
⑦ 안내자는 고객을 락커룸이나 휴게공간으로 안내한다.
⑧ 팁을 요구하지 않는다. 대부분의 스파에서 팁이 일반적인 관행일지라도, 테라피스트는 고객에게 절대 직접적으로 팁을 요구해서는 안 된다.

준비와 청소(Preparation and Cleanup)

스파에서 마사지 관리가 끝난 후 다음 관리를 준비하고 청소할 수 있는 시간이 그리 많지 않다. 그래서 효과적인 계획과 동선의 경제성을 배울 필요가 있다. 마사지실은 그 자체가 좋은 기구공간이다. 복도 끝의 창고를 이용하는 불필요함을 피하기 위해 선반, 테이블 아래 공간, 카운터와 사물함 공간을 잘 활용한다. 또한 마사지와 마사지 사이의 시간을 현명하게 사용해야 한다.

테라피스트는 다음 고객이 방안으로 안내되기 전에 이전 고객의 흔적이 남지 않도록 모두 확실하게 청소해야 한다. 이것은 많은 타월과 제품을 사용하는 일부 마사지 후에는 매우 어렵다. 바구니나 방 안에 보관장소를 마련하면 리넨천을 처리하는 데에 도움이 된다. 예를 들어, 테라피스트들은 시트 준비가 오래 걸리는 허브랩과 같은 스파 마사지 준비를 위해 사전에 일찍 도착해야 한다.

모든 마사지 후 일부 스파에서는 락커룸 수행원, 근무시간 후 청소원을 고용하지만 고객의 건강에 직접적으로 영향을 미치는 마사지실 위생은 테라피스트의 책임이다.

스파 내 진보된 바디워크 테크닉 (Common Advanced bodywork techniques in Spas)

일부 진보된 바디워크 양식은 최근 엄청난 인기를 모으고 있다. 대규모 데스티네이션 스파와 소규모 데이 스파에서의 마사지 메뉴에서 바디워크를 볼 수 있다. 많은 스파 고객들은 바디워크 전문용어를 알고 '티슈 마사지' 나 '타이마사지' 혹은 '두개천골요법' 을 찾아다닌다. 뿐만 아니라, 스파에서 새로운 마사지를 제공받는 기대를 즐긴다. 모든 최신 요법은 일부 스파에서만 가능하지만 인기를 끄는 것은 일부 뿐이다. 그 리스트는 표 14-2를 참고하라.

아로마테라피와 스톤마사지는 어떤 규모의 스파에서나 제공하는 필수항목이다. 이는 추후 이 장의 뒷부분에서 언급하기로 한다. 종종 스파 경영은 테라피스트가 진보된 기술을 익힐 수 있도록 교육에 투자한다. 경영자는 전문가를 초대해서 교육을 시킨다. 스파 관계자나 테라피스트와 같이 스파에 고용된 사람을 보통 1년간 교육하는데, 교육을 강조하는 것은 안정된 스파의 가장 큰 장점이다.

스파 마사지(SPA Massage)

스파에서 바디워크 관리는 폭넓은 다양성을 고려한다. 이는 스파 마사지의 간단한 정의와는 다르다. 그러나 사람들은 이 용어를 종종 스웨디쉬 마사지나 이완 마사지와 같은 스파의 기본 마사지를 제공한다는 의미로 사용하곤 한다(이것의 실제 의미는 이완 마사지이다).

스파 마사지라는 용어를 사용하면 치료 마사지와 비교할 때 덜 효과적이라고 믿는 것과 같은 부정적인 의미를 함축한다.

이러한 구별은 불필요하고 도움이 되지 않는다. 마사지 관리는 어떤 경우에도 스파에서 이루어지면 치료 마사지라고 할 수 있다.

스파에서 일하는 많은 테라피스트들은 양질의 치료 마사지를 하기 위해 끊임없이 노력해야 한다. 그 세 가지 이유는 다음과 같다.

① **낮은 기대** : 많은 스파 고객은 특별한 불편함이나 고통 없이 찾아온다. 그리고 그들은 마사지 치료가 간단한 이완 이상의 도움이 될 것이라고 기대하진 않는다.

② **시간제한** : 매일 혹은 매주 많은 마사지를 똑같은 시간 동안 할 때, 이 시간제한은 치료사의 높은 집중력과 에너지 유지를 어렵게 만든다.

③ **무경험 고객** : 많은 스파에서 처음 마사지를 받거나 가벼운 마사지만 받는 고객들은 바디워크에 대해 올바른 인식이 없어서 그 효과와 이점에 대한 교육이 필요하다.

이 세 가지 이유로 인해 스파 테라피스트들은 늘 같은 마사지를 하더라도 그 안에서 새롭고 효과적인 마사지를 찾아내야 한다. 그러기 위해서는 스파 테라피스트가 훈련을 게을리하지 않고 진보된 기술을 익혀야 가능하다.

다른 마사지보다 어려운 스파 마사지의 여러 기술을 익힌다면 테라피스트는 자부심을 느낄 수 있을 것이다. 이를 위해 스파 테라피스트는 이 책을 공부하는 동안 시간조절, 변화, 독창성에 특별히 노력해야 한다.

표 14-2 스파에서 전형적으로 제공되는 진보된 마사지 테크닉

진보된 기술	목 적	대 중 성
아유르베다 (Ayurveda)	'삶의 지혜'를 의미하며 고대 인도 의학 시스템으로 현대 스파에서 적용되는데, 주된 목적은 허브, 오일, 크림, 마사지, 각질제거 등으로 전신 피부와 내부 기관들의 균형을 바로잡는 것이다.	매우 대중적인 데스티네이션 스파 및 많은 스파에서 몇 가지 아유르베딕 서비스가 가능하다.
두개천골요법 (Craniosacral)	두개천골요법은 뼈와 뇌막과 척구에 흐르는 척수액의 흐름을 제한한다. 전반적으로 건강을 증진시키고 통증과 스트레스를 경감시킨다.	많은 스파에서 가장 인기있는 요법 중의 하나로 고객들은 효과적인 치료 뿐만 아니라 섬세한 터치를 즐긴다.
딥티슈 마사지 (Deep tissue massage)	스파에서는 테크닉-결합조직, 신경 근육, 발통점, 스포츠 마사지 등의 광범위한 용어를 사용한다.	딥티슈 마사지는 깊은 압을 좋아하는 스파 고객들 사이에서 인기가 많지만 잘 알려지지 않은 특이한 용어와 기술이다.
림프 마사지(Manual lymph drainage)	이 마사지는 가볍고 리드미컬한 나선형의 움직임으로 신체 림프액의 움직임을 촉진시킨다.	메디컬 스파와 앞서가는 에스테틱 프로그램을 진행하는 스파에서 사용된다.
근막 마사지(Myofascial)	근육주변 결합조직의 완만한 스트레칭과 신장, 특히 발통점에서 균형과 건강을 회복시키고, 통증을 경감시킨다.	스파에서 두개천골요법만큼 인기가 있진 않지만, 이 치료는 은근히 효과적으로 높이 평가된다.
신경근 마사지 (Neuromuscular)	부드러운 조직의 긴장도, 통증, 병리학적 기능장애를 줄여주는 방법이다.	다소 인기가 있지만 특별히 심한 통증이나 불편함이 있는 고객들이 많이 찾는다.
레이키(Reiki)	의사를 통해 고객의 몸에 우주의 치료 에너지를 전하는 시스템으로, 때에 따라서 직접적인 손의 적용 없이도 치료가 가능하다.	과학적으로 입증되진 않았지만 레이키는 스파에서 꽤 인기가 있다. 몇몇의 고객들은 신비롭고 위협적이지 않은 치료의 특징을 즐긴다.
시아추(Shiatsu)	에너지 경로나 경락혈을 따라 일련의 혈점에 집중하는 이 기술은 일본에서 유래한 것으로 손가락의 압을 이용하여 전신을 활성화시키고 치료 에너지가 더 자유롭게 흐를 수 있도록 해 준다.	많은 동양의 테라피와 주제로 오늘날 스파에서 인기가 있으며 시아추는 가장 인기 항목 중의 하나이다.
타이 마사지 (Thai massage)	이 마사지는 고객 시스템에서 왔으며, 압박과 에너지의 움직임, 요가와 같은 스트레칭으로 건강을 향상시킨다.	스파 고객들은 이 기술에서 스트레칭을 좋아하며, 빠른 인기를 얻고 있다. 옷을 입은 채로 진행하여 점잖은 고객들에게 적용하기에 좋다.
와추(Watsu)	물에서 하는 시아추를 의미, 이 치료는 32~36℃의 온도의 가슴까지 잠기는 따뜻한 물에 몸을 담근다. 치료사는 고객을 물에 띄워 스트레칭과 마사지를 하여 관절을 열고 움직임의 향상과 에너지의 길을 열어서 치료효과를 향상시킨다.	스파에서 점차 인기가 높아지고 있다. 그러나 다양한 시설을 갖춘 곳에서만 이루어진다(치료를 위해 특별히 따뜻한 풀장이 필요하다).

스파 마사지의 시간 조절(Timing of the Spa Massage)

스파 마사지의 가장 어려운 일 중 하나는 스파에서 정해놓은 매우 엄격한 시간 안에서 시간을 초월한 느낌을 만들어내는 것이다.

이를 위한 세 가지 주요 방법은 다음과 같다.

① 감속하기

역설적으로 마사지하는 동안 높은 집중력으로 아주 적은 마사지를 할 때, 테라피스트의 움직임을 감속하는 것이 고객의 입장에서 마사지가 실제적으로 더 길고 기분 좋게 느껴진다. 실제 많은 마사지 동작을 빠르게 진행하면 마사지는 더욱 짧게 느껴진다. 테라피스트는 각 부위에 3가지나 4가지의 기술을 선택할 수 있다. 그 다음 천천히 정연한 방법으로 그것에 집중한다.

② 시간조절의 내면화

스파 마사지는 시간에 잘 맞춰 진행해야 한다. 정해진 시간 안에 진정과 이완을 시키고 그와 동시에 특수한 치료 목적을 달성하기 위해 스파 테라피스트들은 자신의 내면적 리듬감각을 발전시킬 필요가 있다. 계속 반복하여 시계를 보는 대신에 50분의 시간틀에서 어렴풋이 끝나는 시간을 느껴야 한다. 아직 마사지를 정시에 정확하게 끝낼 수 없다면 시계를 흘끗 본다.

촉박한 시간 속에서 수백 번의 마사지를 수행한 후 테라피스트는 각 부위에 필요한 시간에 익숙해진다. 이런 시간조절의 내면화를 위해 본인의 감각을 잘 길들인다.

③ 순간에 집중하기

치료사들은 앞으로 해야할 일이 아닌 현재 하고 있는 동작에 대해 생각할 필요가 있다. 한 번 익숙해진 스파 마사지는 방법은 제2의 천성이 되고 이는 다음 단계의 동작을 대비하기 쉽게 한다. 그러나 테라피스트는 마사지하는 동안 손가락 아래의 마사지 부위에 집중해야 한다. 이렇게 함으로써 테라피스트는 더 오래 지속되고, 완벽한 마사지를 받고 싶어 하는 고객의 기대에 부응할 수 있다.

스파 마사지 동안의 변화

마사지 사이, 부분과 부분 사이, 치료 사이의 움직임은 마사지 그 자체로 중요하다. 특히 스파 마사지의 제한적 요소 안에서 일을 할 때 아주 중요하다.

① 마찰하기 사이(between strokes)

고객과 신체 접촉을 유지하는 데 더 많은 시간을 쓰고, 스파 마사지 사이의 연속성에 특히 유의한다. 마사지하는 각각의 마찰동작을 연결하는 움직임에 집중해야 한다. 흐름이 이어질 수 있도록 한다. 이것은 특히 시간적 제약이 있는 스파에서 중요하다.

② 부분과 부분 사이(between segments)

신체의 한 부분에서 다른 부분으로 이동하는 움직임에 집중함으로써, 테라피스트들은 짧은 시간 안에 전신을 마사지하는 동안 허둥지둥하는 상황을 피할 수 있다. 심지어 각 부분의 첫 번째 스트로크와 근육의 주름을 잡는 동작에서도, 마지막 스트로크는 특히 이완되게 만든다. 느리고 정교한 움직임으로 고객에게 편안함과 시간을 초월한 느낌을 갖도록 하라.

③ 치료 사이(between treatments)

치료 사이는 속도를 높이기 위한 단계이다. 자신을 재충전하고 혈액을 순환시키며, 주변에서 움직여라. 마사지실을 정돈하고, 다음 고객을 맞을 준비를 하여 다시 시작할 때 서두르지 않도록 한다.

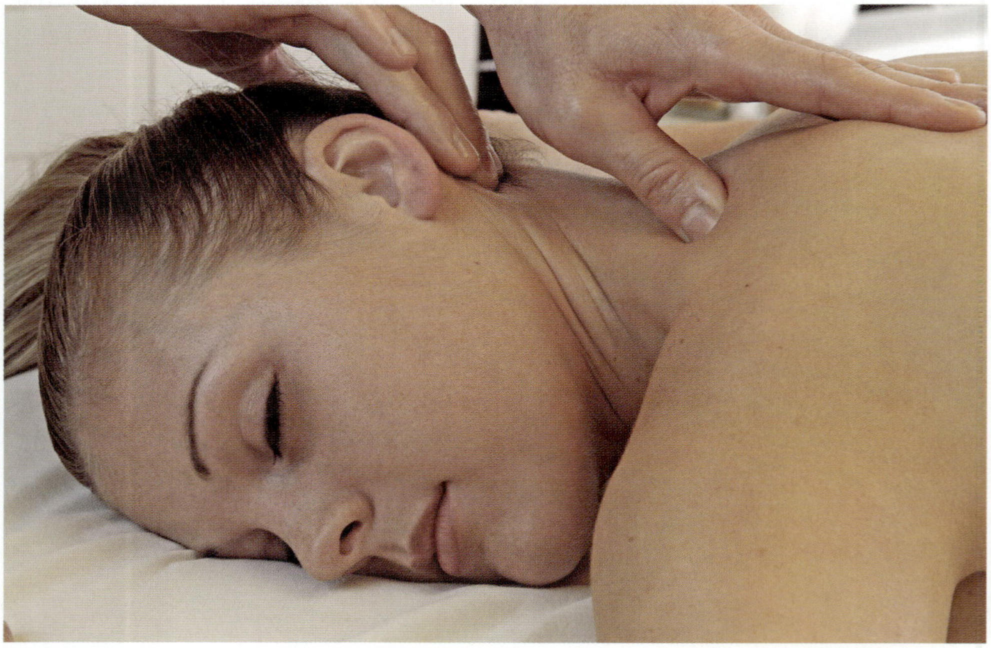

그림 14-9 스파 마사지는 다른 요법들과 함께 에너지를 혼합하여 치료 마사지마다 효과를 느낄 수 있도록 한다.

독특한 스파 마사지를 만들어라.

스파 세팅에서 사람들이 비슷한 기대와 심지어 세팅, 계획안과 차례가 같을 지라도 각각의 고객은 개별적이라는 것을 기억해야 한다. 모든 고객에게 똑같은 마사지를 제공하더라도, 각 치료는 고객의 요구에 맞추어 조금씩 달라져야 한다.

① 문제의 부위를 목표로 정하라.

긴장을 풀어주는 스파 마사지는 테라피스트가 긴장된 부위에 목표를 두고 적용할 때 더 효과적이다. 발통점과 다른 치료법을 활용하면 문제 부위를 인지하고 기술을 적용해 긴장을 이완시키고 패턴을 유지할 수 있다.

문제의 부위는 각 고객에 따라 다르다. 그러한 부위에 초점을 맞춘 후 자연스럽게 다음 단계인 일반적인 스파 마사지로 이동하라.

② 고객의 호흡에 집중하라.

테라피스트들은 호흡을 각 고객의 긴장 완화(tension-release) 패턴의 지침으로 이용한다. 자신의 호흡을 고객의 호흡보다 크게 하지 않는다. 고객의 호흡을 관찰하여 리듬이나 길이에서 변화가 보이면 섬세하게 조절한다.

③ 피로를 피하라.

테라피스트들은 고객들에게 독창적인 경험을 제공하고 생기있는 모습을 유지하기 위해, 자신의 신체와 정신을 돌볼 필요가 있다. 이것은 그들 자신들이 장기적인 바디워크(bodywork)를 받고, 충분한 휴식을 취하고, 일을 쉬고 적당한 실기를 하는 것을 의미한다.

이완 마사지의 진정한 의미

많은 스파에서 이완 마사지라고 알려진 것은, 온화하게 들린다. 만약 부드럽지 않다면 그것은 정확히 무엇인가? 이 질문에 대한 표준응답은 이완 마사지가 스웨덴식 마사지라는 것이다(진보된 방법 중 하나와 비교하여). 그러나 학교에서 배운 바에 의하면 스웨덴식 마사지는 활력을 불어넣고, 촉진시켜 주며, 치료효과가 있고, 완전 집중적일 수 있다(그림 14-9).

"이완"은 단지 "치료효과가 없는 가벼운 스파 타입"에 대한 암시인가? 스파는 수준 이하의 이완이 이루어지는 곳이라는 낙인이 찍히도록 영원히 정해졌는가?

다른 각도에서 보면, 모든 마사지는 이완 마사지가 되어야 한다. 순간에는 매우 강렬할 수도 있는 깊은 구조적의 통합도 결국 조직의 이완과 전신에 머무르는 상태로 인도한다.

여기서 문제는 우리가 마사지 치료사의 관점에서 전문 용어로 보고 있다는 것이다. 스파 마사지에서 쓰이는 '이완'이라는 용어의 진정한 의미는 고객의 관점에서 봤을 때 정확히 이해될 수 있다.

아마 다른 것보다도 곡객의 두려움을 덜어줌으로써 무언갈를 해야하는 스파고객들은 어떤 오래된 영화에서 표현된 거친 러시아인이나 터키인의 성격에 의해 거칠게 다루어지지 않는다는 것을 알게 하는 것도 방법이다.

몇 년 동안의 부재로 인해 스웨덴식 마사지가 실제적으로 단순히 이완 이상의 효과를 가지지만, 용어는 위험적이지 않은 어떤 마사지에 적용됨으로써 종결된다.

스톤 마사지(Stone Massage)

스톤 마사지는 스파에서 흔히 대중화되었다(그림 14-10). 많은 시설의 메뉴에서 볼 수 있는 것처럼 스톤 마사지는 핫 룩 테라피, 핫 스톤 마사지, 라 스톤 테라피 등의 여러가지 다른 이름으로 부르기도 한다. Hotter? Texas Summer Rock Massage와 같은 많은 지역적 용어처럼 Satori Wellness Spa Heated Stone Experience와 같이 특정 스파에 개별화된 용어도 있다. 그 이름과는 상관없이 이런 치료는 일종의 공통된 요소가 있다.

① **스톤** : 몇 가지 종류의 스톤이 치료에 사용된다. 가장 일반적인 것은 현무암으로, 그 기원은 화산이다. 전문가들은 대체로 전신의 다양한 부위에 적당한 크기와 다양한 모양의 스톤을 사용한다. 이러한 스톤은 보통 뜨거운 물로 가열하여 전신에 놓거나, 전문가가 마사지 기술을 적용할 때 사용한다. 차가운 스톤은 대개 대리석으로 냉장고나 냉동기로 차갑게 만들고 열의 효과를 보충하기 위해 피부에 사용한다.

② **마사지** : 주로 에너지워크로 구성된 광범위한 스웨디쉬 마사지 기술을 수반하지 않더라도, 스톤 마사지 또한 결국 마사지이다. 대부분의 지역에서 마사지의 공적 정의는 부드러운 조직의 치료 시에는 뜨겁고, 차갑고, 치료적인 도구의 사용이 포함된다. 이런 관점에서 스톤은 치료적인 도구로 해석될 수 있다.

③ **냉, 온** : 스톤 마사지의 가장 중요한 효과 중 하나는 대조적인 요법의 사용에서 얻는다. 뜨거운 스톤과 차가운 스톤을 교대로 적용하면 조직에서 더 많은 혈액이 이동하는 순환기능에 대한 자극적인 효과가 발생한다.

이런 일반적 요소들은(스톤, 마사지, 온도) 어떤 특별한 기술이나 독특한 스톤 요법을 만들기 위해 수정될 수 있다. 예를 들어 어떤 스파는 스톤에 에센스 오일을 사용하고, 얼굴을 전문으로 관리하는 곳에서는 작은 스톤을 다룬다. 또한 일부 스파는 주로 심부조직 마사지에서 마사지 도구로 스톤을 사용하고, 뉴욕의 스톤 스파와 같이 스파를 위한 전체 스톤 테마를 만들어내기도 한다.

암석과 스톤은 아메리칸 인디언이 한증막 의식의 열을 만들어내기 위해서 수백 년 동안 치료법으로 사용해 왔다. 그러나 그 목적으로 사용되는 암석과 스톤의 온도는 신체에 직접적으로 이용하기엔 너무 높다. 또 다른 문화에서는 핫 스톤을 치

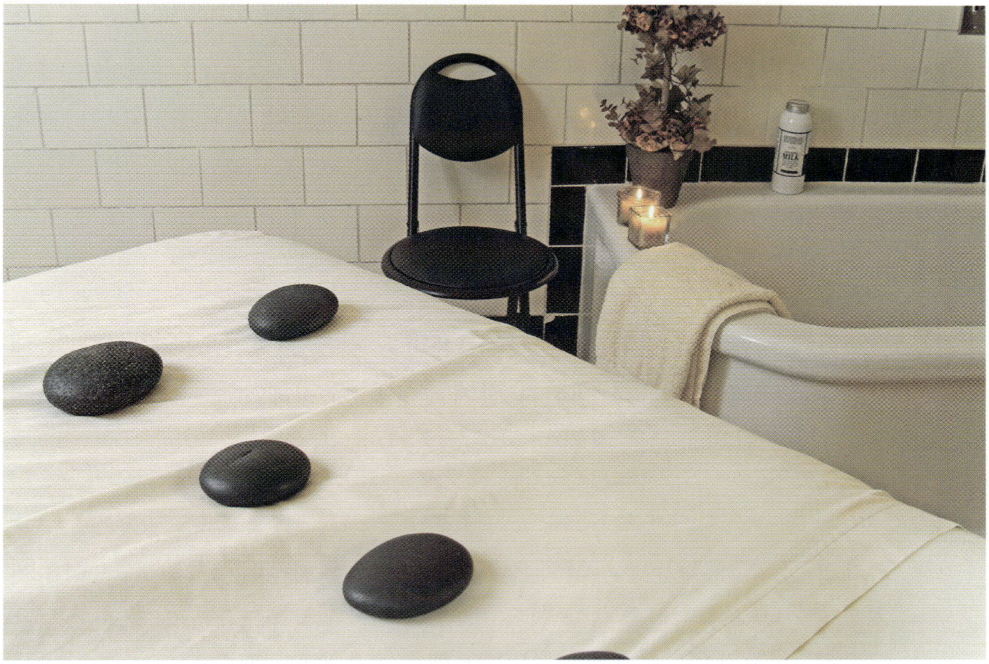

그림 14-10 스파의 인기있는 기술 중 하나인 스톤 마사지는 많은 고객에게 인기가 있다.

료의 보조수단으로 사용하고, 생활공간을 따뜻하게 하며, 겨울 동안 잘 곳을 더 안락하게 하고, 유명한 핀란드 사우나처럼 특별한 방을 따뜻하게 하는 데 사용해왔다.

1990년에 마사지 관리의 부분으로 핫 스톤과 콜드 스톤을 새롭게 체계화시킨 방법은 아리조나주 Tucson의 Mary Nelson에 의해 처음 발명되었다. 그녀는 'La Stone Therapy' 라 불리는 기술을 발전시켰다.

어떤 테라피스트들은 스톤 마사지의 효과가 스톤 자체의 에너지에서 나온다고 주장한다. 스톤은 수 백만 년전부터 존재했고 지구 표면의 근본이기 때문에 스톤 마사지의 수용체는 직접적으로 지구의 자연과 궁극적으로 그들 자신의 몸을 연결해주는 진동을 발산한다고 믿는다.

어떤 스파 고객들은 그들이 받은 치료의 효용에 대한 더 과학적인 설명을 선호하기 때문에 테라피스트들은 고객에게 이러한 용어를 말할 때 신중해야 한다. 스톤의 효과가 진짜 존재하는지 아닌지는 논쟁거리지만 열치료가 결합된 마사지의 치료효과는 부인할 수 없다.

현대의 스톤 마사지는 메뉴에 어떤 색다른 것을 첨가할 수 있는 간단한 방법을 스파에 제공하고 고객을 자연의 한 부분으로 돌려 보낸다. 스톤 마사지 프로그램은 단지 가열장치, 냉장고나 냉동고 및 스톤 자체만 필요할 정도로 구성이 쉽다 그러나 스톤 마사지를 할 때는 훈련이 필요하다.

안전과 위생

피부와 조직에 딱딱하고 뜨거운 물체를 사용하는 것은 본질적으로 위험하다. 테라피스트는 고객에게 스톤을 사용하기 전에 충분히 훈련해야 한다. 스톤 마사지의 적용 시 확실한 안전사항을 지켜야 한다.

① 물 온도

가열 용기의 물은 48～60℃ 사이의 정확한 온도를 유지해야 한다. 48℃ 이하의 온도는 치료에 이용하는 데 충분한 열을 발생시키지 못하며, 60℃ 이상의 스톤을 다루기 힘들다. 또한 이 온도에서 벗어난 스톤은 고객에게 불편함을 주거나 피부에 직접 사용하면 조직에 손상을 입힐 수 있다.

② 고객 보호

스톤은 피부에 직접 놓을 수 있으며, 치료사가 실제로 수행할 때 주의해야 한다. 종종 고객을 해로움이나 불편함으로부터 보호하기 위해서 피부와 스톤 사이에 시트, 베개 커버, 수건 등을 놓는 것이 좋다. 이런 보호층의 두께는 스톤의 온도가 변하는 치료시간 동안 조정될 수 있다.

③ 스톤과 도구의 청소

고객에게 안전한 치료를 보장하기 위해 적절한 위생 설비는 매우 중요하다. 스톤은 사용 후 가열 기구에 다시 들어가기 전에 깨끗한 물로 씻어야 한다. 스톤이 윤활제로 끈적거린다면 알코올로 씻을 수 있다. 가열기구의 물은 매일 교체해야 한다. 청결한 치료를 위해서 가열기구에는 매일 살균제를 첨가해야 한다.

> **각질 제거(Exfoliation)**
>
> 스파 치료 중 대다수는 피부의 죽은 각질을 제거해서 피부를 매끄럽게 하고 노폐물이 더 잘 배출되게 하며, 다른 테라피제품이 피부에 잘 흡수하게 하기 위해서 각질을 제거한다.

④ 스톤 사용 시 압의 강도

심부조직 마사지 도구로 스톤을 사용할 때 일부 테라피스트들은 치료 효과를 얻으려고 과도한 압을 가하는 경향이 있다. 스톤은 테라피스트의 손가락이나 엄지손가락보다 더 강한 힘을 조직에 가한다는 사실을 기억해야 하고, 손상이 없도록 극도의 주의를 기울여야 한다.

스파 요법(SPA Modalities)

스파에 고용된 테라피스트들은, 항상은 아니지만 종종 그들의 마사지 의무에 부가된 많은 스파 요법을 수행하여야 한다. 여기에는 바디 랩, 각질제거, 발관리, 등관리, 두피 및 얼굴관리, 허브를 이용한 독소관리, 수치 베스, 치료 샤워, 셀룰라이트 관리, 아로마테라피, 파라팡고 및 점토 · 머드 · 해초 관리를 포함한다(그림 14-11). 이러한 요법들에 대한 목록은 표 14-3과 같다.

일부 스파들은 라술과 발리식 룰루(Rasul and Balinese Lulur)와 같은 진보된 요법을 제공하는데, 이것은 기본 요법이 바탕이지만 특수 장비와 성분들을 이용한다. 각 스파에서는 새로 고용한 치료사들에게 간단하게 소개하기부터 여러 날에 거친 정교한 워크샵에 이르기까지 몇 가지 훈련을 제공한다.

일반적으로 최상의 명성을 가진 스파들이 가장 광범위한 교육을 제공한다. 스파 매니저와 디렉터는 스파요법과 관련된 기초 절차를 이미 알고 직장에 오는 테라피스트들에게 고마워하지만 각 스파에서 시행되는 특수 프로토콜을 학습하는 데에 몸과 마음을 열어야 한다.

테라피스트들은 언제나 준비되어 있지만 고객이 마사지를 요구할 때만 일을 한다. 가장 바쁘고 돈을 많이 버는 테라피스트들은 많은 스파요법을 터득한 사람들이다.

파라팡고 (parafango)

파라핀 왁스와 팡고 머드를 혼합하여 스파 랩에 사용한다. 근육이 따뜻해지고 이완되는 동안 피부의 국소 부위에 수분 공급, 매끄러움, 정화 등이 일어난다.

스파 테크니션

치료사와 에스테티션을 보조하는 사람으로 주로 트리트먼트룸의 준비, 청소 등을 하고 경우에 따라 바디랩과 바디 스크럽을 한다.

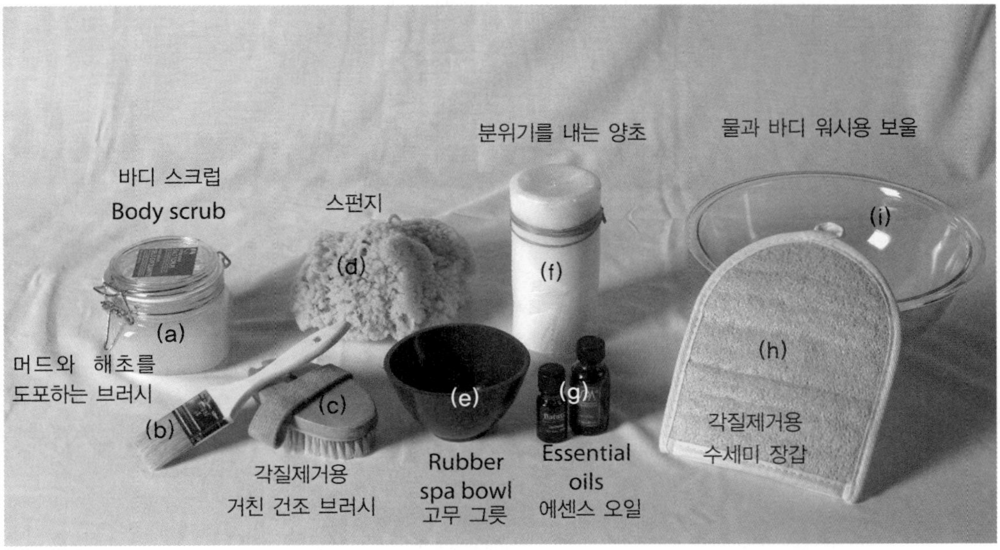

그림 14-11 스파 치료사의 치료실에서 발견된 대표적인 도구들

표 14-3 치료사들이 전형적으로 수행하는 스파요법

스파요법	설명	이점/용도	금기증
등관리	백 페이셜이라고도 하는 치료는 등 전체에 부분적으로 랩과 머드를 감싸서 불순물을 제거한다.	부분적인 바디랩을 원하는 고객들이나 점잖은 고객들에게 알맞다.	열에 민감하거나 등 부위에 과도한 개방형 여드름이 있는 경우
가슴관리	이 치료법은 일부 뷰티 전문 데이스파를 제외하고는 그렇게 대중적이진 않다. 크림과 세럼으로 얼굴과 가슴 부위의 피하조직을 관리한다.	피부가 더욱 탄력있고 윤기가 난다.	가슴관리를 받기엔 너무 수줍은 많은 고객들 ; 적당한 터치를 하도록 상담이 이루어져야 한다.
셀룰라이트 관리	종종 수치료 욕조에서 언더워터마사지를 포함하는 치료는 강력한 랩핑과 특수제품(대개 해조류 원료)으로 문제 부위의 외관을 개선시키는 것이 특징이다.	상피조직의 배출; 편안한 스파 세팅에서 외관을 개선시키는 비공격적인 방법	요오드에 알레르기가 있는 사람 ; 폐소 기호증
각질제거	드라이브러싱, 바디폴리시, 해염 종류의 원료로 몸을 문질러서 피부 각질제거(너트셀, 밀, 씨 등)를 포함하는 다양한 과정	스파제품, 원료들을 흡수할 수 있도록 준비 ; 죽은 세포제거 ; 건강한 윤기 부여	개방형 상처 ; 베인상처 ; 찰과상 ; 전염성 피부
얼굴관리	클렌징, 각질제거와 영양마스크를 포함하는 얼굴관리는 테라피스트들이 스파 세팅에서의 실습범위 안에서 수행가능	클렌징, 밸런스와 얼굴피부에 윤기 부여	악성 여드름과 최근 필링한 경우
발관리	각질제거, 담그기, 머드/해초도포, 랩핑, 마사지, 각질이 있다면 반사요법을 포함할 수 있다.	전신에 반사효과, 제품효과 촉진 ; 거친 발 부드럽게 하기(연화) ; 깊은 릴렉싱	개방형 상처 ; 발의 베인 상처나 찰과상 ; 무좀
허벌랩	뜨거운 허브를 우려낸 시트를 고객에게 랩핑해서 열감을 주어 모공 부분의 해독작용을 촉진한다.	스파 고객들은 종종 허벌랩 관리를 받고 해독작용, 금연과 카페인 중지에 영향을 받는다.	심장질환, 고·저혈압, 임신, 당뇨, 밀실 공포증, 특정 허브 알레르기
머드/클레이	대부분이 검은 발트해의 머드, 팡고(화산재) 머드로 랩핑 전에 피부에 도포한다.	피부에 영양공급과 각질제거 ; 불순물 제거를 돕는 각질제거 ; humic 산	가열된 머드 ; 고혈압, 심장질환 등에 따뜻한 머드는 금기사항임
머드에 담그기 (Mud Immersions)	고객들은 다뜻한 치료 머드에 몸을 완전히 담그거나 머리부터 발까지 클레이를 바르고 난 다음, 태양 볕에 눕는다.	전신 깊숙이 끼어있는 노폐물을 끌어내어 정화 시켜 준다 ; 피부에 영양공급을 한다.	대개는 적절한 위생적인 머드/클레이 공급원 근처의 특수 장비를 갖춘 스파에서만 시행된다.
수치료 욕조 (Hydrotherapy bath) (그림 14-12 참조)	특수 욕조에서 물의 충격과 화학적 성질을 이용 ; 물의 미네랄과 가스 매용물이 치료적으로 사용되는 것으로 발네오테라피라고도 불린다.	트리트먼트에 앞서 고객을 따뜻하게 하고, 모공을 열어 해독작용을 촉진하며, 근육을 이완시키기 위해 시행한다.	고혈압, 현기증 ,열, 전염성 피부질환

표 14-3 치료사들이 전형적으로 수행하는 스파요법 (계속)

스파요법	설명	이점/용도	금기증
파라팡고 (Parafango)	온열감을 주어 전신이나 부분을 부드럽게 만드는 파라핀 왁스와 팡고(화산에서 얻은 머드)의 혼합물 ; 그런 다음에 랩을 적용한다.	열에 의해 관절을 따뜻하게 하고, 통증을 경감시키며 치유시키는 효과 ; 피부를 부드럽게 한다.	급성 관절염, 혈병, 급성 피부질환 ; 또한 전신에 파라팡고를 발랐을 때 혈압이 높게 올라가는 경우
사우나/스팀베스 (Sauna/Steam bath)	건열이나 증기열은 대개 스파의 특수룸에서 적용된다.	트리트먼트전 근육이완에 탁월함 ; 세정 ; 혈액순환을 강화시킨다.	고혈압, 심장질환, 당뇨, 임신
두피관리 (Scalp treatment)	두피와 모발의 세정 ; 종종 오일이나 머드를 도포하고 랩으로 감싸며, 마사지를 하기도 한다.	두피의 순환을 촉진시키고, 세정 ; 전신에 광택을 준다.	심한 지성모발
스카치호스 (Scotch hose)	서 있는 고객에게 물을 뿌리는 고압호스(때때로 해수를 사용)	원기를 돋우고, 혈액순환을 촉진한다.	유럽형 스파에서 더 인기가 있고 다른 스파에는 그다지 대중적이지 않다. 일부 고객에게 지나치게 자극적임 ; 스프레이는 민감한 부위에 해서는 안 된다.
해수염 트리트먼트 (Sea salt treatment)	일반 각질제거에 대해 이전에 명기된 바디 및 해수의 장점(재미네랄화, 원기회복)을 첨가하는 특수 트리트먼트	피부를 부드럽고 매끄럽게 한다 ; 죽은 세포를 제거한다.	개방형 상처, 자상, 찰과상, 전염성 피부질환, 악화된 급성 여드름, 최근에 제모한 다리
해초랩 (Seaweed wrap) (그림 14-13)	재구성된 해초와 에센셜오일의 혼합물을 각질제거 후 피부에 도포한 다음, 랩으로 고객을 감싼다 ; 그 후 종종 마사지를 시행한다.	피부를 부드럽고 매끄럽게 한다 ; 죽은 세포를 제거한다.	많은 해초에 함유된 요오드에 알레르기가 있는 경우
스위스 샤워 (Swiss shower) (그림 14-14)	칸막이 안의 여러 개의 샤워헤드가 여러 방향에서 고객 머리에 갈수 있도록 되어있음 ; 종종 정반대의 테라피를 위해 치료사/테크니션이 조절한다.	스파제품을 잘 씻어내고 혈액순환을 촉진한다 ; 원기를 회복시켜준다.	일부 고객에게는 고출력 물줄기가 너무 강할 수 있다.
탈라소테라피 (Thalassotherapy)	베스나 다른 스파 트리트먼트에서 해수나 바디제품(오일, 추출물, 파우더, 해초)사용	재미넬랄화 ; 해독작용 증진 ; 모공을 통해 바다의 영양성분을 공급	요오드 알레르기
비쉬샤워 (Vichy shower)	트리트먼트 테이블 위에 달린 긴 팔을 가진 여러 개의 샤워헤드들이 수압을 적용하고 때대로 정반대의 테라피를 포함한다.	이완 ; 머드, 솔트, 해초류 등의 스파제품을 씻어냄	없음.

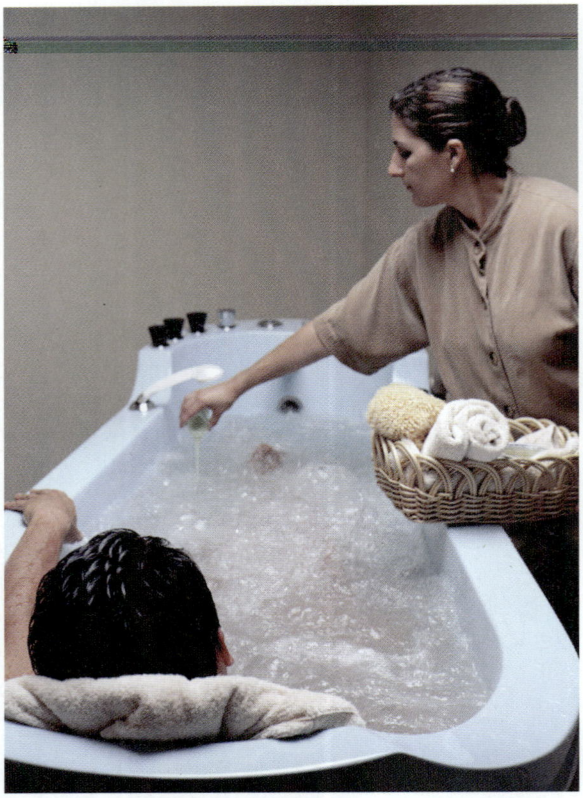

그림 14-12 비교적 대형 스파에서 인기있는 수치료 욕조는 여러 테라피스트가 조절하는 제트, 언더워터 마사지 봉이 있어 탈라소테라피와 아로마테라피를 함께 사용할 수 있다.

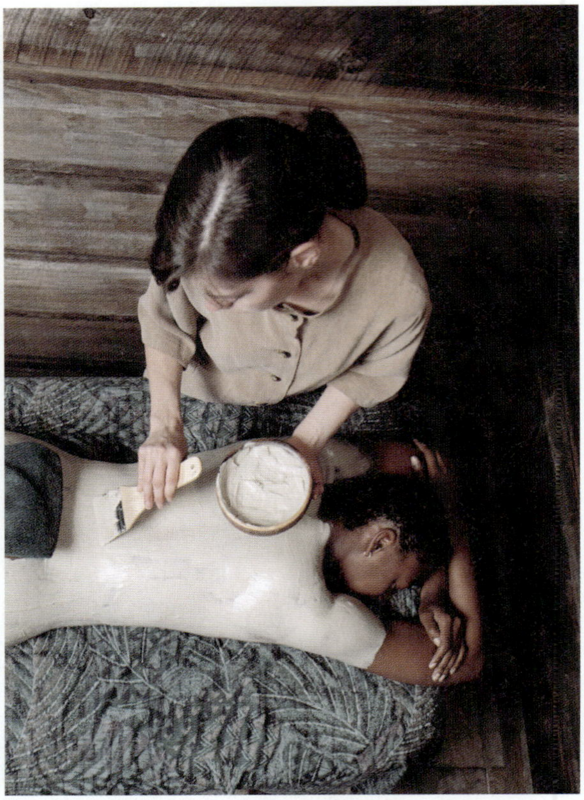

그림 14-13 피부에 영양을 주고 전신을 관리하기 위해, 머드 · 해초 · 클레이 및 다른 성분을 적용한 후에 랩으로 몸을 감싼다.

그러므로 테라피스트들의 가장 큰 관심사는 스파 팀과 합류하기 전에 일반적인 스파요법을 두루 훈련받고 일하는 동안 기회가 있을 때마다 특별한 방법을 계속해서 배우는 것이다. 이러한 요법을 쓰고 싶지 않은 테라피스트들은 선호하는 스케줄을 얻거나 승진할 기회가 점차 적어질 것이다.

스파 디렉터들은 다양한 범위의 치료에 능숙한 테라피스트를 선호하여 그들이 가능한 한 많은 고객의 요구를 커버할 수 있도록 한다.

마사지 치료사가 스파 시설에서 할 수 있고 없는 것이 무엇인지에 대해 각 주마다 규칙과 법이 다양하다. 예를 들어, 어떤 주에서는 마사지 치료사들이 전신 랩을 하고 각질제거 치료를 시행할 때 법적인 요구가 있다면, 다른 주에서는 교육 받지 않은 스파 테크니션들이 이러한 치료를 하도록 허용해 준다.

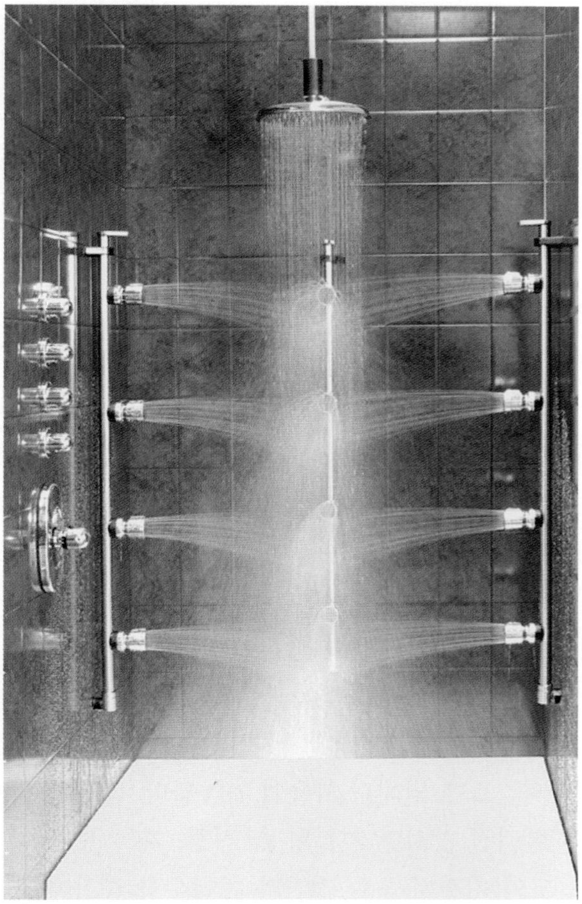

그림 14-14 여러 개의 샤워꼭지가 달린 스위스샤워는, 바디랩과 각질제거 서비스 이후 사용한 스파제품을 제거하는 데 이용되는 활력증진 트리트먼트다.

대부분의 경우, 마사지 치료사들은 이러한 서비스를 하는 데에 더 적합하다. 그들은 랩핑, 건강상태, 금기사항, 주의사항, 해부학과 수치료를 다루는 적절한 과정을 잘 교육받았기 때문이다.

마사지 치료협회는 이러한 문제와 관련된 입법을 위해 변호사와 로비스트를 고용하지만, 그것은 미국의 각 주의 문제이기 때문에 약간의 불법행위가 여전히 일어나고 있다. 그러나 최고급 스파들은 일반적으로 모두는 아니지만, 대부분의 방법을 적용할 수 있도록 잘 훈련된 테라피스트들을 보유하고 있다.

아로마테라피

아로마테라피는 거의 대부분의 스파산업에서 일반적으로 사용된다. 허브 · 꽃 · 과일 · 향신료 · 줄기 · 나무껍질과 뿌리에서 추출한 오일의 사용이 필수적이고, 마사지, 흡입 또는 다른 요법으로 기분, 건강증진, 웰빙에 영향을 미친다.

아로마테라피 (Aromatherapy)

허브 · 꽃 · 과일 · 줄기 · 향신료와 뿌리에서 추출한 물질을 마사지, 흡입이나 다른 요법에 적용하여 분위기 조성과 건강 및 웰빙을 증진시키는 요법이다.

> **디퓨저(Diffuser)**
> 치료적 · 미용적 목적을 위해 팬, 열, 수증기 등을 활용하여 에센셜 오일의 향을 방안에 확산시키는 고안 장치이다.

일부 스파에서는 그들의 메뉴에 좀 더 광범위한 아로마테라피를 옵션으로 제공하는 반면, 다른 스파는 기본적인 아로마테라피 마사지만 제공한다. 그러나 종종 아로마테라피 치료를 전혀 제공하지 않는 곳도 있다. 작은 스파에서는 비록 아로마테라피 치료가 제공되지 않더라고 최소한 향초나 디퓨저를 치료의 장점을 전하는 데에 활용하기도 한다.

> **원액(Neat)**
> 희석시키지 않은 에센셜 오일이다.

에센셜 오일과 식물 추출물은 오랫동안 고대 그리스, 인도, 이집트 문화에서 오늘날에 이르기까지 많은 곳에서 사용되어 왔으며, 일반적으로 병을 치료하고 미용 및 웰빙 증진에 사용된다. 아로마테라피란 단어는 프랑스의 조향사인 Rene Gattafoss에 의해 1920년대에 처음으로 사용되었다.

> **캐리어 오일(Carrier Oil)**
> 에센셜 오일의 효과를 높이기 위해 사용되는 마사지 제제이다.

에센셜 오일을 사용할 때는, 이 오일이 고농축임을 기억하고 조심히 다루어야 한다. 오일은 전신에 과민반응을 일으키기 때문에 효과를 내기 위해서는 아주 소량만 사용해야 한다. 그래서 일반적으로 오일의 원액 그대로를 사용하지 않고 캐리어오일이나 다른 매개체와 혼합하여 사용한다. 살구씨 오일, 아보카도 오일, 포도씨 오일, 호호바 오일, 세서미 오일, 스위트 아몬드 오일과 휫점 오일이 있다.

광범위한 에센셜 오일은 스파 테라피스트에 의해서 사용이 가능하다. 많은 장점과 이점을 제공하므로 그 범위가 제한되진 않지만 기분향상, 진정, 빠른 상처 치유, 살균과 호르몬 균형, 통증 완화, 코와 기관지 울혈 경감과 혈액순환 강화에 효과가 있다.

에센셜 오일의 뚜껑을 단단히 닫아 직사광선을 피하고, 어두운 색의 유리병에 담아 시원하고 건조한 곳에 보관한다면 몇 년 간 사용할 수 있다. 일부 오일은 초도 제품에서 소량의 오일을 생산하기 위해 대량을 필요로 하기 때문에 비교적 고가이다. 예를 들어 1g의 자스민 오일을 만들기 위해서는 8,000송이의 자스민이 필요하다. 천연제품으로, 스파에서는 마사지나 다른 서비스에 아로마테라피가 포함되면 할증요금을 부과할 수 있다.

> **에센셜 오일 (Esalen Massage)**
> 캘리포니아에서 Ealen Institute로부터 발전된 마사지 방법이다. 길게 두드리며, 몸의 모든 부분을 하나로 연결시키는 것이 특징이다.

10가지 일반적인 에센셜 오일(Ten Common Essential Oils)

각 스파에서는 1개 브랜드의 아로마테라피 오일과 그 브랜드 내의 오일들을 사용한다. 에센셜 오일은 세 부분으로 구분하여 쉽게 설명할 수 있다. '탑노트'는 촉진 및 향상효과로 그 향이 병에서 나오면 몇 시간 정도 지속된다. '미들노트'는 보다 더 오래 지속되고 전신에 미치는 잠재적인 치료 효과가 있지만, 향이 그리 강

표 14-4 스파에서 사용되는 일반적인 에센셜 오일

에센셜 오일	원료	효과/향노트	사용	부작용
카모마일 (Chamomile)	꽃	진정/미들노트	월경 전의 통증, 긴장, 소화불량의 항염증약으로 사용	약한 피부 자극 유발 가능
유칼립투스 (Eucalyptus)	잎	촉진과 살균/탑노트	감기, 기관지염, 바이러스 감염, 근육통, 베인 상처에 사용	해로운 것을 섭취했을 때 ; 피부과민증
제라늄 (Geranium)	꽃/잎	온화한 수렴제/미들노트	벌레에 의한 상처, 쓰림, 균류감염의 항생제, 피부문제, 습진, 멍을 진정, 약한 이뇨제, 항우울제로 사용	민감한 피부에 자극 유발 가능
재스민 (Jasmine)	꽃	항우울제/베이스노트	우울증, 산후 우울증, 일하는 동안 근수축력 강화, 진통제에 사용	일부 사람들에게 두통 유발 가능
라벤더 (Favender)	꽃	순한 진통제/미들노트	두통, 상처, 멍, 살균, 벌레물림, 스킨 오일, 여드름, 부종, 불면증, 약한 우울증에 사용	없음.
레몬그라스 (Lemongrass)	잎	생기/탑노트	스트레스, 피로, 소화불량, 근육통, 식욕 자극 등 항우울제, 살균제, 이뇨제로 사용	민감한 피부에 자극 유발 가능
네롤리 (Neroli)	껍질	이완/탑노트	불면증, 불안, 신경쇄약, 약간의 체온 상승, 혈액순환 강화, 여드름, 생리통, 요통에 사용	감광성이 있으므로 태양노출전 도포하지 않는다.
로즈 (Rose)	꽃	이완/미들/베이스노트	인후염, 울혈, 부종, 숨참, 순한 진정제, 불면증, 생리전 긴장과 생리통, 폐경기에 사용	없음.

하진 않다. '베이스노트'는 가장 지속시간이 길고 종종 달콤한 약과 진정효과가 있다. 표 14-4에는 많은 스파에서 사용되는 인기 오일과 효과를 나열하였다.

아로마테라피 마사지(Aromatherapy Massage)

아로마테라피 마사지는 스파에서 사용되는 가장 대중적인 요법이다. 일부 스파는 아로마테라피 마사지로 잘 훈련된 아로마 치료사를 고용하지만, 대부분의 스파에서는 마사지 치료사들이나 적어도 특정 테라피스트가 아로마테라피 마사지를 하도록 요구한다. 아로마테라피의 단계적 과정에는 몇 가지 차이가 있지만, 전형적인 스웨디쉬 스파 마사지와 비슷하다.

① 테라피스트는 치료 전 고객이 향에 민감한지를 입력양식에 체크하고, 만약 양식이 없다면, 고객에게 구두로 질문한다.
② 테라피스트는 치료 전, 고객에게 에센셜 오일들의 치료 효과를 설명해야 한다.
③ 마사지 쓰다듬기(스트로크)는 아주 가볍고 흐르는 듯하여 E salen 마사지 스타일과 흡사하다.
④ 시간은 고객의 경험에 따른다. 예를 들어, 고객의 얼굴 위에서 시작할 때 치료사는 자신의 손을 컵모양으로 만들어 고객의 얼굴에서 몇 인치 떨어뜨린 위치에서 치료효과를 위해 고객이 오일을 흡입하게 한다.
⑤ 일부 오일들의 효과나 전체 치료가 진정 · 완화 작용을 하기 때문에 스파 고객은 치료를 하는 동안 종종 한기를 느끼게 된다. 담요나 적외선 열 램프를 두어 고객을 따뜻하게 하는 것은 특히 중요하다.

오일들의 혼합(Blending the Oils)

많은 스파들은 메뉴에 정해 놓은 아로마테라피 마사지 치료를 제공한다. 이러한 치료에 쓰이는 에센셜 오일들은 이미 캐리어 오일로 혼합되어 사용되어 왔고, 고객들은 그들의 치료에 사용되는 오일을 선택하지 않는다. 예를 들어서 '기분을 고양시키는 시트러스 아로마테라피'는 에센셜 오일로 오렌지 · 레몬 · 네롤리(등화유)를 사용한다.

한편 테라피스트는 마사지 전에 고객의 기호와 치료의 결과에 대해 상담을 하여 고객 맞춤 아로마테라피 마사지를 만든다. 다음으로 치료 시작 전, 고객 앞에서 에센셜 오일 몇 방울을 캐리어 오일에 혼합한다. 강도를 조절하기 위해 에센셜 오일을 한 방울 한 방울씩 캐리어 오일에 첨가할 필요가 있다.

> **에멀전 (Emulsion)**
> 에센셜 오일과 마사지 로션과 같이 두 가지 혹은 그 이상을 섞어서 균일한 혼합물을 만든 것

이 과정에는 오일병을 이용하는데, 고객에게 너무 강한 자극을 줄 수도 있으므로 한 번에 한 방울씩 떨어뜨린다. 캐리어 오일 각 온스에 12~15방울이 적절하다. 그래서 테라피스트는 사전혼합을 위해 캐리어 오일 8온스에 약 96~120방울을 사용한다. 측정과 혼합할 필요가 없기 때문에 많은 회사들은 혼합된 아로마테라피 제품을 판매하곤 한다.

또한, 에센셜 오일은 마사지 로션과 크림에 섞어서 함께 사용할 수 있다. 일부는 오일에 흡수되지 않으므로 마사지용 에멀전을 만들기 위해 적당히 데워져야 한다. 용매에 몇 방울 떨어뜨린 에센셜 오일은 흔들지 않고 살살 젓는 것이 좋다.

아로마테라피 랩(Aromatherapy Wrap)

에센셜 오일, 캐리어 오일이나 로션, 그리고 모슬린 시트와 담요같이 겹겹이 싸는 것을 이용하는 아로마테라피 랩은 고객을 보호하기 위한 것이다. 일부 스파는 혼합된 제품을 선호하고, 반면에 다른 곳에서는 고객의 기호에 따라 오일을 혼합하면서 맞춤 관리를 준비한다.

치료는 조용하고 명상적인 분위기에서 행해진다. 따라서 드러나는 근골격 문제보다 고객의 기분과 심적 상태에 초점을 맞춘다. 사실 테라피스트는 아로마테라피 랩을 하는 동안 전신 마사지를 하고 대신에 전신의 표면 위에 미끄러지는 긴 쓰다듬기로 제품을 도포하기도 한다. 일부 스파는 마사지를 포함한 좀 더 포괄적인 아로마테라피 랩과 간단한 아로마테라피 랩 중 선택할 수 있도록 한다.

테라피스트는 치료를 시작하기 위해 손가락 끝에 혼합된 에센셜 오일을 떨어뜨린 다음, 전신을 따라 몇 개의 에너지 점과 시아추 점을 터치한다. 그런 후 혼합 에센셜 오일을 긴 쓰다듬기로 전신에 바른다.

고객을 돌아눕게 하고, 모슬린 시트와 담요로 고객의 몸을 싸기 전에 이 과정을 반복한다. 무릎 아래가 가볍고 낮은 받침대를 두고, 조도는 낮게 한다. 대부분의 고객은 평균 20분간 랩을 한 채 누워 있다. 이 시간 동안 테라피스트는 종종 머리나 목 부위의 부교감 신경과 같은 가벼운 국부 부위에 적용한다.

아로마테라피 목욕(Aromatherapy Bath)

아로마테라피 목욕은 가장 대중적인 스파 서비스이다. 그들은 아로마테라피 에센셜 오일을 사용하는 목욕이라고 정의한다. 사실 많은 스파의 수치료 목욕은 아로마테라피 목욕일 수 있다. 에센셜 오일은 고객의 경험을 고조시키기 위해 일상적으로 수치료 목욕에 첨가되기 때문에 그렇게 명명하진 않는다.

아로마테라피 목욕에 라벤더, 장미, 로즈마리 같은 인기 에센셜 오일을 선택한다. 특히 페퍼민트, 진저, 주니퍼와 같은 쿨링이나 촉진효과의 오일은 아로마테라피 목욕에서는 피하는 것이 좋다.

욕조가 가득 차면 에센셜 오일을 5~10방울 첨가한다. 아로마테라피 목욕에서 보다 부드러운 감촉을 원한다면 미리 몇 방울을 캐리어 오일에 섞는다. 보통 37~40℃의 따뜻한 물은 아로마 오일의 확산을 도와서 흡입 효과를 증진시킨다.

아로마테라피 디퓨저(Aromatherapy Diffusers)

아로마테라피 디퓨저는 치료실의 공기 속으로 오일을 분산시키는 것이다. 확산은 모든 공간의 공기를 강화시키는 효과가 있다. 이것은 스파에서 광범위하게 사용되는데, 특별한 아로마테라피에서 전문화된다. 작은 스파에서 공기에 아로마를 확산시키는 것으로 비용상 효율적인 방법이다.

여러 가지 형태의 디퓨저(Aromatherapy Diffusers)

① 아토마이저는 고급 기술의 사용자를 위한 것이다. 매우 우수한 분무기 형태로 액체 오일이 나오면서 공간을 향기로 가득 채운다. 그리고 공기 속에 고농축된 오일을 제공한다.

② 팬 디퓨저는 작동이 간단하고 저렴하다. 소량의 에센셜 오일을 작은 솜이나 천에 올려놓고 팬 뒤에 작은 유닛 안에 장치하여 공기를 통해 오일이 안에 퍼지게 한다.

③ 클레이 / 캔들 디퓨저는 작은 티 캔들이나 보티브 캔들을 동반하여 도자기 그릇에 담긴 에센셜 오일을 따뜻하게 하여 사용한다.

④ 백열전구 링은 백열전구 위에 작은 링을 놓는 것이다. 전구에서 열이 발생하여 빛날 때, 링 안에 있는 에센셜 오일은 확산되어 방에 향이 퍼진다.

바디 랩(Body Wraps)

스파에서는 다양한 목적에 따라 여러 종류의 바디랩을 제공한다. 일부는 허브 랩과 같이 몸을 따뜻하게 하여 독소를 배출하는 데에 사용되며, 아로마테라피 랩과 같이 정신과 분위기를 이완하기 위해 주로 사용된다. 또한 셀룰라이트 랩은 피부에 영양을 주고 깨끗이 하며 외형을 개선시키는 데에 사용된다.

머드와 클레이랩은 모공을 통해 몸의 불순물을 제거하고, 피부를 매끄럽게 하며, 열이 가해지면 관절의 유연성을 증가시키는 등의 다양한 효과를 나타낸다. 해초 랩은 피부와 전신 모공을 통해 무기염류와 해양 미네랄을 공급한다.

스파에서의 바디 랩은 점차 사라지고 있으며, 체중 감량이나 몸의 특정 부위의 인치를 줄이기 위한 미용의 목적으로 사용되곤 한다. 스파 바디 랩은 전신에 열을 가하는지의 여부에 따라 두 가지의 주요 유형으로 구분된다. 열은 허브 랩과 같이 정화용 랩에서는 꼭 필요하다. 모든 열 치료와 더불어, 열을 가하는 바디랩에서는 고혈압, 심장질환 등의 주요 금기사항을 잘 지켜야 한다. 열을 가하지 않는 랩은 치료하는 동안 고객의 몸에서 나오는 열을 이용하여 몸의 온기를 유지하는 것으로 아로마테라피 랩과 여러 가지 해초 랩 및 머드 랩을 예로 들 수 있다.

바디 랩은 몸의 전체나 일부에 할 것인지, 랩을 팽팽하게 할 것인지 느슨하게 할 것인지에 따라 달라질 수 있다. 테라피스트는 정화를 위해 머드로 몸통만 싸거나 전신에 미네랄 공급을 위해 해초를 팽팽하게 전신에 싸는 랩의 형태 등을 선택할 수 있다.

부분 랩에는 다리, 발, 손, 몸통을 싸는 방법 등이 있다. 또한 백 페이셜처럼 실제 전신이나 부분을 싸지 않고 열을 보유하기 위해 담요나 다른 덮개들을 이용하는 것도 랩의 유형으로 간주할 수 있다.

비록 목적에 따라 바디 랩의 종류는 다양하지만, 일반적인 특징은 다음과 같다.

① **편안함과 안전함** : 사람들은 대개 랩으로 싸여있을 때 편안함과 안전함을 느낀다. 일반적으로 성인들은 스파 환경이 아니면 이런 종류의 편안함을 느끼기가 힘들다.

② **온기** : 외부에서 적용되든 체온으로 만들어지든, 온기는 영양감과 깊은 이완을 주는 전신 랩의 필수적인 부분이다.

③ **주변 환경** : 바디 랩으로 에워싸는 따뜻한 환경은 다양한 스파 제품이 공기 중에 흩어지지 않고 모공으로 흡수되기에 이상적인 조건을 제공한다.

일반적인 바디 랩 프로토콜(General Body Wrap Protocols)

모든 바디 랩은 제품이 피부에 작용하는 동안 여러 겹으로 고객의 몸을 감싸는 것과 비슷하다. 각각의 랩은 독창적이며, 적용하는 방법도 다양하다. 예를 들어, 고객의 랩을 위해서 담요 · 천 · 타월 등의 여러 겹을 필요로 하는 경우가 있다.

아로마테라피의 경우에는 오직 담요와 천이 한 장씩만 필요하며, 건조 클레이 랩의 경우에는 피부에 적외선 램프로 가열된 얇은 거즈 한 장만 필요하다. 앞서 언급한 대로 일부 랩은 팽팽하게 조이는 반면, 느슨하게 하는 랩도 있다.

적용하는 랩과 관계없이 적용되는 일반적인 프로토콜은 다음과 같다.

보온 담요(Thermal Blanket)

우주담요(space Blanket)라고도 한다. 얇은 폴리에틸렌과 알루미늄으로 코팅된 천은 스파 바디 랩과 아로마테라피 중의 체온을 유지시켜 준다.

플라스틱 바디 랩(Plastic body Wrap)

머드, 클레이, 해초 등의 바디 랩을 할 때 사용하는 얇고 투명한 일회용 천이다.

① **주의사항** : 모든 랩, 특히 가열 랩은 특정 고객에게 밀실 공포증을 느끼게 할 수 있다. 따라서 테라피스트들은 이 점에 유의하고, 랩이 싸여 있지 않은 고객의 팔을 머리 쪽으로 나오게 해서 좀 더 편안함을 느낄 수 있도록 하는 것이 좋다. 가열 랩을 할 때는 민감한 피부의 화상을 피하기 위해 과하게 가열된 천이나 제품을 사용하지 않는 것이 중요하다.

물론 입과 코에는 랩을 싸지 않으며, 항상 랩을 적용하기 전에 제품에 대해 민감하거나 알레르기가 있는지를 확인해야 한다.

데콜레 (Decolletage)

목에서부터 가슴 윗부분을 말한다.

② **대화** : 랩의 특징에 대해 고객과 구두로 말하는 것은 중요하다. 고객 중 일부는 치료를 하는 도중이나 방에 혼자 누워 있을 때 어떻게 해야 하는지를 모르기 때문에 종종 불평하기도 한다.

항상 고객에게 당신이 치료실 밖에 있더라도 언제든 부를 수 있다는 것을 알려주어야 한다. 또한 고객에게 바디 랩의 소요시간이 얼마나 되며 치료하는 동안 어떤 반응이 일어날 것인지에 대해서도 알려 주고, 물과 가열 랩을 위한 찬 습포 이외에도 고객이 편안함을 느낄 수 있는 것들을 제공해야 한다.

③ **항상 받침대 사용하기** : 랩에 의해 생기는 여분의 체중이 다리에 생기기 때문에 무릎 아래에 받침대를 놓고 고객의 허리가 지나치게 신장되지 않도록 해주는 것은 중요하다.

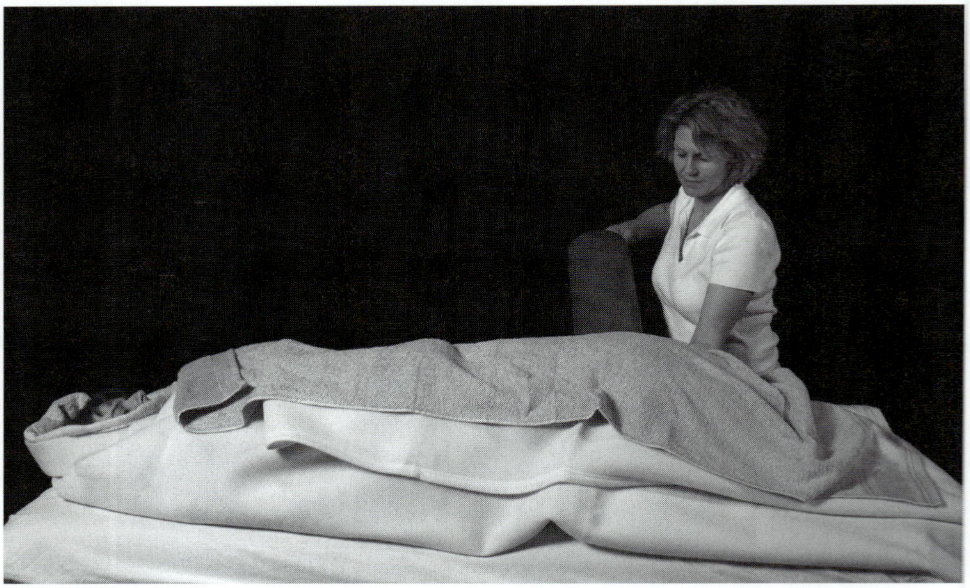

그림 14-15 랩을 한 고객의 무릎 아래에 받침대를 놓는 것은 중요하다.

해초 바디 랩 과정(Seaweed Body Wrap Procedure)

준비

① 다음과 같은 단계로 테이블을 준비한다.

② 테이블 위에는 더블 또는 퀸 사이즈의 담요, 온열담요, 큰 베스 타월 또는 베스시트, 플라스틱 바디 랩을 순서대로 놓는다(그림 14-16a). 다른 베스 타월은 고객의 맨 위에 활용한다.

③ 극초단파기기를 피하고 수치료 기계나 다른 열기구를 사용하기 전에 해초 혼합물을 따뜻하게 한다. 이때 해초제품을 아로마나 에센스 오일과 혼합하여 효과와 향을 높히는 데 사용한다.

만약 치료가 건조한 방에서 이루어 진다면, 제품 제거를 위한 젖은 핸드 타월이 필요하다. 준비물은 로스터(roaster)나 인슐레이티드 쿨러(insulated cooler)에 보관하면 된다.

치료는 각질제거 전에 시행한다. 이는 간단한 바디브러싱이나 드라이 루파브러싱 혹은 완전한 해염 스크럽 바디 폴리시로 랩 전 구분된 트리트먼트에 적용이 가능하다.

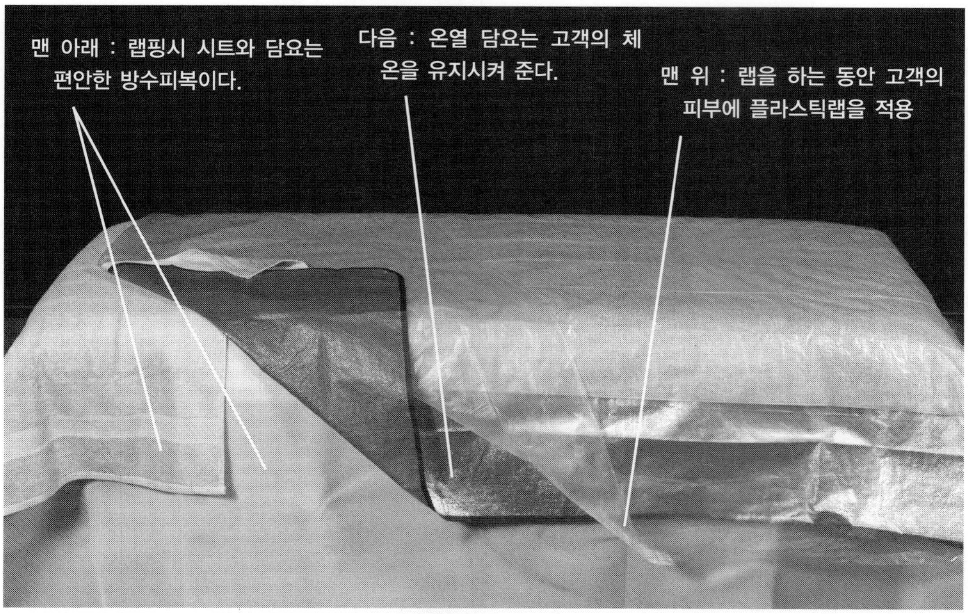

그림 14-16 a 머드 혹은 해초 바디 랩을 하기 위해서는 테이블에 순서대로 담요, 보온 담요, 타월과, 플라스틱 랩 등을 놓아야 한다.

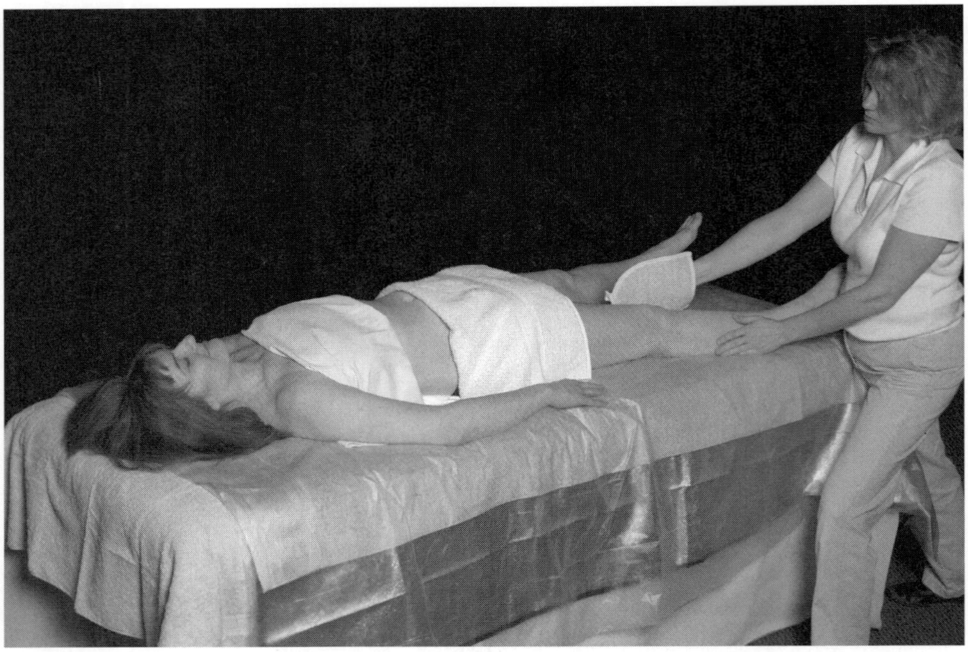

그림 14-16 b 고객은 플라스틱 랩 위에 눕는다. 이 과정은 피부 각질 제거의 전 단계이다.

테라피스트는 도포를 시작 할 때 고객에게 도포될 제품의 특별한 효과를 알려야 한다. 치료 후 스파에서 홈케어 제품을 판매할 기회를 높혀준다.

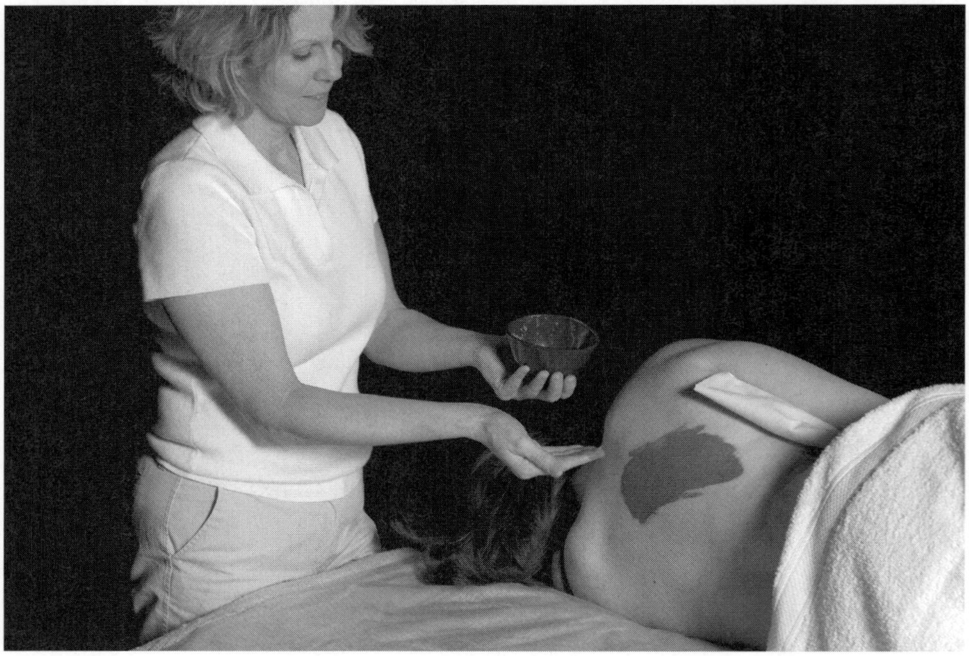

그림 14-16 c 도포는 손이나 천연 강모브러시로 시작한다.

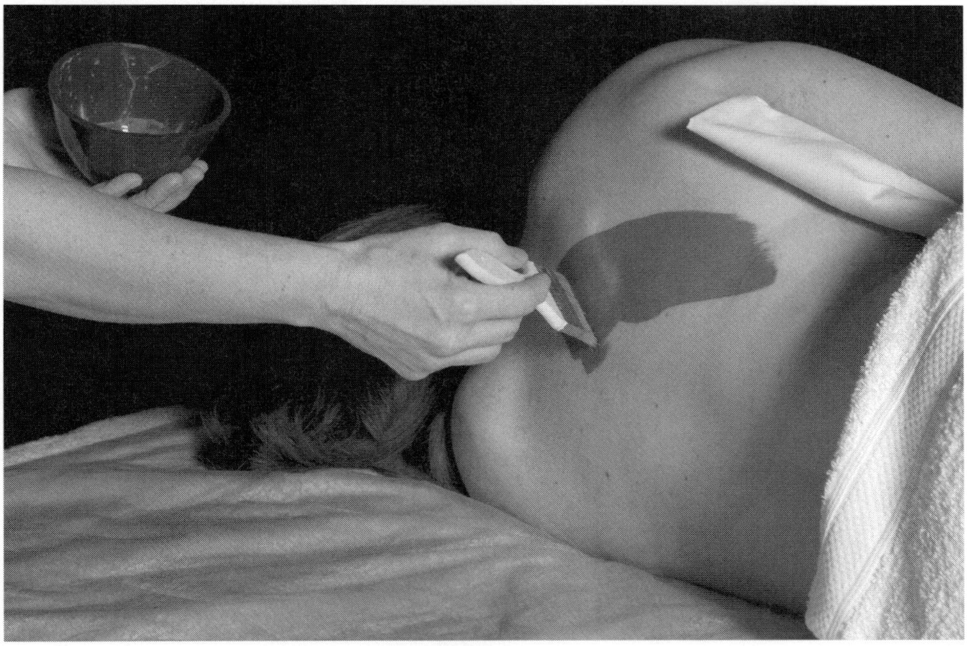

그림 14-16 d 등은 고객이 옆으로 돌아눕게 하여 도포한다.

① 고객은 똑바로 눕는다. 고객의 가슴과 골반 부위에 접은 타올을 올려놓는다(그림 14-16b). 2분간 건조된 강모 브러시와 수세미를 이용하여 각질제거를 한다.

② 고객에게 가열된 해초류를 손이나 천연 강모 브러시 등을 이용해 등, 하지 상단부 뒤쪽, 엉덩이에 적용하기 위해서 옆으로 몸을 돌리라고 한다(그림 14-16c).

③ 고객이 다른 쪽으로 돌아눕도록 도와주고 과정을 반복한다.

④ 해초가 식지 않도록 빠르게 움직여서, 다리부터 시작하여 고객의 전신 앞쪽에 균일한 두께로 바른다. 특히 방 공기가 차갑다면, 도포 후 각각의 부위를 랩으로 싼다. 랩을 하는 동안, 반사요법을 적용할 경우에는 발은 피한다. 복부와 가슴 사이로 이동하고, 팔과 데콜데에서 끝낸다.

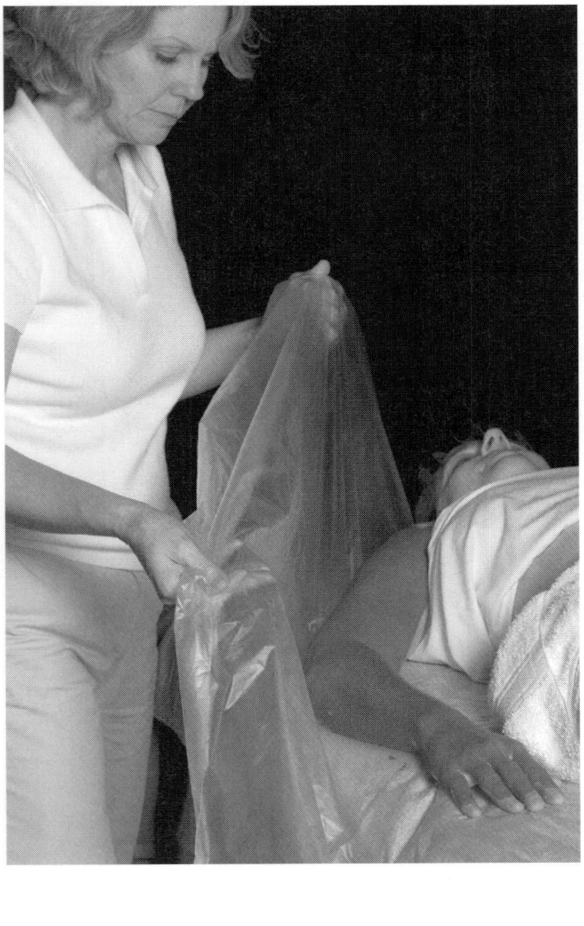

그림 14-16 e 테라피스트는 고객의 몸이 차가워지지 않도록 빠르게 행동해야 하고, 각 부분의 적용이 끝날 때마다 몸은 플라스틱 랩으로 싸여 있어야 한다.

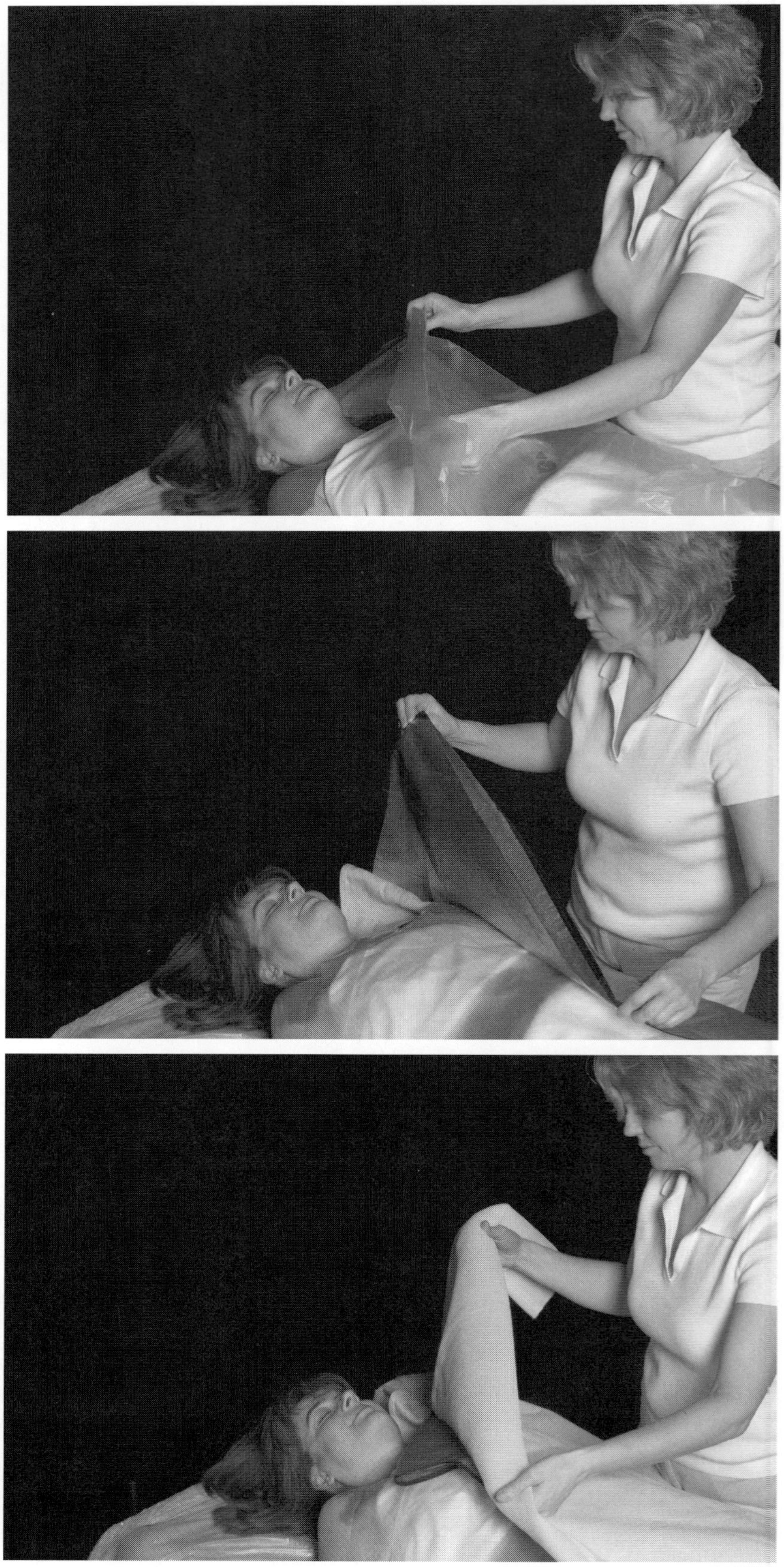

그림 14-16 f 고객을 해초로 완전히 덮고 플라스틱 랩으로 전신을 감싼 다음 온열담요, 담요 순으로 덮는다.

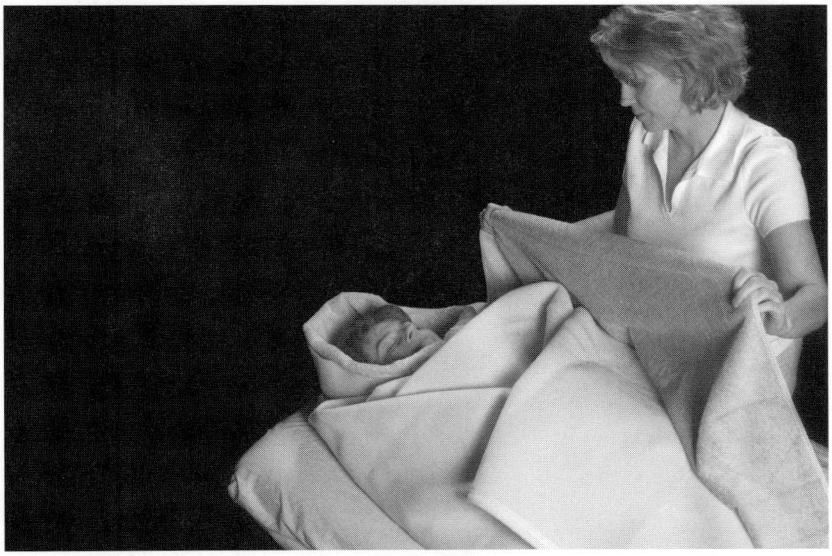

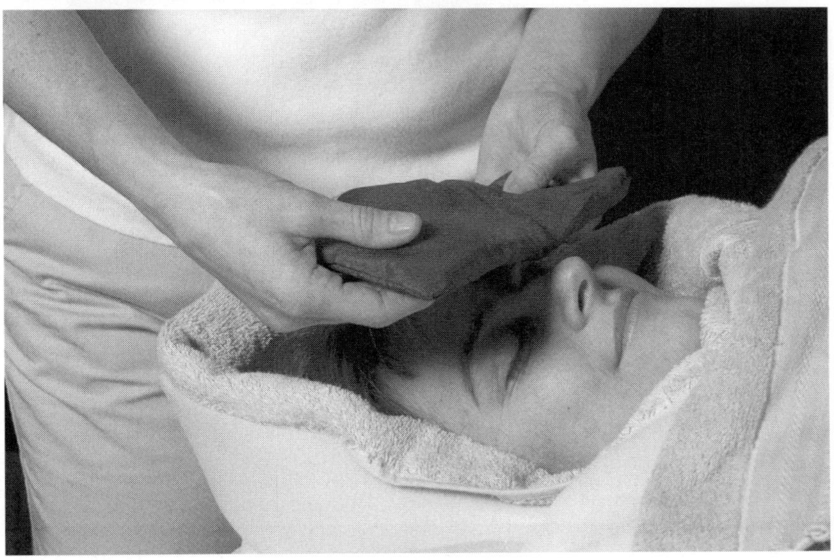

그림 14-16 g 전신 체온이 유지되도록 고객 위에 베스 시트를 놓고, 눈에 아이필로우를 덮고, 무릎 아래에 받침대를 놓는다. 그리고 25분 동안 휴식하도록 한다.

랩핑

① 고객의 몸 전체가 해초로 덮여 있으면, 우선 비닐로 몸을 싼 다음에 온열담요, 담요의 순으로 덮는다. 전신을 따뜻하게 유지하기 위해 이 방수피복 위에 베스 시트를 놓고 고객의 눈에 아이-필로우를 올린다(그림 14-16e~g).

② 받침대를 무릎 아래에 놓는다.

③ 고객을 25분 정도 이 상태로 휴식하게 한다.

④ 휴식을 취하는 동안 발 반사요법 혹은 두피 마사지를 한다. 만약 고객이 선호한다면, 방에서 휴식을 취하게 한다(그림 14-16h).

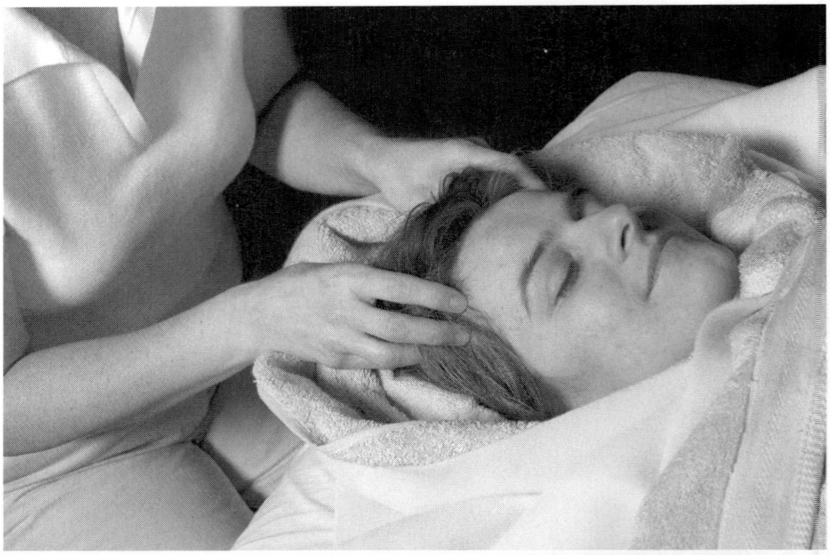

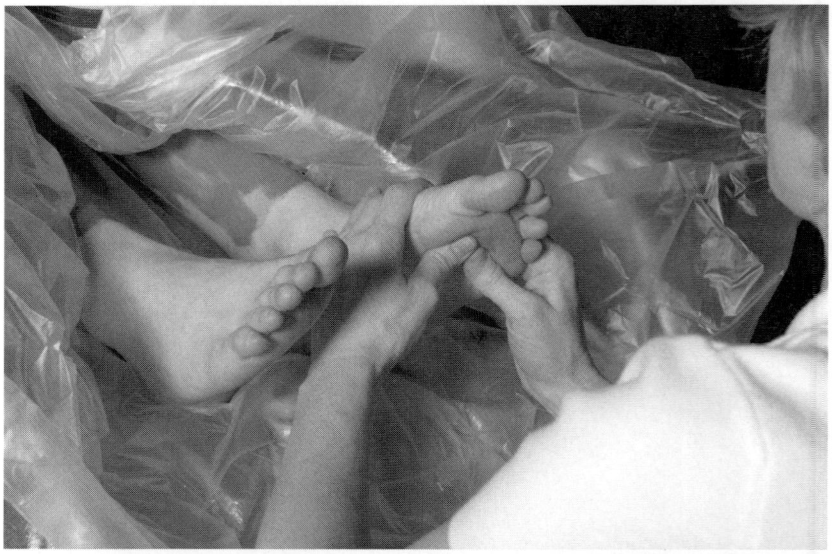

그림 14-16 h 부드러운 발 반사요법이나 두피 마사지를 한다.

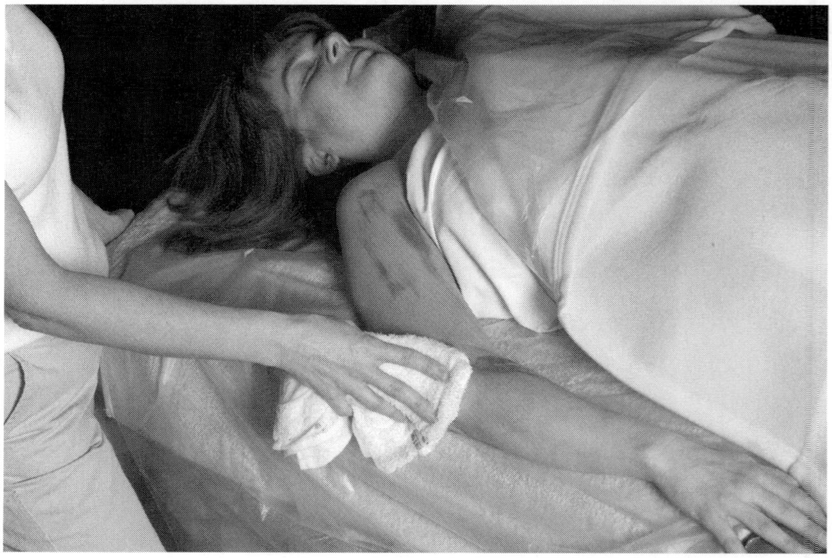

그림 14-16 i 고객의 랩을 벗기고 네 개의 따뜻한 젖은 타월을 이용하여 한 번에 한 부위씩 제거한다.

랩 풀기 / 세정

주의 : 이 과정은 건조한 바디 랩 치료실을 만들기 위해서이다. 테라피스트가 젖은 치료실에서 청소와 함께 테이블을 준비하는 동안 고객은 샤워를 한다.

① 따뜻한 젖은 핸드 타월을 준비하고, 랩을 말아서 테이블 아래로 내리면서 상체부터 벗겨낸다. 타월을 이용해 복부의 해초를 제거한다.
② 데콜테와 팔의 해초를 제거한다.
③ 고객을 일으켜 앉게 한다. 따뜻한 젖은 새 핸드 타월로 등을 따라 새로 방향으로 해초를 적셔서 누른다. 그 다음 해초를 제거한다.
④ 고객을 다시 바로 눕히기 전에, 온열 담요를 엉덩이까지 내린다. 고객을 눕히고 담요로 상체를 덮는다.
⑤ 고객 오른쪽 다리의 랩을 벗겨 낸 후, 젖은 새 핸드 타월로 해초를 제거한다. 다리가 깨끗해지면, 고객의 엉덩이를 들고 랩과 온열담요를 몸 아래로 말아서 접어내린다.
⑥ 고객의 왼쪽 다리에 반복한다. 테이블에서 랩과 온열 담요를 제거한다. 고객이 추위를 느끼지 않도록 담요를 덮어 준다.

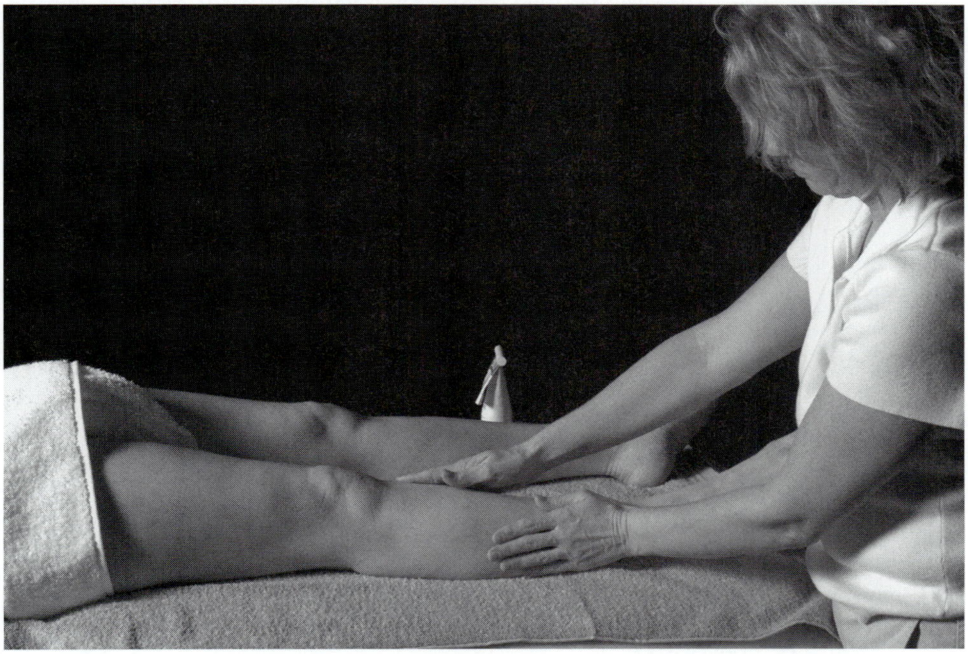

그림 14-16 j 5~10분 동안 수분 로션을 바르거나 마사지 치료 서비스를 행한다.

마무리 하기

① 치료 시점에서 수분 로션을 바르거나 특정 마사지 치료 서비스로 5~10분간 마무리한다.
② 마사지와 함께 이 과정을 한다면, 고객을 똑바로 눕게 한다. 시트는 적당히 내려뜨린다. 이 과정을 마사지와 병행하여 90분 치료로 만들어도 괜찮다.
③ 간단한 적용으로는, 마무리 로션이나 바디 크림을 바를 때 고객에게 시트를 하지 않는 것이다. 오른쪽 다리, 왼쪽 다리, 복부 데콜테 왼쪽 팔, 오른쪽 팔 순으로 한다(그림 14-16f).
④ 복부에 로션을 바를 때, 고객을 덮어주기 위해 가슴 타월을 사용한다.
⑤ 앞 면을 끝낸 후, 고객의 복부에 덮여 있던 시트를 고객과 함께 잡은 상태에서 고객이 몸을 돌아눕게 한다. 윤활제를 사용할 때는 왼쪽 다리 다음 오른쪽 다리에서 시작하여 등의 윗부분에서 끝낸다. 치료가 끝나면 고객이 방에서 나가서 옷 입을 준비가 될 때까지 휴식을 취하게 한다.

각질 제거

각질 제거는 수천 년 동안 여러 문화에서 행해져 왔다. 고대 로마의 목욕 문화를 보면 공중목욕탕 또는 테르메(Thermae)에서 스티질(Stigil)이라고 불리는 도구를 이용해 시민들을 씻겨 주던 개인 테라피스트(노예)가 있었다고 추정된다. 또한 아테케 게임에 참가했던 사람들은 자신의 피부를 보호하기 위해 올리브 오일을 바른 후 스티질을 이용해서 문질렀을 것이라고 추정된다.

'각질 제거(exfoliation)' 라는 말은 'ed(to take away)' 와 'folium(잎)' 이라는 라틴어에서 유래되었다. 그래서 각질 제거는 "taking away leaves" 라는 의미인데, 현미경을 통해 신체 죽은 조직의 가장 윗부분을 관찰해 보면 더 잘 이해할 수 있다. 각질층은 수많은 작은 잎들이 모인 모양으로 보일 것이다. 폐쇄된 공간에서는 이 잎들이 떠다니는 모양을 종종 볼 수 있다.

> **테르메 (Thermae)**
> 고대 로마의 뜨거운 스파이나 목욕탕을 말한다.

> **스티질 (Stigil)**
> 고대 그리스인과 로마인들이 피부의 죽은 세포와 피지 및 불순물을 제거하기 위해 사용한 휜 금속으로 된 기구이다.

각질 제거의 효과는 다음과 같다.

① 피부 자체의 재생과정을 도와준다.
② 각질 제거 이후 스파제품을 이용하면 모공을 통한 물질의 흡수력이 높다.
③ 위생적으로 깨끗해진다.
④ 완전 클렌징을 하고 위생을 증진시킨다.
⑤ 건강한 윤기와 빛나는 피부색을 만든다.

표 14-5 스파에서 제공되는 각질 제거 서비스

각질 제거 서비스	특징
바디 스크럽 (body Scrub)	이 서비스는 소금 스크럽(salt scrub)을 포함한 여러 스크럽을 일컫는 일반적인 용어이다.
바디 폴리시 (body Polish)	보다 작고 부드러운 각질 제거 입자를 이용하여 일반적인 스크럽보다는 약한 각질 제거 서비스를 제공한다. 비교적 민감한 피부에 맞다.
해염글로우 (Sea Salt Glow)	소금을 이용하는 각질 제거이다. 피부가 민감하거나, 다리 제모를 한 후 얼마 지나지 않은 경우에 지나치게 자극적일 수 있으므로 해염을 사용한다. 이 서비스에서 가장 인기있는 솔트로 주로 미네랄이 풍부한 사해 소금을 사용한다.
염성 조홍 (Salt Glow, Salt Rub, Salt Scrub)	솔트, 글로우, 솔트런, 솔트 스크럽 등 해염 글로우와 비슷하나, 이 경우에는 사해의 소금을 이용하지 않는다.
바디 고마쥐 (Body Gommage)	유럽 스타일의 스파에서 주로 사용되며, 과실 나무의 "고무액(Gumming)"을 피부에 사용하는 각질 제거 물질과 비슷하게 바꿔서 사용한 것이다.
건조 브러시 마사지 (Dry Brush Massage)	건조된 강모 바디 브러시를 이용한, 30분의 풀 서비스 피부 정화 서비스이다. 특히 피부뿐만 아니라, 림프계(임파계)의 치료나 내부의 독소 배출에 사용된다.
스웨디시 샴푸 (Swedish Shampoo)	이것은 요즘에는 많이 사용하지 않는다. 목욕솔이나 천을 비눗물에 적셔서 사용하는 각질 제거 기술이다. 일반적인 바디 스크럽이나 바디 폴리시와 유사하다.
수세미 스크럽 (Loofah Scrub)	이것은 주로 다른 각질 제거법과 함께 사용된다. 수세미의 질감에 따라 지나치게 자극적일 수 있다.

각질 제거에는 금기사항이 없기 때문에 스파고객은 스파에 머무는 동안 한 번의 완전한 각질 제거를 받기도 하고, 다른 스파 서비스의 부분으로써 짧게 여러 번의 각질 제거를 받기도 한다. 예를 들면, 전신 머드나 해초 적용을 받기 5분 전에 각질 제거가 이루어진다.

여성 고객의 경우, 소금 각질 제거를 받기 전 24시간 이내에는 자극이 될 수 있으므로 제모를 해서는 안 된다. 피부에 물이 닿으면 몸이 빨리 차가워지기 때문에 각질 제거를 하는 방은 적어도 27℃가 되어야 한다.

스파에서 각질 제거는 여러 이름으로 시행되고 있고(표 14-5 참조), 고객을 끌기 위한 여러 가지 색다른 스크럽 재료들이 사용된다.

젖은 테이블 (Wet Table)

스파에서 각질제거와 바디 랩 서비스를 위해 활용되는 빌트인 배수의 방수트리트먼트 테이블

비시 샤워 (Vichy shower)

고객이 스파 서비스를 받기 위해 건조 테이블에 누우면 멀티헤드의 물줄기가 고객의 몸 위로 떨어진다.

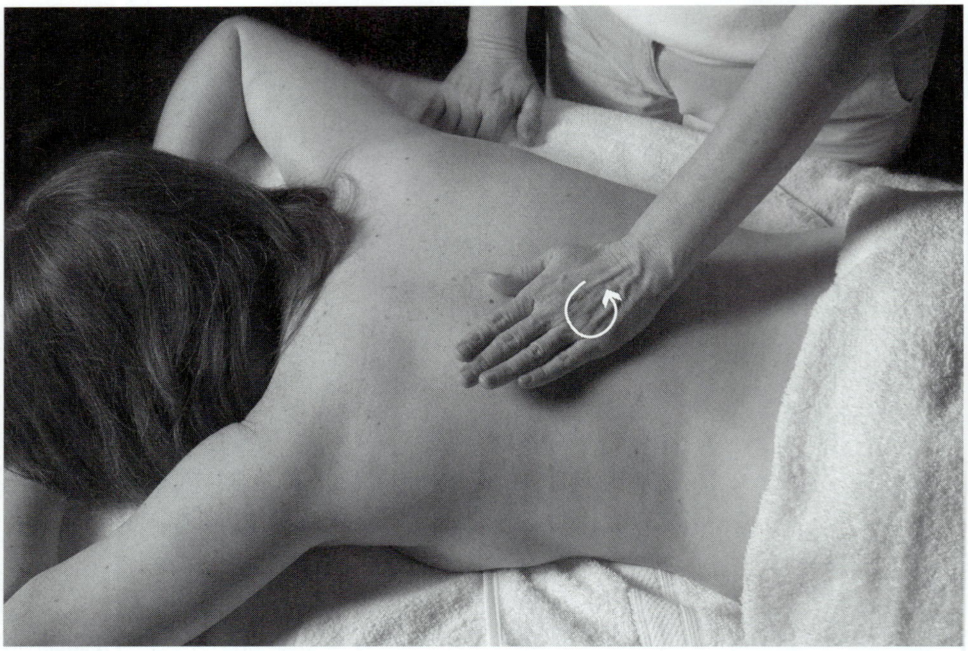

그림 14-17 각질 제거를 할 때에는 원을 그리듯 문지른다. 압을 주는 경우도 있지만, 주요 동작은 내부가 아닌 표면에 영향을 미치는 것이다

습식 룸(Wet Room)
건조 테이블, 샤워, 비시 샤워, 수치료 욕조, 스위스 샤워(Swiss Shower) 등을 할 수 있는 배수관이 있는 방이다.

건식 룸(Dry Room)
샤워나 목욕을 필요로 하지 않는 스파 트리트먼트 마사지 서비스를 할 때에 사용하는 방이다.

인기있는 재료로는 열매 씨, 잘게 부숴진 견과류의 껍질, 오트밀, 소금(대부분이 사해에서 난 것이다), 설탕, 밀가루, 효소, 호호바 왁스, 폴리에틸렌 볼, 잘게 부숴진 진주, 부석, 곡물 등이 있다. 이 외에도 각질 제거의 효과를 높이거나 이국적인 분위기를 내기 위해서 라임, 레몬, 오렌지, 생강, 코코넛, 우유, 귤, 라벤더, 석류, 카모마일 등 다양한 재료들이 사용된다.

각질 제거 시에는 한쪽 방향으로만 원을 그리며 문질러서 섬세한 결합 조직이 늘어나지 않게 하는 것이 중요하다. 마사지 테라피스트들은 각질 제거를 하는 동안에는 마사지를 하지 않아야 한다. 각질 제거의 기술은 목적이나 재료 특성에 따라 다양하다(그림 14-18).

습식 룸(Wet Room)과 건식 룸(Dry Room)의 각질 제거

일부 스파에서는 각질 제거와 바디 랩 서비스를 할 때, 배수구를 갖춘 방수 트리트먼트 테이블에 고객을 눕게 한다. 사용된 재료들은 테이블 위에서 비시 샤워(vichy shower)나 샤워 호스를 이용하여 제거된다.

이런 유형의 테라피 공간을 습식 룸이라고 한다. 배관 시설을 갖춘 습식 룸을 만들 만한 인프라구조나 예산이 없는 스파에서는 일반적인 마사지 테이블에 비닐 덮개나 온열 담요를 덮어서 사용하는데, 이를 건식 룸 스파구조라고 한다.

사용 제품에 관계없이, 바디 스크럽은 보통 이러한 과정으로 이루어진다.

먼저 뜨거운 젖은 타월을 이용하거나 습식 룸에 가서 샤워를 함으로써 고객의 피부에 수분을 공급한 후 각질 제거제를 바른다. 테라피스트가 각질 제거를 한 후에는 각질 제거제를 씻어 낸다. 바디 워시나 비누로 씻는 것을 '각질 제거의 과정' 이라고 보는 경우도 있다. 마지막으로 수분 크림이나 마사지 오일을 바른다.

각질 제거 과정

이 과정은 건식에서 샤워 대신 뜨거운 젖은 타월을 이용하는 건식 룸 각질제거 방법이다. 이 때 각질제거의 의미는 솔트를 제외한 각질 제거 성분을 말한다. 다음 장의 솔트 글로우 과정과는 약간 다르며, 바디 베스는 액상 비누를 말한다. 스파에서, 이런 목적의 액상비누는 대개 향을 내는 에센셜오일과 함께 사용한다.

1. 준비

4개의 핸드 타월을 타월 캐비넷이나 보온 컨테이너에 넣어서 따뜻한 상태로 보관한다. 각질 제거제를 따뜻하게 하여 도포할 때 고객이 놀라지 않게 한다. 큰 볼(Bowl)에 뜨거운 물을 채우고 패드나 수세미 천을 담근다. 테이블에 수분이 닿지 않게 비닐 덮개나 온열 담요를 덮는다. 큰 목욕용 타월이나 베스시트를 이용해 고객이 누울 테이블에 깐다(그림 14-18a).

일반적으로 베스 타월이나 마름모형 타월을 고객에게 덮는다.

습식 룸에서는 이 휘장이 젖어도 상관 없지만, 건식 룸에서는 대개 뜨거운 타월법을 이용하여 건조한 상태로 두게 된다는 점을 명심해야 한다.

2. 등과 다리 후면부 각질 제거하기

① 먼저 등과 다리 후면부에 수세미의 페브릭 면이나 스펀지를 이용하여 수분을 가한다.

② 손바닥 크기의 1/4 정도에 각질 제거제를 붓고, 원 동작을 사용하여 등부터 문지른다(그림 14-18c).

③ 필요에 따라 더 많은 각질 제거제를 사용하여 오른발로 내려오고, 오른쪽 다리에서 둔부로 이동하며 문지른다.

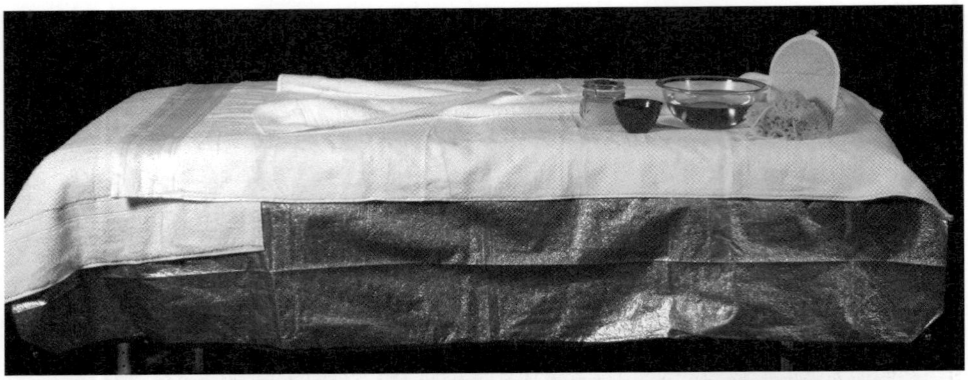

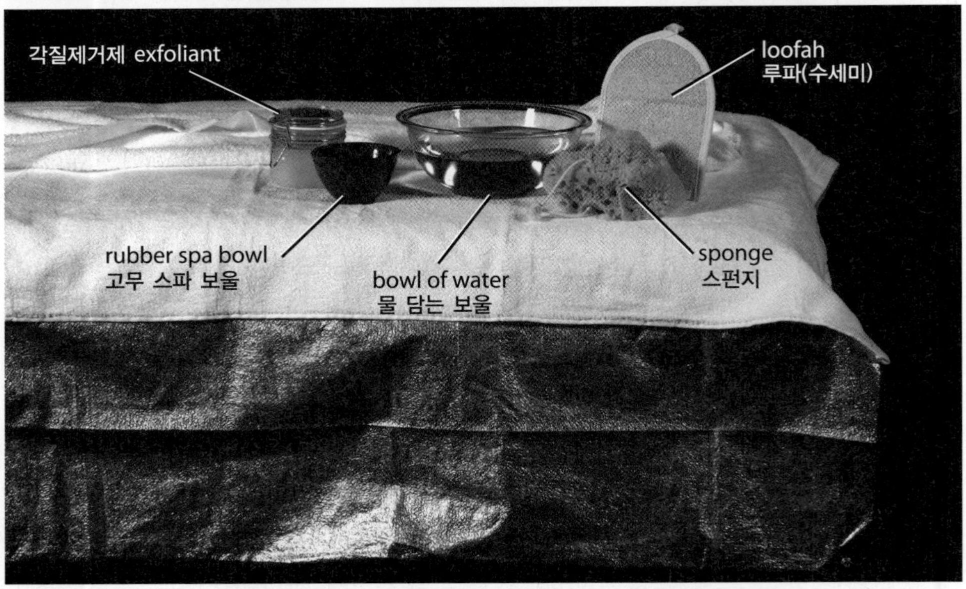

그림 14-18a 비닐 덮개나 알루미늄 코팅이 된 플라스틱 시트로 된 담요(Space Blanket)를 준비한다. 그 위에 큰 목욕 타월이나 시트를 준비한다.

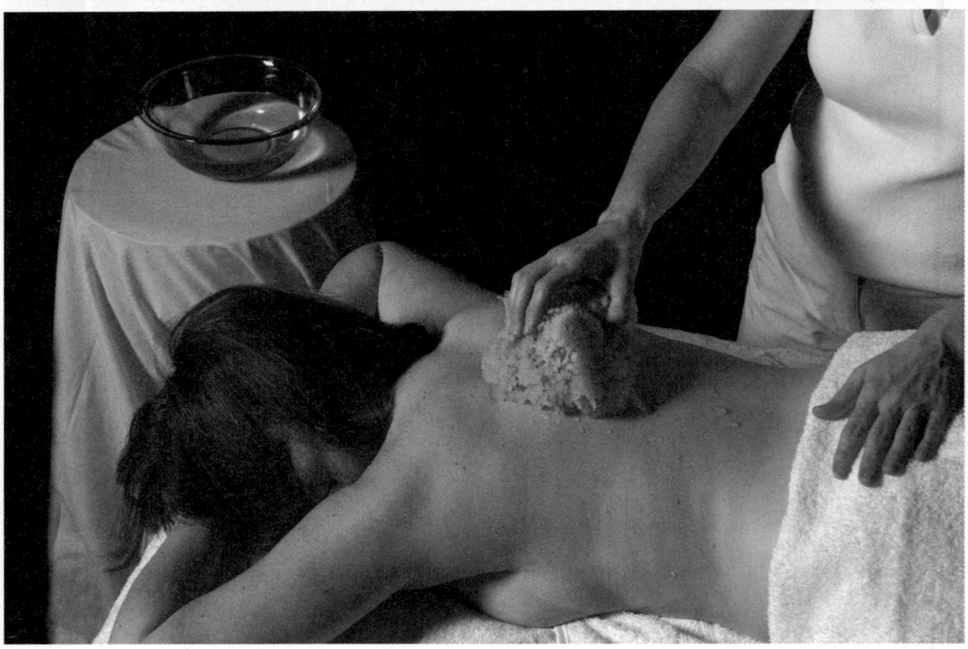

그림 14-18b 각질 제거의 첫 번째 단계는 피부에 수분을 공급하는 것이다.

④ 왼쪽 다리에서도 같은 동작을 반복한다.

⑤ 5분 동안 이 동작들을 한 다음, 뜨거운 상태의 젖은 타월을 이용해 등에서 다리 후면의 방향으로 각질제거제를 제거한다(그림 14-18d).

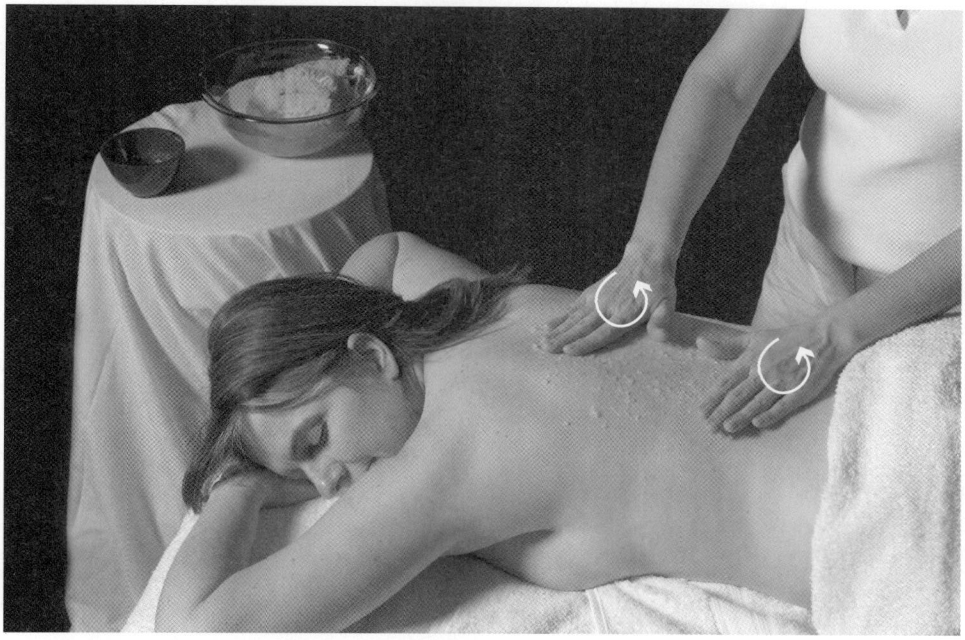

그림 14-18 c 테라피스트는 원 동작을 이용하여 각질 제거제를 적용하고자 하는 부위에 바른다. 등부터 시작하여 후면부 다리쪽으로 이동한다.

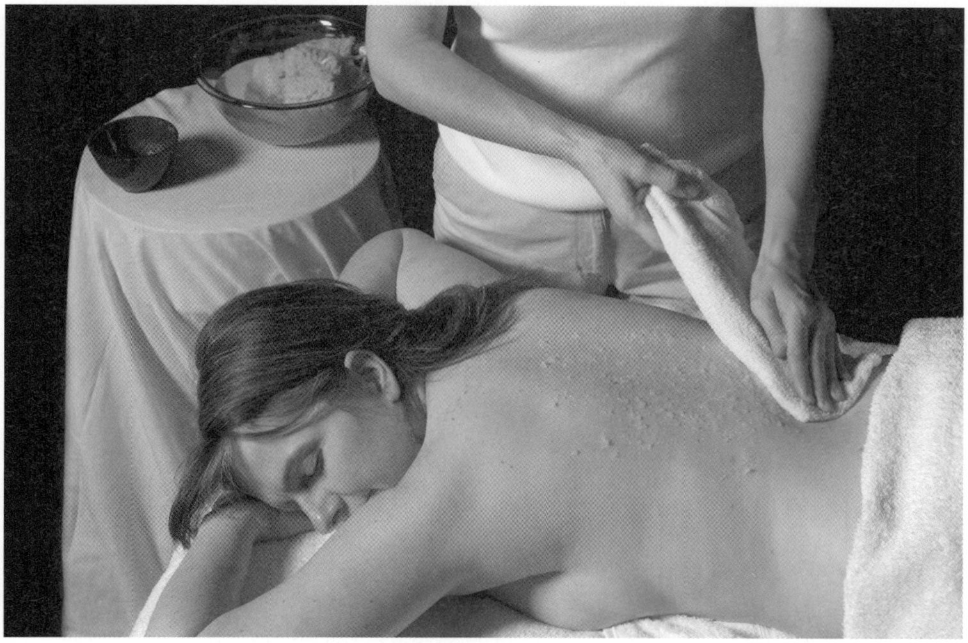

그림 14-18 d 등의 각질제거가 끝나면 뜨거운 젖은 타월을 이용하여 각질 제거제를 닦아 낸다.

3. 등과 다리 후면 클렌징

① 수세미천을 뜨거운 물이 담긴 볼에 살짝 담근 후, 스크럽 면의 $^1/_4$ 정도에 바디베스를 뿌려서 등과 다리 후면부를 씻는다. 원 동작을 사용한다(그림 14-18e).

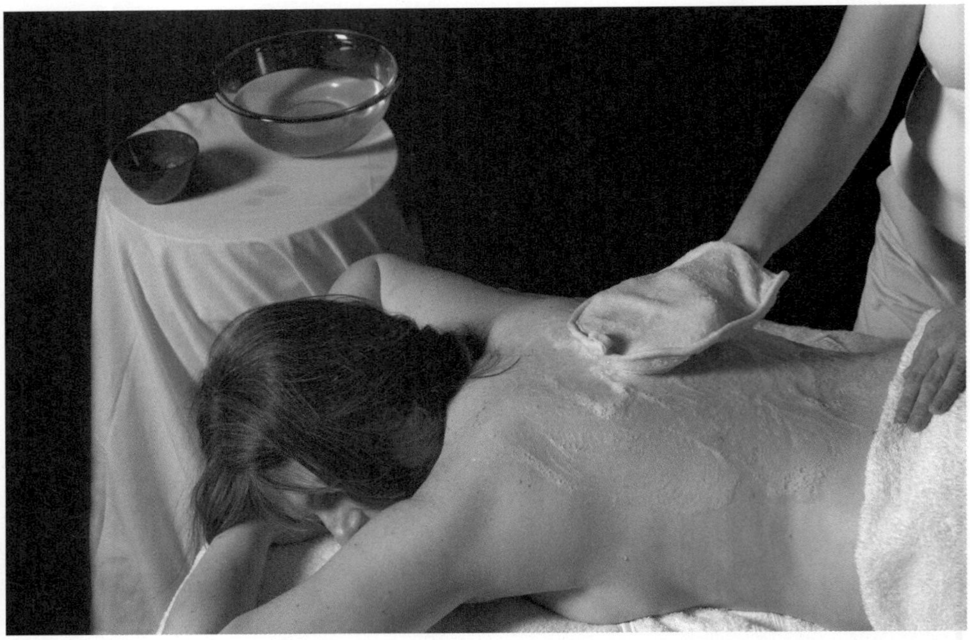

그림 14-18 e 테라피스트는 스펀지나 목욕 수세미와 클렌저를 이용하여 등에서 후면부 다리 순으로 씻는다.

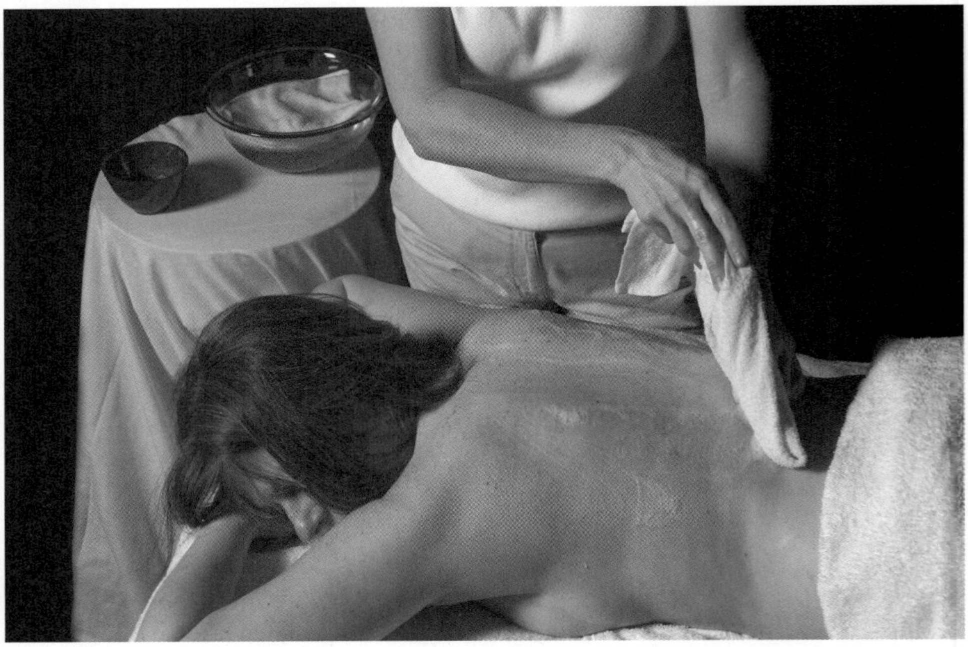

그림 14-18 f 테라피스트는 뜨거운 젖은 새 타월을 이용하여 몸의 비눗기를 닦아 낸다.

② 5분 뒤, 뜨거운 상태의 젖은 새 타월로 남은 비눗기를 닦아낸다.
③ 전 과정 중 이 부분에 5분이 소요되고, 천을 씌워주면서 고객이 돌아눕게 한다.

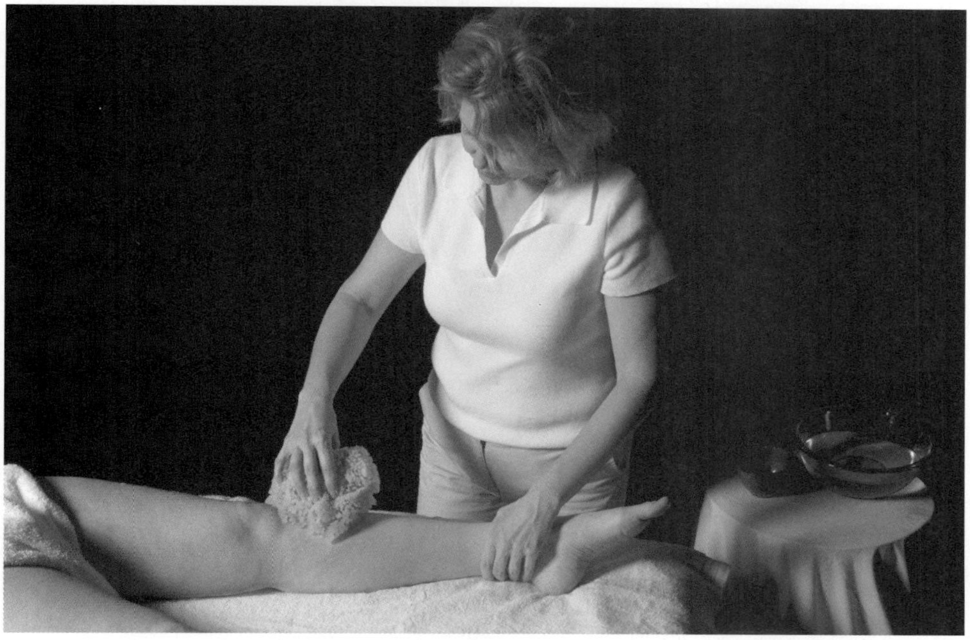

그림 14-18 g 앞의 과정을 몸의 전면에 반복한다. 고객은 돌아누운 후 피부에 수분을 공급한다.

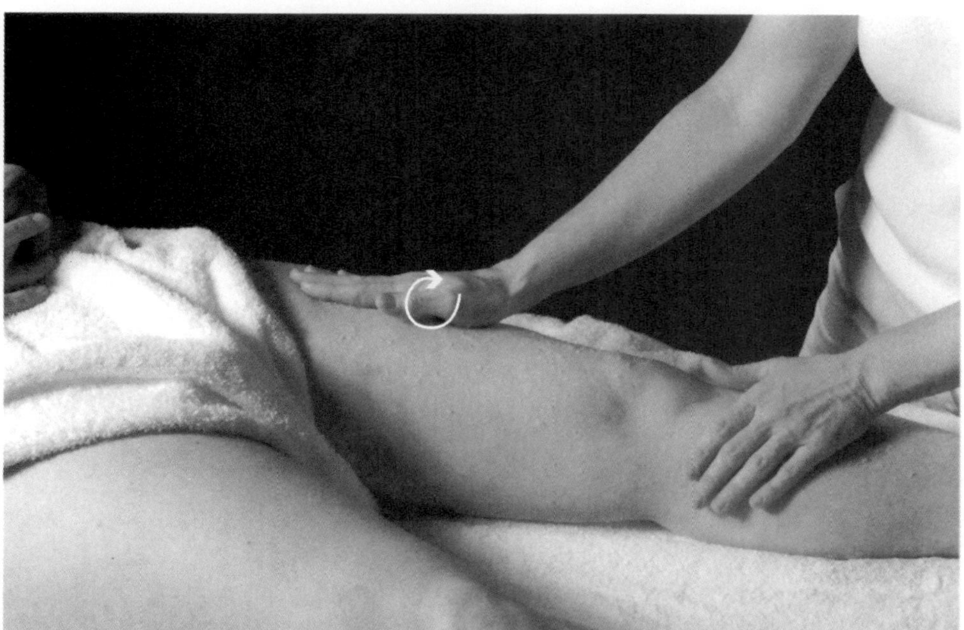

그림 14-18 h 테라피스트는 다리, 몸통, 팔, 가슴 윗부분의 순으로 각질 제거를 한다. 여성의 경우에는 가슴을 덮개로 가려줘야 한다.

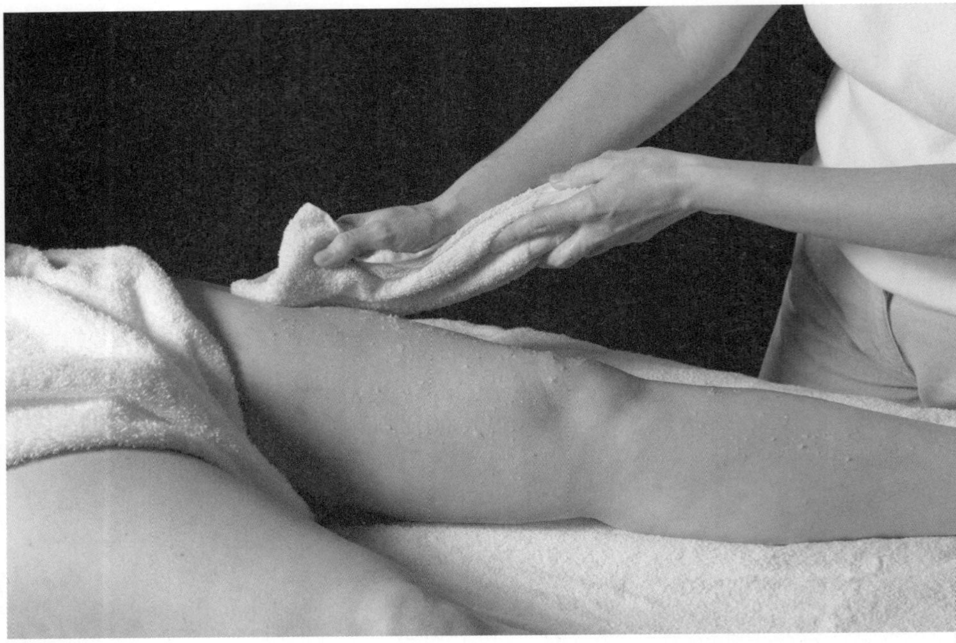

그림 14-18 i 각질 제거제는 뜨거운 젖은 타월로 제거한다.

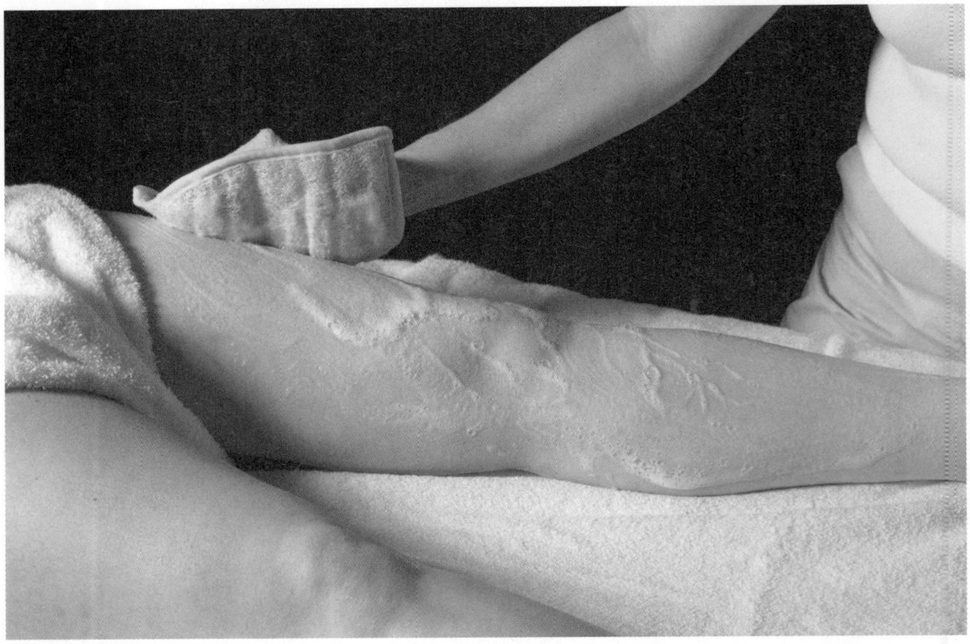

그림 14-18 j 테라피스트는 스펀지나 목욕 수세미로 몸의 전면을 씻는다.

4. 전신 전면 각질제거

① 각질제거과정은 $^{1}/_{4}$ 정도의 각질제거제를 이용하여 발 · 다리 · 복부 · 측면 · 팔과 데콜테에서 시작한다.

② 세 번째 뜨거운 상태의 젖은 타월로 각질제거제를 닦아낸다. 전 과정 중 이 부분에는 5분이 소요된다.

5. 전신 전면 클렌징

① 수세미 패드를 뜨거운 물에 담가 바디베스를 도포한 뒤 전신의 전면부를 클렌징한다.

② 뜨거운 상태의 젖은 타월로 닦아낸다(그림 14-18k).

③ 건조한 타월로 남은 물기를 닦아낸다. 전 과정 중 이 부분도 5분 정도 소요된다.

6. 보습제 바르기

① 수분 로션이나 마사지 오일을 몸의 전면에 바른다. 이 과정 또한 각질 제거나 다른 마사지와 결합된 장시간 마사지의 일부이다(그림 14-18l).

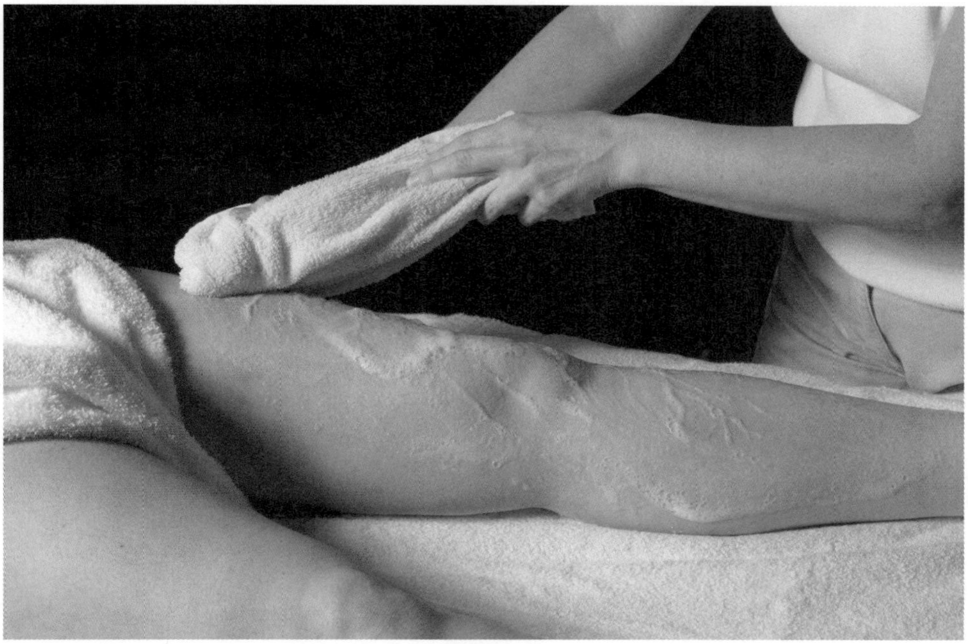

그림 14-18 k 테라피스트는 마지막 가열된 수분 타월을 이용하여 고객의 몸에 남아 있는 비눗물을 모두 닦아 낸다.

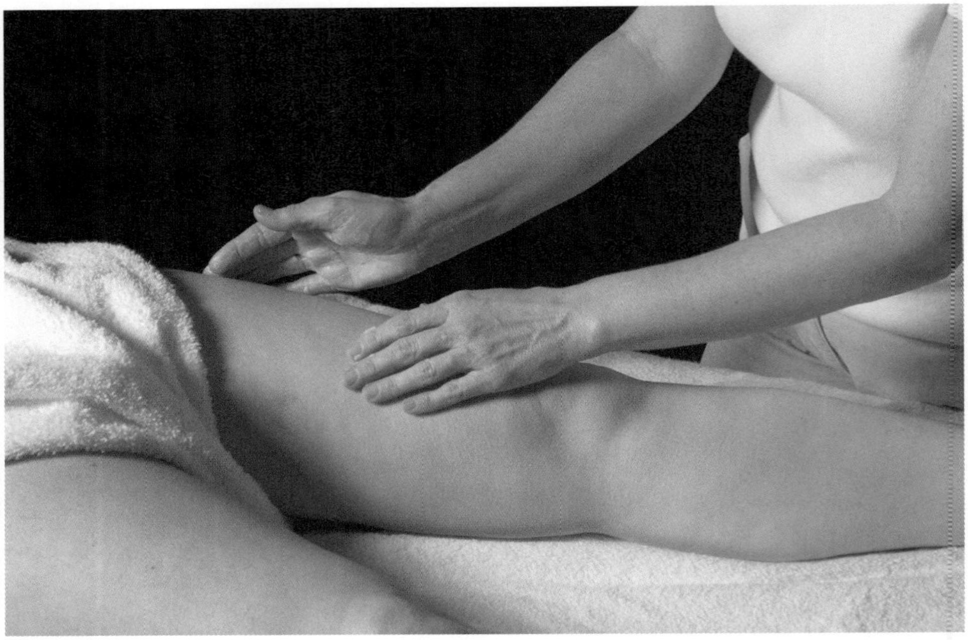

그림 14-18 l 로션이나 오일을 이용하여 피부에 수분을 공급한다. 경우에 따라 이 과정을 시작으로 30~45분 정도 마사지를 할 수 있다.

② 고객에게 옆으로 누워 달라고 요청한다. 고객이 옆으로 누워 있는 동안 바닥에 깔려 있던 타월을 교체한다(그림 14-18m). 이로 인해 고객은 축축한 각질 제거제와 비누 찌꺼기 위에 누워 있지 않게 된다.

③ 수분 로션과 마사지 오일을 등에 바르는 것으로 마무리 한다(그림14-18n). 몸의 전면에서 후면 전체에 도포하는 데 5분 정도가 소요되며, 전 과정은 25분 정도이다. 여기에는 다음 고객을 위해 준비하는 5분이 포함되어 있다.

7. 해염 글로우 과정

해염에는 마그네슘, 칼륨, 브롬 이외에 다른 미네랄이 풍부하게 들어 있으므로 솔트 글로우에 자주 이용된다. 바디 스크럽이나 바디 폴리시보다 과정이 복잡하지만, 다음 과정에 따라 건식 룸에서 여전히 사용되고 있다.

8. 준비

4개의 핸드 타월을 깨끗한 물에 적셔서 타월 캐비닛이나 보온 컨테이너에 넣어 보온시킨다. 컵에 약 $1/2$ 정도의 솔트와 소량의 물을 넣고 반죽이 될 때까지 섞는다. 이때 에센셜 6~8방울의 오일을 첨가하면 효능을 높여 줄 뿐만 아니라 향기까지 낼 수 있다.

솔트를 따뜻하게 하여 도포하는 동안에는 고객이 놀라지 않도록 주의한다. 마사지 테이블과 이전 각질제거 단계에서 나왔던 것과 같은 덮개를 준비한다.

9. 등과 다리 후면에 솔트 글로우 하기

① 먼저 물에 적신 천으로 등과 다리 후면에 수분을 가한다.
② 손바닥 $1/4$~$1/3$ 면적 정도에 솔트를 놓고 등부터 원 동작을 이용하여 문지른다.
③ 오른발로 내려와, 오른쪽 다리에서 둔부로 이동하면서 문지른다.
④ 왼쪽 다리에서도 반복한다.
⑤ 10분 동안 이 동작들을 반복한 후, 뜨거운 상태의 젖은 타월로 등에서 다리 후면의 방향으로 솔트를 제거한다.
⑥ 고객에게 옆으로 누워 달라고 요청한 후, 휘장을 제거한다.

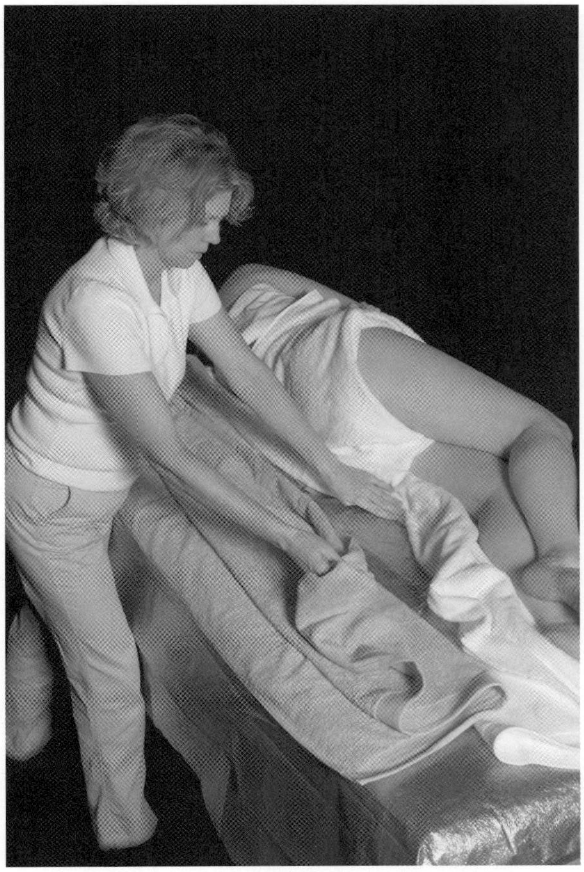

그림 14-18 m 고객을 옆으로 눕힌 후 아래에 깔려 있던 타월을 교체한다.

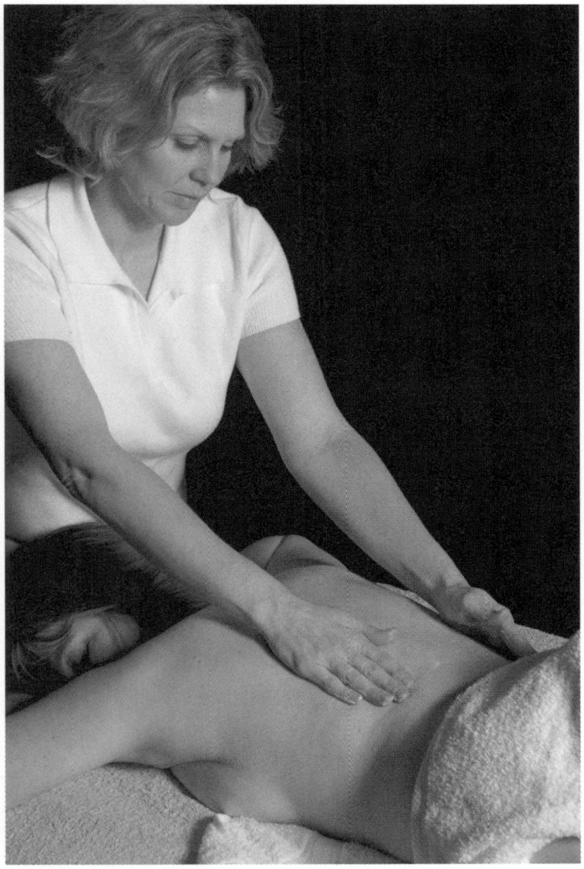

그림 14-18 n 이 과정은 등과 다리 후면부에 수분을 공급하는 것으로 마무리된다.

10. 전신의 전면에 솔트 글로우 하기

① 먼저 물에 적신 천으로 몸의 전면에 수분을 가한다.
② 해염을 이용하여 발부터 각질을 제거하되, 특히 발꿈치에 신경을 쓴다.
③ 오른쪽 다리에서 왼쪽 다리 순으로 제거한다.
④ 복부, 옆구리, 데콜테, 팔 순으로 제거한다.
⑤ 두 번째 뜨거운 젖은 타월을 이용하여 각질 제거제를 닦아내는 데, 약 10분이 소요된다.

11. 보습제 도포

① 수분 로션이나 마사지 오일을 몸의 전면에 바른다. 이 과정 또한 각질 제거나 다른 마사지와 결합된 긴 마사지의 일부이다.
② 고객에게 옆으로 누워 달라고 요청한 다음 바닥에 깔려 있던 타월을 교체한다. 이로 인해 고객은 깨끗한 타월 위에 누워 있게 된다.
③ 수분 로션과 마사지 오일을 등과 다리 후면에 바르는 것으로 마무리한다. 몸 전면과 후면 전체를 도포하는 데 5분 정도가 소요되며, 모든 과정은 25분이 소요된다. 이 중에는 다음 고객을 위해 준비하는 5분이 포함되어 있다.

스파 회사 정책과 이념

스파 테라피스트들은 마사지와 다른 기구들을 다루기 위해서 직장 동료와 상호작용하며 비교적 큰 조직인 스파의 운영에 대해 배울 필요가 있다. 일부 테라피스트들은 혼자 일하는 것보다 스파에서 일하는 것이 독립적이지 않기 때문에 큰 도전이라고 생각한다. 스파에서 성공적으로 일하기 위해서는 테라피스트들이 회사의 규정을 지켜야 한다.

규정에는 다음과 같은 내용에 대한 기준이 포함되어 있다.

① **시간 관리** : 서비스의 시간, 서비스 사이의 시간, 마사지 이외에 보내는 시간, 차트 · 시간표 등 필요한 서류를 작성하는 데 보내는 시간 등
② **외모** : 유니폼, 머리 길이, 콧수염/턱수염, 피어싱, 문신, 화장, 체중, 흡연, 단정함 등
③ **태도** : 동료와의 협력도, 책임감, 성숙도, 의사소통, 긍정성, 스트레스에 대한 진정도, 신뢰도, 겸손함, 참여도, 지시를 따르는 정도 등

④ **전문적 발달** : 자기 계발에 대한 욕망, 고등 교육을 통한 기술 함양, 일에 대한 열정, 고객 서비스 기술의 발전, 판매 기술의 발전, 지위의 수명 등
⑤ **신체적 특징** : 건강한 삶의 방식, 지구력, 체력 등

스파 일의 제안을 받아들이기 전에, 테라피스트들은 이러한 사항들을 참고하여 직원 가이드를 기꺼이 받아들일 수 있을 것인지에 대해 자문해 봐야 한다. 일하게 될 스파의 직원 가이드를 꼼꼼히 읽어 보는 것은 매우 중요하다. 만약 이러한 스파의 규칙 중 받아들일 수 없는 게 있다면 경영자와 상의해 봐야 할 것이다.

전문적인 경력관리

마사지 치료사와 스파 경영인 사이의 마찰로 인해 생기는 가장 흔한 문제는 보수에 관한 문제일 것이다. 스파에서 일하는 테라피스트들은 치료 수익금의 큰 비율을 스파에서 가져가기 때문에 분개하는 경우가 많다.

이러한 감정은 모든 구성원들에게 비생산적이다. 손님을 향한 서비스의 질을 떨어뜨릴 뿐만 아니라, 스파의 분위기를 악화시켜서 경영자에게는 방해물이 된다. 또한 결과적으로 마사지 치료사가 해고당하는 사태에까지 이르게 만들 수도 있다.

모든 스파에서 전체 치료비의 비율이 가장 중요한 문제가 되는 것은 아니다. 그것보다 마사지 치료사는 스파 내에서 행하는 서비스의 가치를 기억해야 한다. 이러한 서비스를 '전문적인 경력 관리' 라고 부른다.

스파가 각각의 치료에 대한 일정 비율의 돈을 받는 대신에 마사지 치료사에게 단골고객, 마케팅, 광고, 예약, 임금대장, 장비, 훈련, 보조 직원, 물품 공급, 시설 청소 등을 제공해 준다. 세탁을 포함한 모든 서비스는 테라피스트를 위하여 행해지고 있으며, 이는 비싼 비용을 생각해 볼 때 필요한 부분이다.

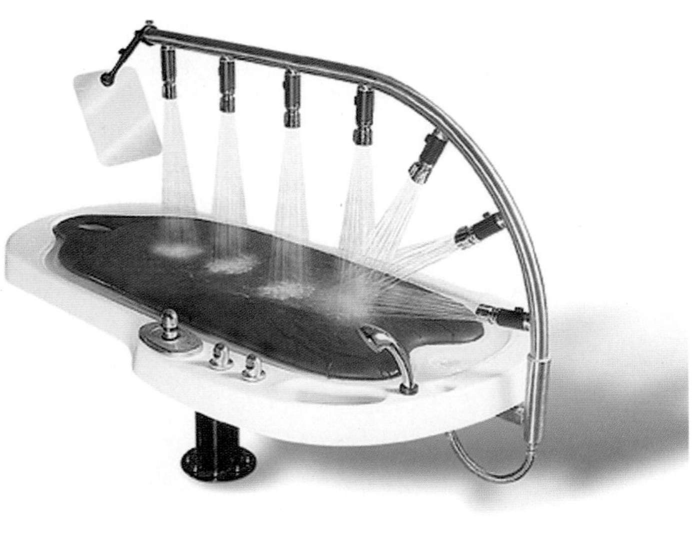

그림 14-19 습식 테이블의 비쉬 샤워

표 14-6 전문적인 스파 기구

기구	특징	목적	볼 수 있는 곳	유의 사항	가격
엔더몰로지 (Endermologie)	롤러와 석션을 이용하여 비정상적인 피부 및 결합조직의 상부를 늘려서 정상으로 만드는 컴퓨터화된 마사지 기계이다.	주로 셀룰라이트를 제거하는 데 사용되고, 운동선수, 화상 환자 등의 다른 목적으로도 쓰인다.	유럽과 아시아보다 미국에서 인기 있다. 이와 비슷한 수많은 기계가 있다.	가장 강한 단계에서는 피부에 과하게 자극을 줄 수 있다.	$3,000~ $35,000
수치료 욕조 (Hydrotherapy tub)	특정 부위의 수치료를 위해 한 사람이 들어간다. 고압 언더워터 마사지를 위한 '봉(Wand)'이 설치돼 있는 경우가 많다.	목욕, 침수욕, 담구기, 셀룰라이트 치료 등에 이용되면 바디 스크럽과 함께 사용되는 경우가 있다. 근 긴장 완화나 모공 확장 등의 목적으로 사용된다.	스파에서 인기있는 기구이다. 작은 스파 시설에서는 제정상의 이유로 많이 사용되지는 못한다.	고객이 욕조에 들어갈 때나 나갈 때에 주의해야 한다. 열은 현기증을 유발할 수 있다. 사용할 때마다 깨끗이 청소해 주어야 한다(많은 욕조들은 클리닝 싸이클을 갖추고 있다).	$9,000~ $20,000
스카치 호스 (scotch hose)	고객이 서 있는 상태로 고압의 스프레이를 가한다(경우에 따라 바닷물을 사용하기도 한다).	기분 정화나 혈액순환 촉진을 위해 사용된다. 냉·온을 번갈아서 사용하면 효과가 극대화된다.	유럽 스타일의 스파에서 많이 볼 수 있다.	스프레이의 강한 압력에 대해 미리 주의를 줘야 한다. 사용 전과 사용 후에 깨끗이 청소해야 한다.	$500~ $5,000
스위스 샤워 (Swiss Shower)	사방에서 물줄기가 나오는 부스이며, 부스 밖에 있는 치료사에 의해 수압 등이 조절된다.	머드, 해초물, 각질 제거제 등을 제거하는 데 쓰인다. 체온을 높이고 자극을 하는 데 사용되며, 냉·온 번갈아 가며 많이 사용된다.	주로 큰시설의 스파에서만 볼 수 있다. 비쉬 샤워 사용의 증가로 인기도는 감소하고 있다.	다른 샤워 부스의 사용과 같은 주의를 요한다. 일부 고객에게는 스프레이의 강도가 지나칠 수도 있다(이런 경우를 '바늘샤워(needle shower)' 라고 한다.	$5,000
비쉬 샤워 (Vichy shower)	고객이 수분 테이블에 누워 있을 때 여러 방향에서 수평의 물줄기가 나온다.	각질 제거나 랩 서비스 이용 후에 물질을 제거할 때 쓰인다. 강한 줄기의 스프레이를 이용하면 특별히 고급스러운 느낌을 더할 수 있다. 냉·온 번갈아서 사용한다.	비싼 가격에도 불구하고 여러 시설에서 인기가 많으므로 여러 곳에서 사용된다.	사용 전과 후에 테이블을 청소해야 한다. 물줄기가 고객의 얼굴에 직접 닿지 않게 조절해야 한다.	$3,000~ $6,000

제품과 치료 지식

마사지 치료사들은 스파의 규정과 절차뿐만 아니라 사용할 제품과 치료에 대한 충분한 지식이 있어야 한다. 이러한 것들은 제품 제조업자와 판매자에 의해 제공된다. 제조업자가 자신의 제품에 대해 우월감을 가지고 있으면 테라피스트는 이를 이용해 더 많은 정보를 얻을 수 있다. 스파에서 치료 가이드북을 제공해 준다면 이것을 성실히 공부해야 한다. 만약 이러한 가이드북을 주지 않는다면 치료에 대한 정보를 스스로 찾아서 공부해야 한다.

다음은 사용할 제품과 치료에 관한 주된 내용이다.

① **이익/효과** : 사용할 제품과 서비스의 효과는 어떠한 것인가? 몸의 작동원리는 무엇인가? 효과 있는 과정을 필요에 따라 여러 번 해도 되는가?
② **금기사항** : 사용할 제품과 과정에 적용해선 안 되는 몸의 상태는 어떠한 것이 있는가? 환자의 특정한 상태에서 이것들은 어떠한 효능을 나타내는가?
③ **배경** : 스파에서 이 제품과 치료는 어떻게 쓰여 왔는가? 민간요법과 관련이 있는가? 과학적으로 검증되었는가? 이것에 얽힌 일화는 어떤 것이 있는가? 이 치료법이 각 나라 · 스파 · 방법에 따라 달리 사용되는가? 이 물질과 테라피의 원산지는 어디인가?
④ **통합** : 이 치료를 환자가 집에서도 할 수 있는가? 그렇다면 어떻게 하는가? 어떠한 물질이 이 치료와 관련하여 사용할 수 있는가? 이 치료의 효능을 높이기 위해 환자의 특정한 삶의 방식을 통합할 수 있는가?

스파 기구의 전문화

현대 스파는 보다 고도화된 서비스를 제공하기 위하여 많은 전문 기구를 이용한다(그림 14-19). 이런 시설을 갖춘 스파에서 일하기 위해서는 일하기 전에 각 스파가 제공하는 단계별 기구 조작법을 익혀서 제대로 사용할 수 있어야 한다. 또한 각각의 부품 관리를 위해 필요로 하는 지식들에 대한 충분한 이해가 필요하다.

표 14-6은 전 세계의 많은 스파에서 사용되는 기구들이다

고객 서비스

스파를 방문하는 고객들은 높은 수준의 서비스를 기대하기 때문에 테라피스트는 보다 나은 기법과 기술을 익혀서 고객에게 서비스해야 한다.

마사지는 스파에서 제공되는 또 하나의 서비스가 되어 큰 의미를 갖게 된다. 이 부분에서 뛰어난 테라피스트가 되기 위해서는 먼저 고객에게 행해지는 서비스를 모두 완벽히 이해해야 한다. 서비스는 고객의 요구 · 바램 · 질문 · 요청 · 불평 등에 대해 응답하는 조직이나 개인의 능력으로 간주된다. 고객 서비스는 완벽한 매너로 고객에게 보다 고차원의 만족을 주기 위해 지속적으로 이루어져야 한다. 하지만 때로는 고객이 이러한 노력을 느끼지 못할 때도 있다.

스파 테라피스트들은 오직 손 기술만이 그들의 가치를 나타낸다고 오해한다. 하지만 스파의 소유주와 경영인은 그렇게 생각하지 않는다. 그들은 지속적으로 고객 서비스에 대한 평가항목을 작성하여 관리해 나가며, 필요에 따라 새로운 직원이 필요할 경우에는 마사지 기술 전체 부분을 없애 버리는 경우도 있다.

치료 기술의 어느 정도 수준은 당연히 여기고, 고객 서비스 또한 중요하게 생각해야 한다. 무점포 경영과 협력 능력은 테라피스트가 스파에서 일하기 위해 갖추어야 할 필수적인 조건이다.

무점포 마케팅

스파 테라피스트들은 그들의 고객에게 물건을 판매하거나 판매와 관련된 적극적인 행동을 해야 한다는 것에 대해 불만을 갖는다. 그러나 스파에서 성공하기 위해서는 무점포 판매가 중요하다는 것을 깨달아야 한다. 대부분의 스파에서는 무점포 판매의 수익이 사업 경영의 큰 부분을 차지한다.

이러한 수익이 없었다면, 많은 스파들은 문을 닫고 마사지 테라피스트들 또한 그곳에서 일하지 못하게 될 것이다.

1. 정직 판매

마사지 치료사들은 스파에서 물건을 판매할 때, 자신이 팔고자 하는 물건이 고객의 삶에 실제적인 변화를 가져다 줄 것이라는 믿음을 가져야 한다. 마사지 치료사가 집에서 그 물건의 효과를 검증해 보는 것도 바람직한 방법 중의 하나이다. 하지만 전문적인 판매원이 될 필요는 없다. 치료의 효과에 대해 얘기하면서 자연스럽게 파는 것이 좋은 방법이며, 이렇게 할 때 보다 쉽게 물건을 팔 수 있다. 이러한 이유로 스파 제품은 지급품이 아닌 홈 케어 제품으로 보아야 한다.

일부 스파에서는 테라피스트가 제품을 팔면 수수료를 주기도 한다. 이러한 수수료가 테라피스트에게 지급되지 않더라도 스파에서의 성공과 고객의 만족을 위해 제품을 파는 것이 중요하다. 제품을 판 후에 수수료를 받은 것에 대해 거북하게 생각한다면, 그 돈을 다른 동료들에게 주거나 자선단체에 기부하면 된다.

테라피스트들이 고객에게 제품을 파는 것은 마사지 협회의 어떠한 윤리에도 어긋나지 않는다. 제품을 파는 것은 법을 위반하는 행위가 아니며, 규칙에 어긋나는 일도 아니다. 일부 임상가들이 고객에게 의료적 허브 · 운동기구 · 긴장 완화 기구 등의 판매와 관련된 물품을 제공하지만, 의료적 행위에 가까운 치료 마사지에서는 무점포 판매를 하지 않는다.

스파 마사지는 의료적 마사지가 아니기 때문에 마사지 치료사가 스파의 홈 케어 물품을 파는 것은 합법적인 것이다. 테라피스트들은 스파에서 제품을 파는 행위가 의무이며, 일반적인 일이라는 것을 명심해야 한다. 이러한 일들에 만족한다면, 스파 소유인이나 경영자로부터 아주 환대받을 것이다.

2. 판매 공정

테라피스트들은 스파에서 제품을 판매할 때, 물건에 대한 효과를 확대하거나 다르게 얘기해서는 안 된다. 오랜 경험에 걸쳐서 검증된 효과만을 얘기하고, 애매한 표현은 피해야 한다. 예전부터 스파에 대해서 미디어나 다른 공공 매체에서 자주 다루었기 때문에, 증명된 사실만을 얘기하는 것이 좋다.

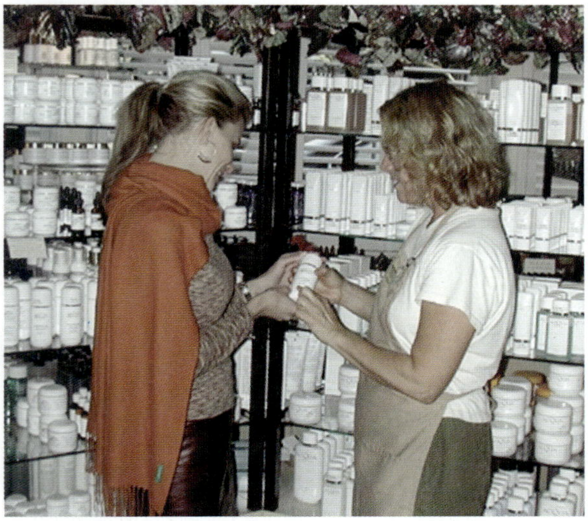

그림 14-20 테라피스트는 고객이 스파 제품을 구매하는 데 도움은 준다. 이것이 테라피스트의 주된 업무가 아닐지라도, 제품 판매는 테라피스트의 업무 중 중요부분이다.

실제로 각질제거 제품은 몸에서 죽은 세포를 제거한다. 그리고 해초물은 모공 속으로 들어가서 몸에 무기 영양분을 공급해 준다. 만약 허황된 광고가 아닌 고객에게 스파 제품의 사용이 이러한 실질적인 효과를 제공한다면, 스파에서 판매되고 있는 생산물들은 모든 이들, 즉 고객과 테라피스트에게 도움이 될 것이다.

테라피스트들은 고객이 치료를 끝낸 후 구입한 홈 케어 제품에 대한 정보를 충분히 알려줘야 한다. 제품 사용 후 고객의 과도한 기대로 만족스럽지 못하다고 느낄 수 있기 때문이다. 그리고 제품 사용 전이나 사용 중 또는 사용 후의 방법에 대해 알려 주어야 한다. 물론 이러한 정보들은 사실에 근거한 것들이어야 한다.

3. 판매 기술

테라피스트들이 능숙하게 제품을 판매하기 위해서는 상품에 대한 충분한 사전 지식(앞 장의 '판매 제품과 치료에 대한 지식' 을 참고)과 제품 사용 후 나타나는 효과에 대한 자부심이나 최소한의 판매기술 등이 필요하다.

이러한 점을 고려하면 좀 더 쉽게 많은 고객을 대상으로 제품을 판매할 수 있을 것이다. 테라피스트들은 고객이 홈 케어 제품을 사용한 후 꾸준히 효과를 보고 계속 구매하기를 원한다. 고객이 치료 결과에 만족하면 테라피스트들은 자신감 있게 좀 더 쉬운 방법으로 판매하게 된다.

테라피스트들이 판매하는 것이 익숙해지면 판매기술도 늘게 되고 나아가서 판매가 치료의 한 부분이 될 수도 있다(그림 14-20).

재치있고 능숙하게 제품을 파는 세 가지 방법이 아래에 제시되어 있다.

① **자기 관찰** : 스파에서 제품을 판매할 때, 테라피스트들은 판매 과정에서 생기는 느낌과 반응에 대한 기준을 세워야 한다. 종종 고객은 말보다는 비언어적인 메시지나 바디 랭귀지를 통해 자신의 감정을 표현한다. 이럴 땐 여유롭게 행동하는 것이 중요하다.

② **가까워지기** : 판매에 있어서 중요한 부분 중에 하나이다. 일부 테라피스트들은 제품에 대한 고객의 궁금증에 대해 명백한 답을 주지 않고 다른 말만 장황하게 늘어놓는 경우가 있다. 간단히 "당신의 일상적인 홈 케어 제품이 될 수 있게 이 제품을 구매하시겠습니까?" 라고 물으면 충분하다.

③ **초연함** : 고객에게서 아무런 반응이 없을 때에는 언짢게 생각할 필요가 없다. 오히려 이런 상황에서는 테라피스트가 적극적으로 나서지 않는 것이 판매에 더 많은 도움이 된다.

협력 기술

다른 전문적인 직업과는 달리, 테라피스트들은 독립적이고 자유롭게 일할 수 있다. 그러나 스파에서 일하는 경우는 예외이다. 테라피스트들은 조직의 일부이기 때문이다. 이 점을 반드시 기억해야 한다.

안내 데스크 직원부터 경영인까지 모두가 알고 있듯이, 마사지와 치료 파트의 직원은 스파의 필수적인 사람들이다. 테라피스트가 수많은 시간 동안 비공개로 한 일과 말은 스파의 고객에게 비춰진다. 이러한 스파 시설에서의 상황을 테라피스트는 명심해야 할 것이다.

스파에서 성공적으로 일하기 위한 협력 기술은 다음과 같다.

① **지시에 따르는 능력** : 테라피스트들은 경영자에게서 받은 행동지침서 등을 따를 필요가 있다. 비록 독립적인 마인드를 가진 테라피스트들에게는 힘들겠지만, 한 팀을 함께 이루며 잘 지내기 위해서는 절대적인 것이다. 모든 팀은 지도자를 가지고 있다. 스파라고 예외일 수는 없다.

② **필요로 하는 것에 대한 예상(눈치)** : 테라피스트들은 고객이 원하는 것을 지속적으로 살펴야 한다. 물이나 차 등을 고객이 요구하기 전에 미리 가져다 준다. 이러한 방법은 고객의 만족도를 높일 수 있다.

③ **공동 전선 나타내기** : 테라피스트들은 스파의 내부 구조, 특히 경영자나 다른 직원과의 마찰 등에 대해 고객에게 얘기해서는 안 된다. 모든 단체는 갈등이 있기 마련이다. 테라피스트들은 이러한 갈등을 치료실 밖을 통해서 해소해야 한다.

④ **협력하기** : 더러운 타월을 집거나 목욕실을 청소하는 등과 같은 테라피스트들이 하지 않는 특정한 일을 하게 되면, 성실하고 긍정적인 자세를 가진 한결같고 부드러운 사람으로 보이게 된다.

스파 시설의 인력

서비스 제공자와 고객의 접촉은 아마 다른 분야보다 스파에서 가장 많을 것이다. 이런 이유로 전 세계의 스파 소유자와 경영인은 실력이 우수한 사람을 계속해서 찾고 훈련시키는 일을 매우 중요하게 여긴다. 미국에는 대략 300,000명이 스파에서 일하고 있고, 이들은 손으로 일하는 분야 중 고소득층에 속한다.

테라피스트와 피부관리사는 스파 시설의 주축을 이룬다. 매년 수많은 사람들이 테라피스트 기술을 교육하는 학교를 졸업한다. 스파는 테라피스트를 필요로 하고 마사지는 스파를 필요로 한다. 이러한 상승작용이 테라피스트를 유망직종으로 만들었다.

오늘날의 테라피스트들은 표 14-1에서 설명했던 전통적인 스파뿐만 아니라 독특한 환경에 위치한 스파에서 일자리를 찾는다. 예로, 해외 여객선의 치료실에서 일하기를 원하는 경우도 많다. 공항이나 심지어 유럽 여러 항공의 경우처럼 비행기 내부에서 스파 테라피가 행해지기도 한다. 아프리카 자연 속, 히말라야 고산지대, 오스트리아 우림 지역, 칠레의 미개척지, 타이 정글, 나파 벨리 등과 같은 환경 속에 스파가 생겼고, 수많은 지역 스파들이 있다.

우리는 이 수많은 시설 중 어떤 곳에서 일해야 할까? 테라피스트들은 처음 직장을 얻을 때 어느 곳이 괜찮은지, 경력이 중요한 부분인지, 어느 곳에 고용되기 쉬운지, 시기는 언제가 좋은지 등의 의문을 갖게 된다.

1. 현실적인 기대

스파에서 처음 경력을 쌓기 시작하는 테라피스트들은 효과적인 단계를 따르는 것이 필요하다. 먼저 가족 구성원, 학력과 경력, 개인의 목표 등이 적힌 이력서를 만드는 것이 중요하다.

이와 관련된 일의 경험이 전혀 없는 테라피스트일지라도 알맞은 철자, 완벽한 날짜, 과거 직업 경력, 학력 사항 등이 제대로 적힌 이력서를 준비함으로써 전문적인 인상을 심어 줄 수 있기 때문이다.

고용인과 면담을 하기 위해서는 추천서가 필요 없다. 하지만 면접 시에는 고용인과 친분이 있는 경영자나 소유인의 추천서가 있다면 유리하다. 자필 추천서가 가장 좋으나, 경우에 따라서 전화통화도 도움이 된다.

스파에서 일하고자 할 때에는 시기가 중요하다. 많은 스파에는 시기에 따라 성수기와 비성수기가 있다. 성수기가 시작하는 시기에는 스파에서 사람을 고용하기 시작하는데 이때 일자리를 구하기 쉽다. 이러한 시기는 지역에 따라 다양하다.

예를 들면, 스키 마을에 있는 스파는 11월이 성수기인 반면, 리조트 스파는 5월이 성수기이다. 스파의 개장 시간 또한 중요하다. 대부분 문을 여는 아침이 최적이다.

스파에서는 테라피스트가 필요할 때 잡지, 우편물, 구별 광고, 구인 포스터, 입소문 등 다양한 방법으로 모집한다. 테라피스트들은 스파 내에서 정규직 직원으로 일하는 것이 아니라 대기 상태로서 일하기 때문에 항상 준비되어 있어야 한다.

성공한 스파 테라피스트의 특징 1

미국의 12개의 스파 매니저들의 모임은 심포지엄을 개최하여 테라피스트를 지원하는 이들의 판단 기준을 정했다. 관리자들은 각각의 다양한 판단 기준을 가지고 있었으며, 모든 항목이 중요했기 때문에 이것에 대한 우선 순위를 두지는 못했다.

다음은 그 판단 기준이다(나열 순서와 중요도는 상관없음).

- 협력 기술
- 책임감
- 상냥함과 열린 마음
- 성숙도
- 좋은 대화법
- 긍정도
- 곤란한 상황 속에서의 차분함
- 정직 / 신뢰
- 지시를 따르는 능력
- 스파 일과 마사지에 대한 열정
- 건강한 삶의 방식
- 고객 서비스 지향
- 일반 상식
- 겸손
- 개발을 위한 욕망(지원자가 얼마나 많은 수업을 들었는가?)
- 이전 직업의 종사 기간 / 성과 내역
- 깔끔함 / 단정함

이렇게 고용된 후 처음에는 임시직이지만 업무를 수행하면서 책임감과 기술을 보여 주면 정직원으로 고용될 수 있다.

스파에서 성공하기 위한 방법은 테라피스트에게 요구되는 전반적인 일을 기꺼이 하는 것이다. 파트타임으로 일하더라도 이러한 마음가짐이 필요하다. 아무리 뛰어난 기술을 가지고 있더라도, 이러한 마음가짐이 없다면 테라피스트로 성공하기는 힘들다.

2. 면담

작은 시설에서는 직책을 위한 면담이 경영인이나 감독관에 의해 이루어진다. 일부에서는 마사지 직원들의 동료 면담을 통해 그 테라피스트를 평가하기도 한다.

테라피스트들은 면접관과 면담할 때, 앞장에서 설명했던 고객 서비스와 협력 기술에 대해 강조해야 한다.

스파는 스스로가 'job junkies' 라고 강조하는 사람이 승진이 빠르게 되는 것은 좋지 않은 결과를 남기기 때문에 주의한다. 그들은 과거의 일적인 면의 사고나 좋지 않은 근무태도에 대해 주시한다. 또한 그들이 재학했던 마사지 관련 학교에서의 평판에 대해서도 관심을 기울인다.

스케줄 또한 또 다른 변수로 작용한다. 오후와 주말 및 공휴일에 일을 많이 할수록 좋은 점수를 얻을 수 있는데 이 시간에 일할 수 있는 직원을 필요로 하기 때문이다.

테라피스트들은 면접 전에 일을 선택한 동기, 과거에 일했던 곳, 고객을 향한 태도, 근무 중 발생할 문제 처리 방식 등을 준비해 가는 것이 좋다. 또한 어느 분야에 일하고 싶고, 왜 이 시설을 선택했는지에 대해 대답을 준비하는 것도 좋다.

초보 실습자를 위한 정보 1

스파 일에 대해 관심이 있는 테라피스트들은 스파에 관한 여러 정보를 이용할 수 있다. 이러한 것을 통해 당신의 경력 경로에 대한 최종 결정을 하는 것은 현명한 선택이다. 스파 잡지, 스파 관련 서적, 스파 협회, 스파 박람회, 스파 웹사이트 등에서 찾을 수 있다

스파 잡지

- *American Spa* : "프로슈머(Pro-sumer – 전문가와 소비자 모두를 겨냥한 것)" 스파 시장에 대한 정보와 각 스파의 정보에 대해 제공하는 잡지 www.americanspamag.com
- *Day Spa Magazine* : 데이 스파의 이슈에 대해 다루는 잡지 www.dayspamag.com
- *PULSE* : 국제스파협회(ISPA)의 공식 잡지 experienceis-pa.com
- *Spa Finders* : 세계 각국의 스파와 스파 시장에 대해 많은 정보를 제공 www. spafinders.com
- *Spa Magazine* : 스파 시설 이용의 이점에 대해 초점을 맞춘 소비자를 위한 잡지 www.spamagazine.com
- *Spa Management Magazine* : 스파매니저, 경영자, 직원을 겨냥한 잡지 www.spamanagement.com

3. 마사지 테스트

테라피스트들이 스파에서 직업을 갖는 데 두려움을 느끼는 이유 중 하나가 마사지 테스트일 것이다. 많은 사람들에게는 이러한 상황에서 마사지를 한다는 것이 불편하겠지만 지원자들의 기술을 확인하기 위해 꼭 필요한 과정이다. 마사지 테스트는 스파의 직원 중 한 명이나 감독관 및 경영인 또는 소유인 등을 전 과정으로 치료하는 것으로 이루어진다.

테라피스트들은 이 테스트 전에 많은 사람들을 상대로 연습하면 두려움을 극복할 수 있다. 많은 스파에서 이러한 이상적인 면접 방법을 택하고 있다. 이 테스트에서 좋은 인상을 남기려면 두 가지 혹은 세 가지의 마사지를 연속적으로 사용하고, 스트레스나 이완 상태를 얼마나 잘 다루는지를 보여주어야 한다.

단순히 마사지만을 테스트하는 자리가 아니라는 것을 명심해야 한다. 면접관은 이 과정을 통해 직원의 고용 여부를 결정한다(옆의 참고 서적과 협회 사이트 등을 참고하라. "성공적인 스파 테라피스트가 되기 위한 최선의 행동"). 테라피스트로 성공하기 위해서는 전문적인 기술도 중요하겠지만, 그 밖에 개인 특성 · 인간됨 · 태도 등도 중요하다.

스파에서의 경력 높이기

스파 산업이 급속히 성장하면서 많은 경영인들이 신분 상승을 했다. 종종 이 경영인 중에는 테라피스트들도 있다. 이에 관한 정확한 통계는 나와 있지 않지만 수많은 테라피스트들이 감독관, 훈련인, 경영인, 심지어 소유인으로 활동하는 등 스파에서 높은 직위에 있다.

이러한 변화는 각기 장점과 단점을 가지고 있다. 높은 직위의 테라피스트들은 많은 보수와 이익을 얻었다. 반면에 같은 계층에 있더라도, 늘어나는 관리에 대한 책임감에 비해 낮은 보수를 받는 테라피스트들도 있다.

실제로 스파에서 관리 일을 하는 것은 마사지를 하는 것보다 장시간 근무해야 하기 때문에 수입이 낮다. 이와같이 스파에서의 전문적인 경력이 이율배반적인 경우도 있다.

초보 실습자를 위한 정보 2

스파 관련 서적

- *100 Best Spas of the World*(저자 : Bernard Burt) : 인기 스파 관련 정보
- *Day Spa Techniques*(저자 : Erica Miller/Milady) : 테라피스트를 위한 주요 치료 기술
- *Day Spa Operations*(저자 : Erica Miller(Milady)) : 데이스파의 개업과 운영에 대한 정보
- *The Spa Encyclopedia*(저자 : Hannnelore Leavy and Reinhard Bergel(Milady)) : 수많은 기술을 적용하는 방법에 관한 정보

테라피스트들은 수작업으로 일을 하며, 스파 내에서 다른 서비스인들보다 고객들과 더 광범위한 상호작용을 갖는다. 이것은 특권을 갖는 것이라고도 할 수 있는데, 그들은 다른 서비스인들보다 이동하는 기회를 더 가지며, 종종 더 많은 보수를 받는다. 스파 사업에서 다른 능력으로 종사하는 테라피스트들 자신이 항상 겪는 고질적인 증상들로부터 자신을 보호해야 한다는 것을 알 수 있다.

스파 시설에서 일하기를 신중히 고려했다면, 다음 사항을 명심하라.

① **기초 다지기** : 일부 테라피스트들은 성공에 대해 너무 조급하게 생각한다. 하지만 기초부터 완벽히 배워야 다른 사람을 감독하는 단계까지 완벽히 올라갈 수 있다. 이것은 마사지 테라피스트들에게 외부에서 일을 하다가 스파의 경영직을 맡은 사람과 비교했을 때에 큰 장점이 된다. 한 번에 계단을 오르는 사람보다 꾸준히 살핀 후 한 단계씩 올라가는 사람이 현명하다.

② **활동적으로 되기** : 높은 지위로 올라가기를 원하는 테라피스트는 다른 곳에서의 좋은 경력을 가지고 있더라도 스파의 아래 지위부터 시작할 필요가 있다. 그러면 자원봉사 활동이나 보조 경영인 및 시스템 익히기 등과 같은 활동을 통해 배울 수 있다. 또한 다른 분야를 도와주는 것도 도움이 된다.

③ **다른 사람 본받기** : 테라피스트는 경영인이나 관리인이 일을 어떤 방식으로 수행하는지를 관찰하고, 이를 본보기로 삼는다. 다른 분야의 사람(심지어 라커룸의 직원일지라도)에게서 배울 점이 있는지를 찾아본다.

테라피스트들은 스파의 교육 프로그램을 이용하면 좋다. 치료 등의 다양한 분야의 일을 배우면 도움이 된다. 이러한 것들은 스파 회의나 교육적인 기회를 통해 배울 수 있다. 또한 스파의 기구들을 최대한 많이 다룰 수 있도록 배워라. 이 또한 경력이 될 수 있다.

초보 실습자를 위한 정보 3

스파 박람회

- 어메리칸 스파 엑스포 : 메디컬 스파, 뷰티 스파, 사업 설계 아이디어를 강조하며, 매년 봄 뉴욕에서 열린다.
- 에스테틱 스파 인터내셔널 : 캐나다의 벤쿠버, 팔리팩스, 토론토 등에서 열린다
- www.spa-show.com에서 더 많은 정보를 얻을 수 있다.
- 인터내셔널 에스테틱 기구 : 필라델피아, 달라스, 마이애미, 롱 비치 등에서 열리는 뷰티에 중점을 둔 회의이다. www.dermascope.com
- 인터내셔널 코스메틱, 에스테틱 및 스파 쇼(ICESS) : 봄에는 라스베거스에서 가을에는 올랜도에서 개최되며, 여러 헤어숍, 데이스파, 리조트 스파 관련인들이 참가한다. 라스베거스의 쇼가 더 유명하다. www.magda.com
- 인터네셔널 스파 협회(ISPA) Annual Convertion : 가을에 달라스와 라스베가스에서 번갈아 가면서 열리고, 세계 각국에서 지도자들이 모인다. 가장 큰 쇼이다. www.experienceispa.com
- 스파 & 리조트 엑스포 & Vonference/메디컬 스파 엑스포 & 컨퍼런스 : 마이애미, 뉴욕, 로스앤젤레스 중 한 곳에서 열리며, 많은 이들이 참가한다. www.spaandresortexpo.com

초보 실습자를 위한 정보 4

웹사이트

- www.royalteatment.com : Steve Capellini가 운영(스파 트레이너이자 작가)
- www.spafinders.com : 스파 여행, 새로운 정보, 스파 시장 뉴스, 교육 자료 등
- www.spagoer.com : 스파 시장, 이름, 장소, 직업, 가십 등을 제공, 100 Best Spas of the World의 저자가 운영
- www.spamailinglist.com : 스파와 관련된 광범위한 정보, 전문적 지식 제공
- www.spas.about.com : 소비자와 전문가 모두를 겨냥한 스파 시장 정보
- www.pwsuccesssystems.com : 스파 사업으로 성공한 경영자와 소유인에 관한 내용, 스파 사업을 원하는 이들에게 고용, 보수, 예산, 통계, 고객 서비스 등의 정보 제공

스파 개업하기

스파 테라피스트들의 궁극적인 목표는 그들 소유의 스파를 여는 것이다. 많은 테라피스트들이 이 목표를 실현했고, 일부는 다른 사람들보다 성공한 경우도 있다.

개업하기 위해서 무엇보다 명심해야 할 사항은 스파도 하나의 사업이라는 점이다. 많은 스파들이 테라피스트, 피부관리사, 의사 외 다른 전문직 사람들의 개인적인 사업의 형태로 운영되고 있다. 스파는 반드시 냉철한 사업적 안목으로 이루어져야 한다.

테라피스트들은 스스로의 문제와 약점에 대해 잘 알고 있다. 스파를 운영하는 많은 테라피스트들 중 대부분은 경영과 회계에 대해 잘 알지 못하기 때문에 이를 대신해 줄 다른 사람을 고용하게 된다. 또한 보다 나은 운영을 위해 책, 세미나, 학교 프로그램을 통해 경영에 대해 공부해야 한다.

이러한 것들을 고려해 본 뒤에 개업을 하고자 한다면 다음과 같은 과정을 따르는 것이 좋다.

① **천천히 시작하라** : 테라피스트들 중 대부분은 개업에 관한 일을 빠르게 추진하는 경우가 많다. 비슷한 분야의 경쟁자를 의식하고, 기회가 사라져 버릴 거라는 생각 때문에 일을 빨리 추진하기를 원한다. 하지만, 그러한 열정이 지나칠 때가 있다. 신중히 생각하고, 각 계획들을 보완하여야 통찰력에 대한 부족으로 오는 실패를 막을 수 있다.

② **제한 범위를 측정하라** : 테라피스트들은 자신의 능력 안에서 일을 추진할 필요가 있다. 자본 부족은 사업을 실패로 이끄는 수많은 이유 중 하나이다. 사업을 시작한 이후에도 어느 정도의 자본을 모아 놓아야 고객이 확보되고 수입이 증가할 때까지 사업을 유지할 수 있다. 자본 여유에 따라 방 하나의 작은 시설에서 시작하여 상황에 따라 보충해 나가는 것이 최선이다.

③ **동업 맺기** : 일반적으로 원룸 형식의 소규모 스파를 운영하기 위해서는 한 사람 이상의 기술과 체력을 필요로 한다. 다른 이에게 책임감과 이익의 분배를 요청하는 것에 대해 부끄러워해서는 안 된다.

④ **꾸준히 배우기** : 스파를 운영한다는 것은 부기 · 경영 · 판매 · 관리 유지 · 인맥 관리 · 기구 관리 · 고객 관리 등의 전문적인 지식을 필요로 하는 것은 물론이고, 나아가 스파를 고객의 삶을 개선시키는 장소로 만드는 것도 중요하다.

위 사항들을 명심하고 성공적인 경영을 위해 필요한 것들을 차츰 알아 가야 한다. 많은 테라피스트들이 이러한 방식을 사용하고 있고, 앞으로도 많은 테라피스트들이 이 방식을 사용할 것이다.

공공기관들이 스파시설 접수를 개방하고 있으며, 이는 대중에서 마사지 치료와 치료적 스파 제품의 효능을 알릴 수 있는 좋은 기회가 된다.

결 론

다음은 2004 ISPA의 스파 산업 현황에 관한 입장이다.

스파 시장의 급격한 성장은 모든 분야에 걸쳐서 경쟁 구도를 만들었다. 스파시장에서의 문제점은 인재의 양적인 측면에서 질적인 측면으로 변화했다. 1:1서비스 분야이기 때문에 직원 한 명의 이미지가 시장의 이미지가 된다. 시장의 긍정적인 이미지 구성을 위해 스파 시장의 인력을 훈련시키고 개발하는 것은 중대한 문제이다.

이것은 테라피스트가 급속히 발전하는 스파 시장에서 그들의 역할을 해내기 위해서 잘 훈련되고, 고도의 자격을 갖추는 것이 얼마나 중요한지를 의미한다. 테라피스트는 스파 시장에 있어서 사업 성공뿐만 아니라 나아가 산업 전체의 성장을 고려했을 때 필수 자원임에 틀림없다. 테라피스트들은 교육 · 성실 · 다른 분야와의 동맹 관계를 통해 스파에서의 성공 기회를 얻을 수 있다.

복습과 토론을 위한 질문

1. 스파의 기원은 무엇인가?
2. 로마 · 터키 · 일본에서 발전된 초기 스파 혹은 베스의 이름은 무엇이었는가?
3. 스파의 주된 종류는 무엇인가?

4. 테라피스트가 마사지를 하기 위해 사용하는 스파 기구는 무엇인가?
5. 스파 시설에서 마사지를 할 때 명심해야 할 사항은 무엇인가?
6. 스파 시설에서 고품질의 치료적 마사지를 지속적으로 하기 위해서 요구되는 것은 무엇이며, 이러한 것들을 극복하기 위해 필요한 세 가지 측면은 무엇인가?
7. 법에 의해, 스파시설에서 바디 랩과 각질 제거는 오직 테라피스트들에 의해서만 행해질 수 있는가?
8. 스파 셀룰라이트(Cellulite) 치료란 무엇인가?
9. 스파 파라팡고(Parafango) 치료란 무엇인가?
10. 스파 시장에서 아로마테라피(Aromatherapy)는 무엇을 의미하는가?
11. 아로마테라피 마시지에서 주로 사용되는 캐리어 오일(Carrier Oil)에는 어떤 것이 있는가?
12. 스웨덴 마사지와 아로마테라피 마사지의 차이점은 무엇인가?
13. 스파에서 사용되는 바디 랩의 목적은 무엇인가?
14. 각질 제거의 주된 효능은 무엇인가?
15. 각질 제거에서 사용되는 주된 방법은 무엇인가?
16. 스파 회사에서 테라피스트에게 요구하는 규정 · 참고사항 · 주의사항 등에는 어떠한 것이 있는가?
17. 스파 시설에서 일하는 테라피스트들에게 적용되는 전문 경력 괸라에 대해 정의하라.
18. 비쉬 샤워(Vichy Shower)의 정의와 사용 목적은 무엇인가?
19. 습식 테이블이란 무엇인가?
20. 스파에서 행해지는 고객 서비스에 대해 정의하라.
21. 스파 제품 판매가 중요한 이유는 무엇인가?
22. 스파에서 성공하기 위한 중요 협력 기술에는 무엇이 있는가?
23. 테라피스트는 스파 면담을 위해 무엇을 준비해야 하는가?
24. 테라피스트는 스파를 개업하기 위해 무엇을 고려해야 하는가?

Theory & Practice of THERAPEUTIC MASSAGE

부록 appendix

마사지 치료사들을 위한

기초 약리학

- 약리학이란 무엇인가?
- 약물이란 무엇인가?
- 약물의 명칭과 분류는 어떻게 이루어지는가?
- 약에 대해 찾아보려면 어떻게 해야 할까?
- 공통적인 약물 분류는 무엇인가?
- 피부약
- 근골격계와 항 염증제
- 위장약
- 호흡기계 약물과 항 히스타민제
- 심혈관계 약물
- 비뇨기계 약
- 항종양성 약물
- 생식계 약물
- Anit-Infective 약 (항생제)
- 진통제 / 진정제 / 수면제
- 보조적인 진통제
- 항 정신제, 알코올, 그리고 약물 남용
- 알츠하이머병 치료약물
- 항 경련약물, 항 파킨슨 약물, 그리고 알츠하이머를 치료하기 위한 약물
- 약초(Herbs)와 보충제(Supplements)

Basic Pharmacology for Massage Therapists

마사지 치료사들을 위한 **기초 약리학**

부록
Appendix

by Faye N. Schenkman

마사지 치료사들은 처방약, 비타민, 미네랄, 기능식품, 약초 등을 복용하는 환자들을 자주 본다. 때때로 환자들에게 질병의 진행결과가 아닌 약물의 부작용 또는 다른 처방약들 사이에서의 상관성이나 보충제의 영향에 대한 불만이 있을 수 있다. 이는 치료진행에 큰 영향을 준다.

예를 들면, 만약 환자가 다리 근육에 통증을 호소하며 치료를 요구할 때, 마사지 치료사들은 환자의 약복용에 따른 원인을 인식하지 못한다. 환자가 약을 복용하는 기간이 길어짐에 따라 증상이 좋아지지 않기 때문에, 마사지 치료 효과가 적은 경우도 있다.

반면에 마사지 치료사가 몸 전체를 마사지 함으로써 인체 생리학적 효과로 인해, 약물의 순환과 흡수를 도와서 특정 약물의 효과가 더 강화될 수도 있다. 예를 들어 항고혈압제를 복용하는 환자의 경우, 마사지 치료는 약의 순환과 완화를 도와서 약물의 효과를 더 강화시킬 수 있다. 이는 대중요법의 협력자로서의 마사지 치료사가 할 수 있는 행동과 약을 복용하는 환자들을 도울 수 있는 방법이나 어떤 경우에는 약물 치료를 줄여 나갈 수 있는 방법이 될 수도 있다.

물론 약물의 변화에 대한 것은 마사지 치료사의 영역이 아니기 때문에, 담당 내과의사의 감독하에 이루어져야 한다. 그러나 마사지가 다른 부분에서 실행되어야 하는 것은 분명하다. 이러한 경우, 마사지 치료사들의 기술은 매우 중요하다.

신체적 수준보다 더 효과적인 치료를 잘 하는 동양지압요법의 마사지 치료사들은 자신의 환자들이 복용하는 약물의 부작용을 최소화하거나 어떤 경우에는 환자의 에너지 시스템의 균형에 따라 복용량을 줄여 나가는 것을 도울 수 있다는 사실을 확인하였다. 한 책임감 있는 마사지 치료사는 그의 환자에게 복용약 · 보충제 · 복용하는 약초 등이 무엇인지를 물어 본다. 그리고 그것들에 대한 정보를 찾아본다.

마사지 치료사는 환자들의 불만이 약물과 연관 있는지, 또 환자가 담당 내과의사나 다른 건강관리 전문가들과 상담을 필요로 하는지 등에 대해 확인해야 한다. 또한 환자의 몸에 멍이 들었는지 등과 같은 환자의 상태에 대한 인식을 해야만 한다. 이는 약물에 의해서나 환자를 평가하거나 치료 시에 일어날 수 있다.

비록 약물이나 보충제를 처방하는 것이 치료의 범위는 아니지만, 마사지 치료사들이 환자의 상태를 전반적으로 이해하는 데 있어서는 필수적이다.

이를 통해 환자를 더 잘 치료할 수 있고 환자가 최상의 건강상태를 회복할 수 있도록 도울 수 있다. 동양지압요법에서는 많은 치료의 양식과 방법을 가지고 있으며, 대체로 인체의 기본적인 에너지 시스템 기반을 두고 있다.

그러나 평가와 치료에서 다양한 변수가 있을 수 있다. 각각의 마사지 치료사들은 기술을 연마해야 하며, 신체적 · 정서적 · 정신적 · 에너지 등을 고려하여 환자를 종합적으로 인식해야 한다. 또한 마사지 치료사들은 그들 환자의 피부 · 근육구조 · 자세 등에 대해 주의깊게 관찰해야 하며, 적절하게 질문을 해야 한다. 마사지 치료사들이 올바른 목적으로 치료를 하고 시의적절하게 환자를 평가하면 대부분 좋은 치료결과를 얻을 수 있다.

약리학이란 무엇인가?

약리학이란 물질이 생체에 미치는 영향, 즉 물질의 화학적 구조와 성질이나 물질이 인체에 어떻게 작용하는지 또는 인체가 물질에 어떻게 반응하는지 등에 대한 연구를 하는 과학이다. 약리학(Pharmacology)이란 말의 어원은 그리스어로 'pharmakon'에서 유래되었으며, 이를 번역하면 '약물(drug)'이 된다. 또한 그 작용기전도 포함한다. 즉, 약리학은 인간과 동물의 질병 치료와 연관된 모든 분야에서 일하는 사람들에게 필수적인 학문이다.

약물이란 무엇인가?

먼 옛날부터 사람들은 질병을 다스리기 위해 식물 · 광물 · 동물 · 곤충, 그 밖에 자연에서 많은 물질들을 발견해 사용하였다. 현대에는 생의학의 발전으로 인하여 약물을 대부분의 질병 치료에 사용하고 있다. WHO에 따르면, 아직도 세계인구의 80%가 약초와 다른 자연물질을 사용하여 질병을 예방하는 민간요법을 이용하고 있으며, 약품 생산자들은 질병 치료와 예방 및 완화와 관련된 약물이 고도로 발전했다고 주장한다. 이러한 약물의 원성분 역시 자연물질과 크게 다르지 않다. 제약산업의 경쟁에 의해 인위적인 합성물질의 개발에 초점이 맞추어졌다.

표 1 환자가 복용하는 약물 목록 예시 (Sample platient in take form)

복용하고 있는 약, 비타민제, 미네랄제, 보충제, 약용식물			
이름	복용하는 양 (하루분)	복용이유	복용기간

'약물' 이라는 단어를 광의적 면에서 살펴보면, 의사의 처방없이도 팔 수 있는 니코틴, 알코올, 카페인과 같은 물질과 불법 약물인 코카인, 헤로인, 대마초, 미용 관련 물질 또는 음식에 첨가되거나 신체에 영향을 줄 수 있는 모든 것을 포함한다.

약물과 같은 화학물질의 발전은 칼의 양날과도 같다. 신체의 필요한 부분에 작용하기도 하지만, 짧은 시간 동안 증상을 완화하는 긍정적인 역할을 하기도 하고 부정적 증상을 보이기도 한다. 하나 이상의 약을 복용했을 때, 각 약물의 반응은 많은 약물의 결합으로 다양한 가능성을 갖게 된다. 한 가지의 약물일지라도 서로 다른 효과로 인해 그 효과가 증가하거나 감소하거나 취소되기도 하는 것이다.

모든 약물들은 신체에 미칠 효과나 작용하는 세포 등과 같은 공통적인 특징을 가진다. 몇몇 약들은 몸 전체에 작용하며, 또 어떤 약물들은 신체의 일부나 국소적인 부분에만 작용하기도 한다.

약물을 사용할 때 고려해야 할 사항 중의 하나로 연령을 꼽을 수 있다. 예를 들어, 노인들은 대사작용과 배설능력이 부족하다. 따라서 대부분의 약물들은 지속적인 복용 시에 배설작용을 방해하거나 유독물질을 몸에 축척시켜 생명에 위협이 될 수 있다. 이러한 물질은 신장을 통해 걸러지는데, 배설기능이 저하된 노인들이 특히 주의해야 하는 부분이다.

약품 조제 시에 주의해야 하는 또 다른 예는 아동 군이다. 아동들은 성인과는 약의 반응이 틀리다. 아동은 약의 양이 적어야 하며, 더 많은 모니터링이 필요하다. 많은 약들이 소아에게는 적절하지 못하거나 반응을 예측할 수 없는 경우가 있다.

체중 역시 약을 처방하는 중요한 요소가 된다. 체중이 무거운 사람들은 가벼운 사람에 비해 더 많은 양을 필요로 한다.

그러므로 약을 조제할 때에는 체중에 따라 규정된 기준을 사용해야 하지만, 체중을 고려하지 않고 개인의 특성과 민감성에 따라 처방되기도 한다.

성별 및 질병의 서로 다른 양상이나 상태에 따라서도 약물의 종류와 조제방법이 달라진다. 이것은 사람에 따라 호르몬의 정도와 신진대사율이 다르기 때문이다. 또한 여성이 임신을 했거나 수유 중일 경우에는 약물 사용을 금한다.

약물의 명칭과 분류는 어떻게 이루어지는가?

약물의 명칭과 분류를 어떻게 해야 하는가에 대해 정해진 방법은 없다. 약학계의 국제적 기준은 없으나 같은 종류의 약에 다양한 이름을 붙이거나, 판매되는 제조사나 만들어진 지역의 의해 명칭이 지어지는 경우가 있다.

약물은 공통적으로 통상적인 명칭이 있다. 이것은 접두사 또는 접미사로 사용되어 약을 분류하거나 사용 기능을 알려 주는 역할을 한다. 제약회사에서 시장에 새로운 약물을 내놓을 경우, 통상적인 명칭을 부여하게 된다.

식품의약국(Food and Drug Administration)에서 약물에 대한 승인을 받으면 제약회사는 재미있고 사람들에게 쉽게 기억될 수 있는 상업적 이름을 붙이게 된다. 통상적 명칭의 경우에는 소문자로 표기하며, 첫 스펠링에도 대문자를 사용하지 않는다.

상업적 명칭은 약물의 작용에 대한 효과를 반영하는 것뿐만 아니라, 인식과 기억이 용이하도록 이름을 붙이는데 브랜드명은 저작권에 의해 보호된다. 처음 스펠링은 대문자로 시작하며, 끝에는 트레이드 마크가 붙게 된다.

그러나 특허가 만기되는 17년 후에는 약을 개발한 제약회사에서 독자성을 잃게 됨으로써 다른 기업에서도 같은 상업적 명칭으로의 판매가 가능하게 된다. 그러므로 현재 다양한 기업에서 같은 명칭 또는 다른 명칭으로 약물을 판매하고 있는 것이다. 하지만 그것들의 통상적 명칭은 모두 같다.

약품의 화학적 명칭은 혼합물의 분자구조에 기초해서 지어진다. 이것들은 대부분 길고 어려운 이름이 많으며, 마사지 치료사에게는 영향력이 적다.

약물의 공식적 이름은 미국 정부에서 제공하는 USP(United States Pharmacopeia)/NF (National Formulary)에 잘 나타나 있는데, 여기서는 대부분이 통상적인 이름으로 제시되어 있다.

다음은 약물의 서로 다른 이름에 대한 예이다.

상업적 명칭	Darvon
제약회사	Eli Lilly
통상적 명칭	propoxyphene hydrochloride
화학적 명칭	alpha-4 dimethylamino-3-methyl-1-2, 2-diphenyl-2 butanol, propoxyphene hydrochloride

이렇게 약물의 명칭은 화학성분보다 약의 마케팅이나 신체에 미치는 영향에 기초한다. 그러므로 마사지 치료사들은 같은 약물이지만 이름이 다른 약에 대해 잘 알고 있어야 한다.

얼굴조직에 작용하는 Kleenex, Scott's, Puffs와 항 과립포단백 약품인 atorvastatin, fluvastatin sodum, lovastatin, pravastatin sodium, simvastatin은 그들의 상업적 이름인 Lipitor, Lescol, Altocor, Zocor로 각각 더 잘 알려져 있다. 이 약어집에는 약물의 명칭을 통상적으로 사용하는 명칭으로 제시하였다. 공적인 이름 사용으로 아마추어와 마사지 치료사가 사용하는 데 있어 효과적으로 하기 위함이다.

약물은 매우 다양한 방법으로 분류할 수 있다. 하지만 이것이 유일한 방법이 아니다. 예를 들어 아스피린은 진통제, 해열제, 염증 완화에 사용된다. 그러므로 아스피린은 3가지 분류에 속한다고 볼 수 있다.

게다가 약물 분류에는 서로 다른 규칙이 있다. 이것에 대한 기준이 없어서 혼란스러울 수 있지만, 일반적으로 약물은 그들의 치료법, 작용기전, 작용하는 분자의 레벨 · 기원 · 종류 · 통상적 명칭 등에 따라 분류된다.

약에 대해 찾아보려면 어떻게 해야 할까?

마사지 치료사들의 의미 있는 가이드는 의사용 탁상 편람(Physicians Desk Reference ; PDR), 간호사들의 약물 핸드북을 통해 찾아볼 수 있다. 이 책은 약물에 대한 전공분야를 알기 쉽게 구성해 놓은 책이다.

여기서 마사지 치료사들은 약물의 다양한 종류와 읽는 방법, 통상적 명칭과 상업적 명칭, 분류, 치료적 적용, 부작용, 다른 약과의 상호적 영향에 대해 알 수 있다. 또한 PDR도 가치있는 도구가 될 수 있으나, 이것은 초보자가 사용하기에는 어려운 점이 있다.

공통적인 약물 분류는 무엇인가?

약의 공통된 분류는 약물의 작용과 부작용으로 다음과 같이 이루어지며, 이는 마사지 치료사에게 적합한 내용이라고는 할 수는 없다. 이 목록들은 약물의 완전한 내용보다는 일반적인 요약에 더 가깝다. 마사지 치료사들은 마사지에 필요한 것과 조심해야 하는 것, 그리고 피해야 할 것들을 결정할 때에는 책과 인터넷을 이용하여 약에 대한 더 많은 정보들을 사용해야 한다.

피부약

피부는 마사지 치료사들이 특히 관심을 갖어야 할 영역으로 마사지의 금기사항에 대해 인식하고, 다른 사람의 피부와 접촉할 때 주의를 기울여야 한다.

마사지 치료사와의 연관성

곰팡이, 박테리아, 바이러스는 외상에 쉽게 옮을 수 있다. 보편적인 예방책은 약물을 복용할 때, 염증이 있는 피부 및 과민성 피부에 대해서는 어떠한 마사지 기술도 사용해서는 안 된다고 충고한다. 또한 보편적인 예방책은 건강관리 전문가들의 감염방지에 대한 지침서를 마련하고 있으며, 체액이나 혈액을 통해 감염이 확산되는 것을 방지한다. 보편적인 예방책은 AIDS나 B형 간염과 같은 혈인성 병원균의 감염을 막기 위해 항상 주의해야 한다.

피부 문제를 위한 치료를 할 때 국소적으로, 그러나 구조적 상태에 따라 구강의 치료를 필요로 할 때가 있다. 이런 상황에서 환자가 자가 치료할 경우에는 주의사항 및 약에 대해 사전에 충분히 숙지하고 있어야 한다. 만약 처방전 없이 구입 가능한 약물은 FDA(Food and Drug Administration)에서 안전에 대해 충분히 확인하고 승인해야 한다. 또한 환자에게 문제가 있을 경우에는 약사에게 상의하고, 약물 치료 전에 주의 사항에 대해 완벽하게 숙지해야 한다.

피부약의 분류

① 가려움 완화제(Antipruritics)

이 약물은 알레르기 반응으로 인한 발진이나 재채기를 완화시킨다. 이것은 코르티코스테로이드나 항 히스타민과 같은 국부적인 마취제와 가루약, 혹은 항 염증제를 포함하고 있다.

부작용 : 피부 과민, 발진, 찌릿하고 타는 듯한 느낌, 알레르기 반응, 만약 항 히스타민제가 포함되면 진정 반응

금기사항 및 주의사항 : 상처를 개방하거나 코르티코스테로이드 사용을 연장하여서는 안 된다.

예 : 베나드릴(Benadryl), 솔라카인(Solarcaine), 코르타이드(Cortaid)

② 코르티코 스테로이드(Corticosteroids)

이 약물은 알레르기 반응과 염증 반응에 국소적으로 사용되며, 마른 버짐과 피부염에도 국소적으로 사용된다.

부작용 : 상처와 감염으로 인한 피부 약화, 혈관의 약화, 과민증, 궤양, 치유 지연, 타박상, 수분 이상, 부종

금기사항 및 주의사항 : 박테리아, 곰팡이, 바이러스 감염 ; 외상 ; 면역저하 환자 ; 어린이, 임산부, 또는 가임 가능 여성 ; 여드름

예 : 코르타이드(Cortaid), 발리존(Valisone), 아리스토코트(Aristocort)

③ 피부 연화제와 피부 진통제(Emollients and Demulcents)

이것은 피부를 부드럽고 연하게 하는 데 사용된다.

부작용 : 알레르기 반응은 잠재적으로 존재하더라도 부작용은 없다.

금기사항 및 주의사항 : 알려진 성분에 대한 알레르기

예 : 데시틴(Desitin), A/D 도포제, 연고

④ 각질 제거제(Keratolytics)

이 약물은 비듬이나 마른 버짐과 같은 비정상적인 것을 벗겨내는 데 사용된다. 또한 여드름, 굳은 살, 티눈 등을 벗겨내는 데도 사용된다. 많은 각질 제거제는 살리실기 산을 함유한다.

부작용 : 피부 과민증, 통증, 광선과민증, 과도한 알레르기 반응

금기사항 및 주의사항 : 열린 상처 · 아동 · 임산부 · 가염 가능 여성 각질제거제는 지속적으로 사용해서는 안 된다.

예 : 테그린(Tegrin), 뉴트로지나(Neutrogena), 글리어라식(Clearasil)

⑤ 살개선제와 이산충제(Scabicides and Pediculicides)

옴을 치료하는 데는 살개선제(Scabicides)가 사용되고 이를 잡는 데는 이산충제(Pediculicides)가 사용된다. 머리나 몸의 기생충 감염에 사용할 수 있다. 기생충 감염의 이름은 발생 위치에서 유래되었다. 기생충은 직접적인 접촉뿐만 아니라 옷을 통해서도 쉽게 옮겨질 수 있다.

부작용 : 과민증, 발진

금기사항 및 주의사항 : 열린 상처, 진물이 나오는 피부 ; 린텐(Lindane, 살충제의 일종) 사용하면 위험, 절대적으로 신체에만 사용, 임산부 · 수유기 여성 · 아동 · 노인의 사용을 피해야 함.

예 : 린텐(Lindane), 액티신(Acticin), 닉스(Nix)

⑥ 항 진균제(Antifungals)

칸디나증(질 · 장 · 조직) 구강, 백선, 운동 선수의 발 치료에 사용하는 약물이다.

부작용 : 피부과민, 가려움, 통증

금기사항 및 주의사항 : 구강에 적용할 때는 심각한 부작용을 일으킬 수 있으므로 약사의 감독하에 적용한다.

예 : 라미슬(Lamisl), 로트리민(Lotrimin), 마이코스타틴(Mycostatin), Monistat, Gyne-Lotrimin, 타이나신(Tinacin)

⑦ 항 바이러스약(Antivirals)

단순포진(입가의 발진 · 음부포진) 대상포진, 수두 대상포진(수두)에 국소적이거나 구강 치료에 사용되는 약물이다.

부작용 : 피부 과민증

금기사항 및 주의사항 : 과민화된 부분 ; 코 · 눈 · 입에 크림을 바름, 단순 포진 바이러스의 재발 방지

예 : 조우바이락스(Zovirax, 초기 발병에만 효과 있음)

⑧ 항 감염약(Anti-infectives)

이 약은 피부에서 박테리아가 성장하는 것을 억제하기 위해 살균제를 포함한다. 현재 항 감염제로 2가지가 널리 사용되는데 히버클렌스[Hibiclens(chlorhexidene)]와 베타딘[Betadine (povidone-iodine)]이 그것이다.

Cholorhecidene의 부작용 : 피부 과민, 알레르기 반응, 광선 과민증
Providone-Iodine의 부작용 : 피부과민, 알레르기 반응, 일시적인 피부색의 변화
금기사항 및 주의사항 : 열린 상처, 눈, 귀, 임산부, 수유기 여성. 사용 후에는 꼭 손을 씻어야 한다.
예 : 히버클렌스(Hibiclens), 버마딘(Beradine)

⑨ 항 박테리아 약(Antibacterials)

국소 항 박테리아 약품 3가지는 처방전 없이도 구입이 가능하다. 사용에 주의를 기울여야 하며, 심각한 부작용이 있기 때문에 마사지 치료사는 약품에 대한 더 많은 정보를 숙지해야 한다.

부작용 : 염증, 가려움, 발진, 중복 감염, 소양증
금기사항 및 주의사항 : 알려진 알레르기 반응과 눈 주변 사용 시에 주의해야 한다. 또한 피부병 또는 국소적 흡수 가능성에 주의한다.

근골격계와 항 염증제

일반적으로 이 문제를 치료하기 위해 이용되는 약은 3가지로 분류한다. 근이완제, 비스테로이드성 항 염증제(NSAIDs), 코르티코스테로이드제이다. 이 중 많은 약품은 처방전 없이도 구입이 가능하다. 그러므로 자기 치료 시에 특히 주의를 요한다. 처방전 없이 약을 남용한 사례에 대해 알려 줌으로써 부작용을 줄일 수 있다.

마사지 치료사의 타당성

근골격계 상태로 마사지 치료사들이 가장 보편적으로 관찰하는 부분이다. 목과 허리의 통증을 호소하기도 하고, 빈번한 경련 · 통증 · 염증을 위해 쉽게 약물을 사용하기도 한다. 마사지는 환자의 이러한 문제를 경감시키는 데 많은 도움을 줄 수 있으나 염증이나 통증을 증가시킬 수 있는 어떠한 기술도 사용해서는 안 된다.

염증이나 통증을 가진 환자에게 압박 기술의 마사지를 적용하는 것은 매우 위험하다. 마사지는 환자가 필요로 하는 약물의 양을 줄이는 데 매우 효과적이다. 마사지 치료사는 많은 처방전에서 심각한 부작용에 대해 언급하며, 환자의 증상과 호소에 대해 재확인이 필요하다.

근골격계 약물의 분류

이 약물은 통증 · 근 경련 · 근 수축 · 관절가동범위의 제한이 있을 때에 사용한다. 일반적으로 급성기 요통 및 목의 문제가 있을 때는 근 이완제를 비롯하여 침상 휴식, 물리치료, 마사지 치료, 진통제를 함께 처방한다.

근 이완제는 통증이 완화될 때까지 단기간 사용해야 하며, 마사지 운동과 같은 부가적인 치료는 근육을 강화하고 이완하는 데 사용된다.

부작용 : 어지러움, 나른함, 떨림, 두통, 구역질, 구토, 설사, 변비, 요로 문제, 간독성, 호흡곤란, 착란

금기사항 및 주의사항 : 근 위축, 근 무력증, 임산부나, 가임여성, 12세 이하의 아동. 이 약물은 알코올, 진통제, 정신과 약물, 항 히스타민제의 효과를 증가시킨다

예 : 쏘아(Soma), 플렉서릴(Flexeril), 발륨(Valium), 랍신(Robaxin)

① 비스테로이드계 항 염증성 약물

(Nonsteroidal Anti-inflammatory Drugs ; NSAIDs)

이 약물은 관절염, 활액낭염 · 통풍 · 근육 당김 · 염좌 · 척추염의 치료에 사용된다. 증상으로는 염증, 통증, 종창, 열, 관절가동범위의 제한이 나타난다. 종종 치료의 효과를 지속하기 위해 스테로이드 약물을 대신해서 장기간 사용하기도 한다.

비스테로이드계 항 염증성 약물은 프로스타글라딘(prostaglandin)의 가수분해를 억제하고, 류마티즘 · 감기 · 염좌 등과 관계된 염증이나 통증에 화학적으로 작용한다. 특히 노인들은 이 약의 설사와 복통과 같은 부작용에 민감하므로, 만약 부작용이 나타난다면 즉시 약사에게 문의해야 한다.

NSAIDs의 새로운 형태인 COX-s 억제제는 위장의 부작용의 위험을 줄여 준다. 그러나 최근 연구에서 이것은 뇌졸중의 위험을 증가시킨다는 보고가 있었으며, 그로 인해 이 약은 FDA와 제조사에 의해 회수되었다.

부작용 : 사전 증상없이 위장 출혈과 궤양 ; 상복부 통증, 구역질, 고열, 위식도 역류, 변비, 귀울림, 두통, 어지러움, 시야착란, 과민반응, 기관지 경련, 간독소

금기사항 및 주의사항 : 천식, 심혈관 질환, 신장 질환, 간질환, 대장궤양 및 염증의 병력, 혈전증, 갑상선 질환, 위식도 역류, 노인, 임산부, 어린이, 바이러스 감염자

예 : 볼타렌(Voltaren), 모트린(Motrin), 에드빌(Advil), 뉴프린(Nuprin), 엘러브(Aleve), 렐라펜(Relafen)

② 통풍치료제(Gout Agents)

콜히친은 통풍 치료에 사용되는 약이다. 통풍은 관절에 요산염이 증가하여 발생하고, 큰 발가락 · 발목 · 무릎 · 팔꿈치에서 호발한다.

부작용 : 발진, 위장 문제, 설사, 혈액 장애

금기사항 및 주의사항 : 혈액 장애 ; 심각한 위장 장애 ; 간, 심장, 신장 장애 ; 수유기 여성, 아동, 노인

예 : 콜히친(Colchicine)

③ 코르티고 스테로이드제(Adrenal Corticosteroids)

코르티고 스테로이드는 신장 옆에 위치한 부신에서 분비된다. 코르티코 스테로이드의 기능은 감염이나 외상과 같이 신체의 반응을 억제하는 면역계의 반응과 관계한다. 코르티코 스테로이드는 염증을 저하시키고, 종창을 감소시키며, 급성기 상태를 완화시킨다.

이들의 주요 2가지 기능은 부신이나 뇌하수체에서 분비되는 항염증 반응 및 면역 반응에 대해 대체 치료의 역할을 하는 것이다. 코르티코 스테로이드는 질병의 치료를 의미하는 것이 아니라, 다른 약물과 결합해서 사용된다.

이것은 급성 천식, 급성 대장염, 암의 치료에 사용되며, 잠재적으로 심각한 부작용이 있으므로 가능하다면 짧은 시간에 국소적으로 사용해야 한다.

부작용 : 메스꺼움, 구토, 설사, 변비, 위 궤양, 위출혈, 두통, 현기증, 불면증, 정신병, 불안, 통증, 피부가 얇아지고 찢어짐, 전해질 불균형, 부족, 고혈압, 선천적 심장 질환, 감염에 잘 노출되는 사람, 상처 치유가 지연되는 사람, 부신피질 부족

금기사항 및 주의사항 : 장기간 사용, 바이러스 및 박테리아 감염, 곰팡이 감염, 고혈압, 선천적 심장질환, 정신명, 감정 장애, 당뇨병, 어린이, 임산부, 가임기 여성, 경기 병력, 면역 저하 병력, 갑상선 호르몬 부족, 간경변

예 : 코티손(Cortisone), 프리드니손(Prednisone), 델타손(Deltasone), 프로리네프(Florinef), 데크드론(Decdron), 메드롤(Medrol), 아리스토크트(Aristocort)

위장약(Gastrointestinal Medications)

위장약은 신체의 작용에 따라 8가지로 분류할 수 있다. 가장 흔한 문제는 위장관 문제 혼란이며, 위장관 부작용은 모든 약물의 일반적인 부작용이다. 그러므로

만약에 환자의 혈당지수(GI)가 문제된다면, 환자에게 처방되는 약을 우선적으로 검토해야 한다.

마사지 치료사의 타당성

많은 위장 장애는 스트레스 반응으로 인한 것이다. 마사지는 변비와 설사 치료에 도움을 주고 긴장을 완화시키는 장점이 있다. 규칙적인 마사지 치료의 긍정적인 효과 중 하나는, 환자를 이완되게 도와줌으로써 약물의 사용량을 줄일 수 있도록 해 준다는 점이다.

위장약의 분류

① 제산제(Antacids)

제산제는 위산을 중화하고 소화 불량과 가슴앓이 및 위산과다를 치료하기 위하여 이용되는 가장 보편화된 약물이다. 이것은 위궤양 및 십이지장 궤양에도 효과적이다. 그 때문에 이 약은 다른 약물과 거의 전부 상호 작용하고 다른 약의 효과에 대해 영향을 미치므로, 다른 약과 2시간의 간격을 두고 복용한다.

부작용 : 변비, 설사, 전해질 불균형, 요로 결석, 골다공증 또는 위장 팽배감
금기사항 및 주의사항 : 신장 질환, 간경변, 전해질 불균형, 선천성 심장 질환
예 : 텀스(Tums), 말록스(Maalox), 젤루실(Gelusil), 미란타(Mylanta), 알포젤(Amphojel)

② 궤양과 위식도 역류(GERD)를 치료하기 위한 약물

이 약물 중 몇몇은 히스타민과 같은 수용 길항제가 작용함으로써 위산분비를 감소시킨다. 이 약들은 십이지장과 위궤양을 치료하고 위식도 역류를 짧은 기간 경감시킨다.

부작용 : 설사, 어지러움증, 발진, 두통
금기사항 및 주의사항 : 신장질환, 간질환, 어린이, 임산부나 수유부
예 : 타가메트(Tagamet), 잔탁(Zantac), 펩시드(Pepcid), 에시드(Axid) (후자의 두 개는 역반응이 있는 노인에게 더 내성이 있다)

③ 싸이토텍(마이소프로스톨)[Cytotec(misoprostol)]

위산분비를 억제시키고 NSAIDs와 같은 다른 약물의 효과로부터 점막을 보호하는 종합약물이다. 하지만 궤양의 치료에는 사용하지 않는다.

부작용 : 설사, 메스꺼움, 복부통증, 월경문제 혹은 자연적인 유산

금기사항 및 주의사항 : 분만기 여성, 임신 여성, 12세 이하의 아동

예 : 싸이토텍(Cytotec)

④ 프로톤-펌프 억제(Proton Pump Inhibitors)

프리로섹(오메프라졸)[Prilosec(omeprazole)]은 위산분비를 방해하는 약물이다. 이 약물은 위식도 역류질환, 위궤양, 침식성 식도염의 치료에 단기간 동안 적용한다.

부작용 : 설사, 변비, 메스꺼움, 구토, 복부통증, 두통, 어지러움증

금기사항 및 주의사항 : 수유인 여성, 노인, 아동

예 : 프리로섹(Prilosec), 프레바시드(Prevacid), 넥시움(Nexium), 아시펙스(Aciphex), 프로토닉스(Protonix)

⑤ 카라페트(수크랄페이트)[Carafate(sucralfate)]

이 약물은 펩신을 억제시킨다. 국부적인 위궤양 치료에 사용되며 궤양을 덮고 있는 염산과 반죽의 형태를 만들고, 자극으로부터 보호한다.

부작용 : 변비(가장 일반적), 설사, 소화불량, 헛배부름, 입이 마름, 더부룩함, 두드러기, 발진, 불면증, 현기증, 혈관부종, 얼굴 부음

금기사항 및 주의사항 : 아동에게 사용할 때에는 안전에 유의해야 하며, 수유기 여성에게는 사용하지 않는다.

예 : 카라페트(Carafate)

⑥ 진경제(Antispasmodics)/콜린억제제(Anticholinergics)

이 약물은 GI트랙의 운동성을 감소시키는 작용을 한다.

부작용 : 요 폐색, 변비, 혼란, 입 마름, 복시

금기사항 및 주의사항 : 녹내장, 심혈관계질환, 중증근무력증, 임신, 수유, 위장간, 폐색질환

예 : 싸이스토스파즈(Cystospaz), 레브신(Levsin), 레브시넥스(Levsinex)

⑦ 염증성 내장질환에 대한 약물

이 약물들은 위장에서 항염증성 작용제로 쓰이며, 궤양성 대장염의 치료에도 쓰인다.

부작용 : 메스꺼움, 구토, 식욕감퇴, 두통, 어지러움증, 열, 가려움증

금기사항 및 주의사항 : 약물 과민반응이 있거나 연관이 있는 산모와 2세 이하의 아동에게는 사용하는 데 주의를 요한다.

예 : 알줄피딘(Azulfidine)

⑧ 지사제(Antidiarrhea Drugs)

이 약물은 설사를 감소시키는 데 다양한 형태를 가지고 있다. 어떤 것은 흡착제의 역할을 하고, 다른 것은 장의 운동을 느리게 한다.

부작용 : 소화불량, 메스꺼움, 구토, 내장팽창 혹은 혼란

금기사항 및 주의사항 : 유아, 노인(의학적 관리 하에 있는 것은 제외), 궤양성 대장염

예 : 캐오펙테이트(Kaopectate), 로오틸(Lomotil)(조절된 물질), 임오디움(Imodium), 임오디움 A-D(Imodium A-D)

⑨ 해열제(Antiflatulents)

이러한 약물은 위장에서 가스의 단절을 도와준다.

부작용 : 없다.

금기사항 및 주의사항 : 없다.

예 : 시메치콘(Simethicone)

⑩ 완하제(Laxatives)와 하제(Cathartics)

이러한 약물은 장에서의 배변 자극을 도와준다. 완하제는 하제 혹은 빠른 배변을 촉진하는 것보다 더 부드러운 작용이다. 변비약, 석유, 함염하제, 흥분성 완하제와 같은 다양한 종류의 완하제들이 있다. 각각의 분류는 더 구체적인 금기사항에 대해 연구한다. 이 부분에서 많은 고객들이 스스로 약을 구입하며, 마사지는 고객의 움직임을 자극하는 데 도움을 준다.

부작용 : 일반적이지는 않지만, 설사 · 흥분 · 전해질의 불균형

금기사항 혹은 주의사항 : 급성 복부 통증, 부분적인 장폐색, 어린이, 허약자, 장기간 복용자, 울혈성 심장부전

예 : 메타무실(Metamucil), 콜라세(Colace), 마그네시아 우유(Milk of Magnesia), 돌코락스(Dulcorax), 글리세린(glycerin suppositories)

⑪ **구토 완화제**(Antimetics)

이 약은 구역질, 구토, 멀미의 치료에 사용된다. 마켓에는 많은 종류의 약들이 있다.

부작용 : 혼란, 불안, 나른함, 현기증, 우울, 흐릿한 시야, 허약
금기사항 및 주의사항 : 어린이, 임신하거나 수유 중인 여성, 노인 혹은 허약자, 간질, 부정맥
예 : 토레컨(Torecan), 콤파진(Compazine), 타이잔(Tigan), 페넬진(Phenergan), 조프란(Zofran), 안티벌트(Antivert), 보닌(Bonine)

호흡기계 약물과 항 히스타민제

호흡기계 약물의 중요한 분류 : 기관지 확장제, 코티로스테로이드, 마이콜리티스(mycolytics), 거담제, 진해제

마사지 치료사가 알아 두어야 할 약물작용

마사지는 상부 등과 흉부의 근육을 이완시키는 데 가장 효과적이며, 환자가 더 많은 산소를 취하고 호흡을 쉽게 하도록 도와준다. 그러나 어떤 호흡 약물은 현기증을 일으킬 수 있고 마사지 치료로 인한 이완은 이러한 증상을 악화시킬 수 있다. 따라서 마사지 치료사는 환자가 어떤 약물을 복용하고 있는지를 꼭 확인해야 한다. 반대로 어떤 약물은 불안한 상태를 유발시킬 수 있는데, 이때 환자는 마사지 치료사가 아무리 노력을 하더라도 이완되지 않을 것이다.

많은 약물이 현기증을 유발하기 때문에, 마사지 치료사는 환자가 치료를 마치고 일어날 때에 현기증을 보이는지를 확인해야 한다. 만약에 환자가 현기증을 보인다면 마사지 치료사는 인중의 중앙인 환자의 코 아래에 침의 혈을 누를 수 있다.

마사지 치료사는 두 번째 손가락의 끝 부분으로 그 부분을 누를 수 있으며, 혹은 환자가 그렇게 하도록 가르칠 수 있다. 이것은 현기증을 개선하는 데 매우 도움이 되는 기술이다.

또한 발한의 감소는 때때로 이러한 약물의 부작용이라는 점을 유념해야 한다. 체온은 하이드로쿠레이터(hydroculator)나 다른 온열치료를 사용하여 높일 수 있으므로 이러한 경우에는 사용을 피한다.

많은 고객들이 처방전 없이 스스로 약을 구입하고 있다. 치료를 시작하기 전에 고객들이 취해야 하는 약물들의 목록을 갖는 것이 중요하다.

① 기관지확장제

이러한 약물은 기관지 경련을 경감시키고 폐의 능력을 증가시키는 작용을 한다. 그래서 천식과 만성 폐색성 호흡기질환(COPD)과 같은 급성 호흡기질환을 치료하는 데 사용한다. 기관지 확장제의 종류는 세 가지가 있다.

sympathomimetics(아드레날린성), parasympatholytics(항 콜린성), xanthine derivative. 마사지 치료사는 금기사항과 부작용, 작용과 연관된 구체적인 정보를 위해 각각의 카테고리에 대해 연구해야 한다. 일반적인 정보는 다음과 같다.

부작용 : 구역질, 구토, 신경과민, 진전, 어지러움증, 심장 이상, 고혈압, 나른함, 혼란, 불안, 간질, 가슴 떨림

금기사항 및 주의사항 : 심혈관계 · 신장 · 폐 혹은 간기능 이상 ; 당뇨 ; 아동 ; 노인 ; 임신이나 수유기 여성

예 : 벤톨린(Ventolin), 프로벤틸(Proventil), 프리마테닌(Primatene), 아드레날린(Adrenalin), 알펜트(Alupent), 아트로벤트(Atrovent), 데오-더(Theo-Dur)

② 코티코스테로이드

이런 약물은 근골격계 질환에서 논의된다. 호흡기계 문제에 있어서 코티코스테로이드는 구강과 정맥 또한 호흡기나 에어로졸에 적용할 수 있다. 호흡기에 적용하는 코티코스테로이드는 구강이나 정맥에 적용하는 것보다 효과가 적다.

부작용 : 기침, 세균감염, 인후부의 상처, 입이 마름

금기사항 및 주의사항 : 바이러스, 박테리아 혹은 세균감염, 고혈압, 심장질환, 당뇨, 신장질환

예 : 반셀리(Vanceril), 베고나세(Beconase), 풀이코트(Pulmicort), 리노코트(Rhinocort), 에로비드(Flovent), 나소넥스(Aerobid, Nasonex), 나사코트(Nasacort)

③ 천식 예방

이러한 약물들은 만성 천식을 가지고 있는 환자의 천식발작 예방에 사용된다. 그것들은 작용이 다르기 때문에 구분되는 항류코트리엔제(antileukotrienes)와 크로몰린을 포함한다. 또한, 크로몰린은 천식 예방에 사용된다.

부작용 : 두통, 어지러움, 메스꺼움, 통증, 피로, 감염

금기사항 및 주의사항 : 간 독성, 임신이나 수유기의 여성, 12세 이하의 아동

예 : 아콜레이트(Accolate), 싱글라에어(Singulair), 크로몰린(Cromolyn)

④ 무코다당류와 거담제

무코다당류는 폐의 분비물을 녹인다. 그리고 거담제는 분비물을 증가시키고 점성을 줄이며 가래 배출을 도와준다. 거담제는 종종 상부호흡기계감염, 기관지염, 후비루 등으로 인한 기침을 가라앉히기 위해 감기 시럽에 혼합하여 사용하기도 한다. 그러나 만성 기침은 심각한 문제를 나타내기도 하는데, 일주일 이상 지속되면 의사의 진단을 받도록 해야 한다.

부작용 : 나른함, 메스꺼움, 구토, 콧물, 위장장애
금기사항 및 주의사항 : 심혈관계질환, 당뇨, 임신기나 수유기의 여성, 천식이 있는 환자
예 : 무코마이스트(Mucomyst), Humibid, 로비티씬(Robitussin), 아이오펜(Iophen), 피마시럽(Pima syrup)

⑤ 진해제(Antitussives)

이 약물은 불필요한 기침을 하는 환자들에게 기침을 예방하기 위해 사용된다. 마르고 지속적인 기침은 피로를 발생시키고 수면을 방해하며, 때때로 근육을 무리하게 하거나 팽창시키는 원인이 되기도 한다.

마사지는 마약성의 진해제가 이용되어 근육의 접질림과 염좌로 인한 고통을 경감시키는 데 도움을 준다. 코데인은 빈번히 사용되지만, 의사의 적절한 감독이 이루어지지 않은 상태에서의 장기간 사용하면 중독을 초래할 수 있다.

다양한 약물이 혼합된 감기 시럽들이 처방 없이 조제되고 있다(진해제, 거담제, 항 히스타민제, 소염제). 고객들은 특정한 의학적 상태에 따라 금기시되는 성분들이 있기 때문에 의사 · 약사 · 간호사 혹은 의학적 보조자에 의해 추천을 받아야 한다. 예를 들면, 소염제는 심혈관계 질환이나 갑상선의 상태에 따라 부정적인 효과를 가져 올 수도 있다.

마약성 진해제의 부작용 : 변비, 뇨폐색, 나른함, 어지러움증, 메스꺼움, 구토 혹은 호흡저하 · 비마약성 진해제는 호흡을 저하시키거나 중독, 부작용이 적다.
금기사항 및 주의사항 :중독, 천식, 만성 폐색성 폐질환의 경향을 보이는 고객
마약성 진해제의 예 : 코데닌(Codeine), 로비투신 A-C(Robitussin A-C), 히스타민(Histussin), 로코트(Lorcot)
비마약성 진해제의 예 : (Robitussin), (Tessalon Perles)

⑥ 항 히스타민제

항 히스타민제는 염증, 가려움, 부종과 같은 히스타민 반응으로 인한 알레르기 반응의 증상을 경감시키는 작용을 한다. 또한 에피네프린과 코티코스테로이드로 치료한 급성기 이후 과민성 쇼크의 치료를 보조하는 데 사용한다.

항 히스타민제는 알레르기성 비염의 증상을 치료하는 데 사용되기도 하며, 기도 폐색의 결과로 오는 기관지 분비물의 농후화, 특히 만성 폐색성 폐질환이나 천식 및 추위로부터 손상 받은 사람들의 비강분비물을 감소시키는 데 사용되기도 한다. 그리고 일부 항 히스타민제는 현기증이나 멀미를 치료하는 데 사용되기도 한다.

부작용 : 눈, 귀, 코 목이 마름 ; 나른함 ; 어지러움증 ; 특히 노인에게서의 저혈압 ; 근약화 ; 요 폐색 ; 변비, 시력장애, 불면증 ; 진전 ; 설사 ; 구토 ; 혹은 거식증

금기사항 및 주의사항 : 만성폐색성폐질환, 천식, 노인, 심혈관계질환, 유아, 임신기 혹은 수유기 여성, 간질질환, 전립선 비대증

예 : 자이텍(Zyrtec), 다이메탑(Dimetapp), 염소트리멘션(Chlor-Trimenton), 벤나드릴(Benadryl), 클라리틴(Claritin), 알레지라(Allegra)

⑦ 소염제

소염제는 호흡기관의 혈관을 수축시키고 부푼 점액막을 오그라들게 하며, 코와 누로를 열리게 한다. 또한 아드레날린 작용성 약물로 알려진 이러한 약물은 구강과 비부로 적용할 수 있다. 그러나 며칠 후에 울혈이 생길 수 있으므로 단기간만 사용하여야 한다. 흔히 팔리고 있는 많은 소염제는 항 히스타민제, 진통제, 카페인 혹은 진해제가 섞여 있다.

이러한 복합성 때문에 부작용에 대한 잠재성이 증가한다. 특히 프소이도에페드린(pseudoephedrine)과 같은 구강소염제는 혈압을 높인다. 따라서 혈압이 높은 환자는 그들의 주치의에게 상담을 받아야 한다.

부작용 : 불안, 신경과민, 진전, 간질, 가슴 두근거림, 고혈압, 두통 혹은 전해질 불균형. 만약 환자가 3일 동안 아프린(afrin)을 복용하면 비염약제가 발생하는데, 이를 '역효과'라고 한다.

금기사항 및 주의사항 : 심혈관계질환, 당뇨, 갑상선항진증, 노인, 임신기나 수유기의 여성

예 : 아프린(Aafrin), 알레스트(Allerest), 네오-시네프린(Neo-Synephrine), 노스트릴(No-stril), 서다페드(Sudafed)

⑧ 금연보조제(smoking cessation aids)

행동수정 프로그램과 함께 적용하는 이러한 약물은 사람들의 금연을 돕는다. 때때로 Zyban은 금연치료제로 이용된다.

부작용 : 가벼운 두통, 메스꺼움, 구토, 목과 입의 염증 혹은 심장과민성
금기사항 및 주의사항 : 과잉 투여, 임신기나 수유기의 여성, 약물 남용이나 의존의 병력이 있는 자
예 : 니코레트 껌(Nicorette gum), 니코덤 패치(Nicoderm patch), 니코트롤 마스크(Nicotrol inhaler)

심혈관계 약물

이들은 심장 · 혈관계 · 혈액응고 방해물질에 영향을 주는 약물을 포함한다. 약물은 7개의 분류로 나눌 수 있다. 그러나 어떤 약은 복합적으로 사용되기도 하고 1개의 분류보다 더 많이 겹치기도 한다.

마사지 치료가 알아두어야 할 약물작용

마사지 치료는 혈관확장 효과를 통해 혈액과 림프 순환을 증진시키는 데 도움을 주며, 특정한 약물작용을 증대시킬 수도 있다. 또한 혈압저하 효과를 통해 고객의 약 복용을 줄여 줄 수 있다. 약물을 복용하든 안하든 치료가 끝난 후 일어날 때 어지러움을 느낀다면 일어서기 전에 잠시 앉아 있도록 권하고, 이때 인중의 침술자리를 직접 부드럽게 압박하면 어지러움을 경감시킬 수 있다.

마사지 치료사는 평소 보이지 않는 이상반응을 관찰해야 할 뿐만 아니라 환자의 심박동수를 모니터해야 한다. 만약에 그들이 어떤 문제를 가지고 있다고 생각되면 그들의 의사와 직접 만날 수 있도록 해야 한다. 또한 혈압을 낮추게 하는 약제를 복용하는 환자는 압력에 민감하다는 사실을 유념하는 것이 중요하다.

마사지 치료사는 가벼운 터치를 사용하여 멍이 들 수 있는 테크닉들은 자제해야 한다. 만약에 단지 가벼운 테크닉만 사용하는 치료사의 노력에도 불구하고 멍이 들게 된다면, 환자에게 알린 후 치료를 종료한다.

① 심혈관 배당제(Cardiac Glycosides)

이러한 약물은 심박동을 강화시키는 능력 때문에 '강심제' 라고 부른다. 강심제

는 울혈성 심부전에 가장 많이 사용되는데, 산소소비의 증가 없이 심장수축력을 증가시킨다. 심장이 더 효과적으로 일하기 때문에 심박동은 느려지고 크기 증가는 감소되며 이뇨작용은 부종을 감소시킨다.

때때로 Cardiac Glycosides는 항부정맥제와 같이 사용됨으로써 빈맥이나 심방세동 혹은 심방조동의 심박동수를 느리게 한다. 라녹신(Lanoxin)은 이러한 분류에 가장 많이 사용되는 약물이다. 이 약물은 독성의 위험 정도와 복용의 적절성 사이에서 알맞은 균형을 유지하기 때문이다. 하지만 환자는 어떠한 부작용이 발견되면 즉시 의사에게 보이고 상담해야 한다.

부작용 : 식욕감퇴, 메스꺼움, 구토, 설사, 복통, 두통, 피로, 근약화, 현기증, 과민성, 진전, 발작, 복시, 부정맥, 전해질 불균형, 불면증, 혼란, 특히 노인, 노랗거나 녹색이되고 핏기가 없어지는 것으로 볼 수 있다.

금기사항 및 주의사항 : 노인환자, 임신기나 수유기의 여성, 갑상선기능저하증, 폐질환, 급성 심장질환, 신장질환

예 : Digiralis and Lanoxin

② 항 부정맥 약물

이러한 약물은 디지털리스 독성의 결과로 인해 빈맥이나 심방세동 혹은 조동 및 부정맥의 치료에 사용되는데 혈압을 낮추고, 심박수를 느리게 한다. 만약에 적절한 관리가 이루어지지 않으면 고혈압 · 서맥 · 심장마비를 일으키기도 한다. 이러한 약물은 부정맥이 나빠지거나 새로운 질환이 일어날 가능성을 가지고 있다. 그리고 다른 약물을 추가했을 때는 부정적인 작용을 일으킬 수도 있다.

항 부정맥 약물의 다양한 그룹은 작용의 다른 메커니즘을 가진다. 예를 들면 인더럴(Inderal)과 같은 베타-아드레날린성 차단제는 아드레날린성 신경수용체를 억제시키는 작용을 한다. 아이옵신(Iopsin)과 같은 칼슘채널차단제는 심장근의 수축에서 칼슘의 작용을 억제한다. 노르페이스(Norpace)는 심근의 민감성을 감소시키고 전도를 억제한다.

Lidocaine은 막을 고정시키는 마취제이며, 프로네스틸(Pronestyl)은 예방치료에 가장 흔히 사용한다. 또 퀴나글루트(Quinaglute)와 카디오퀸은 심근의 민감성을 감소시킨다. 주의점은 노인환자에게는 운동을 시켜야 한다는 것이다. 마사지 치료사는 각 약물에 있어서 더 구체적인 부작용과 금기사항에 대해 알아야 한다.

부작용 : 고혈압, 서맥, 어지러움증, 혼란, 불면증, 약화, 피로, 메스꺼움, 구토, 설사 혹은 변비, 부종

금기사항 및 주의사항 : 당뇨 신장질환, 천식, 서백, 심부전, 임신기나 수유기의 여성, 아동, 신장질환

예 : 데노민(Tenormin), 인더럴(Inderal), 아이솝틴(Isoptin), 자일러카인(Xylocaine), 코다론(Cordarone), 토노카드(Tonocard), 카디오퀸(Cardioquin), 노르페이스(Norpace)

③ 항 고혈압 약물(Antihypertensives)

이 약물은 일반적으로 '고혈압 약'으로 불리지만, 이 분류에는 저혈압 약도 많이 있다. 환자는 약한 고혈압이 있을 경우에 지속적인 식이조절(염분섭취를 줄임)을 비롯하여 지속적인 마사지나 적당한 운동(걷기, 태극권)으로 혈압을 조절할 수 있다. 만약에 환자가 흡연을 한다면 즉시 중단할 것과 영양 상담을 권고한다.

마사지 치료사는 영양 상담에 도움을 줄 수 있는 시스템을 준비한다. 항고혈압제가 고혈압을 완치하기 위한 것이 아님을 숙지하고, 이는 증상만을 관리한다는 것을 명심하자. 환자는 단순히 혼자서 약을 선택해서 먹으면 안 되며, 불시에 약물을 중단해서도 안 된다. 그들은 의사나 약사에게 그들의 약에 대해 의논해야 한다.

대개 고혈압은 각 단계[(경도(mild), 중등도(moderate), 중증(seaver)]에 따라 다른 약을 써야 한다. 게다가 그들의 반응은 다양한데, 과거력 또한 약물 결정에 영향을 미친다. 처음에는 올바른 약을 선택하는 것이 어려우며, 부작용에 의해 조제 방법과 처방이 달라진다.

싸이아자이드(thiazide)는 경한 고혈압환자를 위한 항이뇨제로 사용되지만, 때로는 다른 약물과 함께 처방되어 높은 혈압은 낮춰 주는 역할을 하기도 한다. 다음 단락에서 부터는 항고혈압제의 종류에 대해 설명하고 있다.

④ 베타-흥분제와 칼슘 통로 차단제(이전에는 '항 부정맥 약물' 이라 부름)(Beta-Adrenergic and Calcium Channel Blockers)

예 : 인더럴(Inderal), 테노민(Tenormin), 카디젬(Cardizem), 프로코디아(Procardia), 코레그(Coreg), 코가드(Corgard), 베레란(Verelan)

⑤ 알도멧(메틸도파)[Aldomet (methyldopa)]

이는 중간에서 심한 고혈압 환자에게까지 사용되는 약물이며, 대게 이뇨작용을 한다. 이 약은 안전하여 임신시에도 사용가능하나 많이 사용하지 않는다.

부작용 : 저혈압, 졸음, 빈혈, 메스꺼움, 구토, 설사, 변비, 혀의 상처, 성기능 장애, 생활의 어려움

금기사항 및 주의사항 : 생활의 어려움, 투석, 노인

예 : Aldomet

⑥ 아프레졸린(하이드랄자인)[apresoline (hydralazine)]

이 약은 중간에서 심한 정도의 고혈압 환자치료까지 사용되는 말초심혈관계확장에 관련된 약이다. 이는 뜻대로 이뇨작용이나 항고혈압성 약물로 사용되기도 하지만, 최근에는 거의 사용되지 않고 있다.

부작용 : 심계항진증, 두근거림, 두통, 홍조, 메스꺼움, 구토, 설사, 변비, 비정상적 혈액, 알레르기 반응

금기사항 및 주의사항 : 신장질환, 심혈관계질환, 임신한 여성, 루프스

⑦ ACE 억제제(ACE Inhibitors)

ACE는 혈압상승 효소로 불리며, 경하거나 중간 정도의 고혈압 환자들의 혈압을 낮출 때에 사용된다. 이 약물은 단독으로 사용되거나 처방된다. ACE 억제제는 다른약과 함께 복용했을 경우에 부작용이 심하며 환자들은 다른 약과의 상호작용으로 인한 부작용에 대해 알고 있어야 할 필요성이 있다.

부작용 : 조급함, 감광성, 미각상실, 신장질환, 고혈압, 기침, 코부충혈

금기사항 및 주의사항 : 신장질환, 루프스, 피부경화증, 심장질환, 임신이나 수유 중인 여성, 소아

예 : 카프토프릴(Captopril), 에날라프릴(Enalapril), 어큐프릴(Accupril), 모노프릴(Monopril), 제스트릴(Zestril), 프린빌(Prinivil)

⑧ 항 이뇨수용체 차단제(Angiotensin Receptor Blockers)

이 약물의 경우, ACE 억제제에 의해 내성이 생긴 환자에게 주로 사용된다.

부작용 : 약간의 미각 상실, 조급함, ACE Inhibitors에 의한 기침

금기사항 및 주의사항 : 신장질환, 루프스, 피부경화증, 심장질환, 임신이나 수유 중인 여성, 소아

예 : 코자(Cozaar), 다이빌(Diovan)

⑨ 관상 혈관제(Coronary Vasodilators)

이는 협심증 치료에 사용되는 약물이다. 협심증은 빈혈이나 혈압저하로 인한 흉부통증이 있다. 심장계 혈관의 수축이나 폐색으로 인한 통증이 발생한다. 관상혈관제는 혈관을 팽창시키거나, 협심증을 멈출 때에 사용된다. 관상 혈관제의 3가지 종류에는 질산염(nitrates), 베타수용체 차단제(beta blockers), 칼슘체널 차단제(calcium channel blockers)가 있다.

⑩ 니트로글리세린(Nitroglycerin)

니트로글리세린은 다양한 형태를 가진다. 이것들은 초기 상태인 하루 이전에 사용된다. 그리고 5분 간격으로 사용하되, 15분 3회 이상은 사용하지 않는다. 다량 복용 시에는 효과가 가감되거나 없어질 수도 있다. 내과 의사는 심근 경색이 있는 환자에게는 처방을 꼭 피하도록 해야 한다.

니트로글리세린은 시간에 맞게 복용해야 효과가 있다. 사람들은 니트로글리세린을 예방목적으로 사용한다. 마사지 치료사들은 패치를 붙인 자리뿐만 아니라 붙이지 않은 부분 또한 심하게 자극하지 않도록 해야 한다.

부작용 : 두통, 어지러움을 동반한 자세 고혈압, 조급함, 흐릿한 시야, 입마름증, 구토, 설사, 식은땀, 심계항진, 기절

금기사항 및 주의사항 : 녹내장, 빈혈, 빈번한 방광운동

예 : 니트로글리세린(Nitroglycerin), 소르비트레이트(Isordil, Sorbitrate), 베타수용체(beta Blocker), 칼슘 정맥 blockers

이러한 약은 ‘항부정맥 약물(Antiarrhythmis Drugs)’ 참고.

⑪ 고지혈증 약물(Antilipemic Drugs)

아주 많은 치료에서 사용되는 약으로, 낮은 세럼 콜레스테롤과, 저밀도지방단백질(LDL), 나쁜 콜레스테롤에서 주로 사용된다. 높은 콜레스테롤과 높은 저밀도지방단백질(LDL)을 가진 환자들은 심근 경색과 죽상동맥경화(atherosclerotic) 심장질병의 위험이 대단히 높다. 따라서 규정식은 콜레스테롤을 낮추기 위한 적당한 운동과 금연 및 몸무게의 감소뿐만 아니라 저지방식과 저 콜레스테롤 식단으로 바뀌어야 한다.

또한 이러한 변화와 함께 약물 치료도 병행되어야 한다. 심장병에 한 단계 높은 치료 방법으로 단백질 C와의 반응(reactive C-protein)과 호모시스테인(Homocysteine)과 같은 테스트가 종종 이용되지만, 확실한 새로운 테스트는 아직 알려지지 않았다. 환자들은 고지혈증(hyperlipidemia) 약을 섭취하기 전에 그들의

주치의인 내과의사와 상의하거나 주의사항을 들어야 한다. 모든 고지혈증 치료는 심각한 부작용이 있을 수 있고, 때로는 두 가지 혹은 세 가지 증상이 같이 나타날 수 있다. 고지혈증 치료는 스타틴(statins)과 니아신(niacin), 그리고 담즙산 격리(bile acid sequestrant)를 포함한다.

부작용(side Effect) : 위장 문제, 잇몸 출혈, 변비, 홍조, 간문제, 근 경련, 근 위축, 신장 문제, 안구 문제, 백내장(장기간 사용 시), 두통, 어지러움, 불면증, 피로

금기사항 및 주의사항 : 간, 신장, 전립선, 당뇨, 통풍, 알레르기, 알코올 중독자, 궤양, 저혈압, 임산부, 수유기 여성, 가임기 여성

예 : Questran, 니코바이드(Nicobid), 메바코르(Mevacor), 리피토(Lipitor), Zocar, 로피드(Lopid), 프라바첼(Pravachol)

⑫ 항 응고제와 항 혈전제(Anticoagulants and Antithrombolytics)

이 두 가지 약은 코마린(comarin)과 헤파린을 포함한다. 그들의 반응은 서로 다르며, 항 응고제와 혈전생성 억제제는 응고성으로 인해 혈액을 막거나, 혈액의 묽어짐(blood thinner)로써 귀착되며, 항 혈전제는 헤파린이나, 이미 형성되었던 혈관 사고를 막기 위해 이미 형성되어 엉킨 덩어리를 용해한다. 그것들은 또한 대체 혈관에 사용되고 고관절 전차술을 받은 환자들에게 사용된다.

나이가 많아서 체내 출혈이 많은 환자에게 특별히 주의한다. 또한 이것은 많은 약물과 허브 보충과 함께 코우마린 유도체(coumarin derivative)와 부정적인 상호 작용할 수 있다는 데 주의해야 한다. 몇몇의 약은 혈액 묽어짐 효과와 잠재적인 체내 출혈을 증가시킬수 있다. 이것들은 아스피린이나 비스테로이드성 항 염증제 등을 포함한다.

부작용 : 출혈, 충혈, 혈뇨, 혈변, 칫솔질할 때 잇몸에서 쉽게 피가 남

금기사항 및 주의사항 : 위장 문제, 궤양, 간, 신장 장애, 혈행장애, 임산부(헤파린을 사용한 임산부는 전치태반이 될 수 있음), 뇌졸중

항 응고제의 예 : 코우마딘(Coumadin), 아스피린(aspirin)

항 혈전제의 예 : 헤파린(Heparin), 로베녹스(Lovenox)

⑬ 혈소판 억제제(Platelet Inhibitors)

이 치료들은 최근의 발작이나 심근경색 또는 주위의 말초질병의 병력을 감소시키기 위한 예방약으로 사용된다.

부작용 : 두통, 어지러움, 약화, 메스꺼움, 구통, 설사, 발진, 출혈
금기사항 및 주의사항 : 노인환자
예 : 아스피린(Aspirin), 플라빅스(Plavix), 틱리드(Ticlid)

비뇨기계 약

이 분야에서 가장 많이 사용되는 약은 이뇨제(diuretics)이며, 이것은 소변의 배설을 증가시킨다.

마사지 치료사가 알아두어야 할 약물작용

마사지는 몸의 흐름을 도와줄 수 있으며, 부종을 감소시키고, 이러한 치료들이 좀 더 효과적으로 작용할 수 있도록 도와준다. 이 치료환자는 배뇨를 위해 마시지가 필요하다는 것을 인식한다.

① 이뇨제(Diuretics)

이것은 네 가지 단계이며, 그들의 작용에 의존한다. : 타이아자드 이뇨제(thiazides), 루프 이뇨제(loop diuretics), 칼륨저장 아뇨제(potassium-sparing diuretics), 삼투제제(osmotic agent). 치료되는 상태는 사용되는 타입에 따라 결정된다. 이 약들은 또한 다른 치료와 상호작용되며, 심각한 부작용을 가질 수 있다. 왜냐 하면 이 약들의 대다수는 칼륨을 비우고 나트륨 공급이 종종 추천되기 때문이다.

② 타이아자드 이뇨제(Thiazides)

이 약들은 가장 일반적으로 사용되는 이뇨제이다. 그들은 물, 크롬, 나트륨의 배설을 증가시킨다. 그것들은 부종과 고혈압의 치료에 사용되어지고 과칼슘뇨증(hypercalciuria, 너무 많은 칼슘이 요관에 있는 증상)이 있는 사람은 돌의 형성을 막으며, 신장의 질환 때문에 전해질의 불균형을 겪을 수 있다.

부작용 : 심장 문제를 일으키는 칼륨 부족, 알칼리 중독을 일으키는 chloride 부족, 근 위축, 근 경련, 메스꺼움, 구토, 설사, 떨림, 저혈압, 현기증, 두통, 피로, 피부 문제, 고혈당, 요산의 증가
금기사항 및 주의사항 : 당뇨, 통풍, 신장 질환, 간 질환, 노인 환자의 장기간 사용
예 : 로졸(Lozol), 에사드렉스(Esidrex), 하이드로다이우릴(HydroDIURIL), 자록소린(Zaroxolyn)

⑥ 루프 이뇨제(Loop diuretics)

이 약들은 신장의 헬렌루프에 직접적으로 작용하며, 비록 thiazides에 단계화되어있지는 않았지만, 비슷한 작용인 물과 나트륨, 염화나트륨, 칼륨의 배출을 증가시킨다.

그들의 작용은 타이아자드 보다 좀 더 빨리 나타난다. 그들은 또한 폐와 신장 또는 간염(hepatic) 질병으로부터의 부종을 치료하기 위해서도 사용된다.

출혈성의 심부전, 복수, 고혈압**부작용** : 흉통, 전해질 불균형, 칼륨 결핍, 불면증, 저혈압, 위장 문제, 메스꺼움, 구토, 설사, 복통, 고혈당, 요산 증가, 혈행 장애, 피부 문제, 알레르기 반응, 두통, 근 경련, 의식 혼란, 어지러움

금기사항 및 주의사항 : 간질환, 신장 질환, 당뇨, 통풍, 임산부, 수유기 여성, 아동

예 : Edercrin, 라식스(Lasix), 부멕스(Bumex), 테마덱스(Demadex)

④ 칼륨저장 이뇨제(Potassium-Sparing Diuretics)

이것들은 칼륨의 부족이 위험한 수준에 다달했을 때에 사용된다.

부작용 : 심장 부정맥을 동반하는 칼륨 과다, 탈수, 약화, 메스꺼움, 구토, 설사를 포함한 위장 문제, 피로, 체중 감소, 저혈압

금기사항 및 주의사항 : 신장 질환, 간질환, 임산부, 수유기 여성

예 : Aldactone, 다이렌니늄(Dyrenium)

⑤ 삼투성 약물(Osmotic Drugs)

이 치료는 주로 두개 내의(intracranial) 또는 안압(intraocular pressure)을 감소시키기 위해 사용된다.

부작용 : 전해질 불균형, 두통, 불면증, 정신 착란, 메스꺼움, 심박 급속증, 고혈압, 저혈압, 알레르기 반응, 심각한 폐부종

금기사항 및 주의사항 : 신장 및 심혈관 질환

예 : 오스미트롤(Osmitrol), 우레아필(Ureaphil)

⑥ 요산 치료제(Gout Medications)

이 약들은 요산 치료를 포함하고, 요산의 비뇨기 배설을 도와주며, 상습적인 응혈과 통풍 관절염을 위해 사용된다. 다른 타입의 치료법은 알로퓨리놀(allopurnol)이고, 이것은 소변의 산의 레벨을 낮춰 준다. 이 약들은 항 염증제 작용뿐만 아니라 고통을 덜어 주지도 않기 때문에 응급성 응혈의 치료에는 사용되지 않는다.

실질적인 공격은 항 염증성인 염(colchicine)의 처방에 처치된다.

부작용 : 두통, 메스꺼움, 구토, 신장 결석, 발진, 저혈압
금기사항 및 주의사항 : 신장 결석 병력, 소화기 궤양 병력, 메스꺼움, 구토, 설사, 신장 질환, 간질환, 임산부, 수유기 여성
예 : 베네마이드(Benemid), 아로프리놀(allopurinol)

⑦ 항 경련약(Antispasmodics)

이 약들은 항 콜린작용(anticholinergic)을 하고, 그것들은 신경계의 충격을 차단한다는 의미를 뜻한다. 달리 말하자면 비뇨 · 방광의 발작을 경감시킨다.

부작용 : 건조, 어지러움, 늘어짐, 두통, 비뇨기계 액, 변비, 시야 혼탁, 정신 착란, 심박 급속증, 두근거림, 메스꺼움, 구토, 피부 반응
금기사항 및 주의사항 : 노인, 신장 및 간 질환, 위장 문제, 심혈관 질환, 전립선 위축, 녹내장, 임산부, 가임기 여성, 5세 이하의 아동
예 : 프로반틴(Pro-Banth-ine), 데트롤(Detrol), 다이트로판(Ditropan), 싸이스토스파즈(Cystospaz)

⑧ 콜린작용제(Cholinergics)

이 경우의 cholinergics는 비뇨기 방광의 수출을 도와주는 신경들의 부교감을 자극한다.

부작용 : 메스꺼움, 설사, 구토, 종창, 두통, 기관지 압박, 전립선 문제
금기사항 및 주의사항 : 비뇨기계의 폐색, 갑상선 호르몬 과다증, 소화기 궤양, 천식, 심혈관 질환, 파킨슨 병, 임산부, 수유기 여성
예 : 우레콜린(Urecholine)

⑨ 진통제(Analgesics)

이 메인 마취약은 피아리디움(Pyridium)이다. 이것은 타는 듯한 느낌, 고통, 방광염의 비상 시의 치료에 사용되며, 낮은 비뇨기의 관 또는 외상의 염증을 만든다. 2일 이상은 사용되지 않으며, 오직 그 증상에서만 사용된다. 항염증제는 요로 감염 치료에 꼭 필요한 약이다.

부작용 : 두통, 불면증, 약한 위장 장애, 붉은 소변
금기사항 및 주의사항 : 신장 기능장애, 간염
예 : 피아리디움(Pyridium), 아조스탄다드(Azo-Standard)

전립선 비대증[Drugs to treat beign Prostatic Hypertrophy(BPH)]

BPH를 치료하기 위한 두 가지 약이 있다. 항 남성호르몬제와 알파유도체 차단제(alpha blockers)가 그것이다.

① 항 안드로젠(Antiandrogens, 항 남성호르몬)

메인 약은 프로스카(Proscar)이며, 그것은 전립선전립선 비대증의 증상을 감소시키는 데 쓰인다.

이는 BPH를 치료하진 않는다. 단지 그것은 증상을 억제할 뿐이며, 치료를 중단하면, 다시 원래의 상태로 돌아간다.

부작용 : 발기부전, 리비도 저하, 사정 양 감소, 가슴 확대, 체모 성장 증가
금기사항 및 주의사항 : 감염, 간 질환, 전립선 암, 비뇨기계 질환, 알레르기.

이 약은 피부를 통해서 흡수된다. 만약 약에 필름이 코팅되어 있다면 깨뜨려서 사용하고, 임산부나 임신 계획이 있는 여자는 만져서는 안 된다. 또한 태아 발생 시기에 외부 성기 기관의 기형을 초래할 수 있다. 이것은 여성이나 어린이에게는 사용해서는 안 된다.

예 : 프로스카(Proscar)

② 알파차단제(Alpha Blockers)

메인 약은 플로막스(Flomax)이다. 이것은 방광과 입주변과 전립선의 근육을 부드럽게 풀어 주며, 그로 인한 소변의 흐름을 증가시키고 BPH의 증상을 낮춰 준다. 하이트린(Hytrin)과 칼드라(Cardura)와 같은 다른 약은 BPH뿐만 아니라 고혈압도 치료한다.

부작용 : 어지러움, 두통, 두근거림, 저혈압
금기사항 및 주의사항 : 고혈압, 와파린(warfarin)과 함께 사용
예 : 칼드라(Cardura), 플로막스(Flomax), 하이트린(Hytrin)

항 종양성 약물(Antineoplastic Drugs)

종양은 신생의 세포로 고려된다. 악성과 양성이 있으며, 양성일 경우에 다른 세포로 전이되진 않지만 악성은 전이된다. 또한 암으로 알려진 악성은 세 가지 의미로 전이되는데 이웃의 세포에 확장되며, 임파선 시스템과 혈액을 통해 전이된다. 종양이나 암의 성장은 발암 또는 종양형성으로 불리어진다.

암세포는 최소 저항로를 따라 움직이다. 일부의 암은 유전성이 강한데, 이는 DNA의 변이종이다.
또 어떤 암은 독소나 바이러스, 스트레스 등이 노출된 환경으로부터 발전한다. 항 종양성(Antineoplastic) 약은 성장을 멈추게 하고, 악성 세포의 전이를 막아 준다. 일반적으로 암은 수술이나 방사능 치료, 화학치료 및 약물치료 또는 영양섭취 등의 치료방법이 있는데, 최근에는 침요법이나 신체운동, 사상치료법 또는 허브 및 부충제 등의 요법을 병행하여 치료하기도 한다.

화학요법은 약물 사용을 포함하며, 암 세포를 없애는 동안 증상을 경감시키기 위해 병행된다. 이러한 약은 세포독소(cytotoxic)라고 불리우며, 이것은 세포를 파괴하거나 빠른 전이나 진행을 저지함을 의미한다. 그러나 그 독성이 매우 강하기 때문에 건강한 세포도 동시에 죽이며 심각한 부작용의 측면도 내포하고 있다.
이 치료법은 암세포를 박멸하기 위해서 면역체계가 약화되는 것을 감수해야 한다. 항체(antibodise)와 우리 몸의 '방어자' 인 식세포의 생산을 감소시킴으로써 감염에 좀 더 많이 노출되며, 그 자체만으로도 생명을 위협하게 된다.

항 종양성(Antineoplastic) 약은 매우 강하게, 그리고 간헐적으로 제공된다. 예를 들어 화학치료는 몇 주 후에 환자가 회복기를 가질 수 있는 치료를 한 후 남은 기간동안 제공된다. 기대되는 효과는 그 주기 동안 환자의 면역세포와 기관들이 화학요법으로부터 회복 될 수 있는 기회를 주자는 것이다.

이 치료법은 매우 독성이 강하여, 개인적 상황에 따라 특별하게 투입하여야 한다. 이런 독성의 화학 물질은 수유를 해야 하는 임산부의 경우, 직접적인 피부 접촉을 피해야 하며, 또는 환자가 원하지 않는 경우, 이러한 화학 치료는 받지 않는 것이 좋다.

마사지 치료사가 알아두어야 할 약물작용

마사지는 화학치료나 방사능 혹은 약물치료, 모두를 받는 환자에게 매우 이로울 수 있다. 암을 겪고 있는 많은 환자는 극심한 스트레스와 불안감을 갖기 때문에 마사지는 이러한 증상을 덜어 줄 수 있다. 게다가 마사지는 몸의 치료순환 상태를 도와 줄 수 있으며, 변비, 코 약화, 피로, 메스꺼움, 그리고 구토 등의 증상을 경감시키는 것을 도와줄 수 도 있다.
치료는 부드럽게 지속적으로 이루어져야 하며, 관리하는 동안에 환자가 춥다고 느끼게 해서는 안 된다. 또 환자는 감염된 어떤 사람과도 같이 있어서는 안되며, 특정한 테스트의 진행인(PET와 같은)은 환자에게 방사능 물질을 포함하지 말아야 한다. 환자는 이러한 진료일에는 마사지를 받아서는 안 된다.

여기에 7가지 종양성 약물(neoplastic drugs)이 있다.

① **항 대사물질** : 메토트릭사트(Methotrexate)는 이 분야에서 가장 널리 알려진 약이다. 이것은 류마티성 관절염이나 건선 관절염(psoriatic arthritis) 또는 루푸스(lupus) 치료에도 사용된다. 그 밖에 플러로우레아실(fluorouracil)과 싸이타라빈(cytarabine)이 있다.

② **알킨화화제** : 알킨화화제의 종류에는 카르무스틴(carmustine), 시스플라션(cisplation), 티오테파(thiotepa)가 있다.

③ **식물성 알칼로이드** : 빈불라스틴(Vinblastine)과 빈크리스틴(vincristine)은 식물성 알칼로이드의 일종이다.

④ **팩셀리타셀(탁솔)[Paclitaxel(Taxol)]** : 팩클리탁셀(Paclitaxel)은 패시픽류(Pacific yew)의 나무껍질에서 추출되었다. 그것은 종종 간암이 전이된 유방암 또는 난소암의 환자에서 시행된다.

⑤ **항 종양 항생물질** : 몇 몇의 예는 블레오마이신(bleomycin)과 닥티오마이신(dactionmycian) 그리고, 미토마이신(mitomycind)을 포함한다.

⑥ **호르몬 치료** : 호르몬 치료법은 프레드니숀(prednisone)과 같은 코르티 코스테로이드나 타모시펜(tamoxifen)과 같은 항 에스트로겐(antiestrogen)과 루프론(Lupron)은 항 에스트로겐약물 등으로 구성되어 있다.

⑦ **생물학 반응 변이** : 인터페론은 이 분야에서 가장 일반적으로 사용되는 약이다. 이것은 또한 항 바이러스의 역할도 한다.

이러한 분야의 모든 약은 여러가지 부작용을 가지고 있다. 가장 일반적인 부작용으로는 메스꺼움, 구토, 두통, 어지러움, 탈모, 재생산 능력의 감소, 메스꺼움을 포함하는 신경성, 따끔거림, 하수족, 시각장애, 턱의 고통, 변비, 구강궤양, 말초신경병증, 골수뼈 함요, 폐질환, 피로, 근약, 골다공증, 가슴이 달아오르는 증상(hot flashes) 등을 가지고 있다.

암치료법에서 관리되는 다른 유형의 약은 방사선이다. 때때로 방사선 물질은 캡슐의 형태나 주사 혹은 씨앗의 모양으로 몸에 이식하기도 한다. 이러한 치료를 받는 환자는 그의 주치의로부터 확실하게 주위의 다른 사람에게 위험이 없다는 판정을 받을 때까지 마사지를 받아서는 안 된다.

내분비계 약

내분비계의 시스템은 신체에서 많은 중요한 활동을 한다. 내분비계의 용어는 호르몬을 나타내고 혈관 안에 직접적으로 감춰져 있는 기관에 의해 생산되는 내분비물을 나타낸다. 호르몬은 자연적 혹은 종합적으로 생산될 수 있다. 여기에서 논의되는 네 가지 분야는 뇌하수체호르몬, 부신피질, 갑상선, 당뇨이다. 재생산 시스템에 영향을 미치는 호르몬은 그들 각각의 카테고리에서 논의된다.

① 마사지 치료사와의 관련성

호르몬 치료를 받는 환자는 치료를 받고 있는 동안 호르몬 치료 방식에 의존한다. 호르몬은 전체적인 몸에 영향을 미칠 수 있다. 일반적으로 마사지 치료법은 쉽게 타박상을 입는 얇은 피부를 인식하고 필요한 만큼 압박을 조정하며, 좀 더 부드러운 테크닉을 필요로 한다. 예를 들어, 부족한 순환이나 천천히 진행되는 치료는 당뇨의 두 가지 증상에서 사용된다(다른 증세에는 몸무게의 소실, 목마름, 배뇨, 근약화, sidion problem 등이 있다).

마사지 요법은 이러한 증상을 알아야 하며, 만약 환자가 상담을 받지 않았다면 치료법의 향상 효과를 일깨워 주어야 한다.

마사지는 당뇨병에 매우 효과적일 수 있으며, 순환을 도와주고, 스트레스를 좀 더 효과적으로 풀어 줄 수 있다. 다시 말해, 마사지 치료는 환자들이 주치의의 감독 아래 치료약의 양을 적게 복용할 수 있도록 도와줄 수 있는 것이다. 그러나 마사지 치료로 인해 많은 당뇨병 환자들이 쉽게 타박상을 입을 수 있을 뿐만 아니라 신경장애로 감각의 둔감이 올 수 있기 때문에 압박의 강도나 온열치료 시에 많은 주의를 기울여야 한다.

스테로이드를 복용하는 환자는 그들이 쉽게 타박상을 입거나 충혈되는 것을 볼 수 있다. 이 요법은 이러한 증상을 피하기 위해 주의해야 하며, 당기거나 세포를 자극하는 테그닉들은 피하도록 주의해야 한다.

에스트로겐을 복용하는 환자 또는 호르몬 대체요법 환자는 혈액응고와 같은 문제를 발생시킬 수 있다. 마사지 치료사는 혈액응고 증상을 주의해야 하며, 마약 환자에게 이 증상이 나타나거나 색다른 부종이 나타나면 즉시 주치의에게 알려야 한다.

다리에서 나타난 혈액응고 증상은 혈전이 피의 흐름을 방해했을 때 염증을 발생시킬 수 있으며, 팽창하여 점차적으로 고통을 호소하게 된다. 또한 붉게 변하며, 손으로 만졌을 때 따뜻하고 다리를 구부렸을 때는 다리의 통증이 심하다.

좀 더 심해지면 다리 근육에 경련이 오고, 푸르스름해지거나 피부 색이 희끄무레해진다. 일반적으로 마사지는 스트레스를 줄여 주고 인체 조직을 도와주며, 순환을 향상시킨다. 또한 그 시스템을 이용하여 치료 효과를 좀 더 향상시키며, 부어 오름을 감소시킨다.

이러한 종류의 호르몬은 다음 단원에서 다시 논의 한다.

② 뇌하수체 호르몬(Pituitary Hormanes)

뇌하수체는 다른 내분비선의 역할을 통제하기 때문에 몸의 마사지 샘이라고 불리며, 4가지의 호르몬으로 이루어져 있다 : ① 성장호르몬(somatotropian) ② 부신피질자극 호르몬(adrenocortropic ; ACTH) ③ 갑상선자극 호르몬(thyroid-stimulating ; TSH)과 성장 호르몬(ganadotropic) ④ 황체형성 호르몬(luteinizing)과 황체자극 호르몬(luteotropic ; LTH)

기형은 내분비선에 의해 치료되는데, 두 가지 예는 Acthar과 ACTH이다.

③ 아드레날 크르티코스테로이드(Adrenal Corticosteroids)

아드레날 코르티코스테로이드는 아드레날 샘에 의해 분비되고, 이것은 신장 다음 부위에 위치한다. 그들은 실제로 염증, 부어오름 증상을 제거해야 하는 치료에 사용되며, 또한 뇌하수체를 숨길 때와 부신 내분비선이 부족할 때 사용된다.

코르티코스테로이드 요법은 짧은 기간에 사용되며, 알레르기, 성급한 반응, 두드러기, 루마티스성 관절염, 타오름, 건선, 천식, 유육종증, 암, 장기이식, 궤양성 대장염 등의 증상을 치료할 수 있다. 하지만 이것을 오래 사용하면 놔하수체 내분비선의 제거와 인체가 더 이상 자신의 호르몬을 생산할 수 없도록 위축된다. 그러므로 스테로이드는 기본적으로 짧게 사용될 수 밖게 없으며, 점차적으로 투여가 중지되어야 한다.

부작용 : 아들레노코르티콜(adrenocortical) 부족, 상처 치료의 지연, 감염 증가, 근통증, 근 약화, 골다공증, 아동의 성장 방해, 백내장, 메스꺼움, 구토, 설사, 출혈

금기사항 및 주의사항 : 장기간 복용, 바이러스 및 박테리아 감염, 곰팡이 감염, 간경변, 갑상선 저하증, 고혈압, 당뇨, 녹내장, 어린이, 임산부, 수유기 여성, 경기 병력

예 : 코튼(Cortone), 데카드론(Decadron), 플로리네프(Florinef), 메드롤(Medrol), 프라드나이손(prednisone), 델타손(Deltasone), 아리스토코트(Aristocort), 케나로그(Kenalog)

④ 갑상선 치료약물(Thyroid Medications)

이 치료법은 자연적이거나 전체적이다. 이 약들은 부족한 갑상선 기능저하를 치료하기 위해 사용된다. 갑상선기능저하증(Hypothyroidism)은 신진대사를 느리게 하며, 피로, 건조한 피부, 몸무게 증가, 추위에 대한 민감한 반응, 월경불순 등의 증세를 나타낸다. 이 증상은 혈액검사를 통해 진단되고, 정확한 투약을 위해 간헐적인 모니터링을 필요로 한다.

부작용 : 두근거림의 증가, 심박 급속증, 심장 부정맥, 혈압증가, 신경과민, 진전, 두통, 불면증, 체중 감소, 설사, 온도에 민감, 생리 불규칙

금기사항 및 주의사항 : 심혈관 질환, 노인, 당뇨

예 : Synthroid, Levothroid, Levoxyl

⑤ 갑상선 기능저하 치료제(Antithyroid medications)

이 약들은 갑상선 기능저하를 치료하기 위해 사용된다.

부작용 : 발진, 두드러기, 가려움증, 혈행장애

금기사항 및 주의사항 : 장기간 치료, 40세 이상의 환자, 임산부, 수유기 여성, 간 질환 환자

예 : 타페졸(Tapazole), PTU

⑥ 당뇨저항성 약물(Antidiabetic Drugs)

이 약들은 카존 하이드와 지방 및 프로테인의 신진대사 악화증상이 있는 사람의 경우 혈액의 포도당을 낮추기 위해 사용된다. 당뇨에는 두 가지 중요한 유형이 있다. 유형 1 또는 (IDDM), 유형 2 또는 (NIDDM).

유형 2는 '성인성 질환(adult onset)' 이라고 부른다. 이것은 과거에 일반적으로 40세가 넘은 성인의 경우에 많이 발견되었기 때문이다. 그러나 최근에는 어린이나 젊은 사람들 사이에서도 빈번하게 나타나고 있다. 비만은 임신 시 나타날 수 있는데, 이는 임신성 당뇨라고 불린다.

인슐린은 유형 1에서 췌장의 랑게르한스(Langerhans)라는 작은 점에서 생산되는 인슐린이 부적당할 때에 사용된다. 또한 유형 2는 다이어트 시에 복용하는 약으로 혈액 샘의 균형이 불가능한 환자 또는 유형 2의 당뇨 환자에게 제공되기도 한다. 전통적으로 인슐린은 췌장에서 분비된다. 돼지의 인슐린이 이용되는데, 생합성(biosynthetic) 인슐린과 반합성(semisynthetic) 인슐린의 형태가 가능하다.

고혈당증(Hyperglycemia) 또는 혈액의 포도당 수치를 높이는 원인은 진단이 확정되기 전에 당뇨, 충분하지 않은 인슐린, 감염, 감정적인 스트레스, 트라우마, 임신 또는 다른 내분비선 등의 장애로부터 유래된다. 증상은 극도의 목마름, 탈수, 식욕감퇴, 몸무게 감소, 빈번한 배뇨, 위축, 시각 문제 등이 있다.

고혈당증 또는 낮은 포도당 수치는 인슐린의 과다사용이나 불충분한 영양분 섭취, 과도한 운동, 인슐린 유형의 변화로부터 발생할 수 있다. 증상은 발한, 잦은 화, 착란상태, 진전, 두통, 손가락의 따가움, 시각혼탁 등이 있다.

유형 2의 당뇨환자는 가끔씩 식이요법을 처방받거나, 식이요법과 약물치료를 병행되기도 한다. 이 약은 합병증이 있는 치료에서 종종 병행되기도 한다. 그들은 1세대 sulfonylureas, 2세대 sulfomylureas, alpha-glucosidasw inhibitiotors, biguanises, benzoic anid derivatives, thiazoli dinedioness 라고 불린다. 이것은 이러한 beta blaobkers, 알코올, NSAIDSm 갑상선 호르몬, 이뇨제, 스테로이드 구강 피임제 등의 여러 가지 치료에 있어서 부정적인 상호작용에 관해서도 알아야 한다.

부작용 : 위장 장애, 피부 문제, 간기능 장애, 약화, 피로, 두통, 저혈당

금기사항 및 주의사항 : 간 및 신장 기능 장애, 심각한 감염, 쇠약, 영양 실조, 임산부, 수유기 여성, 어린이

예 : 아말릅(Amaryl), 글루코트롤(Glucotrol), 다이아베타(Diabeta), 마이크로나제(Micronase), 글리네이즈(Glynase), 프리코스(Precose), 글라이세트(Glyset), 글루코파지(Glucophage), 프란딘(Prandin), 엑토스(Actos), 아반디아(Avandia)

생식계 약물(Reproductive System Medications)

일반적으로 재생산 시스템의 역할을 맡는 4가지 호르몬의 중요한 집합체로 androgens, estrogens, progestine, gonadotopic가 있다. 호르몬은 FSH를 포함하며, 이것은 여성의 난소에 난포발달과 남성의 정자생산을 촉진시킨다. FSH와 함께 작용할 경우, 에로겐의 분비를 촉진하고 황체를 발달시킨다. 또한, LTH는 황체와 유방의 내분비선에 의한 젖의 분비에 의해 프로테스테론의 생산을 촉진시킨다.

마사지 치료가 알아두어야 할 약물작용

치료사는 에스트로겐의 잠재적인 부작용은 혈액 응고임을 알아야 한다.

마사지 치료사는 이것을 위해 부드러운 마사지를 필요에 따라 적용할 수 있다. 이것은 혈액응고에도 역시 효과적이다. 환자는 혈액응고가 있는 즉시 마사지 치료사에게 의뢰하여야 한다. 에스트로겐과 프로게스틴은 탈수증과도 관계되는데, 마사지는 움직임을 증가시킴으로써 혈액과 체액 시스템을 통해 부종 감소에 도움을 준다.

어떠한 비정상적인 징후는 임상가에게 의뢰될 때에 기록되어야 한다. 또한 호르몬은 감정을 반영하므로, 마사지는 스트레스나 감정 장애 또는 더 좋은 감정을 가지게 해주는 더 큰 이점을 가지게 된다.

갑상선 호르몬 약을 환자에게 처방할 때에는 이것이 스트레스를 반영하므로, 약을 얼마나 복용할 것인지를 잘 결정해야 한다. 마사지는 좋은 기분을 유지시켜 주고 이것은 잠재적으로 약물의 양을 줄이는 데 도움을 준다.

① 안드로겐, 남성호르몬(Androgen-Male Hormones)

안드로겐은 테스토스테론과 안드로스테론을 포함한 남성의 성적 특징을 발달시킨다. 남자에게 이 호르몬이 부족하면 발기부전 증상이 나타날 수 있으며, 여성에게는 유방암 및 자궁 내막염과 유방 섬유 낭종을 증가시킨다.

특히 청소년기에 운동을 통한 신지대사로 근육을 증가시키기 위해 스테로이드제를 사용하는 것은 매우 위험하다. 게다가 정신병, 망상, 우울증, 편집증, 공격성, 폭력적인 행동과 같은 부작용을 증가시킨다.

부작용 : 부종, 여드름, 정액 생성 부족, 리비도의 증가 또는 감소, 불안, 우울, 두통

금기사항 및 주의사항 : 심혈관, 신장 및 간장 질환, 남자 노인, 남자, 당뇨

예 : 데노크린(Danocrine), 안드로이드(Android), 데카두라볼린(Deca-Durabolin), 데포테스토스테론(Depo-Testosterone), 에스트레스테스트(Estrastest)

② 발기부전약(Impotency)

이 약은 비아그라로 유명한 약이며, 남자의 발기 부전에 사용된다.

부작용 : 두통, 비정상적인 시야, 어지러움, 비강 출혈, 소화불량, 비뇨기계 감염, 설사, 발진, 협심증, 두근거림, 저혈압

금기사항 및 주의사항 : 심혈관 질환, 신장 및 간질환, 임산부, 수유기 여성, 어린이, 이약은 개인적으로 질산염 치료를 위해 사용해서는 안 된다.

예 : 비아그라(Viagra), 실리스(Cialis), 레비트리(Levitra)

③ 에스트로겐(Estrogen)

에스트로겐은 주로 난소에서 분비되고 2차적으로 부신에서 분비되는 여성 호르몬이다. 이 호르몬은 가슴 크기나 생리 주기 등 여자의 성적 특징을 결정하는 호르몬으로 태아의 수정 상태 · 착상 · 성장과 같은 환경에 따라 적절하게 조절된다. 이것은 또 역시 뇌하수체 전엽의 난포자극호르몬(FSH)와 황체형성호르몬(LH)의 분비에 영향을 받으며, 유즙분비 및 배란을 막는다.

한때 에스트로겐의 치료는 폐경기 여성에게 적용되었다. 그러나 최근 연구에 의하면 이 약물을 사용하는 것에는 위험 요소가 있음이 보고 되고 있다. WHO에서는 에스트로겐을 발암물질로 규정하고 있다.

에스트로겐 치료는 피임약 · 월경 문제 · 폐경 증상을 조절하는 데 사용되며, 폐경 후에 골다공증을 예방하고, 질 건조증에도 사용한다. 가임가능 여성의 유즙 분비 억제와 전립선 암 치료에 사용되곤 한다.

부작용 : 뇌졸중의 위험 증가 ; 심근 경색 ; 혈전증 문제, 구토를 포함한 위장 문제, 설사, 변비, 체중 무제, 부종, 피부 창백, 트리글리세리드 수준 증가, 엽산 부족, 간질환, 질 출혈, 경추 문제 증가, 칸디나증, 두통, 편두통, 우울증, 시각 문제, 담낭 문제, 자궁 암, 자궁 내막암, 유방암

금기사항 및 주의사항 : 혈전증, 뇌졸중, 심근경색, 간 질환, 담 질환, 암, 편두통, 얕은 숨, 간질, 천식, 신장 질환, 임산부

예 : 에스트레이스(Estrace), 에스트라뎀(Estraderm), 데포 에스트라디오(Depo-Estradio), 프리마린(Premarin), 에스트라탑(Estratab), 크리마라(Climara), 비벨즈(Vivelle)

④ 프로게스테론(Progesterone)

프로게스테론은 황체와 부신에서 분비되는 호르몬이다. 이것은 생리주기 중간에 자궁 내막을 변화시키고 무월경을 치료하며, 비정상적인 자궁 내막을 치료한다. 또한 피임약으로도 사용된다. 이것은 폐경 후의 치료와 자궁 내막 및 유방의 암에 사용된다. 만들어진 프로게스테론 약은 프로게스틴이라고 부른다.

부작용 : 생리 문제, 출혈 문제, 반점, 부종, 체중 증가, 메스꺼움, 유방 문제, 발진, 두통, 우울증, 혈전증, 골밀도 저하

금기사항 및 주의사항 : 우울증 병력, 혈전증, 심혈관 질환, 간 문제, 임산부, 심장 및 신장 질환

예 : 프로베라(Provera), 데포 프로베라(Depo-Provera), 메가스(Megace), 사이크린(Cycrin)

⑤ 피임약(Contraceptives)

폐경기 약은 에스트로겐과 프로게스틴을 결합해서 사용하거나, 프로게스테론만 단독적으로 복용한다. 이것은 임신을 막고, 자궁 내막을 치료하며, 생리주기의 통증과 긴 생리주기 및 불규칙한 생리주기를 조절한다. 또한 여드름 및 난포 치료, 골반 염증, 양성 유방 질환, 자궁외 임신 등에 사용된다.

부작용 : 메스꺼움, 부종, 체중증가 및 감소, 자궁내막 출혈, 기분 변화, 성욕 변화, 편두통, 두통, 심각한 우울증, 시야 혼탁 및 시력장애

금기사항 및 주의사항 : 색전증 및 혈전 질환, 심혈관 질환의 병력, 유방암, 에스트로겐의 부작용, 임산부, 수유기 여성, 간 질환, 흡연자, 고혈압, 당뇨병, 담 질환, 35세 이하의 환자에게 적용할 때는 주의가 필요하다.

⑥ 루프론과 데포(Lupron and Depot)

이것은 항종양 약물로 사용되며, 호르몬 의존성 종양의 성장을 정지시킨다. 또한 전립선 및 유방암의 치료에도 사용되는데, 때때로 타모시펜(tamoxifen)과 함께 유방암 치료에 사용한다.

부작용 : 고열, 두통, 불면증, 극도의 기분 변화, 코피, 체중증가 및 감소

금기사항 및 주의사항 : 폐경 또는 임산부, 수유기 여성에게는 사용을 금한다.

예 : 루프론(Lupron), 루프론 데포(Lupron Depot)

⑦ 수정과 관련된 약물(Fertility Medication)

클로미드는 불임 치료에 사용되는 약이다.

부작용 : 메스꺼움, 구도, 신경과민, 불면증, 다태아

금기사항 및 주의사항 : 난포, 자궁내막 암, 간, 갑상선, 부신 질환

예 : 클로미드(Clomid)

Anit-Infective 약(항생제)

감염치료에서 가장 중요한 것은 병원 감염을 확인하고, 특정한 약물의 과민도를 확인하는 것이다. 종종 임상가들은 과민도 검사를 하는 동안 광범위하게 작용하

는 항생물질을 처방하기도 한다. 이것은 때때로 박테리아나 바이러스에 의한 것이 아니라 병원균에 의한 것인지를 확인하고 항생물질에 대한 저항력을 확인 · 조절하는 데 사용한다.

항생물질을 투여함으로써 인체에 이로운 박테리아나 해로운 바이러스를 분류하지 못하고, 유기체에 의한 면역 시스템과 억제 시스템을 혼란시켜서 감염 시에 항생물질 조절에 문제를 보인다. 게다가 일부 박테리아는 특정한 항생물질에 반응하고 다른 바이러스는 간과할 수도 있다. 그 결과, 항생물질이 모든 감염 증상에 효과적이지 않다. 예를 들어, 호흡기 감염 항생제는 요로관 감염 등 다른 감염에는 효과가 없을 수 있다.

마사지 치료사를 위한 타당성

항생제는 면역 시스템을 혼란시킨다. 마사지 치료사에 의한 관리는 면역 시스템이 저하된 환자에게 감염이나 주위 공기를 통한 감염에 노출됨을 조절할 수 있다. 예를 들어, 만약 마사지 치료사가 아프거나 감기에 걸렸을 경우에는 치료를 하면 안 된다.

반대로 환자가 질환의 감염기 단계에 있다면 마사지 치료사나 다른 환자의 병원균 감염을 막기 위해 치료 예약을 바꿀 것을 권고한다.

또한 날씨가 좋지 않으면 환자의 병을 악화시킬 수 있으므로, 치료 날짜를 바꾸는 것이 좋다. 위장의 경우, 마사지는 변비 · 설사 · 메스꺼움 · 복통을 진정시키는 데 큰 효과가 있다. 물론, 다른 병원균에 감염되지 않도록 항상 일반적인 주의사항을 따라서 치료하도록 한다.

① 항생제(Antibiotics)

바이러스를 공격할 수 있음에도 불구하고 항생제의 남용은 큰 문제를 야기한다. 그 결과, 병원균에 내성이 생겨서 감염에 더 이상 효과적이지 않음에도 계속적으로 항생제를 복용하게 된다. 따라서 폐결핵 및 포도상구균과 같은 질환을 치료하기 위한 새로운 약물이 계속해서 개발되고 있다.

항생제 복용은 꼭 약사나 의사의 처방하에 이루어져야 한다.

다량의 항생제로 인한 부작용은 다음과 같다.

- **발진, 두드러기, 미열과 같은 알레르기 반응** : 이러한 증상이 나타나면 약물을 즉시 중단해야 한다. 때때로 아나필랙시스(anaphylaxsis)와 같은 심각한

반응이 나타날 수 있는데, 아나필락시스는 신체의 이상 단백질과 같은 알레르기 과민반응이다. 이는 항생제 쇼크를 일으킬 수 있고, 때때로 의식 불명과 사망으로까지 이어질 수 있다.

- **조식의 손상, 청력 감소, 신장 손상, 간 손상, 혈행 장애**(혈액 요소의 비정상) : 때때로 약을 중단하거나 바꿔도 계속 이어질 수 있다.
- **중복감염** : 항생제의 지속적 사용 및 광범위한 사용으로 인해 장 및 점액막에서 정상적인 박테리아를 죽임으로 인한 박테리아나 곰팡이의 저항을 변화시켜서 새로운 감염을 일으킨다. 이것은 좋은 박테리아를 계속적으로 공급하는 요구르트나 프로바이오를 지속적으로 먹음으로써 도움을 줄 수 있다.

다른 일반적인 부작용은 두통을 포함한, 설사, 변비, 메스꺼움, 구토, 시야 혼탁 등을 들 수 있다.

금기사항 및 주의사항으로는 노인, 임산부, 수유기 여성, 신장 및 간 질환 환자에게 적용하는 것이다. 퀴노로니즘(Quinolonesms)은 18세 이하의 환자에게는 적용해선 안 되며, 테라사이클린(teracycline)은 9세 이하의 환자에게는 적용해선 안 된다.

다음 단락은 항생제를 분류하는 가장 보편적인 기준이다.

② 아미노글루코사이드(Aminoglycosides)

이 약물은 *Escherichia coli*, *Pseudomonas*, *Salmonella*와 같은 그램 음성 박테리아와 *Staphylococcus aureus*와 같은 그램 양성 박테리아를 감염을 치료하는 데 사용한다. 아미노글루코사이드는 심각한 감염이나 약한 항생제로 힘들 경우에 단기간으로 사용해야 한다. 이러한 항생제는 위장에서 흡수되지 않으므로 일반적으로 정맥 주사로 제공한다.

부작용 : 신장 질환, 청력 소실, 현기증, 두통, 떨림, 간질, 시야 혼탁, 발진
금기사항 및 주의사항 : 귀울림, 현기증, 신장 기능이상, 임산부, 가임가능 여성, 영아, 노인
예 : 아미킨(Amikin : 항생제), 네브신(Nebcin : 항생제)

③ 세팔로스포린(Cephalosporins)

이 약은 곰팡이와 같은 생성을 조절하는 반 합성의 항생제이다. 이는 페니실린과 관련되며, 그러므로 환자의 페니실린 알레르기 반응은 세팔로스포린(광역항생물질)의 알레르기 반응과 같다. 이것은 그램 음성균과 그램 양성균에 대항해서 광범위하게 사용된다.

부작용 : 과민반응, 발진, 부종, 과민증(특히 페니실린의 알레르기 반응), 혈행 장애, 신장 문제, 간질환, 메스꺼움, 구토, 설사, 간질, 호흡 문제

금기사항 및 주의사항 : 신장 질환, 페니실린으로 알려진 알레르기 반응, 슈퍼 감염, 심각한 대장염, 임산부, 가임여성, 아동

예 : 케플렉스(Keflex), 서프티(Ceftin), 스프락스(Suprax), 맥시핌(Maxipime), 서클로(Ceclor), 로세핀(Rocephin)

④ 메크로라이드(Macrolides)

이 약물은 호흡기 및 피부를 통해 감염되며, 때때로 페니실린 알레르기 반응을 통하거나 성기를 통해 감염되기도 한다. 에리트로마이신은 이 질환에 사용되는 가장 잘 알려진 항생제로 모든 항생제의 독소를 최소화하기 위해 사용된다.

이는, 많은 항생제 사용으로 인한 심각한 부작용을 조절하기 위해 사용하면 효과적이므로, 초기에 많이 사용된다. 임산부 및 어린이는 이 약을 통해 칸디나증을 치료할 수 있다. 하지만 불행히도, 이 약은 많은 박테리아를 죽일 수는 없다. 에리트로마이신은 항 박테리아에 효과가 있다. 이것은 위를 자극하지 않기 때문에 주로 위장 문제에 사용된다.

부작용 : 식욕 부진, 메스꺼움, 구토, 설사, 경련, 두드러기, 발진, 수퍼 감염

금기사항 및 주의사항 : 간기능 장애, 알코올 중독증

예 : 비악신(Biaxin), 지스로맥스(Zithromax), 에리트로마이신(erythromycin), E.E.S, E-마이신(E-Mycin), ERYC

⑤ 페니실린

이 약은 특별한 종류의 곰팡이로부터 생성되고, 호흡기나 내장과 관련된 감염을 포함한 연쇄상 구균이나 포도상 구균 및 수막염균 감염을 치료한다.

페니실린은 임질이나 매독을 치료하는 항생제다. 합성 페니실린은 (증명되지 않은) 헬리코박터 감염을 치료하는 데 사용되어 왔으며, 반합성 페니실린은 약효가 광범위하여, 광범위한 스펙트럼 페니실린이라고도 불린다. 오구엔틴(augmentin)과 타이엔틴(timentin)이 그 예이다.

많은 양의 병원균은 많은 형태의 페니실린에 저항력을 가진다.

부작용 : 조급증, 아나필렉시스. 중복감염, 구역질, 구토, 설사, 혈액순환, 콩팥이나 간에 이상 발생, 정신착란, 정신적 불안, 발작 등을 유발한다.

금기/주의해야 하는 사람 : 전해물 불균형 상태에 있거나, 기능장애 또는 복용하는 어떤 약에 대해 알레르기 반응을 일으키는 사람은 복용하면 안 된다.

종류 : 아목시실린(합성페니실린), 옴니펜(omnipen), 바이실린 L-A, 그리고 암피실린(항생물질)

⑥ 퀴놀린 (Quinolones)

씨프로(cipro)나 레바퀸(levaquin) 같은 약들은 비뇨기계, 호흡계, 소화계, 피부, 골격, 관절의 감염을 치료하는 데 사용되어 왔다. 이 약들은 특히 어린아이들이나 노약자에게 심각한 잠재적인 부작용을 가지고 있다.

불행히도 몇 가지 병원균은 퀴놀린에 대해 저항력을 가지고 있음이 증명되었다. 이 약들은 항생제가 효용이 없거나 복용자가 다른 항생제에 대해 알레르기 반응을 일으킬 때에만 사용해야 한다. 이 약들은 18세 이하의 아이들에게 사용해서는 안 된다.

부작용 : 구역질, 구토, 설사, 복부통증, 대장염, 두통, 현기증, 정신착란, 자극성(흥분성), 발작, 중복감염, 조급증, 광독성을 일으킨다. → 근육힘줄의 손상을 일으킨다.

금기사항 및 주의사항 : 노약자, 아이들, 미성년자, 임산부, 모유 수유자, 심각한 신장병 환자, 발작, 심장병 환자는 주의해야 한다.

종류 : 씨프로(cipro), 레바퀸(levaquin), 노룩신(noroxin), 막시퀸(maxaquin)

⑦ 테트라사이클린 (tetracylines)

이 약은 효과가 광범위한 항생제들로 리케차(이나 벼룩 등이 옮기는 발진디푸스 등의 병원체)나 클라미디아(성병의 일종)나 널리 알려지지 않은 (희귀한) 박테리아에 의한 감염을 치료하는 데 사용된다. 심각한 종류의 여드름과 고열 및 라임병(lyme disease), 그리고 불규칙한 폐렴 등은 테트라사이클린에 의해 치료되고, 이것은 독시사이클린(doxycycline)라고도 불린다.

불행히도, 많은 종류의 유기체가 이것에 대한 저항력을 가지며 자라고 있다. 그래서 그들은 다른 항생제가 실패했을 경우에 사용되어야 한다.

부작용 : 구역질, 구토, 설사, 중복감염, 광선 과민증, 태아나 어린이들의 변색된 이, 현기증 등을 일으킨다.

금기사항 및 주의사항 : 임산부, 모유 수유자, 8세 이하의 유아, 자외선에 직접적으로 노출된 사람, 간이나 콩팥에 문제가 있는 사람, 식도의 폐쇄증이나 기능장애가 있는 사람 등은 주의해야 한다.

종류 : sumycin, 비브라 마이신, acromycin

⑧ 술폰아미드(세균감염증에 유효한 합성화학 요법)

이것들은 가장 오래된 전염성 없는 약들이다. 그것들은 저항력이 커짐에 따라 대부분 다른 약들과 같이 복용된다.

부작용 : 조급증,피부염, 구역질, 구토, 설사, 고열, 두통, 구내염, 결막염. 혈액장애 간에 독성을 일으키거나 콩팥에 손상을 일으킨다. 생명에 관련된 (치명적인) 과민증을 일으키기도 한다.

금기사항 및 주의사항 : 간이나 콩팥 기능이 안 좋은 사람, 비뇨 폐쇄증, 혈액장애, 심각한 알레르기가 있거나 천식 및 임신했거나 모유수유자 등은 주의해야 한다.

종류 : 아줄파이딘(azulfidine), 세프트라(septra), 박트림(bactrim)

⑨ 다른 항생제

이것들은 클레오신을 포함하는데, 호흡기와 관련된 심각한 감염이나 골반감염 및 에이즈와 관련된 감염을 치료할 때 사용된다.

플라지(flagyl)는 크론병(crohn's)이나 주사비(rosacea)를 치료하는 데 유용한 합성항생제나 항프로토잘(antiprotozoal)이다.

밴코마이신은 마지막 수단으로 다른 항생제에 실패하여 생명을 위협하는 감염을 치료하는 데 사용된다. 메티실린이나 포도상 구균 등이 그 예이다.

그러나 병원균의 체질이 점점 저항력을 갖추는 데 강해지고 있다.

⑩ 항균성제

이 약들은 칸디다증이나 백선과 같은 특별한 곰팡이를 치료하는 데 사용된다.

이 약물들은 매우 다른 방법으로 사용된다.

일반적인 부작용으로는 두통, 피로, 구역질, 구토, 설사 , 조급증 등이 있다.

부작용 : 두통, 오한, 열, 저혈압, 권태감, 근육이나 관절의 고통, 허약, 식욕부진, 설사, 구토, 심한복통, 빈혈, 무기력이나 저칼륨혈증(hypokalemia) 등을 일으킨다. 충혈성 심장마비로 연결될 수도 있다.

금기사항 및 주의사항 : 아이들, 임산부나 간호사 , 간이나 콩팥에 문제가 있는 사람들은 주의해야 한다.

종류 : 다이플럭칸(diflucan), 글리색틴(grisactin), 아벨세트(abelcet), 나이새틴(nysatin)

⑪ 결핵항생제

이 약들은 비록 증상을 보이지 않더라도 결핵에 노출되어 있거나 양성반응을 보인다면 그것들을 치료하는 데 사용된다.

부작용 : 구역질 · 구토 · 설사 · 현기증상이 나타나거나 눈앞이 흐려지거나 두통 · 피로 · 마비증상 · 허약 · 간에 이상을 보이거나 과민증의 현상이 나타난다.

금기사항 및 주의사항 : 간에 만성적인 병이 있거나, 알코올 중독자, 콩팥이 제기능을 못하는 사람, 당뇨, 눈에 이상이 있는 사람, 임상부, 모유 수유자, 통풍 그리고 아이들에게는 주의해야 한다.

종류 : INH, 마이암부톨(myambutol), 라이패딘(rifadin), 스트렙토마이신(streptomycin)

⑫ 항 바이러스

이 약들은 흔히 부작용이 있지만 바이러스를 박멸하는 데 사용된다.

* 아시클로비어(acyclovir)는 단순포진, 대상포진, 수두의 초기에 치료되는 데 사용된다.
* 아만타딘(amantadin)은 A 바이러스를 치료하는 데 사용된다.
* 니우람미니다이스 인지바이톨(neuraminidase ingibitors)는 새로운 항바이러스의 종류로, 인플렌자 A & B 바이러스를 치료하는 데 사용된다.
* 리바비린(ribavirin)은 어린아이들이나 어른들 및 한타바이러스(hantavirus)나 C형 간염에 걸린 사람들의 심각한 호흡기 관련 증상을 치료하는 데 사용한다.
* 인터페론(interferons)는 AIDS, 병리, 만성적인 B형 간염, 일부 암을 치료하는 데 사용된다.

부작용 : 구역질, 구토, 복부통증, 설사, 조급증, 피로, 두통 등을 유발한다.

금기사항 및 주의사항 : 아이들, 임산부, 모유 수유자는 주의해야 한다.

⑬ AIDS를 치료하는 약들

이 약들은 안티리트로바이랄(antiretroviral)이라고 불리며, 그들의 구조에 의해 분류된다.

그것들은 프로테스 인하이비톨(protease inhibitor), 누클레오사이드 리버스 트랜스크립타스 인하이비톨(nucleoside reverse transcriptase inhibitors), 논누클레오사이드 리버스 트랜스클립타스 하이비톨(nonnucleoside reverse transcriptase inhibitors)도 포함한다.

에이즈는 종종 칵테일 테라피(cocktail therapy)라고 불리는 약을 통해서 치료된다. 하지만 이 치료는 에이즈를 박멸하지는 못한다.

반면에 다른 곳에서 진화되는 바이러스 공격을 목적으로 한다. 관련된 모든 약들은 잠재적으로 GI 효과를 가진다 – 구역질, 구토, 복부통증, 설사, 그리고 수많은 다른 심각한 부작용을 갖는다 – 생명에 치명적일 수도 있다.

부작용 : 구역질, 구토, 설사, 고혈당, 당뇨병를 더 악화시키거나, 내출혈, 신장결석, 간이 제기능을 못하게 하거나, 골수압박, 췌장염, 생명에 치명적일 수 있는 신경과민증, 심각한 조급증, 불면증, 불안함, 환각, 건망증 등의 부작용을 일으킬 수 있다.

금기사항 및 주의사항 : 임산부, 모유수유자, 아이들은 주의해야 한다.

종류 : 바이라셉트(viracept), 레트로바이어(retrovir), 서스티바(sustiva), 에피바이어(epivir), 바이텍스(videx), 컴비바이어(combivir), 크라이시반(crixivan), 제라이트(zerit), 하이비드(hivid), 칼리트라(kaletra), 노바이어(norvir), 포토베이스(fortovase)

⑭ 항 비뇨기계 약물(antiurinary drugs)

대부분의 이와 관련된 약들은 바이러스를 죽이기보다는 자라는 것을 방해한다. 그것들은 보통 비뇨기 감염의 재발을 치료하는 데 사용된다.

부작용 : 구역질, 구토, 설사, 마비증상, 허약, 두통, 현기증상, 근육약화, 빈혈증 등의 증상을 유발한다.

금기사항 및 주의사항 : 복용함으로 인해 간이나 콩팥 기능이 악화될 수 있는 사람, 빈혈증세, 당뇨환자, 전해질, 아스토마, 임산부, 모유 수유자, 태어난 지 1개월 미만의 영아들에게는 주의해야 한다.

종류 : 마이크로단틴(macrodantin), 트라임펙스(trimpex), 마크로비드(macrobid)

진통제 · 진정제 · 수면제

진통제의 목적은 고통을 완화시키는 것이고, 진정제는 말 그대로 진정시키는 것이며, 수면제는 복용자가 잘 잘 수 있도록 돕는 것이다.

마사지 치료가 알아야 할 약물작용

마사지 치료는 고통을 줄이거나 진정시키는 것을 돕는 데 탁월하다.

또한 지속적인 마사지 치료는 환자의 약 복용을 줄이는 데 도움이 될 수 있다.

마사지 치료는 환자의 문제가 있는 신체 부위와 결합하여 실시되어야 한다. 아스피린과 같은 몇몇 진통제는 잠재적으로 출혈을 일으키게 하거나 쉽게 타박상을 입을 수 있게 하고 혈액을 얇게 만든다.

마사지 치료사들은 위와 같은 잠재적인 문제를 안고 있다는 것을 반드시 인식해야 하며, 따라서 그들의 압력을 조절해야 한다. 더구나, 환자의 능력은 약의 영향 때문에 악화될지도 모르는 치료를 얼마나 견딜 수 있느냐에 달려 있다.

마사지 치료사들은 환자가 복용하는 약으로 인해 항상 조심해야 한다. 환자에게 압력이 강할 수도 있고 아닐 수도 있다.

마사지 치료사들은 환자를 실수로 다치게 하지 않을 거라는 확신이 설 때까지 깊은 압력 테크닉의 사용을 피한다. 그러나 많은 약들이 변비를 유발할 수 있는데, 마사지는 이런 문제들을 해결하는 데 도움이 된다.

보조적인 진통제

이러한 약물치료는 아편 유사약물과 비아편 유사약물이 함께 사용되었을 때에 진통 효과를 향상시킨다. 이러한 약물들의 두 가지 중요한 종류로는 항 경련제와 삼환계 항 우울제가 있다. 다알란틴(Dilantin)과 테그레톨(Tegretol)과 같은 항 경련제는 신경통과 포진, 그리고 암으로부터의 신경 통증의 조절을 위해 종종 사용된다.

엘라빌(Elavil)과 파멜러(Pamelor), 그리고 토프라닐(Tofranil)과 같은 삼환계 항 우울제들은 포진, 관절염, 당뇨병, 암, 편두통 또는 긴장성 두통과 불면증, 그리고 우울증의 치료에 이용된다. 항우울제의 부작용으로는 입마름, 요 잔류, 변비, 진정, 부정맥 등이 포함된다. 항 경련제의 부작용은 어지러움, 혼란, 발진, 구역, 구토, 그리고 설사 등이 있다.

진정제와 수면제

이러한 것들은 사용량에 따라 그 적용이 다르다. 즉, 적은 양을 사용할 때에는 환자의 안정을 돕고 많은 양을 사용했을 때는 환자의 수면을 돕는다. 진정제와 수면제에는 두 가지의 바르비투르산염(barbiturates)와 넌바르피투르산염(nonbarbiturates)의 종류가 있다.

이러한 약들은 심리적 · 신체적 부작용을 키울 수 있기 때문에 간질 치료를 제외하고 장기간 동안 사용되어서는 안 된다. 장기간의 사용은 악몽이나 환각과 같은 심각한 부작용을 일으킨다.

사용량의 점진적인 감소는 불면증과 같은 반동현상을 피하는 데 필수적인 요소이다.

① 바르비투르산염(Barbiturates)

바르비투레이트는 매우 위험할 수 있는 진정제이다. 과사용으로 인한 많은 자살과 사고들이 보고되었으며, 특히 CNS 억제제 또는 알코올과의 혼용 시에 그 정도가 더 심하다. 노약자의 경우에는 이 약물치료를 통해서 과다활동, 혼란 또는 환각과 같은 반대되는 행동을 보일 수도 있다. 매우 느린 대사로 인해 바르비투르산염에는 인체에 장기간 동안 존재하게 되며, 그러한 현상은 노약자의 경우에 매우 치명적이다.

부작용 : 우울증, 두통, 피로, 구역, 구토, 변비, 발진, 혼란, 혼수, 또는 치명적인 과사용

금기사항 및 주의사항 : 노인환자, 쇠약화된 환자, 임산부와 모유 수유 중인 여성, 아동, 간 질환, 신장 질환, 낙담하여, 정서적으로 불안정, 자살 가능성이 있는 사람들, 그리고 습관성의 성향

예 : 루미날[Luminal(phenobarbital – 주로 발작에 사용되는)]

② 넌 바르비투레이트(Nonbarbiturates)

비록 이 약들이 바르비투르산보다는 더 안전하다고 할지라도, 이들 또한 잘못 사용되면 치명적인 사고를 일으키게 된다.

부작용 : 구역, 구토, 설사, 발진, 또는 현기증

금기사항 및 주의사항 : 과민성, 심각한 간 손상, 심각한 콩팥 손상, 노화, 쇠약화, 중독 증상, 낙담하거나 정서적으로 불안정, 자살 경향, 임산부나 모유 수유 중인 여성, 아동, 만성 폐색성 폐질환, 수면 무호흡

예 : 프로솜(ProSom), 달메인(Dalmane), 레스토릴(Restoril), 할시온[Halcion(다소 드뭄)], 암피엔(Ambien), 그리고 소나타(Sonata)

항 정신제, 알코올, 그리고 약물 남용

항정신성 약품들은 인간의 마음과 정서, 그리고 행동에 대한 치료적 효과를 가지는 약물치료방법이다. 본래 목적된 효과 외에 2차적으로 향정신적 효과를 가지는 수많은 약물치료방법들도 존재한다. 예를 들면, 진통제와 진정제들이 정서적인 행동에 영향을 미칠 수 있다.

마사지 치료사의 타당성

마사지 치료 방법들은 환자를 편안하게 하거나 좀 더 생산적이기를 원하는 욕구로 인한 스트레스를 적절히 하고, 이미 시행된 약물치료에 영향을 미칠 수도 있을 것이다. 마사지 치료사는 환자가 최선의 효과를 제공받을 수 있도록 환자의 담당 정신과 의사 및 심리사와 의논해야만 한다.

만약 마사지 치료사의 회원들이 감정적 장애를 겪고 있는 이들이 많다면 그는 심리학의 코스를 학습해야만 하고, 부가적으로 환자들이 어떤 것들을 겪고 있는지를 이해하기 위한 약리학도 공부해야 하며, 그들에게 좀 더 나은 마사지 치료가 될 수 있는 방법을 모색해야 한다. 감정과 신체, 그리고 정서의 관계는 서로 연관되어 있는 하나의 생물 에너지 시스템이다.

따라서 마사지 치료의 긍정적인 효과와 정규적인 치료방법들은 환자가 더 나은 웰빙(well-being)으로 나아갈 수 있도록 도울 수 있다. 마사지는 낙심한 환자들에게 활기를 불어넣거나 흥분된 환자들을 진정시킬 수 있도록 도울 수 있다. 마사지 치료사들은 각각의 환자들을 개별적으로 평가해야만 하며, 그 결과에 따라 치료를 조정해야 한다. 또한 모든 환자들뿐만 아니라 각각의 치료를 기록하고 마사지 치료의 효과들을 기록해야만 한다.

약물치료방법의 4가지 종류로는 ① CNS 흥분제 ② 우울증 치료제 ③ 불안 완화제, 그리고 ④ 항정신병약 등이 있다.

① 중추신경자극제(CNS Stimulants)

CNS 흥분제들은 CNS의 기능에 영향을 미치는 약물치료방법이다. 이러한 종류에서 가장 잘 알려진 약으로는 카페인 시트르산염(caffeine citrate)이 있다. 어떤 형태로든지 높은 함유량의 카페인을 장기간 음용하면 내성과 습관화, 그리고 심리학적인 의존을 초래할 수 있다. 만약 갑자기 음용을 멈추게 되면 신경질 · 불안 · 두통, 그리고 어지럼움과 같은 증상들이 나타날 수 있다.

카페인은 태반을 통과할 수 있고 보육하는 엄마의 모유를 통해서도 전달될 수 있기 때문에 일반적으로 약물치료 이상의 양을 카페인이 함유된 음식이나 음료 또는 어떠한 약들도 섭취하지 않도록 권장한다.

그밖에 CNS 흥분제들로는, 6세 이상의 주의력 결핍장애(ADD) 아동들과 수면발작 치료에 사용되는 애더랄(Adderall), 리탈린(Ritalin), 컨서타(Concerta), 그리고 덱서드린(Dexedrine)과 같은 각성제들이 포함된다.

주의력 결핍장애를 가진 아동의 경우, CNS 흥분제를 장기간 복용하면 일시적으로 정상적인 체중과 신장 패턴의 억제와 또한 운동성 및 언어적인 경련을 발생시키거나 악화시키는 것으로 보고되었다.

아동들의 경우에는 부작용에 대한 주의깊은 관찰이 이루어져야만 한다. 체중감소를 위한 각성제의 사용은 내성을 매우 급속하게 유발시킬 수 있으며, 섭취한 사람은 신체적 · 정신적 부작용이 매우 빨리 나타날 수 있으므로 권하지 않는다.

부작용 : 신경질, 불면증, 과민성, 국소발작, 정신병, 빈맥, 심계항진, 고혈압, 심장성 부정맥, 현기증, 두통, 흐릿한 시야 또는 어지러움 곤란

금기사항 및 주의사항 : 비만에 대한 치료 ; 불안을 겪고 있는 환자들 ; 약물 의존의 병력, 알코올 중독, 또는 섭식장애 ; 갑상선 기능 항진증 ; 임신 또는 육아 보육 중인 모친 ; 그리고 갑작스러운 금단현상

예 : 카프킷(Cafcit), 애더랄(Adderall), 덱세드린(Dexedrine, Ritalin), 그리고 컨서르타(Concerta)

② 항 우울제(Antidepressants)

항 우울제는 또한 정서의 상승 역할을 하는 것으로 알려져 있으며, 주로 우울증을 겪고 있는 환자들을 치료하는 데 이용된다. 우울증 환자들은 도파민(dopamin), 세로토닌(serotonin) 또는 노에피네프린(norepineprine)과 같은 신경전달물질의 부족이 야기될 수 있다. 이러한 물질들은 두 가지 신경 간에서 연결하는 데 도움을 주는 역할을 수행하는데, 때때로 신경을 연결하는 데 실패하거나 하나의 신경종말에서 재흡수되기도 한다.

또는 자신의 기능을 제대로 수행하지 못할 수도 있다. 이런 환자들은 화학적인 불균형의 상태를 겪고 있다고 하며, 그것을 바로잡기 위한 약물치료를 요청한다.

③ 상환계 화합물(Tricyclics)

트리사이클릭이 우울증세에 최대 효과를 나타내는 데는 2~4주 정도의 시간이 소요된다. 그것은 약간 진정시키는 작용을 하기 때문에 하루 동안에도 많은 횟수로 복용한다. 그것은 일반적으로 많은 부작용이 있지만, 통증조절을 위한 보조제으로 사용된다. 트리사이클릭이 다른 약물치료와 상호작용을 일으켜서 심각한 부작용을 초래할 수도 있다.

부작용 : 입마름, 식욕증진, 그리고 체중증가, 현기증, 졸음, 변비, 소변 보존, 심계항진, 혼란, 심장성 부정맥, 그리고 시력저하

금기사항 및 주의사항 : 심장, 간, 신장, 그리고 위장질환 ; 노인 ; 녹내장 ; 비만 ; 발작 ; 임신, 그리고 수유 중인 모친 ; MAOIs의 사용

예 : 엘라빌(Elavil), 노프라민(Norpramin), 아다핀(Adapin), 포프라닐(Tofranil), 파멜러(Pamelor), 그리고 아나프라닐(Anafranil)

④ 마오산화물 억제제(Monoamine Oxidase Inhibitors)

MAO 억제제들은 잠재적인 심각한 부작용과 음식이나 다른 약물들과의 부정적인 상호작용 때문에 자주 사용되지 않는다. 상환계(Tricyclics)치료를 마친 환자들은 MAO 억제제를 복용하기까지 2주 정도 기다려야 한다. 이러한 약들은 일반적으로 불규칙적인 우울증과 공포장애 또는 공포증에 사용된다.

부작용 : 신경질, 초조, 불면증, 두통, 경부경직, 고혈압, 흉부통증, 구역, 구토, 설사, 시력저하

일부 약물, 또는 음식물과 마오억제제(MAOIs)의 상호작용은 치명적인 고혈압을 일으킬 수 있다. 요구르트, 시큼한 크림, 대부분의 치즈, 칠면조 고기, 간, 무화과 나무열매, 바나나, 와인, 그리고 그밖에 타이라민(tyramine), 트립타민(tryptamine) 또는 트립토판(tryptophan)을 포함한 음식물은 피해야만 한다.

금기사항 및 주의사항 : 심혈관 질환이나 간 질환 환자들

예 : 마프란(Marplan), 나르딜(Nardil), 파나트(Parnate)

⑤ 선택적 세로토닌 재흡수 억제제 (Selective Serotonin Reuptake Inhibitors : SSRIs)

이러한 것들은 우울증 치료에서 첫 번째로 선택되는 약물로 거의 부작용이 없으며 비교적 안전하다. 때때로 환자들은 효과가 있기 전인 2~4주 동안 이 약을 복용한다. 또한 이러한 약들은 안티코아구란트(anticoagulants)와 베타 블록커(beta blockers)뿐만 아니라 CNS 약들 같은 다른 약품들과 부정적인 상호작용을 일으킬 수도 있다.

부작용 : 성적 장애, 구역, 식욕부진, 설사, 변비, 발한, 불면증, 불안, 신경질, 떨림, 피로, 현기증, 그리고 두통

금기사항 및 주의사항 : 간 또는 신장 질환, 자살 병력, 당뇨병, 섭식장애, 임신 또는 모유 수유 중인 여자 ; MAOIs와는 절대 같이 섭취해서는 안 된다.

예 : 프로작(Prozac), 프락실(Paxil), 졸로프트(Zoloft), 세렉사(Celexa), 그리고 에펙서(Effexor)

⑥ 헤테로사이클릭 항 우울제(Heterocyclic Antidepressants)

이러한 약들은 심각한 우울증 치료에 유용하며, 금연을 하려는 사람들에게도 도움이 된다. 또한 몇 가지는 불안과 우울증을 동시에 겪고 있는 사람들을 치료하는 데 쓰여지며, 섬유근육통의 치료에도 도움을 준다.

다른 것들은 치매로 인해 고통을 받는 노인 환자들의 조바심을 치료하는 데 유용하다. 헤테로사이클릭 안티디플리샌트(Heterocyclic Antidepressants)은 MAOIs와 함께 복용되어서는 안 된다.

부작용 : 졸림, 불면증, 안절부절 못함, 초조, 불안, 입마름, 현기증, 혼란, 또는 체중 증가

금기사항 및 주의사항 : 자살 병력, 발작, 그리고 심장 또는 간 질환

예 : 웰부트린(Wellbutrin), 레메론(Remeron, Serzone), 그리고 데시렐[Desyrel(남자아이들에게 복용시켜서는 안 된다.)]

⑦ 항 조약(Antimanic Medications)

이러한 약들은 양극성(manic-depressive) 정동장애를 치료하는 데 유용하다. 환자들의 독성 징후를 주의깊게 관찰하여야 한다.

부작용 : 위장 곤란, 심장성 부정맥, 저혈압, 떨림, 갑상선 문제들, 혼수 또는 근위축

금기사항 및 주의사항 : 발작 장애, 파킨슨증, 심혈관, 그리고 신장질환, 노화, 갑상선 질환, 환자 혈액 내의 리튬 수준은 모니터되어야 한다.

예 : 리튬[Lithobid(Lithium)], 테그레톨(Tegretol), 그리고 데파고트(Depakote : 간질환제)

⑧ 항 불안제(Anxiolytics)

불안을 치료하고 약간의 신경안정제로써 작용하는 약물치료방법이다. 이 약물은 불안, 신경증, 약간의 정신신체질환 장애들, 불면증, 그리고 구역, 구토의 단기간 치료 등에 사용된다. 소량만이 공급되었을 때, 이러한 약들은 졸음을 일으키지 않고 불안을 감소시킬 수 있다. 잠 잘 시간에 많이 복용하면 불면증을 일으킨다.

이러한 약들은 사람들이 신체적 · 심리적으로 의존적이게 되기 때문에 단기간 동안만 사용되어야 한다. 복용횟수를 줄이는 방법은 점진적으로 이루어져야 하며, 그렇지 않다면 발작과 정신병 같은 심각한 부작용들이 생길 수 있다. 항 불안제[(엔자이올리틱스)Anxiolytics]의 대부분은 양이 조절된다.

부작용 : 우울증, 환각, 혼란, 초조, 괴이한 행동, 기억상실증, 졸림, 졸음증, 두통,

발진 또는 가려움

금기사항 및 주의사항 : 정신적 우울증, 자살 병력, 임신, 그리고 수유 중인 여자, 아동, 간, 그리고 신장질환, 노인, 그리고 기계류를 운용하는 사람들

예 : 잘라탄(Xanax), 라이브리엄[(안정제)Librium], 발리움(Valium), 안티반(Ativan), 부스파(BuSpar), 그리고 아트락스(Atarax)

⑨ 항 정신성 약물(Antipsychotic Medications)

이러한 약들은 중요한 신경안정제로서 약간의 신경이완제로도 작용한다. 이 약물은 정신병과 심각한 신경증을 치료하고 구역과 구토를 완화시키며, 부가적인 치료인 진통제로서도 사용된다. 이러한 약들은 항 과민성(antihypertensives)과 항 경련제(anticonvulsants) 같은 많은 약물치료와 부정적으로 상호작용한다.

부작용 : 불면증, 초조, 우울증, 두통, 발작, 입마름, 흐린 시야, 열, 황달, 발진, 혼란, 졸림, 쇠약, 변비, 또는 식욕부진 ; 떨림과 침흘림과 같은 파킨슨병 ; 틱과 같은 불수의적이며, 가끔 어쩔 수 없는 움직임(자연발생운동이상증) ; 긴장성 반사(머리, 목 또는 혀에서의 연축들 아동에서 좀 더 빈번하다)

금기사항 및 주의사항 : 발작장애, 파킨슨 병, 심각한 우울증, 그리고 임산부

예 : 쏘라진(Thorazine), 할돌(Haldol), 콤파자인(Compazine), 리스페달(Risperdal), 자이프렉사(Zyprexa), 그리고 세로퀴얼(Seroquel)

⑩ 항 경련제(Anticonvulsants)

이러한 약들은 간질 환자에게 발작의 심각한 그 빈도를 줄이는 데 이용된다. 비록 간질의 원인은 아직 밝혀지지 않았지만, 발작은 머리의 외상이나 뇌종양 및 화학적 불균형이나 뇌혈관 질환 또는 고열 등과 관련이 있다. 약물치료를 갑자기 중단해서는 안 된다.

약들은 소발작을 치료하는 데도 사용될 수 있고 결신발작이라고 불리는 낙상이나 대발작 없이 일시적인 의식의 소실 치료에도 이용될 수 있다. 대발작과 일시적인 엽발작은 다른 약들과 결합될 수 있는 다일랜틴(Dilantin)으로 치료된다. 또 다른 약인 테크레톨(Tegretol)은 주로 부분적인 발작에 사용된다. 약물치료는 환자를 너무 많이 진정시키지 않으면서 발작을 조절해야 하기 때문에 예방치료가 어렵다.

소발작에 대한 약의 부작용 : 졸림, 어지러움, 과민성, 식욕부진, 구역, 구토, 설사, 발진 또는 백혈구 감소증

금기사항 및 주의사항 : 간과 신장질환, 그리고 임산부나 수유부

예 : 자론틴(Zarontin), 클로노핀(Klonopin), 다파켄(Dapakene), 데파코트(Depakote), 그리고 뉴론틴(Neurontin)

대발작과 부분 발작에 대한 부작용 : 진정, 졸림, 두통, 흐린 시야, 위장곤란, 또는 발진

금기사항 및 주의사항 : 간질환, 신장질환, 당뇨병, 저혈압, 그리고 울혈성 심장기능 상실

예 : 다일랜틴(Dilantin), 그리고 테그레톨(Tegretol)

⑪ 항 파킨슨 약물(Antiparkinsonian Medications)

이러한 약들은 근육의 떨림과 강직, 그리고 근 쇠약의 증상을 가진 파킨슨병을 치료하기 위해 사용된다. 약물치료는 증상들을 완화시키는 데에 그 목표를 둔다. 사이네메트(Sinemet)는 장기간의 치료를 위한 중요한 약이며, 엘데프릴(Eldepryl)은 파킨슨병을 치료하는 또 다른 약이다.

그것은 단독으로 사용될 수 없고 사이네메트가 덜 효과적이거나 효용성이 떨어질 때는 사이네메트에 더해서 사용된다. 사이네메트의 용량은 부작용을 감소시키기 위해 줄일 수 있다. 엘데프릴의 사용은 죽음과 같은 심각한 부작용이 나타날 수 있으므로, 특정한 약과의 사용은 금기이다.

부작용 : 식욕부진, 구역, 구토, 불안, 혼란, 우울증, 정신병, 초조, 졸음, 실신, 저혈압 또는 불수의적인 움직임 등이 포함될 수 있다.

금기사항 및 주의사항 : 기관지 천식, 폐공기증, 심장병, 저혈압, 당뇨병, 신장질환, 간질환, 녹내장, 정신병, 그리고 임산부 및 수유 중인 환자들은 약물치료 동안 아이에게 수유를 하지 말아야 한다.

예 : 사이네메트(Sinemet)와 엘데프릴(Eldepryl)

⑫ 항 콜린제 약물(Anticholinergic Drugs)

이러한 약들은 약에 의해 야기된 질환의 경미한 형태나 증상들을 도울 수 있다. 그것들에는 코제틴(Cogentin), 아르탄(Artane), 시메트렐[Symmetrel(amantadine)] 등이 포함된다.

부작용 : 졸음, 침흘림, 변비, 혼란, 우울증, 구역, 빈맥, 마른 입, 요 축적, 두통, 또는 불면증

금기사항 및 주의사항 : 노년기의 환자들과 전립선 질환

예 : 코제틴(=Benztropine/벤즈트로핀), 아르탄, 그리고 시메트렐(항정신성 약물)

알츠하이머병 치료약물(Drugs to Treat Alzheimer's Disease)

이러한 약물치료법들은 질병이 치료되지는 않지만 질병의 진전을 늦추는 역할을 수행한다. 대표적인 예로는 코그넥스(Cognex), 아리셉트(Aricept), 그리고 엑셀론(Exelon)이 있다. 이러한 약물 모두는 GI 곤란(구역, 구토, 식욕부진)과 중증에 이를 수 있는 또다른 부작용들을 유발한다.

알코올(Alcohol)

알코올은 오늘날 세계적으로 가장 문제가 되는 약물이며, 정신작용 약물과 CNS 억제제로 간주될 수 있다. 알코올은 위장관에서 매우 급속히 흡수되어 혈류 속으로 들어감으로써 약리작용을 일으키는데 흥분과 억제, 무감각이 그것이다.

또한 기억을 약화시킬뿐만 아니라 인간의 정신적 · 감정적 기능을 수행하는 능력을 감소시킨다. 장기간의 음용은 간과 이자의 손상과 부영양화, 심혈관적 작용, 위장 손상, 그리고 영구적인 CNS의 손상을 일으키며, 인간 대부분의 장기에 영향을 미친다.

만성적인 알코올 중독에 따른 부작용

빈번한 넘어짐과 사고, 실신, 기억의 손실, 신경염, 근약화, 떨림, 흥분성, 위창자염, 또는 개인적인 형상과 책임능력의 무시 등의 부작용을 일으킨다.

① 약물 남용(Drug Abuse)

약물 남용은 치료적인 이유라기보다는 다른 목적을 위한 약물의 사용, 즉 체중감량 또는 외형적인 체격의 향상과 같은 오락을 위한 약물의 사용 등을 말한다. 약물 중독은 심리적인 의존, 육체적인 의존, 내성, 그리고 생리적 효과에 대한 금단반사 등에 해당되는 사람을 의미한다.

때때로 환자들은 고통을 이겨내려는 목적으로 할 때, 약물치료에 중독될 수 있다. 주로 남용되는 약물의 몇 가지 예는 다음과 같다.

② 암페타민(Amphetamines)

이 약물은 'uppers' 라고 알려져 있으며, 때때로 체중감소를 위해 불법적으로 사용된다. 만성적인 남용의 증상으로는 식욕부진, 정서적 혼란, 사회적 위축, 편집증 또는 지속적인 이 갈기 등이 있다.

③ 마리화나(Marijuana)

이 약은 도취제, 진정제, CNS 억제제, 그리고 환각 성질의 역할들을 동시에 나타낸다. 하지만 약물치료로서의 마리화나는 화학치료법으로서 구역을 줄이고 녹내장 치료와 암이나 AIDS로 고통받는 사람들에게 입맛을 돋우는 데 매우 도움을 줄 수 있다. 또한 다발성 경화증을 겪고 있는 사람들에게도 유용한 작용을 보인다는 보고가 있다.

대마초(Cannabis) 씨는 중국의 한방에서 전통적으로 변비를 치료하기 위해 다른 약초들과 함께 사용된다. 대마초의 잠재적인 효능에도 불구하고 미국 정부는 의료적인 목적이라 할지라도 마리화나의 보유를 불법으로 정하고 있다.

부작용 : 단기간의 기억상실, 느려진 반사들, 감정 둔화, 증가된 심박동수, 그리고 폐 자극

④ 코카인(Cocaine)

이 약은 편안함을 발생시키는 CNS 자극제이다. 그것의 증명된 의학적 사용법은 일반적인 마취제로서의 원칙적인 사용이 유일하다. 코카인은 매우 중독성이 크며 미국 내에서 증가하고 있는 건강문제이다. 그것은 코로 들이마시거나 흡입할 수 있는데, 코의 점액막을 손상시킬 수 있으니 주의해야 한다.

정맥주사로 이용 시 매우 치명적일 수 있다. 그리고 코카인 추출물을 담배로 피는 것은 한 번의 사용만으로도 가장 빠르게 중독을 일으킨다. 금단은 매우 어렵고 지루하며, 심각한 우울증에 이르게 할 수도 있다.

부작용 : 다행증, 초조, 흥분, 심장성 부정맥 또는 기능상실, 떨림과 발작, 환착 또는 정신병

⑤ 할러사이노겐(Hallucinogens)

리세르지그산(Lysergic acid ; LSD)과 펜사이클리딘(Phencyclidine ; PCP)은 기이하고 왜곡된 지각을 발생시킬 수 있는 할러사이노겐이다.

부작용 : 혈압의 상승, 증강된 심박동수와 파, 공황장애, 편집증 또는 정신병적 삽화

항 경련약물(Anticonvulsant Drugs), 항 파킨슨 약물 (Antiparkinsonian Drugs), 그리고 알츠하이머 (Alzheimer's Diseasa)를 치료하기 위한 약물

이러한 약물은 대중들에게 점차 일반화되어 가고 있으며, 이전의 세대보다 더 오랫동안 삶을 영위하게 한다. 신경계 장애는 마사지 치료를 통해서 도움을 받을 수 있다.

마사지 치료의 타당성

마사지는 약물치료의 효과를 강화시키거나 약화시킬 수도 있다. 따라서 약물치료의 용량은 지속적인 치료와 함께 조절되어야 할 필요가 있다. 마사지 치료사들은 약물치료와 함께 병행되는 치료의 효과를 규명하고 건강 프로그램 안의 한 부분으로서 환자의 담당의사와 함께 협력하기 위해 치료 동안이나 후의 환자의 상태를 주의깊게 관찰해야 한다.

비타민(Vitamins)과 미네랄(Minerals)

'*vitamin*' 이라는 용어는, *vita-amine*이라는 본래 음식물에 포함된 두 가지가 조합하여 생명에 필수적인 물질이 만들어진다는 이론을 적립한, 폴란드의 생화학자 Casimier Funk로부터 1912년에 만들어졌다. 비록 대부분의 비타민은 1900년대 초기와 1920년대 및 1930년대에 발견되었지만, 그 시대의 의사들은 누구나 균형 잡히고 건강한 식사를 섭취한다면 추가적인 영양제의 보충은 필요없을 것이라는 다소 독단적인 견해를 가지고 있었다.

그러나 실제로는 대부분의 사람들이 정부가 권장하는 식단대로 매우 다양하고 잘 균형잡힌 식사를 섭취하지 않았다. 인구의 대다수는 영양가가 편중되고 높은 음식만을 선택하였으므로 비만이 경고수준에 도달했고, 동시에 많은 사람들이 주로 고열량의 음식을 주로 섭취하였다.

미국인의 평균적인 식사는 과지방과 과일, 야채 및 곡물, 콩 등 식물이 충분하지 못한 식단으로 이루어져 있다. 사람들은 옛날 조상들이 먹었던 자연식과 같은 식사를 하지 않는다. 2차 세계대전 이전까지만 해도 농약 · 제초제 · 살균제 · 보존제 · 인공적인 첨가물 등 독성의 화학물질에 크게 노출되지 않았다.

뿐만아니라 현대에는 과일과 야채까지도 일반적으로 성숙되기 전에 수확되어 인간이 살아가는 데 필요한 영양소들이 부족하다.

빵을 준비하는 방법에서도 우리는 매우 극적인 변화를 살펴볼 수 있다. 100년 전 빵을 만드는 과정에는 밀가루, 수분, 버터, 그리고 효모가 숙성하는 데 필요한 이스트나 설탕만이 사용되었다.
그에 비해 오늘날에는 빵 한 조각을 만들기 위해 100가지 이상의 첨가물이 사용되는데, 그 대다수는 제작공정과 포장공정에서 빵에 섞여지는 화학물질일뿐만 아니라 빵에 직접적으로 더하여진 인공적인 첨가물로 구성된다.

미국 농림부(USDA)에 따르면 곡물에 함유된 영양성분들이 경작지에 축적된 농약성분으로 인해 지난 60년 동안 급격히 감소되었다고 한다. 예를 들어, USDA의 실험 발표에 따르면 1948년도의 시금치 한 컵에는 100g당 158mg의 철분이 포함되어 있었으나 오늘날의 철분 함량은 100g당 약 2.7mg정도만이 함유되어 있었다. 결국 1948년의 한 컵 분의 철분 양을 섭취하기 위해서 오늘날에는 대략 60배에 달하는 시금치를 먹어야만 하는 것이다.

또 최근에는 영양제에 대한 효용을 보여주는 많은 임상적 연구가 발표되어 왔다. 일부에서는 영양학적인 보충물이 의학적 위험을 초래한다는 불평을 끊임없이 주장하고 있지만, 실제로 영양제 과복용의 사고는 드문 반면에 약물치료만의 처방전에 의해서 죽음에 이르는 사고는 연간 150,000건에 이르고 있다.

두 차례의 노벨상 수상자이며 'orthomolecular medicine(질병을 치료하기 위해 비타민과 영양소의 이용)' 의 개발자인 라이너스 폴링(Linus Pauling)은 보충 영양소의 부족에 기초하는 것이 아니라 최적의 섭취에 기초해야 한다고 결론지었다. 그의 주장에 따르면 반드시 필요하다고 강조되는 것은 최소한의 영양소가 아니라 사람이 최적의 상태에서 행동할 수 있도록 도움을 주는 비타민과 미네랄, 그 밖의 물질들을 인체 세포에 보충시켜 주는 최적의 영양섭취라는 것이다.

최근에 권장 식단량(RDA)이 전미 과학아카데미(NAS)와 'Food and Nutrition Board' 의 'National Research Council' 에 의해 정해졌다. 이 권장량은 보수적인 인체 영양학자들에 의해서 고려되었다.
사람은 개인마다의 생체 역학적 특징들이 존재하며, 모든 사람들이 저마다 필요로 하는 영양이 다양한 양상을 나타낸다고 하였다. 예를 들어, 어떤 사람은 비타민 C가 100mg만을 필요로 하지만 또 어떤 사람은 1,000mg을 필요로 할 수 있는 것과 같다. 따라서 진부한 RDA의 값은 영양학상으로 좋은 가이드 라인이 되어주지는 못한다.

오늘날에는 RDA를 대신에서 DRI(Dietary Reference Intakes)라는 것이 중요한 프로젝트로 진행 중이다. 이 프로젝트는 미국과 캐나다의 공동노력에 의해서 진행 되고 있는데, 이 프로젝트가 완성되면 DRI는 RDA에 비해 현저히 향상된 권장 섭취량을 제시할 것이다.

마사지 치료사들은 매일 비타민을 이용하는 많은 고객들을 만나게 될 것이다. 대부분의 영양 보충제들은 안전하게 고려되어 있어서 질좋은 종합비타민제는 하루 약 100원 정도로 좋은 건강상태를 제공할 수 있다.

종합비타민제는 특정한 암에 대항해서 치료를 도울 수 있으며, 심혈관질환의 위험을 낮추고 백내장이나 황반변성에 대항해서 눈을 좋게할 수 있다. 그리고 출생결합의 위험도 줄일 수 있다.

또한 면역계를 강화시켜서 증상을 호전시킬 수 있고, 노인들의 뼈를 강화시키거나 골다공증을 감소시킬 수도 있다. 또 비타민은 영양이 결핍된 사람들을 도울 수 있는데, 예를 들어 구역이나 알코올 중독 또는 질병으로 고통받는 사람들, 소화불량 증상이나 영양소의 부족으로 인한 위장질환으로 고통받는 사람들, 증가된 영양공급을 필요로 하는 임산부나 수유 중인 여성, 아동, 성인, 그리고 폐경기의 여성, 약물중독으로 인한 영양결핍을 보이는 사람들(이뇨제의 사용으로 인한 칼륨의 부족이나 고리이뇨제로 인한 비타민 B_1의 부족) 등이 있을 수 있다.

만약 환자들이 그들 스스로 많은 비타민들을 섭취한다면 자신의 상태를 평가하는 데 숙련되어 있고, 보충제를 통해서 적절한 권장사항을 작성할 수 있는 건강전문가나 영양사에게 의뢰하여야만 한다. 마사지 치료사들은 영양의 측면에서도 공부하고, 필요 영양소를 권장하여 환자의 건강과 자신의 실력을 향상시킨다.

이러한 방식으로 각각의 개인들은 개인의 건강과 웰빙(well-being)에 알맞은 보충제의 선택을 도울 수 있는 정통한 건강보호 전문가와 보조를 같이하여야 한다. 비록 마사지와 비타민, 그리고 미네랄의 상호관련성에 대한 어떠한 연구도 없지만, 마사지 치료사는 환자들이 섭취하는 보충제나 의약품의 모든 것을 인식하고 있어야 한다.

환자들을 적절한 건강보호 전문가에게 의뢰하는 것은 물론, 마사지 치료와 각각의 환자들이 섭취하는 영양소의 잠재적인 상호관련성을 언제나 빈틈없이 체크하여야 한다.

표 2는 음식의 원료와 그 기능, 주요 비타민과 미네랄의 부족 시나 과다 시에 나타나는 질병들을 요약하고 있다.

표 2 수용성과 지용성 비타민의 요약

명 칭	공급원	기 능	결핍증 / 유독성
비타민 A (retinol, beta carotene)	**동물성** 기름기가 있는 바다 생선, 전유, 크림, 버터, 치즈, 계란 노른자, 생선 간 기름 **식물성** 검청색 활엽입의 야채들, 진한 노란색 또는 오렌지색의 과일과 야채들, 보강된 마가린	빛의 명암 구별 점액 막의 유지 뼈의 성장 상처의 치유 감염의 예방 Beta carotene은 항 산화제의 역할을 담당함.	**결핍증상** 성장의 더딤 불완전한 뼈와 이의 성장 밤눈의 어두움 감염에 저항하는 능력의 저하 약해진 epthelial 막으로 인한 위장관, 비뇨생식관, 호흡기관 비정상적인 기능 마르고 두꺼워진 피부 눈마름증 **유독성** 과민성, 졸음증, 두통 관절통, 근육통 성장의 정지, 치명적인 기형 황달, 구역, 설사 마른 피부와 머리카락
비타민 D (cholecalciferol)	**동물** 생선 기름 연어, 청어, 고등어, 정어리, 계란, 버터, 우유 **식물** 강화된 곡류	건강한 뼈와 치아 근육의 기능 칼슘 흡수를 가능하게 해줌.	**결핍증상** 구루병(아동의 경우) 골연화증(성인의 경우) 형편없는 치아 근 경련 **유독성** 신장 결석, 신장 손상 근육과 뼈의 통증 구역, 식욕 부진
비타민 E (tocopherol)	**식물** 야채 기름들 씨앗, 콩 밀 맥아, 곡물	항산화제	**결핍증상** 적혈구의 파괴, 근위축 **유독성** 장기간의 출혈시간

표 2 (계속) 수용성과 지용성 비타민의 요약

명 칭	공급원	기 능	결핍증 / 유독성
비타민 K (phytonadine)	**동물** 계란 노른자, 치즈, 간 **식물** 야채 그린 녹색의 엽상의 야채들 양배추, 브로콜리	혈액 응고	**결핍증상** 지연된 혈액 응고시간 **유독성** 황달(아동에서의)
비타민 B_1 (thiamine)	**동물** 돼지고기, 쇠고기, 간, 굴 **식물** 효모 껍질을 벗기지 않고 강화된 곡류, 밀, 발아 콩과 식물, 칼러드 푸른 잎사 귀, 땅콩, 아스파라거스 오렌지	탄수화물 대사 보조효소 일반적인 신경계와 심혈 관계	**결핍증상** 위장관 이상항진 신경염, 정신장애 심혈관 문제들 근 위축, 근피로 **유독성** 알려진 바 없음
비타민 B_2 (riboflavin)	**동물** 우유 고기, 간 **식물** 녹색 야채들, 곡물 강화된 빵 효모	포도당, 지방과 아미노산의 에너지 대사의 도움	**결핍증상** 입술증 설염 눈부심, 시야 문제, 눈 가려움증 피부염, 거친 피부 **유독성** 없음
비타민 C (아르코르브산)	**과일** 감귤류, 머스크메론 **식물** 브로콜리 토마토 양배추 양상추 피망	괴혈병 예방 콜라겐(교원질) 형성 상처 치유 이온 흡수 산화 억제	**결핍증상** 괴혈병 상처치유 지연 근육 경련 약화 잇몸/입 궤양 모세혈관 허약 **유독성** 요산 농도 증가 소화기계 부담 신장 담석증 신생 괴혈병

표 2 (계속) 수용성과 지용성 비타민의 요약

명 칭	공급원	기 능	결핍증 / 유독성
비타민 B_6 (피리독신)	**동물성** 돼지고기, 쇠고기, 닭고기, 참치, 연어 **식물성** 곡물류, 밀 맥아, 콩과 식물, 땅콩, 콩	아미노산 합성 항체 생산 혈중 포도당 농도 유지	**결핍증상** 식욕부진, 구역질, 구토 피부염 신경염, 우울증 **유독성** 신생아 간질 120mg – 신경장애
비타민 B_{12} (싸이아노코발라민)	**동물성** 해산물/조개류 고기, 식용조류, 간, 계란 우유, 치즈 **식물성** 없음.	적혈구 합성 신경계 유지	**결핍증상** 신경, 근육, 정신적 문제 악성 빈혈 **유독성** 없음
나이아신 (니코틴산)	**동물성** 우유 계란 생선 식용조류 **식물성** 콩과 식물, 견과류	지질 대사 신경 기능	**결핍증상** 펠라그라 **유독성** 혈관 확장
폴라신 (엽산)	**동물성** 고기의 내장 **식물성** 녹색 잎 –야채류 아보카도, 비트, 브로콜리, 강낭콩, 오렌지 주스	적혈구, 백혈구, DNA, RNA 합성 정상적인 성장과 번식을 위해 필요함.	**결핍증상** 신경관 장애의 위험 증가 대적혈구성 빈혈증 흥분성, 행동장애 **유독성** 없음.
염소(Cl)	식탁용 소금	위액산도 삼투압의 조절 침샘의 아밀라제 활성화	**결핍증상** 위액산도의 불균형 혈액 pH의 불균형 **유독성** 설사

표 A-2 (계속) 수용성과 지용성 비타민의 요약

명 칭	공급원	기 능	결핍증 / 유독성
마그네슘 (Mg) (DRI 320~420㎎)	녹색 야채들 껍질 채의 곡물	ATP 합성(adenosine triphosphate) 골격근의 이완	**결핍증상(드물게)** 불균형 약화 **유독성** 설사
철(Fe)	고기 간 계란 식용 사육 조류 시금치 마른 과일 마른 콩류 자두 주스	헤모글로빈의 형성 감염의 예방	**결핍증상(빈혈)** 창백 쇠약 졸음증 현기증 공기 부족 **유독성** 구토 설사 위장관의 짓무름
요오드(I)	민물의 갑각류와 해산물 Iodized salt	갑상선 호르몬의 주요 성분 대사율의 조절 성장, 생식 신경과 근육의 기능 단백질 합성 피부와 머리의 성장	**결핍증상** 갑상샘종 갑상선저하증 **유독성** 갑상샘종 과다활성, 비대화된 갑상샘종
아연(Zn)	고기 간 굴 식용 사육 조류 생선 껍질채의 곡류 빵과 씨리얼	상처 치유 뼈의 광화작용 인슐린의 포도당 조절 정상적인 맛 항산화제	**결핍증상** 형편없는 상처 치유 감소된 맛 지각 알코올/포도당 못견딤증 **유독성** 위장관 곤란 아연의 높은 수준의 광범위한 사용으로 구리 결핍

약초(Herbs)와 보충제(Supplements)

허브의 사용은 미국 인디언과 중국, 그리고 인도 등의 다양한 문명에 광범위하게 뿌리내린 가장 오래된 치료방법 중 하나이다. 약초는 그것이 사용되는 다양한 분야에 따라서 다양한 방법들로 정의된다.

정원사에게 있어서 약초와 식물들은 정원의 아름다움과 장식에 도움을 주는 것이고, 요리사에게 있어서 약초는 요리의 목적으로서 사용된다. 또 의료 약초상에게 있어서 약초는 치료를 목적으로 하는 약으로서 사용될 수 있는데, 꽃 · 줄기 · 뿌리 · 씨앗, 그리고 과일뿐만 아니라 꽃이 피지 않는 이끼, 해산물, 양치류, 그리고 지의류 같은 모든 종류의 식물들이 치료에 사용될 수 있다. 따라서 중국의 약초학은 미네랄과 곤충학, 그리고 동물학의 내용과 같은 비식물학적인 내용도 포함한다.

전세계에 걸쳐서 질병 치료를 위한 식물의 이용은 화학합성 약품의 사용을 훨씬 능가한다. WHO에 따르면 전 세계인구의 80%가 질병에 대항하는 첫 번째 치료방법으로 생약 치료를 이용하고 있다.

독일과 같은 유럽 여러나라들에서도 식물요법(phytotherapy)이라고 불리는 약초학이 대안적인 치료법이 아닌 오히려 주치료법으로 여겨 의사들도 처방전에 약보다는 생약을 더 자주 처방한다.

대부분의 사람들은 생약이 현대 약물치료의 상당 부분을 형성한다는 것을 알지 못한다. 수년 간의 과학적인 연구는 식물의 활성 성분의 추출과 효력이 있는 약들의 창조를 결과물로 만들어 내었다. 예를 들어, 아스피린은 버드나무의 껍질에서 추출되었고 심장병 치료제인 다이고신(digoxin)은 디기탈리스가 주원료이다.

스테로이드 또한 야생 고구마에서 유래되었다. 최근 처방된 약의 25%는 식물성 원료에서 추출되었고, 반면에 다른 75%는 인공 합성하여 생산된 약들이다.

미국은 생약학을 사용하는 오래된 전통을 가지고 있는데, 주로 미국 원주민이 농장에 고용되고 초기 정착민들에 의해서 이 땅으로 식물을 가져오게 된 것이 그 효시였다. 1700년대 후반과 1800년대 미국의 조제서, 즉 공식적인 의약의 물질 개요에는 주로 약초의 추출물과 전체 약초를 포함하는 천연 물질들의 목록이 포함되어 있다.

약초들은 전통적으로 차나 팅크제, 기름 로션, 연고, 알약, 세척제, 그리고 습포로 만들어 지며, 현대의 많은 약초상들에 의해 여전히 환자의 요구에 따라 무수히 많은 방법을 통해서 약초 치료법들이 조합되고 있다.

오늘날 미국의 약품류는 소수의 약초/약물치료법들을 포함하며, 훨씬 더 많은 합성약품을 사용한다. 이러한 변화는 자연환원주의 의식과 약초들의 과학적인 분석 및 항생물질의 발견, 그리고 그 이후 제약산업의 성장 등을 통해 지난 수년 간에 걸쳐서 일어났다. 이러한 변화가 계속됨에 따라 천연 약초학의 전통인 생약의 능동적인 합성에서 약초로부터 유리 · 추출되고 농축된 성분을 중요하게 여기는 방향으로 변하게 되었다.

생약학은 천연의 약들과 그들의 성분들에 대한 연구이며, 현대의 제약 발전에 중요한 역할을 담당한다. 식물은 독자적으로 특징지을 수 없기 때문에 그들의 효력있는 성분들에 대한 연구가 이루어지며, 그 후에 분리된다. 만약 구성성분에 충분한 효력이 있다면 미국의 제약회사는 FDA의 승인을 얻기 위해 가공을 시작할 것이다. 승인을 얻는 데는 수 백만 달러의 비용과 함께 보통 10~18년 정도의 시간이 소요된다. 또한 특허권 보호의 부족 때문에 미국의 제약회사는 의료기관으로서 식물을 추출하는 데 매우 소수의 연구만을 수행했다.

그와는 대조적으로 유럽의 여러 회사들이 약물로 약초를 연구하고 개발하는 것이 경제적으로 가능하도록 만들었다. 독일에서는 생약상품들의 안정성과 효용성만 증명되면 약물로서 팔릴 수 있다.

생약상품에 대한 법률적인 요구사항은 의약품의 기준과 똑같다. 따라서 생약상품이 처방전에 의해서 제공되든지 또는 계산대를 통해서 판매되든지에 상관없이 안정성과 사용의 효용성에 대한 요구사항만 충족시키면 되는 것이다.

독일에는 'German Commission E' 라고 불리는 특별한 전문가위원회가 생약제품에 대한 수백 개의 모노그래프(학술 논문 또는 세부적인 연구 논문)를 개발했다. 이 위원회는 의사, 약사, 약리학자, 독물학자, 제약회사의 대표이사 및 비전문가로 구성되어 있다. 그 협의체에서의 결정은 FDA와 유사한 독일의 독일연방건강기구와는 별개의 독립체이다.

제약회사나 제조자에 의한 약물 데이터에 의존하는 미국의 FDA와는 달리, Commission E는 임상적인 실험과 현장에서의 연구들과 과학적인 문헌, 그리고 기본적인 참고문항의 정보를 포함하는 전통적인 사용법이나 의료인들의 전문가적 견해 등을 통해서 독자적으로 데이터를 체크한다.

그러한 작업이 완료된 후 위원회는 의학적 사용에 관한 긍정적 · 부정적인 권장사항이 정리된 모노그래프를 발표한다. 유수의 미국 생약회사들은 그들의 약초보충제의 예비조사에 German Commission E의 모노그래프들을 이용하며, 효력과 투약량에 관한 위원회의 권장사항을 따른다.

보충제 제조회사는 점점 더 증가하는 소비자들의 건강을 향상시키는 천연의 방법들에 대한 수요로 인해서 전 세계적으로 매우 급속하고 끊임없이 성장하고 있다. 이러한 나라들의 소비자들은 수많은 이유(질병을 예방하는 목적이나 질병의 치료를 위한 매개체로서, 건강을 유지시키기 위한 목적으로서, 그리고 환자들에게 역증요법의 치료를 주기 위한 부가적인 치료로서)들로 인해서 식사외 영양보충제를 구입한다는 보고서들을 볼 수 있다.

1994년도에는 대중의 요구에 의해서 의회가 생약 또는 식물성 약품, 비타민제, 그리고 약물들과는 구별되는 식사 보충제로서의 보충제들을 인정하는 보조식품건강교육법안(Dietary Supplement Health and Education Act ; DSHEA)을 승인했다. DSHEA에 의하면 제조업자들은 이러한 물질들이 질병을 치료하거나 교정시킨다는 문구들을 만들 수 없지만, 영양학적인 도움의 문구나 구조와 기능에 대한 문구는 만들 수 있다.

예를 들어, 회사는 글루코사민황산염(glucosamine sulfate)이 관절염을 치료하거나 교정한다고는 할 수 없지만 그것이 관절의 연골을 만들고 지지하는 데 도움을 준다는 것이다. 제조업자들은 이러한 문구를 만들기 위해서 그들의 문구에 대한 증거를 첨부하고 증명해야만 한다. 또한 그들의 보충제가 약물이 아님을 언급해야만 한다. 라벨에는 그 제품들이 건강보조식품이라는 것과 제품에 대한 보충물 효과의 전문위원회 검사를 거쳤다고 표시해야 한다.

보충제(supplement)라는 용어는 광범위한 범위의 물질들(약초와 다른 식물성 약재, 비타민, 미네랄, 항산화제, 효소, 아미소난, 농축물, 구성성분, 천연 물질들의 추출물, 또는 이러한 물질들의 화합물 등)을 포함할 수 있다.

'nutraceucal'이라는 용어는 주로 이처럼 다양한 물질들이 혼합되어 있는 보충제를 공식적으로 설명하는 데 사용된다. 예를 들어, 심혈관을 지지하는 보충제에는 아래의 것들이 포함된다.

호우톤 베리(Hawthorn berry) — 식물성 약품
생강(Gigner) — 식물성 약품
마늘(Garlic) — 식물성 약품
코엔자임Q10(CoQ10) — 항산화제
비타민 C
비타민 B_{12}
카르틴(L-Carnitine) — 아미노산
마그네슘(Magnesium) — 미네랄
칼륨(Potassium) — 미네랄

표 3 몇 가지 허브와 추가물의 용도 및 부작용(uses and sides effects of some herbs and supplements)

허브 / 추가물	용 도	가능한 부작용 / 주의사항
알로에 베라 (Aloe Bera)	경한 화상과 상처, 마른버짐, 지루, 당뇨병 ; 변통 ; 소화기계의 항 궤양제 ; 면역과 항바이러스 증진	깊은 외과적 상처에는 사용하지 않음.
검은 노루삼 (Black Cohosh)	월경 전 증후군(PMS) 치료를 위한 피토에스트로겐, 갱년기 증상	에스트로겐에 의한 유방암의 과거력을 가진 환자에게는 제공하지 않음 ; 과할 때에 전두부의 두통이 나타나기도 함.
캅사이신 (capsaicin)	일반적인 통증 완화 관절염을 위한 항 염증제	국소 화상의 민감성
캐모마일 (Chamomile)	항 염증성, 소화기계의 진정제, 진정제, 항 궤양제	국화과(돼지풀, 데이지, 국화)의 식물에 알레르기와 같은 과민 반응을 보이는 사람
코엔자임 큐10 (Coenzyme Q10)	혈액순환의 완화 운동의 내성 증가 울혈성 심부전증, 고혈압, 심장근육병증의 심장조직의 보호 치주 질환 ; 파킨슨병	아주 안전함. 심각한 부작용 없음. 많은 약물은 CoQ10의 합성을 약화시킨다(베타수용체차단약, 3환계 항우울제 등). 이러한 약물과는 개별적으로 사용하여야 CoQ10의 효과를 거둘 수 있다.
에키네시아 (Echinacea)	감염의 저항력 증진, 그중에서도 상부 호흡계에 영향 화학요법에 의한 회복에 도움 항 염증제	부작용 드물다 ; 국화과의 식물에 과민 반응을 보이는 사람은 알레르기가 나타날 수 있음. 아키네시아를 오래 복용했을 경우, 면역기능에 해롭다는 자료는 아직 없음.
마황 (Ephedra)	천식, 기관지염, 부비강염(에페드린은 1927년에 합성되어 감기와 알레르기 약으로 광범위하게 사용되어 왔다)	고혈압이 있는 사람의 혈압 상승을 일으킴 ; 가슴 두근거림, 불면증, 불안
달맞이꽃 종자유 (Evening Primrose Oil)	궤양성 대장염과 류마티스 관절염을 포함하는 항 면역장애 ; 당뇨성 신경장애 ; 월경 전 증후군(PMS)	두통, 격한 구역질 간질의 과거력을 가진 이에게는 조심해서 사용
화란국화 (Feverfew)	편두통, 긴장성 두통, 관절염	심각한 부작용 없음. 국화과의 식물에 과민반응을 보이는 사람은 알레르기가 나타날 수 있음. 피부 알레르기를 일으킬 수도 있음.

표 3 몇 가지 허브와 추가물의 용도 및 부작용 (uses and sides effects of some herbs and supplements)

허브 / 추가물	용 도	가능한 부작용 / 주의사항
마늘 (Garlic)	혈압과 콜레스테롤 저하 ; 박테리아, 바이러스, 회충, 곰팡이균 등에 항균제 면역계 강화	혈액응고에 어려움을 가진 이에게 조심 ; 피부에 닿았을 때 알레르기 반응 ; 소화기에 부담
생강 (Ginger)	구역질, 멀미, 항 면역성약, 항 혈소판, 구풍제 내장계의 이완 편두통, 관절염	담석증이 있는 사람은 금기 임신 중에는 하루 2g 이상 섭취하지 않도록 함. 많이 섭취 시에 속 쓰림.
은행 (Gingko)	치매와 알츠하이머와 같이 기억력 감퇴로부터 기억력과 인지기능 향상, 뇌의 혈액공급 증가, 조직에 산소와 영양공급 말초계의 순환 완화	부작용은 극도로 적음. 항 응고성, 항 혈소판인 사람에게는 조심
인삼 (Panax Ginseng) 한국, 중국	강장제, 강심제, 암 예방 수행의 향상, well-being ; 피로 감퇴	급성 감염, 고혈압, 불안, 불면증, 월경중/ 코피, 심장질환은 금기함 ; 흥분제와 함께 복용하지 않음 ; 항 응고성을 일으킬 수도 있음.
글루코사민 (Glucosamine)	골관절염을 위한 항 염증제	당뇨인 경우, 인슐린 조절에 어려움을 줄 수도 있음 ; 경미한 소화계 부담
녹차 (Green Tea)	암 예방 ; 심장암의 위험 감소	일반적으로 아주 안전함. 소량의 카페인 함유로 불면증과 신경과민을 야기하기도 함.
산사나무속 (Hawthorn)	울혈성심부전증, 불규칙한 심박동 심근의 보호 ; 고혈압	금기사항 없음. 고혈압 약을 복용 시에는 약의 활동을 증가시키기도 함 ; 투약량의 조절이 필요할 수도 있음.
감초 (Licorice)	소화성 궤양의 치유 ; 항 염증제 진해제 ; 거담제 ; 폐경기 증상	과도한 섭취는 과알도스테론증, 염분섭취와 혈압 상승을 일으키므로 이뇨제 섭취하기 있는 사람은 조심해야 함.
멜라토닌 (Melatonin)	불면증, 시차로 인한 피로, 화학요법의 부작용 예방, 암 치료 ; 유방 암세포의 성장 억제를 도움	감정조절의 어려움을 야기할 수 있음 ; 위축으로 인해 벤조디아제핀 약의 도움을 받아야 할 수도 있음.

표 3 몇 가지 허브와 추가물의 용도 및 부작용 (uses and sides effects of some herbs and supplements)

허브 / 추가물	용 도	가능한 부작용 / 주의사항
큰 엉겅퀴 (Milk Thistle)	간 기능 향상 ; 알코올성 간 질환 ; 간경화 ; 바이러스성 간염 ; 간세포 독소로부터 보호 담석증 예방– 담즙 생성 증가	아주 안전함 오랜 기간 복용하거나 과잉 복용하여도 부작용 없음. 임신이나 수유 중에도 안전함.
프로바이오틱스 (Probiotics)	염증성 내장질환 ; 설사 ; 과민성 장 증후군 ; 습진 ; 질 칸디다증 ; 아동의 급성 감염 설사 등의 예방과 치료 아동의 호흡기 감염의 예방 이염의 예방	부작용 없음. 반응 약물도 알려진 바 없음.
톱 야자 (Saw Palmetto)	전립선 비대증(BPH)의 치료 남성의 비뇨기 증상의 완화	아주 안전함.

소비자들은 보충제와 품질 조절에 관해서 교육을 받을 필요가 있으며, 부정적인 제품에 대해서도 주의할 필요가 있다. 다른 것들보다 특별히 싼 제품(또는 '치료' '기적' 과 같은 문구를 사용한 제품) 또는 과학적인 연구에 의한 설명이 되어 있지 않은 제품은 피해야만 한다.

성장하고 있는 건강보충제 시장을 이용하고자 하는 소비자들은 자격을 갖춘 약초학자나 영양사 또는 보충제 영역에서의 지식을 갖춘 다른 건강보호전문가들의 조언을 따라야 한다. 또한 당뇨병이나 심장약을 복용하고 있는 사람, 특히 항 응고제를 복용하는 사람들은 심각한 상호작용의 위험과 부작용이 증가할 수도 있기 때문에 특별한 주의를 기울여야만 한다.

식사 보충제와 약물치료 간의 상호작용에 대한 지식은 이러한 영역에서 기초 수준에 지나지 않는다. 따라서 환자는 한 영역에서 제한된 정보를 가진 전문 의사뿐만 아니라 약초와 영양소의 영역에서 자격을 갖춘 사람들과 상의해야만 한다. 반면에 마사지 치료사들은 환자의 건강보호 전문가 상담체계의 일부분으로 포함되므로 자신의 환자들을 그들의 특징적인 욕구에 맞게 최고의 건강보호 임상가들에게 의뢰할 수 있어야 한다.

오늘날 시장에는 수많은 생약과 건강 치료법들이 존재한다. 그리고 그것들은 이 부가적 작용의 범위를 명백히 넘어선다. 표 3은 좀 더 대중적인 생약들의 사용법이나 주의사항 및 알려진 상호작용 등에 관한 정보를 정리해 놓은 것이다. 또 정보의 부가적인 재료들을 위해서 이 부록의 마지막 부분에 제안된 해석 리스트를 참고하라.

집필진

김 경	대구대학교(물리치료학과)	배준호	인제대학교(작업치료학과)
김명철	수원여자대학(물리치료과)	양영애	인제대학교(작업치료학과)
김성중	영동대학교(물리치료학과)	오명화	동신대학교(작업치료학과)
김순희	용인대학교(물리치료학과)	이경희	동남보건대학(물리치료과)
김영란	한남대학교(물리치료학과)	이용덕	대구보건대학(물리치료과)
김은희	한국국제대학교(물리치료학과)	이해정	신라대학교(물리치료학과)
김정기	대구보건대학(작업치료과)	정민예	연세대학교(물리치료학과)
김형동	대구가톨릭대학교(물리치료학과)	허태원	한림성심대학교(물리치료학과)
문옥곤	군장대학(물리치료과)	홍용근	인제대학교(물리치료학과)
박소연	전주대학교(물리치료학과)		

4nd Edition
Theory & Practice of THERAPEUTIC MASSAGE

이론과 실무 **치료마사지**

2008년 8월 5일 초판 인쇄
2008년 8월 15일 초판 발행

저 자 Mark F. Beck

집 필 진 김 경 / 김명철 / 김성중 / 김순희
김영란 / 김은희 / 김정기 / 김형동
문옥곤 / 박소연 / 배준호 / 양영애
오명화 / 이경희 / 이용덕 / 이해정
정민예 / 허태원 / 홍용근

발행인 주 병 오

발행처 메디시언 MeD OCEAN

경기도 파주시 교하읍 문발리
파주출판문화정보산업단지 518-2
영업부 (031) 955-7566·7577
편집부 (031) 955-7731
FAX (031) 955-7730

등록번호 2005년 2월 16일 제 406-2005-000045 호

ISBN 978-89-930330-3-X 정가 28,000 원

총판 지구문화사 JIGU PUBLISHING Co.

CENGAGE Learning